LEHRBUCH DER
PHARMAKOLOGIE

IM RAHMEN EINER ALLGEMEINEN KRANKHEITSLEHRE
FÜR PRAKTISCHE ÄRZTE UND STUDIERENDE

VON

FRITZ EICHHOLTZ

PROFESSOR DER PHARMAKOLOGIE, DR. MED.
DIREKTOR DES PHARMAKOLOGISCHEN INSTITUTS
DER UNIVERSITÄT HEIDELBERG

NEUNTE VERBESSERTE AUFLAGE

MIT 135 ABBILDUNGEN

AF147720

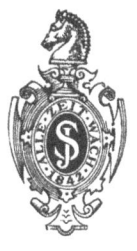

SPRINGER-VERLAG
BERLIN · GÖTTINGEN · HEIDELBERG
1957

© BY SPRINGER-VERLAG OHG.
BERLIN · GÖTTINGEN · HEIDELBERG 1957
SOFTCOVER REPRINT OF THE HARDCOVER 9TH EDITION 1957

COPYRIGHT 1939, 1942, 1944, 1947, 1948, 1951 AND 1955
BY SPRINGER-VERLAG OHG. IN BERLIN, GÖTTINGEN AND HEIDELBERG

ISBN 978-3-642-49534-2   ISBN 978-3-642-49825-1 (eBook)
DOI 10.1007/978-3-642-49825-1

BRÜHLSCHE UNIVERSITÄTSDRUCKEREI GIESSEN

Vorwort zur fünften bis neunten Auflage

Pharmakologie läßt sich auffassen als eine *Naturwissenschaft*; als solche soll sie zunächst nur zu ihren eigenen Zwecken tätig sein, also „zur Auffassung des wundersamen und bunten Schauspiels der Welt, um solches nachher wiederzugeben — als Bild oder als Erklärung" (SCHOPENHAUER). Wie uns im Schauspiel zunächst große Gegenstände vor die Seele gestellt werden, um sie dann in Bewegung zu setzen, so will die Pharmakologie die statischen Kräfte der chemischen Stoffe verfolgen, wie sie sich umsetzen in die Bewegung des Lebendigen. Sie stellt sich die Aufgabe, im Experiment die Veränderungen zu erfassen, die im Organismus unter dem Einfluß solcher Stoffe — in Gesundheit und Krankheit — vor sich gehen, daneben aber auch das Verhalten dieser Stoffe im Organismus (Einnehmen, Verteilen, Umschaffen, Ausgeben) zu verfolgen. Sie ist verkettet mit den exakten Naturwissenschaften, insbesondere mit der Chemie, denen sie wichtige Erkenntnisse und Materialien entnimmt und denen sie Aufklärung verdankt, wie man der Wahrheit näherkommen kann. Die Erfahrung lehrt, daß beim Arbeiten in einer solchen *reinen, nicht zweckgebundenen* Wissenschaft gleichsam als Nebenprodukt hin und wieder auch praktisch höchst wichtige Dinge gefunden werden. Auch die rein wissenschaftliche Betätigung auf einem allerengsten Gebiete der Pharmakologie kann von ausschlaggebender Bedeutung sein für das Verständnis des gesamten Arzneischatzes und das kommt, „weil ich mich um *eine* Sache ernstlich bemüht habe; wer eines versteht, der versteht überhaupt; denn in allem sind die gleichen Gesetze" (AUGUSTE RODIN).

Pharmakologie ist aber auch eine *zweckgebundene* Wissenschaft, die bestimmte, in der Sache liegende Aufträge zu erfüllen hat; sie hat wenig Beziehungen zur alten Materia medica; sie hat sich vielmehr — wie alle übrigen theoretischen Fächer der Medizin — losgelöst aus der Klinik, weil die gewaltigen Aufgaben, die vor ihr lagen, nicht mehr durch die Beobachtung am Menschen, sondern nur durch das Tierexperiment zu lösen waren. Ihr Programm ist ein *kritisches*, nämlich die Schaffung der wissenschaftlichen Basis für die therapeutische Anwendung aller Medikamente aller Zeiten (W. STRAUB). Die Präzisierung der Wirkungen und Nebenwirkungen im Experiment ermöglichte vielfach erst eine exakte Indikation und Dosierung, häufig auch ein zweckmäßiges Verordnungsschema und machte den Weg frei für eine schärfere ärztliche Beobachtung. Ihr Programm ist aber auch ein *konstruktives*, nämlich die sachgemäße Ausschöpfung der unbegrenzten Möglichkeiten der Chemie (und Physik) zum Zwecke der Krankheitsbekämpfung; ihr Stolz ist, wenn es ihr gemeinsam mit der Chemie glückt, dem Arzt wirksame Waffen in die Hand zu geben. Ihre Interessen reichen aber weit hinaus über den Horizont der Klinik; sie erörtert Fragen, die laut werden, wenn immer chemische Stoffe auf den lebenden Körper einwirken.

Die Pharmakologie entstammt — nach vielen Vorarbeiten aus älterer Zeit — der Physiologie und die großen, insbesondere die französischen Physiologen des vergangenen Jahrhunderts — MAGENDIE, CLAUDE BERNARD — waren gleichzeitig die ersten Pharmakologen; aber die Physiologie ist nicht imstande —, außer ihrem eigenen großen Arbeitsgebiet —, auch noch die vielseitigen Möglichkeiten der modernen Chemie für den Arzt nutzbar zu machen. „Die Physiologie untersucht mit dem Nichtpharmakon den Organismus — die Pharmakologie untersucht mit dem Organismus das Pharmakon" (WALTHER STRAUB); sofern klinische Probleme erörtert werden, blickt „der Physiologe auf die Läsion und ihre Folgen, der Pharmakologe zusammen mit dem Kliniker auf die Krankheit und ihre Behandlung" (A. FLEXNER). Auch für ihn ist der wichtigste Gegenstand der Forschung der hilfsbedürftige Mensch. Daher wurde die Pharmakologie durch BUCHHEIM und SCHMIEDEBERG aus der Physiologie abgetrennt, das Schmiedebergsche Institut insbesondere wurde die Wiege der modernen Pharmakologie, die dann durch schöpferische Geister aus beiden Lagern, von denen PAUL EHRLICH, I. I. ABEL, E. H. STARLING, WALTHER STRAUB, R. MAGNUS, H. H. DALE genannt seien, zu der Höhe emporgeführt wurde, die sich dem Leser jetzt darbietet.

Lehre. Die Pharmakologie soll dem Studenten klarmachen die ausschlaggebende Bedeutung des Experiments, besonders auch des Tierexperiments bei der Schaffung einer gesicherten Grundlage der Arzneitherapie und bei der Auffindung neuer therapeutischer Waffen. Seine Augen sollen geöffnet werden für das Große und Kommende. Die Pharmakologie soll dem Studenten den spezifischen Angriffspunkt und damit die Hauptwirkung der wichtigsten Arzneistoffe vor Augen führen, und damit verbunden, die Frage der individuellen Variation, der Wirkungsbedingungen, der Erkennung der therapeutischen Effekte (Testphänomene), der infolge der Hauptwirkung in Gang gesetzten Korrelationen und besonders der alles andere überschattenden Bedeutung der richtigen Dosierung; denn *alle Arzneistoffe werden nach der Wirkung dosiert* (s. S. 15).

Der Student soll sich aber auch bewußt werden der Unsicherheit der Wirkung, der Nebenangriffspunkte und daher der Nebenwirkungen der Arzneistoffe, die oft in Kauf genommen werden müssen. Er soll lernen, nicht nur zielbewußt zu handeln, sondern gleichzeitig die nötige Vorsicht und kritische Haltung nicht zu vergessen. Einen Vorwurf gegen seine Lehrmethode würde der Autor dieses Buches darin erblicken, wenn übertrieben scharfe Grenzziehungen gegen die Nachbarwissenschaften darin zu erkennen wären, die in Wirklichkeit gar nicht existieren können. Sein steter Wunsch ist es, sich einzufügen in die Einheit der medizinischen Lehre.

Stellung der Pharmakologie zur Arzneitherapie. Die Pharmakologie will die redliche Helferin des Arztes sein in allen Fragen, die mit der Auswahl und Verordnung der Arzneistoffe — auch mit deren Zusammensetzung, pharmakologischer oder überhaupt biologischer Wertigkeit, zweckdienlicher Zubereitung und mit der Geschichte der Arzneistoffe — zusammenhängen; sie will ihm helfen, die Wirkungen und Nebenwirkungen dieser Arzneistoffe zu erkennen und vorauszusagen oder zu vermeiden. Die Pharmakologie blickt auf die Arzneitherapie als den Befruchter der pharmakologischen Forschung; diese stellt aber gleichzeitig ein ungeheures Feld dar, das allzulange der rohen Empirie unterworfen war, auf dem bei geschichtlicher Betrachtung die Meinungen entstehen und vergehen wie Blumen im Sommer, das ohne die fortlaufende Bearbeitung durch das Experiment von heute auf morgen wieder entarten könnte. Auch unsere gebräuchlichsten Arzneistoffe können, mit neuen pharmakologischen Methoden untersucht, ganz unerwartete Aspekte auch für die Klinik gewinnen. Die Arzneitherapie stellt letzten Endes eine angewandte Wissenschaft dar, die auf den Lehren der exakten und biologischen Wissenschaften, insbesondere der Pharmakologie fußend, ständig bemüht ist, sich gediegene therapeutische Waffen zu besorgen und diese unter steter Berücksichtigung ihrer Wirkungsweise in wohldurchdachter und zweckdienlicher Weise anzuwenden. Erst durch das Zusammenwirken von Pharmakologie und klinischer Therapie wird eine dauerhafte Grundlage für das Verständnis der Arzneiwirkungen und damit für die Anwendung beim Menschen geschaffen.

Heidelberg, den 15. August 1957.   FRITZ EICHHOLTZ

Inhaltsverzeichnis

Zweiter Teil

Pharmakologie der Teilfunktionen des menschlichen Körpers

Dritter Teil

Desinfektion und Chemotherapie

Erster Teil

Pharmakologie der Grundeigenschaften des menschlichen Körpers

I. Einleitung

Wer hellhörig ist für große geistige Bewegungen, und wer den belebenden Hauch neuer Ideen ebenso unvoreingenommen auf sich wirken läßt wie die nackte Wirklichkeit der Tatsachen, der kann auch den *Arzneischatz* nicht mehr allein mit den alten Maßstäben messen.

Längst haben Physik und Chemie ihre besten Kräfte der *Urbeschaffenheit* der Körper zugewandt, und diese Arbeitsrichtung, der auch große Ärzte wie BERZELIUS, ROBERT MAYER, HELMHOLTZ und viele andere ihren Geist und ihre Experimentierkunst liehen, hat längst ihre besondere Fruchtbarkeit auch für den praktischen Fortschritt erwiesen.

Auch die biologischen Disziplinen haben immer wieder versucht, einen ähnlichen Schritt zu tun. Da ohne Zweifel die Gesetze der Physik und Chemie auch in der lebenden Zelle wirksam sind, so lag es nahe, das Wirken physikalischer Kräfte und die Umsetzungen chemischer Stoffe im lebenden Organismus soweit als möglich zu verfolgen, und diese Arbeitsrichtung hat viele glückliche Entdeckungen zur Folge gehabt. Um nur die größten darunter zu erwähnen, so sei daran erinnert, daß LAVOISIER das *Gesetz von der Erhaltung des Stoffes* aussprach und gleichzeitig als erster den *Verbrauch von Sauerstoff* während der Muskelarbeit gemessen hat. Von dort aus führte der Weg geradlinig zum Nachweis, daß das *Gesetz von der Erhaltung der Energie* (ROBERT MAYER) auch für den Menschen zutrifft (RUBNER), und daß bei den energieliefernden Reaktionen im Tierkörper wie im Reagenzglas neben den *Oxydationen* die *Dehydrierungsvorgänge* eine überwiegende Rolle spielen (HEINRICH WIELAND).

GULDBERG und WAAGE haben die Gesetze der Massenwirkung und des chemischen Gleichgewichts, PFEFFER und VAN'T HOFF die des osmotischen Drucks in Lösungen durchforscht, ARRHENIUS prägte den Begriff der Ionen, und so sind Gesetze erkannt worden, die auch für Blut und Gewebe gelten.

Betreten wir das große Gebiet der stofflichen Umsetzungen, so haben die letzten Jahrzehnte uns weitgehend aufgeklärt über den Aufbau der Eiweißstoffe, Kohlenhydrate und Fette, über Lipoide und Purinkörper, über Fermente, Vitamine und Hormone. Das große Gebiet des Blutfarbstoffs und seiner Abkömmlinge ist in bewundernswerten Arbeiten von HANS FISCHER durchgeforscht, das der Sterine von WINDAUS. Wieweit eine solche chemische und physikalische Betrachtung führen kann, wird am besten durch den chemischen Abbau des Traubenzuckers zu Milchsäure demonstriert, der in allen Stufen, mit allen Zwischenprodukten mit den gleichen Fermentwirkungen in der lebenden Zelle genau so verläuft wie im Reagenzglas (O. WARBURG).

Wo immer es möglich ist, sollen diese Grundeigenschaften der lebenden Substanz berücksichtigt werden, da wir hier durch die Arbeit von Generationen der besten Geister ein sicheres Fundament besitzen.

1. Allgemeines

a) Einteilung und Auswahl des Stoffes

Die Grundeigenschaften des Lebens sind notwendigerweise hineingewoben in alle krankhaften Äußerungen der Zelle oder der Gewebe; sie können eine ätiologische oder symptomatische Bedeutung besitzen. Ist eine solche Grundeigenschaft allgemein erschüttert, so wird sich diese Erschütterung an den verschiedensten Stellen des Körpers äußern können in krankhaften Vorgängen, mit völlig verschiedenen Krankheitszeichen — aber einheitlicher Ätiologie und daher auch Therapie.

Es werden daher in einem *ersten Abschnitt* die für die Therapie wichtigen *Grundeigenschaften* des lebenden Körpers zusammengefaßt: Der Ablauf der Energieumsetzungen, der Mineralstoffwechsel, das Verhalten der Hauptnährstoffe, das Spiel der Vitamine, Hormone, Gewebshormone, Fermente und der Gewebsreaktionen.

Indessen sind bis heute die meisten Arzneistoffe in ihrer Wirkung nur durch Betrachtung der *differenzierten Teilfunktionen* des menschlichen Körpers zu begreifen; das wird in einem *zweiten Abschnitt* durchgeführt werden.

Für den Autor ist die Pharmakologie naturgemäß ein Teil der Physiologie, deren wesentlichen Zügen sie zu folgen hat, *von ihr unterschieden* durch die grundsätzliche *Ausrichtung* auf pathologische Vorgänge und auf die Praxis von *Arznei- und Giftstoff* und dadurch gezwungen zur Entwicklung ihrer *besonderen Methoden*.

Die Physiologie geht von der Lehre aus, daß Mensch und Tierwelt, wie den Anatomen seit Jahrhunderten bekannt, von einem gemeinsamen Bauplan durchzogen sind. Es folgt daraus, daß auch der Ablauf der Krankheiten und die Wirkung der Arzneistoffe bei Tier und Mensch weitgehend die gleichen sind. Die Nutzbarmachung von chemischen Stoffen für Heilzwecke, die früher dem reinen Empirie überlassen war, ist so zu einem naturwissenschaftlichen und sogar technischen Problem geworden. Fast alle heute zum Allgemeinbesitz des Arztes gehörenden lebensrettenden Arzneistoffe sind durch das Tierexperiment aufgedeckt worden. Auch der überkommene Arzneischatz hat durch eine eingehende naturwissenschaftliche Analyse in vieler Hinsicht bedeutend an Wert gewonnen.

Auch in den kommenden Jahrzehnten wird diese Forschungsrichtung durch Auffindung von Methoden zur Erforschung der Krankheiten sowie von neuen Arzneistoffen und durch die Aufklärung ihrer Wirkungsweise und Wirkungsbedingungen dem raschen Fortschritt der Medizin und damit dem Wohl der Kranken dienen. Viele Lücken zwischen den Erfahrungen des Tierexperiments und den Symptomen, die der Arzt am Krankenbett beobachtet, die vor wenigen Jahrzehnten noch unüberbrückbar schienen, werden sich schließen, und immer mehr Krankheiten werden dem jederzeit und an jeder Stelle der Welt nachprüfbaren, und daher in höherem Sinn glaubwürdigen Tierexperiment zugängig werden.

Wir leben in einem Zeitalter, das durch Vervollkommnung der tierexperimentellen Methoden und durch die wechselseitige Kontrolle der Forscher überall in der Welt die Grundlagen der Physiologie und der experimentellen Pathologie in großer Vervollkommnung und Klarheit vor uns ausgebreitet hat. Wo wir hinblicken mögen, fast alle Gebiete sind durch eine gemeinsame Anstrengung vorwärts getrieben. Hierbei hat in vielen Einzelfragen die Klinik selber die Führung übernommen. Es wird unsere Aufgabe sein, den *Arzneischatz hineinzustellen in den größeren Rahmen der Physiologie und experimentellen Pathologie*.

Erst dadurch gewinnt er sein volles Gewicht. Durch eine solche Gesamtschau aber werden auch viele verstreute pharmakologische Einzeldaten in ihren Zusammenhängen sichtbar.

In einem *dritten Abschnitt* des Buches werden Desinfektion und Chemotherapie zusammengefaßt.

b) Die pharmakologischen Interessen des praktischen Arztes

Ätiologische Therapie. Für den *praktischen Arzt* aber, für den das Buch in erster Linie bestimmt ist, haben wir noch einige besondere Anordnungen getroffen. Jede Therapie ruht auf sicherem Boden, wenn sie die Krankheit in der Wurzel, d. h. in ihrer Ursache erfaßt. Glücklicherweise ist heute schon bei vielen Krankheiten eine solche *ätiologische Therapie* möglich.

Die Frage nach der *Krankheitsursache* ist das wichtigste Fundament für eine rationelle Therapie. Krankheitsursachen können darin liegen, daß die *biologischen Grundlagen der menschlichen Existenz* erschüttert sind. Hierzu gehören die Befriedigung von *Hunger und Durst* im weitesten Sinne (Ernährungskrankheiten), der Schutz gegen das *Klima* (Hitze- und Kälteschäden), der Besitz des nötigen *Lebensraumes*, insbesondere von *Wohnungsraum* (Schmutzkrankheiten, Tuberkulose, Rheumatische Fieber), die *Erhaltung des Lebenswillens* (Selbstmorde, artifizieller Abort) und, mit der heutigen Existenz verknüpft, der *Austausch der Güter im Verkehr*. Die Berücksichtigung solcher sozialen Notstände im ärztlichen Handeln kann wichtiger sein als alle Therapie.

GALEN hat auf die *Verirrungen der Lebensführung* aufmerksam gemacht, die Krankheitsursache werden können; daher das ehrwürdige therapeutische Prinzip von *Arbeit und Erholung*, von *Schonung und Abhärtung*, vom *Schlafen und Wachen*, vom *Auffüllen und Entleeren*. Ist es nicht eindrucksvoll zu hören, daß hyperthyreoide Zustände durch Überängstlichkeit der Eltern entstehen können (MOSCHKOWITZ)?

Es sollte auch bedacht werden, daß selbst die anatomische Struktur im Laufe des Lebens immer wieder neu geformt werden muß durch die Funktion. Die Haut ist unter anderem ein Schutzorgan gegen Wärme, Kälte und Sonnenlicht, und man sollte ihr von Zeit zu Zeit Gelegenheit geben, diesen Schutz auszuüben. Knochenskelet und Muskulatur, Atemwege und Herz verkümmern bei ungenügender oder einseitiger Funktion. Alle diese anatomischen Strukturen sollten daher genügend betätigt werden.

Die Ursache kann *einheitlich* sein wie bei vielen, wenn auch nicht bei allen Infektionskrankheiten, Avitaminosen und anderen Mangelkrankheiten, und hier feiert die ätiologische oder besser gesagt *spezifische Therapie* ihre großartigen Triumphe. In den meisten Fällen indessen ist die Ursache *komplex*. Die wachsende, ihre Funktion erfüllende, sich ständig regenerierende Zelle ist ebenso wie der ganze Körper unterworfen den vielseitigsten biologischen Verknüpfungen. Ein Zerreißen solcher Zusammenhänge, die Differenzierung des sozialen und wirtschaftlichen Lebens, die Entfremdung von der Natur sowie die Belastung mit neuen, dem natürlichen Lebensgeschehen wesensfremden Kräften und Stoffen kann eine unabsehbare, in ihren Folgen aber oft gleichartige Schädigung auch der einzelnen Zelle zur Folge haben. Diese kann daher *aus verschiedenen* Ursachen mit den gleichen morphologischen und funktionellen Veränderungen, den gleichen Symptomen erkranken.

Als einfaches Beispiel soll die *Ätiologie der Zahncaries* dargestellt werden. In dem untenstehenden Schema sind nur solche Kenntnisse verwertet worden, die zu dem wohlbegründeten Wissensgut zu rechnen sind, die durch kritische Tierexperimente gestützt und durch Erfahrungen am Menschen immer mehr bestätigt wurden, obwohl in Einzelheiten der endgültige Beweis noch fehlen mag (Abb. 1).

Die *Caries* gehört zusammen mit Malokklusion und Paradentose zu der Dreizahl der großen Gebißkrankheiten, bei der eine Krankheit — wie in so vielen Fällen — die andere nach sich ziehen kann. Die Ursachen der einen Krankheit können daher indirekt auch die der beiden anderen werden. Die Ursache dieser Erkrankung kann demnach eine rein örtliche sein, wie bei der Caries durch Zucker-, Mehlstaub und Teig, die sich als zirkuläre Zahnhalscaries an den typischen Retentionsstellen entwickelt, sie kann ebensogut aus allgemeinen Ursachen entstehen.

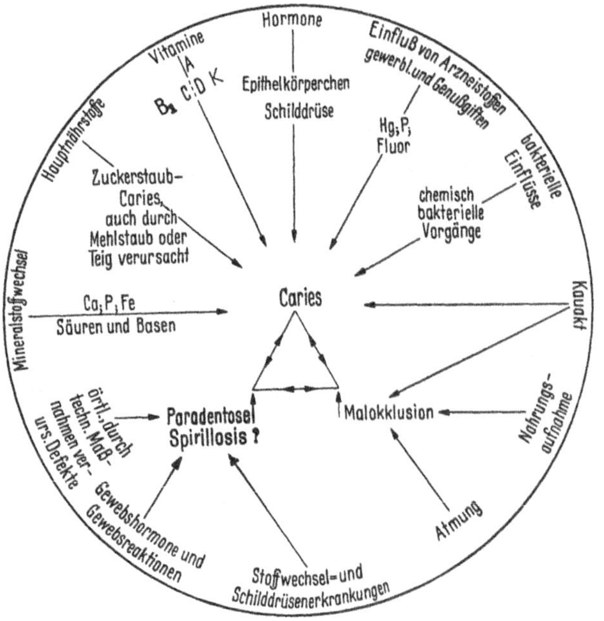

Die Caries bedarf daher einer sorgfältigen Analyse, ob der eine oder andere dieser ursächlichen Faktoren oder ein ganzer Komplex beteiligt ist. Viele dieser Faktoren üben ihre verheerenden Wirkungen schon während des fetalen Lebens aus oder in den ersten Lebensjahren, während die Zahnanlage sich weiter entwickelt wie die Hypoplasien. Sie können Dauerschäden hinterlassen, deren weitere Ausbreitung nur noch durch die Füllung aufzuhalten ist. *Die Verhütung der Caries* wird indessen erst möglich sein durch sorgfältiges Abwägen der *ätiologischen Faktoren.*

Was am Beispiel der Caries durch das Experiment und die Erfahrungen am Menschen

Abb. 1. Ätiologie der Zahncaries

besonders deutlich gemacht werden konnte, trifft aber auch für viele andere Gewebsschäden zu. Glaubt jemand im Ernst, daß die Gewebe des Körpers sich in einem Zustand höchster Gesundheit und Widerstandsfähigkeit befinden, wenn das Gewebe des Zahnes oder das Zahnfleisch schwer erkrankt ist? Dieses einfache und überzeugende Beispiel der Zahncaries, das in experimenteller Hinsicht besonders gut durchgearbeitet wurde, ist von grundsätzlicher Bedeutung für die Beurteilung anderer Krankheiten. So finden sich *ganz ähnliche Ursachenkomplexe* bei der Genese des Ulcus ventriculi, bei der Anämie, bei der Basedowschen Krankheit, sogar z. B. bei Hemeralopie, weil nämlich das gesamte Fermentsystem der Zelle, welches mehr oder weniger aus Vitaminen aufgebaut wird, intakt sein muß.

Bei vielen Krankheiten sind weiter zu bedenken auch die durch solche Schädigung ausgelösten Regulationsvorgänge und Korrelationen, weiter Immunitätsreaktionen, darunter die Allergie, auch ererbte oder erworbene Konstitutionsschwächen, nicht zuletzt der Einfluß der Psyche und das Erlebnis der Leidenschaften und Gemütserregungen.

Durch die Klarstellung solcher komplexen Ursachen soll *nicht einer medikamentösen Polypragmasie* das Wort geredet werden, *wohl aber einer Ordnung des Stoffwechsels der Mineralsalze, Hauptnährstoffe, Vitamine und Hormone,*

*wohl aber einem harmonischen Ausgleichen der Einzelfunktionen und einem Ver-
meiden der spezifischen Schädlichkeiten, einschließlich der Intoxikationen.*

Derjenige Arzt aber wird sich des Beifalls der naturwissenschaftlichen Medizin und der Zufriedenheit seiner Kranken erfreuen, der solche einfachen Grundsätze berücksichtigt, der den möglichen Ursachen entsprechend die möglichen Maßnahmen auswählt, der mit *einfachen Mitteln* arbeitet, wenn es sich um ein leichtes, rasch vorübergehendes Kranksein handelt, oder rationelle Arzneistoffe nicht zur Verfügung stehen *(expektative Behandlung)*, aber *zielbewußt mit stark wirksamen Arzneistoffen* eingreift, wenn die *Arbeitsfähigkeit* oder gar der *bedrohliche Zustand* des Patienten es erfordert, auch unter Inkaufnahme von toxischen Nebenwirkungen.

Die Bedeutung der Symptome. Im Interesse des Praktikers ist weiter eine *stärkere Berücksichtigung der Symptomenbilder erfolgt,* die wegleitend sind für die Anwendung bestimmter Arzneistoffe. Dabei sollte nicht vergessen werden, daß Symptome nichts anderes sind als *äußere, entferntere* und daher unregelmäßige *Folgen* einer primären Funktionsänderung. Das scheint eine besonders notwendige Einsicht, damit der Arzt

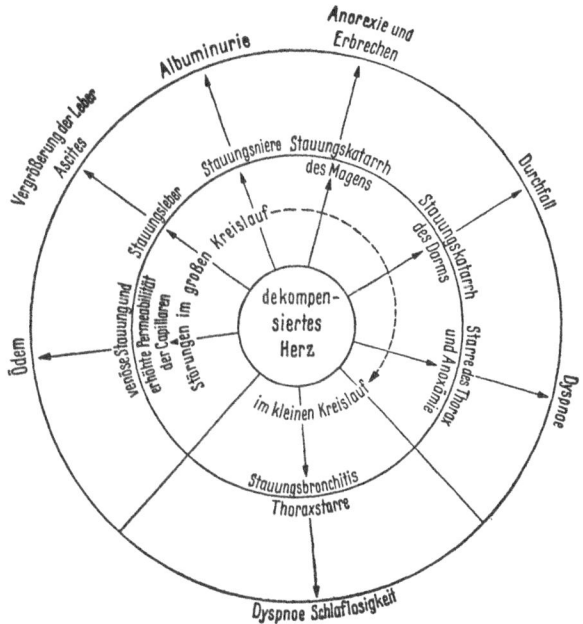

Abb. 2. Entstehung der Einzelsymptome bei Dekompensation des Herzens

sich nicht in einer rein symptomatischen Therapie verliert, wenn die Möglichkeit besteht, das Leiden in seiner komplexen Erscheinungsform „aus einem Punkte zu kurieren". Als Beispiel sei das Symptomenbild der Dekompensation des Herzens angeführt (Abb. 2). Offensichtlich wäre es hier sinnlos, etwa Ödeme, Erbrechen, Diarrhoe, Stauungsbronchitis u. a. einzeln zu behandeln, ohne in allererster Linie das Grundübel zu berücksichtigen. Erst die ursächliche Bekämpfung der Symptomenbilder führt in vielen Fällen zu einer rationellen Therapie. Die Behandlung von Einzelsymptomen dagegen *(symptomatische oder funktionelle Therapie)* ist in gewissen Fällen ärztlich gerechtfertigt, in anderen nicht. Risikofreie Arzneistoffe sollten nach Möglichkeit für diesen Zweck verwendet werden.

Der pharmakologische Angriffspunkt. Durch eine solche Betrachtung aber wird weiter deutlich, wie wichtig es sein muß, den *pharmakologischen Angriffspunkt der Arzneistoffe* genau zu kennen.

Schon das BUCHHEIMsche Programm der Pharmakologie gipfelte in den beiden Fragen: *Wo* wirken die Arzneistoffe und *wie* wirken sie? Der erste Teil dieses Programms ist heute weitgehend geklärt, die zweite Frage, die des Wesens und des Mechanismus der Arzneiwirkung, schwingt auch heute noch durch die pharmakologische Forschung. Die Wirkung der Arzneistoffe muß sich letzten Endes abspielen an der einzelnen Zelle, an deren Membranen oder an ihren chemischen Bestandteilen einschließlich der Fermentsysteme.

Um indessen bei der Arzneianwendung keine unliebsamen Überraschungen zu erleben, begnügt sich die Pharmakologie nicht mit der Bestimmung des *Hauptangriffspunktes*, sie versucht vielmehr, den chemischen Stoff möglichst vollständig kennenzulernen, auch in seinen *Nebenangriffspunkten*, in seiner Wirkung auf Herz und Gefäße, Blut und blutbildende Organe u. a., bis schließlich alle Teilfunktionen des Körpers einschließlich des Stoffwechsels unter dem Einfluß dieses Stoffes untersucht sind, auch das Studium der Giftwirkungen nicht vergessend. Auch die *Intensität* der Wirkung wäre zu berücksichtigen (s. S. 159).

Nebenwirkungen der Arzneistoffe können aber auf zwei gänzlich verschiedenen Wegen entstehen, nämlich entweder durch einen primären Angriff des Giftes an den zugehörigen Organen oder Organsystemen — oder aber infolge der physiologischen Verknüpfung der Körperfunktionen untereinander.

So wird, um auch hier ein Beispiel zu nennen, die Herzwirkung des *Chloroforms* in tiefer Narkose genügend verständlich, wenn man seine lähmende und vielleicht sogar mit Degenerationserscheinungen einhergehende Wirkung auf den Herzmuskel in Betracht zieht. Die Herzwirkung des Adrenalins und der modernen *Ephedrinabkömmlinge* hingegen wird in keiner Weise voll verständlich durch einen primären Angriff dieser Stoffe am Herzen. Bei Untersuchung dieser Stoffe am isolierten Herzen findet sich kein genügender Anhalt für die alarmierenden Symptome, die danach beim Menschen gelegentlich beobachtet werden (Extrasystolen, Überleitungsstörungen, Angina pectoris). Diese entstehen vielmehr infolge der physiologischen Verknüpfungen, nämlich durch starke Gefäß-Herzreflexe u. a. So muß man die *primäre* Wirkung eines Arzneistoffes von dessen *sekundären*, durch die physiologische Verknüpfung der Körperfunktionen bedingten Folgezuständen unterscheiden.

Weitere Ratschläge zur praktischen Anwendung der Arzneistoffe. *Da alle Arzneistoffe bei der praktischen Anwendung nach der Wirkung dosiert werden,* so ist im vorliegenden Buche besonders Gewicht gelegt worden auf das *Erkennen der therapeutischen Wirkung (Testphänomene) sowie auf Frühdiagnose der etwaigen Nebenwirkungen und der bisweilen unvermeidbaren, im Interesse der Behandlung in Kauf zu nehmenden Giftwirkungen.* Die Voraussage solcher unerwünschten und auffälligen Symptome, die der Patient am eigenen Leibe erlebt, wird dem Arzt ermöglicht durch besonders eingehende pharmakologische Kenntnisse und kann oft entscheidend sein für seine Autorität dem Patienten gegenüber. (Gemäß Besprechung mit Külz.)

Um aber ein *Auseinanderfallen von Theorie und Praxis noch mehr als in anderen Darstellungen üblich* zu verhindern, sind vielfach in den Text erprobte Rezeptvorschriften eingestreut, die abgeleitet sind aus den pharmakologischen Eigenschaften der Stoffe. Auch sollte man beim Lesen berücksichtigen, daß vieles, was im Anfang gesagt wird, in den späteren Teilen als bekannt vorausgesetzt werden muß. Auf solche Zusammenhänge ist im Text nach Möglichkeit verwiesen worden. Wir geben uns der Hoffnung hin, daß durch die Art der Darstellung eine wissenschaftlich begründete Therapie erleichtert wird.

Bei diesem Vorgehen mußten notwendigerweise viele wichtige Dinge in den Hintergrund treten, besonders die Schilderung des *Tierexperiments* und die *Beschreibung des notwendigen chemischen Rüstzeugs.* Wir glauben, daß die Darstellung und Erörterung des Tierexperiments nach Möglichkeit der Vorlesung vorbehalten bleiben soll, daß aber *der chemische Teil der Pharmakologie* nur durch eine *eigene Kraftprobe* des Lesers zu erwerben ist, durch selbständiges Ableiten der Formelbilder und nicht aus Notizen in Kolleghelten. Dann aber kann die Chemie von allerhöchster Bedeutung werden, da sie wie keine andere Hilfswissenschaft die Medizin lehren kann, was eine wissenschaftliche Methode, was ein wissenschaftlicher Beweis und eine *erwiesene Wahrheit* ist. So sollte auch die Therapie des praktischen Arztes bestimmt werden durch *reproduzierbare Tatsachen* und nicht durch wohlklingende theoretische Erklärungen.

Es ist mit den Grundsätzen der naturwissenschaftlichen Betrachtungsweise und mit der Ethik des Berufs nicht vereinbar, wenn ein Arzt unbekannte wortgeschützte Präparate und Mixturen auf die alleinige Empfehlung des Herstellers verordnet, da er so zwar von den tatsächlichen oder angeblichen Wirkungen der Medikamente, dagegen nichts oder wenig von den zusätzlichen Nebenwirkungen und von den möglichen Zwischenfällen erfährt. Er wird allzu leicht dem gewöhnlichen Irrtum verfallen und eine Wirkung von Arzneistoffen annehmen, wo nur der natürliche Vorgang der *Selbstheilung* sich abspielt (s. S. 10). Ein solcher Arzt muß auch darauf verzichten, diese neuen, angeblich so wunderbaren Heilmittel einer universellen therapeutischen Kenntnis einzuordnen, da eine naturwissenschaftliche Diskussion über Wirkungen und Nebenwirkungen, über Vorteile und Nachteile gegenüber bekannten Arzneistoffen im allgemeinen nur auf der Grundlage der chemischen Konstitution möglich ist. *Aus diesem Grunde sollte auch der praktische Arzt darauf hinwirken, daß alle sog. Spezialitäten unverschleiert deklariert werden.* — Die Orientierung im Gestrüpp des heutigen Arzneischatzes, auch die Verständigung unter den Völkern auf diesem Gebiete ist überaus erleichtert worden, seitdem *international proponierte, nicht wortgeschützte Kurznamen* zur Verfügung stehen.

Die wichtigste Ergänzung des vorliegenden Buches bilden die „Arzneiverordnungen", Ratschläge für Ärzte, herausgegeben von der Arzneimittelkommission der Deutschen Ärzteschaft, die zuletzt 1956 erschienen sind, und in denen sich auch die pharmazeutischen und medizinisch-technischen Angaben finden, die in dem vorliegenden Buch in mehr summarischer Form abgehandelt wurden[1].

Dem Arzt (und im allgemeinen auch dem Zahnarzt) *allein* steht die *Befugnis* zu, für den ihm anvertrauten Kranken *Arzneimittel*, auch differenter, stark wirkender Natur, unbeschränkt nach Art, Menge und Dauer, *zu verschreiben.* Aus hohem *Pflichtbewußtsein* und *Verantwortlichkeitsgefühl* wird der Arzt die Rezepte lege artis, sorgsam, eindeutig und leserlich nach Wahl des Mittels, Anwendungsform und Dosierung ausstellen und insbesondere genaueste, auch schriftliche Gebrauchsanweisungen geben: Keine noch so strengen medizinalpolizeilichen Bestimmungen, wie die Anweisungen an den Apotheker bezüglich *Abgabe stark wirkender Arzneimittel, Maximaldosen* für einzelne dieser rezeptpflichtigen Mittel usw., vermögen alle Einzelheiten des vielgestaltigen praktischen Lebens zu erfassen, so daß der Arzt an seinem Teil durch die Abfassung des Rezepts u. ä. alles tun muß, um die Anwendung der von ihm verordneten Arzneimittel schadlos zu gestalten. Bei stark wirkenden Arzneimitteln wie Aconitin, Strychnin und anderen sollte das Rezept Hinweise wie „Unter Verschluß halten!", „Vor Kindern wegschließen!" oder ähnliches enthalten.

Das Handeln des Arztes muß in allen Fällen *ärztlich begründet* sein (s. S. 232). Es ist eine irrige Ansicht zu glauben, daß der Arzt in allem gerechtfertigt wäre, wenn er sich nur von dem „ärztlichen Gewissen" leiten läßt; er ist vielmehr wie jeder andere Staatsbürger in seinem Tun durch Gesetze gebunden und hat seine Handlungen — falls diese rechtliche Folgen nach sich ziehen — vor dem Forum der ärztlichen Wissenschaft zu verantworten.

---

[1] Die Beziehungen der Pharmakologie zu den spekulativen Richtungen der Therapie und zur Naturheilkunde, Homöopathie u. a. sind in einer vorausgehenden Veröffentlichung eingehend dargestellt. F. EICHHOLTZ: Der biologische Gedanke in der naturwissenschaftlichen Medizin. Heidelberg 1936.

Kein Rezept gebe der Arzt aus der Hand, *ohne es nochmals durchgelesen zu haben:* mit seiner Unterschrift auf der Verschreibung übernimmt er die *volle Haftung für etwaige Schäden*, die aus Fehlern oder Mängeln dieser Urkunde entstehen. Grundsätzlich enthalte jedes Rezept eine Gebrauchsanweisung. Vor jeder Anwendung eines Arzneimittels am Kranken, insbesondere bei Injektionen usw., überblicke der Arzt nochmals Aufschrift und Inhalt des Arzneibehältnisses!

In richtiger Erkenntnis der vom Kranken, der zu diesen Stoffen greift, häufig falsch beurteilten Wirkungen und Nebenwirkungen sind eine Reihe von Arzneistoffen der *jedesmaligen Rezeptpflicht* unterworfen worden. Darüber hinaus werden für bestimmte Arzneistoffe (Barbitursäuren, Pervitin, Benzedrin, Dolantin u. a.) noch *besondere Anforderungen* gestellt (ausdrückliche Gebrauchsanweisung u. a.), ohne die der Apotheker ein solches Mittel unter keinen Umständen herausgeben darf. Verfaßt der Arzt eine Verordnung, die solche Stoffe enthält, so soll er in der ordnungsgemäßen Gebrauchsanweisung das Mittel nach Einzeldosis, Gesamtmenge und Zeitdauer der Anwendung auf das unbedingt Notwendige einschränken, und sollte dabei auch die berufsethischen und moralischen Gesichtspunkte zur Geltung kommen lassen. Besondere und weitgehende Verpflichtungen übernimmt der Arzt bei dem *Verschreiben von Betäubungsmitteln* (s. S. 232).

Das Rezept ist nicht nur eine private Urkunde, die unter Umständen gesetzliche Folgen für den Verfasser haben kann — wobei auch an den Diebstahl von Rezeptformularen zu ungesetzlichen Zwecken (Rauschgifte!) erinnert sei —; es kann gleichzeitig Zeugnis ablegen von den ärztlichen Fähigkeiten und den Charaktereigenschaften des Verfassers. Oft ist eine eingehende *mündliche Belehrung* unumgänglich; der Arzt schütze sich und die Patienten vor oft verhängnisvollen *Verwechslungen*.

Der Verfasser des Buches hat hier wie in weiteren zahlreichen Einzelheiten den Rat von Professor E. Rost und vieler Fachgenossen gehört. Ihnen allen sei herzlich gedankt.

2. Einige Grundbegriffe der Pharmakologie

Mancherlei Umstände können für das Verständnis der Arzneiwirkungen wesentlich sein, wie die Blutversorgung der Organe und Gewebe, die Nervenverknüpfungen, die Korrelationen des Stoffwechsels, die Reaktionen der Körpersäfte und Gewebe, bei oraler Zufuhr auch der Füllungszustand und der Säftestrom im Magen und Darm. Von besonderer Wichtigkeit aber für den Eintritt, die Schnelligkeit, die Intensität, die Dauer, das Abklingen der Wirkung eines als Arzneimittel verwendeten Stoffes sind drei Gruppen von Einzelbedingungen zu erwähnen, nämlich solche, die vom *Arzneimittel selbst* (Dosis, chemische und physikalische Eigenschaften und andere) abhängen, solche, die mit dem *Schicksal dieses Arzneistoffes im Organismus* zu tun haben, und solche, die durch die *Arzneiempfindlichkeit des Körpers* oder des erkrankten Organes entstehen.

a) Wirkungen, die mit dem Arzneimittel selbst zusammenhängen

Dosierung. Die Wirkung eines Arzneistoffes ist abhängig von seiner *Dosierung*. Die Dosis entscheidet, ob ein bestimmter chemischer Stoff gar nicht, oder als Heilmittel oder als Gift wirkt. Die richtige Dosis ist so wichtig für den Erfolg eines Arzneimittels, daß der Arzt geneigt ist, die übrigen Bedingungen der Arzneiwirkung zu übersehen; das kann zu schwerwiegenden Folgen führen. Die richtige Dosis ist diejenige, mit der man eine bestimmte therapeutische Wirkung erzielt: *alle Arzneistoffe werden nach der Wirkung dosiert*. Die Pharmakologie soll lehren, die richtigen Mittel in richtiger Dosis, in richtiger Form, am richtigen Ort, zur richtigen Zeit anzuwenden, unter Berücksichtigung des Krankheitszustandes und der individuellen Erfordernisse und nach Maßgabe der Testphänomene. Es ist ein großer Fortschritt, wenn der Praktiker heute gelernt hat, den sog. *Blutspiegel*, d. h. die auf die einzelne Zelle einwirkende Konzentration der Sulfonamide, Antibiotica u. a., zu berücksichtigen.

Von jedem Arzneimittel und jedem Gift gibt es im Sinne der Pharmakologie total *unwirksame Dosen:* solche können allein durch psychischen Einfluß wirken. Erst mit der *Schwellendosis* beginnt die pharmakologische Wirkung. Für den Arzt notwendig ist die Kenntnis der *mittleren therapeutischen Dosis*, auch Normdosis genannt. Für bestimmte Fälle hat sich eine sog. *Stoßdosis* eingeführt, z. B. für Vigantol (s. S. 58), weil nämlich wegen der weitgehenden Ungiftigkeit dieses Vitamins der physiologische Bedarf für viele Monate als Depot gesetzt werden kann; aber auch z. B. für Sulfonamide (s. dort); hier ist die Stoß-therapie allgemein gebräuchlich, weil bei einer Verzettelung der Dosis über längere Zeit zwar noch toxische Wirkungen sich entwickeln können, nicht aber therapeutische Wirkungen mehr zu erzielen sind. Ein weiterer großer Fortschritt besteht in der *Dauerbehandlung über Tag und Nacht* (Sulfonamide, Penicillin, Arsenikalien u. a.). Die höchst erlaubte thera-peutische Dosis, die nur in bestimmten Fällen überschritten werden darf, ist behördlich für viele Arzneistoffe festgesetzt, und zwar als Einzel- (M.E.D.) und Tagesdosis (M.T.D.) (sog. *Maximaldosen*). Die M.E.D. ist oft annähernd gleich mit der niedrigsten *toxischen Dosis*, obwohl auch unterhalb der Maximaldosis die Vergiftungsgefahr berücksichtigt werden muß; sie sollte noch möglichst weit entfernt sein von der *letalen Dosis*. Für diese Sicherheit der Arzneiverordnung wesentlich ist die Kenntnis der *therapeutischen Breite*.

Im Handel finden sich viele sog. Arzneimittel, Kräftigungsmittel, Nervenstärkungsmittel, Kräutersäfte u. a., deren wertvollste Eigenschaft darin besteht, daß sie keine ausgesprochene Wirkung haben (F. HAFFNER) und die daher in irgendeiner fiktiven Dosis verordnet werden können. Dieses gilt auch für das Heer der homöopathischen Arzneimittel, wobei die Potenz D_4, entsprechend etwa 0,025 mg/Tablette gerade noch für bestimmte Arzneistoffe als pharma-kologisch wirksam gelten dürfte.

Therapeutische Breite. Während die Kenntnis des pharmakologischen Angriffspunktes uns lehrt, welche therapeutische Leistungen wir zu erwarten haben, will uns der Begriff der therapeutischen Breite in genereller Weise über die Gefahren dieses Stoffes aufklären, indem er uns ein Maß gibt für die Spanne zwischen therapeutischer und toxischer Dosis. Je größer die therapeutische Breite, um so größer ist im allgemeinen die Sicherheit, daß keine un-erwünschten Nebenwirkungen auftreten. Doch kommen auch Ausnahmen vor, wo diese Sicherheit trotz großer therapeutischer Breite nicht gewährleistet ist. Eine kleine thera-peutische Breite dagegen ist immer unerwünscht und kann uns hindern, überhaupt die volle therapeutische Wirkung zu erhalten — wegen frühzeitig auftretender Nebenwirkungen. Indessen müssen viele Arzneistoffe bis hart an die Grenze der toxischen Wirkung oder unter Überschreitung dieser Grenze dosiert werden (Arsenikalien, Sulfonamide, Goldsalze, Strepto-mycin, Salicylate, viele Wurmmittel).

Sonstige Bedingungen der Arzneiwirkung. Die Arzneiwirkung ist weiter abhängig von der *Form des Arzneistoffes*.

So ist z. B. der Schwefel offizinell als Sulfur depuratum in grober Form und als Sulfur praecipitatum in fein verteilter Form; nur in der ersteren Form darf der Schwefel als Abführ-mittel verordnet werden, da er in der zweiten Form zu stürmisch wirken würde. Auch die *Form der pharmazeutischen Zubereitung* (als Pulver, Pille, Lösung, GALENische Zubereitung usw.) kann die Wirkung eines Arzneistoffes wesentlich beeinflussen. Zuletzt kann auch die *Größe der Moleküle* nicht gleichgültig sein und rasch bewegliche Teilchen wie H^+-, K^+-, Na^+-Ionen oder organische Stoffe mit kleinem Durchmesser (Äthylalkohol, Glucose) werden schneller wirken können als hochmolekulare Stoffe.

Unter den physikalischen Eigenschaften der Arzneistoffe ist für den Arzt am wichtigsten ihre *Löslichkeit*.

Weitaus die meisten Arzneistoffe werden in echten Lösungen zugeführt. In dieser Form wirken sie besonders schnell und stark. Indessen werden in der heutigen Therapie auch viele

Arzneistoffe in kolloider Form (feindispers oder grobdispers) verwendet. Sogar Stoffe, die man nach dem gewöhnlichen Sprachgebrauch als unlöslich bezeichnet, entbehren nämlich durchaus nicht der Wirkung — wie man früher vielfach annahm; sogar die Paraffine, Gesteinstaub und anderes können unter Umständen gefährliche Giftwirkungen auslösen. Man bringt heute absichtlich bestimmte leichtlösliche Stoffe in schwerlösliche Form, um auf diese Weise die akuten Arzneiwirkungen zu vermeiden, um die Gegenregulationen des Körpers gegen diese akuten Wirkungen zu unterdrücken, oder um ein über längere Zeit wirkendes Depot von solchen Stoffen zu setzen (Beispiel: Insulin-Depotinsulin, Penicillin-Depotpenicillin). Man pflanzt auch aus den gleichen Gründen z. B. die Geschlechtshormone (oder NN-Rindenpräparate) in Form von kleinen Kristallen unter die Haut.

Eine besondere Beachtung verdient die *Lipoidlöslichkeit* eines Stoffes. Diese führt zu besserem Eindringen in die Zelle und bildet bei vielen Stoffen die Vorbedingung für die Wirksamkeit (Schlafmittel und Narkotica, Alkaloide, viele Hautreizstoffe u. a.).

Die Wirkung eines Arzneistoffes ist weiter abhängig von seiner *Konzentration*.

Die starken Mineralsäuren z. B. sind nur in hoher Konzentration Ätzmittel; genügend verdünnt können sie innerlich verabreicht werden. Das gilt auch für alle übrigen Stoffe mit örtlicher Reizwirkung, die man, mit viel Flüssigkeit verdünnt, innerlich zu verordnen pflegt. Auch parenteral zugeführte Arzneistoffe können ganz verschieden wirken je nach der Konzentration der Lösung (s. S. 242).

Die Arzneiwirkung wird auch beeinflußt von dem *Vehikel*, in dem der Arzneistoff verordnet wird.

In vielen Fällen ist der gleiche Stoff in Alkohol gelöst wirksamer als in Wasser. Auch durch viele andere Lösungsmittel, die ähnlich wie Alkohol die Löslichkeit der Arzneistoffe verändern, den Lipoidschutz der Haut beseitigen, oder die wie Salicylsäure oder Seife das verhornte Epithel auflockern, auch durch sog. Schlepperwirkung kann sich die Wirkung von Arzneistoffen und Giften verstärken. Durch Lokalanaesthetica, Rutin u. a., auch durch Kälte, kann andererseits das Eindringen erschwert werden.

Der eindringliche Hinweis auf „*richtiges Werkzeug*" und „*richtige Technik der Anwendung*" leitet über zum nächsten Abschnitt.

Örtliche oder allgemeine Wirkung. Unter sonst gleichen Bedingungen (richtiges Mittel, richtige Dosis, richtige Form) wird die richtige Anwendungsweise für den Erfolg entscheidend sein; es müssen also dem Arzt die Methoden der Einführung des Arzneimittels in den Körper durchaus geläufig sein, und er hat sich zunächst zu entscheiden, ob er eine örtliche oder eine Allgemeinwirkung erzielen will.

In vielen Fällen wird auch die örtliche Wirkung am sichersten über das Blut erzielt werden, d. h. durch innere Anwendung. Vielfach aber sind örtliche Maßnahmen zur Verstärkung der Allgemeinwirkung empfehlenswert, wie z. B. Ruhigstellung, Fixierung, Kompression durch Pflaster u. a. (s. S. 138), Entspannung des erkrankten Gliedes und örtliche Schmerzlinderung durch warme Kompressen, Verminderung der Blutversorgung, örtliche Sauerstoffersparnis durch kalte, auch eisgekühlte Kompressen (s. S. 213), Verstärkung der reparativen Vorgänge und stärkerer Stoffaustausch der erkrankten Stelle, auch stärkere Bespülung mit arzneihaltigem Blut durch Hyperämie (s. S. 127). Örtliche Arzneianwendung ist auch eine gute ärztliche Politik, Selbstverletzungen des Patienten werden durch örtliche Verbände verhindert. Man wende örtliche Behandlung an, wenn immer es sich ärztlich rechtfertigen läßt. Dagegen können viele der erwähnten örtlichen Maßnahmen bei schweren Hautveränderungen, besonders bei drohendem Gangrän unter Umständen katastrophal wirken.

Placebo-Therapie. Seit unvordenklichen Zeiten weiß man von den Wirkungen psychischer Einflüsse bei den allerverschiedensten Krankheiten. Hoffnungen, Erwartungen, Entspannungen mit ihren heilsamen Folgen können auch durch weitgehend unwirksame chemische Stoffe, z. B. durch Milchzucker und Natriumbicarbonat, in Bewegung gesetzt werden, sofern diese, als Arznei verkleidet, anstelle der eigentlich „wirksamen" Medikamente gegeben werden. Beispiele finden sich auf Seite 215 und Seite 304.

Placebos (= Scheinmittel) sind deshalb auch sehr oft unentbehrlich zur Sicherung einer *unwissentlichen Versuchsanordnung*. Diese gehört zu den grundsätzlichen Voraussetzungen der klinisch-therapeutischen Forschung immer dann, wenn irgend welche psychische Faktoren (bewußter oder unbewußter Art) bei den Reaktionen vor allem des Patienten, eventuell aber auch des Arztes, eine Rolle spielen können. Eine unwissentliche Versuchsanordnung kann notwendig sein sowohl bei dem therapeutischen Vergleich von 2 Kollektiven von Kranken auf Grund der alternierenden Versuchsanordnung (angezeigt vor allem bei akuten Erkrankungen) als auch beim therapeutischen Vergleich zwischen verschiedenen Perioden (Vorbeobachtung, therapeutische Beobachtung und evtl. Nachbeobachtung bei chronischen Krankheiten) der gleichen individuellen Erkrankung. (Gemäß Besprechung mit P. MARTINI.)

b) Schicksal der Arzneimittel im Organismus

Die Wirkung der Arzneistoffe wird beeinflußt durch deren *Aufnahme, Verteilung* und *Ausscheidung*. Auch mit chemischen *Veränderungen der Arzneistoffe im Organismus* ist zu rechnen.

Die Geschwindigkeit der **Aufnahme** wird beeinflußt durch die Eigenschaften des Arzneistoffes an sich, bzw. seiner Zubereitung an sich. Besonders zu berücksichtigen aber ist die *Applikationsweise*. Die ursprüngliche, natürliche und harmloseste Art der Anwendung von Heilmitteln ist die *Zufuhr per os*. Der Verdauungsschlauch in all seinen Abschnitten, beginnend mit der Mund- und Zungenschleimhaut (buccale und linguale Zufuhr), weiter der Magen (stomachale Zufuhr) und Darm (enterale Zufuhr) bis zum Rectum (rectale Zufuhr) ist durch anatomische und funktionelle Eigenart ausdrücklich von der Natur für die Resorption eingerichtet. Die vielen altehrwürdigen Medikamente sind zum Fundament unseres Arzneischatzes geworden, ohne daß man nötig gehabt hätte, auf die orale Anwendung zu verzichten. Diese erfüllt auch weiterhin das uralte Desiderium des „Cito, Tuto et Jucunde". Die Angabe, nach der allgemein z. B. die subcutane Injektion rascher und sicherer wirken soll, ist unzutreffend. Zwar gibt es vor allem neuere Heilmittel, die von der enteralen Schleimhaut nicht aufgenommen werden, oder die dem Angriff durch die Verdauungssäfte oder der chemischen Veränderung durch die Leber unterliegen; Vitamin B_{12} wird 40 mal wirksamer, die meisten Herzglykoside 5 mal wirksamer, wenn sie parenteral verabfolgt werden. Demgegenüber sind viele Arzneistoffe bekannt, die, per os zugeführt, ebenso schnell oder sogar schneller wirken als nach subcutaner Injektion (Nitroglycerin, Coffein, Chinidin, Digitoxin und viele andere). Bei der peroralen Anwendung der Arzneistoffe ist zu fragen, ob man damit eine *örtliche* Wirkung auf Magen- und Darmschleimhaut oder eine *Allgemeinwirkung* erzielen will. Eine örtliche Wirkung auf die Magenschleimhaut erzielt man insbesondere mit schwer löslichen und unlöslichen Stoffen (z. B. Bismutum subnitricum), die auf den leeren Magen gegeben werden, oder mit schwer resorbierbaren Stoffen. Auch bevorzugt man in solchen Fällen bei Alkaloidzubereitungen die Extrakte, z. B. in Form von Extractum Opii und Extractum Belladonnae, da diese weniger schnell resorbiert werden als reine Alkaloide. Zufuhr in kalter Lösung verzögert die Resorption. Für die Resorptionsgeschwindigkeit ist weiter maßgebend die Löslichkeit des Arzneimittels im Magen- und Darmsaft, die Füllung des Magens, die größere oder geringere Durchblutung der Magenschleimhaut, insbesonders unter der Wirkung örtlich reizender Stoffe (Alkohol, Saponine). Bei jeder Exsikkose (Blutungen, Wasserverluste jeder Art) wird vermehrte Resorption beobachtet. Eine verminderte Resorption zeigt sich besonders in Schock und Kollaps, bei schweren Schmerzzuständen und bei vielen Erkrankungen des Magens und Darms. Für die *rectale Zufuhr*, mit Hilfe von Suppositorien, großen, kleinen und Mikroklistieren, wird als besonders günstig angesehen, daß die resorbierten Arzneistoffe in den allgemeinen Kreislauf übergehen, ohne vorher Pfortader und Leber zu passieren. Es gibt indessen Stoffe, wie Traubenzucker in höherer Konzentration, die kaum resorbiert werden. Auch *andere Schleimhäute* weisen eine überraschende Resorptionsfähigkeit auf. Bekannt sind die allgemeinen Vergiftungssymptome, die sich nach Einträufelung in den *Bindehautsack* *des Auges*, zum Teil nach den üblichen Dosen der Medikamente, ereignen können (s. S. 272). Die *Nasenschleimhaut* dient der Resorption z. B. bei Tabak- und Cocainschnupfern, aber auch z. B. bei der Behandlung des Diabetes insipidus (s. S. 104). Die *Resorption in der Lunge* ist für viele Stoffe, besonders für Gase und Dämpfe, ebenso rasch wie die nach intravenöser Injektion; sie ist dann in erster Linie abhängig von der Größe der Atmung; für die Resorption wässeriger Lösungen in den Atemwegen ist die Tröpfchengröße sowie die mögliche Aspiration mit maßgebend (s. S. 349). Die Resorption durch die *Urethral-* und *Vaginalschleimhaut* führt gelegentlich zu Vergiftungen. Auch die Resorptionsfähigkeit der serösen Häute (Pleura- und Peritonealhöhle, Gelenkspalten) ist außerordentlich groß und hat oft zu Vergiftungen geführt. — Von der *sublingualen* Resorption macht man unter anderem Gebrauch bei Nitroglycerin, männlichen Geschlechtshormonen, Nebennierenrindenhormonen, Aludrin u. a.

Lösungen, die für Schleimhäute bestimmt sind, können infiziert sein; dies gilt vor allem für Flaschen, die in Krankenanstalten, Rettungsstationen u. a. für den allgemeinen Gebrauch bestimmt sind und häufig geöffnet und wieder geschlossen werden. Nach Anwendung solcher Lösungen am Auge sind nicht selten verheerende Augeninfektionen vorgekommen, vor allem mit dem hochgefährlichen B. pyocyaneus.

Die *intakte Haut* ist ein schlechtes Resorptionsorgan, obwohl sie Gase wie CO_2, Blausäure und Schwefelwasserstoff mehr oder weniger durchläßt. Auch den Fettlösungsmitteln wie Alkohol und Chloroform, und den Fetten selber, wie z. B. in der grauen Quecksilbersalbe, setzt sie geringen Widerstand entgegen, und diese werden zum Teil verwendet, um andere darin gelöste Stoffe durch die Haut resorbieren zu lassen. Das Eindringen wird auch erleichtert durch vorheriges Waschen mit Seife und Wasser, durch Wärmeapplikation und abschließende Verbände. Die *nässende* Haut hat ihren Lipoidschutz und Säureschutz verloren und verhält sich in der Resorptionsfähigkeit ähnlich wie Schleimhaut; sonst harmlose Salben können jetzt gefährlich werden. Viele Stoffe lassen sich durch *Iontophorese* in den Organismus einführen. Vergiftung durch die Haut spielt eine große Rolle bei gewerblichen Giften, wie Nitrobenzol, Anilin, Trinitrotoluol, Pikrinsäure, Phenol, auch bei Quecksilber, Schwefelkohlenstoff, Tetraäthylblei.

Die *parenterale Injektion* (intravenös, subcutan, intramuskulär, intraperitoneal usw.) ist von vornherein mit zusätzlichen Gefahren belastet (Durchbrechung des Bakterienschutzes der Haut, Einimpfung von Infektionskeimen, gelegentlich auch die Verwechslung von Venen und Arterien, paravenöse und paraneurale Injektion, Abbrechen der Nadel und anderes). Vor unbegründeter Anwendung der parenteralen Injektion ist daher dringend zu warnen, und die Chemiker der Welt sind bestrebt, peroral nicht gut resorbierbare Stoffe in bessere Lösungsform zu bringen. Die parenterale Zufuhr ist aber angezeigt, wenn die Resorption aus einem etwa pathologisch veränderten Magen und Darm, bei Erbrechen und Durchfall, bei Magenentzündung und Magengeschwüren, bei ungenügender Resorption, bei Bewußtlosigkeit oder bei Delirien oder aus sonstigen Gründen nicht gesichert erscheint, oder eine Reizwirkung gefürchtet wird; sie ist in gewissem Sinne ein schonendes Verfahren, insofern als Magen, Darm und Leber nicht von hohen Konzentrationen des Arzneistoffes getroffen werden. — In jedem Fall aber sollte man nicht vergessen, daß die enorme Verbreitung des *homologen Serumikterus* eng mit der Anwendung der parenteralen Injektion zusammenhängt, ja ohnedem wahrscheinlich nicht existieren würde (s. S.375); aber auch weitere durch Injektion gesetzte schwere Infektionen sind nicht selten.

Die *intravenöse Injektion* ist oft notwendig als lebensrettender Eingriff bei akuter Lebensgefahr oder wenn sonst Eile geboten ist; hierbei ist die Plötzlichkeit und Intensität des Reizes, seine sog. Stoßwirkung zu berücksichtigen. Sie kann auch angezeigt sein bei Störungen im großen Kreislauf (Ödeme, venöse Stauungen u. a.), wenn nämlich die subcutane Injektion keine genügende Wirkung verspricht. Sie dient besonders zum Auffüllen des Kreislaufs, zur Osmotherapie mit Salz- und Zuckerlösungen, zur unspezifischen Reiztherapie und um spezifische pharmakologische Effekte zu erhalten. Es gibt auch viele Arzneistoffe, die aus ärztlich-technischen Gründen nur nach intravenöser Injektion eine genügende Wirkung versprechen. Da die injizierten Stoffe unmittelbar in das Herz gelangen, so ist in jedem Falle *so langsam wie möglich* zu injizieren (s. S. 294), um das Gift auf eine möglichst große Blutmenge zu verteilen; es kann auch zweckmäßig sein, vor der Injektion zunächst Blut aus der Vene in die Spritze anzusaugen und damit den Inhalt zu verdünnen. Für den gleichen Zweck bedient man sich auch der Traubenzuckerlösungen. Das Eindringen von Luft in die Vene ist streng zu vermeiden, da Luftembolien auftreten können; als besonders gefährlich gilt hierbei eine Injektion in die Halsvene. Es gibt auch Ölembolien (tödl. Dosis 8—10 cm³ i.v.) und Embolien durch Eiweißfällungsmittel, doch wird deren Gefahr überschätzt. Weitere Störungen, die auftreten können, sind zurückzuführen auf Hämolyse (z. B. bei Bluttransfusionen), Fieberreaktionen, anaphylaktische Reaktionen u. a. Zu berücksichtigen ist auch die Gefahr einer paravenösen Injektion oder einer Thrombose, sowie nach einigen Stoffen, wie z. B. nach Goldsalzen, eine Absceßbildung in den Lungen. Schon bei leichten Störungen: Cyanose, Dyspnoe, Husten, Kreislaufstörungen, hat die Injektion sofort aufzuhören, auch wegen der Gefahr des *anaphylaktischen Schocks*. Läßt man größere Flüssigkeitsmengen über längere Zeit intravenös einlaufen, so spricht man von *Infusionen*.

Die *intramuskuläre Injektion* wirkt wegen der reichen Blutversorgung des Muskels nicht wesentlich langsamer als die intravenöse. Sie hat den Vorteil, daß der resorbierte Arzneistoff besser mit Blut verdünnt wird, so daß eine Herzschädigung weniger zu befürchten ist. Auch verträgt die Muskulatur örtlich reizende Stoffe besser als das subcutane Bindegewebe; die Gefahr einer Absceßbildung ist daher geringer, obwohl z. B. nach i. m. Chinininjektionen bei Kindern schwerste Nekrosen beobachtet worden sind. Bei Injektionen in den äußeren oberen Quadranten des Glutaeus sind Nervenschädigungen nicht zu befürchten. — Bei Kindern werden auch *intraperitoneale* Injektionen, z. B. von Traubenzucker, Neosalvarsan, Diphtherieantitoxin, sogar Waschungen des Peritoneums zur Entlastung der Niere gelegentlich durchgeführt.

Besonders schnell, obwohl selten oder gar nicht angewandt, ist auch die Resorption aus parenchymatösen Organen. Über die *intrasternale* Injektion, die für Fälle von erschwerter Venenpunktion empfohlen wird und die viele Arzneistoffe mit der Geschwindigkeit einer intravenösen Injektion zur Wirkung bringt, ist ein endgültiges Urteil noch nicht möglich. Die *intraartikuläre* Injektion von Stoffen der Cortison-Gruppe zur Behandlung der chronisch-rheumatischen Arthritis hat sich in weiten Kreisen durchgesetzt.

Die *subcutane, hypodermatische Injektion* ist unter den parenteralen Anwendungsarten mit den geringsten technischen Schwierigkeiten verknüpft; sie ermöglicht eine veränderliche und doch exakte Dosierung und bringt viele Arzneistoffe zu einer schnellen Resorption; es können unter Umständen auch große Flüssigkeitsmengen (bis zu 200 und 300 cm³) injiziert werden; sie läßt auch die Anwendung unlöslicher, daher enteral nicht resorbierbarer Stoffe zu, sofern diese in einem geeigneten Lösungsmittel — wie für einige Stoffe Olivenöl — suspendiert sind. Sie hat aber auch unter Berücksichtigung solcher Vorteile eine zu weitgehende Verbreitung gefunden. Vorbedingung für eine subcutane Injektion ist eine nicht zu starke örtliche Reizwirkung der Lösung. Hier ist zu bedenken das Auftreten von *Infiltraten*; diese sind besonders zu erwarten nach hypertonischen Lösungen, nach Schwermetallen, Arsenikalien, artfremden Proteinen, Gallensäuren und nach örtlicher Betäubung mit hohem Adrenalinzusatz. In solchen Fällen empfiehlt sich ein Absaugen der injizierten Lösung oder Injektion von physiologischer Kochsalzlösung — zweckmäßig unter Zusatz von 0,1% Novocain — zur Verdünnung des Giftes. Andernfalls können *Nekrosen* und *Abscedierungen* auftreten. Die oft notwendigen Lösungsmittel wie Alkohol, Glycerin u. a. dürfen erst in entsprechender Verdünnung injiziert werden.

Für die besonderen ärztlich-technischen Zwecke der Lokalanästhesie werden auch Injektionen in die Umgebung der Nerven oder der sympathischen und parasympathischen Ganglien, weiterhin die *intralumbale, peridurale* und *perisacrale* Injektion angewandt.

Die **Verteilung der Arzneistoffe im Organismus** kann zusammenhängen mit den *physikalischen Eigenschaften* (Dispersitätszustand, Lipoidlöslichkeit, elektrische Ladungen u. a.) oder mit den *chemischen Verwandtschaften*, die solche Stoffe äußern. Je allgemeiner die chemische Reaktionsfähigkeit ist, wie z. B. bei Mineralsäuren, um so schneller werden die Affinitäten abgesättigt und solche Stoffe haben dann hauptsächlich eine örtliche Wirkung. Je weniger reaktionsfähig ein Arzneistoff ist, um so eher werden örtliche Veränderungen ausbleiben und um so eher wird ein solcher Stoff eine spezifische Affinität zu ganz bestimmten chemischen Bestandteilen des Körpers besitzen. Daher eignen sich besonders sog. Vitalfarbstoffe zur *Demonstration* der Verteilungsgesetze. Die dann in den chemischen Bausteinen der Zelle oder im Stoffwechsel einsetzenden Reaktionen äußern sich ähnlich wie im Reagenzglase in Oxydationen oder Reduktionen, in

Salzbildung, Ausfällung, organischer Komplexbindung usw., gelegentlich auch in einer Verdrängung lebenswichtiger Stoffe (s. S. 22).

Die chemischen **Veränderungen der Arzneistoffe im Organismus** sind oft verbunden mit einer Abschwächung oder gar einem Verschwinden der pharmakologischen Wirksamkeit. Doch kommen auch Wirkungsverstärkungen vor.

Schon in der *Mundhöhle* können Veränderungen der Arzneistoffe auftreten: in der wäßrigen Lösung des Speichels können wasserunlösliche Stoffe, z. B. Alkaloide, die in alkoholischer Lösung angewendet wurden, ausfallen; in der alkalischen Reaktion können aus den Salzen dieser Alkaloide die Basen frei gemacht werden; die Speichelfermente können auf bestimmte Arzneistoffe einwirken. Auch der gelegentlich aus Fäulnisvorgängen entstehende Schwefelwasserstoff und die aus Gärungsvorgängen sich bildenden organischen Säuren können Veränderungen herbeiführen.

Im *Magen* ist besonders der Salzsäuregehalt des Magensaftes zu berücksichtigen: z. B. aus Carbonaten wird Kohlensäure ausgetrieben, Metalle wie Eisen gehen unter Entwicklung von Wasserstoff in Lösung, Alkaloide werden zu den entsprechenden Salzen umgesetzt. Der Gehalt des Magensaftes an Verdauungsfermenten (s. S. 359) ist hierbei zu berücksichtigen.

Im *Dünndarm* gehen oft wichtige chemische Veränderungen der Arzneistoffe vor sich. Viele Stoffe, die in der sauren Reaktion des Magens unlöslich oder unzersetzlich waren, werden in der alkalischen Reaktion des Dünndarms gelöst oder aufgespalten (s. S. 221). Der Gehalt des Gallensaftes an Gallensäuren führt zu einer erhöhten Löslichkeit vieler Stoffe; nicht nur die Fette und Öle, wie z. B. Ricinusöl, kommen so zur Wirkung, auch z. B. die fettlöslichen Vitamine und andere wasserunlösliche Stoffe werden erst unter Mitwirkung der Gallensäuren resorbiert. Beim Fehlen des Gallensaftes können daher viele Arzneistoffe nicht wirken; auch der Pankreassaft und seine Fermente sind von Bedeutung.

Im ganzen Darmkanal spielen sich *Gärungs- und Fäulnisprozesse* ab. Die dabei freiwerdende Kohlensäure führt z. B. zum Ausfallen von Calciumsalzen. Die eintretenden Reduktionen können unter Umständen außerordentlich stark sein, so daß z. B. nicht nur aus Schwefel, sogar aus Sulfaten Schwefelwasserstoff sich bilden kann; dadurch können Nebenwirkungen entstehen, z. B. bei den Sulfonamiden oder Nitraten.

Auch im *Blut* gehen viele Veränderungen vor sich. Auffällig ist, daß viele Arzneistoffe mit dem Blutfarbstoff reagieren, und zwar in verschiedener Weise (s. S. 472).

Die stärksten Veränderungen der Arzneistoffe erfolgen in den *Geweben und Organen*. Die *Leber* spielt eine große Rolle beim mehr oder weniger vollständigen Abbau der Arzneistoffe, bei deren Oxydation und Reduktion, bei den Sulfurierungen z. B. der Phenole, bei der Glucuronsäurebindung z. B. der ätherischen Öle. Aber auch die *Muskulatur* (Abbau der Ketosäuren), die *Nieren* (Glykokollkuppelung), die *Schilddrüse* (Methylierung z. B. von Selen und Tellur) sind beteiligt. Bedeutsam ist die Entgiftungsfunktion der *Nebennieren*.

Die **Ausscheidung** der Arzneistoffe ist von großer Wichtigkeit. Die gewöhnlichen Ausscheidungsorgane sind die *Niere* bei wasserlöslichen Stoffen, der *Darm* bei nichtwasserlöslichen Stoffen, der *Dickdarm* bei Schwermetallen. Hier können Schädigungen auftreten. Daneben ist aber auch die etwaige Ausscheidung mit der Atemluft, durch die Bronchialschleimhaut, die Speicheldrüsen, die Magenschleimhaut, die Galle, die Milch zu berücksichtigen. Die meisten Stoffe, die schnell ausgeschieden werden, sind damit auch verhältnismäßig harmlos. Je länger ein Arzneistoff infolge langsamer Ausscheidung im Körper bleibt, um so gefährlicher wird er und um so mehr neigt er zur *Kumulation*. Besonders bekannt in dieser Hinsicht sind Arsenik, Blei, Quecksilber, Gold, Bromide, Barbitursäuren, bestimmte Herzglykoside u. a.

Nach heutiger Ansicht gibt es nicht nur eine Kumulation der Gifte, sondern auch eine *Kumulation der Giftwirkungen*, auch ohne weitere Anwesenheit des Giftes. Ein extremes Beispiel hierfür liefern nach der Analyse von DRUCKREY die carcinogenen Stoffe, wie Buttergelb, auch Röntgen- und Radiumstrahlen; bei diesen ist auch die Wirkung kleinster Einzeldosen völlig irreversibel; diese

Summation der Einzelwirkungen verläuft verlustlos, so daß das etwaige Auftreten eines Carcinoms von der Gesamtstrahlenmenge oder von der Gesamtdosis des carcinogenen Stoffes bestimmt wird, unabhängig davon, über welche Zeit die Noxen verteilt wurden.

Wirkungsmechanismus. Arzneimittel können ihre Wirkung auf *physikalischem Wege* ausüben, z. B. einfach durch ihr Volumen, welches einen Reiz ausübt (Agar-Agar u. a.), indem sie durch ihren osmotischen Druck oder als Gleitmittel wirken wie bestimmte Abführmittel, indem sie eine Schutzschicht bilden wie z. B. beim Magen-Ulcus durch Aluminiumhydroxyd, indem sie die Acidität, das Redox-Potential, das elektrische Potential der Zellmembran verändern. — Die meisten Arzneistoffe wirken *auf chemischem Wege*, und zwar entweder durch Angriff an den *Zellmembranen*, wo sie abdichtend oder auflockernd, repolarisierend oder depolarisierend wirken (s. S. 253) oder durch *Angriff im Stoffwechsel*, und zwar dadurch, daß ein bestimmtes Stoffwechselgeschehen entweder beschleunigt oder gehemmt wird. Bei weitem die empfindlichste Stelle im Stoffwechsel sind die *Fermentsysteme* (Cholinesterase, Carboanhydrase, Dehydrasen u. a.), die überaus häufig den Angriffspunkt der Arzneistoffe bilden; Beispiele finden sich an vielen Stellen des Buches (s. S. 254). Daneben hat die sog. „*kompetitive Verdrängung*" eine hohe Bedeutung (s. S. 22); es können auch chemische Reaktionen mit einfachen Zellbestandteilen auftreten wie mit Mineralsalzen, SH-Gruppen, Aldehyd-Gruppen u. a. Zum Schluß kann der Arzneistoff als *Ersatz für essentielle Zellbestandteile* (Vitamine, Hormone, Überträgerstoffe) dienen.

c) Arzneiempfindlichkeit

Innere Faktoren. In der *Tierreihe* z. B. finden sich ganz erstaunliche Unterschiede in der Reaktion auf Arzneistoffe und Gifte. Es sei daran erinnert, daß Wiederkäuer, ohne Schaden zu nehmen, Digitalisblätter fressen, daß Ziegen große Mengen von Colchicum, Tabak und Schierling vertragen, und daß der Igel Canthariden frißt. Bei Menschen weisen die verschiedenen *Rassen* allerdings nicht sehr auffällige Unterschiede auf; es sei hingewiesen auf die verschiedene Reaktion der farbigen Völker gegen bestimmte Genußgifte. Das *Lebensalter* ist ebenfalls zu berücksichtigen. Als besonders empfindlich gilt das Kindes- und das Greisenalter. Die hohe Empfindlichkeit der Kinder gegen Opiate, Codein, Ephedrin, Strychnin, Antihistaminkörper, Salicylate, Vitamin A u. a., andererseits ihre beträchtliche Unempfindlichkeit z. B. gegen Chloralhydrat, Abführmittel, Jodide, Belladonna, Digitalis u. a. ist auffallend. Die *Lebensweise* und der *Beruf* des Betroffenen können verständlicherweise die Arzneiempfindlichkeit tiefgreifend verändern. Auch das *Geschlecht* ist von Bedeutung für die Wirksamkeit der Arzneistoffe; im allgemeinen braucht die Frau geringere Dosen, auch wegen des geringeren Durchschnittsgewichtes und zumal das Fett am Stoffwechsel nicht teilnimmt.

Für den Pharmakologen gehen Probleme des Alterns *(Gerontologie)* fließend über in Probleme des Alters *(Geriatrie)*. Die geänderte Reaktion des alternden Organismus auf Pharmaka (Narkotika, Analgetika, Purgativa, Emetika u. a.) muß nicht selten berücksichtigt werden; es ist nämlich daran zu denken, daß die inneren Organe wie z. B. Herz, Leber, Niere, Fettgewebe u. a. einem Involutionsprozeß unterworfen und daher besonders anfällig, z. B. gegen Opiate sind. Aus diesem Grunde wirken auch die Thiobarbiturate im Alter stärker narkotisch, weil der Anteil des Fettgewebes am Gesamtgewicht sowie das Lebergewicht abnimmt, der Grundumsatz sinkt und die Empfindlichkeit des zentralen Nervensystems zunimmt. Auch die Resorption von Eisen, Vitaminen u. a. vom Dünndarm aus kann im Alter vermindert sein, sogar bei erhöhtem Bedarf. Eine entsprechende Substitutionstherapie mit Spurenelementen, mit Multivitamin- und Eisenpräparaten ist daher oft indiziert (Multibionta, Kombionta, Gerobion). Betreffend Atherosklerose (s. S. 42).

Auch bei gleichem Alter, Geschlecht usw. kann die Arzneiempfindlichkeit indessen großen Schwankungen unterliegen, und zwar aus Gründen, die angeboren

oder erworben sind. Bei gesteigerter Arzneiwirkung spricht man auch von
Idiosynkrasie — oft das große Alibi unwissender Ärzte —, hinter welchem Worte
sich sehr verschiedene Dinge verbergen; diese ist häufig nichts anderes als das
Sichtbarwerden der *individuellen Variation*, jenes für viele Arzneistoffe statistisch
erfaßten Wertes, der besagt, daß der Schwellenwert solcher Stoffe und damit
verbunden die toxische und letale Dosis schon bei gesunden Tieren und Menschen
gleichen Geschlechts, Alters, Rasse usw. außerordentlich verschieden sein kann
(s. S. 221); es kann weiter eine besonders rasche Resorption die Schuld sein,
z. B. bei Anwendung an der stark durchbluteten Nasen- oder Urethralschleimhaut.
Auch die angeborenen *Konstitutionsschwächen*, die sich im allgemeinen Gesund-
heitszustand oder an bestimmten Organen äußern, sind bei der Arzneiwirkung
durchaus zu berücksichtigen; sofern etwa eine Neigung zu Kreislaufstörungen,
Bluterkrankungen, Leber- oder Nierenkrankheiten besteht, sind alle Arzneistoffe,
die einen entsprechenden pharmakologischen Angriffspunkt haben, mit größerer
Vorsicht anzuwenden. Bei *Ausscheidungsstörungen*, z. B. infolge Nierenkrankheiten können viele Stoffe sich im Blut anhäufen, die üblicherweise durch die
Nieren entfernt werden; es können so schwere Vergiftungen z. B. mit dem sonst
so harmlosen Bittersalz (s. S. 386) eintreten; bei Leberkrankheiten entfalten
bekanntermaßen Phenol, Morphin, bestimmte Barbitursäuren u. a. abnorm starke
Wirkungen; es gibt auch Fälle, die man mehr als Kuriositäten bezeichnen kann,
wie jene Arztfrau, deren chronische Iridocyclitis mit Homatropintropfen behandelt werden sollte und die jeden Morgen nach dem Einträufeln in ein Koma
fiel (MOESCHLIN).

Eine Überempfindlichkeit gegen Arzneistoffe kann auch *erworben* sein. Für den
Arzt wichtig ist die *Überempfindlichkeit des erkrankten Organs* gegen Arzneistoffe.

Hier sei hingewiesen auf die Digitalisüberempfindlichkeit des dekompensierten Herzens,
die Atropinüberempfindlichkeit des spastischen Darmes, die Nitritüberempfindlichkeit der
spastisch kontrahierten Blutgefäße, die Jodkaliüberempfindlichkeit des Tuberkulösen.
Antipyretica erniedrigen nur im Fieber die Körpertemperatur. Myxödemkranke können
auf die übliche Morphindosis 3 Tage lang schlafen, Nebennierenrindenkranke an der üblichen
Insulindosis zugrunde gehen. Besonders endokrine Störungen und Stoffwechselerkrankungen
können die Arzneiempfindlichkeit erheblich verstärken oder abschwächen. Während der
Menstruation vermehren alle Abführmittel die Blutung, und auch andere Arzneimittel
sollte man bei Menstruation und Schwangerschaft besonders vorsichtig anwenden (s. S. 108).
Bei Glaukom sind mydriatische Stoffe wie Atropin, aber auch drastische Abführmittel zu
vermeiden. Falls ein Reizzustand des Magens vorliegt, sind örtlich reizende Stoffe, wie
Bittermittel, Eisensalze, Lebertran u. a. durchaus fehl am Platze; bei Verlegung des Pylorus
können peroral zugeführte Arzneistoffe wirkungslos sein. Bei Vagotonikern sind schon
kleinste Dosen von Vagusmitteln, bei Sympathotonikern kleinste Dosen von Sympathicus-
mitteln unter Umständen wirksam.

Jede Arzneianwendung ist mehr oder weniger stark *zeitlich gebunden*. Die Arzneiempfindlichkeit wechselt erheblich mit dem Krankheitsverlauf, so daß die gute Gelegenheit
einer wirkungsvollen Arzneianwendung oft ungenützt vorübergeht, wie z. B. bei der Anwendung von Diphtherieantitoxin (s. S. 154): Occasio autem praeceps. Oft ist es geraten,
die Arzneianwendung abhängig zu machen von den Mahlzeiten. In den leeren Magen gegeben,
erzeugen viele Arzneistoffe prompte und stoßartige, daneben unter Umständen auch Reizwirkungen; auch die Bittermittel werden bekanntlich vor dem Essen verabreicht. Arzneimittel, die auf den vollen Magen gegeben werden, haben eine verzögerte Wirkung; sie werden
auch besser vertragen (Salmiak, Eisensalze u. a.); Salzsäurepepsinlösungen werden zweckmäßigerweise während des Essens verordnet.

Auf der anderen Seite gibt es viele Krankheiten, die mit *steigender Intensität
der Symptome steigende Dosen* der Medikamente erfordern. Je stärker der

Schmerz, um so größer ist die notwendige Opiatdosis, so daß z. B., während die Normdosis von Morphin 0,01 g beträgt, bei Coronarerkrankungen u. U. 0,02 bis 0,04 g, bei schwersten Schmerzzuständen bis zu 0,06 g notwendig sind; nach Abklingen des Schmerzes kann dann eine Morphinvergiftung eintreten. — Je tiefer die Bewußtlosigkeit, um so höher ist die notwendige Dosis des Weckmittels; während bei gesunden Menschen etwa 20 mg Pikrotoxin oder 0,5 g Cardiazol bei intravenöser Injektion toxisch wirken, waren 671 mg Pikrotoxin und andererseits 17,6 g Cardiazol, letzteres innerhalb 24 Stunden in Einzeldosen von $3-5$ cm³ intravenös, also die vielfache tödliche Dosis erforderlich, um Fälle von schwerer Barbitursäurevergiftung zu retten. Je stärker der Erregungszustand oder gar die Konvulsion, um so höher ist die notwendige Dosis von Schlafmitteln oder antikonvulsiven Stoffen.

Die erworbene Überempfindlichkeit ist aber auch oft der Ausdruck einer *allergischen Reaktionsbereitschaft* des Organismus. Unsere meisten Arzneistoffe entfalten nämlich nicht nur ihre *pharmakologische Regelwirkung*; sie können vielmehr außerdem als *Antigene* wirken und eine Sensibilisierung zur Folge haben (s. S. 145). Die dann vorauszusehenden, zunächst leichteren allergischen Symptome (sog. Schockfragmente) können sich bei vielen Arzneistoffen sogar bis zum anaphylaktischen Schock steigern (s. S. 147).

Oft tritt auch eine mehr oder weniger große *Unempfindlichkeit gegen Arzneistoffe* zutage; diese kann ebenfalls angeboren oder erworben sein. Im letzteren Fall ist die wichtigste Ursache die **Gewöhnung**, die ja bei jeder länger anhaltenden Arzneiverordnung zu berücksichtigen wäre.

Es gibt Stoffe, bei denen die Gewöhnung sehr rasch eintritt, vielleicht schon infolge der ersten oder zweiten Gabe, und auch rasch wieder vorübergeht *(Tachyphylaxie)*. Die meisten Arzneistoffe führen erst dann zur Gewöhnung, wenn sie längere Zeit und regelmäßig eingenommen werden. Die *Ursache einer solchen Gewöhnung* kann durchaus verschieden sein. (Verminderte Resorption, schnellere Entgiftung oder Ausscheidung, verminderte Empfindlichkeit der betroffenen Gewebszellen, *Auftreten von Antikörpern, Bildung arzneifester Bakterienstämme* und anderes). Dieser Wirkungsverlust nach kürzerer oder längerer Zufuhr gibt oft Anlaß zum Wechseln der Medikamente. Die Frage der *Succedanea* sowie die Bekämpfung der Gewöhnungserscheinungen (s. S. 143) ist für die Praxis sehr wichtig. Gegenüber einzelnen chemischen Stoffen kann z. B. durch Antitoxinbildung eine fast vollständige *Giftfestigkeit* eintreten. Von der Gewöhnung aus kann nur ein kleiner Schritt sein bis zur *Giftsucht*. Bei ihrer Entstehung können soziale Mißstände und das damit verknüpfte Gefühl des Elends eine wichtige Rolle spielen; je tiefer das Elend, um so stärker ausgeprägt ist die Euphorie durch das Rauschgift; es können aber auch bedingte Reflexe u. a. hineinspielen. Die Worte ,,Giftsucht'' und ,,suchterzeugende Gifte'' sollten nur angewendet werden auf Stoffe, die durch internationale Abmachungen eine rechtliche Sonderstellung erhalten haben, nicht dagegen auf Alkohol, Coffein, Tabak u. a.

Unter *Giftsucht* versteht man einen krankhaften Zustand, der mit Verlust der Selbstkontrolle gegenüber einem bestimmten Suchtgift und mit Gefahr für den Giftsüchtigen oder die menschliche Gesellschaft verbunden ist. Die Symptome der Giftsucht entwickeln sich oft aus harmlosen Gewohnheiten. Der durchaus physiologische — wenn auch vom Arzt zu bekämpfende — Wunsch nach Wiederholung des Gifterlebnisses geht fließend über in die pathologische *Giftgier*. Die durchaus physiologische Unruhe bei Entziehung tatsächlicher oder eingebildeter Werte ist nicht sicher zu trennen von den pathologischen *Abstinenz-*

symptomen. Die natürliche Abhängigkeit des Menschen von den eingewurzelten Bedürfnissen geht fließend über in die psychische oder gar wie bei Opiaten physische *Giftversklavung.* Die physiologische Gewöhnung an größere Giftdosen ist nahe verwandt der *pathologischen Toleranz;* es sind immer höhere Dosen notwendig, um sich die erwartete Erleichterung oder Sensation zu verschaffen. Es ist Aufgabe des Arztes, es zu solchen gefährlichen Symptomen gar nicht kommen zu lassen, ihnen vielmehr nach Kräften entgegenzuwirken, besonders bei Verordnung von Opiaten, Schlafmitteln, Dolantin und Pervitin, sowie bei allen übrigen Suchtgiften. Den Gefahren der Gewöhnung ist durch Abwechslung und durch richtige Wahl der Mittel, durch Einschaltung von Pausen und kurzfristige Verordnung, sowie durch allgemeine ärztliche Vorschriften zielbewußt zu begegnen. — Die *Entziehung* von Cocain, Pervitin, Haschisch kann abrupt erfolgen, die von Alkohol, Barbitursäuren, Opiaten nur unter Vorsichtsmaßnahmen, da hier gefährliche Stoffwechselveränderungen im Spiele sein können.

Äußere Faktoren. Schon *äußere Faktoren* können die Wirkung der Arzneistoffe wesentlich verändern. *Wärme und Kälte* äußern sich am auffälligsten bei allen Stoffen, die auf die Haut einwirken. Bei schwüler Witterung können auch die allgemeinen Nebenwirkungen der Arzneistoffe sich stärker ausprägen; besonders beschrieben wurde das für den Speichelfluß nach Calomel. Das *Licht* führt bei vielen fluorescierenden Stoffen zur Sensibilisierung, was sich in Hautsymptomen äußert (s. S. 52). *Beruf und Lebensweise* finden zwar ihren besonderen Widerhall in den gewerblichen Vergiftungen, sind aber auch gelegentlich bei der Verordnung und Anwendung von Arzneistoffen zu berücksichtigen. Besonders tiefgreifend kann die beabsichtigte Arzneiwirkung durch die *Ernährung* beeinflußt werden.

Hier ist zunächst der *allgemeine Ernährungszustand* zu berücksichtigen; ein gut ernährter Körper wird besonders resistent gegen Lebergifte. *Hunger und Durst* sowie die *allgemeine Inanition* erhöhen die Ansprechbarkeit für die meisten Arzneistoffe. Ein dekrepiter Körper verlangt eine besonders vorsichtige Dosierung (Beispiel Avertin).

Auch die *diätetische Ernährung* steht oft im engsten Zusammenhang mit der Arzneiwirkung. Je mehr man zu strengen Diätformen übergeht — zu Rohkost, zu fettfreier Diät, zu Fett-Fleischdiät, sofern sie bis zum Auftreten von Ketokörpern im Harn durchgeführt wird, zu Entfettungskuren —, um so tiefgreifender ist die Veränderung in der Arzneiempfindlichkeit, die man zu erwarten hat. Bei kochsalzarmer Ernährung wird eine Überempfindlichkeit gegen Calcium beschrieben, so daß man bei gebotener Calciumzufuhr mit einem Drittel der sonst üblichen therapeutischen Dosis beginnen sollte.

Ebenso wichtig ist das mögliche Zusammentreffen von Medikamenten mit *Genußmitteln.* Als katastrophal erwiesen hat sich in vielen Fällen der Genuß alkoholischer Getränke bei der Verabreichung von Wurmmitteln. Der erhöhten Gefahr der wichtigsten Gewerbegifte (Anilinderivate, Cyanamid, Schwefelkohlenstoff, Blei, Quecksilber, Arsen) bei gleichzeitiger Alkoholzufuhr wird in den besonderen Anweisungen der Gewerbepolizei Rechnung getragen. Bei gleichzeitiger *Alkoholgabe* kann die Giftigkeit des Anilins im Tierexperiment auf das 20fache, die von Kalkstickstoff auf das 30fache des Normalen ansteigen. An das Zusammenwirken der Arzneistoffe mit *coffeinhaltigen* Getränken oder mit *Tabak* wird der Arzt denken müssen. Von den *Gewürzen* und von sehr fetthaltigen Speisen darf man gelegentlich erwarten, daß sie zu einer rascheren Aufnahme des Medikamentes im Darm führen.

d) Kombination von Arzneistoffen

Die praktisch so viel geübte **Kombination von Arzneistoffen** ist seit langem ein vielbearbeitetes Feld der Forschung (Bürgi, Fühner u. a.). Chemische Unverträglichkeiten (Inkompatibilitäten) sind zu vermeiden.

In der früheren *symptomatischen* Therapie war der Wunsch nach Kombination dringender als heute. Zwei oder mehr Symptome gleichzeitig zu behandeln, war nur selten mit einer einzigen Substanz möglich; Kombination des Cardinale mit Adjuvantien war das Übliche. Auch tritt das gleiche Symptom, wie etwa Kopfschmerzen, bei den verschiedensten Funktionsstörungen auf, verlangt daher bald dieses, bald ein anderes Medikament, so daß es sich mittels einer Kombination mit größerer Sicherheit beeinflussen läßt. Das führt letzten Endes zu jenen grotesken Rezepten, in denen lange Reihen von Arzneistoffen aufgezählt werden, wobei man darauf vertraut, daß vielleicht auch die Substanz, auf die es ankommt, darin enthalten ist (Schrotschußtherapie), wobei man gewöhnlich aber vergißt, daß die Giftwirkung der unnötigen Bestandteile den Arzt u. U. verhindern muß, die eigentlich wirksame Substanz genügend nach der Wirkung zu dosieren, daß außerdem auch durch vermehrte Allergiegefahr Unglück entstehen kann.

In der heutigen *funktionellen Therapie* sollte man an sich alle Arzneimittel ungemischt geben, da man auf ein eindeutiges Wirkungsbild angewiesen ist, um nach der Wirkung dosieren zu können. Indessen lassen sich bei genügender ärztlicher Erfahrung auch Kombinationen rechtfertigen, und zwar aus verschiedenen Motiven und oft mit großem Vorteil.

1. Man kann die erwünschte Hauptwirkung auf mehrere Stoffe verteilen *(Synergismus)*, deren Nebenwirkungen verschieden sind, so daß bei erhaltener Hauptwirkung die Nebenwirkung halbiert oder gedrittelt werden kann, wie etwa in der Kombination: Äther—Chloroform—Alkohol.

2. Besonders wichtig wird eine derartige Kombination sein, wenn auffallende Nebenwirkungen des Cardinale unterdrückt werden, z. B. die nach Opiaten auftretenden Spasmen der Sphincteren durch Theophyllin (s. S. 229), oder wenn bei gleicher Hauptwirkung der Partner die Nebenwirkungen durch wechselseitigen Antagonismus sich aufheben, wie in der Kombination von Folia Sennae mit Bittersalz (s. S. 391).

3. Bei der gegenseitigen Verstärkung der Hauptwirkung kann es sich um eine einfache Summation handeln *(Additiver Synergismus)* wie in der Kombination von Narkosemitteln und Schlafmitteln der Fettreihe. Dieser additive Synergismus kann eintreten, gleichviel, ob der Angriffspunkt der Partner der nämliche ist (Homotoper Synergismus), oder ob verschiedene Stellen des Funktionsgebildes davon betroffen werden (Heterotoper Synergismus) wie etwa bei der Pupillenwirkung durch Cocain und Atropin (s. S. 272). Im letzten Falle kann indessen nach der BÜRGISCHEN Regel auch eine mehr als additive Wirkung auftreten *(Potenzierung)*. Bei der Kombination von Acetylcholin und Physostigmin sind am Blutegel millionenfache Verstärkungen gesehen worden (FÜHNER).

Auch in der *ätiologischen Therapie* bleibt aus vielen Gründen genügend Raum für Kombinationen. Ein wichtiger Nachteil der alleinigen Therapie mit Sulfonamiden ist z. B. das Auftreten von arzneifesten Bakterienstämmen; diese gewöhnen sich unter Umständen rasch an ein einziges Gift, sehr viel schwerer an zwei Gifte, die gleichzeitig verabreicht werden. Daher wird z. B. in letzter Zeit eine Kombination von Sulfonamiden und Penicillin oder von Streptomycin mit p-Aminosalicylsäure empfohlen, bei der eine Arzneifestigkeit der Bakterien nur äußerst selten eintritt. Sulfonamide und Streptomycin wirken einzeln sehr unsicher bei BANGscher Krankheit; die Kombination beider hingegen läßt nichts zu wünschen übrig.

Als **Antagonismus** bezeichnet man die Abschwächung oder gar die Aufhebung der Wirkung eines chemischen Stoffes durch einen anderen. Dieser Antagonismus kann die *therapeutische* Wirkung der Stoffe betreffen, was unerwünscht wäre, oder die verminderte *toxische* Wirkung dieser Stoffe, womit leider zu viele Arzneikombinationen des Handels begründet werden.

Es kann dabei ein *chemischer Antagonismus* vorliegen, wie z. B. bei Neutralisation von Säuren durch Basen; häufiger wird ein *physiologischer Antagonismus* beobachtet. Zweckmäßigerweise unterscheidet man hier einen *echten Antagonismus*, wobei die Stoffe am gleichen pharmakologischen Angriffspunkt entgegengesetzte Wirkungen entfalten, z. B. Atropin-Physostigmin an den parasympathischen Nervenendigungen der Pupille, und einen *funktionellen Antagonismus*, wobei trotz verschiedenen pharmakologischen Angriffspunktes die Wirkung des einen Antagonisten aufgehoben wird, z. B. Adrenalin-Acetylcholin oder Adrenalin-Nitrite am Kreislauf, Adrenalin-Insulin am Blutzuckerspiegel u. a. Die Kenntnis der Antagonisten ist bedeutsam bei der Behandlung von Vergiftungen.

Synergistische Wirkungen sind oft nur bei ganz bestimmten Dosen und bei einem ganz bestimmten Mischungsverhältnis nachweisbar. Unter anderen Bedingungen können sie vollständig fehlen oder gar in Antagonismus übergehen. Für den wissenschaftlich denkenden Arzt, der seine Arzneistoffe nach der Wirkung dosiert, ist wichtig, daß das bekannte Wirkungsbild in derartigen Kombinationen völlig entstellt sein kann (z. B. Morphin-Scopolamin). Daher stehen Pharmakologie und Klinik heute auf dem Standpunkt, daß eine Kombination von

Arzneistoffen auf gut Glück oder aus Bequemlichkeit abzulehnen ist; solche Kombinationen sollten vielmehr nur verordnet werden, sofern sie sich in der Praxis bewährt haben oder vor dem Forum der Wissenschaft vertretbar sind.

Schrifttum

Allgemeines

AXMACHER, F.: Allgemeine Pharmakologie. Berlin 1938. — BAYLISS, W. M.: Principles of General Physiology, 4. Bd. London 1924. — BEST and TAYLOR: The Physiological Basis of Medical Practice, 6. Aufl. 1955. — BETHE, A., G. v. BERGMANN, G. EMDEN u. A. ELLINGER: Handbuch der normalen und pathologischen Physiologie, Bd. 1—18. Berlin 1927—1932. — BÜRGER, M.: Einführung in die pathologische Physiologie, 2. Aufl. Berlin 1936. — BURN, J. H.: Biologische Auswertungsmethoden. Berlin 1937. — CLARK, A. J.: General Pharmacology. Handbuch der experimentellen Pharmakologie, Erg.-Bd. 4. Berlin 1937. — DRILL, V. A.: Pharmacology in Medicine. New York 1954. — EICHHOLTZ, F.: Fiat-Berichte für Pharmakologie und Toxikologie, Teil I—III, Wiesbaden 1948. — EICHHOLTZ, F.: Die wichtigsten Vergiftungen, ihre Symptome und Behandlung, in Medizinal-Kalender. Stuttgart 1957. — EICHHOLTZ, F.: Die toxische Gesamtsituation auf dem Gebiete der menschlichen Ernährung. Springer-Verlag 1956. — FLURY, F., u. H. ZANGGER: Lehrbuch der Toxikologie. Berlin 1928. — FLURY, F., u. F. ZERNIK: Schädliche Gase, Dämpfe usw. Berlin 1931. — FÜHNER, H.: Nachweis und Bestimmung von Giften auf pharmakologischem Wege. ABDERHALDENS Handbuch der biologischen Arbeitsmethoden, Abt. IV, Teil 7. 1922. — GESSNER, O.: Die Gift- und Arzneipflanzen von Mitteleuropa, 2. Aufl. Heidelberg 1953. — GOODMAN, L., and A. GILMAN: The Pharmacological Basis of Therapeutics. II. Aufl. New York 1955. — HAFFNER, F., u. O.-E. SCHULTZ: Normdosen der gebräuchlichen Arzneimittel. 3. Aufl. Stuttgart 1950. — HARRISON, R. u. a.: Principles of Internal Medicine. Blakiston Comp. 1954. — HEFFTER, A., W. HEUBNER u. J. SCHÜLLER: Handbuch der experimentellen Pharmakologie, Bd. 1—3, Erg.-Werk, Bd. 1—10. Berlin 1920—1950. — HILDEBRANDT, F.: Leitfaden der Pharmakologie. Berlin 1949. — KOLL, W.: Grundriß der Pharmakologie und Toxikologie, Teil A: Organische Substanzen. Hamburg 1948. — KUSCHINSKY, G.: Taschenbuch der modernen Arzneibehandlung. Stuttgart 1956. — LEHNARTZ, E.: Einführung in die chemische Physiologie, 10. Aufl. Berlin 1952. — MARTINDALE: The Extra Pharmacopoeia, 22. Aufl. London 1941/43. — MEYER, H. H.: Wesen und Sinn der experimentellen Pharmakologie. Handbuch der experimentellen Pharmakologie. Erg.-Bd. 1, S. 1. Berlin 1935. — MEYER, H., u. R. GOTTLIEB: Die experimentelle Pharmakologie als Grundlage der Arzneibehandlung, 9. Aufl. Berlin u. Wien 1936. Mit Nachtrag von H. H. MEYER u. E. P. PICK. — MEYLER, L.: Side effects of Drugs. Amsterdam 1952. — MØLLER, KNUD O.: Lehrbuch der Pharmakologie für Zahnärzte. München 1934. — MØLLER, KNUD O.: Pharmakologie als theoretische Grundlage einer rationellen Pharmakotherapie, übersetzt von O. WALKER. 2. Aufl. Basel 1953. — New and Nonofficial Remedies. Philadelphia 1955. — POULSSON, E., u. G. LILJESTRAND: Lehrbuch der Pharmakologie, 16. Aufl. Leipzig 1949. — REIN, H.: Einführung in die Physiologie des Menschen, 10. Aufl. Berlin 1956. — ROBSON, S. M., and C. A. KEELE: Recent advances in Pharmacology. 2. Aufl. 1956. — SALTER, W.: A Textbook of Pharmacology. Philadelphia 1952. — SCHMIEDEBERG, O.: Grundriß der Pharmakologie in bezug auf Arzneimittellehre und Toxikologie, 8. Aufl. Leipzig 1921. — SOLLMANN, T.: A manual of pharmacology, 7 Ed. Philadelphia and London 1948. — STARKENSTEIN, E., E. ROST u. J. POHL: Toxikologie. Berlin u. Wien 1929.— STARLING, E. H., and EVANS C. LOVATT: Principles of Human Physiology, 7. Aufl. 1936. — WIGGERS, C. J.: Physiology in health and disease. 5. Aufl. Philadelphia 1949. — WIRTH, W., u. G. HECHT: Medizinische Toxikologie von FÜHNER, 3. Aufl. 1951. — ZANGGER, H.: Aufgaben der kausalen Forschung. Basel 1936. — Deutsches Arzneibuch VI 1926 (DAB. 6) mit Nachträgen bis 1940. — Ergänzungsbuch zum Deutschen Arzneibuch 1941 (Erg.-Bd. 6). — Deutsche Arzneitaxe 1936 (DAT.) mit Nachträgen.

Besondere Fragen grundsätzlicher Natur

BÜRGI, E.: Die Durchlässigkeit der Haut für Arzneien und Gifte. Berlin 1942. — Die Arzneikombinationen. Berlin 1938. — ROST, E.: Beziehungen zwischen chemischer Konstitution und physiologischer Wirkung. Berlin 1926. — SCHÜLLER, J.: Studien über Entgiftungsvorgänge im Organismus. Naunyn-Schmiedebergs Arch. **96**, 2 (1923). — WILBRANDT, W.: Die Permeabilität der tierischen Zelle. Tabulae biologicae **19**, 334 (1941).

Verteilungsfragen

BEHRENS, B.: Zur Pharmakologie des Bleies. (Probleme der Verteilung und Ausscheidung.) I.—X. Mitt. (Lit.) Z. exper. Med. **92**, 25 (1933).— CRAMER, F.: Papierchromatographie, 3. Aufl. Weinheim 1954. — FISCHER, H.: Spektrographische Pharmakologie und Toxikologie. Naunyn-Schmiedebergs Archiv **170**, 610 (1933). — KEESER, E.: Die Bedeutung der Sublimation für die Erforschung pharmakologischer Fragen. Naunyn-Schmiedebergs Arch. **147**, 360 (1930). — LEBLOND, C. P. u. Mitarb.: Radioautography. Amer. J. Roentgenol. **65** (1951). — SCHWIEGK, H.: Künstliche radioaktive Isotope in Physiologie, Diagnostik und Therapie. Berlin 1953. — TIMM, F.: Zellmikrochemie der Schwermetallgifte. Leipzig 1932. Virchows Arch. **297**, 502 (1936).

II. Stoffwechsel

Jeder Arzneistoff und jedes Gift greift letzten Endes ein in das Ganzheitsgeschehen des lebenden Körpers, in dem jeder Teil mit jedem anderen Teil zusammenhängt, alles mit allem in Verbindung steht. Daraus erklärt sich die so häufige *Vielfältigkeit der Symptome* auch bei Anwendung einfacher Stoffe.

Es hat sich aber herausgestellt, daß diese Störung der funktionellen Harmonie durch Arzneistoffe und Gifte oft von bestimmten Stellen des Körpers ausgeht, die man als deren *pharmakologischen Angriffspunkt* bezeichnet und den man sich entweder *grob anatomisch* vorstellt — man spricht dann kurz von Herzmitteln, Gefäßmitteln u. a. — oder aber als eine *bestimmte chemische Reaktion im Stoffwechselgeschehen*.

Es erscheint daher zweckmäßig, der eigentlichen Pharmakologie eine Darstellung des Stoffwechsels vorauszuschicken, und dies um so mehr, als der wahre Wert der Arzneistoffe sich nur ermessen läßt durch den gewissenhaften Vergleich mit anderen therapeutischen Verfahren, besonders mit Diätverfahren, die in vielen Fällen ungleich wirksamer sein können als eine Verabfolgung von Medikamenten.

Die Anordnung des Wissensstoffes in diesem ersten Abschnitt unseres Buches ergibt sich zwangsläufig aus unseren allgemeinen Ansichten über den Aufbau der lebenden Substanz.

Der Gedanke, daß die lebende Natur von einem einheitlichen Bauplan durchzogen ist, entspringt der vergleichenden Zoologie (BUFFON, 1748). Kein Geringerer als GOETHE hat die frühere Geschichte dieses Gedankens dargestellt. Wir wissen heute, daß dieser urtümliche und allgemeine Bauplan sich sehr viel weiter zurückverfolgen läßt, als die Zoologen damals geträumt haben. Er tritt schon in wunderbarer Klarheit zutage, wenn wir die Lebensbedürfnisse des Menschen zusammenstellen mit denen einer bestimmten Art von Milchsäurebakterien (Streptobacterium Acetylcholini KEIL s. Tabelle 1).

Schon diese einfachen lebenden Modelle sind somit nach dem gleichen Muster gearbeitet wie die Gewebszellen des Menschen. Wie geringfügig müssen demgegenüber die chemischen und funktionellen Unterschiede in der Reihe der Säugetiere selbst sein. Dieses Beispiel macht uns verständlich, warum die Versuche an unseren Laboratoriumstieren uns so viele wichtige Aufschlüsse über den Mechanismus der Arzneistoffe gebracht haben, darunter Entdeckungen von welt- und wirtschaftsbewegender Bedeutung.

Durch solche Tatsachen wird auch deutlicher, warum die Pharmakologie gut daran tut, neben der Wirkung der chemischen Stoffe auf höhere Tiere auch diejenige auf niedrige Tiere und auf Einzeller nicht außer acht zu lassen, weil nämlich in diesem einheitlichen Bauplan der lebenden Natur ein wichtiger Schlüssel zur Naturerkenntnis liegt. Das aufgeführte

Tabelle 1. *Lebensnotwendige Bestandteile der Nahrung.* (Nach E. F. Möller)

Mensch	Streptobacterium Acetylcholini		
	Lebensnotwendig:	Nicht lebensnotwendig:	Noch unbekannt:
Lebensnotwendige Elemente: Na, K, Ca, Mg, C, O, H, N, S, P, Fe, Mn, Cu, Zn, Co, Cl, J	Na, K, Mg, C, O, H, N, S, P, Fe, Mn, Cl		Ca Cu, Zn, Co
Lebensnotwendige Kohlenhydrate: Traubenzucker Ribose Thyminose	Traubenzucker		Ribose Thyminose
Lebensnotwendige Aminosäuren: Valin Leucin Isoleucin Methionin Lysin Threonin Tryptophan Phenylalanin	Valin Leucin Isoleucin Methionin Arginin Glutaminsäure Asparaginsäure		 Lysin Threonin Tryptophan Histidin Phenylalanin
Lebensnotwendige Vitamine bzw. Wuchsstoffe: A B_1 B_2 B_6 B_{12} Nicotinsäureamid Pantothensäure? Biotin C D E F? K	 B_1 B_2 B_6 Nicotinsäureamid? Pantothensäure Biotin p-Aminobenzoesäure		 C D E F K

System aber besitzt nicht nur Bedeutung für die Milchsäurebakterien, sondern auch für bestimmte pathogene Bakterien. So kann z. B. die Entwicklung der *Streptokokken* beeinflußt werden durch chemische Stoffe, die mit einem ganz bestimmten bakteriellen Wuchsstoff, der *p-Aminobenzoesäure*, in Rivalität treten, durch welchen Vorgang mit größter Wahrscheinlichkeit die chemotherapeutische Wirkung der *Sulfonamide* letzten Endes zustande kommt (R. Kuhn u. a.). Diese für das Verständnis vieler Arzneiwirkungen grundlegende *Kompetitive Verdrängung* lautet folgendermaßen:

$$NH_2\!\!-\!\!\langle\ \rangle\!\!-\!\!COOH \rightleftharpoons NH_2\!\!-\!\!\langle\ \rangle\!\!-\!\!SO_2NH_2.$$

Wie die p-Aminobenzoesäure verhält sich auch deren basischer Ester Novocain (s. S. 241), doch ist dieser Antagonismus in der menschlichen Therapie zu vernachlässigen. Neben der p-Aminobenzoesäure bilden auch das l-Methionin sowie bestimmte bakterieneigene Fermente nebenher einen Angriffspunkt der Sulfonamide. Solche *Antivitamine* sind von R. Kuhn und Mitarbeitern auch für Pantothensäure, und zwar durch Ersatz der COOH-Gruppe durch SO_3H, und ebenso z. B. für Lactoflavin, Nicotinsäure, Aneurin, Folinsäure u. a. synthetisch dargestellt worden. Hier sei nebenbei auf einige einfache *Verdrängungsreaktionen* hingewiesen: $Br \rightleftharpoons Cl$ (s. S. 186) $CH_3OH \rightleftharpoons C_2H_5OH$ (s. S. 209), Morphin $\rightleftharpoons$ N-Allyl-Normorphin (s. S. 230).

Der Wuchsstoffbedarf der Kleinlebewesen gibt uns auch den Schlüssel für die Wirkungsweise vieler Desinfektionsmittel, die nach der bisherigen Lehre hauptsächlich als Protoplasmagifte wirken. Dagegen wurde festgestellt, daß die *Schweflige Säure* spezifisch zerstörend auf Vitamin B_1 wirkt und auf diese Weise das Bakterienwachstum hemmt. Die *Salicylsäure* verhindert die Bildung der Pantothensäure und entfaltet dadurch ihre antiseptische Wirkung. Die *Quecksilbersalze* führen zu Inaktivierung der SH-Gruppen von Thiolacetat, Cystein, Glutathion; *Borsäure* bildet hauptsächlich einen Komplex mit Vitamin B_6.

Hier zeigt sich auch der Übergang zu den *Fermentgiften*, denn die Wuchsstoffe werden im Bakterienkörper zum Aufbau von Fermenten verwendet.

1. Energetische Betrachtung des Stoffwechsels

Man kann den Stoffwechsel von zwei Seiten her betrachten, entweder vom Standpunkt der Energieumsetzungen oder von dem der chemischen Umsetzungen. Physikalisch gesehen wird der Stoffwechsel unterhalten durch die Verbrennung der Hauptnährstoffe und die hierbei freiwerdende Spannkraft (Energie).

Der tägliche Bedarf eines gesunden Mannes mittleren Gewichts, der eine mäßige Arbeit leistet, an Energie wird berechnet mit ungefähr 2700—3000 Cal., der der Frau mit 2500 Cal. Dieser Wert setzt sich zusammen aus *Grundumsatz* und *Arbeitsstoffwechsel*.

Der **Grundumsatz** berechnet sich aus der Körperoberfläche. Der entsprechende Energieverbrauch beträgt ungefähr 40 Cal. je m² je Stunde. Bei einer mittleren Oberfläche von 1,8 m² für Männer zwischen 20 und 50 Jahren ergibt das rund 70 Cal. je Stunde = 1680 Cal. in 24 Stunden. Der Grundumsatz wird unter anderem gesteuert durch Nebennierenmark, Schilddrüse, Hypophysenvorderlappen; bei Erkrankung dieser Organe kann er erheblich verändert sein. Die Steigerung bei Basedowkrankheit kann bis zu 100%, bei Akromegalie bis zu 60% betragen. Er wird auch erhöht gefunden bei Leukämie, perniziöser Anämie, bei schwerem Diabetes und bei anderen Krankheiten, ohne daß eine Erkrankung der Schilddrüse vorliegen muß. Eine *Verminderung des Grundumsatzes* findet sich im Hungerzustande (bis auf 70%), bei Myxödem (bis auf 60%), auch nach Ovarektomie sowie bei Kachexie.

Um vergleichbare Werte des Grundstoffwechsels bei verschiedenen Individuen zu erhalten, müßte der wechselnde Gehalt des Körpers an Fett und Wasser bekannt sein, da diese ja nicht am Stoffwechsel teilnehmen. Diese beiden Faktoren werden bei exakten Bestimmungen des Grundstoffwechsels berücksichtigt (A. R. BEHNKE).

Auch durch viele andere Faktoren wird der Grundumsatz verändert:

Veränderungen des Grundumsatzes

Schlaf	bis — 10%
Schmerzen, Unbehagen jeder Art	bis + 30%
Kalte Luft	bis + 30 und 40%
Kaltes Bad	bis + 180%
Fieber	bis + 40 und 50%
Spezifisch-dynamische Wirkung der Nahrung	bis + 40 und 50%

Vom Grundumsatz entfallen auf die Herzarbeit etwa 10—15%, auf die Atmungsarbeit 15%, die Nierenarbeit 5—8%, die Leberarbeit 12%. Der Anteil der einzelnen Organe wechselt aber beträchtlich, so z. B. kann die Herzarbeit durch Adrenalin auf das 2—3fache gesteigert werden (EVANS). Auch die Wirkungsstärke aller anderen Arzneistoffe, die auf den Grundumsatz einwirken (Thyroxin, Thioharnstoffpräparate u. a.), kann für die bestimmte Tierart und für den Menschen als Mehrverbrauch oder Verminderung an Calorien angegeben werden, bzw. als prozentuale Steigerung oder Verminderung des Sauerstoffverbrauchs. Mit einem verminderten Grundumsatz gehen parallel ein erniedrigter Blutdruck, ein verlangsamter Herzschlag, eine verminderte Atmung, verminderte zentrale Erregbarkeit u. a.

Als *Betriebsstoffwechsel* bezeichnen einige Forscher diejenige Vergrößerung des Grundumsatzes, die durch den Wachzustand der Versuchsperson, die spezifisch-dynamische Nahrungswirkung oder durch zusätzliche chemische und physikalische Wärmeregulierung hervorgerufen wird. Diese Steigerung soll im Durchschnitt etwa 30% des Grundumsatzes betragen.

Der **Arbeitsstoffwechsel** läßt sich berechnen aus der mechanischen Arbeitsleistung. Man hat festgestellt, daß bei 8 stündigem Treppensteigen durch Hebung des eigenen Gewichts — als Maß einer mittleren Arbeitsleistung — eine Arbeit von 100 000 Meterkilogramm oder 240 Cal. geleistet wird. Da der Nutzeffekt der Muskelmaschine etwa 25% beträgt, so ist mit dieser mittleren Arbeitsleistung eine Verbrennung von 960 Cal. verbunden. Das entspricht der täglichen Arbeitsleistung etwa eines Metallarbeiters.

Man kann nunmehr die tägliche Gesamtausgabe wie folgt berechnen:

1. 8 Std. Schlaf . . . . (pro Std. 70 Cal.) =   560
2. 8 Std. Wachsein . . . . (+30%) =   720
3. 8 Std. mittlere Arbeit = Grundumsatz + 240 ×
    4 Cal. . . . . = 1520
4. Zusatz für Bewegungen u. a. . . . . =   200

                                    3000 Cal.

Der Energiebedarf für die einzelnen Berufsgruppen ist sehr verschieden. Während ein Schneider mit 2100 Cal. täglich auskommen kann, sind bei Holzfällern bei langer täglicher Arbeitszeit Werte von über 8000 Cal. bestimmt worden. Die Ernährungskommission des Völkerbundes hat im Jahre 1936 eine Grundzahl von 2400 Cal. angenommen und berechnet für leichte Arbeit einen Zuschuß von 75 Cal. pro Stunde, für schwere von 150 Cal. und für sehr schwere von 300 Cal.

In Krankheitsfällen kann als wichtigste Folge einer starken Stoffwechselsteigerung — gleichgültig, ob diese durch hohes Fieber, durch körperliche Arbeit, durch psychische Erregung, durch tiefe Außentemperatur oder anderes herbeigeführt wurde — ein *Sauerstoffmangel* auftreten.

Das Auftreten einer solchen Asphyxie kann mit einem ungenügenden Sauerstofftransport zusammenhängen, worüber in erster Linie der Kreislauf, erst in zweiter Linie die Atmung entscheidet, die letztere nur bei bestimmten Erkrankungen. Die im Gewebe auftretenden degenerativen Vorgänge können aber auch mit einem gesteigerten Sauerstoffbedarf des Gewebes selber zusammenhängen (s. S. 116), den der örtliche Kreislauf nicht mehr bewältigen kann.

Sauerstoffmangel allgemeiner oder örtlicher Natur entscheidet oft über den glücklichen oder unglücklichen Ausgang vieler Krankheiten, und das Ziel jeder Therapie — wenigstens in schweren Krankheiten — sollte mit darin bestehen, die Gesamtleistung des Körpers und die Einzelleistungen der Organe möglichst ökonomisch zu gestalten (s. S. 116).

Im Dienste der *inneren Sauerstoffersparnis* stehen einfache, aber in höchstem Maße wirksame Verfahren, wie z. B. Ruhigstellen des erkrankten Gliedes, die Kältebehandlung (s. S. 213), die wohltätige Bettruhe; stärker wirkt unter Umständen die Einleitung einer mit Schlafmitteln, Beruhigungsmitteln oder sogar mit Opiaten chemisch erzwungenen Ruhe.

Zu einer beträchtlichen Erhöhung des Stoffwechsels kann auch der *Transport von Kranken* führen. So sind bei einer langen Eisenbahnfahrt in der Holzklasse liegend 3839 Cal. in 24 Std. gemessen worden, bei 5stündiger Fahrt in Lastkraftwagen sogar 4125 Cal. (UGLOW). Ein solcher Transport bedeutet demnach eine schwere Arbeitsleistung mit der Gefahr des örtlichen oder allgemeinen Sauerstoffmangels. Diese schwere Gefährdung des Patienten kann sich äußern in hypoglykämischen Symptomen, es können aber z. B. auch Delirien und andere cerebrale Erscheinungen einsetzen als Symptome einer akuten Hirnschwellung, oder Herz- und Kreislaufkollaps, schwere Atmungsstörungen u. a. So bedrohte Patienten sollte man nicht ohne Morphin und geschützt gegen allgemeine Abkühlung transportieren, um den Sauerstoffbedarf klein zu halten.

Im einzelnen — außer bei der Pneumonie — ist wohl nicht bekannt, bei welchen Krankheiten ein Transport besonders verhängnisvolle Folgen nach sich zieht. Es gibt auch Schwerkranke, die ohne besondere Gefahr befördert werden können. Auf der anderen Seite sei auf die unmittelbare Lebensbedrohung bei einem Transport von Kranken mit toxischem Lungenödem oder im akuten Stadium der Poliomyelitis hingewiesen. Viele chirurgisch Kranke soll man erst befördern, wenn die akute Lebensgefahr beseitigt ist.

Die Kenntnis der Energiebilanz des menschlichen Körpers bildet die Grundlage, auf der eine Verständigung der Kulturvölker in Ernährungsfragen möglich wurde. Sie ist nicht nur wichtig für die Volksernährung und richtige Verteilung der Nahrungsstoffe an die einzelnen Berufsschichten. Sie ist wesentlich für die Diagnose und Behandlung innersekretorischer Störungen und ist bei den meisten Diätverfahren unerläßlich, besonders bei der Behandlung von lang anhaltenden Fieberzuständen, bei Mast- und bei Entfettungskuren.

2. Chemie des Stoffwechsels

Man kann den Stoffwechsel aber auch als die Gesamtheit chemischer Umsetzungen auffassen.

Der Mensch ist in seiner Umwelt, extrem gesprochen, umgeben von allen Elementen, die im mineralischen Untergrund der Erdrinde schlafen, und von dort — zum Teil durch Vermittlung der Luft — in Pflanzen und Tiere und mit der Nahrung in den Körper des Menschen übergehen. Man spricht von der Allgegenwart der Elemente. Kaum ein einziges Element wird bei genauerer Analyse in den Geweben und Organen des Menschen vermißt. Sogar seltenere Stoffe wie Fluor, Bor, Kobalt, Nickel, Mangan, Arsen, Antimon, Blei, Quecksilber, Gold und Radium werden regelmäßig gefunden.

Für einzelne dieser Elemente ist nachgewiesen, daß sie lebensnotwendig sind (s. S. 22). Aber auch für die übrigen im Körper vorkommenden Elemente ist sehr schwer der Nachweis zu führen, daß sie völlig entbehrt werden können. So z. B. wissen wir nicht, ob das im Knochensystem des Menschen abgelagerte Radium, das einem Strahlungswert von 40 Mache-Einheiten[1] entspricht, physiologisch bedeutsam ist, oder ob man es als zufällige Verunreinigung ansehen soll.

Da die Ernährung weiter Volksschichten sehr einseitig ist, und da zudem einige unserer wichtigsten Nahrungsstoffe tiefgreifende technische und chemische Prozeduren durchmachen, bevor sie handelsfähig sind, so sollte man oft an Mangelkrankheiten durch Unterangebot bestimmter Mineralsalze denken. Praktisch gesehen sind es allerdings nur 7 Elemente, deren Mangel zu schweren Störungen führen kann, und zwar im allgemeinen nur unter erschwerenden Bedingungen: *Natrium, Kalium, Calcium, Chlor* als Natriumchlorid, *Phosphor* als Phosphate, *Eisen* und *Jod* bzw. Jodide.

Die durch Mangel an *Kupfer* (Anämie), *Zink* (Wachstumsstörungen, besonders vermindertes Pelzwachstum), *Mangan* (Anämie, Störung der Geschlechtsentwicklung), *Magnesium* (Magnesiummangeltetanie mit Herzarrhythmien, Hämorrhagien, Skeletveränderungen) und *Kobalt* (Buschkrankheit) beim Säugetier entstehenden Mangelkrankheiten scheinen nach unseren heutigen Kenntnissen beim Menschen in ähnlicher Form nicht vorzukommen, da der Tagesbedarf von etwa 2,5 mg Cu, 20,0 mg Zn, 3,0 mg Mn auch unter ungünstigen Bedingungen befriedigt wird. Die besondere Rolle von Kobalt im Komplex von Vitamin B_{12} ist S. 462 dargestellt.

Hier sei auf einige seltene Vergiftungen der Haustiere hingewiesen, so auf die in anderen Ländern verbreitete *Selen-* und *Molybdän*vergiftung infolge Anreicherung dieser kumulativ

---

[1] 1 M.E. = $3,6 \times 10^{-10}$ Curie bzw. $3,6 \times 10^{-10}$ g Radium.

wirkenden Gifte in bestimmten Futterpflanzen. Amanita muscaria ist eine Speicherpflanze für *Vanadiumsalze*. In der Pflanzenzucht spielen solche *Spurenelemente* eine wichtige Rolle.

3. Mangelkrankheiten

a) Anorganische Stoffe

Der tägliche Bedarf an **Kochsalz** beträgt im allgemeinen ungefähr 2 g, über längere Zeit sogar weniger als 1 g für den Erwachsenen. Bei sog. kochsalzfreier Ernährung wird oft ein Mehrfaches dieser notwendigen Menge, in Hungerzeiten wie während der Weltkriegsblockade wurden bis über 40 g aufgenommen (E. ROST). Trotzdem sind auch bei der üblichen Ernährung Symptome des Kochsalzmangels nicht allzu selten, und die zur Zeit verbreitete Kochsalzfurcht ist nicht ganz zu verstehen, da Chlornatrium das wichtigste Mittel zur *Aufrechterhaltung der Isotonie des Körpers* darstellt.

Die obigen Werte des minimalen Kochsalzbedarfes werden zur Zeit noch lebhaft diskutiert, da nämlich eine völlig kochsalzfreie Ernährung sich nicht durchführen läßt, und da andererseits der Organismus im gesunden Zustande und ohne stärkere Schweißverluste sehr gut gegen eine zu weitgehende Abgabe aus seinen Kochsalzbeständen geschützt ist. Öffnen sich aber diese Barrieren gegen die *Kochsalzabgabe*, die hauptsächlich in der Wand des Magen-Darmes und in der Niere liegen, so gerät der Organismus um so eher in eine Gefahrenzone, je niedriger die zur Verfügung stehenden Kochsalzmengen sind.

Im *Tierexperiment* sieht man bei starkem Kochsalzhunger *Appetitlosigkeit* und bei wachsenden Tieren eine *ungenügende* Gewichtszunahme. Im *Selbstversuch* mit kochsalzarmer Diät (40—70 mg NaCl täglich) bei gleichzeitiger Schwitzprozedur fiel die Gesamt-Kochsalzmenge von etwa 250 g um $^1/_3$ ab. Es zeigten sich Symptome *somatischer* Natur (rasche Muskelermüdung bei geringfügigen Bewegungen, z. B. beim Rasieren, Dyspnoe beim Treppensteigen u. a.) sowie *psychischer* Natur (Energielosigkeit, Unvermögen sich zu konzentrieren, Abneigung vor geistiger und körperlicher Betätigung, Schläfrigkeit) ganz ähnlich wie bei der ADDISONschen Krankheit (s. S. 82). In extremen Fällen tritt zusammen mit der Entwässerung eine Eindickung des Blutes auf (erhöhter Hämoglobingehalt, Vermehrung der Erythrocyten und von Plasmaeiweiß) bei gleichzeitiger Diuresehemmung, Vermehrung des Blutharnstoffs und letzten Endes schwerste Kreislaufstörungen sowie Koma.

Eine besondere Form der *Kochsalzverarmung* findet sich bei Bergarbeitern, Heizern und in anderen sog. *Schwitzberufen*, auch in heißen Gegenden. Bis zu 15 l Schweiß mit 20 g Kochsalz und mehr können täglich verloren gehen; sofern nun gleichzeitig große Wassermengen aufgenommen werden, sinkt der osmotische Druck im Blut und in der interstitiellen Flüssigkeit, was Anlaß geben kann zu sog. *Hitzekrämpfen* (Spasmen in der arbeitenden Muskulatur der Arme, Beine, des Rumpfes) sowie zu Darmkoliken.

Die Erscheinungen werden günstig beeinflußt, wenn man statt des Trinkwassers 0,1- bis 0,5%ige Kochsalzlösung trinken läßt, reichlich gesalzene Kost verordnet oder in schweren Fällen große Kochsalzmengen infundiert.

Schwerste Symptome des Kochsalzmangels treten nur unter extremen Bedingungen auf. So werden z. B. bei *andauerndem Erbrechen* große Mengen von Salzsäure abgegeben, die in den Belegzellen des Magens aus dem Kochsalz des Blutes gebildet und die im physiologischen Geschehen im Darmkanal rückresorbiert werden. Die Folge hiervon ist eine *Hypochlorämie*, bei gleichzeitiger *Alkalosis* und eventuell *Tetanie*. Diese Zustände reagieren sofort auf 1—2 l und

mehr einer 0,9%igen Kochsalzlösung i.v. bei reichlichen peroralen Kochsalzgaben gleichzeitig.

Kochsalzverluste treten auch bei *lang anhaltenden Diarrhoen* ein. So hat die
Cholera für den Arzt viel von ihrem Schrecken verloren, seitdem man gelernt
hat, dem völlig ausgetrockneten Patienten einige Liter isotonischer oder entsprechende Mengen hypertonischer oder auch hypotonischer (s. S. 415) Kochsalzlösung zu infundieren. Ähnliches gilt für *Ruhrerkrankungen*. Hierbei ist u. U.
Zusatz von Alkalien (s. S. 412) erforderlich, da mit den Darmsekreten große
Mengen von Bicarbonat in Verlust geraten, daher Acidosis auftritt; ähnliches
gilt für Fälle von *Cholorrhoe*. Bei kindlicher Diarrhoe oder bei Cholera können
gleichzeitig auch gefährliche *Kaliumverluste* auftreten.

Gefährliche Kochsalzverluste entstehen unter Umständen auch infolge einer
abnormen Durchlässigkeit der Niere für Kochsalz, z. B. im Gefolge von Quecksilberpräparaten (s. S. 497) oder infolge von *Polyurie*, z. B. bei Diabetikern. So
führte Kochsalzmangel bei Versuchstieren zu schweren Vergiftungssymptomen,
wenn die Diurese durch Diuretica stark gesteigert wurde. Auch durch *Magen-
darmatonie*, durch *Blutungen* oder durch ausgedehnte, stark sezernierende *Brandwunden* können gefährliche Kochsalzverluste entstehen. Kochsalzmangel bis zur
Salzurämie entsteht auch bei *Störungen der Nebennierenrinde* (s. S. 81). *Innere
Kochsalzverluste* an die Gewebe oder an Ödeme finden sich z. B. bei Pneumonie,
Flecktyphus und besonders im *Schockzustand* (s. S. 313), nämlich immer dann,
wenn die Natrium-Kalium-Pumpe des Gewebes durch Lähmung der energieliefernden Stoffwechselvorgänge versagt.

Kalium. K^+-Ionen sind in erster Linie verantwortlich für die Regulierung
des intracellulären osmotischen Drucks und stehen in nächster Beziehung zur
Muskel- und Nerventätigkeit. Versuchstiere zeigen bei K-freier Ernährung oder
nach hohen Dosen von Nebennierenrindenhormonen Muskel- und Herzmuskel-
lähmungen, die durch Kaliumsalze sofort behoben werden.

Allgemeiner Kaliummangel, durch Lähmungserscheinungen charakterisiert,
ist beim Menschen nicht selten (nach Operationen, bei Exsiccosis und Acidosis,
im Coma diabeticum, nach intravenösen Injektionen von Traubenzucker, auch
nach p-Aminosalicylsäure, Salyrgan, Mißbrauch von Laxantien, nach Kationen-
Austauschern). Anfälle von *paroxysmaler Muskelasthenie* lassen sich provozieren
durch Injektion von Insulin oder Nebennierenrindenhormon, weil nämlich durch
Anfachen der Glykogensynthese Kalium in die Zelle einwandert, das Blut an
Kalium verarmt; sie lassen sich innerhalb von 30 min unterbrechen, wenn 10 bis 15 g
Kaliumchlorid oral verabreicht werden (prophylaktische Dosis 5 g KCl abends).
Lebensgefährliche Lähmungszustände bei kindlicher Diarrhoe lassen sich beheben,
wenn eine Lösung der Zusammensetzung: NaCl 0,41%, KCl 0,26%, Na-laktat
0,56% *sehr langsam* intravenös oder intraperitoneal injiziert wird (DARROW);
ähnliches gilt für Pylorospasmus und Poliomyelitis der Kinder.

Kaliummangel in bestimmten Organen ist zu erwarten, wenn die energieliefernden Vorgänge örtlich versagen; so ist das *Myokard* bei schwerster Dekompensation
oder bei Myokarditis u. U. an Kalium verarmt und hier zeigen sich nicht selten
dramatische Effekte von Liquor Kalii acetici, insbesondere starke Diurese.
Fälle von *Darmparalyse* sind beschrieben worden, die auf intravenöse Infusion
von 300 cm³ einer isotonischen, d. h. 1,14%igen KCl-Lösung, reagierten.

Erhöhter Kaliumgehalt des Blutes (bei Nieren- oder Nebennierenrinden-insuffizienz, bei extremem Kochsalzmangel, selten in Schockzuständen, s. S. 316) führt ebenfalls zu Lähmungszuständen der Muskulatur und des Herzens. Kalium-zufuhr kann in solchen Fällen lebensgefährlich sein.

Schnelle Infusion ist besonders gefährlich; sobald der Blutspiegel von 16—20 mg-% auf 40—60 mg-% gestiegen ist, treten als Frühsymptome der Vergiftung (bei Gesunden nach 10—15 g, bei Nierenkranken nach 5 g KCl peroral) *Parästhesien der Hände und Füße*, nach höheren Dosen *Herzblock* und *schlaffe Paralyse* ein (BODANSKY), ja, ein hoher Kalium-spiegel allein kann letzten Endes alle Symptome der ADDISONschen Krisis auslösen. Die typischen Veränderungen im EKG dienen zur Kontrolle der drohenden Vergiftung, z. B. bei Infusionen. Andere Kaliumsalze (Jodkalium, Bromkalium u. a.) führen in entsprechender Dosis zu den gleichen Vergiftungserscheinungen und vorzugsweise bei Nierenkrankheiten. Myotonia congenitalis wird durch K-Salze verschlimmert. — Gegenmittel bei K-Vergiftung sind hohe Kochsalzgaben, falls durchführbar.

Pharmakologie. Die wichtigste Wirkung der Kaliumsalze zeigt sich bei Mangelzuständen oder bei Kaliumverlusten im geschädigten Gewebe; aber auch bei gesunden Tieren führen Kaliumsalze zur Mehrleistung der Muskulatur und des Herzens. K-Ionen wirken gewöhnlich als Antagonisten von Natrium- und Calciumionen. Im Komplex Calcium-Kalium-Magnesium indessen wirkt Kalium nicht selten synergistisch und besitzt z. B. *antiphlogistische, antiallergische, dehydratisierende, diuretische* Eigenschaften.

Liquor Kalii acetici (33%ige Lösung von $CH_3 \cdot COOK$), auch in Mischung mit gleichen Teilen Liquor Calcii chlorati (s. S. 498), wird zum Gebrauch 5- bis 10mal mit Wasser verdünnt und eßlöffelweise verordnet. Sofern *Diurese* auf-tritt (s. oben), findet sich gleichzeitig eine *Mehrausscheidung von Kochsalz* (BUNGE). Vielleicht aus diesem Grunde besitzt die Lösung jucklindernde Eigen-schaft bei ikterischem Hautjucken.

Ionenbatterie. Natrium- und Kaliumionen in bestimmter Anordnung an der Zellmembran sind die Ursache der bekannten elektrischen Zellpotentiale und ihrer Schwankungen und bilden vermutlich den primären Energiespeicher für die Tätigkeit solcher Zellen. Diese Ionenbatterie, die fortwährend durch energieliefernde Reaktionen (O_2, Traubenzucker u. a.) aufgefüllt wird, auch dem Einfluß der NN-Rinde untersteht, muß intakt sein, wenn man die Tätigkeit solcher Zellen mit Hilfe irgendwelcher pharmakologischer Agentien anfachen will. Stimulantien des Herzmuskels (s. S. 284), des Darmmuskels (s. S. 253) u. a. können nur wirken bei intakter Ionenbatterie, welche die notwendige Voraus-setzung aller therapeutischen Einwirkungen darstellt.

Man schätzt den Tagesbedarf des Erwachsenen an **Calcium** auf ungefähr $^2/_3$g, von Kindern auf 1,0 g, von Schwangeren auf 1,6 g. In einer Nahrung, in der *Milch* (1 l Vollmilch = 1 g Ca), Käse, Gemüse, Früchte und Eier fehlen, ist leicht zu wenig Calcium enthalten. Für einige Zeit kann der Körper das Defizit ausgleichen, indem er die großen Kalkreserven der Knochentrabekel, dann auch die der Knochenrinde mobilisiert. Infolgedessen kann der Kalk-phosphatspiegel trotz Kalkmangels lange unverändert bleiben, auch wenn die Calciumreserven rascher als gewöhnlich erschöpft werden, wie bei *saurer Ernährung* und bei *Überfunktion von Schilddrüse* und *Hypophyse* sowie bei *Diarrhoe*. Trotz normalen Blutkalkes muß hier für besonders hohe Kalkzufuhr gesorgt werden. Wichtig ist, daß durch die Kalkphosphatzufuhr gleichzeitig die Darmflora in Richtung der acidophilen Bakterien umgestellt werden kann.

Eine besonders starke Mobilisierung der Kalkreserven findet während der *Schwangerschaft* und *Lactation* statt (Abb. 3). Daher muß besonders in der zweiten Hälfte der Schwangerschaft das Knochensystem gut mit Calcium aufgefüllt werden, was am besten diätetisch erfolgt, nicht durch übertriebene Darreichung von Kalktabletten, da durch physiologische Erweichung der Beckenknochen die Geburt erleichtert wird (POULSSON: Abb. 4).

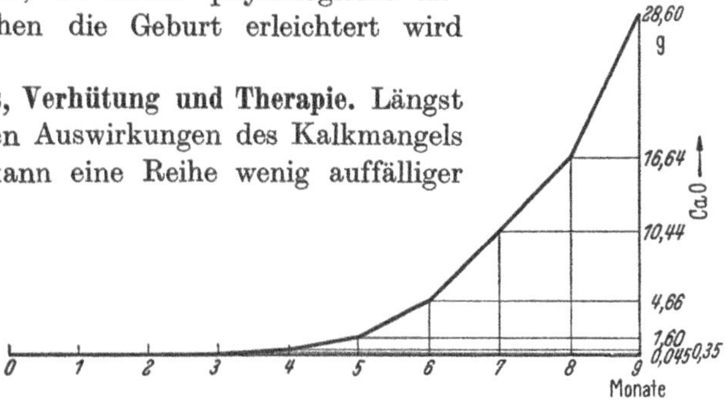

Folgen des Kalkmangels, Verhütung und Therapie. Längst bevor die grob anatomischen Auswirkungen des Kalkmangels sich bemerkbar machen, kann eine Reihe wenig auffälliger Symptome aller Art auftreten. Kalkmangel kann sich äußern in Neigung zu vegetativen Störungen, besonders der Schleimhäute, wie Erkältung und Schnupfen. Auch Neigung zu Lidrandeiterungen, zu Bläs-

Abb. 3. Zunahme des Calciumgehalts im menschlichen Fetus. (Nach SCHMITZ)

chenausschlägen der Lippen, sowie das Auftreten von Fluor albus, weiterhin von Muskelschmerzen und -spasmen in der Schwangerschaft, Atonie des Uterus bei der Geburt sowie mangelnde Reaktion auf Wehenmittel können Zeichen eines Kalkmangels sein. Solche Erscheinungen können prompt auf Kalktherapie reagieren. Ebenso werden frische Schübe von Tuberkulose mit Kalkmangel in Beziehung gebracht.

Von hier bis zu den schweren Erscheinungen des Kalkmangels (abnorme Knochenbrüchigkeit, schlecht heilende Knochenbrüche, Zahnkrankheiten in der Kindheit und der Schwangerschaft, Rachitis, Osteomalacie und Tetanie) kann ein kurzer Schritt sein. Wenn das Defizit an Kalk nicht durch entsprechende Diät, sondern durch Zufuhr von Kalksalzen gutgemacht werden soll, so ist zu bedenken, daß 1 g Calcium in 2,6 g Calciumphosphat (tertiär), in 2,5 g Calcium-

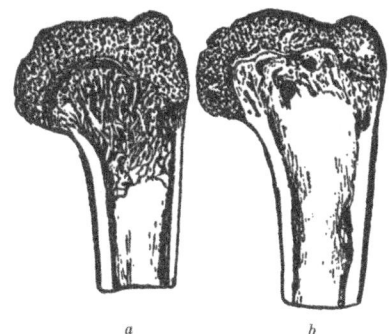

a   *b*

Abb. 4. Humerus der Katze bei calciumreicher (*a*) und calciumarmer (*b*) Diät. (Nach BAUER, AUB u. a.)

carbonat, in 7,7 g Calciumlactat, in 2,5 g Calciumchlorid (wasserfrei) und in 11,1 g Calciumgluconat enthalten ist, wobei gewisse Schwankungen in der Zusammensetzung der Handelspräparate zu berücksichtigen wären. Calciumchlorid, das im übrigen leistungsfähigste der Calciumsalze (s. S. 440), ist für diesen Zweck weniger zu gebrauchen, da es eine säuernde Wirkung entfaltet; bei der Tetanie (Erhaltungsdosis 15—30 g Calciumchlorid per os täglich) kann das erwünscht sein. Es sollte aber bedacht werden, daß für die Resorption dieser Kalkmengen ultraviolettes Licht, eine bestimmte Zusammensetzung des Darminhalts (Milchzucker, Phosphate) oder Vitamin D erforderlich ist, für die Ablagerung des Kalks in den Knochentrabekeln und Epiphysen aber Vitamin C. Als besonders günstig für die Wirkung von Calcium ist nach den Experimenten von SHOHL ein Zusatz von Citronensäure anzusehen (s. S. 431). Das wird im folgenden Rezept berücksichtigt.

Rp. Calcii carbon. praecipit. 20,0
     Acidi citric. 40,0
     M. D. ad. scat.
     S. 1 Teelöffel auf ein Glas Wasser. — NB. Gemäß Besprechung mit O. EICHLER.

Von großer Bedeutung ist weiterhin ein richtiges Verhältnis der Kalksalze zu den Phosphaten der Nahrung. Ein Quotient Ca:P = 1:1 wird als optimal für Kinder angesehen, er beträgt im Calcium phosphoricum DAB 1:0,8. Dieser Quotient kann indessen in weitesten Grenzen schwanken, ohne daß eine besondere Gefahr entsteht.

Nebenwirkungen. Hier sei auf die *stopfende Wirkung* der Kalkverbindungen aufmerksam gemacht. Die mögliche *Versteifung des Knochensystems* (Abb. 4) ist in Rechnung zu stellen. Zuletzt können infolge sehr hoher und andauernder Kalkzufuhr *Nierensteine* auftreten, besonders bei sonst aktiven Menschen, die bettlägerig werden; Ansäuerung des Harns (s. S. 427) kann notwendig sein.

Der Kalkstoffwechsel steht unter dem übergeordneten Einfluß der *Epithelkörperchen* (s. S. 77).

Nach Versuchen mit radioaktivem Phosphor gehen nicht nur im Knochen, sondern sogar in den Zähnen dauernd lebhafte Umsetzungen vor sich. So ist z. B. gezeigt worden, daß die einzelnen Phosphoratome im Knochen bereits nach 20 Tagen durch neue ersetzt sind. Auch das histologische Bild zeigt ununterbrochene Resorptions- und Appositionsvorgänge. Die leichte Beeinflussung dieser früher als leblos angesehenen Gebilde durch humorale Vorgänge wird so begreiflich.

Im Knochensystem verfügt der Körper auch über große Reserven von **Phosphaten.** Zudem wird der tägliche Gesamtbedarf von 1—2 g Phosphor als Phosphate (SHERMAN) auch bei sonst unzureichender Nahrung noch gedeckt, besonders bei Fleischzulagen. Auch *Milch*, Vollkornbrot[1], Gemüse, Kartoffeln haben reichlichen Phosphatgehalt. Bei einseitiger Ernährung, z. B. mit Haferflocken (MELLANBY), kann indessen Phosphatmangel eintreten, so daß bei Kindern trotz genügender Versorgung mit Vitamin D Rachitis eintritt, besonders beim Überangebot von Kalksalzen. Wichtig ist eine zusätzliche Kalkphosphatzufuhr, z. B. als Vigantol-Kalktabletten, in der Heilungsphase von *schwerer Rachitis*. Hier kann nämlich unter Vitaminbehandlung das Blutphosphat so rasch ansteigen, daraus sich bildendes nichtionisiertes Calciumphosphat so rasch im Knochen abgelagert werden, daß Tetanie entsteht.

Der tägliche Bedarf des erwachsenen Menschen an **Eisen** wird auf 15 mg Fe geschätzt, von denen etwa 15% zur Resorption kommen, indessen nur bei Bedarf an Eisen; ist der Körper mit Eisen gesättigt, so findet keine Resorption statt. Der Gesamtbestand an Eisen beträgt beim Erwachsenen etwa 5,5 g, davon etwa 3 g Hämoglobin-, daneben Serum- und Fermenteisen. Erkrankungen durch Eisenmangel sind auch heute noch häufig: Wichtig ist, daß die Muttermilch (1—2 mg je Liter) und die Kuhmilch (0,36—1,0 mg je Liter) sehr wenig Eisen enthalten. Der Säugling erhält während der Embryonalzeit ein Eisendepot (in Form einer Eiseneiweißverbindung) mit auf den Weg, das bei Ernährung an der Mutterbrust für 4 bis 6 Monate reicht. Die *Säuglingsanämie* ist in Großstädten häufig. Während der *Schwangerschaft und Lactation* wird den Frauen in manchen Gegenden eine unsinnige Ernährung zugemutet, die oft zu extremen Formen von Anämie führt. Im Gegensatz dazu ist die *Chlorose* erheblich seltener geworden.

---

[1] Das heißt, feinstgemahlenes Vollkorn, nicht schlecht zerkleinertes Korn, das im Darmkanal weniger ausgenützt wird.

Sie wurde besonders beobachtet bei berufstätigen jungen Mädchen, die sich vorwiegend mit Mehl und Mehlerzeugnissen, Milch und Milchkonserven, Reis, Eiereiweiß, Butter, Kuchen und Zuckerwerk ernährten, was alles äußerst eisenarm ist. Demgegenüber ist ein Hämoglobinverlust durch das Menstrualblut von 6 g, entsprechend 30 mg ($= 1/_2\%$) Eisen, durchaus nicht ungewöhnlich. Allgemein wird angenommen, daß gewöhnlich eine *Eisenmangelanämie* bei Erwachsenen nur entsteht, wenn rasches Wachstum stattfindet oder eine Blutung hinzutritt (s. S. 462).

Lange Zeit hat man die Anämie als das einzige Zeichen des Eisenmangels angesehen. Indessen hat jede Zelle zum Aufbau bestimmter Fermente Eisen nötig. Besonders empfindlich sind die epithelialen Organe. Dort können Veränderungen einsetzen, lange bevor die Verminderung des roten Blutfarbstoffes beginnt: Welke und trockene Haut, schlecht heilende Rhagaden an den Mundwinkeln, Störungen der Zahnentwicklung, Bildung von Hohlnägeln, glanzloses, stark ausfallendes Haar, Blutungen aus der Mund- oder Rachenschleimhaut.

Zur Anämie gesellt sich oft eine Glossitis oder eine Unterfunktion der Magendrüsen, auch Spasmen des Oesophagus. Auch ist Blutarmut manchmal besser an der Gelbfärbung der Haut als im Blut zu erkennen. Eine eigentümliche Kraftlosigkeit der Muskulatur und sogar hochgradige Schwächezustände können hinzutreten; bei Kindern zeigt sich eine ausgesprochene Neigung zu Krankheiten der Atemwege. Solche Erscheinungen reagieren prompt auf Eisenzufuhr.

Ein ähnliches Krankheitsbild entwickelt sich, wenn das genügend angebotene Nahrungseisen nicht resorbiert wird, besonders infolge ungenügender Sekretion von Magensäure bei *Achylie* und bei anderen Krankheiten mit gestörter Magensekretion, auch bei starkem Abwandern des Serumeisens in die Gewebe (s. S. 466, *Infektanämie*, *Tumoranämie*). Es tritt auch auf infolge Erschöpfung der Eisenvorräte *(Blutungs-* und *Blutgiftanämien)*.

Bei bestimmten Anämieformen des Kindes läßt sich ein Mangel an *Kupfer* nachweisen; Ursache ist gewöhnlich die Kupferarmut der Kuhmilch; auch extremer *Proteinmangel* (s. S. 34) führt zu Anämie. Betreffs *Vitamin B_{12}* und *Folinsäure* s. S. 462. Anämien des Menschen durch Mangel an Vitamin B_2, B_6, Nicotinsäure, oder solche durch Mangel an Mangan, Zink, Kobalt, Nickel sind unbekannt im Gegensatz zu den Anämieformen, die unter solchen Umständen im Tierexperiment auftreten. Solche Experimente sind aber wichtig, weil sie zeigen, daß offensichtlich die Gesamtheit der Fermentsysteme des Körpers intakt sein muß, um eine normale Blutbildung zu gewährleisten. Die therapeutische Anwendung von Kobalt, z. B. bei eisenresistenten mikrocytären Anämien (Infektanämien u. a.), wird debattiert.

Jod hat bekanntlich die allernächsten Beziehungen zur Schilddrüse und zum wirksamen Hormon, Jodthyreoglobulin. Der tägliche Bedarf wird auf 220 γ geschätzt; ein Mangel ist im Wachstumsalter sowie in der Schwangerschaft besonders zu befürchten. Auch bei einer sonst ausreichenden Nahrung kann in gewissen Gegenden ein Jodmangel vorhanden sein (Abb. 5).

Das Jod entstammt dem Meere. Bestimmte Meerespflanzen, wie Tange, auch die Schwämme, enthalten es in großen Mengen. Auch Seefische sind besonders jodreich. Es wird aus marinen Formationen ausgelaugt und gelangt so ins Grundwasser und von dort in die Pflanzen, von denen einige, wie Spinat und Sellerie, es zu speichern vermögen. Jod wird auch mit der Meeresluft übers Land getragen und mit dem Regen niedergeschlagen, so daß die Pflanzenwelt in der Nähe des Meeres jodreicher ist. Eine wichtige Jodquelle für die Jodversorgung des nördlichen Kontinents durch die Luft soll die Jodindustrie in der Bretagne darstellen (CAUER).

Im *Urgestein* ist Jod seltener, dort enthält auch das Trinkwasser weniger Jod. Es hat sich herausgestellt, daß in solchen Gegenden der hypoaktive Kropf häufiger ist. Auch im *Kochsalz*, das aus bestimmten Lagern oder durch Eindampfen von Meereswasser gewonnen wird, ist Jod enthalten. In Steinsalzlagern, auch in raffinierten Tafelsalzen fehlt es; so gab es in West-Virgina bis 1900 keinen Kropf, weil das damalige grobe, braune Kochsalz einen Gehalt von 0,01% Kaliumjodid enthielt; nachdem statt dessen raffiniertes Tafelsalz in den Handel gekommen war, ergab die Statistik einige Jahre später, daß z. B. 60% der jungen Mädchen an Kropf erkrankt waren (KIMBALL).

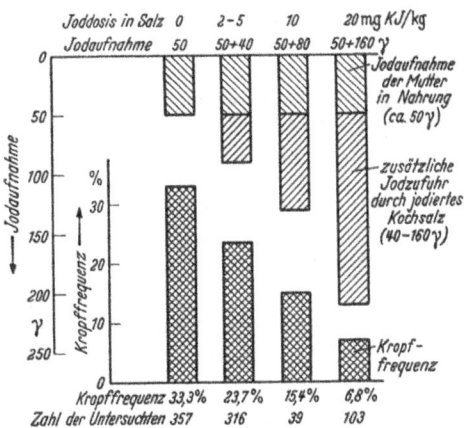

Abb. 5. Neugeborenenkropf und Jodaufnahme nach Untersuchungen an der Zürcher Frauenklinik. Man beobachte, daß bei einem Gehalt von 20 mg KJ/kg noch wesentlich bessere therapeutische Wirkungen erzielt werden als nach 10 mg/kg. (Nach WESPI)

Der hypoaktive Kropf entsteht durch eine übermäßige Proliferation des Thyreoidepithels, vielleicht als Versuch, den Jodmangel zu kompensieren. Man spricht dann vom ersten Stadium des endemischen Kropfes. Sobald der Jodbedarf geringer wird, oder Jod zugeführt wird, hört die Proliferation auf, die Acini füllen sich mit Kolloid und der Kropf geht in den nicht proliferierenden, harmlosen, aber entstellenden Kolloidkropf über. Bei erneutem Jodmangel setzen die Proliferationsvorgänge wieder ein und der Vorgang beginnt von neuem (MARINE). Zuletzt bilden sich Knoten und Cysten in der vergrößerten Schilddrüse, ziehen auch toxische Kropfsymptome nach sich, die auf Jod nicht mehr ansprechen, ja dadurch unter Umständen verschlimmert werden.

Man treibt in den gefährdeten Gebieten bei den Schulkindern *Kropfprophylaxe* durch sog. Vollsalz; dieses enthält pro kg Salz in Deutschland 5 mg KJ, in der Schweiz 10 mg, in den USA 100—200 mg. Es werden auch Einzeldosen von 0,5—1 mg Jod einmal wöchentlich oder gar täglich empfohlen. Die Kumulationsgefahr bei einer geringen Jodzufuhr ist offensichtlich unbedeutend. Im Gegenteil wiesen in einer größeren Statistik (1929) diejenigen Erwachsenen mit altem Kropf, die kein jodiertes Speisesalz zu sich nahmen, zu 55,5% toxische Kropfsymptome auf, bei Jodzusatz zum Speisesalz waren es nur 4,1%, was ebenfalls für eine therapeutische Wirksamkeit kleiner Joddosen, nicht aber für besondere Giftwirkungen spricht (KIMBALL).

Dem hypoaktiven Kropf durch Jodmangel an die Seite zu stellen ist der Kropf nach Anwendung von Thioharnstoffderivaten und anderen thyreostatischen Stoffen (s. S. 71), durch welche die Verwertung von Jod in der Schilddrüse verhindert wird. — Auch der Nitratgehalt der Brunnenwässer ist mit endemischem hypoaktivem Kropf in Zusammenhang gebracht worden.

Fluor. Im Tierexperiment ist nachgewiesen worden, daß Entstehung von Zahncaries durch kleine Dosen von Fluorid im Futter verhindert wird. Weiterhin ist gezeigt worden, daß Kinder, die fluorfreies Trinkwasser erhalten, mehr von Caries befallen werden. Zur Zeit laufen in den USA große Versuche über Zumischung von Fluor (1:1000000) im Trinkwasser, die einen gewissen prophylaktischen Wert für Caries der Kinder bis zu 12 Jahren, nicht für Erwachsene, bereits ergeben haben. Die einhellige Meinung besagt, daß Fluormangel nicht die Ursache sein kann für den Zahnverfall beim Übergang in andere Lebensformen (s. S. 46); seine Lebensnotwendigkeit ist nicht erwiesen, dagegen ist sicher, daß Fluor bei Kindern in den Zahnschmelz übergeht; bei 1,8 mg pro Liter tritt bei etwa 40% der Kinder ,,mottled enamel'' auf. Wegen der hohen Toxicität (s. S. 491) sind schärfste Sicherungsmaßnahmen erforderlich.

b) Hauptnährstoffe

Mangelkrankheiten entstehen auch durch ein Zuwenig an bestimmten organischen Verbindungen. Von diesen sind zunächst Eiweiß, Kohlenhydrate und Fette zu betrachten.

Diese drei Hauptnährstoffe haben
spezielle Aufgaben, in denen sie sich untereinander nicht vertreten können. Sie werden also, wenn nicht Störungen eintreten sollen, alle drei in einer bestimmten Minimalmenge benötigt. Die drei aber sind gleichzeitig
energieliefernde Stoffe und sind daher bei der üblichen Ernährung im weitesten Maße untereinander isocalorisch vertretbar und austauschbar.

Grundsätzlich ist man sich darüber einig, daß das Minimum eines Nahrungsstoffes, bei dem Stoffwechselgleichgewicht eintritt, z. B. 40 g Eiweiß, nicht gleichzeitig das Optimum bildet. Im Gegenteil arbeitet der Körper unter solchen Verhältnissen oft unökonomisch. Tritt z. B. eine leichte Erkrankung auf, vielleicht nur ein Schnupfen oder ein anderer Infekt, wobei Eiweiß toxisch eingeschmolzen wird, so geht der Eiweißbedarf in die Höhe, und der Körper ist gezwungen, Protoplasma einzuschmelzen.

Man unterscheidet daher das *physiologische Minimum* eines Nährstoffes wie Eiweiß, das theoretisch wichtig ist. Dieses ist nur zu erreichen durch reichliche, den Energiebedarf stark deckende Beikost von Kohlenhydrat und Fett, so daß das Eiweiß nicht zu energetischen Zwecken herangezogen wird. Das physiologische Minimum stellt den Anteil des stets zwangsläufig im Bau- und Ersatzstoffwechsel zu Verlust gehenden Körpereiweißes dar (Abnutzungsquote RUBNERs); es zeigt den ständigen lebhaften Ab- und Neubau auch des erwachsenen Organismus an, worunter auch der ständige Blutzerfall (zur Gallenfarbstoffbildung z. B.) und die ständige Blutneubildung (gemäß der beschränkten Lebensdauer des einzelnen Erythrocyten) fällt. Das praktisch wichtige sog. *hygienische Eiweißminimum* liegt wesentlich höher, schließt eine Sicherungsquote ein.

Lehrmäßig rechnet man mit einem täglichen Bedarf von 50—100 g Eiweiß (davon die Hälfte animalischer Herkunft), 60—100 g Fett und 400—500 g Kohlenhydrate für einen Menschen von mittlerem Gewicht, der eine mäßige Arbeit leistet. Das entspricht ungefähr dem Gesamtbedarf an Energie von 2700 bis 3000 Cal. täglich. Während der Noternährung im ersten Weltkrieg sind untere Werte bis zu 1500 und sogar 1100 Cal. beschrieben worden; diese wurden neuerdings noch weit unterschritten.

Maßgebend für die Berechnung ist die dem Organismus nutzbare Verbrennungswärme (1 g Eiweiß = 4,1 Cal., 1 g Kohlenhydrat = 4,1 Cal., 1 g Fett = 9,3 Cal. RUBNER). Dagegen enthalten 100 g aus dem Handel entnommenes Fleisch nur etwa 25% Eiweiß, entsprechend einem Energiewerte von 100 Cal., im Gegensatz zu 100 g Brot = 250 Cal. und 100 g Fett = 800 Cal. Es gibt große Kulturvölker, wie die Chinesen, die ihren Eiweißbedarf nahezu völlig mit Pflanzeneiweiß, besonders mit der hochwertigen Sojabohne, decken; dem schließen sich unsere Vegetarier an.

Die Erkenntnis, daß die Stoffwechselvorgänge rechnerisch zu erfassen sind, ist als ein durchaus modernes Wissenschaftsgut der Medizin anzusehen. Zwar äußert schon HIPPO-KRATES die merkwürdige Ansicht, daß die Lebenswärme durch die Nahrungsmittel entstände, die im Magen gekocht werden. Aber die Unkenntnis der rechnerisch notwendigen Energiemengen führte auch in ärztlichen Kreisen zu verhängnisvollen Ansichten über die Ernährung. So vertrat ehemals ein hervorragender und einflußreicher Schiffsarzt die Ansicht, daß 2 Pfund Salep genügend Nahrung für einen Matrosen für einen Monat darstellen, und daß in einer Unze (= 30 g) Bouillonwürfel der Nährwert von ³/₄ Pfund Rindfleisch stecke. Nach dieser Theorie wurden zeitweilig die Rettungsboote ausgerüstet.

Die Calorienlehre bildet eine wichtige und unentbehrliche Grundlage der Ernährung. Es gibt indessen auch andere ebenso wichtige Faktoren. So sind durch eine übertriebene, sogenannte Calorienlehre einige der wichtigsten und der Gesundheit besonders zuträglichen Nahrungsstoffe wie Gemüse und Früchte mit dem Makel der calorischen Unterwertigkeit, und, da man den Lebensmittelpreis in Calorien ausrechnete, sogar mit dem Vorwurf der Unwirtschaftlichkeit bedacht worden. Auf der anderen Seite wurde z. B. der Zucker in jeder Form wegen seines hohen Energiegehaltes als besonders zweckentsprechend bezeichnet. Vom Standpunkt der Calorienlehre ist das richtig. Von der heutigen Ernährungslehre aus gesehen ist unter der alleinigen Herrschaft jener Lehre viel Unheil angerichtet worden, besonders in Zeiten der Knappheit und in der Krankenernährung.

Es sei bemerkt, daß auch RUBNER selber die Calorienlehre in ihrer schematischen Form unzureichend erschien. Dafür spricht der von RUBNER aufgestellte Begriff vom Eiweißminimum und von der biologischen Ungleichwertigkeit der Eiweißkörper.

Eiweiß wird in konzentrierter Form als Fleisch der Schlachttiere, als Fisch, Milch und Eier und in sonstigen animalischen Produkten zugeführt. Unzweifelhaft sind dadurch bestimmte therapeutische Wirkungen zu erzielen. Die älteste Nachricht darüber findet sich bei HIPPOKRATES, der zur Behandlung der Nachtblindheit die folgende Verordnung empfiehlt: ,,Gib in Honig tauchend eine Ochsenleber, roh zu verschlingen, die größte, die er nur irgend vermag, ein oder zwei." Der hohe Vitamin A-Gehalt der Leber ist hier entscheidend.

Etwas geringere Dosen von roher Leber, z. B. 250 g täglich, in resistenten Fällen bis zu 1000 g, sofern der Kranke diese Mengen bewältigen kann, sind bekanntlich wirksam bei der perniziösen Anämie (MINOT und MURPHY 1926). Der hohe Gehalt der Leber an Vitamin B_{12} ist hier ausschlaggebend.

Biologisch hochwertiges Eiweiß. Eiweiß besteht bekanntlich aus einer großen Reihe der verschiedenen Aminosäuren, die säureamidartig aneinander gebunden sind. Man nimmt an, daß die volle *Wachstumswirkung* nur bei biologisch hochwertigen Eiweißkörpern bzw. deren Hydrolysaten auftritt, die alle notwendigen Aminosäuren enthalten und die im Darmkanal in die Aminosäuren zerlegt und jenseits der Darmschleimhaut z. T. wieder aufgebaut werden. Mit einem Gemisch der heute bekannten 22 Aminosäuren bzw. der 8 (—10) unentbehrlichen Aminosäuren, die im Casein vorkommen, läßt sich die volle Wachstumswirkung von Casein, auch Stickstoffgleichgewicht bei Mensch und Tier erreichen (s. S. 22); der Eiweißbedarf ist hoch bei Wachstum, Schwangerschaft und Lactation. Schwerste Folgen können auftreten bei *Hypoproteinämie.*

Hypoproteinämie findet sich bei vielen schweren Krankheiten, die mit starkem inneren Verlust von Eiweiß (hohes Fieber, Leberkrankheiten, eingreifende Operationen, perniziöse Anämie u. a.) oder mit äußeren Eiweißverlusten (Wundsekretionen, insbesondere bei Brandwunden, schwere Darm-, Nieren- und Harnwegerkrankungen) einhergehen. Nach einer Magen- und Darmresektion verlor ein Patient in den ersten 10 Tagen Stickstoff entsprechend mehr als 12 Pfund Fleisch (BRUNSCHWIG).

Äußerst empfindlich gegen Hypoproteinämie sind die Fibroblasten (Wiederaufreißen von Wunden) und Osteoblasten (verminderte Bildung von Knochenmatrix mit Ausgang in Osteoporose). Mit der ungenügenden Bildung von Eiweiß vermindern sich die Immunkörper (postoperative Pneumonien, verminderte Resistenz gegen Infektionen). Eine erhöhte Empfindlichkeit gegen Gifte, besonders Lebergifte, wird beobachtet. Die Beweiskraft solcher Beobachtungen wird indessen vermindert durch neuere Versuche über Ersatz von Plasmaeiweiß durch kolloide Plasmaersatzmittel (s. S. 456), die zum Teil einen sehr geringen Einfluß auf den Allgemeinzustand des Tieres ergeben haben.

Ein proteinreiches Getränk wird hergestellt, indem man z. B. 135 g Magermilchpulver, 70 g reines Casein, 20 g Zucker, 20 g Kakao und 1 l Vollmilch durch Aufkochen löst. Etwa $^1/_4$ l enthält 25 g Protein und 25 g Kohlenhydrat; 4 Gläser täglich.

Zur parenteralen Zufuhr stehen Plasmaeiweiß oder fermentativ gewonnene Protein-Hydrolysate zur Verfügung; die letzteren haben ihre Antigennatur verloren. Auch Aminosäuregemische, die durch Säurehydrolyse von biologisch hochwertigem Eiweiß hergestellt werden, sind vollwertig, sofern das hierbei zerstörte Tryptophan und eventuell Cystein künstlich wieder zugesetzt wird. In Gemischen aus reinen, z. T. synthetisch gewonnenen Aminosäuren vermeidet man den Zusatz der toxischen Glutamin- und Asparaginsäure.

Zum Zwecke der *parenteralen Ernährung* werden folgende tägliche Mengen angegeben: 500—1000 cm³ einer 5—10%igen Proteinhydrolysat- oder Aminosäurelösung, 100—150 g Glucose, 8—16 g Kochsalz sowie der tägliche Bedarf an Vitaminen und insgesamt 2500 bis 3500 g Flüssigkeit; hierbei soll die tägliche Harnmenge mindestens 800 cm³ betragen.

Neuerdings wird menschliches Blutplasma — nach Abtrennung der roten Blutkörperchen als Mittel zur Wundheilung — in verschiedene Proteinfraktionen zerlegt (COHN); man erzeugt so ein Fibrinogen, das für sich allein oder mit Thrombin (s. S. 454) von den Chirurgen zu plastischen Massen (für Wundverschlüsse) und zur Blutstillung (Fibrinfilme, Fibrinschaum) verwendet wird; man gewinnt weiter das Immunglobulin (Gammaglobulin), das z. B. zur Prophylaxe der Masern, der infektiösen Hepatitis sowie der Poliomyelitis dient. Als letzte Fraktion werden die Serumalbumine heute salzarm gewonnen, um ihre besonders starken osmotischen Wirkungen auszunutzen (s. S. 416).

Biologisch minderwertiges Eiweiß. Einen Teil der Aminosäuren kann der Körper selbst herstellen, andere dagegen, wie Leucin, Isoleucin, Threonin, Tryptophan, Phenylalanin, Methionin, Valin, Lysin müssen mit der Nahrung zugeführt werden.

Dementsprechend gibt es Mangelsymptome, die auf der Abwesenheit ganz bestimmter Aminosäuren beruhen, wie etwa Lebernekrose bei Methioninmangel, der Tryptophankatarakt der Ratte, die Lysinsterilität des Huhnes, Azoospermie bei Argininmangel. Von Bedeutung nur für Tiere ist die versagende Plasmaeiweißbildung bei Mangel an Cystin (nicht an Methionin). Hochwertiges Eiweiß kann durch unzweckmäßige Behandlung (z. B. mit Oxydationsmitteln) in minderwertiges Eiweiß verwandelt werden.

Fehlen diese lebensnotwendigen Aminosäuren im pflanzlichen Eiweiß, so ist es auch für Wachstum und Regenerationszwecke unterwertig, obwohl es als Energieträger seinem Energiegehalt entsprechend ausgenützt wird. Es besitzt im Gegensatz zu den *Eiweißträgern I. Ordnung einen geringeren biologischen Wert* (KARL THOMAS).

Unterwertiges Eiweiß findet sich z. B. im Leim (ungereinigte Gelatine), der bei der Belagerung von Paris 1871 zum Strecken der Vorräte benutzt wurde. Die Eiweißträger I. Ordnung haben hierbei einen hohen *Ergänzungswert*. Während Gelatine selbst nur $^1/_4$—$^2/_3$ der Gesamtproteine ersetzen kann (MURLIN), genügt ein Zusatz von Cystin und Tyrosin bzw. Tryptophan, daher auch eine Zulage von Milch, Fleisch, Fisch, Käse oder sogar von Kartoffeln, um solches Eiweiß biologisch hoch- oder sogar vollwertig zu machen, sofern es nicht in allzu großen Mengen zugeführt wird. Man sorge nur für Abwechslung, dann werden die Aminosäuren für sich selber sorgen. Auch können gewisse Personen bei strengem Verzicht auf tierisches Eiweiß, ja bei Befriedigung des gesamten Eiweißbedarfs mit Hilfe von Kartoffeln, über kürzere Zeit durchaus vollwertige Arbeit leisten, wie die Selbstversuche von RÖSE nachdrücklich erwiesen haben. Schwerste gesundheitliche Folgen können indessen auftreten, wenn eine für kürzere Zeit harmlose Eiweißunterernährung im chronischen Versuch über Jahre durchgeführt werden sollte.

Andere Eiweißwirkungen werden ziemlich gleichmäßig von vollwertigen und unterwertigen Eiweißarten ausgelöst. Immer findet sich nach hohen Eiweißmengen ein erhöhtes Wärmegefühl, veranlaßt durch die spezifisch-dynamische

3*

Stoffwechselwirkung und verstärkt durch die gefäßerweiternde Wirkung des Fleischgenusses. Das ist besonders bei klimatischen Einflüssen und bei pathologischen Störungen des Wärmegefühls wichtig. Damit einher geht ein fördernder Einfluß auf die Willensvorgänge und eine erhöhte Eignung für kurzdauernde Kraftleistungen, die noch gesteigert wird durch gleichzeitige Zufuhr von Zucker.

Die praktischen Gründe für die gewaltige Zunahme des Fleischkonsums im letzten Jahrhundert liegen auf ganz anderen Gebieten: die gute Handelsfähigkeit, die bequeme und gleichzeitig abwechslungsreiche Zubereitung der Fleischspeisen, der für viele Menschen verführerische Geschmack, das hohe Sättigungsgefühl, die Tendenz zu kompakter, wenig voluminöser Nahrung, besonders bei sitzender Lebensweise und bei anstrengender geistiger Arbeit, und der Mangel an Gärungen und Blähungen. Es sind also weniger biologische als soziale Gründe, die den höheren Fleischkonsum trotz der im allgemeinen hohen Preise herbeiführen.

Demgegenüber sollte man die *toxische Wirkung übertriebenen Eiweißkonsums* berücksichtigen. Während Kohlenhydrate und Fette schlackenlos zu CO_2 und H_2O umgesetzt werden, gehen die Eiweißkörper zum Teil in stickstoffhaltige Endprodukte über (Harnstoff, Ammoniak, Harnsäure, Guanidinabkömmlinge usw.) und geben zur Entstehung von Mineralsäuren Anlaß (H_2SO_4, H_3PO_4), die dem Körper Alkali entziehen. Diese bürden aber auch dem Stoffwechsel und besonders der Leber und Niere eine erhebliche Mehrarbeit auf. *Eiweißzufuhr hat daher einen erhöhten Tagesbedarf an Energie, gemessen in Calorien, zur Folge.*

Die *Niere* von Allesfressern, wie den weißen Ratten, zeigt bei eiweißreichem Futter Hypertrophie und Blutüberfüllung. Auch treten hyaline Cylinder im Urin auf (McCollum). Beim Hunde zeigt sich Hemmung von Diurese und Kochsalzausscheidung; bei gesunden Kindern kann durch Eiweißüberfütterung sogar ein allgemeines Ödem auftreten (Noeggerath). Die experimentelle chronische Nephritis, herbeigeführt durch organspezifisches nephrotoxisches Serum, heilt bei eiweißarmer Ernährung aus, während bei Eiweißbelastung die Versuchstiere unter den Symptomen der progressiven Nephritis zugrunde gehen. Pflanzenfresser, wie Kaninchen, erkranken an schwerer Osteomalacie, da sie die durch den Eiweißabbau entstehenden Säuren nicht neutralisieren können.

Nach den *klinischen Erfahrungen* ist der Genuß von Fleisch und von anderen hochkonzentrierten eiweißhaltigen Nahrungsmitteln bei Herz- und Gefäßkrankheiten, bei allergischer Reaktionsbereitschaft, bei Gicht und Rheumatismus oft unzuträglich. Fälle von Basedow und Tetanie können sich auf eiweißreiche Ernährung akut verschlimmern, der eklamptische Anfall kann dadurch ausgelöst werden. Die Eiweißzufuhr wird häufig bei bestimmten Nierenkrankheiten — nicht dagegen bei der exzessiven Eiweißausscheidung der Nephrosen (s. S. 495) — eingeschränkt, da man eine Verminderung der Albuminurie und sogar der entzündlichen Nierensymptome sehen kann.

Aus bestimmten Aminosäuren entstehen im Stoffwechsel wirksame *Abkömmlinge,* wie Histamin, Adrenalin, Thyroxin. Aminosäuren, wie Histidin, Phenylalanin, Tyrosin, Lysin können beim Diabetiker ähnlich wie die Fettsäuren in Ketosäuren übergehen und damit die Acidosis verstärken. Auch entstehen durch Eiweißfäulnis Fäulnisgifte von bestimmtem Wirkungscharakter, und zwar aus dem Tryptophan — Indol und Skatol, aus dem Tyrosin — die Phenolkörper, aus Histidin — das Histamin; bei der Entstehung der sog. Autointoxikation ist indessen neben diesen Fäulnisgiften die Bakterienflora des Darmes wesentlich beteiligt (s. S. 494). Auch die *Stoffwechselendprodukte* der Eiweißkörper, wie Harnstoff und Ammoniak, sind in pharmakologischer Hinsicht nicht inaktiv. Harnstoff z. B. wird als Regulator der Zellpermeabilität betrachtet (Baur).

Eine besondere Bedeutung besitzt der *Kreatinstoffwechsel.* Diese Substanz liegt im Körper hauptsächlich vor als Kreatinphosphorsäure und steht in Zusammenhang mit der Muskeltätigkeit. Der Kreatingehalt des Harns gibt uns einen Anhalt für den Zustand der quergestreiften Muskulatur, genauer gesagt für den Glykogengehalt. Nach Testosteron vermindert sich das Harnkreatin, weil nämlich ein Ansatz von Muskeleiweiß vor sich geht. Bei bestimmten Muskelerkrankungen wie der progressiven Muskeldystrophie findet sich eine vermehrte Kreatinausscheidung. In den Kreatinstoffwechsel greift das Glykokoll ein (s. S. 260).

Kreatinin ist das Umwandlungsprodukt des endogenen Kreatins; da es restlos durch den Glomerulus abfiltriert wird, auch in den Tubuli der Nieren nicht wieder rückresorbiert wird, so kann man sich durch Injektion von Kreatinin in die Blutbahn und Bestimmung des Kreatinins im Harn ein Bild von der Glomerulusfiltration verschaffen. Von der Eiweißzufuhr sind sowohl Kreatin wie Kreatinin weitgehend unabhängig.

Von den Eiweißkörpern bzw. von den Aminosäuren der Pflanzen leiten sich auch die Alkaloide ab.

Unter **Alkaloiden** versteht man stickstoffhaltige, oft ungemein komplizierte Verbindungen von meist basischen Charakter. Sie finden sich gehäuft in bestimmten Pflanzen und Pflanzenfamilien, seltener — wie z. B. Adrenalin — auch im Tierkörper. In der Natur sind sie meistenteils gebunden an organische Säuren (Essigsäure, Milchsäure, Äpfelsäure und andere) und werden erst durch alkalische Reaktion in Freiheit gesetzt. Viele von ihnen sind durch starke Giftwirkung ausgezeichnet.

Die Grundkörper der Alkaloide sind gewöhnlich stickstoffhaltige Ringsysteme, die man auch zur Einteilung der Alkaloide verwendet.

Hierzu zählen das *Phenyläthylamin* (s. S. 320) als Baustein von Adrenalin, Ephedrin, Mescalin und anderen; das *Pyridin* ist enthalten im *Nicotin*. Der *Piperidinkern* liegt zugrunde dem Coniin, Arecolin und Lobelin (s. S. 340), und zwei dieser Kerne kondensiert bilden den Grundkörper der Pelletierine.

Der *Pyrrolkern* findet sich ebenfalls im Nicotin (s. S. 274). Wichtige Alkaloide entstehen durch die *Kondensierung von Pyrrolidin und Piperidinringen*; dadurch entsteht das *Tropin* mit den Tropinabkömmlingen Atropin und Scopolamin (s. S. 268) und das nahe verwandte *Ekgonin* mit seinen Abkömmlingen Cocain und Tropacocain (s. S. 238). Der *Chinolinring* ist der Baustein der Chinaalkoloide, darunter besonders Chinin und Chinidin (s. dort). Das *Isochinolin* liegt dem Papaverin (s. S. 220), Narcotin, Hydrastin, Emetin zugrunde. *Imidazol*abkömmlinge sind Histamin und Pilocarpin. Die *Phenanthren*gruppe umfaßt Morphin, Codein und andere (s. S. 224) sowie Colchicin. Zu den *Purin*körpern zählen Coffein und seine Verwandten (s. S. 330).

Die Kohlenhydrate sind in einer biologisch ausgeglichenen Nahrung die wichtigsten Energieträger. In dieser Form ist Stoffwechselenergie am billigsten.

Kohlenhydrate sind aber auch physiologisch gesehen besonders zweckmäßig, um Höchstleistungen zu ermöglichen. Sie werden vor allem leicht und ohne Verluste zu Glykogen aufgebaut und werden aus den Glykogenspeichern auffallend rasch wieder zur Verfügung gestellt. Die Muskelarbeit wird bei kohlenhydratreicher Ernährung besonders wirtschaftlich (KROGH). Durch die schlackenlose Verbrennung erfolgt die geringste Belastung der Ausscheidungsorgane. Kohlenhydrate wirken eiweißsparend (VOIT); durch große Kohlenhydratmengen konnte das Eiweißminimum bis auf 27 g vermindert werden (HINDHEDE). Sie ermöglichen die Verbrennung der Fette und wirken zwar nicht ketolytisch, wie man früher annahm, wohl aber antiketogen; beim Menschen sind hierzu etwa 40—50 g täglich erforderlich.

Die obere Grenze für die Kohlenhydratzufuhr ist für die niedrigmolekularen Zucker leicht nachzuweisen. Gibt man einer gesunden Versuchsperson mehr als 150 g *Traubenzucker* (Glucose oder Dextrose), so tritt dieser z. T. unverändert in den Urin über. Die Leber kann die Menge auf einmal nicht bewältigen. Von *Galaktose*, dem Spaltprodukt des Milchzuckers, kann der Körper noch viel weniger umsetzen (s. S. 373). Der Diabetiker ist bekanntlich nicht in der Lage, die in der üblichen Nahrung enthaltenen Kohlenhydratmengen zu verarbeiten. Dagegen wird Sorbit bzw. Sionon von solchen Patienten besser verwertet (s.S. 94).

Ähnlich wie Sorbit verhält sich das Inulin, eine Stärkeart, die bei der Hydrolyse Fructose liefert, die auch als solche vom Diabetiker besser vertragen wird.

Führt man übergroße Mengen höhermolekularer Kohlenhydrate zu, so werden beim Menschen mit sitzender Lebensweise oder bei Mangel an körperlicher Betätigung ein Gefühl von Völle im Magen und andere dyspeptische Beschwerden erzeugt (s. S. 365). Ein Übermaß von Kohlenhydraten führt, auf dem Wege über eine Mobilisierung von Insulin, zu starkem Hungergefühl. Es läßt sich so eine Mästung erzielen mit Ansatz von Fett und Retention von *Wasser und Salz* in den Geweben. Besonders auffällig ist die Wasserretention beim Mehlnährschaden des Kindes. Auch bei Zuckerkranken, die mit Hafer ernährt werden, treten gelegentlich Ödeme auf.

Eine Ausscheidung von Zucker im Harn findet sich nicht nur beim Diabetiker, sondern auch nach vielen Vergiftungen und gelegentlich nach Arzneistoffen, wie Nitroglycerin, Amylnitrit u. a. Öfters wird fälschlicherweise Harnzucker angenommen, wenn nur eine Ausscheidung von Glucuronsäure vorliegt.

Zuckerarten. Unter den in der Therapie gebräuchlichen Zuckerarten unterscheidet man die *Monosaccharide* wie Dextrose, Lävulose, Galaktose, *Disaccharide* wie Rohrzucker, Maltose und Milchzucker, die *Polysaccharide* wie pflanzliche und tierische Stärke (Glykogen). Zuckerähnlich sind auch z. B. die durch Reduktion von Hexosen und Pentosen entstehenden höheren Alkohole wie Mannit (s. S. 387) und Sorbit. Die verschiedene Wirkung der Zuckerarten hängt zum Teil mit der verschiedenen Resorptionsgeschwindigkeit zusammen. Während die Monosaccharide als solche zur Resorption kommen, müssen Disaccharide erst im Magen-Darm zerlegt werden. Bei guter Verdauungstätigkeit werden sie nahezu ebenso rasch wirken wie die Monosaccharide; bei dyspeptischen Zuständen dagegen ist mit schlechter Spaltung und Verlangsamung der Resorption zu rechnen. Besonders langsam werden resorbiert der Milchzucker, der daher auch in Dosen von 10—15 g eine, wenn auch unsichere Abführwirkung entfaltet, sowie Mannit, der nach 30—50 g sicher abführend wirkt. Aber auch bei allen anderen Zuckerarten wird nach höheren Dosen Durchfall beobachtet.

Traubenzucker (Dextrose oder Glucose) wird hergestellt durch Hydrolyse von Rohrzucker oder Stärke der verschiedensten Herkunft. Er ist ausgezeichnet — ähnlich wie Mannose und Galaktose — durch *nutritive Wirkungen*. Er gilt allgemein z. B. bei sportlichen Leistungen als Tonicum (Dextropur); wird $^1/_2$ bis 1 Std. vor sportlicher Übung Traubenzucker gegeben, so zeigt sich eine verminderte Säurebildung bei der nachfolgenden Muskeltätigkeit; an sonstige häufige Ursachen der *Hypoglykämie* (erhöhter Stoffwechsel, Schockzustände, Blutverluste, Epilepsie, Schwangerschaftserbrechen, Seekrankheit u. a.) sei erinnert. Zucker bildet nämlich das gewöhnliche Brennmaterial für die Tätigkeit der Organe; es genügt nicht, daß die tätige Zelle genügend mit O_2 versorgt wird; bei örtlichen Kreislaufstörungen z. B. kann die Verarmung des Gewebes an Zucker gefährlicher werden als die gleichzeitige Verarmung an O_2; sie ist z. B. die eigentliche Ursache der anoxämischen Muskelkontraktur und anderer pathologischer Gewebsveränderungen. — Der Zuckerverbrauch des Hundeherzens beträgt z. B. 4 mg Traubenzucker pro Minute pro Gramm Herzmasse (STARLING). Schon am anscheinend gesunden Herzen aber auch an anderen Organen wird im Tierversuch sehr häufig eine Verbesserung der Tätigkeit durch Traubenzucker beobachtet. Dramatische Kreislaufwirkungen sieht man nach Traubenzucker im Zustand der Inanition und Acidosis, z. B. auch nach langwierigen Eingriffen. In klinischen Fällen von Ernährungsstörungen des Herzmuskels, insbesondere bei diphtherischer Myokardschädigung, ist sehr häufig eine verbesserte Herztätigkeit und ein gesteigerter Blutdruck beschrieben worden. Geringe Mengen einer 50%igen Lösung sind bei gleichem Zuckergehalt für das Herz unschädlicher als große Mengen einer isotonischen Lösung, wodurch ein vermehrtes Minutenvolumen und eine schwere Belastung des Herzens erfolgen kann. Infusion von Traubenzuckerlösung ist oft bei Kindern wichtig, um die Nierenfunktion in Gang zu halten. Traubenzucker führt zur Ausschüttung von Insulin und ist weiter das wichtigste Mittel zum Leberschutz (s. S. 373). Zucker ist „Digitalis für die Leber". Er ist halb so süß wie Rohrzucker, kann daher in Fällen von Inanition in größeren Mengen als

Rohrzucker zugeführt werden (bis zu 250 g entsprechend etwa 1000 Cal. täglich mit Grape-fruit- oder Citronensaft); rectal wird Traubenzucker nicht resorbiert.

Die 5%ige Lösung ist isotonisch, eignet sich aber nur ausnahmsweise zur subcutanen Injektion, da Infiltrate auftreten können, so daß die intravenöse Infusion gebräuchlich ist; diese entfaltet nutritive Wirkungen und findet weitestgehend Anwendung zur Behandlung der Exsiccose sowie zur Bekämpfung hypoglykämischer und acidotischer Zustände (in Hunger, bei hohem Fieber, schweren Toxämien u. a.). Wie alle anderen Zuckerarten entfaltet auch der Traubenzucker in hypertonischen Lösungen starke osmotische Wirkungen (s. S. 415). 50%ige Dextroselösung dient auch zur Verödung von Varicen (5—20 cm³).

Für die intravenöse Injektion bestimmte Traubenzuckerlösungen enthalten nach aus-ländischen Nachrichten oft Bakterientoxine (sog. Pyrogene), die mit den üblichen Metho-den der Reinigung und Sterilisation nicht zu entfernen sind und die schwere Zwischen-fälle verursachen können. Daher sollte man die Handelspackungen bekannter pharmazeu-tischer Firmen benutzen. — Bei Glucoseinfusion kann unter Umständen der Kochsalzspiegel in gefährlicher Weise gesenkt werden, so daß man nach Möglichkeit gleichzeitig Kochsalz infundieren sollte; nach großen Mengen kann Wasservergiftung eintreten.

Fruchtzucker wird schneller als Traubenzucker zu Glykogen aufgebaut; es bedarf dabei nicht der Gegenwart von Insulin. Eine Steigerung der Blutglucose tritt erst nach höheren Dosen auf, ausgenommen bei Leberschaden. Seine Süßkraft ist nahezu doppelt so stark wie die von Rohrzucker. Er ist wichtig für die Ernährung des Diabetikers und zum Leber-schutz z. B. als *Lävosan*.

Rohrzucker (Saccharose) wird bei uns hauptsächlich aus Zuckerrüben (Beta vulgaris) gewonnen; er liefert bei der Hydrolyse Traubenzucker und Fruchtzucker und bildet unser meist gebräuchliches Süßmittel und eines unserer wichtigsten Nährmittel. Verglichen mit dem Traubenzucker besitzt er geringe örtliche Reizwirkung, ja Rohrzucker vermindert z. B. die Reizwirkung der Fruchtsäuren. Bei dyspeptischen Zuständen dagegen kann er weniger gut vertragen werden. Gar bei Diabetikern kann er gefährliche Symptome auslösen (s. S. 87). Rohrzucker ist in allen offizinellen Sirupen enthalten; Sirupus simplex ist nichts anderes als eine 60%ige wäßrige Lösung von Rohrzucker. Dieser ist in früherer Zeit auch zur Herstellung pharmazeutischer Zuckerkonserven verwandt worden und ist hier zu emp-fehlen, da viele chemische Stoffe durch den Zusatz von Zucker stabilisiert werden. Nach intravenöser Injektion wird er nicht abgebaut, überschreitet nicht die Liquorschranke und besitzt starke osmotische Wirkungen, ist indessen ein Nierenschädling.

Die offizinellen *Sirupe* bilden eine zweckmäßige Arzneiform für das Kindesalter. Es seien aufgeführt: Sirupus Ipecacuanhae, — Liquiritiae, — Mannae, — Menthae piperitae, — Rhamni catharticae, — Rhei, — Senegae, — Sennae, — Thymi compositus. Sie werden ausnahmslos per Kinderlöffel verordnet.

Milchzucker (Lactose) ist ein Disaccharid, das bei der fermentativen Spaltung in Trauben-zucker und Galaktose zerfällt. Diese Spaltung geht im Kindesalter besonders rasch, später langsamer vor sich. In Substanz dient Milchzucker wegen seiner langsamen Resorptions-geschwindigkeit als mildes Abführmittel (15 g in Wasser vor dem Frühstück). Er besitzt auch eine leichte diuretische Wirkung. Seine Verwendung als Constituens und Corrigens von Pulvern ist weit verbreitet, da er verglichen mit anderen Zuckerarten besonders wenig hygroskopisch ist. Er schmeckt kaum noch süß, eignet sich daher als Calorienträger u. U. besser als Rohrzucker und Traubenzucker; er stellt eine reizlose Pudergrundlage dar.

Malzzucker (Maltose) zerfällt bei der Hydrolyse in zwei Moleküle Traubenzucker. Er ist besonders in Malz enthalten, einem durch Keimung von Gerste technisch gewonnenen beliebten Nährmittel. In Malz und in Malzextrakt sind indessen neben dem Zucker noch Vitamine, Mineralsalze und anderes enthalten.

In vielen therapeutisch verwendeten Pflanzenstoffen sind Zuckerreste enthalten, durch die die Wirksamkeit der Grundkörper gewöhnlich gesteigert wird. Man spricht von *Glykosiden* und unterscheidet Blausäure-, Senföl-, Digitalis-, Saponin-, Anthrachinon-, Bitterstoff-glykoside. Diese zerfallen bei der Einwirkung von Säuren oder von spezifischen Fermenten wieder in ihre Bestandteile unter Auftreten von Aglykonen und freiem Zucker.

Fette. Nächst den Kohlenhydraten sind die Fette die wichtigsten Energie-träger. Zudem ist eine gewisse Menge an Fetten wohl lebensnotwendig (s. S. 61), was auch in Versuchen an Hunden nachgewiesen wurde, die nach Monaten oder gar Jahren von fettfreier Ernährung an typischen Haut- und Haarkleidveränderungen erkrankten, die durch Zulagen von Fett geheilt wurden (A. E. Hansen u. H. F. Wiese). Die täglich notwendige Menge von Fett wird auf 25 g geschätzt, jedoch ist wohl nicht der Bedarf an Fett, sondern an *essentiellen Fettsäuren* (s. S. 61) das Entscheidende.

Die Fette befriedigen, wie kein anderer Nährstoff, das *Hungergefühl.* Während Kohlenhydrate größtenteils innerhalb von 3 Std. aufgesaugt werden, geht die stärkste Resorption der Fette erst in der 3.—6. Std. nach der Mahlzeit vor sich; daher z. T. der *hohe Sättigungswert der Fette* und die Verbesserung der *körperlichen Leistungsfähigkeit* des Schwerarbeiters, die durch Hungergefühl beeinträchtigt wird. Fette sind *Träger und Resorptionsvermittler von wichtigen Vitaminen.* Sie führen zur *geringsten Belastung des Darms,* da sie im kleinsten Volumen das Höchstmaß an Energie enthalten (9,3 Cal. je Gramm) und so gut wie vollständig resorbiert werden; auch werden sie in nahezu reiner Form verzehrt, während das Volumen von Eiweiß und Kohlenhydraten durch den natürlichen Wassergehalt der Lebensmittel, auch durch Unverdauliches oder das Einströmen der Verdauungssäfte um das Vielfache vergrößert wird. Fette sind *keine Überträger von Infektionskrankheiten;* im Vergleich zu Eiweiß und Kohlenhydraten führen sie *äußerst selten zu abnormen Zersetzungsvorgängen* im Darm und kaum zur Bildung von Darmgasen. Man kann Fette bekanntlich nur in Mischung mit Kohlenhydraten und Eiweißträgern genießen; zudem bietet die Natur selbst uns diese lebensnotwendigen Nahrungsmittel mit einem mehr oder weniger großen Gehalt an Fett, darunter Nüsse, Hafer, Hering, selbst mageres Fleisch der Schlachttiere. Bei hohem Energiegehalt der Nahrung kann zwar der einzelne Mensch für kurze Zeit sich annähernd fettfrei ernähren und körperlich leistungsfähig bleiben, da sich die lebensnotwendigen Fette zum Teil aus Kohlenhydraten bilden können; ob dies bei niedrigem Energiegehalt der Nahrung in Zeiten knapper Ernährung allgemein für den Menschen zutrifft, ist äußerst zweifelhaft; bei extremem Fettmangel beobachtet man vielmehr einen erhöhten Zerfall von Protoplasmaeiweiß. Fette sind zudem *küchentechnisch* nahezu unentbehrlich; Mangel an Fett ist eine Quelle des Mißvergnügens.

Man unterscheidet Fette mit mehr *gesättigten* und mit mehr *ungesättigten* Fettsäuren. Die ersteren finden sich z. B. in den Fettdepots des Unterhautzellgewebes. In der Leber treten mehr ungesättigte Fettsäuren auf; das Gewebsfett besteht hauptsächlich aus ungesättigten und hochungesättigten Fettsäuren. In derselben Reihenfolge nimmt die Oxydationsgeschwindigkeit der Fettsäuren zu, auch wenn sie in Form von Lecithin oder von Cholinestern vorliegen. Die gute Ausnutzbarkeit der Fette im Darm verdankt man teilweise dem Gehalt an Ölsäure, wobei die bessere Schmelzbarkeit und Emulgierfähigkeit der Fette mit ungesättigten Fettsäuren zu bedenken ist.

In größerer Menge zugeführt, sind die Fette schwer verdaulich und wirken, besonders aber die Pflanzenöle, wie Olivenöl und Sesamöl, *abführend.* Die wichtigste Störung der Fettverbrennung aber ist das Auftreten von *Ketonkörpern,* die nach dem Knoopschen Schema der *β-Oxydation* aus den Fettsäuren, aber auch aus bestimmten Aminosäuren gebildet werden.

In den Anfangsstadien dieser Stoffwechselstörung tritt zunächst nur Aceton im Harn auf. Erst bei fortschreitender Störung werden neben wenig Acetessigsäure mehr oder weniger große Mengen von β-Oxybuttersäure (bis 200 g und mehr) abgegeben. Sogar beim Gesunden kann nach vorausgegangener reiner Kohlenhydratnahrung und bei minimaler Eiweißzufuhr durch Fettdiät ein acidotisches Koma experimentell erzeugt werden. Praktisch wichtig ist auch die *Hungeracidosis* sowie das *acetonämische Erbrechen* (s. S. 169), die notfalls auch mit intravenösen Traubenzuckerinjektionen zu behandeln sind; durch Acidosis weiterhin gefährdet sind die Fälle von Leberkrankheit, Diabetes, chronischem Alkoholismus u. a. Der normale oder erhöhte Glykogengehalt der Leber bildet eine Voraussetzung für die Fettverbrennung. Auch Insulin und z. B. Äthylalkohol besitzen antiketogene Eigenschaften, und von Nahrungsmitteln ist besonders der Hafer erwähnenswert. Im *arbeitenden* Muskel findet eine lebhafte Ketonkörperverbrennung statt. Im Experiment am Säugetiermuskel kann dadurch bis zu 75% des Energiebedarfs gedeckt werden, der im Normalgeschehen von den Kohlenhydraten allein bestritten wird (BLIXENKRONE-MÖLLER).

Die Überfütterung mit Fetten führt besonders bei Anwesenheit freier Fettsäuren infolge von Ranzigkeit gelegentlich zu Magenbeschwerden. In zweifelhaften Fällen läßt sich die Reizwirkung durch Einträufeln des Fettes oder Öls in das Tier- und Menschenauge leicht feststellen. Durch vorherige starke Erhitzung der Fette kann das noch verschlimmert werden, da hierbei unter Umständen erhebliche Mengen von *Acrolein* auftreten, das ebenfalls stark örtlich reizt. Zudem treten bekannte und unbekannte Schlacken auf, die der Körper nicht umsetzen kann; hierzu gehört der u. U. hohe Cholesteringehalt der tierischen Fette.

Die *Fettsucht* kann ätiologische Bedeutung bei vielen Krankheiten erhalten, so bei Arteriosklerosis, Diabetes mellitus, Hypertension, Myokardinsuffizienz, Cholelithiasis, Skeletveränderung, kann auch zu Störungen der Geschlechtsfunktionen führen. Bei Überfütterung mit Schmalz und Rinderfett sind bei Ratten Myokardschäden aufgetreten, die durch Beigabe von Cholin verhindert wurden (BEST u. a.); ähnliches zeigt sich beim Menschen.

Die Fette des Unterhautzellgewebes bilden eine *Isolation* gegen *Kälte* und einen Schutz gegen mechanische Stöße. Sie dienen der *Fixierung der Organe*, so daß beim Schwund der Fette Neigung zu Hernien, zur sog. Wanderniere und Uterussenkung einsetzen kann.

Zu den Fettsäuren zählen auch solche cyclischer Natur, die im Chaulmoograöl (s. dort) vorkommen, sowie die neuen von LEHNARTZ dargestellten ungesättigten Fettsäuren, welche beim Meerschweinchen eine Immunität gegen Infektion mit virulenter Tuberkulose herbeiführen. Andere verzweigte Fettsäuren sind wesentlich beteiligt an der anfänglich beobachteten Giftigkeit synthetischer Speisefette, die bekanntlich durch Oxydation von Erdölparaffinen mit anschließender Glycerinveresterung gewonnen werden (W. KEIL). Ungesättigte höhere Fettsäuren wie Linolensäure u. a. (im Lebertran oder auch pflanzlichen Fetten) können beim Hühnchen eine exsudative Diathese mit Blutungen, auch Encephalomalacie zur Folge haben, ein Effekt, der durch Zugabe des Antioxydans Vitamin E verhindert wird (H. DAM).

Zusammen mit den Fetten und Fettsäuren gehören **Cholesterin** und **Lecithin** zur Gruppe der *Lipoide*. Die beiden Stoffe sind in physikalisch-chemischer Beziehung Antagonisten. Cholesterin führt mit Fetten zu „Wasser in Öl"-Emulsionen, Lecithin zu „Öl in Wasser"-Emulsionen. Sie entfalten auch entgegengesetzte Wirkung auf die Permeabilität der Zellmembranen: Lecithin bewirkt eine erhöhte Durchlässigkeit, Cholesterin eine Abdichtung. Cholesterin führt zur Verfettung der Leber, Lecithin verhindert dies.

Cholesterin gehört wie das nahe verwandte Ergosterin (s. S. 56) zu den *Sterinen*. Es wird größtenteils in einer Menge von etwa 1,5—2,0 g im Körper synthetisiert, sogar aus ganz einfachen Verbindungen wie aus Essigsäure. Bei fettreicher Ernährung können bis zu 1,4 g Cholesterin täglich zusätzlich eingeführt werden. Einen besonders hohen Cholesteringehalt (etwa 8%) besitzen Eigelb und Eigelbpulver, weiterhin Butter, Sahne und fettes Fleisch. Wollfett besteht hauptsächlich aus Cholesterinestern (s. S. 121). Im Körper geht Cholesterin teilweise in Cholesterinester über und entsteht auch wieder aus diesen. Die Fähigkeit der Cholesterinzerstörung und Ausscheidung ist sehr beschränkt. In Tierversuchen kumuliert es daher und führt zur *Verfettung der Leber* und zu *arteriosklerotischen* Veränderungen. Bei Hunden ist hierzu Cholesterinzufuhr über 1 Jahr erforderlich; die so gesetzte Läsion entspricht nach Lokalisation und histologischem Befund der Arteriosklerose des Menschen. Die Ausscheidung erfolgt durch die Galle.

Beim Eindicken der Galle in der Gallenblase infolge Wasserresorption fällt Cholesterin leicht aus, da es als sehr schwer wasserlöslicher Stoff nur durch die Anwesenheit der hydrophilen Gallensäuren und durch andere komplizierte Löslichkeitsbedingungen in kolloider Lösung erhalten wird, und kann dann — unter Mitwirkung organischer Kristallisationskerne und beim Vorliegen einer steinbildenden „Diathese" — zur Bildung von *Cholesterinsteinen* Anlaß geben.

Der Cholesterinspiegel im Blut ist von der Ernährung abhängig. Die mongolischen Völker pflegen relativ wenig von den inkulpierten Nahrungsmitteln zu sich zu nehmen bei einem Cholesterinspiegel von 100—140 mg-%; in westlichen Ländern sind Werte von 200—400 mg-% nicht selten, auch ohne innersekretorische Störung. Cholesterinarme Ernährung kann in solchen Fällen innerhalb von 6 Monaten zu einem Abfall der Cholesterinwerte um 100 mg-% führen. Der Cholesterinspiegel ist ferner abhängig von *innersekretorischen Einflüssen* (Inselorgan, Schilddrüse, Sexualdrüsen, Hypophyse u. a.). Besondere Beziehungen bestehen zur *Nebennierenrinde*, die als Speicherorgan der Lipoide betrachtet wird und die bei Hypercholesterinämie jeder Art hypertrophiert (z. B. auch bei chronischer Nephritis, Diabetes u. a.); exorbitant hohe Cholesterinwerte finden sich bei Nephrosis und Xanthomatosis sowie oft bei Diabetikern im Stadium der Acidosis; je höher der Cholesterinspiegel, desto größer ist die Gefahr der Arteriosklerose. Cholesterin wird als „materia peccans" der Atherogenese bezeichnet (ANITSCHKOFF). Eine entscheidende Rolle spielt hier die *Cholesterinolyse* (KEESER), d. h. eine erhöhte Löslichkeit von Cholesterin z. B. in Gegenwart von Ölsäure und von essentiellen Fettsäuren (s. S. 61). In den Stoffwechsel des Cholesterins — aus Versuchen an atheromatösen Hühnchen erschlossen — greifen die Vitamine A und D ein; die Wirkung von B_6 und B_{12} wird debattiert.

Praktisch wichtige Umsetzungen gehen zwischen dem Cholesterin und den Saponinen vor sich.

Saponine sind Stoffe glykosidischer Natur, deren Grundskelet dem des Cholesterins sehr ähnlich ist, nur unter Hinzutreten von Zuckerresten. Sie kommen in der Natur in vielen Pflanzen, auch in Nahrungsmitteln wie Mangold, Spinat u. a. vor. Mit Wasser geschüttelt schäumen sie ähnlich wie Seife (Seifenkraut, Seifenwurzel). Sie vermögen Fett und fettartige Stoffe zu emulgieren und deren Resorption im Darmkanal zu beschleunigen; hier ist eine Auflockerung der Schleimhäute nachzuweisen, die z. B. auch zur verstärkten Resorption von Calciumsalzen führt (Calcium-Resorpta). Zu ihnen zählen unter anderem das Digitonin aus Folia Digitalis, die wirksamen Stoffe aus Radix Senegae und Cortex Quillajae und von Giftstoffen, besonders Githagin aus dem Samen der Kornrade (Agrostemma Githago) sowie das *Fagin* aus den Bucheckern.

Saponine sind als *allgemeine Zellgifte* anzusehen. Sie haben im Magen örtlich reizende Eigenschaften und entfalten — als Fernwirkung damit zusammenhängend — expektorierende Eigenschaften (s. S. 349). Sie führen zur *Hämolyse* der roten Blutkörperchen, auch im isotonischen Medium, und zwar wegen ihrer chemischen Affinität zu den Lipoiden der Zelloberfläche. Diese Giftwirkungen werden *durch Cholesterin aufgehoben*, das sich chemisch mit den Saponinen verbindet (WINDAUS). Auch andere hämolytische Gifte, z. B. die Lysine im Kobragift oder in hämolytischen Bakteriengiften, sowie Natriumoleat werden durch Cholesterin oder cholesterinhaltiges Serum entgiftet. Githagin soll mit der Leprainfektion zu tun haben.

Wichtige andere **Sterine** sind das Ergosterin sowie die männlichen und weiblichen Geschlechtshormone, auch die Hormone der Nebennierenrinde. Weiter bestehen nahe chemische Beziehungen zu den Digitalisglykosiden, ferner zu den Gallensäuren und zu bestimmten carcinogenen Stoffen.

Auch die **Lecithine** und das verwandte **Sphingomyelin** bzw. **Cephalin** bilden
einen wichtigen Baustein jeder Zelle. Unter Lecithinen versteht man bekanntlich
die verschiedenen Fettsäure-Phosphorsäureester des Cholins, eines Stoffes, der
in engster Beziehung zum Leberfett steht (BEST; s. S. 375). Die wichtigsten in
Lecithinen vorkommenden Fettsäuren sind die hochungesättigten Arachidon-
und Linolensäure (s. S. 61). Es wird angenommen, daß Lecithine Zwischenprodukte des Fettabbaus darstellen. Auch bestehen Beziehungen zum *Wasser-
stoffwechsel.*

Bei der peroralen Verordnung von Lecithinpräparaten ist zu bedenken, daß es — außer
bei Cholinmangel — im Körper synthetisiert werden kann, wie durch Versuche mit radioaktivem Phosphor nachgewiesen, daß weiterhin bei der gewöhnlichen gemischten Ernährung
mindestens 5,0 g Lecithin zugeführt werden, wobei z. B. das Eigelb 6,8% Lecithin enthält,
und daß verglichen damit die therapeutisch zugeführten Lecithinmengen unbedeutend sind.
Zudem wird das Lecithin im Magen-Darm-Kanal in seine Bestandteile gespalten.

Mit der Nahrung werden auch erhebliche Mengen von **Purinkörpern** (Adenin
und Guanin) und der nahe verwandten **Pyrimidine** (Thymin, Cytosin, Uracil)
eingeführt. Diese werden aber bei purinfreier Ernährung (Milchdiät) auch im
Körper selber gebildet. Das Endprodukt des Purinabbaus ist die Harnsäure.

Purinkörper sind in großen Mengen enthalten in den Nucleoproteiden des
Zellkernes (MIESCHER). Aus diesen bilden sich durch Abspaltung einfacher
Eiweißkörper die Nucleinsäuren, die im weiteren Abbau Phosphorsäure, Ribose
oder Desoxy-Ribose und Purinkörper liefern. Es ist fraglich, ob durch zu
geringes Purinangebot eine Mangelkrankheit entstehen kann.

Gut bekannt ist seit einiger Zeit die Rolle gewisser Purinkörper im Kohlenhydratstoffwechsel. Sie sind zusammen mit der Kreatinphosphorsäure bei den Phosphorylierungs-
vorgängen tätig (LOHMANN u. a.). Hierher gehören auch die *Co-Zymase* von EULER und das
Co-Enzym des gelben Atemferments von WARBURG, die nicht nur in die Phosphorylierung,
sondern besonders in die Oxydoreduktionen eingreifen.

Bei der *Gicht* kommt es bekanntlich zur Anhäufung von Harnsäure im Körper bis zum
15fachen der Norm (mit radioaktiver Methode bestimmt) und zur Ablagerung von Harnsäurekristallen in der Knorpelsubstanz der Gelenke in Form von Gichtknoten (Tophi)
sowie der Nierentubuli. Gleichzeitig erfolgt eine Erhöhung des Harnsäuregehalts des Blutes
(10 mg statt etwa 3 mg je 100 cm³) und besonders vor den Anfällen eine Abnahme der Harnsäureausscheidung. Es sind eine Reihe von Krankheiten bekannt, in denen ebenfalls der
Harnsäuregehalt des Blutes erhöht ist (Leukämie, Nephritis, Pneumonie, Toxämie u. a.)
und bei denen es nicht zur Ablagerung von Harnsäurekristallen kommt. Daher ist die
Ursache dieser Ablagerungen unklar. Indessen wird die Gicht durch Harnsäureausschwem-
mung mittels Salicylsäure (Salicylate, Aspirin), durch ACTH und Cortison und durch Phenylchinolincarbonsäure (s. S. 222) weitgehend beeinflußt. Betreffs Colchicin s. S. 223.

c) Vitamine

Als *Vitamine* bezeichnet man eine Gruppe von lebensnotwendigen organischen
Stoffen, die in jeder gut ausbalancierten Nahrung zur Genüge enthalten sind,
deren Fehlen indessen bestimmte *Avitaminosen* zur Folge hat. Sie stehen in
engster Beziehung zu Hormonen und Fermenten.

In der früheren Ernährungslehre, die von LIEBIG begründet wurde, und
deren Weiterentwicklung wir RUBNER verdanken, war für diese Vitamine kein
Platz. Die calorimetrischen Methoden mußten hier vielmehr versagen, da
Vitamine *nicht durch ihren Energiegehalt*, sondern durch ihre *katalytischen Eigenschaften* wirken. Auch waren alle pathologischen und bakteriologischen Methoden
für die Aufklärung der Avitaminosen ungeeignet.

Der Umschwung erfolgte gegen das Jahr 1910 auf Grund der Arbeiten von EIJKMAN, STEPP, HOPKINS. Er war nur durch das Tierexperiment möglich. Seitdem hat auf diesen Gebieten, und besonders durch die Mitarbeit der Chemiker, eine ungeheure Entwicklung stattgefunden; eine große Reihe von Avitaminosen ist erkannt worden, die durch die Auffindung der betreffenden Vitamine und durch ihre Gewinnung im großen heute ihren Schrecken verloren haben.

Der Wert chemischer Forschung. An sich sollte man glauben, daß es genügen würde, den Gehalt der Lebensmittel an diesen Stoffen zu kennen, um Mangelkrankheiten zu vermeiden und zu heilen, und daß es unnötig wäre, sie in reiner Form zu besitzen. Demgegenüber muß betont werden, daß die chemische Aufklärung dieser Stoffe den ersten Schritt zu einer Weiterarbeit in den verschiedensten Richtungen bildete. Sie führte zunächst zu chemischen Identitätsnachweisen und zu Methoden zur Bestimmung der Vitamine in Nahrungsmitteln, Blut, Gewebe, Harn u. a. und ermöglichte als weiteren Fortschritt die Diagnose des spezifischen Vitaminmangels. Dabei hat sich in *wissenschaftlicher Hinsicht* z. B. ergeben, daß auch unter den chemischen Verwandten wirksame und manchmal recht einfache Stoffe zu finden sind, wobei unter anderem auch die Beziehungen zwischen chemischer Konstitution und pharmakologischer Wirkung weitgehend aufgeklärt wurden. Von ganz besonderer Wichtigkeit ist die chemische Vitaminforschung für die Aufklärung der *Fermentreaktionen*, die im Körper ablaufen; viele, vielleicht alle Vitamine werden nämlich als prosthetische Gruppe in bestimmte Fermente eingebaut. Auch sind die Vitamine zum größten Teil identisch mit den *Bakterien- und Hefewuchsstoffen*, und der Besitz der reinen Vitamine erlaubt uns daher eine vertiefte Einsicht in das Bakterien- und Hefeleben, eine Arbeitsrichtung, die von dem Pharmakologen IDE begründet worden ist. Sie hat dazu geführt, daß eine ganze Reihe von Vitaminen (Pantothensäure, p-Aminobenzoesäure, Folinsäure, Biotin, B_{12}), zunächst im Bakterien- oder Hefetest aufgefunden, erst nachträglich als Vitamine entlarvt wurden.

Die rein dargestellten Stoffe ermöglichten in *praktischer Hinsicht* eine *exakte Dosierung*, und erst dadurch wurden die Vitamine zu *Arzneistoffen*, die nach den Grundsätzen der Arzneitherapie angewandt werden können. Weiterhin wurde die *Bestimmung des Vitamingehaltes in Harn, Blut und Geweben* möglich, wodurch sichere Indikationen der Anwendung geschaffen wurden. Die Vitamine greifen mehr oder weniger tief in den Kohlenhydrat-, Fett- und Eiweißstoffwechsel jeder Zelle ein, daher man z. B. alle Vitamine unterschiedslos im *Wachstumstest* untersuchen kann; bei den meisten Funktionen des Körpers sind alle Vitamine mehr oder weniger beteiligt und dienen dann z. B. dem *Epithelschutz* (Vitamin A, B_1, B_2, B_6, Nicotinsäure, Biotin u. a.), dem *Leberschutz* (Vitamin B_1, B_2, B_{12}, Nicotinsäure), zur Behandlung von *Blutkrankheiten* (Vitamine A, B_1, B_2, B_6, Folinsäure, B_{12}, C, K u. a.), der *Zahncaries* (Vitamin A, B_1, C, D u. a.), der *capillarabdichtenden* Wirkung (Rutin, D, E, K), um nur wenige Beispiele zu nennen. Wegen der großen Schwierigkeit, im Einzelfall das wirklich fehlende Vitamin sicher zu erkennen, verlangt die Praxis nach *künstlichen Vitaminmischungen* in exakter Dosierung, die aus den 3, 4 oder 6 oder gar wie in Multibionta aus 11 Hauptvitaminen bestehen und die heute von der chemischen Industrie angeboten werden können. Die Herstellung der Vitamine im großen hat indessen vielfach auch zu *mißbräuchlicher Anwendung* geführt; ein Zuviel an Vitaminen wird gewöhnlich nutzlos vertan, da prompt mit dem Harn ausgeschieden.

In *praktischer Hinsicht* hat sich herausgestellt, daß viele *wichtige Anwendungsgebiete* der Vitamine erst entdeckt wurden, nachdem die chemische Substanz zur Verfügung stand, zum Teil damit zusammenhängend, daß bei Zufuhr hoher Vitamindosen eine *stoßartige*, besser erkennbare Wirkung auftritt. Mit der Auffindung reiner Substanzen wurde weiter die *Injektionsbehandlung* möglich, was besonders wichtig ist bei Störungen der Darmresorption. Auch war ohne Kenntnis der chemischen Natur nicht vorauszusehen, daß bei Zufuhr hoher Dosen von Vitaminen zum Teil unvorhergesehene, *neue pharmakologische Wirkungen auftreten.*

Zuletzt hat die künstliche Herstellung solcher Vitamine dazu geführt, daß diese heute breitesten Volksschichten zur Verfügung stehen, und zwar auch unter Lebensbedingungen, in denen man von den natürlichen Vitaminquellen abgeschnitten ist.

Allgemeines über Avitaminosen. Dieses Gebiet wurde eröffnet mit dem Studium der *klassischen Vitaminmangelkrankheiten* (Xerophthalmie, Beri-Beri, Pellagra, Skorbut und MÖLLER-BARLOWsche Krankheit, Rachitis, Melaena neonatorum). Diese können auch als *Polyavitaminosen* auftreten; so wird der Fall eines Säuglings beschrieben, der gleichzeitig an MÖLLER-BARLOWscher Krankheit, an Pachymeningosis haemorrhagica interna und an Rachitis erkrankt war und durch die Vitamine C, P und D geheilt wurde. Unter den derzeitigen Lebensbedingungen muß man aber besonders mit *Hypovitaminosen* rechnen; hierbei lassen sich 3 Stufen nachweisen, nämlich die Erschöpfung der Vitamindepots, das Auftreten biochemischer Läsionen, die Entwicklung funktioneller Störungen oder histochemischer Zerstörungen.

Bevor die klassischen Mangelsymptome sich zeigen, können Erscheinungen mehr allgemeiner Natur auftreten, wie Gewichtsverlust, Muskelschwäche, von seiten des Zentralnervensystems Kopfschmerzen, Schwindel, Schlaflosigkeit, Nervosität, leichte psychische Störungen, von seiten des Verdauungstractus Glossitis, Geschwürsbildung in der Mundhöhle, Speichelfluß, Magenbrennen und Magenkrämpfe, Diarrhoe, von seiten des Auges Brennen, Tränenfluß, Lichtscheu, Nachtblindheit, Sehstörungen, weiterhin Hautbrennen und rauhe, trockene Haut, schlechte Callusbildung und andere Störungen der Wundheilung. Caries und Paradentose sowie erhöhte Anfälligkeit des Körpers gegenüber Infektionskrankheiten sind auch mit Vitaminmangel in Beziehung gebracht worden, obwohl solche Symptome sehr vieldeutig sind und ebensogut Ausdruck einer schweren Krankheit oder Intoxikation sein können, ohne Beziehung zu irgendeinem Vitamin- oder Mineralsalzmangel. Ein eigentlicher Vitaminmangel kann nur dann vorliegen, wenn der tägliche minimale Vitaminbedarf über längere Zeit nicht befriedigt wurde. Eine *eindeutige* Diagnose von Frühschäden ist nur bei Vitamin A-Mangel (Hemeralopie) sowie bei Vitamin B_1-Mangel (Carbohydrat-Toleranztest) möglich.

Ist in der täglichen Nahrung ein genügendes Angebot von *Schutzstoffen*, besonders in Form von grünem Gemüse, Früchten und vollwertiger Milch enthalten, und ist für genügende Zufuhr von *Sonnenenergie* gesorgt, so ist keine Avitaminose zu befürchten. Unter bestimmten Umständen indessen ist der *physiologische Bedarf an Vitaminen* erheblich gesteigert: so im *Wachstumsalter,* bei *Schwangerschaft* und *Lactation,* bei starken sportlichen Leistungen, weiterhin bei vielen Krankheiten, die mit *erhöhtem Stoffwechsel* (Hyperthyreosen) oder allgemeinem *körperlichen Verfall* einhergehen (Typhus, Tuberkulose, andere chronische Infektionen) sowie bei *gewerblichen Vergiftungen.* Antibiotica können schweren Vitaminmangel zur Folge haben. Bei den heutigen Lebensbedingungen unseres Volkes ist in erster Linie mit einem Mangel an A, B_1, D, weniger an C zu rechnen.

Weitere Vitamine, die mit sicheren Avitaminosen des Menschen zusammenhängen, sind B_2, Nicotinsäureamid, Vitamin K sowie Folinsäure und Vitamin B_{12}. Bisher beim Menschen nicht mit Sicherheit nachgewiesen oder nur unter extremen Lebensbedingungen auftretend, sind Krankheitsbilder durch Mangel an Vitamin B_6, Pantothensäure, Biotin, Rutin, Tocopherol. Der Bedarf an Vitamin B_6, Pantothensäure, Biotin, Folsäure und p-Aminobenzoesäure wird gewöhnlich durch Synthesen in der Darmflora gedeckt. Zuletzt gibt es klar umschriebene Krankheitsbilder wie Pellagra, Sprue, Hungerödeme, die nicht dem Fehlen einzelner Vitamine, sondern einer mehr *komplexen Ernährungsstörung*, insbesondere einem gleichzeitigen Mangel an Eiweiß bzw. an bestimmten Aminosäuren zuzuschreiben sind.

Die Avitaminosen sind größtenteils *Zivilisationskrankheiten*. Ein hochempfindlicher Anzeiger für solche Zivilisationsschäden ist der Zahn. Bei den primitivsten Eskimos betrug die Cariesfrequenz 0,09%. Bei drei primitiv lebenden Indianergruppen (zusammen 76 Personen) wurde nicht ein einziger Zahn mit Caries gefunden. Bei Eskimos in der Berührungszone mit moderner Zivilisation stieg die Cariesfrequenz auf 13%, bei noch innigerer Berührung auf 30—50% aller untersuchten Zähne (PRICE).

Allgemeine Eigenschaften und Wirkungen der Vitamine. Die Vitamine A, D, E, F und K sind *fettlöslich* und werden daher in Fetten und Ölen angereichert. Es ist fraglich, ob Fette und Öle zu ihrer Resorption erforderlich sind; diese bedarf indessen des Eingreifens der Gallensäuren. Die Vitamine der B-Gruppe, weiterhin Vitamin C, sind *wasserlöslich*, gehen daher z. B. ins Kochwasser über und sind in Fetten und Ölen nicht enthalten. Synergismen und Antagonismen der Vitamine sind nicht mit Sicherheit nachgewiesen. Ein Teil der Vitamine kann von der normalen Darmflora synthetisiert werden, so z. B. Vitamin K, B_{12}, Biotin, Folinsäure, p-Aminobenzoesäure (s. S. 51); alle übrigen muß der Organismus mit der Nahrung zu sich nehmen.

Der *tägliche Vitaminbedarf* des Menschen ist einigermaßen bekannt. Die therapeutischen Dosen indessen liegen im allgemeinen etwa 5—10 mal, ja bei Vitamin D bis 1000 fach höher. Mit zunehmender Dosis treten nämlich — wie bei jedem anderen Arzneistoff — immer neue pharmakologische Angriffspunkte und damit *zusätzliche pharmakologische Effekte* auf, wie die capillarabdichtende Wirkung verschiedener Vitamine oder die analgetische Wirkung von B_1. Bei extremen Dosen kommen dann u. U. noch *toxische Wirkungen* zutage.

Vitamin A ist chemisch gesehen ein Spaltprodukt des Carotins, des bekannten gelben Farbstoffes, der — neben dem physiologisch unwichtigen, ebenfalls gelben Farbstoff Xanthophyll — nicht nur in Karotten, sondern auch in grünen Blättern vorkommt, der wegen seiner Fettlöslichkeit in Milch und Butter übergeht, aber auch in großen Mengen in Schafsleber, im Lebertran (Oleum Jecoris Aselli) neben Vitamin D enthalten ist. In Gegenwart von Fetten und Ölen, aber auch durch Kochen und feinstes Zerkleinern des Gemüses wird Vitamin A besser resorbiert. Der Margarine wird es heute künstlich zugesetzt. In anderen Ländern muß der Gehalt des Lebertrans an Vitamin A besonders testiert werden. Bei Störungen der Fettresorption kann Vitaminmangel auftreten.

Lebertran wird gewonnen aus dem Hochseedorsch, Gadus morrhua, oder aus anderen Seefischen und stellt das flüssige, durch Erwärmen der frischen Leber mit Wasserdampf gewonnene Leberfett dieser Fische dar.

Als Heilmittel ist Lebertran in erster Linie bedeutsam durch seinen *Vitamingehalt*, der im Tierversuch bestimmt werden kann, und zwar entspricht eine iE (Internationale Einheit) für Vitamin A dem Wirkungswert von 0,6 γ Carotin; dieses ist die kleinste Tagesdosis, die bei der Ratte Wachstumsstörungen und Xerophthalmie verhindert. Eine iE Vitamin D entspricht der Wirkung von 0,025 γ bestrahlten Ergosterins, der kleinsten Tagesdosis nämlich, die bei der Ratte Rachitis verhindert. Da der Vitamingehalt des Lebertrans je nach Herkunft sehr verschieden ist, so sollte der Arzt auch hier bei uns in schweren Fällen nur Lebertran verwenden, dessen Wirkungswert bekannt ist. In gutem Lebertran sollen wenigstens 750 iE Vitamin A und 80 iE D_3 je Kubikzentimeter enthalten sein. In Deutschland sind zudem eingehende Anweisungen an die Apotheker zur Sicherung der Erhaltung des ursprünglichen Vitamingehaltes des Ol. jec. as. ergangen. Mittlere E.D. für Kinder und Erwachsene 8 cm³.

Die Gesamtwirkung des Lebertrans erschöpft sich keineswegs in seinem Vitamingehalt. Die in solchen Tranen enthaltenen *Fettsäuren* sind vielmehr außerordentlich mannigfaltig, wie die chemische Analyse des ganz ähnlich zusammengesetzten Waltrans gezeigt hat. Die pharmakologische Wirkung dieser einzelnen, meistens ungesättigten Fettsäuren ist noch weitgehend unbekannt (s. S. 61).

Im ganzen gesehen sind diese Fettsäuren sehr leicht emulgierbar und assimilierbar. Sie besitzen einen hohen Brennwert, und zwar entspricht 1 Eßlöffel Tran etwa 130 Cal. (POULS-SON); auch dem *Jodgehalt* wird eine Bedeutung zugeschrieben. So wird erklärlich, daß der Lebertran bei der menschlichen Rachitis stärker wirkt, als seinem Gehalt an antirachitischem Vitamin entsprechen würde. Daher werden vielfach auch die reinen Vitamine in Lebertran-lösung in den Handel gebracht. Lebertran wird, wie alle Fette, im Winter besser vertragen als im Sommer. Der schlechte Geschmack muß bei empfindlichen Patienten öfters überdeckt werden. Auf die Schleimhäute oder auf Wunden gebracht, besitzt er eine leicht gerbende Wirkung. Über die sonstigen *Nebenwirkungen* s. unten.

Den ersten Nachweis der A-Wirkung verdanken wir STEPP und HOPKINS (1909). Die Konstitution wurde durch RICHARD KUHN und KARRER aufgeklärt. Der tägliche Bedarf des Menschen beträgt optimal 1—2 mg Vitamin A bzw. 3—6 mg Carotin. Das heute synthetisch gewonnene Vitamin wird in der Leber gespeichert, und zwar als Palmitat, das schon im Darm gebildet wird. In der Leber werden auch Carotin und viele Carotinoide in Vitamin umgelagert.

Vitamin A

Vitamin A ist unbedingt erforderlich für das *Wachstum*, besonders in den ersten Lebensjahren. Daher pflegt man frühzeitig mit Zulagen A-reicher Nah-rungsmittel wie Eigelb, Karotten und anderen Gemüsen zu beginnen. Ein Stillstand des Wachstums beim Säugling, der durch A-Mangel bedingt ist, wird sofort behoben, wenn man der Mutter A-haltigen Lebertran verabreicht (POULSSON).

Hemeralopie, Xerose und *Keratomalacie* ist die klassische Trias von Augen-symptomen bei A-Mangel. Die *Nachtblindheit*, das wichtigste Frühsymptom, erklärt sich durch die engen chemischen Beziehungen von Vitamin A zum Seh-purpur und Sehgelb, daher auch seine Verbindung mit bestimmten Fällen von *Farbenblindheit*. Von Müttern, die an Hemeralopie litten, wurden Kinder mit Anophthalmus, Mikrophthalmus und anderen Mißbildungen geboren.

Vitamin A-Mangel führt zu allgemeiner *ektodermaler Systemerkrankung*; diese äußert sich außer am Auge an der *Haut* (folliculäre Keratosen, Xeroderma), an der *Zahnanlage* (besonders wichtig im intrauterinen Leben), an den *Atemwegen* (Verlust der Cilien, Ozaena, Bronchitis, Anfälligkeit gegen Infektionen), am Epithel des *Magen-Darm-Kanals* (schleimige Durchfälle und sogar Blutungen), an den Harnwegen (Nieren- und Blasensteine), am Vaginalepithel (Kolpokeratose-test), am Zahnfleischepithel und an den Odontoblasten, bei älteren Frauen auch an der Serosa der Gelenke (Polyarthritis chronica). Bei A-Mangel ist frühzeitig auch mit Blutveränderungen (verminderter Hämoglobingehalt) zu rechnen (SCHEUNERT). Viele dieser Veränderungen können schlagartig in wenigen Tagen nach Zufuhr von Lebertran ausheilen, sofern sie wirklich — was selten ist — mit Vitamin A-Mangel zu tun haben; andere Fälle wie die Alterskeratosen brauchen unter Umständen Monate.

Merkwürdige Beziehungen bestehen auch zur *Schilddrüse*. Vitamin A wirkt gegen die Abmagerung und kann auch bestimmte andere Partialsymptome der BASEDOWschen Krankheit beeinflussen. Möglicherweise erklärt sich das durch den gesteigerten Vitamin A-Bedarf, indessen lassen sich im Tierexperiment deutliche antagonistische Wirkungen hoher A-Dosen gegen alle Thyroxinwirkungen nachweisen. Von anderer Seite wird gleichzeitig Vitamin B_1 empfohlen, welches die mit Schilddrüsenerkrankung häufig verbundene Leberverfettung sowie den erhöhten Brenztraubensäuregehalt des Blutes verhindert, bei Überdosierung indessen als Synergist von Thyroxin zu gelten hat; zuletzt wirkt Vitamin C spezifisch auf die thyreotoxische Kreatinurie (OEHME), so daß man heute ein Gesamtgemisch der Vitamine empfiehlt. Das Vitamin A hängt auch mit dem *Leberstoffwechsel* zusammen, so daß bei Parenchymerkrankungen der Leber Hemeralopie beobachtet wird. Vitamin A eignet sich auch zu *Mastkuren*, da die Resorption der Fette irgendwie damit verknüpft ist. Unvorhergesehene Auswirkungen des Vitamin A-Mangels haben sich aus den Erfahrungen mit der Kriegsernährung ergeben: Bei Vitamin A-Mangel tritt nämlich auch im Tierexperiment ein stärkerer Befall mit Ascariden auf. Daher sind wohl auch die rohen Karotten gelegentlich ein so gutes Ascaridenmittel. Auch hat das Vitamin A zu tun mit der konvulsiven Form des Ergotismus (s. S. 105).

Dosierung. Neben dem *standardisierten Lebertran* (s. o.) steht das *Vogan* als gutes Vitaminpräparat zur Verfügung. 1 cm³ der Öllösung enthält 40000 i E. Dosierung: 5—10 Tropfen in Milch täglich. Vitamin A wird neuerdings auch als Vogan-Neu in Kapseln zu 50000 i E gegeben.

Bei einem chinesischen Soldaten, der sogar an Keratomalacie litt, reichte ein einziger Löffel Lebertran hin, um in 8 Tagen trotz ununterbrochener Mehlnahrung den Hornhautprozeß zur Heilung zu bringen (PILLAT).

Toxische Nebenwirkungen. Diese sind zuerst nach hohen Dosen von chemisch gereinigten Carotin- bzw. Vitamin A-Präparaten im Tierexperiment gesehen worden. Kinder im ersten Lebensjahr sind besonders empfindlich, so daß bei höherer Dosierung neben frühzeitig auftretenden unspezifischen Symptomen (Appetitlosigkeit, Juckreiz, Reizbarkeit) nach Monaten und Jahren röntgenologisch sichtbare Knochenveränderungen mit darüber liegenden Hautknötchen, verbunden mit Trockenheit der Haut, Lebervergrößerung, Gelbsucht, Milztumor und Anämie nicht selten entstehen; aus diesem Grunde und weil Mangel an Vitamin A bei Kindern äußerst selten ist, wird Vitamin A-Therapie bei Kleinkindern zum Teil als unnötig abgelehnt. Die Vergiftung klingt in 2—3 Monaten wieder ab. — Die Leber des Polarbären enthält bis zu 18000 i E pro Gramm und kann auch beim Erwachsenen zu Vitamin A-Vergiftung führen. Harmlos ist die nach reichlicher Zufuhr von Carotinoiden bei Kindern auftretende Gelbfärbung der Haut (Xanthosis).

Pyrimidin   Dimethyl-aminopyrimidin   Methyl-oxyäthyl-thiazol   Thiazol

Vitamin B_1

Die B-Vitamine kommen in der Natur häufig gemeinsam vor, so in Milch, Eigelb und Hefe, im Fleisch, in der Hülle des Getreidekorns u. a. In dieser Gruppe werden heute 16 verschiedene wasserlösliche Vitamine zusammengefaßt. Diese besitzen, pharmakologisch gesehen, bestimmte gemeinsame Wirkungen, z. B. im Gebiet des Magen-Darm-Tractus, so daß häufig bei Autointoxikation (Acne und Furunkulose) der gesamte Komplex verordnet wird, z. B. als Faex medicinalis

DAB. Sorgfältig präparierte Faex medicinalis, die lebende Hefezellen enthält, kann den 2—3fachen Vitaminwert einer schlechtpräparierten haben. Ein Gleichgewicht der B-Vitamine scheint erforderlich zu sein; so sind nach hohen Dosen von Vitamin B_1 Pellagrasymptome, nach Folinsäure die Rückenmarksymptome der perniziösen Anämie beobachtet worden.

Die wirksame Einzeldosis, um die besonders auffälligen Pellagrasymptome zum Abheilen zu bringen, beträgt 1—2 Eßlöffel Trockenhefe oder 4—5 Teelöffel Bierhefe täglich (MOLLOW). Diese Hefedosis wird auch für andere Zwecke, wie bei Polyneuritis, Furunkulose und Acne vulgaris empfohlen, z. B. 15 g Bierhefe oder Bäckerhefe, aufgekocht und mit Eigelb gebunden, mehrmals täglich in Milch zu nehmen. Ein fester Gehalt von 6 B-Vitaminen findet sich im *Polybion*.

Vitamin B_1. Am Beispiel von Vitamin B_1 sei kurz dargestellt, wie eine solche Forschung vor sich geht. Die Vorarbeit muß naturgemäß vom Biologen geleistet werden, der das notwendige Testverfahren, in diesem Fall an Reisfinken und Tauben, ausarbeitet (EIJKMAN 1896). Der Biologe ist häufig auch in der Lage, aus dem wirksamen Ausgangsprodukt, in diesem Falle aus Reiskleie, wirksame Extrakte und Konzentrate herzustellen. Der nächste Schritt ist die Isolierung der reinen Substanz in kristallisierter Form (JANSEN und DONATH 1926). 1,0 γ ihres Stoffes war bei wachsenden Ratten wirksam. JANSEN stellte mittels Elementaranalyse fest, daß der Stoff aus C, H, N und O zusammengesetzt wäre und gab die erste Bruttoformel ($C_6H_{10}N_2O$). WINDAUS und LAQUER (1931) wiesen nach, daß das nunmehr aus Hefe dargestellte Vitamin, das an Tauben mit 2,4γ wirksam war, auch Schwefel enthielt. Sie gaben 1932 die richtige Bruttoformel $C_{12}H_{18}ON_4S$ an. 1935 erhielt WILLIAMS durch den Abbau des Vitamins Pyrimidin und Thiazol, WINDAUS oxydierte das Vitamin im gleichen Jahre zu einem Diamin. Weitere wichtige Aufschlüsse ergaben sich aus einem Nebenweg. BARGER war nämlich 1935 durch Oxydation des Vitamins zu einem Stoff mit der Bruttoformel $C_{12}H_{14}ON_4S$ gelangt. Derselbe Stoff wurde im gleichen Jahre von RICHARD KUHN synthetisch aufgebaut und als Thiochrom bezeichnet. Nun waren die Vorarbeiten für den Schlußstein der Untersuchung, nämlich für die Synthese, durchgeführt (ANDERSAG und WESTPHAL, WILLIAMS 1932—1936). 3 γ dieses Stoffes enthalten 1 iE B_1. Erst aus der Synthese ergab sich die endgültige obenstehende Formel. Der ursprüngliche Anstoß zu diesen Untersuchungen war die Erforschung der *Beri-Beri*.

Diese Massenerkrankung, die seinerzeit eine Mortalität bis zu 50% besaß, entstand durch die Einführung einer Maschine zum Schleifen von Reis, durch die das sog. Silberhäutchen entfernt wurde. Der Reis gewann dadurch an Aussehen und Haltbarkeit. Damals war in gewissen Reisgegenden eine Gefängnisstrafe von mehr als 6 Monaten infolge vorwiegender Reisernährung gleichbedeutend mit dem sicheren Tode.

In nördlichen Ländern wurden Beri-Beri-Symptome nach Einführung von Weißmehl beobachtet; dabei muß mit einem *täglichen Bedarf von 1,5—2,0 mg B_1* gerechnet werden, erhöht bei *kohlenhydratreicher Ernährung*, z. B. auch nach Zuckerinfusionen.

Vitamin B_1 steht physiologisch in Zusammenhang mit dem *Kohlenhydratstoffwechsel*. Seine biologisch aktive Form ist entweder die Cocarboxylase (Thiamindiphosphorsäureester) oder deren Disulfid. B_1-Mangel führt zu Störungen bei *Glucosebelastung*, d. h. zu Ansammlung von Milchsäure und Brenztraubensäure in Blut und Gewebe; Zufuhr von Vitamin B_1 wirkt dem entgegen und führt außerdem zu *Glykogensynthese*. Hier bestehen Beziehungen unter anderem zu *Leberschutz* und zur *Muskeltätigkeit*. Vitamin B_1 wirkt bei gewissen Formen der Muskelschwäche (H. MOLITOR). Auch der Harnsäuregehalt des Blutes, z. B. bei Gicht, wird beeinflußt (KÜHNAU).

B_1 ist wie A ein *Epithelschutzvitamin* (s. S. 47); es steht in Beziehungen zur *Organentwicklung* (Nebennierenrinde, Pankreasdrüse) sowie zu den *restitutiven* und *regenerativen Vorgängen*, z. B. Nervenschädigung traumatischer Art,

Poliomyelitis oder bei Herzschäden, da die Ernährung der Zelle durch B_1 verbessert wird.

Klinisch äußert sich der B_1-Mangel in frühzeitiger *Appetitlosigkeit*, Anacidität und Abmagerung. Das klassische Symptom ist die *Polyneuritis*, die man auch an Tieren (Tauben, Reisfinken, Hunde u. a.) beobachtet und die bei der menschlichen *Beri-Beri* besonders ins Auge fällt.

Auch die Polyneuritis bei Gravidität und Lactation sowie toxische Polyneuritiden nach Alkohol, Blei, Arsen, Quecksilber beruhen gewöhnlich auf Vitamin B_1-Mangel. Neuritiden nach Infektionskrankheiten bedürfen oft einer sehr hohen Dosierung (10 mg tägl. wochenlang). Ähnliches gilt für Herpes zoster. Bei rheumatischer Neuritis (Ischias) ist B_1 fast immer wertlos. — Ein Frühsymptom des Vitamin B_1-Mangels ist die *Verlangsamung des Pulses* (Bradykardietest) eventuell übergehend in schwere Herzstörungen (Dilatation des Herzens bis zur Dekompensation). Versuchspersonen erkrankten nach einer B_1-armen Diät (insgesamt 0,2 mg B_1 täglich), an Anorexie und Erbrechen; sie wurden vergeßlich, reizbar, deprimiert und zanksüchtig, kurz, es entwickelte sich ein Zustand, der von *Neurasthenie* auf psychischer Grundlage nicht zu unterscheiden war, aber auf Vitamin B_1 sofort reagierte; nach heutiger Kenntnis sind sogar Psychoneurosen, alkoholische Delirien sowie die KORSAKOWsche Erkrankung u. U. auf B_1-Mangel zurückzuführen. — Besonders bei älteren Personen zeigt sich eine Atonie des Magen-Darm-Kanals mit gleichzeitigen Sekretionsstörungen; auch bei der künstlichen Ernährung von Säuglingen ist das zu berücksichtigen. Hier dient B_1 auch zur *Anregung des Appetits*. Bei gleichzeitigem Mangel an anderen B-Faktoren kann man Sprue-ähnliche Krankheitsbilder mit Atrophie der Schleimhäute beobachten.

Die *Behandlung* alarmierender Symptome kann durch i.m. oder i.v. Injektion von synthetischem Vitamin B_1 erfolgen. Bekannte Handelspräparate sind Betaxin und Betabion (1 Amp. zu 25 mg bzw. 100 mg tägl.); in hohen Dosen, intravenös injiziert, macht B_1 eine auffällige *Analgesie* bei vielen schmerzhaften Erkrankungen, z. B. auch bei Gelenkrheumatismus. Für gewöhnlich genügen die Handelstabletten zu 5 mg; Fortetabletten zu 50 mg.

Bei Zufuhr unmäßig hoher Dosen von B_1 ist im Tierexperiment auch eine Hypervitaminose nachzuweisen: es entstehen „Riesenratten", die unfruchtbar sind. Beim Menschen sind pellagröse Veränderungen vorgekommen. Gefährliche Allergie kann auftreten, besonders nach längerer Injektionsbehandlung.

Vitamin B_2 (MITCHELL 1919) ist physikalisch durch intensive Fluorescenz ausgezeichnet, und darauf beruhen die üblichen Bestimmungsmethoden. Chemisch gesehen ist es ein Alloxanabkömmling, den R. KUHN und TH. WAGNER-JAUREGG als Lactoflavin bzw. Lactoflavinphosphorsäure aus der Milch isolierten und später synthetisch darstellten. Nur in der letzteren Form ist die Resorption möglich, wobei die etwaige Phosphorylierung im Darm mit der Nebennierenrinde zusammenhängt (VERZÁR). Physiologisch gesehen ist es die prosthetische Gruppe des gelben Atmungsfermentes (WARBURG) und anderer Fermente. Als solches ist es u. a. verknüpft mit dem *Kohlenhydratstoffwechsel*.

Lactoflavinphosphorsäure

Beim Abbau von Kohlenhydraten u. a. (Glucose, Phosphorsäureestern, Glycerinaldehyd, Äthylalkohol, Milch-, Apfel- und Citronensäure) erfolgt zunächst eine Aktivierung dieser Stoffe mit Hilfe der nicotinsäurehaltigen Nucleotide, Co-Hydrase I und II. Das gelbe Atmungsferment dient dann als Wasserstoffüberträger und wird anschließend seinerseits wieder oxydiert durch Cytochrom C oder Fumarsäure.

Der tägliche Bedarf wird mit 2—3 mg Lactoflavin angegeben. Mangelerscheinungen sind häufiger als bisher angenommen worden. Lactoflavinmangel findet sich unter anderem bei ungenügendem Milchkonsum sowie als Resorptionsstörung.

Es ist ein *Wachstumsvitamin*, das an der wachsenden Ratte getestet wird. Theoretisch wichtig ist auch seine Beziehung zur *Blutbildung* und zum *Leberschutz* (s. S. 375). Beim *Menschen*, besonders häufig bei Diabetikern, zeigen sich die auffallendsten Mangelerscheinungen von seiten des *Auges* (Brennen, Lidödem, Hornhautrötung, leichte Ermüdbarkeit, Lichtscheu, Kopfschmerz, auch *Keratitis interstitialis*), der *Haut* (Rhagaden an den Mundwinkeln, auch als Cheilosis bezeichnet, seborrhoische Keratosen an der Nasolabialfalte), der *Schleimhäute* (rote und rissige Zunge, Glossitis, Stomatitis, Achylie).

Hierbei ist auch ein Zusammenhang zwischen der *Magenfunktion* und bestimmten Veränderungen der Cornea aufgedeckt worden: bei Anacidität des Magens wird nämlich Lactoflavin zerstört. In letzter Zeit ist auf die *diuretische Wirkung* des Lactoflavins hingewiesen worden.

Sonstige B-Vitamine. *Vitamin B_6* (auch als Pyridoxin oder Adermin bezeichnet) wurde von RICHARD KUHN rein dargestellt; es ist ein α-Methylpyridin-Abkömmling. B_6-Mangel macht bei Ratten eine Dermatitis, bei Hunden die sog. „Schwarzzunge" und löst letzten Endes bei vielen Tierarten und bei Kleinkindern (z. B. nach Ernährung mit B_6 armer Trockenmilch) zentrale Krämpfe aus. Eine tropische B_6-Mangelkrankheit ist Kwaschiorkor. B_6-Mangel kann auch nach Kuren mit Isonicotinsäurehydrazid auftreten. B_6 besitzt beim Menschen in hoher Dosierung *sedative* Wirkung, was für die Behandlung von Muskeldystrophien, Chorea, PARKINSONscher Krankheit sowie bei Schwangerschaftserbrechen, Seekrankheit und Röntgenkater ausgenutzt worden ist (tägl. Bedarf etwa 1—5 mg). Es ist ein spezifisches Antidot bei Thiosemicarbazid-Krämpfen. Es ist im Handel z. B. als *Hexobion* (Tabletten zu 40 mg, Ampullen zu 100 mg).

Pantothensäure, chemisch eine Dioxydimethylbuttersäure in peptidartiger Bindung an β-Alanin, steht in Beziehung zum Coenzym A, der Co-Acetylase, und zeichnet sich durch sehr vielseitige Wirkungen aus; sein Fehlen macht bei Küken Dermatitis, bei anderen Tieren Veränderungen an der Schleimhaut der Atemwege, sogar Degeneration der Nebenniere bis zu ADDISON-Symptomen; beim Menschen kann Glossitis auftreten; das „burning foot" Syndrom in Indien spricht auf Pantothensäure an. Seine Bedeutung für den Menschen ist sonst wenig geklärt (tägl. Bedarf von pantothensaurem Calcium etwa 11 mg).

p-Aminobenzoesäure gehört zu den Stoffen, die bei Tieren mit *Grauwerden der Haare* zu tun haben. Historisch wichtig ist ihre chemotherapeutische Wirkung bei Rickettsien-Erkrankungen, z. B. bei *Fleckfieber* und bei der Tsutsugamushi-Krankheit. Erforderlich ist eine sehr hohe Dosierung über Tag und Nacht (1. Dosis 4—8 g, dann 2 g alle 2 Std. entsprechend einem Blutspiegel von 10—20 mg-%). Die gleiche hohe oder eine noch höhere Dosierung ist wegen seiner fibrolytischen Wirkung auch bei Kollagen-Erkrankungen und wegen seiner antiphlogistischen Wirkung bei Pemphigus wohl ohne Erfolg versucht worden. Nebenerscheinungen wie Hypoglykämie, Leber- und Nierenstörungen kommen hierbei zur Beobachtung.

Biotin, von KÖGL isoliert und als Harnstoffabkömmling aufgeklärt, ruft ebenso durch seine Abwesenheit vielseitige Krankheitserscheinungen beim Tier und in seltensten Fällen beim Menschen hervor. Es steht möglicherweise in Zusammenhang mit der Seborrhoe. Durch Anwesenheit von rohem Eiereiweiß in der Nahrung, bzw. durch das darin enthaltene „Avidin", wird Biotin inaktiviert; es zeigen sich dann Biotinmangelerscheinungen. So wird ein Patient beschrieben, der infolge reichlichen Genusses von rohem Eiereiweiß schwerste Krankheitserscheinungen von seiten fast sämtlicher Organsysteme aufwies, die auf Biotin rasch zurückgingen (tägl. Bedarf etwa 0,14 mg).

Cholin. Der tägliche Bedarf beträgt für den Menschen etwa 60 mg. Seine Funktion ist die eines Methyldonators; es besitzt lipotrope Wirkung (s. S. 375). In dieser Eigenschaft kann es durch Methionin ersetzt werden. Neuerdings wird es zur Prophylaxe der Coronarthrombose empfohlen (MORRISON), in einer Dosis von 6—32 g Cholinbicarbonat täglich

1—3 Jahre lang, jedoch werden die experimentellen und klinischen Grundlagen bestritten (LOUIS KATZ). Es besitzt hingegen eine eindeutige Wirkung bei negativer Stickstoffbilanz ähnlich wie eine eiweißreiche Diät und verhindert die Giftwirkung bestimmter Fette (s. S. 41).

In die Gruppe der B-Vitamine gehören weiter die *Folinsäure* sowie das Vitamin B$_{12}$, die beiden wirksamen Prinzipien der Leberpräparate (s. S. 462).

Nicotinsäure und Nicotinsäureamid. Die *Pellagra* ist in allen Maisländern heimisch. Für Rumänien sind für einen Zeitraum von 20 Jahren eine halbe Million Fälle mit einer Mortalität von 10% berechnet worden. Große Epidemien pflegen auch bei der Mississippi-Überschwemmung aufzutreten. Es gibt indessen Fälle, für die nicht der Maisgenuß, sondern andere Ernährungssitten verantwortlich sind. Pellagrafälle kommen gelegentlich auch bei uns vor; die Betroffenen weisen dann unter Umständen — neben den *typischen Hauterscheinungen* an den lichtbestrahlten Stellen — *Schleimhautveränderungen* auf (Stomatitis, Glossitis, chronische Diarrhoen, Urethritis u. a.). Frühzeitig können auch *schwere zentrale Erscheinungen* auftreten; besonders auffällig sind solche psychischer Natur, wie Wahnvorstellungen, Excitation, unter Umständen übergehend in schwere Geisteskrankheiten bis zur völligen Demenz. Auch zentral oder peripher entstehende Parästhesien und motorische Ausfallserscheinungen werden beobachtet. In schweren Fällen zeigen sich typische Degenerationserscheinungen an den Ganglienzellen des Zentralnervensystems. Es gibt auch akute Formen der Pellagra mit typhusähnlichen Bildern und mit schweren Bewußtseinsstörungen.

Nicotinsäureamid

Nicotinsäureamid ist die eigentlich wirksame Substanz. Nicotinsäure, Nicotinsäurediäthylamid (Coramin) u. a. müssen im Körper erst in das wirksame Amid übergehen. Nicotinsäureamid wird eingebaut in die vielen Pyridinfermentsysteme (Coenzym u. a.), die ähnlich den Lactoflavinhaltigen Fermenten beim Transport von Wasserstoff oder von Elektronen bei den energieliefernden Reaktionen tätig sind. Der tägliche Bedarf beträgt etwa 15 mg Nicotinsäureamid; bei Pellagra muß das Vielfache dieser Dosis verordnet werden, z. B. 500 mg täglich in Einzeldosen zu 100 mg, auch parenteral; dann zeigen sich innerhalb von 24 Std. auffällige Veränderungen an den erkrankten Schleimhäuten; eine vollständige Kur verlangt Ergänzung durch B$_1$ und B$_2$ sowie häufig durch eiweißreiche Diät, bzw. durch Tryptophan, aus dem im Gewebe Nicotinsäureamid hergestellt werden kann.

Nicotinsäure, nicht das Amid, zeigt als Nebenwirkung eine starke *örtliche Reizwirkung*; sie wird daher als Natriumsalz verwendet. Weiterhin zeigt sich eine *Erweiterung der Gefäße* (*nicht* der Coronargefäße), besonders auffällig im Bereich von Kopf und Hals (Hautjucken, Hautbrennen, Wärmegefühl u. a.); damit einher geht gelegentlich eine *Senkung des Blutdrucks* und vorübergehend ein Anstieg des Venendrucks, was als unangenehm empfunden wird. Nausea, Erbrechen, Schwindelgefühl sind nicht selten. Gefäßspasmen, z. B. bei Arteriosklerose oder bei Angina pectoris u. a., sprechen nicht auf Nicotinsäure an; sie ist auch bei Delirium tremens verordnet worden. — Örtlich gefäßerweiternd wirken auch gewisse Nicotinsäurealkylester.

Es ist nicht ganz geklärt, ob bei der Entstehung der Pellagra noch weitere Faktoren eine Rolle spielen. Man hat besonders auf den geringen biologischen Wert der im Mais vorkommenden Eiweißkörper, insbesondere auf Tryptophan-Mangel, hingewiesen; Pellagra ist daher durch Milch beeinflußbar. Auch ein fluoreszierender Farbstoff, der im Mais vorkommt, soll für die Hauterscheinungen mit verantwortlich sein, wie man bisher glaubte. Diese treten nämlich nur dort auf, wo das Sonnenlicht einwirkt, ähnlich wie nach Eosin, Buchweizen, Johanniskraut usw. Dies ist indessen ein Irrtum, da bei Mangel an Nicotinsäureamid der *Porphyrinstoffwechsel* in Unordnung gerät, und auf diesem Wege entstehen endogene fluorescierende Stoffwechselgifte, die auf Zufuhr von Nicotinsäureamid verschwinden. Auch die Porphyrinurie nach Blei und Barbitursäuren und bei Lebercirrhose wird dadurch günstig beeinflußt. Vitamin B_1-, B_2- sowie Eiweißmangel bei Pellagra ist häufig. — Betr. *Sprue* und Cöliakie s. S. 464.

Vitamin C. *Historisches.* Der *Skorbut* ist seit alters her die gefürchtete Krankheit der Seefahrer und Polarforscher. Er entwickelt sich bei vitaminarmer Ernährung nach etwa 120 Tagen. Der wichtigste Schutz gegen diese Krankheit ist ein hochentwickelter *Instinkt*, der den Betroffenen zu vitaminreichen Nahrungsstoffen hintreibt und der auch dem modernen Menschen nicht verlorengegangen ist. JOHANN DIETZ, Schiffsarzt der Walfänger, berichtet 1685 folgendes: „Wir warfen die Anker und setzten die Schaluppen in's Meer. Das erste war, daß wir die Scharbockkranken an's Land brachten, welche wie das Vieh, zum Teil mit dem Maul das Schlath, welches eine Art Kraut fast wie Löffelkraut, von der Erde fraßen und in 3 Tagen gesund wurden" (zitiert nach VENZMER).

So ist unter anderem die antiskorbutische Wirkung von Cochlearia (Löffelkraut), von Beccabunga (Bachbunge), von Archangelica (Engelwurz) schon im Mittelalter den Grönlandfahrern bekannt gewesen. Französische Seeleute sahen bei den Eingeborenen Neufundlands, wie man die Krankheit mit Abkochungen aus Fichtensprossen heilte (CARTIER, 1545). Später haben besonders schwedische Ärzte mit solchen Abkochungen gearbeitet, und Kapitän COOK pflegte unter Zusatz von Malz ein Fichtennadelbier zu brauen. Holländische Seeleute haben wohl schon im 16. Jahrhundert die antiskorbutische Wirkung von Apfelsinen und Citronen entdeckt, und diese erwiesen sich derart wirksam, daß der Schiffsarzt GILBERT BLANE 1790 schreiben konnte, daß „je 50 Citronen einen Mann mehr auf der Flotte bedeuten". 1739 erschien die „Medicina castrensis" von JOHANN GEORG HEINRICH KRAMER, einem hohen Militärarzt im ungarischen Lager des Prinzen Eugen, in der zuerst vom Sauerkraut als einem Heilmittel gegen Skorbut die Rede ist. In der Zwischenzeit sind diese Erkenntnisse immer wieder verlorengegangen.

Die *wissenschaftliche Erforschung* des Vitamins C beginnt mit der Entdeckung des Meerschweinchenskorbuts durch HOLST und FRÖHLICH (1912). Seine Isolierung und Konstitutionsermittlung als l-Ascorbinsäure erfolgte durch SZENT-GYÖRGYI 1928 sowie durch MICHEEL, die erste Synthese durch REICHSTEIN. Die starke Säure zeichnet sich durch intensive Reduktionswirkung aus; dadurch führt sie z. B. zur Stabilisierung von Adrenalin (s. S. 79) und von 2wertigem Eisen (s. S. 465). Im Tierkörper besitzen innere Organe mit besonders hoher Stoffwechselleistung (Nebenniere, Ovarium, Hypophyse) besonders hohen Ascorbinsäure-Gehalt.

Der *tägliche Bedarf an Vitamin C* ist überraschend hoch und wird auf 30—150 mg, bei Infektionskrankheiten wie Typhus, Tuberkulose, Diphtherie, Pneumonie und bei Magenulcus sogar auf 200—300 mg geschätzt. Bei klassischem Skorbut sind 3—4 g Ascorbinsäure notwendig, um die Gewebe zu sättigen; indessen sieht man Verschwinden der Skorbutsymptome schon nach täglichen Dosen von 10 mg. Bei starker Arbeitsleistung erfolgt im Experiment am Meerschweinchen ein Absinken des C-Gehalts der NN-Rinde. Auch nach bestimmten Arzneistoffen tritt ein größerer Vitamin C-Bedarf auf, so nach Chinin- und Quecksilbersalzen, nach Alkohol und nach vielen Giften. Hierher gehört die Vitamin C-Behandlung der toxischen Katarakt. Der Vitamin C-Bedarf wird beurteilt danach, ob meßbare Mengen des Vitamins in den Harn übergehen. Für solche Bestimmungen sind besondere kleine Tabletten von Dichlorphenol-indophenol im Handel, die durch die anwesende Ascorbinsäure reduziert werden.

Frühsymptome von Vitamin C-Mangel sind verminderte körperliche Leistungsfähigkeit, Neigung zu Erkältungen, schlecht heilende Wunden und Knochenbrüche. Eines der sichersten Symptome sind Blutungen in der Umgebung der Haarfollikel, auch mit vorübergehender *Hyperkeratose*. Man hat versucht, den normalen Ascorbinsäuregehalt des Blutes mit 1,2 mg-%, bei präskorbutischen Erscheinungen mit 0,8 mg-%, bei Skorbut mit weniger als 0,5 mg-% festzulegen;

Ascorbinsäure kann indessen im Serum völlig fehlen, ohne daß Skorbuterscheinungen auftreten.

Mit dem *Skorbut*, einer *Erkrankung des kollagenen Bindegewebes*, verbunden ist eine *Capillarschädigung*, die zu einer abnormen Gefäßbrüchigkeit und möglicherweise zu Blutungen an Gaumen und Zahnfleisch sowie am Periost führt. Zugrunde liegt ein Defekt in der Bildung der intercellulären Kittsubstanz und damit eine Schwäche der kollagenen Fasern. Damit einher geht ein Versagen der Tätigkeit der Fibroblasten (z. B. bei der Wundheilung, bei Abkapselung von Infektionen u. a.), der Osteoblasten und der Odontoblasten. Bei Kleinkindern besonders auffällig sind Veränderungen an den *Knochen* (Knochenschmerzen, Osteoporose, sogar Knochenzerstörungen), die sich noch lange im Röntgenbild nachweisen lassen. Das Gerinnungssystem des Blutes ist dabei intakt. Der *Säugling* erkrankt früher als die Mutter, wenn diese sich unvernünftig ernährt und obwohl Muttermilch gewöhnlich vierfach höheren C-Gehalt besitzt als Kuhmilch; aber auch pasteurisierte Milch kann verhängnisvoll sein: Es entsteht die MÖLLER-BARLOWsche Krankheit. — In Zweifelsfällen gibt man 300—500 mg Ascorbinsäure per os; die Wirkung bei infantilem Skorbut tritt in 24 bis 48 Std. ein.

Enolform l-Ascorbinsäure

Auch die Capillaren der Zahnpulpa werden pathologisch verändert.

Die kristallinische Struktur des Zahngefüges wird unregelmäßig, gleichzeitig treten eigentümliche Dentinwucherungen und mikroskopisch feine Schmelzdefekte auf, von denen die spätere Caries ausgehen kann. Das ist besonders auch in der Schwangerschaft zu berücksichtigen. Ebenso tritt bei Tier und Mensch eine Zerstörung des Paradentiums ein (HÖJER und WESTIN u. a.; Abb. 6).

Neben diesem C-Mangel, der nach heutiger Ansicht eine *Hauptursache* der Zahnzerstörungen ist, kann auch ein D-Mangel (s. S. 57), ein A-Mangel (Degeneration der Odontoblasten und Pulpanerven) und ein B_1-Mangel (Kinder von GOMS) hineinspielen, daneben viele andere Faktoren (s. S. 4).

Eine *Wirkung hoher Dosen* hat sich auch bei einigen nichtavitaminotischen Zuständen gezeigt, so z. B. eine Beschleunigung der Blutgerinnung. Man macht davon Gebrauch bei jeder Form profuser Blutungen, wie bei thrombopenischer Purpura und bei Hämophilie, z. B. in Form von Cebion forte (0,1 bis 0,5 g täglich intravenös, auch peroral). In gleicher Richtung liegt die Knochenmarkswirkung; es setzt eine Vermehrung der Reticulocyten ein. Auch bei gewissen myeloischen Leukämien hat sich eine günstige Wirkung von Vitamin C herausgestellt; letzthin ist es auch als *Diureticum*, z. B. bei kardialen

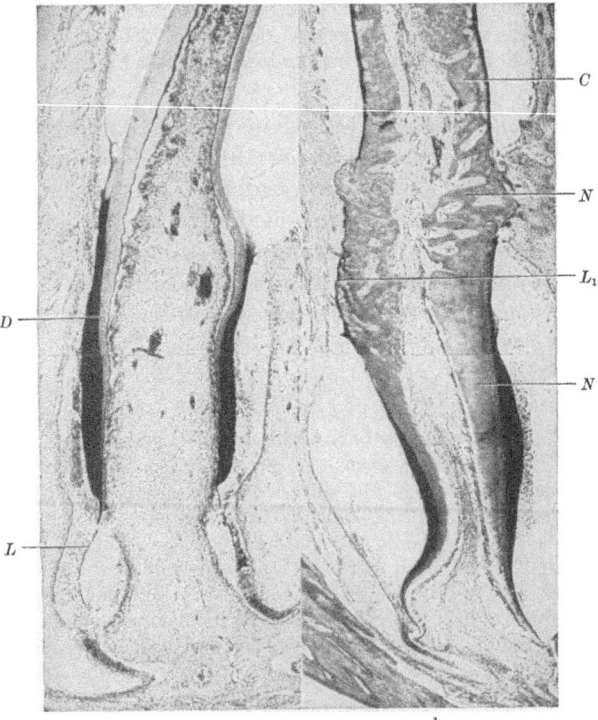

Abb. 6a u. b. Zähne eines Meerschweinchens nach Vitamin C-freier Diät. a 14tägige vitaminfreie Ernährung, b anschließend 8tägige Vollnahrung. *D* Dentin. *L* Lineare Ablagerung von Calciumsalzen an Stelle von Dentin während des Skorbutanfalls. *N* Normales Dentin, gebildet in der Nachperiode bei Vollnahrung. *C* Verkalkte Narbe des avitaminotischen Herdes. L_1 Lineare Ablagerung von Kalksalzen an Stelle von Dentin während des Skorbutanfalls. (Nach E. W. FISH)

Ödemen sowie bei *Erkältungskrankheiten* angewandt worden. Eine gewisse Bedeutung hat die Kombination hoher Dosen Vitamin C (1 g parenteral) mit 5 mg DOCA (s. S. 83) i.m. bei Arthritis erlangt.

Bei intravenöser Injektion höchster Dosen treten Nebenwirkungen auf, die als anaphylaxieähnlich gewertet werden. Eigentliche toxische Eigenschaften scheint das Vitamin C sogar nach 6 g i.v. (CECIL) nicht zu besitzen. Die 3%ige Lösung ist blutisotonisch, muß aber zunächst mit $NaHCO_3$ neutralisiert werden, da sonst infolge Säurewirkung Thrombose und Hämolyse auftreten können.

Vitamin C ist im Handel als *Cebion, Cantan* oder *Redoxon*. Man verordnet 6 Tabletten zu 0,05 g und mehr oder bis zu 0,5 g i.v. bzw. bis zum Auftreten von Ascorbinsäure im Harn.

Nach SZENT-GYÖRGYI ist in der Citrone noch ein zweites Vitamin enthalten, dessen Mangel gleichfalls zu einer abnormen Brüchigkeit der Capillaren führt *(Vitamin P = Citrin)*. Es handelt sich um Flavanonglykoside.

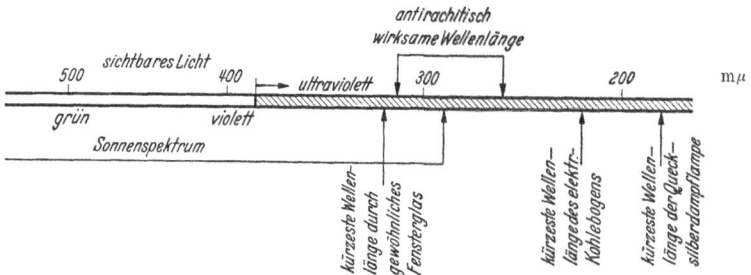

Abb. 7. Abhängigkeit der antirachitischen Wirkung von der Wellenlänge des Spektrums in Millimicron.
(Nach BEST und TAYLOR)

Rutin, ein Ramnoseabkömmling des Quercetins, ist etwa 4—8mal wirksamer als Vitamin P. Es wurde ursprünglich aus Ruta graveolens gewonnen. Es entfaltet im Tierexperiment mannigfache Wirkungen, die auf eine *Permeabilitäts-verminderung* der Zellmembranen sowie auf *verminderte Fragilität der Capillaren* hindeuten. (Verhinderung lokaler Blutungen und Ödeme infolge Anwendung von örtlichem Unterdruck, Unterdrückung des anaphylaktischen Schocks beim Meerschweinchen, Antagonismus gegen Krampfgifte.)

Erhöhte Capillarfragilität wird beim Menschen nicht selten bei Diabetes mellitus und Hypertonie sowie bei Pachymeningitis des Säuglings gesehen; sie kann auch als allergische Reaktion auftreten (Sulfonamide, Schwermetalle u. a.). Auffällig ist die Blutungsbereitschaft nach Exstirpation der Nebennieren und der Hypophyse; Capillarbrüchigkeit tritt weiter auf bei Mangel an Vitamin D, Vitamin E, Vitamin K. Kohlenoxydvergiftung kann erhöhte Fragilität zur Folge haben. Schlangengifte, wie das Gift der Speischlange (Bitis arietans) und Bakterientoxine können spezifisch wirken. Auffällig ist auch die Capillarschädigung durch Dicumarol. Alle diese Formen der erhöhten Capillarbrüchigkeit sprechen mehr oder weniger auf Rutin an.

Rutin wird auch peroral rasch und vollständig resorbiert. Die tägliche Dosis beträgt 100 mg (—400 mg), auch über Wochen. Die Wirkung ist unter anderem sichtbar am Aufhören der Spontanblutungen sowie an der Normalisierung des GOTHLINschen Index. Nebenwirkungen werden nicht beobachtet.

Vitamin D. Seit Ende des vorigen Jahrhunderts häufen sich die Beweise, daß die kindliche Rachitis durch *mangelnde Sonnenbestrahlung* entsteht. Seitdem ist bekannt geworden, daß eine ganz bestimmte Zone des ultravioletten Lichts, nämlich die Wellenlängen zwischen 250 und 313 mμ, antirachitisch vorbeugend und heilend wirksam sind. Derartiges Licht ist in der gemäßigten Zone nur zu bestimmten Jahreszeiten vorhanden. Bei einer Sonnenhöhe von weniger als 35° werden nicht mehr genügend ultraviolette Strahlen die Erdoberfläche erreichen. Im Dunst der Großstädte und Industriezentren wird das Ultraviolett auch in den Sommermonaten absorbiert. Ebenso ist hinter gewöhnlichen Fensterscheiben kein Ultraviolett mehr vorhanden (Abb. 7).

Dagegen ist das indirekte Sonnenlicht, das von den Wolken ausgestrahlt wird, bei genügend hohem Stand der Sonne reich an Ultraviolett und ist damit antirachitisch wirksam.

Nachdem es möglich wurde, die Rachitis im Tierexperiment zu studieren (MELLANBY, McCOLLUM u. a.), ist diese Wirkung des ultravioletten Lichtes rasch aufgeklärt worden. Fette und Öle, aber auch Rattenhaut und Menschenhaut, die verfüttert werden, besitzen nach Bestrahlung mit ultraviolettem Licht antirachitische Eigenschaften. Der nächste Schritt war die Entdeckung, daß nicht Cholesterin, sondern eine Verunreinigung des Cholesterins und sein häufiger Begleiter, nämlich das verwandte Ergosterin, durch Bestrahlung wirksam wird. Das *bestrahlte Ergosterin* (Vitamin D_2) ist in 0,5 %$_{00}$iger öliger Lösung im Handel; 1 cm³ dieser Lösung enthält 0,5 mg kristallisiertes D-Vitamin, was einem Gehalt von 20000 iE (s. S. 46) entspricht. Das natürliche Vitamin D_3, das z. B. in großen Mengen im Lebertran vorkommt, ist nicht selten besser wirksam als D_2; es ist als D_3-Vigantol im Handel; seine Muttersubstanz ist das 7-Dehydrocholesterin der menschlichen Haut (WINDAUS); D_3 ist damit das Hauptvitamin der D-Gruppe.

Ergosterin

22—23-Dihydroergosterin
Bestrahlungsprodukt antirachitisch
etwa so wirksam wie Vitamin D_3

Vitamin D_2

Auch durch Bestrahlung anderer Sterinkörper entstehen Stoffe mit antirachitischer Wirkung: Das Vitamin D_1 ist später aufgeklärt worden als Molekülverbindung von D_2 mit dem unwirksamen Lumisterin. D_4 bildet sich bei der Bestrahlung von Dehydroergosterin. Auch andere pflanzliche Sterine, wie Stigmasterin und Sitosterin, gehen so in antirachitisch wirksame Stoffe über.

Bei der Bestrahlung von sterinhaltigen Nahrungsmitteln (Milch u. a.) ist zu bedenken daß gleichzeitig eine gefährliche *Denaturierung* anderer Vitamine und Nährstoffe erfolgen kann.

Das fettlösliche Vitamin D ist reichlich enthalten im Lebertran, in geringem Maße in Milch, Butter und Eigelb und in bestimmten grünen Pflanzen. Die pflanzlichen Fette und Öle sind frei davon. Der tägliche Bedarf an Vitamin D wird für den Säugling und das Kleinkind auf 0,02 mg D_2 = 800 iE geschätzt.

Bei Mangel an Ultraviolett sowie bei rasch wachsenden Kindern ist der Bedarf erhöht. Die *Resorption* erfolgt nur bei Gegenwart der Gallensäuren (s. S. 377). Die *Speicherung* erfolgt, wie bei den meisten anderen Vitaminen, in der Leber.

Vitamin D ist bei *Rachitis*, bei der damit vergesellschafteten *Spasmophilie* und bei *Osteomalacie* ätiologisch wirksam (Abb. 8), indessen muß man bei diesen Krankheiten gleichzeitig für genügende Zufuhr von Kalk und Phosphaten sorgen, bei der Rachitis auch eine Überernährung vermeiden; Vitamin D wirkt nicht bei Störungen der Knochenmatrix (Osteoporose).

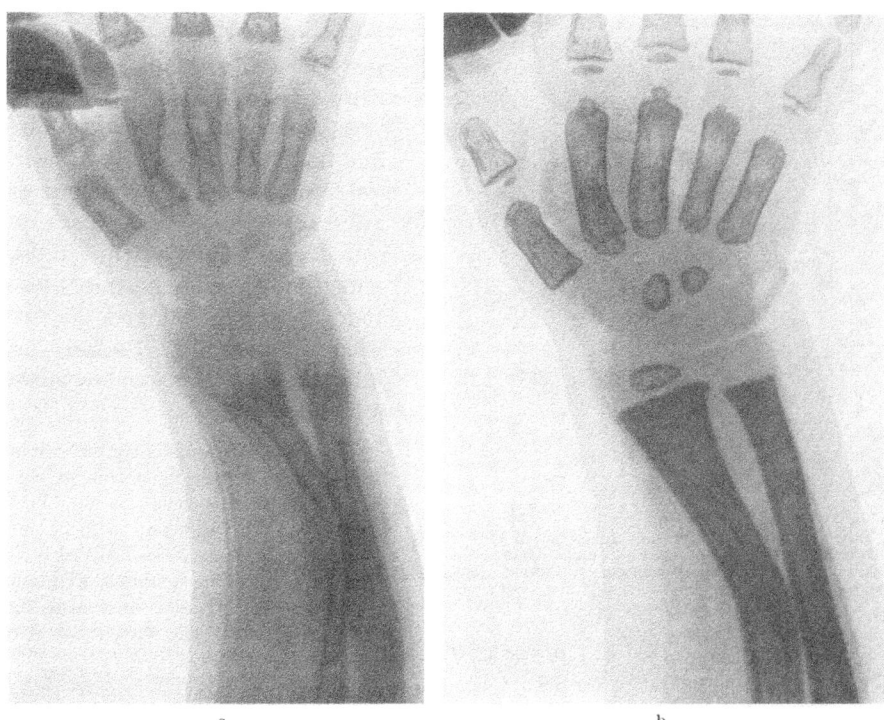

a   b

Abb. 8a u. b. Vigantolbehandlung einer kindlichen Rachitis. a Vor Behandlung. Man sieht nur angedeutete, zum Teil fehlende Knochenkerne und unregelmäßige, wie ausgefranste Epiphysenlinien. b Nach 10 wöchiger Behandlung. Die Schatten sind schärfer, die Knochenkerne scharf ausgeprägt, gut verkalkt, die Epiphysenlinien scharf. Zwischen den Knochenkernen sind die Zwischenräume enger

Rachitis ist eine Knochenerkrankung mit Störung des Calcium-Phosphatstoffwechsels. Es findet sich u. a. eine Resorptionsstörung des Kalks (Kalk-Fettstühle), ein verminderter Phosphatgehalt des Blutes, ein zu geringer Aschegehalt des Knochens. Histologisch ist sie charakterisiert durch pathologische Veränderungen an der Knochenknorpelgrenze, und zwar tritt an Stelle der Knochentrabekel, die sich zwischen die Knorpelsäulen einschieben, osteoides kalkarmes Gewebe. Der Knorpel wird infolgedessen stärker belastet, und es erfolgt eine kompensatorische Hypertrophie besonders der Epiphysenknorpel (rachitischer Rosenkranz u. a.).

Besonders gefährdet ist auch der wachsende Zahn (Abb. 9), dessen kristallinisches Gefüge schwer verändert wird. Es treten mikroskopisch feine Risse und Sprünge ein, die später als Eingangspforte für cariöse Vorgänge dienen. Bei extremem D-Mangel treten die bekannten sichtbaren Zahnveränderungen auf. Setzt die Avitaminose erst nach Abschluß des Verkalkungsvorganges ein, so kommt es zu osteomalacischen Veränderungen: Man sieht lokale Aufhellungen im Röntgenbild, abnorme Knochenbrüchigkeit, Lockerung der Zähne. *Tetanie* und *Pneumonie* sind die ernsten Komplikationen der Rachitis, *Deformitäten des Beckens* die schwerste Folgeerscheinung.

Alle diese Veränderungen werden durch Vitaminzufuhr oder durch Ultraviolettbestrahlung beeinflußt. Die Resorption des Kalkes wird verbessert, der Kalkphosphatgehalt des Blutes steigt, der Verknöcherungsvorgang wird normal. Bei rachitischen Kindern lassen sich bei den üblichen Dosen von Lebertran schon nach 8–14 Tagen deutliche Veränderungen im Röntgenbild und in den klinischen Erscheinungen erkennen. Die Zunahme der Caries im Spätwinter und Frühling ist hauptsächlich auf D-Mangel zurückzuführen, da sie weitgehend verhindert werden kann durch genügend hohe Gaben von Vitamin D (MACBEATH und ZUCKER). Weiter ist das Längenwachstum des Kindes, und zwar während der gesamten Wachstumsperiode von 2–14 Jahren, von der genügenden Versorgung mit D-Vitamin abhängig, während die Anfälligkeit gegenüber Rachitis im Alter von 6–18 Monaten besonders gefürchtet wird.

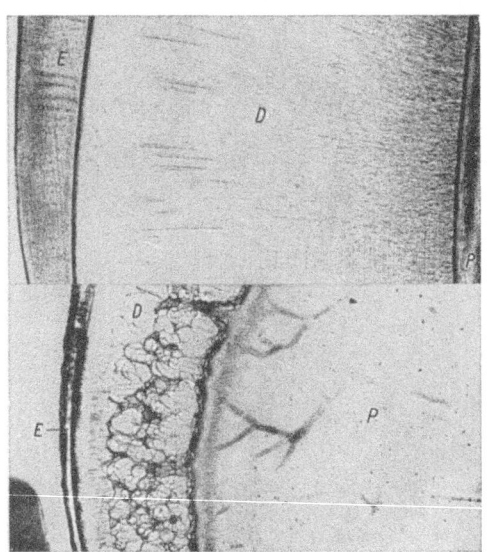

Abb. 9. Wirkung von Lebertran auf die Schneidezähne von rachitischen Hunden. Oben: mit Lebertran; unten: ohne Lebertran. *E* Schmelz, *D* Dentin, *P* Pulpa. Man sieht die Risse und Sprünge in dem schlecht verkalkten, schlecht kristallisierten und dünnen Schmelz und Dentin bei Vitamin D-armer Ernährung. (Nach MELLANBY)

Zur *Rachitisprophylaxe* erhalten Säuglinge im dritten Lebensmonat täglich 5 Tropfen Vigantolöl bis zum Verbrauch von 2 Fläschchen zu je 10 cm^3 = insgesamt 10 mg kristallisiertes Vitamin. Aus äußeren Gründen, weil den Müttern nämlich öfters die chronische Prophylaxe lästig ist, wird heute der D$_3$-Vigantolstoß vorgezogen (ein Röhrchen Vigantol „forte" [= 10 mg kristallisiertes Vitamin D$_3$] als einmalige Gabe); der Schutz dauert 4 bis 6 Monate.

Zur *Rachitistherapie* erhalten Säuglinge und Kleinkinder täglich für 3—4 Wochen bzw. bis zur Heilung 2—3 Teelöffel Lebertran oder 15 (bis 18 bei größeren Kindern) Tropfen Vigantolöl. Bei Anwendung der *Stoßtherapie* werden im allgemeinen 15 mg kristallisiertes Vitamin D$_3$ auf einmal gegeben. Erwachsene erhalten bei Osteomalacie etwas höhere Dosen D$_3$, bzw. 2—3 Eßlöffel Lebertran von bekanntem A- und D-Gehalt (s. S. 46); jedoch gibt es Fälle von ausgesprochener D-Resistenz, die sehr viel höhere Dosen verlangen, um eine positive Ca-Bilanz zu erzielen. Bei *Frühgeburten* sind tägliche Dosen bis zu 20000 i E entsprechend 0,5 mg Vigantol verordnet worden (MØLLER); sehr hohe Dosen müssen auch bei *Lupus vulgaris* und bei BOECKschem Sarkoid verordnet werden (wöchentlich 15 mg Vigantol). Betreffs Citronensäurebehandlung der Rachitis s. S. 431.

Nebenwirkungen. Bei der Bestrahlung von chemisch reinen Sterinen durch ultraviolettes Licht wird nicht nur der nützliche antirachitische Stoff gebildet, sondern gleichzeitig auch andere Stoffe mit sehr hoher Giftwirkung. Schon das *natürliche D-Vitamin* kann bei Überschreitung der obigen Dosen zur Erhöhung des Kalkspiegels mit metastatischen Verkalkungen *(Calcinose)* oder *Osteomalacie*, sowie zu *arteriosklerotischen Veränderungen*, besonders der Nierengefäße führen, die irreparabel sind. Gleichzeitig treten Appetitlosigkeit, Erbrechen und Durchfall, Gewichtsabnahme und im Blut *eine Erhöhung des Reststickstoffs* ein – neben vielen anderen Symptomen wie Pruritus, Polyurie, Nykturie, exfoliative Dermatitis, psychische Depressionen, selbst Seh- und Hörstörungen. Besonders gefährdet sind debile Frühgeburten, Kleinkinder, Fälle mit bereits erhöhtem Reststickstoff sowie tuberkulöse Kinder.

Man hat solche Zustände in einigen seltenen Fällen sogar nach im ganzen 2 l Lebertran beobachtet. Die gefährlichen Dosen von Vitamin D für das Kind liegen zwischen 20000 und 40000 i E täglich, sind also nur wenig höher als optimale antirachitische Dosen. Bei der sehr umstrittenen Behandlung der Arthritis mit höchsten Dosen bestrahlten Ergosterins (150000—500000 i E täglich über Monate) sind Fälle von Netzhautblutung, schwerer Niereninsuffizienz und allgemeiner Gewebsverkalkung beschrieben worden. Ähnlich hohe Dosen (50000—300000 i E) wirken auch bei Tetanie und verhalten sich hier wie ein modifiziertes Parathyreoidhormon (s. S. 78). Bei der Lupusbehandlung wurden Vergiftungen nach insgesamt 45 mg beobachtet; ein Arzt starb nach 60 mg D_2, die er innerhalb von 18 Tagen zu sich genommen hatte. Gegenmittel gegen die Verkalkung sind grüne Salate sowie *Cortison*. In nicht zu schweren Fällen tritt nach einigen Monaten Erholung ein. Sofern Lebertran bei Kindern mit Zwang eingeführt wird, kann es zur „Lipoidpneumonie" kommen.

Phosphorlebertran. In der früheren Medizin, die weder das Vitamin D noch seine Wirkung kannte, ist der Lebertran häufig als *Phosphorlebertran* verordnet worden. In der Tat führte der *gelbe Phosphor* — im Gegensatz zum ungiftigen roten oder amorphen Phosphor — in kleinen Dosen im Tierexperiment zu einer verstärkten Bildung von Knochen-Matrix mit anschließender Verknöcherung. Seine Verordnung entspricht indessen nicht mehr der wissenschaftlich-ärztlichen Anschauung (s. S. 355).

A. T. 10. Einzelne Nebenprodukte der Ergosterinbestrahlung führen zu ganz besonders starken Verkalkungen. Unter ihnen ist ein Dihydrotachysterin *A.T.10* (HOLTZ 1931) therapeutisch wichtig, da es in *schwersten Tetaniefällen* wirksam ist, wenn alle anderen Maßnahmen versagen. Die Wirkung, die in 48 Std. einsetzt und lange anhält, beruht ähnlich wie nach D_2 auf vermehrter Resorption von Kalk aus dem Darmkanal; es findet sich gleichzeitig ähnlich wie nach Parathormon eine verstärkte Phosphatausscheidung im Harn; in letzterer Hinsicht ist D_2 schwächer. A.T. 10 löst daher auch andere Calciumwirkungen aus (s. S. 440). Dieser wichtige Arzneistoff gehört in die Hand von Ärzten, die durch Blutkalkanalysen die wirksame Dosierung und die *Gefahr der allgemeinen Verkalkung* zu beherrschen vermögen. Er wird testiert durch Bestimmung des Gewichtsverlustes der weißen Maus, ausgedrückt in toxischen Grenzdosen (T.Gr.). (1 cm^3 A.T. 10 = 150 T.Gr.). Die orale Gesamtdosis, die öfters zur vollen Wirkung genügt, ohne daß die allgemeine Verkalkungsgefahr zu groß wäre, beträgt 5—8—15 cm^3 auch in täglichen Einzeldosen von 1 cm^3. Diese Dosis entspricht ungefähr 1,25 mg des Stoffes je Kubikzentimeter. HARRISON gibt täglich dreimal 1 cm^3 bis zur Normalisierung des Serumkalks, von da ab 1 cm^3 täglich unter allmählicher Reduktion bis zur Erhaltungsdosis, auch lebenslänglich. Die *Erhaltungsdosis* von A.T. 10 wird mit 0,6—1,0 mg, von Vitamin D_2 mit 3—5 mg angegeben. Auch die Nebenschilddrüsenepilepsie reagiert auf A.T. 10.

Anhang zu Vitamin D

Weitere Wirkungen des ultravioletten Lichts. Wie schon GROTTHUS 1817 erkannt hat, sind nur diejenigen Wellenlängen biologisch aktiv, die beim photochemischen Vorgang absorbiert werden. Strahlen, die durch ein bestimmtes Medium hindurchgehen oder reflektiert werden, sind immer wirkungslos.

Nun hat das Sonnenlicht neben der *Aktivierung des Ergosterins* weitere Eigenschaften, wie Desinfektionswirkung, *Erythemerzeugung* und *Hautbräunung*. Die dabei wirksamen

Wellenlängen sind ganz verschieden. Die chemische Natur der dabei beteiligten licht-
absorbierenden Stoffe ist, abgesehen vom Ergosterin, wenig geklärt; eine Umlagerung von
S-S in SH-Gruppen ist mit Sicherheit nachgewiesen (WELS). Die *Desinfektionswirkung, die*
bei Bestrahlung der Haut $1^{1}/_{2}$ mm tief dringt, während in 4 mm noch eine Wachstumshemmung erfolgt, liegt bei einer Wellenlänge von 250 mμ; die Wirkung erstreckt sich vor
allem auf gramnegative Erreger, weniger auf Staphylokokken, Streptokokken oder Virusinfektionen; das Hauterythem (Sonnenbrand) ist am stärksten bei 300 mμ, die Hautbräunung
bei 380 mμ, während die Ergosterinaktivierung zwischen 250—300 mμ erfolgt.

Die Allgemeinwirkungen der Sonnenbestrahlung hängen zum Teil mit der
Ergosterinaktivierung zusammen (Wirkung auf Calcium-Phosphatstoffwechsel,
Knochenwachstum u. a.), zum Teil mit der Erythembildung (Steigerung des
Gesamtstoffwechsels, des Eiweißumsatzes, der Antikörperbildung). Weitere Licht-
wirkungen, wie die raschere Blutneubildung bei anämischen Tieren, der schnellere
Abbau der Nucleinsäuren, die vermehrte Toleranz für Toxine und für Alkohol,
die Steigerung der Arbeitsleistung, die gelegentlich verbesserte Wundheilung sind
nicht näher analysiert. Oft gute Wirkung bei Alopecie und anderen Hautleiden.

Praktisch wichtig ist auch die *Lichtaktivierung fluorescierender Stoffe*, die z. B. im Steinkohlenteer vorkommen, wo sie zum Teil identisch sind mit den carcinogenen Stoffen. Auch
bei Trypaflavin u. a. Acridinderivaten, bei Chinin, Sulfonamiden und bei Porphyrinen muß
man mit Lichtaktivierung rechnen. Andererseits wird durch *Lichtschutzsalben* das besonders
aktive Ultraviolett abgefangen. Solche Salben enthalten gewöhnlich Aesculinabkömmlinge
(Zeozon und Ultrazeozon).

An dieser Stelle sei auch die kurzwellige Ultrarotstrahlung mit Wellenlängen
von 1400—800 mμ erwähnt; diese hat unter Umständen — allerdings erst nach
jahrelanger Einwirkung — eine Trübung der Linse zur Folge (Feuer-, Schmelzer-,
Glasmacherstar). Gegen die Strahlung schützt z. B. das grüne Eisenoxydglas
(Rotonglas).

α-Tocopherol = Vitamin E

Vitamin E (EVANS und BISHOP 1923) wird besonders aus Weizenkeimöl gewonnen, aus dem es sich mit Hilfe von Fettlösungsmitteln extrahieren läßt.
Chemisch ist es ein Tocopherol (H. M. EVANS). Es wurde von KARRER aufgeklärt
und synthetisch dargestellt. Es ist im Handel z. B. als *Evion.*

Vitamin E gehört zu den *Antioxydantien*, verhindert z. B. die Oxydation von
Vitamin A oder die toxische Wirkung höherer Fettsäuren in ihrer Peroxydform;
als Antioxydans läßt es sich z. T. durch Methylenblau u. a. ersetzen. Der *Tages-*

bedarf des Menschen an Vitamin E wird auf 15 mg geschätzt; Mangelkrankheiten beim Menschen sind jedoch unbekannt.

Vitamin E-Mangel führt bei männlichen Ratten zu *Hodenatrophie* (Azoospermie, Aspermie), bei weiblichen Tieren zur *Resorptionssterilität* oder zum *Verwerfen*. Vitamin E hat für die Tierzucht einige Bedeutung; seine Wirkung bei habituellem Abort der Frau ist weiter umstritten, jedenfalls nur bei Vitamin E-Mangel (Tocopherol-Bestimmung im Blut!) zu erwarten.

Kommen die Jungen eines durch Vitamin E-Mangel geschädigten Muttertieres lebend zur Welt, so zeigt sich gewöhnlich zwischen dem 16. und 25. Lebenstage eine neuromuskuläre Schädigung, hauptsächlich beruhend auf Degeneration der Vorderhornzellen *(Encephalomalacie)*. Diese tritt nicht auf, wenn die Jungtiere vor dem 15. Tage nach der Geburt Weizenkeimöl erhalten. Nach dieser Zeit läßt sich die Lähmung nicht mehr verhindern. Das histologische Bild erinnert weitgehend an die Veränderungen, die sich bei der *amyotrophischen Lateralsklerose* des Menschen abspielen; jedoch sind die klinischen Kontrollen unbefriedigend. Man hat das Vitamin E auch bei der *Muskeldystrophie* versucht; in der Tat zeigen sich unter E-Mangel Degenerationen in der quergestreiften Muskulatur *(Dystrophie-Test)* und zwar in Zusammenhang mit der aeroben Phosphorylierung; E-Mangel führt zu starker Stoffwechselsteigerung des Muskels unter Verminderung des Gehalts an Kreatinphosphorsäure und unter Auftreten von Kreatin im Harn. Auch am sonst normalen Tier läßt sich unter E-Zufuhr eine erhöhte Resistenz gegen Anoxämie feststellen.

Gesicherte Beziehungen bestehen zu den *allgemeinen Kollagenerkrankungen* des Menschen (Rheumatismus, Fibrositis, Myokardschäden auf rheumatischer Basis, Lumbago, DUPUYTRENsche Kontraktur); in dieser Hinsicht besitzt es eine schwache Cortison-ähnliche Wirkung; Beziehungen werden weiter debattiert zu bestimmten *Gefäßerkrankungen* (Thrombangitis obliterans, Claudicatio intermittens, Arteriosklerose). In Hinblick auf Capillarfragilität ist Vitamin E zehnmal stärker wirksam als Rutin. Unter extremen Versuchsbedingungen wirkt es als Leberschutzstoff.

Vitamin F (natur) besitzt eine große Reihe von höheren ungesättigten sog. „essentiellen", vom Körper nicht synthetisierbaren Fettsäuren wie Arachidon-, Linolen-, Linolsäure u. a. F-Mangel führt unter anderem an der Ratte zu Hauterscheinungen (Trockenheit, Rauheit, Schuppigkeit des Schwanzes [Schachtelhalmschwanz]); durch örtliches Auftragen auf die kranke Haut der Ratte wird die Heilwirkung der Vitamin F-Stoffe getestet. Die Wirksamkeit der Linolsäure ist an die Gegenwart anderer Vitamine gebunden, ja, ihre eigene Vitaminnatur wird bestritten. Vitamin F wird angewendet beim Milchschorf der Kinder sowie bei

gewissen Formen der Psoriasis (2—5 g täglich). Nach neueren Untersuchungen hat Arachidon-
säure hohe biologische Bedeutung und soll z. B. mit der Entstehung von Arteriosklerose in
Beziehung stehen (SINCLAIR).

Vitamin K, auch als „*Coagulationsvitamin*" bezeichnet (DAM und SCHØNHEYDER),
beherrscht die Prothrombinbildung in der Leber. Kücken erkranken bei Vitamin-
K-Mangel an *hämorrhagischer Diathese*, und zwar infolge von *Hypoprothrombinämie*. Diese wird durch Zufuhr von Vitamin K an 3 aufeinanderfolgenden Tagen
geheilt (1 Tagesdosis = 1 Dam-Einheit). — Der Bedarf des Menschen wird auf
1 mg täglich geschätzt und wird gewöhnlich von der Darmflora geliefert; am
stärksten wirksam ist Vitamin K_1.

Vitamin K ist besonders reichlich enthalten in grünen Blättern, und zwar annähernd
entsprechend dem Chlorophyllgehalt. Chemisch handelt es sich um einen Phytolester des
an sich bereits stärkstwirksamen 2-Methyl-1,4-Naphthochinons, das auch als solches im Handel ist. Vitamin K wird physiologisch z. B. von den Colibakterien der Darmflora synthetisiert. Die Lösung des öllöslichen Vitamins erfolgt physiologisch durch Vermittlung der Gallensäuren; bei Störungen des Gallenflusses kann Vitamin K daher nicht resorbiert werden. Geeignete wasserlöslich gemachte Vitamin K-Präparate stehen zur Verfügung, so daß die frühere Verwendung von Galle und Gallensäure für diesen Zweck nicht mehr üblich ist (Synkavit, Karanum u. a.).

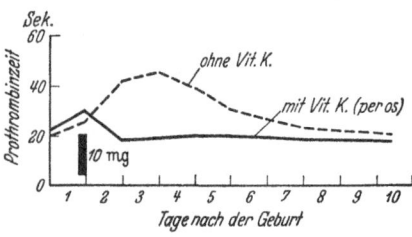

Abb. 10. Verlauf der Prothrombinzeit während der
ersten Lebenswochen. Beispiele zweier gesunder Neu-
geborener. *Ohne Vitamin K:* Anstieg der Prothrombinzeit bis Beginn des 4. Lebenstages: physiologische, vorübergehende Hypoprothrombinämie.
Mit Vitamin K (oral verabreicht): Anstieg der Prothrombinzeit bleibt größtenteils aus. Die Prothrombinzeit wurde nach der Mikromethode von FIECHTER
bestimmt. (Nach F. KOLLER)

Beim Menschen treten Mangelerscheinungen, d. h. Hypoprothrombinämie oder
gar hämorrhagische Diathese auf beim
Fehlen der Darmflora (z. B. als Melaena
neonatorum), bei *Veränderung der Darmflora* (bei Sprue, HERTERschem Infantilismus, nach Antibiotica), bei *Gallengangsverschlüssen*. Eine weitere Form der Hypoprothrombinämie entwickelt sich bei Erkrankungen des *Leberparenchyms*. Die
leicht geschädigte Leber (leichte Leberinsuffizienz, Stauungsikterus, nach Gallenoperationen) spricht noch auf Vitamin K an; spezifische Gifte der Prothrombinbildung in der Leber sind Dicumarol und Salicylsäure, und hier wirkt nur Vitamin
K_1 antagonistisch. Die *schwer geschädigte* Leber (Leberatrophie und -cirrhosis)
spricht auf Vitamin K nicht mehr an; hingegen wirkt das Blut von Blutspendern,
die vorher Vitamin K erhalten haben, in solchen Fällen stark blutungsstillend.

Therapie. Melaena neonatorum mit Tiefstand des Prothrombins im Blut am
3. Lebenstage reagiert auf 2—5 mg Vitamin K, 3—4 Tage lang oral oder parenteral verabfolgt, besonders bei den gefürchteten intrakraniellen Blutungen, sofern
diese, was selten ist, durch K-Mangel entstehen und nicht, wie üblich, durch
Geburtstraumen. Der Effekt läßt sich auch über die Mutter erzielen, wenn diese
vor der Geburt einige Tage lang 2—5 mg Vitamin K zu sich nimmt. Prothrombin-
Mangel des Erwachsenen reagiert auf 4—10 mg Vitamin K_1 oder auf die dreifachen
Mengen von Synkavit; vor Gallenoperationen wird diese Dosis auch prophylaktisch 4 Tage lang vor dem Eingriff verordnet; bei Blutungen nach Dicumarol sind
höhere Dosen K_1 erforderlich (s. S. 460).

Die Ausarbeitung einer auch klinisch verhältnismäßig leicht und rasch ausführbaren
Bestimmungsmethode des Prothrombingehaltes im Blute (QUICK u. a.) sichert die Indikation
für die Anwendung des Vitamin K und gestattet die Überwachung des Heilerfolges, ähnlich

wie die Blutzuckerkontrolle die Richtschnur der Insulinbehandlung abgibt. Eine Senkung des Prothrombingehalts auf unter 20% des Normalwertes ist mit Blutungsgefahr verknüpft.

Toxikologie. Nach 0,18 g wurden Erbrechen, Porphyrin- und Albuminurie beobachtet, bei Neugeborenen insbesondere Hyperbilirubinämie mit Gefahr eines Kern-Ikterus (s. S. 459).

Die Schutzeigenschaften der Nahrungsmittel. Durch die zunehmende Kenntnis der Mineralsalze und Vitamine in den Lebensmitteln ist eine neue Ernährungs-lehre entstanden. Man muß damit rechnen, daß alle bekannten Nahrungsmittel, so-bald man sie in ihre Bestandteile zerlegt und in dieser denaturierten Form genießt,

zu Mangelerkrankungen einerseits, zu toxi-schen Überlastungen andererseits führen kön-nen. Man hat sich daher nach Nahrungs-stoffen umgesehen, in denen alle lebens-notwendigen Einzelbestandteile in genügen-dem Maße und im richtigen Verhältnis vor-handen sind und mit deren Hilfe es gelingt, die toxischen Wirkungen einseitiger Über-lastungen mit Eiweiß, Kohlenhydraten und Fetten zu verhindern. Solche *Schutzeigen-schaften* besitzen besonders das grüne Blatt der Gemüse und Salate, die Kartoffel, Karotte, Tomate, Beeren und Früchte, *Milch,* auch gesäuerte Milch, in geringerem Maße auch Vollkornbrot, Fleisch, Fische und bei einigen extremen Formen der Ernäh-rung das frische Blut. In Nahrungsmitteln mit guten Schutzeigenschaften finden sich auch die Vitamine in ihren natürlichen Kor-relationen, was bei vielen besonderen Indi-kationen der Vitamintherapie (Wachstums-störungen, Gebißerkrankungen, verminderte Resistenz gegen Infektionen, Anämieverhütung) zu beachten ist.

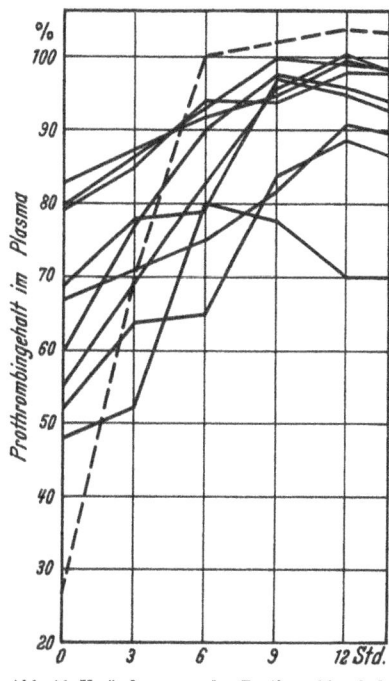

Abb. 11. Veränderungen des Prothrombingehaltes des Plasma nach einer einzigen intravenösen Injektion von 10 mg von 2-Methyl-1,4-naphtho-hydrochinon, bei Fällen von Leberinsuffizienz und bei einem Fall von Stauungsikterus. (Nach A. BASERGA und B. ROVATTI)

Solche Nahrungsmittel mit Schutzeigen-schaften, in denen das Verhältnis der Ener-gieträger zu den lebenswichtigen Mineral-stoffen und Vitaminen ein besonders günstiges ist, sollten den größten Teil der täglichen Nahrung bilden, wenn auch stets unter Berücksichtigung des Energie-bedarfs. Sie sollten aber auch — entsprechend zubereitet — die gesamte Kranken-diät beherrschen. Für bestimmte Fälle muß allerdings nebenher auch der *Säure-basenbedarf* des Körpers berücksichtigt werden; auch die Kontrolle des *Wasser-stoffwechsels* kann nötig sein.

Wirkungen der Diät. Neben Nährstoffen, Mineralsalzen und Vitaminen lassen sich in der täglichen Nahrung auch andere Stoffe von therapeutischem Charakter nachweisen.

Einen Neuaufbau von Hämoglobin nach Blutverlusten erzielt man nicht nur durch Leber, Fleisch und Blut oder eisenreiche Nahrungsmittel, wie Pflaumen, Weintrauben, Feigen, Datteln, sondern auch durch Äpfel, Aprikosen (WHIPPLE), grünes Gemüse und Chlorophyll (BÜRGI). Das aus Äpfeln gewonnene Pektin beschleunigt die Blutgerinnung (RIESSER). Unter den Flavonolen, die in Beeren und Gemüsen vorkommen, finden sich Stoffe mit coffeinähnlicher Wirkung (FUKUDA). Viele Blüten enthalten Stoffe vom Wirkungstyp der weiblichen Geschlechtshormone (STEIDLE). Es sind insulinähnliche Stoffe bekannt, die z. B. in gewissen Heidelbeerblättern vorkommen und sekretinähnliche Stoffe, z. B. im Spinat. Die Kartoffel wirkt an der weißen Ratte stärker antiphlogistisch als hohe Calciumdosen (MAHN). Bei Nierengiften wie Cantharidin und Uransalzen erhält man eine Schutzwirkung durch Karotten und Weißkohl (ELLINGER). Auch die Ödeme bei Belastung mit Fleisch werden im Tierexperiment durch solche Gemüse verhindert. Bei Lebergiften ist eine Schutzwirkung durch lipotrope Stoffe vom Typ des Lecithins, Betains und Xanthins nachgewiesen. Äpfel, Bananen, Trauben besitzen antiketogene Eigenschaften, Citronen verstärken die Ketonurie (E. BEYLER). Wir stehen mitten in einer Bewegung, die die Grenzen zwischen Lebens- und Arzneimitteln von Grund aus auflockern muß (HAFFNER).

In bestimmten, allgemein verwendeten Nahrungsmitteln sind auch natürliche *Gifte* vorhanden, die aber bei den Zubereitungsverfahren meistens zerstört werden, wie z. B. das *Phasin* in rohen Bohnen und Bohnenkeimlingen, das öfters zu Todesfällen geführt hat, wenn Bohnen der Gattung Phaseolus zur Rohkost verwandt wurden, das aber durch Kochen zerstört wird. Auch sei an den *Blausäuregehalt* der bitteren Mandeln, der Rangoonbohne und vieler anderer Pflanzensamen aus den Familien der Pruneen, Pireen, Spireen, an die hohen *Oxalsäuregehalt* von Rhabarber und Spinat, an die Giftstoffe der Bucheckern (Fagin) und der Pilze (s. S. 260) erinnert. Der *Solaningehalt* der Kartoffel scheint nur gefährlich zu werden, falls keimende Kartoffeln oder Kartoffelbeeren roh genossen werden. — Durch Vermittlung von hygienisch nicht einwandfreier Nahrung können viele Infektionskrankheiten und Wurmkrankheiten entstehen.

Schrifttum

Stoffwechsel

ABDERHALDEN, E., u. G. MOURIQUAND: Vitamine und Vitamintherapie. Bern 1949. — BURNET, ET., et W. R. AYKROYD: L'alimentation et l'hygiène publique. Société des Nations Genève. Tome IV, No 2, 1935. — DEMOLE, M., A. FLEISCH u. CL. PETITPIERRE: Ernährungslehre und Diätetik. Bern 1949. — FELLENBERG, v.: Das Vorkommen, der Kreislauf und der Stoffwechsel des Jods. Erg. Physiol. 25, 176 (1926). — KLEEBERG, J., u. H. BEHRENDT: Die Nährpräparate und Sauermilcharten. Stuttgart 1930. — LANG, K.: Der Intermediäre Stoffwechsel. Berlin 1952. — NOORDEN, C. VON, u. H. SALOMON: Handbuch der Ernährungslehre. Berlin 1920. — RUBNER, M.: Ernährung. Handbuch der Lebensmittelchemie, Bd. 1, S. 1145. 1933. — STEPP, W., J. KÜHNAU u. H. SCHROEDER: Die Vitamine und ihre klinische Anwendung, 7. Aufl. Stuttgart 1952. II. Band 1957.

Biologische Strahlenwirkung

SCHWIEGK, H.: Künstliche radioaktive Isotope in Physiologie, Diagnostik und Therapie. Heidelberg 1953. — TAPPEINER, H. v., u. A. JODLBAUER: Die sensibilisierende Wirkung fluorescierender Substanzen. Leipzig 1907. — WELS, P.: Beobachtungen am bestrahlten Zellkern. Naunyn-Schmiedebergs Arch. 189, 113 (1938).

III. Hormone

Als *Hormone* bezeichnet man seit STARLING die in das Blut übertretenden wirksamen Stoffe der innersekretorischen Drüsen. Durch die Prägung dieses Wortes wurde eine Reihe von Tatsachen, die bis dahin zusammenhanglos dastanden, in glücklicher Weise zusammengefaßt. Die Hormone beherrschen neben anderen Wirkstoffen (Vitaminen, Fermenten u. a.) den Stoffwechsel und die physiologischen Funktionen der Zellen und Gewebe und stehen damit auch in Beziehung zu *Wachstum, Differenzierung* und *Struktur* der Zellen und Organe, zu den *Adaptationsvorgängen* und den *genetischen Vorgängen* im Organismus. Zusammen mit dem zentralen und dem peripheren Nervensystem sind sie die *Vermittler der inneren Einheit und Ganzheit des lebenden Körpers.*

Für die *Physiologie* sind die Hormone von endgültiger Bedeutung. Für die *Pharmakologie* dagegen handelt es sich um eine bestimmte Entwicklungsstufe der Forschung. Die Ansicht nämlich, daß diese im Tierkörper selbst hergestellten natürlichen Wirkstoffe allen anderen derartigen Stoffen bei therapeutischer Anwendung an Wirksamkeit und Ungiftigkeit überlegen sein müßten, hat sich längst als irrig herausgestellt. Unter den sympathomimetischen Stoffen z. B. ist das körpereigene Adrenalin bei therapeutischer Anwendung bei weitem das giftigste. Die chemische Aufklärung der Hormone bedeutete daher den Anreiz, diese Produkte der lebenden Natur durch Darstellung ähnlicher Stoffe noch zu übertreffen. In dieser Hinsicht sei auch auf die Synthese schlecht löslicher Hormonabkömmlinge hingewiesen, die, in Suspension zugeführt oder gar in Kristallform ins Gewebe implantiert, einen gleichmäßigen Hormonstrom in das Blut abgeben, wodurch die physiologischen Vorgänge besser nachgeahmt werden, als das mit den leicht löslichen Hormonen selber möglich ist (Depotinsuline u. a.).

Die einzelnen Hormone entfalten zwar gewöhnlich in der Schwellendosis spezifische Wirkungen; bei allmählicher Erhöhung der Dosis dagegen sind immer neue Angriffspunkte nachweisbar, so daß letzten Endes mehr oder weniger alle Funktionen des Körpers und der Zellen in Mitleidenschaft gezogen werden; unter anderem sind auch Erregungs- und Hemmungswirkungen auf *andere innersekretorische Organe* nachweisbar. Solche *Gegenregulationen* zeigen sich z. B., wenn unter dem Einfluß der Hormone von Schilddrüse, Nebennierenrinde, Geschlechtsdrüse eine Hemmung des HVL (Hypophysenvorderlappens) eintritt; sie sind bei jeder Hormontherapie in Rechnung zu stellen. Gegenregulationen können aber auch ausgehen vom *Nervensystem* — besonders deutlich sichtbar an der Blutdrucksteigerung bei Adrenalinausschüttung —, oder durch Beeinflussung des „*Milieu intérieur*", wenn durch veränderten Gehalt des Blutes an Zucker, Calcium, Phosphaten u. a. eine sekundäre Beeinflussung innersekretorischer Organe erfolgt. — Auch mit *Synergismen der Hormone* ist unter Umständen zu rechnen.

Hormone werden angewandt bei endokrinen Ausfallserscheinungen in Form der *spezifischen Substitutionstherapie*; sie können aber auch bei vielen anderen krankhaften Zuständen (Herz-, Gefäß-, Kreislaufstörungen, Wassersucht, Fettsucht, Obstipation, Amenorrhöe u. a.) zur *symptomatischen Therapie* benutzt werden, wobei die gleiche Störung sich häufig durch die verschiedensten Hormone im gleichen Sinne beeinflussen läßt. — Hierher gehört die *Abdichtung der Capillaren* durch Adrenalin oder Nebennierenrindenhormone mit den entsprechenden Permeabilitätsveränderungen, die starke *analgetische Wirkung* der verschiedenen Steroide [Progesteron, DOCA, Cortison (s. S. 84) u. a.], die *antirheumatische* und *antiallergische* Wirkung von Cortison, die Behandlung von gewissen *bösartigen Geschwülsten* mit Geschlechtshormonen.

Ein weites Gebiet ist das der Bildung und Abgabe von Hormonen in den Blutstrom und dessen Beeinflussung durch Arzneistoffe. Man pflegt die Wirkung von Stoffen, die die Bildung der Hormone reversibel hemmen, als *statisch* zu bezeichnen, weil sie zu einer Stase der Abgabe führen wie im Falle der thyreostatischen Stoffe (s. S. 71); es ist aber auch vielleicht gestattet, den Begriff weiter zu fassen und z. B. von statischer Wirkung zu sprechen, wenn unter Einfluß von Chinin die Ausschüttung von Adrenalin gehemmt wird (s. S. 80). Die erhöhte Abgabe von Hormonen in den Blutstrom unter dem Einfluß von *Gemütserregungen* (Ausschüttung von Adrenalin, HVL-Hormone u. a.) oder von *Medikamenten* (Krampfgifte, Nicotin, Eisen, Morphin u. a.) ist besonders an der Hypophyse (s. S. 104) und an den Nebennieren studiert worden (s. S. 79).

Pathologische Störungen der Bildung und Abgabe von Hormonen können sich aus den verschiedensten Ursachen entwickeln. Oft sind *erbliche, cerebrale* oder *nervöse* Faktoren nachzuweisen. Häufig versagen die *hormonalen Gegenregulationen*, daher auch das nicht seltene Vorkommen von pluriglandulären Störungen. Infolge schwerer Anstrengungen, auch durch die Belastung, z. B. durch *Schwangerschaft* oder *Operation*, in anderen Fällen durch *Fehlernährung* (RIESSER) kann das hormonale Gleichgewicht langsam oder plötzlich gestört werden, ohne daß vorher auffällige Symptome der *hormonalen Unterwertigkeit* vorhanden waren; wir kennen heute zudem *spezifische Gifte* und Toxine, die zu degenerativen Erscheinungen an bestimmten endokrinen Drüsen führen.

Hormone sind Stoffe von ungeheurer Wirkungsintensität; bei den einen steht die akute Giftwirkung (Adrenalin, Insulin, Oxytocin, Vasopressin), bei anderen die chronische Giftwirkung (Schilddrüse, NNRinde, Geschlechtshormone) im Vordergrund. Sie setzen mehr als andere Arzneistoffe die Korrelationen und Gegenregulationen des Organismus in Gang, daher die Vielgesichtigkeit der toxischen Effekte, darunter unter Umständen *Abstinenzerscheinungen* beim Aussetzen der Therapie nach Anwendung von Schilddrüse, NNRinde, weiblichen Geschlechtshormonen, oder *Inaktivitätsatrophie* z. B. nach Insulin, daneben auch *Allergien* (Insulin, Oxytocin, Vasopressin, ACTH).

1. Schilddrüse

Die physiologische Funktion der Schilddrüse wurde von KOCHER u. a. aufgedeckt. Er beschrieb 1893 das Krankheitsbild der Cachexia strumipriva nach Radikaloperation des Kropfes. Er wies gleichzeitig, wie vor ihm ORD u. a., die Wirksamkeit von oral zugeführter getrockneter Schilddrüse nach.

$$HO-\!\!\!\!\bigcirc\!\!\!\!-O-\!\!\!\!\bigcirc\!\!\!\!-CH_2-\overset{*}{C}H(NH_2)-COOH$$

Thyroxin

Der *Jod*gehalt der Schilddrüse wurde von BAUMANN entdeckt. Wir wissen heute, daß ein in der Kolloidsubstanz der Schilddrüsenbläschen enthaltener Eiweißkörper, das *Thyreoglobulin*, der Hauptträger des Jodes ist; daraus entsteht *Jodthyreoglobulin*, das Haupthormon der Schilddrüse. Die folgenden Zwischenstufen werden dabei durchlaufen: 1. Aufnahme von Jodid durch die Zellmembran (gehemmt durch Thiocyanat und Perchlorat). 2. Oxydation von Jodid zu freiem Jod, wahrscheinlich durch Peroxydase (gehemmt durch Thioharnstoff-Derivate). 3. Jodierung von Tyrosin zu Monojod- und Dijod-Tyrosin sowie Thyroxin. 4. Einbau in Thyreoglobulin. Bei Bedarf wird die Kolloidsubstanz verflüssigt, dann das Hormon auf dem Wege durch das Epithel der Bläschen dem Kreislauf zugeführt (LOESER).

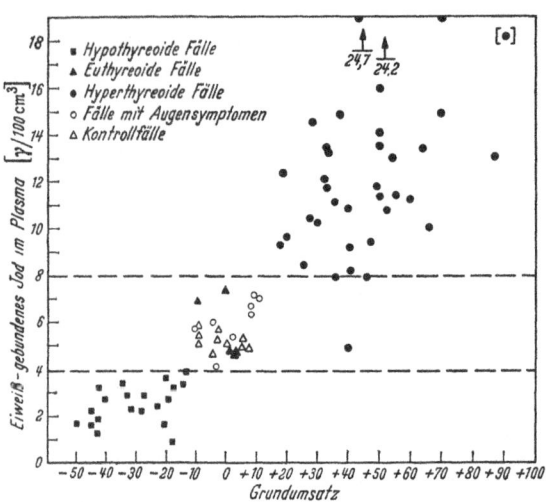

Abb. 12. Bestimmung des eiweißgebundenen (hormonalen) Jods im Plasma (oder Serum) von Gesunden und Schilddrüsenkranken. In Fällen von Exophthalmus finden sich häufig normale Werte. (Nach SALTER und Mitarbeiter aus R. L. CECIL 1948)

Das Hormon ist enthalten in getrockneter Schilddrüse *(Glandulae thyreoideae siccatae),* deren Jodgehalt nach DAB. 6 0,18% betragen soll. Die orale Verab-

---

* Optisch-aktives C-Atom

reichung von Thyreoideae siccatae genügt den meisten praktischen Anforderungen. Bei alkalischer Hydrolyse tritt eine jodierte Aminosäure auf, das *Thyroxin*, das von KENDALL aus der Schilddrüse isoliert und von HARRINGTON 1926 synthetisch dargestellt worden ist (Jodgehalt 65,3%); ein zweites Hydrolyseprodukt ist das etwa 5mal wirksamere, aber rascher abgebaute *Trijodthyronin*; die therapeutische Bedeutung beider Stoffe als solche ist umstritten. In der Schilddrüse finden sich außerdem geringe Mengen von Dijodtyrosin, welches die Ausgangssubstanz für die physiologische Synthese von Thyroxin darstellt.

Die menschliche Schilddrüse enthält ungefähr 20 mg Thyroxin. Von diesem Vorrat wird täglich ungefähr 1 mg an das Blut abgegeben. Die Schilddrüse bildet so einen Speicher für das Blutjod, dessen normale Menge $12—15\gamma$% beträgt, in Fällen von Myxödem auf $3—6\gamma$ erniedrigt, bei Basedow auf 70γ erhöht sein kann. Rationeller ist die Bestimmung des *Protein-gebundenen Jods* (Abb. 12). Hier zeigt sich z. B. bei Basedow-Kranken nach Joddosen ein Abfall, der der klinischen Besserung parallel geht.

Die Bildung und Abgabe des Jodthyreoglobulins steht unter dem Einfluß des Hypophysenvorderlappens (thyreotropes Hormon s. S. 111); sie wird aber auch durch das zentrale und periphere Nervensystem geregelt. Von der Diät, besonders von den Vitaminen (s. S. 45), auch von der *Außentemperatur* (Aktivierung durch Kälte nach KUSCHINSKY), dem *Licht* können starke Wirkungen ausgehen. Im jugendlichen Alter zeigt die Drüse das histologische Bild höchster Aktivität. Der tägliche Thyroxinverbrauch bei vollständigem Schilddrüsenmangel des Menschen beträgt etwa 0,3 mg, von Trockenpulver 0,12 g täglich.

Die *Unterfunktion* der Schilddrüse äußert sich im Kindesalter als *sporadischer Kretinismus*, später als Senkung des Basalstoffwechsels mit erhöhter Ermüdbarkeit oder in schweren Fällen als *Myxödem*. Die juvenile Form äußert sich in Störungen des Skeletwachstums und in frühzeitiger Synostose der Schädelknochen mit oft völligem Aufhören der geistigen Entwicklung.

Entscheidend für den Erfolg einer *Behandlung des Kretinismus* mit getrockneter Schilddrüse ist die frühzeitige Diagnose, möglichst im Säuglingsalter. Nach 4 wöchiger Behandlung zeigt sich hier oft bereits eine entscheidende Besserung; bei späterem Einsetzen der Therapie können bereits irreparable Intelligenzstörungen vorliegen. Immerhin sieht man dann noch Effekte auf die Wachstumsstörung. Oft ist jahrzehntelange Behandlung notwendig. Wichtig ist die prophylaktische Behandlung der Mutter während der Gravidität.

Das *Myxödem* ist kenntlich durch ödemartige Hautschwellung; diese entsteht durch Neubildung von Mucoproteinen unter Einlagerung von viel Flüssigkeit und von Fett. Damit einher geht eine Senkung des Grundumsatzes und dementsprechend eine Verlangsamung aller physiologischen, auch der geistigen Vorgänge. Auch ohne Myxödem kann sich die Unterfunktion der Schilddrüse bemerkbar machen in geistiger Trägheit, Erhöhung des Cholesterinspiegels im Blut, gelegentlich Fettsucht, Erniedrigung des Blutdrucks, Verlangsamung des Pulses, Herzaffektionen der verschiedensten Art bis zur ausgebildeten Dekompensation, hypochromer Anämie, Stuhlträgheit und Wasseransammlung, beim Weibe beinahe regelmäßig in Störung der Sexualfunktion und zuletzt in Hautsymptomen (trockene, rissige Haut, Ausfall der Haare). Überempfindlichkeit gegen Opiate und Narkotica wird beobachtet. Die Dekompensation des Myxödemkranken ist total refraktär gegen Digitalis, kann dagegen wie alle übrigen Myxödemsymptome auf Schilddrüse in dramatischer Weise ansprechen.

Ist das Myxödem hingegen Folge eines Versagens des HVL, so sind gleichzeitig Defekte der Nebennierenrinde und des Geschlechtsapparates vorauszusehen und unter diesen Umständen kann Zufuhr von Schilddrüse durch weitere Bremsung der Tätigkeit des HVL eine ADDISONsche Krisis auslösen.

In anderen Ländern hat man in den letzten Jahren schwere Fälle von Angina pectoris, die jeder internistischen Behandlung trotzten, mit vollständiger Thyreoidektomie behandelt. Dabei fällt der Grundumsatz auf 60% des normalen und wird anschließend mit Hilfe von Schilddrüsenzufuhr auf eine Senkung von 25—30% einreguliert, so daß keine Ödembildung auftritt. Bei diesem Vorgehen ist eine erhebliche Schonung des Kreislaufes möglich. Neuerdings werden auch *thyreostatische Stoffe* (s. S. 71) zu diesem Zwecke verwendet.

Die *Überfunktion* der Schilddrüse — wahrscheinlich durch Mehrproduktion von thyreotropem Hormon entstehend — führt zu BASEDOWScher Krankheit; ihre Symptome lassen sich imitieren durch Zufuhr von Schilddrüsenhormonen

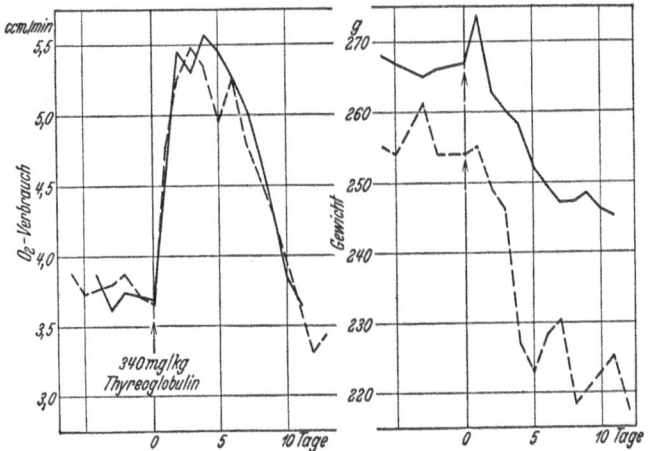

Abb. 13. Das Verhalten des Sauerstoffverbrauches (linke Kurven) und des Körpergewichtes (rechte Kurven) an 2 Ratten nach Einspritzung von 340 mg Thyreoglobulin je Kilogramm. (Nach GADDUM). Man sieht den starken Anstieg des Sauerstoffverbrauches bei gleichzeitigem Gewichtssturz

oder von Jodiden (Jodbasedow); sie können auftreten nach verschiedenen Giften (Blei, CO, Toluol, Thymol, Nicotin) sowie nach O_2-Mangel.

Der Patient wird gefährdet durch anhaltende Diarrhoen und Tenesmen, besonders aber durch plötzliches Herzversagen. Auch werden alle bekannten Herzkrankheiten durch den thyreotoxischen Zustand ungünstig beeinflußt. Im Versuch an Katzen fand H. BAUER 8 Tage nach Injektion von 3—4 mg Thyroxin EKG-Veränderungen und Nekrosen im Herzmuskel; andere Autoren fanden ein beträchtlich vermehrtes Herzgewicht. In seltenen Fällen ist auch eine schwere Hepatitis mit acidotischem Stoffwechsel nachzuweisen.

In bestimmten Fällen von Hyperthyreosis steht eine auffällige Muskelschwäche und Atrophie der Muskulatur im Vordergrund (chronisch-thyreotoxische Myopathie). In vielen anderen Fällen überwiegen die Herz- und Kreislaufsymptome (kardiotoxischer Kropf). Auch finden sich Übergänge zum Myxödem. — Die *thyreotoxische Krisis* kann durch Atropingaben ausgelöst werden.

Pharmakologie und Toxikologie. *Jodthyreoglobulin* in Form der getrockneten Schilddrüse, *Thyroxin* und *Trijodthyronin* besitzen die gleichen pharmakologischen Wirkungen; diese sind gering beim gesunden Menschen und lassen sich am auffälligsten bei Myxödem verfolgen. Thyroxin und Trijodthyronin haben den Nachteil der schnellen Ausscheidung im Gegensatz zur Polypeptidverbindung und zur getrockneten Schilddrüse; jedoch wirkt auch getrocknete Schilddrüse dadurch, daß im Darmkanal unter anderem freies Thyroxin abgespalten wird.

Die erste Wirkung der Schilddrüsenhormone zeigt sich an der *Diurese*, die — unter Mobilisierung von Kochsalz und Wasser aus den Geweben — nach wenigen Stunden einsetzt. Daneben findet sich eine Mehrausschwemmung von fast allen Harnbestandteilen.

Die Hauptwirkung der Schilddrüse, die *Steigerung des Grundstoffwechsels* (Abb. 13) nämlich, setzt beim Menschen gewöhnlich nach einer Latenzzeit von 1—2 Tagen ein, oft auch später: 1 mg Thyroxin erhöht bei subcutaner Zufuhr den Stoffwechsel um rund 2%; die volle Wirkung zeigt sich in 10 Tagen; zum völligen Abklingen einer therapeutischen Dosis sind beim Myxödem-Kranken 60—68 Tage erforderlich.

Wirkungsmechanismus des Thyroxins. Die aus dem oxydativen Stoffabbau zu beziehende Energie wird nach jetziger Auffassung hauptsächlich in Form von energiereichen Phosphat-

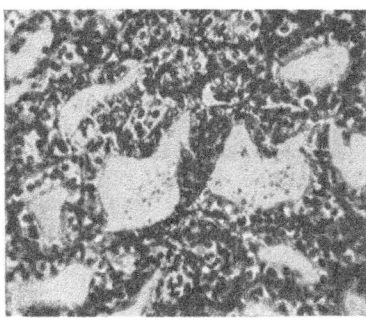 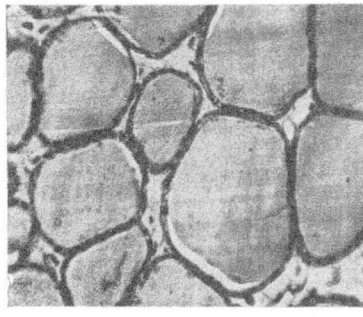

Abb. 14a   Abb. 14b

Abb. 14a. Aktivierte Meerschweinchenschilddrüse. Das Tier erhielt 2 Tage täglich 100 Mäuse-Einheiten thyreotropes Hormon und wurde am 3. Tage getötet. Starke Epithelwucherung, Verarmung der Drüse an färbbarem Kolloid, Deformierung der Acini. Vergr. 225fach

Abb. 14b. Normale, ruhende Meerschweinchenschilddrüse. Flaches Epithel, mit Kolloid gefüllte Follikel Vergr. 225fach. (Nach LOESER 1936)

Bindungen (ATP, Kreatinphosphat u. a.) gestapelt. 1 Atom O kann dabei die Synthese von jeweils drei energiereichen Phosphat-Bindungen (z. B. von 3 Molekülen Kreatinphosphat im Muskel) energetisch decken; der normale P/O-Quotient beträgt dementsprechend etwa 3. In Untersuchungen von MARTIUS und HESS ist nun gefunden worden, daß Thyroxin in diese Prozesse eingreift und den P/O-Quotienten beträchtlich senken kann. Die energetische Ausbeute der Zellatmung wird also durch Thyroxin herabgesetzt; die Zelle muß daher mehr atmen, um das benötigte energiereiche Phosphat zu gewinnen. Hieraus könnte sich der Anstieg des Sauerstoffverbrauchs unter dem Einfluß von Thyroxin erklären, da auch andere Substanzen, die die Bildung von energiereichem Phosphat beeinträchtigen, wie z. B. 2,4-Dinitrophenol, den O_2-Verbrauch des Gewebes steigern. Ob diese Beobachtungen unter Umständen auch eine Erklärungsmöglichkeit für die spezifischen Thyroxin-Wirkungen auf Wachstum, Metamorphose u. a. bringen können, ist zur Zeit noch fraglich.

Dies ist ein schönes Beispiel, um das Wunder der *physiologischen Korrelationen* im menschlichen Körper darzustellen.

Die gesteigerte Verbrennung äußert sich im *Umsatz der Kohlenhydrate* (Erhöhung des Blutzuckers, Glykogenverluste der Leber (s. S. 372) mit Neigung zu Acidosis, (s. S. 40), der *Fette* (s. unten), der *Eiweißkörper*. Dadurch werden die Verdauungsdrüsen, insbesondere die *Leber* (frühzeitige Störungen der Leberfunktion bis zu schwerer Hepatitis) sowie die *innersekretorischen Organe* ins Spiel gezogen, auf diesem Wege auch der *Vitamin-* und *Mineralstoffwechsel*. Durch erhöhten Bedarf der Gewebe an Sauerstoff werden *vermehrte Atmung* und Veränderungen der Atemwege (bis zum Lungenödem), *stärkere Herztätigkeit* (bis zu Coronarsymptomen), erhöhter Blutdruck, beschleunigter Kreislauf in Gang gesetzt. Es treten hinzu erhöhter *Tonus des sympathischen Nervensystems, vermehrte Reflexgeschwindigkeit*, erhöhte Erregbarkeit des *Gehirns* (Euphorie, psychische und nervöse Störungen, gelegentlich auch hohes Fieber). Sogar das *Knochenmark*

(s. S. 467) und das *Reticuloendothel* (s. S. 152) nehmen an dieser allgemeinen Erregbarkeitssteigerung teil.

Die *Wertbestimmung der getrockneten Schilddrüse* erfolgt heute auf chemischem Wege durch die Bestimmung des Jod- oder Thyroxingehaltes. Dadurch werden die pharmakologischen Wertbestimmungen zur Kontrolle der Handelsware erleichtert. Die *Acetonitrilreaktion* stützt sich auf die starke Resistenzsteigerung gegen dieses Gift, die man durch Verfütterung von Schilddrüse an der weißen Maus beobachtet (REID HUNT). Auch der starke *Gewichtsabfall* bei Meerschweinchen nach chronisch-toxischen Schilddrüsendosen ist zur Testierung gebräuchlich. Eine weitere pharmakologische Wertbestimmung beruht darauf, daß die *Differenzierung der Organe bei Wachstum* unter dem Einfluß der Schilddrüse steht. Man verfolgt daher die Metamorphose an der Kaulquappe, am Axolotl oder an den Salamanderlarven (Abb. 15).

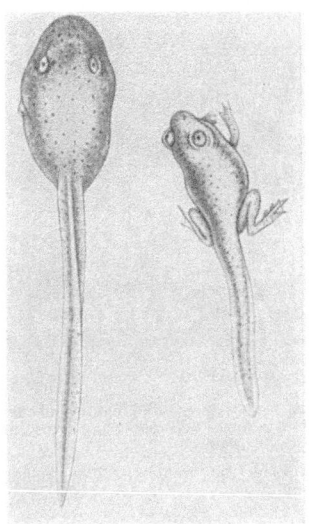

Abb. 15. Kaulquappenmetamorphose. Links: Normales Tier. Rechts: Tier von ursprünglich gleicher Größe 28 Tage nach Transplantation einer halben Schilddrüse. (Nach SWINGLE)

Schilddrüse wird auch bei hypothyreoiden Kindern zum Ausgleich von *Wachstums- und Entwicklungsstörungen* angewandt, wobei besonders — bei der üblichen Dosierung — die Bildung des Knochenskelets begünstigt wird. Andererseits verursachen hohe Gaben einen vorzeitigen Schluß der Epiphysenlinien und hemmen dadurch das Wachstum. Wegen der besseren *Durchblutung der Haut* und *Steigerung der Schweißsekretion* dient Schilddrüse auch der Behandlung von Hautkrankheiten, die mit Trockenheit der Haut einhergehen. Bei *Ulcus cruris* ist eine verbesserte Heilungstendenz nachgewiesen (M. H. COHEN). Örtlich wird es bei Otosklerose angewandt.

Die Schilddrüsenpräparate werden nur langsam abgebaut und wirken daher *kumulativ.* Bei fortgesetzter Verabreichung von getrockneter Schilddrüse können Bruchteile eines Gramms nach wenigen Wochen Kumulationserscheinungen machen; besonders gefürchtet sind Coronarsymptome neben anderen Erscheinungen von Thyreotoxikosis, jedoch ohne Exophthalmus, und die Wirkung verliert sich in 1—2 Wochen. Geht der hypothyreoide Zustand von der Hypophyse aus, so sind gewöhnlich auch andere innersekretorische Drüsen in Mitleidenschaft gezogen, und Schilddrüsenzufuhr kann dann u. U. ADDISONsche Krisis auslösen. Schilddrüsenpräparate dürfen daher nur *intermittierend* gegeben werden, oder es muß die genaue Erhaltungsdosis, z. B. bei Myxödem, klinisch festgelegt sein.

Dosierung. Die benötigte Hormonmenge ist individuell sehr verschieden. Es empfiehlt sich mit kleinen Mengen zu beginnen und diese vorsichtig und langsam zu steigern. Als Tagesdosis werden für den Erwachsenen 0,03—0,05—0,1 g und mehr der Glandulae thyreoideae siccatae angegeben. Eine Dosis von 60—180 mg, im Mittel 130 mg täglich, ist in der Regel bei Myxödem, ebenso nach totaler Thyreoidektomie, wirksam. Von einigen Autoren werden im Anfang hohe, dann kleine Dosen verordnet. Es läßt sich häufig schon in wenigen Tagen an dramatischen Effekten beurteilen, daß die Dosis genügt; die Hauptsymptome von Myxödem verschwinden innerhalb von 2 Wochen; strukturelle Veränderungen brauchen längere Zeit. Bei allen Gefäßerkrankungen hingegen dürfen nur kleinste Dosen verordnet werden (30 bis 60 mg täglich), obwohl mit einem Abfall des Cholesterinspiegels im Plasma zu rechnen ist (s. S. 42). Für die Behandlung des Kretinismus, der gewöhnlich auf Unterfunktion der Schilddrüse infolge Jodmangels beruht (s. S. 31), gelten Spezialvorschriften. Beruht der Kretinismus auf mangelnder Anlage der Schilddrüse, so sollte man auch vor frühzeitigen hohen Schilddrüsen-Dosen nicht zurückschrecken, um die geistige und körperliche Entwicklung des Kindes möglich zu machen.

Bei *Entfettungskuren* muß man mit dem drohenden Versagen des Herzens rechnen. Das kann veranlaßt sein durch einen zu raschen Schwund des interstiellen Fetts sowie durch die oben erwähnten Nekrosen im Herzmuskel. Man schützt sich dagegen durch tägliche Kontrolle des Gewichtes. Gleichzeitig sind indessen die ersten thyreotoxischen Symptome von seiten des Herzens (Tachykardie) zu beachten. Daneben können nach und nach die übrigen Basedow-Symptome sich einstellen. Nach ausländischen Statistiken waren 3,7% der Fälle von Thyreotoxikose auf Schilddrüsenverordnung zurückzuführen, vornehmlich zum Zwecke von Entfettungskuren.

Hierbei ist weiter zu berücksichtigen, daß erniedrigter Grundstoffwechsel nicht identisch ist mit einer Unterfunktion der Schilddrüse. Wird solchen fettsüchtigen Patienten mit normaler Schilddrüsentätigkeit Schilddrüsenhormon über längere Zeit gegeben, so setzt auf dem Umwege über den HVL eine hemmende Wirkung auf die Schilddrüse selber ein; dies hat zur Folge, daß unter Umständen nur noch $1/2$—$2/3$ der üblichen Hormonmenge in der Drüse produziert wird, daß so die anfänglich wirksame medikamentöse Schilddrüsendosis unwirksam wird, daß im Gegenteil infolge der weiteren Stoffwechselsenkung, oder weil die Schilddrüse Appetit macht, Gewicht angesetzt wird; in solchen Fällen kann auch die Steigerung der Schilddrüsendosis ohne den gewünschten Effekt bleiben; in anderen Fällen muß die verminderte Eigenproduktion an Hormon durch Kauf solcher Präparate wettgemacht werden. *Bei Entziehung kann sogar Myxödem auftreten.* Die Behandlung der Fettsucht ist ein psychologisches Problem und nur selten ein innersekretorisches.

Ergänzungsteil
Thyreostatische Stoffe

Diese greifen störend in den chemischen Aufbau von Thyroxin ein, und zwar an verschiedenen Stellen; so verhindern die Thioharnstoffpräparate die Oxydation der Jodionen zu elementarem Jod durch Blockierung der Peroxydase, während die Rhodanide das Abfangen der Jodionen durch das Schilddrüsengewebe erschweren. Die Wirkung der Stoffe (Normalisierung des Grundumsatzes, Anstieg des Körpergewichts) entwickelt sich sehr langsam, beim Menschen in der üblichen Dosierung in etwa 3—6 Wochen, weil nämlich die normale Schilddrüse ein Depot von etwa 8 mg organischen Jods enthält. Der Thyroxinmangel kann leicht soweit getrieben werden, daß beim Tier Vergrößerung der Schilddrüse, Myxödem bzw. Kretinismus auftritt, bei chronischer Zufuhr auch Bildung von Adenomen. Auch beim Menschen zeigt sich diese gutartige *Mangel-Hyperplasie* verbunden mit einer auffälligen *Vascularisation* und *Erweichung* der praktisch hormonfreien Schilddrüse.

Thyreostatische Stoffe und Jod ergänzen sich daher insofern, als Thiouracil u. a. die klinischen Erscheinungen des Hyperthyreoidismus stärker als Jod beeinflussen, (z. B. als Propylthiouracil 100—300 mg täglich, über 24 Std. verteilt, 2—4 Wochen lang, dann in Kombination mit Jod 1—2 Wochen lang), während Jod den etwaigen chirurgischen Eingriff durch Verminderung der Vascularisation (s. S. 76) leichter macht (15 Tropfen LUGOLsche Lösung täglich über 14 Tage). Hierbei ist zu bedenken, daß bei richtiger Dosierung der Thioharnstoff-Präparate die Verwertung des Jodids in der Schilddrüse blockiert wird; es wäre aber zu beachten, daß z. B. die Blockade durch Thiouracil nur etwa 4 Std. andauert, daß daher bei längeren Pausen Jod von der Schilddrüse verarbeitet wird und zu thyreotoxischen Erscheinungen führen kann; andererseits kann Jodentziehung bei Hyperthyreosen zur thyreotoxischen Krisis führen.

Obwohl hohe Gremien der Medizin die Anwendung von Thioharnstoff-Präparaten wegen ihrer schweren Nebenwirkungen nur für präoperative Zwecke, nicht für chronische Anwendung empfehlen, so sei hier doch erwähnt, daß eine medikamentöse Behandlung der hyperthyreoiden Zustände mit Thioharnstoff-Präparaten mehrere Monate — bis zu 12 Monaten — durchgeführt werden muß, um einen

bleibenden Erfolg in etwa der Hälfte der Fälle zu erzielen, der dem der Strumektomie entspricht. Rückfälle können noch nach Jahren auftreten. Thyreostatische
Stoffe sind auch angewandt worden, um die Symptome von Angina pectoris zu
beeinflussen; hierbei darf man rechnen mit einer verminderten Adrenalinempfindlichkeit des Kreislaufs.

Die folgenden Präparate sind zu berücksichtigen:

1. *Die Thioharnstoffgruppe.*

a) *Thioharnstoff.* Die Substanz wird rasch resorbiert, der größte Teil im Körper zersetzt,
etwa $^1/_4$ mit dem Harn ausgeschieden. Sie verteilt sich rasch und gleichmäßig auf Blut
und Gewebe. Die Dosis wird für Menschen mit 0,2—0,7 g Thioharnstoff täglich, von anderer
Seite mit 1—2 g täglich angegeben. Thioharnstoff ist sehr toxisch.

b) *Thiouracil.* 15% der zugeführten Menge wird bereits vor der Resorption, ein anderer
Teil im Gewebe zerstört; $^1/_3$—$^2/_3$ werden durch den Harn ausgeschieden. Die Tagesdosis
beträgt 0,3—0,6 g täglich in Tabletten zu 0,1; nach entsprechender klinischer Besserung
beträgt die Erhaltungsdosis 0,2 g täglich. Ähnlich verhält sich das *Methylthiouracil;* es ist
etwa doppelt so stark wirksam wie das vorige, daher in halber Dosis zu verordnen; es ist
weniger giftig als Thiouracil, führt indessen häufig zu schweren Allergien.

c) *Propylthiouracil.* Es ist beim Tier 10fach, beim Menschen etwa 5fach stärker als
Thiouracil. Die Tagesdosis beträgt 50—300 mg über 24 Std. verteilt alle 6—8 Std., 6 bis
9 Monate lang; gelegentlich ist eine Tagesdosis von 400 mg erforderlich. Es ist das ungiftigste
Präparat dieser Reihe; eine Schilddrüsenhyperplasie wird hierbei seltener beobachtet. Nach
Normalisierung des Grundumsatzes werden 0,025—0,1 g täglich zur Dauerbehandlung
verabreicht.

d) *Thiobarbitursäure.* Sie ist doppelt so stark wirksam wie Thiouracil, indessen sehr viel
toxischer. Auch die bekannte Wirkung von *Rhodaniden* (s. S. 308) kann möglicherweise
mit der Bildung von Thioharnstoff im Stoffwechsel zusammenhängen, da dieser sich leicht
aus Rhodanammonium darstellen läßt.

Toxikologie der Thioharnstoffgruppe. Abgesehen von den akuten Zeichen der Unverträglichkeit (Nausea, Erbrechen, Darmkolik u. a.) finden sich häufig *allergische Reaktionen;*
so wird in der ausländischen Literatur für Thiouracil angegeben, daß in 2,5% der Fälle
Agranulocytose vorkommt, in 4,4% Leukopenie, in 2,5% Fieberreaktionen, in 3,3% Dermatitiden. Die Mortalität wird mit 0,5% geschätzt. Solche allergische Erscheinungen sind in
der Zunahme begriffen, so daß nach neueren Statistiken sogar der ungiftigste Stoff der Reihe,
Propylthiouracil nämlich, in 0,5% der Fälle zu Agranulocytose geführt hat. Ähnlich verhalten sich die anderen Thioharnstoffderivate. Jedoch betrifft die Allergie häufig nur einen
einzelnen Stoff, und andere Glieder der Reihe können frei davon sein. Der *retrosternale Kropf*
kann unter Thiouraciltherapie zu vermehrten Atmungsbeschwerden führen. Infolge Hemmung der Schilddrüsentätigkeit kann bei Hunden die Neigung zu *Arteriosklerose* verstärkt
werden. Die erhöhte *Anfälligkeit gegen Infektionen* zwingt den Arzt dazu, sich der eigenen
Wachsamkeit des Patienten, unter Umständen durch schriftliche Anordnung, zu versichern.
Die mögliche *carcinogene* Wirkung (maligne Adenome) wird debattiert. Beim Menschen könnte
sich diese Wirkung nach Aussage des Tierexperiments erst in Jahrzehnten äußern.

2. *Gruppe der p-Aminobenzoesäure und der Sulfonamide.*

Die wirksame Dosis für p-Aminobenzoesäure (s. S. 51) wird mit 1,5 g täglich intramuskulär angegeben. Der allerdings sehr schwache Effekt auf die Schilddrüse soll in etwa
3—9 Monaten einsetzen. Ähnlich verhalten sich p-Aminosalicylsäure und Pantothensäure. —
Die Wirkung der Sulfonamide, insbesondere von Sulfaguanidin, hat mehr historische Bedeutung, da bei ihnen zuerst die thyreostatische Wirkung gesehen wurde (CUTTING und
KUSCA). — Weitere Thyreostatica sind Follikelhormon (A. LOESER, s. S. 97), Kobaltsalze,
Thiocyanate, Perchlorate, Perjodate, Jodate, Chlorate, Nitrate; Schilddrüsenschwellung
wird nach Kohlarten und z. B. nach Sojabohnen beobachtet.

Eine neue thyreostatische Substanz ist 1-Methyl-2-mercaptoimidazol (Favistan), welches
in besonders geringer Dosierung (Anfangsdosis 15—25 mg täglich, Erhaltungsdosis 2 bis
10 mg täglich, sogar 2 mg jeden 2. Tag) wirksam ist und keine Agranulocytose machen soll;
sonstige Allergien sind häufiger als beim Propylthiouracil.

```
    N
   ⫶
   C          Rhodanammonium
    \
     S·NH₄

     NH₂
    ╱
   C=S          Thioharnstoff
    \
     NH₂

     NH—CO                    NH—CO
    ╱     |                  ╱     |
   C=S    CH   Thiouracil →  C=S   CH     Propylthiouracil
    \     ‖                   \    ‖
     NH—CH                     NH—C·C₃H₇

     NH—CO
    ╱      \
   C=S      CH₂   Thiobarbitursäure
    \      ╱
     NH—CO
```

Jodpräparate

Jod wurde 1811 von COURTOIS entdeckt und kurz nachher in die Therapie eingeführt. Indessen wurde schon vorher Jodtherapie mit Hilfe von
jodreichen Naturstoffen getrieben, z. B. mit veraschten Schwämmen (Carbo
Spongiae) oder mit Blasentang (Fucus vesiculosus), die beide von chinesischen
Ärzten seit ältester Zeit als Mittel gegen Kropf oder als Entfettungsmittel angewandt worden sind. Nachdem man den hohen Jodgehalt der Schwammkohle
entdeckt hatte, lag es nahe, Jod selber für den gleichen Zweck zu versuchen
(COINDET 1820).

Jod in Kristallform ist an der Luft in violetten Dämpfen flüchtig. Jod ist
schwer löslich in Wasser, dagegen leicht löslich in Alkohol (Tinctura Jodi 7%)
und in wäßriger Jodkalilösung.

Rp. LUGOLsche Lösung: Jodi 1,0
　　　　　　　　　 Kalii jodati 2,0
　　　　　　　　　 Aquae dest. ad 100,0[1].
　　　　　　　　　 S. 2—3 mal täglich 10 Tropfen in Wasser. — NB. Nach PLUMMER.

Jod ist stark reaktionsfähig und setzt sich leicht mit sehr vielen organischen
Verbindungen um, z. B. zu Jodcasein, Jodpepton, Jodstärke, Jodfetten usw.
Solche jodhaltigen Verbindungen werden zum Teil sehr langsam im Darmkanal
aufgespalten und verhalten sich dann — mit Ausnahme der schwer spaltbaren
Jodfette — wie anorganische Jodsalze.

Schicksal im Körper. Das freie *Jod* setzt sich zum größten Teil sehr schnell
zu Jodalkalien oder organischen Jodverbindungen um. Zum kleinen Teil bleibt
es allerdings unverändert oder es geht in noch unbekannte pharmakologisch
aktive Verbindungen über. *Jodide* wirken nicht wesentlich anders als Kochsalz,
mit dem Unterschiede, daß langsam Spuren von wirksamem Jod in Freiheit
gesetzt werden.

Toxikologie. Jod und Jodalkalien werden zum größten Teil rasch mit dem
Harn ausgeschieden, die ersten Spuren schon nach 5—10 min, die Hauptmenge
in 48 Std. Ein Rest ist jedoch noch nach 10—20 Tagen im Körper. Daher ist
bei allen Jodverbindungen mit *Kumulationserscheinungen* zu rechnen. Die Aus-

---

[1] LUGOLsche Lösungen sind verschieden zusammengesetzt. Die amerikanische Pharmakopoe bezeichnet als LUGOLsche Lösung das folgende Rezept: Jodi 10,0, Kal. jodat. 20,0, Aq.
dest. ad 200,0 cm³.

scheidung erfolgt durch die Niere, teilweise auch durch die Speichel-, Schweiß-
und Talgdrüsen, wahrscheinlich unter Auftreten von freiem Jod, das örtlich reizt.
So erklären sich wohl auch die Magenbeschwerden nach Jodalkalien, daher nach
dem Essen zu verabreichen. Infolge Ausscheidung durch den Speichel kann
Stomatitis auftreten. In der sauren Reaktion der Talgdrüsen kann besonders leicht
elementares Jod in Freiheit gesetzt werden (Jodacne); andere Zeichen von *Jodismus* sind Jodschnupfen, Conjunctivitis, Bronchitis; auch mag eine eigentümliche
Gefäßwirkung der Jodide beteiligt sein (zentrale Erregungszustände). Es ist zweckmäßig, diesen Zustand zu unterscheiden von den Erscheinungen der *allergischen
Jodüberempfindlichkeit* (allergische Symptome bis zum anaphylaktischen Schock).
Das im Blut zirkulierende Jod wird selektiv in der Schilddrüse gespeichert. Dort
geht es teilweise in Thyroxin über *(Jodbasedow)*; jedoch ist diese Gefahr früher
überschätzt worden.

    Diese Affinität zum Schilddrüsengewebe geht so weit, daß nach kleinen, peroral zu-
geführten Jodiddosen 80—90% in der Schilddrüse der Basedow-Kranken wiedergefunden
werden; sie wurde praktisch ausgenützt zur Behandlung solcher Fälle, auch von Schilddrüsencarcinom mit Hilfe von *radio-aktivem Jod* (J^{131}), welches eine Halbwertzeit von 8 Tagen besitzt; hierbei zeigte es sich, daß die auftretenden β-Strahlen beinahe vollständig vom Schilddrüsengewebe absorbiert werden (s. S. 487).

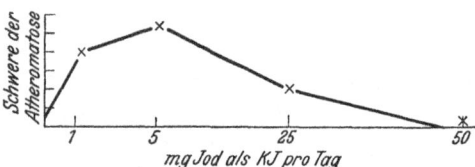

Abb. 16. Wirkung von Jodkali auf die Atheromatose
durch Cholesterinfütterung beim Kaninchen. Man sieht,
daß in diesem Falle die pathologischen Veränderungen
durch kleine Dosen von Jodkali verstärkt, durch hohe
Dosen verhindert werden. (Nach BREUSCH und THIERSCH)

    Die Dosis zur Behandlung von Hyperthyreosen beträgt 1—5, von Schilddrüsenkrebs 35—100 Millicurie. Myxödem ist nach 2—8 Millicurie beobachtet worden.
Der hypothyreoide Zustand entwickelt sich nach 5 Wochen bis zu 6 Monaten; Zulage von
getrockneter Schilddrüse ist häufig notwendig (3—30 mg täglich). Die etwaige carcinogene Wirkung ist in Rechnung zu stellen. Zur Diagnose von thyreogenen Krebsmetastasen
werden 0,2 Millicurie verabfolgt; in etwa 15% der Fälle wird Jod in den Metastasen angereichert; die Anreicherung kann aber erheblich verbessert werden durch chirurgische Entfernung der Schilddrüse, und zwar wegen vermehrter Bildung von thyreotropem Hormon.

    Zuletzt kann *Jodkachexie* auftreten. Eine 58jährige Dame erhielt wegen einer nicht
einmal bestehenden Arteriosklerose von ihrem Hausarzt Jodkalium. Obwohl sie zum Skelet
abmagerte, eine dauernde Pulsbeschleunigung über 140 und schließlich Vorhofflimmern
bekam und unter ständiger Erregung, Schlaflosigkeit und Atemnot litt, wurde ihr das Jod
weitergegeben (LESCHKE). — Die meisten Jodsymptome, auch die häufige Schwellung der
Speicheldrüse und Hautausschläge, verschwinden nach dem Aussetzen in wenigen Tagen,
andere sind resistenter, Jodacne kann jahrelang bestehen bleiben. Die Ausscheidung von
Jodiden läßt sich durch Kochsalzgaben (12—15 g täglich) beschleunigen. — Jod soll nicht
bei Lungentuberkulose gegeben werden; ob es bei chronischem Husten und Kropf verordnet
werden darf, muß der genauen Prüfung unterliegen.

    Eine wichtige *Unverträglichkeit* der Jodalkalien ist bei der gleichzeitigen Verordnung
von *Jodsalzen und Nitriten* zu berücksichtigen. In saurer Lösung, wie in der Magensalzsäure,
wird nämlich elementares Jod frei und macht Magenreizung. Weitaus gefährlicher ist die
gleichzeitige oder aufeinanderfolgende Verordnung von *Jodalkalien* und *Quecksilbersalzen*.
Bei innerlichen Gaben von Jodiden und Einstäuben von Kalomel ins Auge, oder Spülungen
der Harnwege mit Sublimatlösungen sind schwerste Verätzungen beobachtet worden. Es
entsteht nämlich das gefährliche Quecksilberjodid.

    Pharmakologie. Die *örtliche Wirkung* des elementaren Jods ist S. 516, seine
Rolle als *lebensnotwendiges Element* S. 31 beschrieben. Die *Allgemeinwirkung* der
Jodsalze ist, soweit es sich um *Frühsymptome* handelt, zum Teil als *Salzwirkung*
aufzufassen; sie ist dann ähnlich der von Chloriden und Bromiden (Expektoration,

Diurese), aber unterschieden von diesen Salzen durch ihre gleichzeitige *Kolloid-wirkung*; bekanntlich stehen die Jodide zusammen mit den Rhodaniden am äußersten Ende der HOFMEISTERschen Reihen (s. S. 416). Bei den Spätsymptomen handelt es sich mehr um *Stoffwechselwirkungen* im Sinne einer vermehrten Thyroxinbildung. Bei der einzelnen Jodidwirkung ist die Entscheidung, welcher dieser 3 Hauptangriffspunkte in erster Linie betroffen ist, oft nicht leicht.

Die *Kolloidwirkung*, zusammen mit der möglichen Erweiterung der Blutgefäße, beginnt bereits nach kleinen oralen Dosen (0,1—0,5 g, 2—3 mal täglich) mit einer auffälligen *Permeabilitätsveränderung* der Gewebe; an den Schleimhäuten zeigt sich unter Umständen eine *starke Reizwirkung*, z. B. im Magen, wodurch die expektorierende Wirkung verstärkt wird; bei Exsudaten erfolgt *Resorptionsförderung*.

Als Kolloidwirkung betrachtet man auch die Behandlung *syphilitischer Gummata* — die auch bei Ulceration unter Jodtherapie rasch abheilen — und von skrofulösen Lymphomen mit großen Jodkalidosen (0,5—2,0 g, 2—3 mal täglich). Die Jodsalze wirken in dieser Dosis besonders stark resorptionsfördernd (*Blasto-lytische Wirkung*), endigend in Vernarbung; ähnliche Effekte mögen bei der Jodid-Behandlung von Arteriosklerose, Angina pectoris und Aneurysma ins Spiel kommen. Sie dürfen jedoch nur bei gesunder Niere angewandt werden.

Im Experiment kann man durch Fütterung von Cholesterin oder durch wiederholte Adrenalininjektionen Veränderungen der Arterien herbeiführen, die an die menschliche Arteriosklerose erinnern. Es ist wichtig, daß eine solche *experimentelle Arteriosklerose* unter Umständen durch Jodsalze verhindert wird (Abb. 16). Durch solche Versuche hat die Jodbehandlung der Arteriosklerose eine gewisse rationale Basis erhalten.

Rp. Kalii jodati 1,5 (—6,0), Aqu. dest. ad 50,0, S. täglich 1—2 Teelöffel.

Die *Kolloidwirkung* der Jodide wird besonders deutlich bei intravenöser Injektion hoher Dosen. Es findet sich nämlich unmittelbar anschließend eine Erhöhung der Senkungsgeschwindigkeit der roten Blutkörperchen. Sofern hierbei eine Dosis von 10 g überschritten wird, zeigen sich beim Menschen nach $1/_2$—$1^1/_2$ Tagen allgemeine Ödeme mit Gehirnerscheinungen, gelegentlich unter tödlichem Ausgang (OSBORNE). Dabei sind immer auch die katastrophalen Folgen einer *Jodüberempfindlichkeit* zu bedenken. Es ist daher zweckmäßig, jeder intravenösen Injektion die Probe auf Überempfindlichkeit vorauszuschicken (1 g Natriumjodid 3 mal täglich per os, 2 Tage lang), am besten aber, sie ganz zu vermeiden.

Früher hatte die Behandlung der *Actinomycosis* mit sehr hohen Jodiddosen (bis zu 45 g Jodnatrium täglich) weite Verbreitung; heute wird diese Therapie nur noch selten durchgeführt, da im Penicillin u. a. (s. S. 573) bessere Arzneistoffe zur Verfügung stehen. Bei anderen *granulomatösen Erkrankungen* (Blastomycosis, Sporotrichosis) kann dagegen auf Jodidtherapie oft nicht verzichtet werden. Die Empfindlichkeit der Pilze gegen Jodide wechselt sehr erheblich. Geht man von einer gesättigten Lösung von Kaliumjodid aus, so zeigen sich Fälle, die auf 3 Tropfen 3 mal täglich nach den Mahlzeiten ansprechen und andere Fälle, die 300 Tropfen nötig haben. Unter Umständen kann man auch auf hohe intravenöse Dosen nicht verzichten (s. o.). Durch eine solche hohe Jodiddosis kann ein übermäßiger Zerfall der Pilze und damit eine Exacerbierung der Symptome und weitere Ausbreitung des Infektionsherdes erfolgen, falls starke Überempfindlichkeit gegen den Pilz besteht; vorherige Desensibilisierung ist öfters notwendig. LUGOLsche Lösung in geeigneter Verdünnung dient neben Röntgenbestrahlung zur örtlichen Behandlung.

Abgesehen von der *direkten* Schilddrüsenwirkung der Jodsalze findet sich auch eine *indirekte* Wirkung über den *Vorderlappen der Hypophyse*, was eine verminderte Sekretion von thyreotropem Hormon, Speicherung von Kolloid und Involution der Drüse zur Folge hat. Gelegentlich werden daher leichtere Thyreotoxikosen durch sehr kleine Joddosen (0,006—0,05 g täglich) nicht verschlimmert sondern gebessert; die notwendige Dosis ist um so geringer, je auffälliger der

Basalstoffwechsel erhöht ist, jedoch ist es häufig nicht möglich, euthyreoide Werte zu erreichen. Hohe Joddosen werden nach PLUMMER zur Vorbereitung von Kropfoperationen angewandt.

Durch kurzdauernde (8—14 Tage) Kuren mit LUGOL-Lösung (15 Tropfen der USP.-Lösung, genauer 75—150 mg Jod täglich bis zur Wirkung) wird eine *Senkung des Basalstoffwechsels* herbeigeführt, mit Verschwinden der thyreotoxischen Erscheinungen, besonders auch der Vascularisation der Schilddrüse, so daß die nachfolgende Operation mit geringen Gefahren verbunden ist. DENNIG gibt sogar zur Behandlung schwerer thyreotoxischer Krisen Joddosen zwischen 100 und 500 mg täglich an (1—3 Wochen lang). Man sagt, daß die Mortalität der Krisen früher 50%, heute 0,1% beträgt (SALTER). Diese Wirkung ist nur einmal, selten öfters zu erzielen, anschließend hat in jedem Falle die Operation oder die Bestrahlung der Schilddrüse stattzufinden, so daß diese PLUMMERsche Kur ausschließlich für den Bedarf des Chirurgen bestimmt ist. Bei kleinen Dosen fehlt jeder Effekt auf die Vascularisation der Drüse.

Diese Kur wird heute ergänzt durch Thiouracile (s. S. 71); bei dieser Kombination treten thyreotoxische Krisen postoperativ nur noch äußerst selten auf, werden dann üblicherweise durch Glucoseinfusionen, Eispackungen, Schlafmittel und Digitalis behandelt bei fortgesetzter Therapie mit Thiouracil und Jod; an gleichzeitige Defekte der Nebennierenrinde ist zu denken.

Jodverbindungen als Röntgenkontrastmittel. Die Eigenschaft, einen Röntgenschatten zu erzeugen, kommt im Prinzip allen Verbindungen von Elementen höheren Atomgewichtes zu. Abgesehen vom Bariumsulfat (s. d.) spielt aber nur das Jod als röntgenschattengebendes Element eine praktische Rolle. Das beruht auf der Möglichkeit, Jod auf verschiedenste Art in organische Verbindungen einzuführen, es so zu entgiften und ihm weiter damit verschiedene Eigenschaften hinsichtlich Löslichkeit und Verteilung im Organismus zu verleihen.

Die *wasserunlöslichen* jodierten Fette (Jodipin und Lipiodol) sind ölige Kontrastmittel, die zur Darstellung des Bronchialbaumes (Bronchographie), des Rückenmarkkanals (Myelographie), des weiblichen Genitalapparates (Hysterosalpingographie) u. a. Verwendung finden. Soweit sie nicht auf natürlichem Wege wieder entleert werden, ist zu beachten, daß sie sehr lange Zeit am Orte der Applikation zurückbleiben, dort auch schwere Reizwirkungen entfalten können.

Darstellung der Gallenblase ergibt das intravenös anzuwendende *Biligrafin* sowie *Biliselectan* (3 g peroral). Bei der Eindickung der Galle in der Gallenblase wird ihre Konzentration dort so hoch, daß die Gallenblase einen Röntgenschatten erzeugt. Bis zum Kontrasteffekt in der Gallenblase vergehen mehrere Stunden *(Cholecystographie)*.

Nach intravenöser Injektion ungiftiger, gut harnfähiger Jodverbindungen gelingt die Röntgendarstellung von *Nierenbecken* und *Harnleiter*. Dazu ist es notwendig, daß der Harn diese Verbindungen in einer Konzentration erhält, die mindestens 2% Jod entspricht. Solche Verbindungen sind: *Perabrodil M* (HECHT) (Dosis 7—10 g), *Uroselektan* (BINZ) (Dosis 12—15 g) u. a. Von Perabrodil werden z. B. 20 cm³ der 45%igen Lösung, auf Körpertemperatur erwärmt, nicht schneller als in 5 min injiziert. Zur Prüfung auf die nicht seltene Jodüberempfindlichkeit soll man 1 cm³, in 60 sec injiziert, vorausschicken. Als Frühsymptome der Überempfindlichkeit werden — wie bei allen anderen derartigen Jodverbindungen — Juckreiz der Augenbindehaut, Niesen und Reizhusten angeführt. Die Bekämpfung der allergischen Symptome erfolgt wie üblich (s. S. 148). Todesfälle sind berichtet worden, so daß der vorherige Augentest empfohlen wird. Die Zeit der günstigsten Schattenwirkung liegt meist um 10—20 min nach der Injektion *(Ausscheidungsurographie)*. Die gleichen Präparate werden auch zur Kontrastfüllung des Nierenbeckens durch den Harnleiterkatheter benutzt *(Pyelographie)*, sowie zur Darstellung von Gefäßen (Arteriographie, Varicendarstellung, Gelenkhöhlen u. a.).

Ein weiterer Fortschritt wurde durch jodhaltige, in kolloider Form vorliegende, organische Verbindungen erzielt, die spezifisch im Reticuloendothel gespeichert werden, daher zur Röntgendarstellung von Milz und Leber dienen, darüber hinaus auch zur arteriographischen Darstellung der Gehirngefäße. Hier steht das *Hepatoselectan* zur Verfügung (Äthylester der Trijodstearinsäure), wovon 60 cm³ der 50%igen kolloiden Lösung, intravenös injiziert, zur Darstellung von Leber und Milz verwendet werden. (Gemäß Besprechung mit G. HECHT.) — Bei all diesen Präparaten sind allergische Reaktionen bis zum anaphylaktischen Schock nicht selten; das Aufflammen tuberkulöser Infektionen muß in Rechnung gestellt werden; bei intravenöser Injektion sind Venenthrombosen häufig; als besonders gefährliches Verfahren gilt die Angiokardiographie.

Dijodfluorescein mit radioaktivem Jod 131 dient zur Lokalisation von Gehirntumoren; dort reichert sich die Substanz nämlich stärker an als im umgebenden Gewebe und kann mit Geiger-Zählrohr abgetastet werden.

Thoriumoxyd ist als Thorotrast als Kontrastmittel verwendet worden. Es wird spezifisch im Reticuloendothel von Leber, Milz und Gefäßen aufgenommen und eignet sich zu deren Röntgendarstellung. Sein Nachteil besteht darin, daß es radioaktiv ist. Fälle von aplastischer Anämie und auch von Lebercarcinom, sogar nach einem Intervall von 30 Jahren sind beschrieben worden.

2. Nebenschilddrüsen

Die *Nebenschilddrüsen* oder *Epithelkörperchen*, Glandulae parathyreoideae, sind der Schilddrüse benachbart, zum Teil in ihr eingebettet. Sie regulieren den *Kalk- und Phosphatstoffwechsel*.

Tetanie (infantile, rachitische, postoperative, Schwangerschaftstetanie) entsteht gewöhnlich durch Unterfunktion der Epithelkörperchen, und zwar treten Tetaniesymptome auf, wenn das Blutcalcium von etwa 10 mg-% auf etwa 7 bis 8 mg-% abgesunken ist. Dieses ist auch bei ausgesprochenem Calciummangel, und zwar auch ohne Beteiligung der Epithelkörperchen möglich, z. B. bei *Osteomalacie* und *Sprue*. Dem lassen sich andere Tetanieformen gegenüberstellen, die ebenfalls ohne Beteiligung der Epithelkörperchen, sogar ohne Absinken des Blutkalkspiegels zustande kommen, nämlich durch *Entionisierung von Calcium (Überventilationstetanie, Phos-*

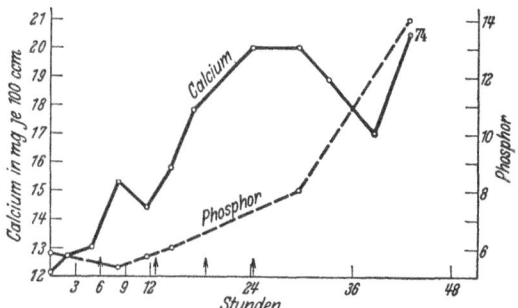

Abb. 17. Wirkung wiederholter Injektionen von Parathyreoideahormon auf den Calcium- und Phosphorgehalt (mg/100 cm³) im Blutserum eines normalen Tieres. Hund von 10 kg Körpergewicht, männlich. Bei jedem Pfeil wurden jeweils 6 cm³ Extrakt (2 Rinder-Epithelkörperchen) subcutan injiziert. (Nach COLLIP, CLARK und SCOTT)

phat-, Bicarbonat- und *Kochsalzmangeltetanie, Magentetanie)*. Die Ionisation des Blutkalkes wird nämlich durch Faktoren beherrscht, die sich in folgende Formel fassen läßt

$$[Ca^{++}] = \frac{[H^+]}{[HCO_3^-][HPO_4^{--}]}.$$

Über diese Formel hinaus gibt es zusätzliche Wirkungen der übrigen Ionen: Na^+ und K^+ verstärken die Tetaniesymptome, Mg^{++} schwächen sie ab. Neben Bicarbonaten und Phosphaten führen auch Oxalate, Citrate u. a. zur Entionisierung von Calcium.

Tetanie äußert sich nach Vorboten wie Nervosität und Zittern zunächst in einem Ziehen in den Händen und Füßen, später in sensorischen Phänomenen wie Taubheit der Fingerspitzen u. a. Typisch ist eine gesteigerte Erregbarkeit an der Endplatte des quergestreiften Muskels. Es können aber auch die glatte Muskulatur (Ciliar- und Irismuskel des Auges, Oesophagus, Magen-Darm-Tractus, Blase und Bronchien) sowie die autonomen und motorischen Ganglien betroffen sein; zum ausgeprägten Bild der Tetanie können unter Umständen auch allgemeinen Konvulsionen gehören. Als Tetanie sind u. U. die Konvulsionen nach Guanidin, Blei, Pilzgiften sowie die Ätherkonvulsionen zu deuten. Tetanie-ähnliche Symptome werden auch bei vielen anderen Vergiftungen gesehen.

Das wirksame Hormon der Epithelkörperchen (COLLIP 1925) ist ein Eiweißkörper; *es regelt das Gleichgewicht von Calciumphosphat zwischen Blut und Knochen*. Es führt nur bei parenteraler Zufuhr zu einer Mobilisierung des Knochenkalks und damit zu einer Erhöhung des Blutkalkes; nach therapeutischen Dosen des Hormons findet sich außerdem ein Absinken der Serumphosphate ebenso wie nach hohen Dosen im Beginn der Wirkung (Abb. 17). Die praktische Bedeutung von COLLIP-Hormon bei den meisten Tetanieformen ist gering, da es nur sehr langsam in 3—4 Std. wirkt; der Höhepunkt ist erst in 8—12 Std. erreicht, so daß es bei lebensbedrohlichen Zuständen wie z. B. bei Laryngospasmus nicht zu gebrauchen ist (s. S. 440). Die Wirkung klingt in 24 Std. ab. — Noch langsamer indessen wirken Säuren oder gar die Vitaminpräparate.

Therapie. Bei allen Formen der Tetanie indessen läßt sich die gleiche hochwirksame Maßnahme treffen, nämlich Injektion von Calciumsalzen (s. S. 440), oder Anreicherung des Körpers mit Calciumionen auf anderen Wegen: Säuretherapie (s. S. 410), Vitamin D (s. S. 55), A.T. 10 (s. S. 59); Tetanie infolge Kochsalzmangels reagiert auf Kochsalzinfusionen; auf die seltene Magnesiummangeltetanie wird hingewiesen; dadurch wird das Anwendungsgebiet des Parathyreoidhormons von vornherein eingeengt.

Überproduktion von COLLIPschem Hormon mit Hyperplasie der Epithelkörperchen findet sich bei Calciummangel (Rachitis u. a.) und Phosphatretention, z. B. bei Nierenkrankheiten; sie läßt sich auch durch parenterale Phosphatgaben erzeugen. In derartigen Fällen ist daher reichliche Phosphatzufuhr zu vermeiden. Gaben von Aluminiumhydroxyd zur Verhinderung der Phosphatresorption im Darm können dienlich sein. Nierenschäden, die mit veränderter Ausscheidung von Calcium und Phosphaten einhergehen, sind besonders bei Kindern zu beachten. Vitamin D hat *Bremswirkung* auf die N-Schilddrüsen (Phosphatstauung!), führt aber in hoher Dosis zur Phosphatausscheidung.

Extreme Werte finden sich bei Tumoren der Epithelkörperchen sowie unter Umständen nach Zufuhr hoher Hormondosen. Diese führen zu einer grotesken Mobilisierung von Knochenkalk unter dem Bilde der sog. *Osteitis fibrosa cystica* (RECKLINGHAUSEN). Damit einher geht unter Umständen ein sehr hoher Blutkalkspiegel, der bei einem Wert von 15—20 mg-% lebensgefährlich werden kann. Versagen der Nierenexkretion und schwere Nierenverkalkungen können vorkommen. Exstirpation der Tumoren ist angezeigt.

Im Anschluß an die totale Entfernung entwickelt sich im Knochensystem über Wochen und Monate eine Art von „Calciumhunger", so daß das Blutcalcium begierig vom Knochen aufgenommen wird. Diese Form der Tetanie ist zu bekämpfen durch Dauerinfusion von Calciumsalzen unter Glucosezusatz; gleichzeitig ist die Phosphataufnahme zu reduzieren, weil das Blutcalcium nur in Gegenwart von Phosphat vom Knochen aufgenommen wird; Vitamin D und AT 10 sind in solchen Fällen erfolglos.

3. Nebennierenmark

Die blutdrucksteigernde Wirkung von Auszügen des Nebennierenmarks (SCHÄFER 1894) beruht hauptsächlich auf ihrem Gehalt an 1-Adrenalin und Nor-Adrenalin. Adrenalin wurde von TAKAMINE in kristallisierter Form gewonnen und seine Konstitution aufgeklärt. Diese großen Leistungen wurden gekrönt durch die synthetische Darstellung des Adrenalins (STOLZ 1903). Historisch gesehen erfolgte damals die erste Synthese eines Hormons.

Adrenalin (Suprarenin oder Epinephrin) und *Nor-Adrenalin* (Arterenol, Formel s. S. 320) sind *Brenzkatechinabkömmlinge*, die sich im Gewebe durch' spezifische Reaktionen verraten (Eisenchloridreaktion, Chromsäurereaktion). Dieses *chromaffine Gewebe* findet sich nicht nur im Mark der Nebenniere, sondern auch an anderen Stellen, besonders in der Nähe des sympathischen Grenzstranges.

Beim Umgang mit Adrenalin- bzw. Suprareninlösungen ist deren besondere Empfindlichkeit gegen Oxydation zu berücksichtigen. Diese äußert sich in einer bräunlichen Färbung der Flüssigkeit unter Bildung von Adrenochrom. Die Zersetzung ist besonders zu befürchten bei alkalischer Reaktion und bei der Einwirkung von Licht und Wärme. Die Sterilisation solcher Lösungen, z. B. nach Verdünnung der durch Säurezusatz stabilisierten käuflichen Suprareninlösung, darf daher nur nach neuerlichem Zusatz von wenig Salzsäure vorgenommen werden. Bestimmte Redoxstoffe wie Ascorbinsäure, Thioharnstoff, Natriumhyposulfit verhindern die Oxydation von Adrenalin; auch solche stabilisierte Lösungen verlieren im Jahr ungefähr 10% an Wirksamkeit.

Physiologie. *Adrenalin* ist ein *Regulator des Zuckerstoffwechsels.* Wird eine Hyperglykämie *(erhöhter Traubenzuckergehalt des Blutes)* ausgelöst, etwa durch 0,2—0,5 cm^3 einer Adrenalinlösung 1:1000 subcutan, oder in mehr direkter Weise durch Zufuhr von 2 Eßlöffel Traubenzucker auf ein Glas Wasser, so wird der Körper durch Ausschüttung von Insulin gegensteuern. Tritt dagegen Hypoglykämie ein, z. B. durch Injektion von 10 Einheiten Insulin, so wird der Körper mit Ausschüttung von Adrenalin antworten. Dieser Antagonismus äußert sich auch in vielen anderen Funktionen: z. B. wirkt Insulin antiketogen, Adrenalin dagegen ketogen. — Die Wirkung von Nor-Adrenalin auf Blutzucker und Glykogen ist schwach.

Zu dieser Stoffwechselwirkung des Adrenalins tritt eine Nervenwirkung: Adrenalin ist zusammen mit Nor-Adrenalin das *Erregungsmittel der sympathischen Nervenendigungen,* genauer gesagt, übertragen sie den Erregungsvorgang vom sympathischen Nerven auf das Erfolgsorgan (s. Abb. 53). Dabei ist Nor-Adrenalin der wichtigere Transmitter, da Adrenalin selbst nur den Überträger auf Herzmuskel und die Gefäße der Haut darstellt.

Die Nebennieren des Menschen enthalten rund 8—9 mg Adrenalin. Diese Mengen würden genügen, um bei plötzlicher Überschwemmung des Blutes den sofortigen Tod herbeizuführen. Nur kleinste Bruchteile dieses Vorrates werden gewöhnlich ins Blut abgegeben, weniger als 0,1—0,2γ je Minute je Kilogramm. Die Beendigung des sympathischen Erregungszustandes wird nach neuerer Ansicht beherrscht von der Zerstörung des Adrenalins durch sog. *Aminoxydasen* oder durch oxydative Abbauvorgänge. Wird die Aminoxydase gelähmt, z. B. durch Cocain, Ephedrin u. a., so hat das Adrenalin stärkere Wirkungen. Dosen von 0,2—0,3γ Adrenalin besitzen nur eine Blutzuckerwirkung, sind dagegen zu gering, um eine allgemeine Erregung des Sympathicus herbeizuführen.

Kleine Adrenalinmengen können unter Umständen entgegengesetzt wirken wie größere; so sieht man statt Gefäßverengerung eine Gefäßerweiterung und statt Steigerung des Stoffwechsels eine Erniedrigung auch z. B. am Herzen (GREMELS).

Erst bei besonderen Anforderungen, wie bei plötzlichen Gewaltleistungen, Erstickungszuständen, Aufregungen oder unter dem Einfluß von Giften wie Eisen, Nicotin, Morphin, Kohlenoxyd und bei zentral erregenden Stoffen erfolgt eine *plötzliche Ausschüttung von Adrenalin,* so daß im Blut ein Wert bis zu 1γ je Minute je Kilogramm erreicht wird. Auch nicht unbeträchtliche Mengen von *Nor-Adrenalin* werden gleichzeitig ausgeschüttet. Dann setzen sympathische Reizerscheinungen ein.

Man stellt sich vor, daß durch diese Adrenalinausschüttung *im Fall der Not eine zusätzliche Kraftleistung* ermöglicht wird: Dabei werden nämlich die *Blutspeicher* entleert (Abb. 18); auf diese Weise wird mehr Hämoglobin zum Transport des Sauerstoffs zur Verfügung gestellt (Überwindung des toten Punktes beim Sport). Das *Herz* schlägt schneller und entleert sich vollständiger, der *Blutdruck* steigt; wird gleichzeitig Nor-Adrenalin ausgeschüttet, so verengt sich auch die periphere Blutbahn. Durch die veränderte Blutverteilung werden Herzmuskel und willkürliche Muskulatur besser mit Sauerstoff versorgt. Aber auch die *Muskelleistung* selbst wird durch Adrenalin direkt verbessert, besonders auffällig im ermüdeten Zustand und wahrscheinlich infolge verbesserter Überleitung an den motorischen Nervenendplatten.

Das Mehr an Stoffwechselprodukten muß schneller verarbeitet werden: der *Stoffwechsel* steigt, die *Atmung* wird vermehrt; um dem vermehrten Luftwechsel zu genügen, erweitern sich die *Bronchiolen*.

Auch die *Sinnesorgane* passen sich den erhöhten Anforderungen an: Die Pupillen erweitern sich, bei Tieren steigt der Kampftrieb: Das Fell sträubt sich.

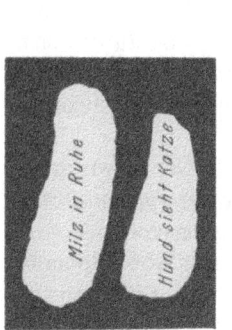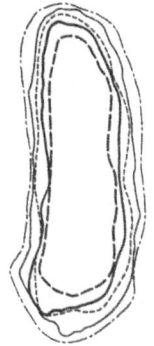

———— *Milz in Ruhe*
———— *Hund riecht Katze*
-------- „   *hört*   „
———— „   *sieht*   „
- - - - „   *jagt*   „

Abb. 18. Veränderungen des Milzvolumens bei psychischer Erregung. (Nach BARCROFT)

Andere Funktionen, die für den Notfall nicht wichtig sind und die nur unnütze Energieanforderungen an den überlasteten Körper stellen würden, werden stillgelegt: Der Magen-Darm-Kanal erschlafft. So lassen sich die wichtigsten Adrenalinwirkungen und Nebenwirkungen unter dem Bilde der Notfallfunktion vereinigen. Das Bild der Notfallfunktion muß ergänzt werden durch schwere *toxische Symptome*, die als Folge der Adrenalinausschüttung einsetzen können, wie *Kammerflimmern in Chloroformnarkose* (s. S. 173), *Angina pectoris*, möglicherweise auch *psychische Erregungszustände*.

Es hat sich herausgestellt, daß die peripheren Adrenalinwirkungen deutlicher zutage treten, wenn der zugehörige sympathische Nerv durchschnitten und degeneriert ist. So wird z. B. durch Exstirpation des Ganglion cervicale superius beim Kaninchen die zugehörige Pupille gegen Adrenalin überempfindlich, was zur Bestimmung der im Blute kreisenden Adrenalinkonzentrationen verwandt wird. Mit Hilfe dieser Methode läßt sich z. B. auch die Ausschüttung von Adrenalin aus den Nebennieren unter der Einwirkung von Insulin und Histamin oder nach den oben aufgeführten Giften nachweisen. Überempfindlichkeit des Erfolgorgans gegen Adrenalin nach Degeneration des entsprechenden Nerven ist auch beim Menschen beobachtet worden, z. B. auch nach Sympathektomie (s. S. 252). Das gleiche scheint für Nor-Adrenalin zuzutreffen.

Paralysatoren der Adrenalinausschüttung. Während Stimulantien der Adrenalinausschüttung (s. oben) in großer Zahl bekannt sind, besaßen wir bisher keine Stoffe, die eine *Blockade des Nebennierenmarks* zur Folge haben. Der erste Hinweis, daß solche Stoffe existieren müssen, fand sich in der Beobachtung, daß die Adrenalinausschüttung sich zeitweise völlig unterdrücken läßt durch Überventilation (s. S. 420) oder durch extremen Hungerzustand (neue Versuche von HAUSCHILD). Heute wissen wir, daß das Nebennierenmark z. B. durch Curare-Präparate oder Ganglioplegica (s. S. 266) blockiert wird. Wegen der beherrschenden Rolle des Nebennierenmarks bei den *Gegenregulationen* des Körpers (s. S. 65), sowie als *Quelle der sympathischen Reizstoffe* mit ihren Beziehungen zur essentiellen Hypertonie (s. S. 302) u. a., werden solche Stoffe später einmal in der Therapie unentbehrlich sein, ähnlich wie heute die Sympatholytica (s. S. 325).

Pathologische Störungen der Adrenalinabgabe beobachtet man bei Nebennierentumoren. Sie können sich kenntlich machen durch chronische oder anfallsweise Überschwemmung des Blutes mit Adrenalin und Auftreten der entsprechenden sympathischen Reizerscheinungen: Tachykardie, Blutdruckerhöhung und allgemeine Labilität des Gefäßsystems. In solchen Fällen ist dann gewöhnlich ein chirurgischer Eingriff angezeigt.

Eine durch Unterfunktion des Nebennieren*marks* entstehende Erkrankung ist nicht mit Sicherheit bekannt, da das übrigbleibende chromaffine Gewebe die Funktion übernimmt. Die ADDISONsche Krankheit, bei der große Teile Mark mit zugrunde gehen können, besteht wesentlich in einer Unterfunktion der Nebennieren*rinde*. Betr. Pharmakologie und Toxikologie von Adrenalin u. a. s. S. 316.

4. Nebennierenrinde

SWINGLE und PFIFFNER zeigten 1930 — nach Vorarbeiten vieler anderer Forscher — daß die ADDISON-Symptome auf Gesamtextrakte der Nebennierenrinde ansprechen. In der Folge lernte man solche Extrakte an nebennierenlosen Hunden (nach Hunde-Einheiten) oder an anderen Tierarten auszuwerten (Cortin, Cortidyn, Eschatin u. a.). Die chemische Aufarbeitung der Extrakte durch REICHSTEIN, KENDALL u. a. führte zur Aufdeckung der *Corticosteroide*. Die früher übliche Trennung in „Mineralo-Corticosteroide" (Desoxycorticosteron, Aldosteron u. a.) und in „Gluco-Corticosteroide" (Cortison, Compound F u. a.) läßt sich nicht aufrecht erhalten, da es mit allen wirksamen Corticosteroiden gelingt, adrenalexstirpierte Tiere am Leben zu erhalten, wobei unterschiedslos sowohl der Mineral- wie der Kohlenhydratstoffwechsel sich intakt erweisen. Im Stoffwechsel gehen die verschiedenen Steroide wohl ineinander über.

Bemerkenswert ist der Versuch von VERZÁR, der von einem adrenalektomierten Katzenpaar drei gesunde Junge erhielt, die von der Mutter gesäugt und aufgezogen wurden. Die Elterntiere unterschieden sich in nichts von Normaltieren, obwohl sie nur ein Mineralosteroid, nämlich täglich 5 mg DOCA, erhielten; unterließ er die Injektion, so entwickelte sich rasch die Krisis.

In der Tat liegen die wesentlichen Unterschiede zwischen Mineralo-Corticosteroiden und Gluco-Corticosteroiden auf ganz anderen Gebieten wie im folgenden dargestellt. Eine dritte Gruppe umfaßt die androgenen Corticosteroide (17-Ketosteroide); die männlichen Geschlechtshormone im Harn der Frau entstammen ausschließlich der Nebennierenrinde; bei Überproduktion dieser Stoffe, z. B. bei Rindentumoren, kann bei der Frau Hirsutismus auftreten.

Viele Corticosteroide, insbesondere Desoxycorticosteron und Cortison werden heute synthetisch dargestellt; darin ist ein gewaltiger Fortschritt zu sehen. War doch bis dahin zur Erhaltung des Lebens eines ADDISON-Kranken täglich der Extrakt aus 1500—2500 g frischer Nebennierenrinde notwendig, was in Anbetracht der Kleinheit dieses Organs (es wiegt beim Menschen nur 10—15 g) nur unter gewaltigen Kosten zu erreichen war, dagegen heute mit 25—50 mg Cortison möglich ist.

Sterinkern

Δ 4-Pregnen

Progesteron

11-Desoxycorticosteron

Hydrocortison

Cortison

Pathologische Physiologie und Therapie. Während das Nebennierenmark eine äußere Schädigung mit rascher Adaptation, d. h. Adrenalinausschwemmung beantwortet, fallen der Nebennierenrinde die langsamen und anhaltenden Adaptationsvorgänge zu, nämlich die Bereitstellung von Energie aus den Fett- und Eiweißreserven sowie die nötige Umstellung des Mineralstoffwechsels.

Die Ausschüttung der Rindenhormone (Aldosteron, Cortison u. a.) erfolgt durch die Nebennierenvenen; dort lassen sie sich mit chemischen oder tierexperimentellen Methoden bestimmen. Die Ausschüttung wird beherrscht vom Adreno-Cortico-Tropen-Hormon (ACTH) des Hypophysenvorderlappens. Innerhalb von Minuten tritt dann eine Verminderung des Ascorbinsäure- und Cholesterin-Gehalts in der NNRinde auf, wenig später periphere Cortison-Effekte (Lymphopenie, Eosinopenie, Glykogenspeicherung); die Aktivierung der NNRinde läßt sich auch im Urin nachweisen (Bestimmung der 11-Oxysteroide als Maß Cortisonähnlicher Stoffe, der 17-Ketosteroide als Maß androgener Hormone). Bei chronischem Einfluß von ACTH zeigt sich Hypertrophie der NNRinde, Atrophie von Thymus und lymphoidem Gewebe, kurz jene Veränderungen, die sich im Körper unter dem Einfluß von "stress"-Faktoren abspielen. Im Falle eines "stress" gehen solche stereotypen unspezifischen Veränderungen den eigentlichen spezifischen Abwehr- und Regenerationsvorgängen voraus, und zwar wahrscheinlich auf dem Umwege über Veränderungen im Eiweiß-Stoffwechsel.

ACTH ist ein Polypeptid (Mol. Gew. 3800) unbekannter Konstitution, verlangt daher biologische Standardisierung. Seine Wirkung ist Cortison-ähnlich, jedoch hat es stärkere Wirkung auf den Mineralhaushalt im Sinne des Aldosterons. Sein Nachteil ist Gewöhnung und Allergisierung. Die übliche parenterale Tagesdosis beträgt 25—50 mg und mehr; neuerdings wird es in Form eines Gels auch intramuskulär gegeben. Es eignet sich insbesondere zur Entziehung der Cortisone.

Die *Ausfallserscheinungen* nach pathologischer Zerstörung oder Exstirpation der Nebenniere zeigen sich besonders auffällig in der *Adynamie* der willkürlichen Muskulatur.

Die Ursache dieser Erscheinungen liegt in einer Störung des Mineralstoffwechsels; infolge eines spezifischen Defektes der Tubulusfunktion der Niere kommt es nämlich zu starken Natriumverlusten und zu Kaliumretention. In der ADDISONschen Krisis sind toxische Blutkaliumwerte (s. S. 27) nachweisbar. Entnimmt man einem sterbenden nebennierenlosen Tier das völlig adyname Zwerchfell, so nimmt es sofort seine normale Tätigkeit auf, wenn es in eine physiologisch ausgewogene Mineralsalzlösung gebracht wird. Aus dem gleichen Grunde gelingt es häufig, die Adynamie von insuffizienten Tieren und von ADDISON-Kranken durch einfache Gaben von Kochsalz zu beheben; der toxischen Wirkung der Kaliumionen wird so entgegengearbeitet. Beim Menschen läßt sich zusätzlich auch eine kaliumarme Ernährung durchführen. Bis zum Jahre 1930 mußte man sich bei der Behandlung von ADDISON-Kranken mit einer solchen Regulierung des Kalium-Natrium-Stoffwechsels begnügen, nicht selten mit ausgezeichnetem Erfolg.

Die starken *Natrium*- bzw. Kochsalzverluste führen unter Umständen zum Versagen der Osmoregulationen (Eindickung des Blutes, Anstieg des Blutharnstoffes, Kreislaufstörungen, Neigung zur Wasservergiftung u. a.); bei der Behandlung der ADDISONschen Krisis kann Kochsalzzufuhr (1—2 Liter 0,9%iger NaCl-Lösung mit 10%iger Glucose intravenös) lebensrettend wirken.

Es steht zur Diskussion, ob auch die übrigen Symptome der Rindenschwäche [*Labilität des Kreislaufs* (Abb. 19), Hypoglykämie, verminderter Glykogengehalt von Leber und Muskulatur, Insulinüberempfindlichkeit und Adrenalinunterempfindlichkeit, Versagen der Phosphorylierungsvorgänge, gastrointestinale Störungen, toxische Kreatinurie u. a.] eine sekundäre Folge des gestörten Mineralstoffwechsels darstellen — wie viele glauben — oder ob auch unmittelbare Wirkungen der Hormone beteiligt sind; viele solcher Symptome können auf einfache Kochsalzzufuhr verschwinden. Für die Therapie ist wesentlich, daß ADDISON-Kranke an Hypoglykämie zugrunde gehen können.

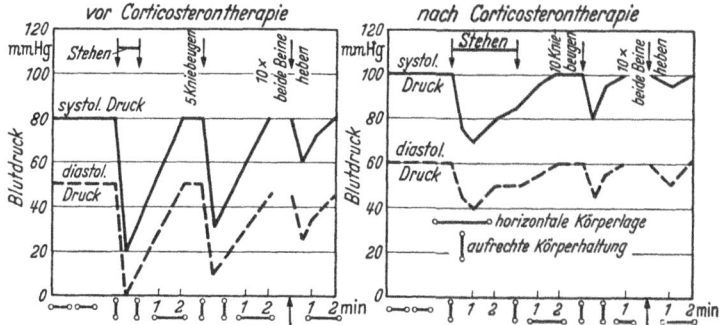

Abb. 19. Blutdruckverhalten eines ADDISON-Kranken bei verschiedenen körperlichen Belastungen (Stehen Kniebeugen, Beinheben) vor und nach Corticosteronzufuhr. (Nach S. THADDEA und H. SARKANDER 1939)

Charakteristisch für die Unterfunktion der Nebennierenrinde sind weiter *erhöhte Capillarbrüchigkeit, mangelnde Entgiftungsvorgänge* (Barbitursäuren, Tribromäthylalkohol, Morphin, Toxine u. a.); in solchen Fällen können Nebennierenrindenhormone eindrucksvoll wirken. Schwere anatomische Läsionen der Rinde zeigen sich öfters bei Infektionskrankheiten wie Diphtherie, Scharlach, Sepsis u. a., auch bei Verbrennungen, Strahlenwirkungen; in solchen Fällen sind die Wirkungen z. B. von DOCA nicht sehr überzeugend. Es bleibt indessen die Tatsache bestehen, daß Einwirkung eines Stress höhere Cortison-Werte zur Lebenserhaltung adrenalexstirpierter Ratten erfordert, z. B. die 6fache Menge, wenn man die Tiere einem O_2-Druck entsprechend 7000 m Höhe aussetzt.

Außer dem Kohlenhydratstoffwechsel wird auch der *Fett-* und *Lipoidstoffwechsel* von der Nebennierenrinde aus weitgehend beherrscht. Die Phosphorylierung von Fettsäuren, von Traubenzucker, Lactoflavin u. a. soll unter dem Einfluß der Nebennierenrinde stehen, jedoch ist diese Ansicht nicht unbestritten. Auch die *gastrointestinalen Störungen*, die zum Bilde der ADDISON-Krankheit gehören, sollen sich so erklären. In schweren Fällen von Rindenschwäche läßt sich die vordringliche Ordnung des Mineralstoffwechsels durch Nebennierenrindenhormone ergänzen; indessen spielt eine solche Substitutionstherapie in der ärztlichen Praxis nur eine äußerst bescheidene Rolle; die Corticosteroide werden vielmehr hauptsächlich wegen ihrer starken, aber immer nur symptomatischen, nie ätiologischen pharmakologischen Effekte ärztlich angewandt. Formeln s. S. 81.

Die praktisch wichtigsten Corticosteroide. **Desoxycorticosteron** wird vorwiegend in Form des Acetats (DOCA) verwandt. Da wasserunlöslich, liegt es in Öllösung zur intramuskulären Injektion vor. Handelsprodukte sind Cortenyl, Cortiron, Percorten u. a.; Percorten ist auch in wasserlöslicher Form im Handel. Zur Substitutionstherapie sind je nach Schwere der Insuffizienz kleine (2—5 mg täglich) oder große Dosen (bis 35 mg täglich) von DOCA erforderlich; auch die subcutane Einpflanzung von Tabletten zu 50 mg wird empfohlen; aus solchen Tabletten werden täglich etwa 0,25 mg herausgelöst, und man erzielt dadurch eine Dauerwirkung. Noch höhere Dosen von DOCA (3mal 150 mg) sind bei Myasthenie eingepflanzt worden, gelegentlich mit dramatischer Besserung. Auch andere, nicht von der Nebenniere ausgehende Zustände von Adynamie sprechen gelegentlich auf DOCA an. — *Aldosteron*, das entsprechende physiologische Agens, ist 30mal wirksamer als DOCA, hat bei Gelenkschmerzen Cortison-ähnliche Effekte.

Die wichtigste *Nebenwirkung* von DOCA besteht im Auftreten einer Hypertension, die zu Herzschwäche und seltenst sogar zu tödlichem Ausgang geführt hat; die gleichzeitige Überladung des Körpers mit Kochsalz spielt dabei eine verhängnisvolle Rolle, schwere Ödeme, auch Lungenödem können auftreten (Kochsalz entziehen!). Vor der routinemäßigen Anwendung solcher Stoffe wird daher dringend gewarnt. — *Aldosteron* ist in therapeutischer Dosis weniger gefährlich.

Cortison, als Faktor E von KENDALL entdeckt, ist ein 11-Oxysteroid; es wird aus Gallensäuren halbsynthetisch gewonnen, neuerdings nach MORRIS auch vollsynthetisch; es ist auch peroral hochwirksam. Wegen seiner starken Toxicität wird es nur in kleinster wirksamer Dosis verordnet (z. B. 25 mg täglich), wenn nicht ein lebensbedrohlicher Zustand vorliegt, der für kurze Zeit eine hohe Dosierung (100—200 mg täglich) notwendig macht. Verglichen mit DOCA besitzt es einige tiefgreifende, zusätzliche Wirkungen.

Pharmakologie. Während im *Mineralstoffwechsel* die gleichen Veränderungen auftreten wie nach DOCA, sieht man nach Cortison etwas raschere Wirkungen auch im *Kohlenhydratstoffwechsel* (Vermehrung des Leberglykogens, Hyperglykämie, Glucosurie); es ist hier mindestens 10mal stärker als DOCA; man beobachtet weiterhin typische *katabole* Veränderungen im *Proteinstoffwechsel* (Stickstoffverluste durch Glucogenesis, Hypoproteinämie), einen Mehrverbrauch von Fett und Ausschwemmung von Harnsäure. Eigentümlich sind die Veränderungen im *Blutbild*; es zeigt sich eine auffällige Verminderung der *Eosinophilen* bis zum völligen Verschwinden aus dem Blut; Lysis der Lymphocyten und von *Granulationsgewebe* wird beobachtet, einhergehend mit schlecht heilenden Wunden und einer Neigung zu Infektionen. Man macht andererseits bei Reizgeschwülsten und z. B. bei BOECKschem Sarkoid oder Lungengranulomatosis von dieser Eigenschaft Gebrauch. Auch das *Bindegewebe* ist betroffen, so daß man bei allgemeinen Kollagenerkrankungen, insbesondere bei akutem und chronischem Gelenkrheumatismus gute Effekte sieht; Cortison wirkt hier nur, solange man es anwendet, und nach dem Absetzen tritt unter Umständen bereits nach 2—3 Tagen der Rückfall ein; exzessive proliferative Bindegewebsreaktionen werden durch Cortison besonders auffällig beeinflußt.

Damit einher gehen einige weitere auffällige pharmakologische Wirkungen; Cortison ist eines der stärksten *antiallergischen* Mittel; es wirkt stark *zentralanalgetisch*; seine *fibrolytischen*, *capillarabdichtenden*, *antiphlogistischen* und *antiödematösen* Eigenschaften werden klinisch ausgenutzt. Eine antiinfektiöse Wirkung besitzt Cortison nicht, auch eine Wirkung auf die Antikörperbildung ist umstritten; unter bestimmten Umständen kann es *Gefäßspasmen* lösen wie bei angiospastischer Retinitis.

Entzündliche und allergische Augenerkrankungen, Asthma bronchiale, Pemphigus, exfoliative Dermatitis, Enteritis und Colitis auch infektiöser Natur, können auf Cortison dramatisch ansprechen. Bei hämolytischer Anämie, thrombopenischer Purpura sowie bei unstillbarem Juckreiz werden Effekte beobachtet; in höchster Dosierung (300—400 mg täglich) bei Nephrose gegeben, kann es ebenso wie ACTH (150—200 mg täglich) nach einiger Zeit diuretisch wirken, auch bei Herzkranken. In all diesen Fällen, wie auch bei der Behandlung des Gelenkrheumatismus handelt es sich wahrscheinlich um die Unterdrückung einer Reaktionskette, die vielen Krankheiten gemeinsam ist, so daß viele Krankheitssymptome auf Cortison reagieren.

Hydrocortison (Cortisol) besitzt die Eigenschaften von Cortison; es wirkt indessen etwas stärker, besonders bei örtlicher Anwendung; es hat zusätzlich eine stärkere Wirkung auf den Mineralhaushalt;

Prednison (Decortin) und **Prednisolon** (Decortin H) sind die in 1, 2-Stellung dehydrierten Abkömmlinge von Cortison bzw. Hydrocortison; in dieser Stellung tritt dann eine Doppelbindung auf. Die beiden Präparate lassen die Wirkung von Cortison auf die Kochsalz-Retention weitgehend vermissen; Ödembildung ist selten. In ihren pharmakologischen Wirkungen (z. B. als antiphlogistische Wirkung testiert) und in ihren klinischen Leistungen (z. B. bei chronischen Arthritiden, Asthma bronchiale u. a.) sind sie etwa 4—5mal stärker wirksam als Cortison.

Toxikologie. Cortisone und ACTH dürfen nur angewendet werden bis Euphorie und Schlaflosigkeit eintritt, da sonst mit gefährlichen manisch-depressiven Phasen und Psychosen gerechnet werden muß. Weitere Nebenwirkungen bestehen in Muskelschwäche (durch K-Verluste verursacht), Frakturen (durch Ca-Verluste entstehend), Glucosurie, Ödembildung (beginnend mit Vollmondgesicht) und Hypertension (Kochsalzentziehung!), verschlechterter Wundheilung und Neigung zu Thrombosen, Magenulcera (infolge Hyperacidität des Magensaftes), Anfälligkeit gegen Infektionen, vor allem gegen Tuberkulose, sofern keine spezifische Therapie getrieben wird, Hirsutismus und Acne. Infolge starker Analgesie und Euphorie wird Pneumonie, Appendicitis oder Magenulcus gelegentlich erst entdeckt, wenn es zu spät ist. Cortison führt zu einer Hemmung der ACTH-Bildung im HVL, damit zu allmählicher Atrophie der NNRinde, *so daß nach längerer Anwendung die Cortison-Entziehung eine* ADDISON*sche Krise auslösen kann.* — Die erwähnten Nebenwirkungen zeigen sich auch nach Hydrocortison, Prednison und Prednisolon, doch scheinen sie seltener zu sein.

Die **Addisonsche Krisis** ist eine akute Aggravierung aller Symptome der Rindeninsuffizienz und kann durch die verschiedensten Faktoren ausgelöst werden, darunter körperliche Anstrengung, Diätfehler, kaliumreiche Kost, akute Infektion, Sonnenbestrahlung, bei adrenalektomierten Tieren durch Entziehung des Hormons. Die wichtigste Maßnahme zur *Behebung der Krisis* besteht in Infusion von Kochsalzlösung, immer mit Glucosezusatz, wodurch momentane Besserung auftritt. Rindenextrakte können wegen ihrer raschen Wirkung oft nicht entbehrt werden (unter gleichzeitiger täglicher Gabe von 15 g̊ Kochsalz), jedoch läßt sich an nebennierenlosen Tieren jede Krisis auch mit DOCA allein beheben, sofern man gleichzeitig Kochsalzlösung zuführt.

5. Thymus

Die offensichtlichen Beziehungen der Thymusdrüse zu den Wachstumsvorgängen und besonders zur Geschlechtsentwicklung sind lange Zeit im Experiment nicht faßbar gewesen. Da das Drüsengewebe von der Geburt an atrophiert und langsam dem lymphatischen Gewebe Platz macht, so war mit hoher Wahrscheinlichkeit eine Funktion der Thymusdrüse nur in den ersten Stufen der Entwicklung zu erwarten. Gewisse Wirkungen von Thymusextrakten beobachtete RIDDLE an der Taube: Die Bildung der Eischale hängt mit der Thymusdrüse zusammen.

Nach NITSCHKE ist die Thymusdrüse zusammen mit dem lymphatischen Gewebe Gegenspieler der Glandulae parathyreoideae; sie produziert Stoffe, durch die der Blutcalciumspiegel gesenkt wird; diese sollen sich in gereinigter Form aus der Thymusdrüse gewinnen lassen. Tetanie ist auch erklärt worden als Überwiegen der hormonalen Funktion der

Thymusdrüse. — Weiterhin sind Beziehungen der Nebennierenrinde zum sog. Status thymo-lymphaticus sichergestellt; wahrscheinlich sind hierbei die bekannten Beziehungen der Nebennierenrinde zum lymphocytären Gewebe im Spiel.

6. Bauchspeicheldrüse (Pankreas)

Frühzeitig hat man bei schweren Diabetikern Degenerationsvorgänge in den LANGERHANSschen Inseln festgestellt. Durch die Entdeckung des *experimentellen Pankreasdiabetes* (v. MERING und MINKOWSKI 1889) wurde nachgewiesen, daß die lange vermutete Beziehung zwischen Pankreas und Diabetes zu Recht besteht. Wirksame Extrakte wurden 1922 von BANTING und BEST in Toronto isoliert.

Heute wissen wir, daß es seltene Diabetesfälle gibt, in denen nicht die LANGERHANSschen Inseln primär erkrankt sind, sondern der Hypophysenvorder-lappen (diabetogenes Hormon). Nach zusätzlicher Exstirpation der Hypophyse tritt an pankreasexstirpierten Hunden keine Hyperglykämie mehr auf (HOUSSAY). Andererseits führen Zustände von „stress" auf dem Umwege über eine Aus-schüttung von ACTH ebenso wie Injektionen von Hypophysenvorderlappen-extrakten zur Mobilisierung von Nebennierenrindenhormonen und damit unter Umständen zu echtem Diabetes unter Auftreten schwerer Degenerationen im Inselorgan. Man kann den Diabetes auffassen als eine Störung im Gleichgewicht von Insulin auf der einen Seite, der Blutzucker-steigernden Hormone auf der anderen Seite, wobei sowohl ein Mangel an Insulin als ein Übergewicht der anderen Hormone zu Diabetes führt, der indessen in jedem Fall durch Insulin zu beein-flussen ist.

Ein spezifisches Gift für die β-Zellen der LANGERHANSschen Inseln wurde im Alloxan gefunden (*Alloxan-Diabetes*, SHAW-DUNN). Typisch für die beginnende Schädigung dieser Zellen ist bei den Versuchstieren das Auftreten einer längerdauernden Hypoglykämie, die unter Umständen nur bei Traubenzucker-Infusionen überstanden wird, bevor die massive Alloxan-Hyperglykämie einsetzt. Es ist anzunehmen, daß u. a. bei den neuen oral verab-reichten Blutzucker-senkenden Substanzen aus der *Sulfonamidreihe* (Nadisan) sowie Arstinon, Rastinon eine ähnliche Schädigung der β-Zellen auftritt mit dem Unterschied, daß in thera-peutischer Dosierung nur die hypoglykämische Phase der Alloxan-Wirkung zutage kommt. In hoher Dosierung wirkt z. B. auch die Substanz BZ 55 bei Kaninchen hyperglykämisch (MOHNICKE und HAGEMANN). Nach den Untersuchungen von MIRSKY wirken diese Pharmaka durch Hemmung der Insulinase Blutzucker-senkend. Nach MOHNICKE und KNITSCH soll auch die Hemmung der Glucose-6-Phosphatase in der Leber von Bedeutung sein; BERINGER und LINDER dagegen nehmen an, daß die hypoglykämische Wirkung von BZ 55 über eine Ver-besserung der Zuckerassimilation der Leber zustande kommt. Auf Grund der klinischen Er-fahrungen eignen sich nur bestimmte ältere Diabetiker zur Behandlung mit den neuen oral wirkenden Antidiabetica, da für deren hypoglykämische Wirkung entweder noch funktions-tüchtige β-Zellen oder Insulin notwendig sind.

Nach der heute herrschenden Theorie werden die Blutzuckerregulationen in die Leber verlegt, wobei unter anderem das Inselorgan im Sinne der Blutzuckersenkung, Hypophysen-vorderlappen, Nebennierenrinde im Sinne der Blutzuckersteigerung unter Umständen bis zu schwerster Glucosurie wirken. Auch die Schilddrüse kann mäßige Blutzuckersteigerung verursachen, während das Nebennierenmark nur bei Gelegenheit der Notfallsreaktionen eingreift (SOSKIN). — Bekannt sind die Beziehungen des Diabetes zur Lues und besonders zur Fettsucht; nach 18jährigem Bestehen einer Fettsucht soll in jedem Falle Diabetes auf-treten.

Insulin ist ein hochmolekularer schwefelhaltiger Eiweißkörper; seine chemische Konstitution ist heute weitgehend, aber nicht vollständig aufgeklärt, so daß Insulin nicht nach dem Gewicht, sondern nach pharmakologischen Einheiten dosiert wird. Eine Insulineinheit ist $^1/_3$ der Dosis, die bei einem Kaninchen von

2 kg nach 24 stündigem Hunger innerhalb von 1—2 Std. den Blutzucker von
0,1% auf 0,045% senkt, und entspricht $^1/_{22}$ mg des kristallisierten Standard-
insulin DALE. Bei diesem Grenzwert setzen beim Kaninchen klonische Krämpfe
ein, die durch Injektion von Traubenzucker sofort unterbrochen und behoben
werden. Das im Handel befindliche Insulin wird aus der Pankreasdrüse des
Schweines und anderer Schlachttiere und sogar von Fischen gewonnen. Frühere
Insulinpräparate enthielten noch wechselnde Mengen einer Blutzucker-erhöhenden
Substanz *(Glucagon)*, welche in den α-Zellen synthetisiert wird, indessen in den
heutigen Handelspräparaten nicht mehr enthalten ist. Diese werden nach dem
Vorbild der Universität Toronto durch
das *deutsche Insulinkomitee* klinisch geprüft.

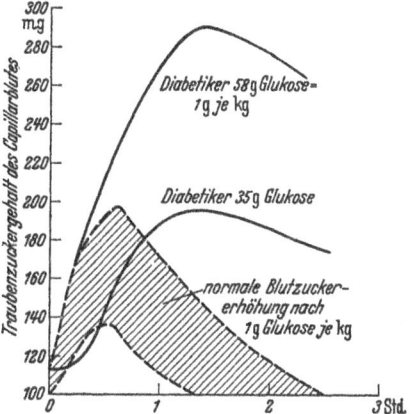

Abb. 20. Blutzuckerkurven beim Normalen und
beim Diabetiker nach Zufuhr von Traubenzucker. Man sieht, daß der Diabetiker eine bestimmte Gabe von Traubenzucker infolge verminderten Zuckerumsatzes mit einem sehr starken und anhaltenden Anstieg des Blutzuckers
beantwortet. (Nach PETERS und VAN SLYKE)

Die menschliche Pankreasdrüse enthält
rund 300—400 E. Bei Diabetikern sind
Mengen von 200—300 E bestimmt worden.
Es ist demnach eine mehrfach tödliche Dosis
von Insulin in den LANGERHANSschen Inseln
enthalten. Die Ausschüttung von Insulin
muß daher aufs genaueste reguliert werden.
Man schätzt den täglichen Bedarf bei einem
gesunden Menschen auf etwa 12 Einheiten,
der aus dem Insulinvorrat abgegeben wird
(s. S. 90). Nach totaler Pankreasexstirpation
wurde bei 2 Patienten ein Tagesbedarf
von weniger als 50 E festgestellt (GOLDNER
und CLARK).

Die Bildung des Insulins erfolgt unter
dem Einfluß der Hypophyse. Die *Ausschüttung* wird in erster Linie durch den
Blutzucker reguliert. Daher kann man gelegentlich durch Zufuhr von Traubenzucker hypoglykämische Symptome (siehe S. 38) erzielen, darunter *Heißhunger*.
Man benutzt diese Hungerreaktion zu Mastkuren (2—3 Eßlöffel Dextropur auf
ein Glas Wasser morgens nüchtern). Ein nicht kleiner Prozentsatz normaler
Personen weist gefährliche hypoglykämische Symptome $2^1/_2$—4 Std. nach einer
kohlenhydratreichen Mahlzeit auf.

Eine *Mindersekretion* der LANGERHANSschen Inseln führt zu Diabetes mellitus.
Sie äußert sich hauptsächlich in einer mangelhaften Verarbeitung der Kohlenhydrate und Ketokörper (Abb. 20); sie ist gewöhnlich eine rein *biochemische
Läsion*, kann aber auf einer *Degeneration der β-Zellen* beruhen, die hauptsächlich
unter dem toxischen Einfluß einer *chronischen Hyperglykämie* vor sich geht;
dafür spricht der Versuch von LUKENS, der den unvollständigen Diabetes der
Katze durch calorisch unzureichende Ernährung, Entziehung von Kohlenhydraten
und Gaben von Insulin heilen konnte. Ähnlich läßt sich der unvollständige sog.
SANDMEYERsche Diabetes des Hundes durch Belastung mit Kohlenhydraten in
einen echten Diabetes überführen (ALLEN). Bei lang durchgeführter Behandlung
mit Depotinsulin kann dagegen eine Inaktivitätsatrophie der Inselzellen nachgewiesen werden, ein Hinweis, daß die prophylaktische Anwendung von Insulin
z. B. bei nur bedrohten Kindern nicht gerechtfertigt ist. Es ist auch eine *Überfunktion* der LANGERHANSschen Inseln bekannt, die gewöhnlich durch Tumoren

hervorgerufen wird *(Hyperinsulinismus)*. In solchen Fällen treten anfallsweise die Symptome der Hypoglykämie auf. Hier zeigen sich Übergänge zu der Hypoglykämie infolge Leber- und Nebennierenrindenerkrankungen sowie zu den anfallsweise auftretenden Schwäche- und Verwirrungszuständen, die auf erniedrigtem Blutzucker beruhen und durch Zufuhr von Traubenzucker prompt behoben werden.

Pharmakologie. Insulin bewirkt bei normalen und diabetischen Personen eine *Senkung des Blutzuckers* infolge vermehrter Bildung von Glykogen, weniger

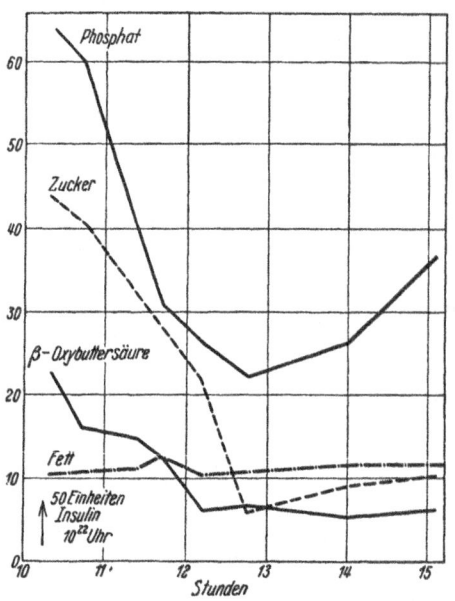

wegen verbesserten Zuckerumsatzes (Abb. 21). Angriffspunkt ist wahrscheinlich u. a. die Hexokinase, welche verantwortlich ist für die Phosphorylierung von Zucker zu Glucose-6-Phosphorsäure.

Jede Form des erhöhten Blutzuckers wird durch Insulin herabgesetzt. Die Senkung des Blutzuckers geht nach subcutaner Injektion gewöhnlich ziemlich rasch vor sich. In 1—2 Std., häufiger nach 3—5 Std., gelegentlich erst nach 10 Std., ist der tiefste Blutzuckerstand erreicht. Die Wirkung einer mittleren Dosis hält 6—8—10, gelegentlich auch 24 Std. an.

Die Senkung des Blutzuckers geht einher mit einer Steigerung des Glykogenansatzes in Herz und Muskulatur. Man stellt sich vor, daß die normale Verbrennung des Traubenzuckers durch energetische Vorgänge weitergeht, daß indessen der *physiologische Nachschub aus den Glykogenspeichern*

Abb. 21. Hund mit Pankreasdiabetes. Einige Tage ohne Insulin. Wirkung des Insulins auf Blutphosphate (mg-%), Blutzucker (cg-%), β-Oxybuttersäure (mg-%), Blutfett (mg/cm³). (Nach CHALKOFF, MACLEOD, MARKOWITZ und SIMPSON)

aufhört. Mit dem Blutzucker vermindert sich auch der Blutspiegel von *Phosphaten, β-Oxybuttersäure, Brenztraubensäure* u. a. (Abb. 21).

Mit der Senkung des Blutzuckers verschwindet langsam auch der *Harnzucker* des Diabetikers. Wenn der Blutzucker unter die Nierenschwelle gesenkt ist (unter 0,16%), so kann kein Zucker mehr im Harn erscheinen. Beim Menschen rechnet man, daß für jede zugeführte Einheit Insulin etwa 1—2 g Traubenzucker aus dem Harn verschwindet. Aus der Gesamtmenge des Harnzuckers läßt sich so ungefähr die nötige Insulinmenge berechnen. Es gibt indessen Fälle, in denen auf 1 Einheit 6 g Traubenzucker verschwinden, und andere, bei denen umgekehrt mehrere Einheiten notwendig sind, damit 1 g Traubenzucker weniger ausgeschieden wird. Man muß auch damit rechnen, daß gelegentlich das Gewebe an Traubenzucker verarmt, ohne daß der Blutzuckergehalt sich wesentlich ändert.

Insulin wirkt auch auf den *Abbau der ketogenen Nahrungsstoffe* (s. S. 36 u. 40). Nach Injektion von Insulin verschwinden Acetessigsäure und β-Oxybuttersäure aus Harn und Blut, Aceton aus der Atemluft. Während Traubenzucker indessen bei allen Formen der Ketosis antiketogene Wirkung entfaltet, ist Insulin nicht unter allen Umständen günstig, da zwar in der diabetischen Leber Glykogen gespeichert wird, das Leberglykogen bei normalen Tieren indessen durch Insulin vermindert wird, so daß beim Nichtvorliegen eines Diabetes Vorsicht geboten ist. Aus dem gleichen Grunde ist Insulinzufuhr als Schutz gegen Lebergifte fehl am Platz; in neuer Zeit sind Nebennierenrindenpräparate an seine Stelle getreten (s. S. 84).

Durch besonders starke Unterfunktion der Langerhansschen Inseln entsteht auch eine Transportlipämie. Hunde mit Pankreasdiabetes gehen nicht an der Hyperglykämie, sondern an *Verfettung der Leber* zugrunde. Die *Lipämie* des Diabetikers gilt als besonders ungünstiges Zeichen. Sie pflegt auf Insulinzufuhr zu reagieren. Insulin wirkt auch auf den *Eiweißstoffwechsel*, und zwar besitzt es eine eiweißsparende Wirkung auch dadurch, daß die hohen Verluste von Aminosäuren mit dem Harn aufgehalten werden. Bemerkenswert ist die Veränderung des *Wasser-Salzhaushalts*. Durch die Ödembildung können bei Herzkranken eine schwere Belastung des Herzens und damit Anfälle von Atemnot auftreten. Auch weitere Symptome des Diabetes, wie *Polyurie* (durch Ausscheidung von großen Traubenzuckermengen verursacht), *Heißhunger* und *Durst* des Diabetikers, können auf Insulin verschwinden. Andererseits bewirkt das Hormon eine Mehrbildung von Magensaft, so daß gelegentliche *Hyperacidität* beobachtet wird.

Eine der wichtigsten Entdeckungen auf dem Gebiete der Psychiatrie ist die Behandlung der *Schizophrenie* mit Inselhormon (Sakel). Der dadurch herbeigeführte schwere hypoglykämische Schock gelegentlich mit epilepsieähnlichen Anfällen kann schlagartig den katatonen Zustand durchbrechen. Ähnliche Wirkungen beobachtet man nach Cardiazol- (v. Meduna), CO_2- oder Elektroschock (s. S. 338), jedoch sind Dauereffekte häufiger nach Insulin als nach Elektroschock; mit schweren Nachwirkungen der Schocktherapie muß man unter Umständen rechnen.

Therapie des Diabetes. Die üblichen Handelspräparate enthalten außer Insulin als Verunreinigung vielfach noch andere Eiweißkörper, die zu Häufung von *allergischen Reaktionen* führen, gewöhnlich auftretend nach 1—3 Wochen als vorübergehende örtliche Urticaria, seltener als schwere Reaktion (allgemeine Urticaria, Quinckesches Ödem, Schock). Daneben finden sich *örtliche Reizwirkungen* (Granulombildung, Fettgewebsgeschwülste und -nekrosen). Man kann dadurch gezwungen werden, zu dem fast reizlosen kristallisierten Insulin oder zum Zinkinsulin überzugehen, obwohl auch hier in seltensten Fällen noch Allergie beobachtet wird; auch läßt sich eine Desensibilisierung mit steigenden Insulinmengen (z. B. beginnend mit 1/1000 E Insulin, Dosis alle 20 min verdoppeln!) durchführen. Bei den üblichen Präparaten sollte man jedesmal an einer anderen Stelle spritzen und hohe Insulindosen lieber auf mehrere Stellen verteilen.

Insulinlösungen müssen an kühlem Ort aufbewahrt werden; Einfrieren ist zu vermeiden. Die Lösungen halten sich nur bis zu einem bestimmten, auf der Packung vermerkten Endtermin.

Bei Anwendung von Insulin ist zu bedenken, daß nach subcutaner Zufuhr die Wirkung nach etwa 3—5 Std. den Höhepunkt erreicht, innerhalb von 24 Std. abklingt. Bei intravenöser Injektion wirkt das Insulin zwar prompter, jedoch sind auch die Gegenregulationen (Ausschüttung von Adrenalin) stärker. Auch verschwindet das Insulin innerhalb der ersten zwei Stunden aus dem Blut, so daß nach dieser Zeit ein wesentlicher Unterschied zwischen subcutaner und intravenöser Zufuhr nicht mehr vorhanden ist. Die Einspritzung in die Venen wird daher wohl nur angewandt, um die Behandlung des Coma diabeticum einzuleiten.

Was die *Indikation* der Insulinbehandlung des Diabetikers angeht, so ist bekannt, daß man bei jugendlichem Diabetes trotz strengster Diät ohne Injektion nicht auskommt. Beim Erwachsenen hingegen wird man zum Insulin nur greifen, wenn die Diätbehandlung (s. S. 63) nicht ausreicht, also vielleicht in $^1/_4$ der Fälle. Bei jedem Diabetiker aber wird man für Insulin sorgen, sofern *ernstere Komplikationen* auftreten (Allgemeininfektionen, bei Pneumonie und anderen fieberhaften Erkrankungen, interkurrente Tuberkulose, Karbunkulose, diabetische Gangrän, vor Narkose und Operationen). Nach Abheilen der Komplikationen geht auch der erhöhte Insulinbedarf wieder zurück. Die notwendigen Insulinmengen sind auch abhängig von der *Muskelarbeit* und der *Außentemperatur*. Bei *Acidosis* sind sehr viel größere Insulinmengen notwendig, während bei Alkalosis, z. B. nach Darreichung von Alkalien, vielleicht auch bei stark basischer Diät, Insulin eingespart werden kann. Auch bei *fettarmer Ernährung* sinkt der Insulinbedarf. Grundsätzlich sollte man möglichst kleine, aber wirksame Dosen geben, da bei großen Dosen stärkere Gegenregulationen auftreten.

Die nötige Insulinmenge pflegt man annähernd aus der Menge des Harnzuckers im Tagesurin zu berechnen. Die notwendige Menge schwankt zwischen 5 und 80 Einheiten in 1—4 täglichen Injektionen; im Durchschnitt werden täglich 30 Einheiten gegeben, 15 Einheiten etwa $^1/_2$ Std. vor dem Mittagessen, 15 Einheiten vor dem Abendessen. Die Wirkung des Insulins läßt sich nachweisen durch Bestimmung des Harnzuckers und der Acetonkörper. Bei der klinischen Einstellung des Patienten legt man heute vielfach weniger Wert auf die genauen Mengen an Kohlenhydraten, Eiweiß und Fetten, sondern auf Konstanz der Diät. *Erhöhter Insulinbedarf* zeigt sich häufig nach Narkose, Operation, Knochenbrüchen, Fieber, Acidosis u. a., auch bei Aktivierung von NN-Rinde, HV-Lappen oder Schilddrüse. *Insulin-Resistenz*, d. h. ein Bedarf von mehr als 200 E, ist sehr selten; es kann im Einzelfall schwierig sein, die Ursache festzustellen (*Insulinallergie*, schwere Infektionen, Leberkrankheiten, schwere Acidosis, Mangel an *Kochsalz*, *B-Vitaminen* u. a.); Tagesabgaben von 1000 E und mehr waren gelegentlich notwendig.

Das *Coma diabeticum* ist bekanntlich eine Säurevergiftung durch sog. Ketokörper (s. S. 40). Hält diese längere Zeit an, so sind schwere Wasser- und Salzverluste, ein Kollaps der Zirkulation und vielleicht schwere irreversible Veränderungen im Zentralnervensystem zu befürchten. Das Coma diabeticum muß daher rasch behandelt werden (innerhalb von 24 Std.).

Die übliche Mindestdosis beim Koma beträgt 50—100 Einheiten Insulin subcutan, eventuell intravenös, gleichzeitig 50 Einheiten subcutan. Ist nach einer Stunde keine Besserung eingetreten, so injiziert man nochmals 20—50 Einheiten, eventuell stündlich wiederholt, bis zur Wirkung. Da bei starker Insulinwirkung das acidotische Koma unmerklich in das hypoglykämische Koma übergehen kann, so ist es notwendig, zusammen mit dem Insulin große Traubenzuckermengen (20—40 g Traubenzucker in 5—50%iger Lösung) wiederholt, auch *nach* dem Erwachen aus dem Koma (bis 750 g Dextrose in 48 Std.), zu injizieren. Man erreicht dadurch gleichzeitig ein Auffüllen der Glykogendepots, in denen unter Umständen mehrere hundert Gramm Glykogen fehlen können, sowie ein rasches Verbrennen der Ketokörper.

Gelegentlich sind 2000—3000 Einheiten notwendig, um das Coma diabeticum zu durchbrechen. So wurde kürzlich ein Fall beschrieben, der erst nach 12stündigem Koma in die Behandlung kam und der erst durch 2800 Einheiten Insulin — innerhalb von 8 Std. und zur Hälfte intravenös zugeführt — unter Zusatz von 80 cm³ einer 50%igen Traubenzuckerlösung bei gleichzeitiger Kreislaufbehandlung ins Bewußtsein zurückgerufen wurde (NICOLAI). Bei solchen hohen Dosen werden indessen zusammen mit dem Traubenzucker beträchtliche Mengen von Kalium und Phosphaten vermehrt von den Zellen aufgesogen, so daß ein gefährliches Defizit dieser Mineralsalze im Blut entstehen kann. Die Spät-Herztodesfälle nach anscheinend erfolgreicher Insulinbehandlung des Coma diabeticum beruhen auf Kaliummangel; Kaliumzufuhr z. B. in Form der DARROWschen Lösung kann vordringlich sein (s. S. 27). Weiterhin ist gelegentlich eine Neutralisation der Säuren durch Natriumbicarbonat- bzw. Natriumlactatlösung (z. B. 1—2 Liter 1,3%ige Lösung von NaHCO$_3$ intravenös) erforderlich. Bei schwerer Exsiccose ist auch Zufuhr von isotonischer NaCl-Lösung (4—8 Liter in 24 Std.) unter Umständen lebensrettend; zur Überwindung der Insulinresistenz waren in einem Fall 11 Liter physiologische Kochsalzlösung, in 24 Std. zugeführt, erforderlich (JOSLIN). Traubenzuckerzufuhr ist auch nach dem Erwachen aus dem Koma auf allen möglichen Wegen (bis 750 g Dextrose in 48 Std.) erforderlich. Sie ist auch angezeigt, falls Zweifel bestehen, ob das Koma hypoglykämischer oder diabetischer Natur ist.

Die Behandlung des Coma diabeticum verlangt weiter eine besondere Sorge für Herz und Kreislauf (Strophanthin, auch Analeptica). Dabei muß an die Möglichkeit eines Kollapstodes des Diabetikers ohne vorherige KUSSMAULsche Atmung gedacht werden, der nach GRAFE im Weltkrieg häufig, zuletzt die Regel war. Zur diabetischen Acidosis gehört auch ein erhöhter Brenztraubensäuregehalt des Blutes, jedoch bestehen keine direkten Beziehungen zur Schwere des Komas.

Toxikologie. Die Gefahr jeder Insulinanwendung ist der hypoglykämische Schock. Eine Insulindosis von 5 Einheiten, die man früher zu Mastkuren verordnet hat, gilt als harmlos. Jede Insulinanwendung ist indessen untersagt bei gleichzeitiger Nebenniereninsuffizienz, auch bei Pellagrakranken, da hier lebensgefährliche Hypoglykämien auftreten können.

Nach Zufuhr von 10 Einheiten sind bei insulinempfindlichen Personen Todesfälle beobachtet worden, besonders Kinder neigen zu Hypoglykämien. Die Symptome sind um so auffallender, je rascher der Sturz des Blutzuckers vor sich geht, unter Umständen schon nach 1—2 Std.; im Mittel werden angegeben für Insulin 4 Std., für Globin-Insulin 8—10 Std., für Protamin-Zink-Insulin 18—20 Std., d. h. vielleicht während des Schlafes. Herzkranke sind wegen Adrenalin-Ausschüttung besonders gefährdet, weshalb bei ihnen eine Hypoglykämie strikt vermieden werden soll. Da man fast immer mehr als 10 Einheiten verordnet, so ist eine Aufklärung des Patienten notwendig: Sobald die *ersten Erscheinungen der Hypoglykämie: Kopfschmerzen*, Schwächezustände, *Heißhunger*, *Schweißausbruch*, Angstgefühle, Herzklopfen, Angina pectoris, Tachykardie u. a. *neurovegetative Symptome* auftreten, soll er sofort zwei Eßlöffel Traubenzucker oder anderen Zucker zu sich nehmen oder soll eine bereitgestellte Zuckerlimonade trinken. Die Wirkung wird in 15-20 min sichtbar. In Schlaf oder Narkose kann die Hypoglykämie übersehen werden.

Nehmen die Symptome zu (Verwirrungszustände, *Bewußtlosigkeit*, Konvulsionen u. a.), so sind *Traubenzuckerinjektionen* nötig. Hierbei muß man berücksichtigen, daß der normale Blutzuckergehalt des Erwachsenen etwa 5 g beträgt und daß demnach bei einer Senkung des Blutzuckerspiegels auf die Hälfte 2,5 g Zucker allein aus dem Blut verschwinden und sicher noch viel mehr aus den Geweben. Es sind also große Zuckerdosen notwendig: z. B. 50—100 cm³ einer 25%igen Zuckerlösung intravenös. Die Hypoglykämie läßt sich zur Not auch mit subcutaner Injektion von 0,2—0,5 mg Suprarenin in wenigen Minuten beheben. Hat schon der epileptiforme Krampfzustand eingesetzt, ist ein schwerer Kreislaufkollaps oder das tiefe hypoglykämische Koma eingetreten, so kommt bei Diabetikern auch ärztliche Hilfe oft zu spät, während z. B. Schizophrene auch ein stundenlanges Koma überleben; als Nachwirkung ist mit Läsionen in Medulla und Mittelhirn zu rechnen (s. S. 476), hauptsächlich durch Anoxämie entstehend (O₂-Zufuhr!). Als *chronischer Insulinschaden* wird *Leberverfettung* beschrieben; er hängt mit Cholinmangel zusammen.

Im Pankreas wird noch ein weiteres sog. Kreislaufhormon gebildet, das *Kallikrein* (KRAUT und FREY). Es besitzt blutdrucksenkende und gefäßerweiternde Wirkung und wird als *Padutin* zur wenig sicheren Behandlung der Angina pectoris angewandt; nach hohen Dosen tritt ein histaminähnlicher Schockzustand auf. Seine chemische Natur ist noch weitgehend unbekannt.

Ergänzungsteil

Depotinsuline, insulinähnliche Stoffe und Verwandtes

Die beim schweren Diabetiker notwendige tägliche Insulindosis ist um ein Vielfaches höher als diejenige Menge, die vom gesunden Inselapparat ans Blut abgegeben wird (12 Einheiten). Der Mehrbedarf hängt zusammen mit der raschen Ausscheidung durch den Harn sowie mit den über das Nebennierenmark und andere innere Drüsen erfolgenden Gegenregulationen, die durch die stoßartige Wirkung des Insulins in Gang gesetzt werden. Bei Dauerinfusionen von Insulinlösungen im Experiment braucht man nur einen Bruchteil der sonst üblichen Menge. Man hat das Insulin daher in schwer lösliche, als Suspension zu injizierende, oder schwer resorbierbare Form gebracht, aus der sich erst allmählich das wirksame Insulin abspaltet. An Stelle der stoßartigen, rasch abklingenden Wirkung tritt so eine weniger heftige, gleichmäßig protrahierte Wirkung. — Vielfach wird heute kristallinisches Insulin mit Depot-Insulin gemischt etwa im Verhältnis 2:1.

Die ältesten dieser *Depotinsuline* sind das *Protamininsulin* (HAGEDORN), entstanden als schwerlösliche Verbindung bei der Einwirkung von Protamin auf Insulin, das ebenfalls schwerlösliche *Protamin-Zinkinsulin* (DEGEWOP), wobei noch eine spezifische Senkung des Blutzuckers durch Zink selber ins Spiel kommt. Von ähnlicher Wirkung sind das *Insulin* Klar „Bayer" und das *Nativinsulin* (Hoechst). Bei all diesen Handelspräparaten braucht man wesentlich weniger Insulineinheiten, da die Gegenregulationen schwächer sind. Im allgemeinen werden 30% eingespart. Infolge der protrahierten Wirkung läßt sich die Zahl der Injektionen vermindern. Man braucht in 70—90% der Fälle täglich nur noch eine einzige Injektion, niemals mehr als zwei. Bei einer täglichen Gesamtkohlenhydratmenge von 150—170 g, bei Schwerarbeitern bis zu 300 g, sind täglich höchstens 40—50—60 Insulineinheiten erforderlich, oft sehr viel weniger.

Die Depotinsuline sind nicht brauchbar, wenn eine schnelle Wirkung gewünscht wird, z. B. bei der Behandlung des Coma diabeticum. Auch haben sie den Nachteil, daß alle Änderungen der Diät, der Muskeltätigkeit u. a. durch Änderung der Dosis sehr viel schwerer auszugleichen sind. Daher sieht man vielleicht häufiger als bei gewöhnlichem Insulin die Zeichen einer zu niedrigen oder zu hohen Insulindosis. Von einzelnen Klinikern werden sie nur für ganz bestimmte Fälle empfohlen. Die Umstellung von Altinsulin auf Depotinsulin muß unter genauer Kontrolle des Blutzuckers vorgenommen werden. Komplikationen sollen bei gut eingestellten Patienten seltener auftreten.

Die größte Schwierigkeit bei der Verwendung von Depotinsulinen bilden die leicht übersehbaren Symptome der Hypoglykämie. Die *neurovegetativen* Störungen, die das Bild der Vergiftung mit Altinsulin so eindrucksvoll machen, treten bei den Depotinsulinen völlig in den Hintergrund. Gelegentlich sind anhaltende *Kopfschmerzen*, auch Aphasie und Nausea, in der Frühe beginnend, das einzige schleichende Symptom der Hypoglykämie; daher die Notwendigkeit der späten Abendmahlzeit oder zuckerhaltiger Limonaden während der Nacht.

Bei stärkerer Wirkung können dann sofort schwere *psychische* und *sensorische* Störungen (Verwirrungszustände, auch vollkommene Bewußtlosigkeit fast ohne Vorboten) eintreten. Dieser schleichende Verlauf der Hypoglykämie kann die Einstellung des Diabetikers beträchtlich erschweren, da durch die Hypoglykämie unübersehbare Gegenregulationen in Gang gesetzt werden. Auch ist der hypoglykämische Zustand nach Depotinsulin nur mit wiederholter Zuckerzufuhr zu beseitigen. Hypoglykämische Zustände können noch 24 Std. und mehr nach der Injektion von Depotinsulin auftreten. Die örtliche Verträglichkeit guter Depotinsuline ist nicht wesentlich anders als beim Altinsulin.

Einzelne Teilwirkungen des Insulins sind auch nach gewissen *Pflanzenextrakten* nachzuweisen. So führt der *Heidelbeerblättertee* gelegentlich zu einer mäßigen Senkung des Blutzuckers, was auch im Tierexperiment sichtbar ist. Er enthält neben *Hydrochinon* noch unbekannte Stoffe; bei chronischer Anwendung von höheren Dosen sind Gelbsucht, Anämie und Kachexie gesehen worden. Spezifisch antiketogene Stoffe scheinen auch im Apfel vorzukommen. Die Wirkung des Bohnenschalentees, auch seiner Handelspräparate, und anderer in der Volksmedizin als Antidiabetica empfohlenen Tees ist höchst umstritten (R. MAYER). Auch bei vorsichtiger Oxydation des Zuckers (Caramelbildung) entstehen Stoffe, die eine gewisse antiketogene Wirkung besitzen (Glucosane). Sie sind z. B. als *Salabrose* im Handel, können aber in größeren Mengen durch lokale Reizwirkung Diarrhoe verursachen.

Süßstoffe. Man hat sich besondere Mühe gegeben, geeignete Süßstoffe als Zuckerersatz zu finden, die den Blutzucker nicht beeinflussen. An der Spitze steht *Saccharin* (Anhydrid der Sulfamidobenzoesäure). Der Süßwert des reinen Stoffes, gemessen an der Geschmacksschwelle, ist etwa 550mal stärker als der des Rohrzuckers. Da indessen gewöhnlich stärker gesüßt wird als nur bis zur Geschmacksschwelle, auch der Süßwert mit der Konzentration sich ändert, so gebraucht man etwa $1/300$ der Zuckermenge. Energetisch gesehen, ist Saccharin wertlos; es wird zu 100% im Harn ausgeschieden. Sein Vorzug besteht darin, daß es als absolut unschädlich anzusehen ist. Im Selbstversuch hat man bis zu 520 g innerhalb von 25 Tagen genommen, ohne Schaden zu leiden, und auch in einem Tierversuch, der über mehrere Generationen lief, erwies es sich trotz höchster Dosierung als unschädlich (K. B. LEHMANN). Das Reichsgesundheitsamt selbst ist für seine Unschädlichkeit eingetreten. Diese hängt wohl zusammen mit der schnellen und vollständigen Ausscheidung im Harn innerhalb 16—18 Std. Es wirkt leicht diuretisch. Eigentümlich für Saccharin ist das plötzliche Umschlagen des süßen Geschmacks in einen gallenbitteren bei wiederholtem Auftupfen auf die Zunge (W. KEIL). Gelegentlich kann der lang anhaltende süße Geschmack oder der von einigen empfindlichen Personen bei extrem starker Süßung oder beim Erwärmen empfundene bittere Nachgeschmack zur Beeinträchtigung des Appetits führen. Die üblichen G-Tabletten enthalten auf 1 Teil Saccharin 4 Teile $NaHCO_3$ und besitzen 110fache Süßkraft.

Etwa halb so süß wie Saccharin ist *Dulcin* (Para-Phenetidin-carbamid), das während des Weltkrieges in riesigen Mengen als Zuckerersatz benutzt wurde. (Im Handel in Tabletten zu 0,05.) Es besitzt nicht den bitteren Beigeschmack des Saccharins und wurde viel verwendet, ist aber in größeren Mengen (1 g und mehr), insbesondere bei längerem Gebrauch, pharmakologisch nicht indifferent und kann als süßschmeckendes Antipyreticum bezeichnet werden. Letzthin ist gezeigt worden, daß relativ kleine Mengen von Dulcin bei chronischer Zufuhr zur Schädigung der Versuchstiere, insbesonders auch zu bösartigen Neubildungen führen können. In Deutschland sind größere Mengen Dulcin als 1 g rezeptpflichtig. Wenige Gramm sind die tödliche Dosis für Kinder.

Sucarylnatrium ist Natrium-Cyclohexylsulfamat. Es ist 30 mal süßer als Rohrzucker und hat in chronischen Versuchen bisher keine Toxicität gezeigt. Sein Vorteil gegenüber Saccharin ist der fehlende bittere Beigeschmack; das neue Süßmittel ist auch dazu benutzt worden, um diätetische Getränke mit niedrigem Caloriengehalt damit zu süßen; eine bestimmte Sicherheitsgrenze von etwa 1,5 g täglich darf hierbei nicht überschritten werden.

In dem synthetisch dargestellten *Sorbit (Sionon)* liegt heute ein für Diabetiker geeigneter Süßstoff vor, der im Gegensatz zu dem „energieleeren" Saccharin und Dulcin gleichzeitig, jedenfalls für leichtere Fälle, eine nicht zu vernachlässigende Energiequelle bildet.

Sionon wird gewonnen durch Reduktion von Glucose. Chemisch gesehen stellt es einen 6 wertigen Alkohol dar. Der Energiegehalt von 100 g Sionon entspricht 390 Calorien. Seine Süßkraft beträgt etwa ein Drittel von der des Zuckers. Die Blutzuckererhöhung nach Sionon beträgt nur etwa ein Sechstel der gleichen Menge Traubenzucker. Dementsprechend findet sich keine Vermehrung des Harnzuckers. Auf Grund aller Versuche wird Sionon gut verwertet, und zwar geht es über Milchsäure in Glykogen über (THOMAS). Nur ein kleiner Teil (1 bis 3%) geht durch den Harn verloren. Leider besitzt Sionon keine antiketogene Wirkung, und bei schwer Zuckerkranken erscheint es in größeren Mengen im Harn. Auch treten gelegentlich nach der Tagesdosis (30—70 g) Durchfälle auf. Ähnlich wie Sionon verhält sich das *Inulin*.

Sterinkern

Testosteron

Oestron
(α-Follikelhormon)

7. Männliche Geschlechtsdrüsen

Zur Testierung des Hormons dient der *Hahnenkammtest*. Als internationale Einheit (1 HE) wird diejenige Menge angesehen, die, während 4 Tagen täglich zweimal in Öl injiziert, an kastrierten Tieren das gleiche Wachstum der Fläche des Hahnenkamms auslöst wie die gleichzeitig als Kontrolle verabreichte Menge von 0,1 mg Androsteron (lichtelektrisch gemessen). Als Test dient auch die Bestimmung des Größenwachstums des Penis kastrierter Enteriche oder der Samenblase von Mäusen (Abb. 22). Das Hormon löst auch den Umklammerungsreflex an Winterfröschen aus, führt bei kastrierten Meerschweinchen zur Erektion und Ejaculation und bewirkt Erhaltung der Spermatozoenbeweglichkeit im Nebenhoden der Ratte und damit Steigerung der Befruchtungsfähigkeit.

Das männliche Sexualhormon wurde als *Testosteron* aus Stierhoden isoliert; im Urin findet sich *Androsteron* als Abbauprodukt. Erstaunlich sind die riesigen Mengen von Stierhoden (50—75 g) oder von Männerharn (300—400 cm³), die bei der Testierung etwa 1 HE entsprechen. 12 Millionen Stiere wären notwendig, um 1 kg Testosteron zu liefern. Ähnliche Zahlen ergeben sich für Oestradiol und Progesteron. Diese Stoffe haben daher praktische Bedeutung nur dann, wenn sie synthetisch zu gewinnen sind. Testosteron, Androsteron, Oestradiol, Progesteron u. a. werden heute aus anderen Sterinen dargestellt. Auch das leichter zu gewinnende 17-*Methyltestosteron* besitzt volle Wirksamkeit (E.D. 10 mg oral, 5 mg sublingual); dieses wird im Gegensatz zu Testosteron nicht durch Leber inaktiviert. Zur Wirkungsverlängerung werden die Sterone als Ester, z. B. als *Testosteronpropionat* (E.D. 25 mg intramuskulär) oder als Testosteron-oenanthat in den Handel gebracht. Diese lassen sich auch perlingual anwenden oder in bestimmter Lösung in die Haut einreiben. Wichtige chemische Arbeit auf diesem Gebiete verdanken wir BUTENANDT und RUZICKA (Abb. 23).

Die Bildung dieses Hormons erfolgt unter dem Einfluß des Follikel-stimulierenden Hormons des HVL, und zwar liegt die Bildungsstätte nicht in den samenbildenden Zellen, sondern in den LEYDIGschen Zwischenzellen, die bei der Vasoligatur oder bei der Röntgenbestrahlung im Gegensatz zu den samenbildenden Zellen erhalten bleiben, so daß bei solchen Eingriffen keine hormonale Störung zu erfolgen braucht. — Androgene Hormone werden auch in der Nebennierenrinde gebildet (s. S. 81). Betr. Gonadotropine s. S. 111. Die Ausscheidung wird gemessen durch Bestimmung der 17-Ketosteroide; für Methyltestosteron ist diese Methode nicht zu gebrauchen.

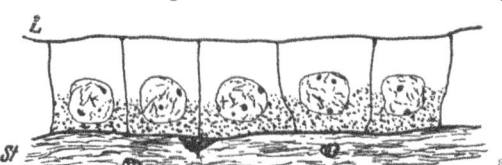

Das Testosteron ist verantwortlich nicht nur für die Ausbildung des Geschlechtsapparats, sondern auch für die der *sekundären Geschlechtsmerkmale*. Mit seiner Hilfe lassen sich im Tierexperiment auch Geschlechtsumwandlungen erzielen *(antifeminine Wirkung)*. Eigentümlich ist die Retention von Eiweiß unter *Ansatz von Muskelmasse* (anabole Wirkung) sowohl bei Männern wie bei Frauen (25 mg Testosteronpropionat 2mal wöchentlich injiziert — oder 10 bis

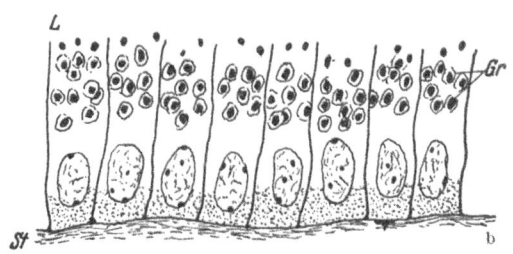

Abb. 22 a u. b. Vesiculardrüsentest. (Nach LÖWE und VOSS) a Schleimhaut der Samenblase beim kastrierten Mäusemännchen, b Regeneration nach Injektion von männlichem Sexualhormon. *Gr* Sekretgranula, *L* Lumen der Samenblase, *St* Stroma der Drüsenzotte. Man sieht nach Hormonzufuhr das Auftreten der Sekretgranula

20 mg Methyltestosteron per os täglich), ausgenützt z. B. bei multipler Sklerose in Form einer intramuskulären Depotinjektion von Testosteron-oenanthat (100 mg). Auch wird vermehrtes Nierengewicht, erhöhte Tätigkeit der Osteoblasten in der Knochenmatrix (z. B. bei Osteoporose) sowie Retention von Natrium, Calcium und Phosphaten beschrieben; wie die NNRindenhormone kann Testosteron daher zu Ödemen, und — wie Parathyroidhormon — zu gefährlicher Calciumvermehrung im Blut führen. Die Bekämpfung des letzteren Zustandes erfolgt mit 2,5 %iger Natriumcitratlösung.

Therapeutisch erfolgt seine Anwendung (in Form von Erugon, Testoviron u. a.) bei deutlichen Ausfallserscheinungen der männlichen Keimdrüse, besonders bei Totalverlust (je Woche 3 × 10 mg Testovironpropionat intramuskulär); daneben bei bestimmten Depressionszuständen der Männer; hier ist die Wirkung wohl überwiegend suggestiver Natur. Man versucht es auch bei beginnender Prostatahypertrophie (50 iE 1—2mal wöchentlich *intramuskulär*); die Wirkung ist umstritten, obwohl sie letzthin auch an der Prostata seniler Hunde festgestellt wurde. Sehr hohe Dosen von Testosteron (350—400 mg monatlich) sind zur zeitweiligen Beeinflussung von Knochenmetastasen nach *Mammacarcinom* erforderlich. Ähnliches gilt für die Beeinflussung von Menorrhagien und Uterusfibromen, sofern diese durch abnorm starke Wirkung von Follikelhormon entstehen.

Toxikologie. Testosterone u. a. bei Kindern anzuwenden, wäre ein Kunstfehler, da schon bei kleinsten Kindern überstürzte Geschlechtsentwicklung auftreten kann. Bei Erwachsenen führt Testosteron zur Hemmung des HVL und damit zur mangelhaften Bildung von gonadotropem Hormon mit anschließender Atrophie der Gonaden und Sterilität entweder vorübergehend oder über Monate und Jahre. Bei beginnendem Prostatacarcinom kann die ruhende Carcinomzelle in überstürztes malignes Wachstum übergehen. Dabei ist zu betonen, daß solche ruhenden Prostatacarcinomzellen bei Männern über 50 Jahren bei der Sektion sehr häufig gefunden werden. Es wird andererseits darauf hingewiesen, daß ausgedehnte Prostatametastasen nach Exstirpation der Hoden bzw. nach zusätzlicher Exstirpation der Nebennieren als weitere Produktionsstätte der Geschlechtshormone verschwinden können, ebenso wie nach Anwendung weiblicher Geschlechtshormone. Bei Frauen kann nach hohen Dosen von Testosteron, z. B. bei Behandlung von Mammacarcinom gemäß besonderer Statistik Virilismus in 70%, Ödem in 30%, Hypercalcämie in 10% der Fälle auftreten. Das menschliche und gesundheitliche Risiko einer derartigen Behandlung muß also in jedem Falle abgewogen werden gegen den gewöhnlich nur vorübergehenden therapeutischen Effekt.

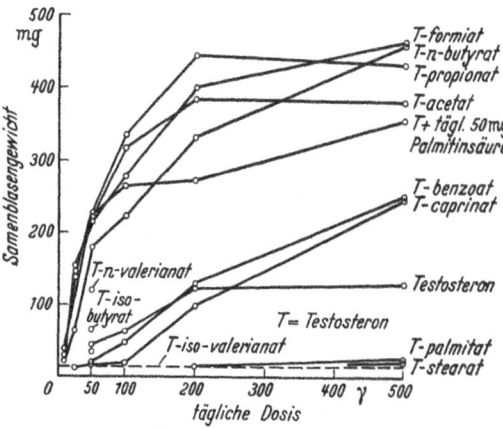

Abb. 23. Verstärkung der Testosteronwirkung durch Veresterung sowie Aktivierung von Testosteron durch Palmitinsäure (10 Tage-Test an der kastrierten Ratte). Aus den Kurven ergibt sich, daß die Wirkung der niederen und mittleren Ester schon bei kleinen Dosen rasch ansteigt und ein viel höheres Niveau erreicht, als mit Testosteron allein möglich ist. Deutlich ist der verzögerte Wirkungsanstieg bei den höheren Estern vom Butyrat an zu sehen. Palmitat und Stearat sind wieder nahezu wirkungslos. (Nach K. MIESCHER 1937)

Anhang

Yohimbin ist das Alkaloid aus Coryanthe Yohimbe, deren Rinde von den Eingeborenen Westafrikas gegen Impotenz gebraucht wird. Das reine Alkaloid führt bei Tier und Mensch zu Erektionen. Hierbei ist ein doppelter Angriffspunkt ermittelt worden. In der Peripherie setzt eine *Gefäß-erweiterung* ein durch Lähmung der vasomotorischen Sympathicusendigungen, die bei hohen Dosen auf Adrenalin nicht mehr ansprechen (RAYMOND HAMET). Diese periphere Wirkung wird verstärkt durch *erhöhte Erregbarkeit des Sacralmarks*. Es wird verordnet als Yohimbinum hydrochloricum in Tabletten zu 0,005, 3—4 mal täglich. Subcutane Injektionen der gleichen Einzeldosis, 2—3 mal wöchentlich, führen zu einer allgemeinen *Senkung des Blutdrucks* und werden gelegentlich bei Arteriosklerose verwandt. Dabei muß man mit Nebenwirkungen wie Kopfschmerzen und anginösen Anfällen rechnen.

8. Weibliche Geschlechtsdrüsen

Die Ovarien sind die Bildungsstätte der weiblichen Geschlechtszellen. Auch liefern sie die weiblichen Geschlechtshormone, die zusammen mit den Hormonen des Vorderlappens der Hypophyse die Entwicklung der sekundären Geschlechtsmerkmale, den Eintritt der Pubertät und die Vorgänge während der Geschlechtsreife und der Schwangerschaft regulieren und deren Ausfall das Klimakterium zur Folge hat.

Durch die gleichen Hormone wird auch der Geschlechtszyklus in Gang gehalten, der im Zusammenhang steht mit der Reifung und Ausstoßung des Eies und mit der Einpflanzung des Eies in die Uterusschleimhaut (Abb. 24).

Oestradiol. Diese Veränderungen erfolgen durch das *Gegenspiel zweier im Ovarium gebildeter Hormongruppen*, nämlich der *Oestrogene* (Oestradiol und seine Umsetzungsprodukte Oestron und Oestriol) auf der einen Seite, von *Progesteron* auf der anderen Seite. Oestradiol (Dihydrooestron) wird gebildet in den GRAAFschen Follikeln. Sein Oxydationsprodukt ist das im Harn erscheinende *Oestron* neben *Oestriol*, und zwar das Oestron als Schwefelsäureester, das Oestriol als Glucuronsäureverbindung. Nur unmittelbar vor der Geburt wird auch

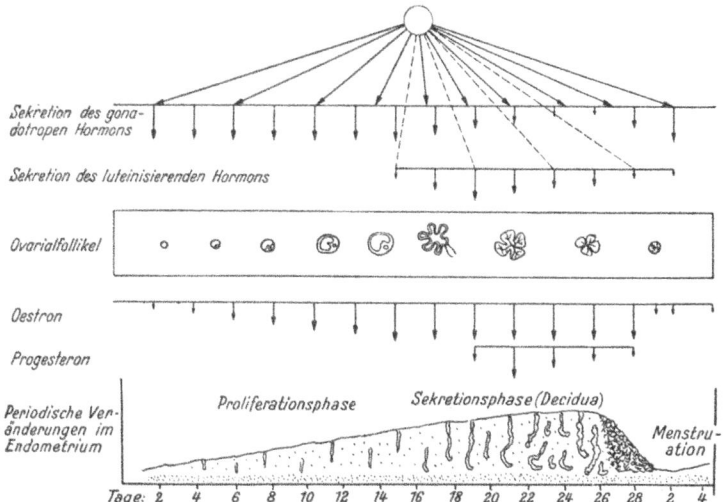

Abb. 24. Wirkung von Hypophysen- und Ovarialhormon auf den Uterus. (Modifiziert nach GRAB)

Oestradiol ausgeschieden. Als Endprodukt des Progesterons tritt *Pregnandiol* im Harn auf. Die Benzoat- und Propionatester der Geschlechtshormone zeichnen sich durch verlängerte Wirkung aus. — Ihnen gegenüber stehen die rasch wirkenden wasserlöslichen Oestrogene aus Stutenharn, die als Dehydroverbindungen von Oestron aufgeklärt wurden. Die *Inaktivierung* aller Oestrogene erfolgt in der Leber bzw. durch Ausscheidung mit der Galle; bei bestimmten Leberkrankheiten wirken sie daher stärker. — Nur ein Bruchteil der Oestrogene erscheint im Harn, und zwar in konjugierter Form.

Oestron wurde als erster Stoff der Reihe in kristallisierter Form aus Schwangerenharn von DOISY (1929) erhalten, kurz darauf von BUTENANDT, der auch die Strukturformel aufklärte. Progesteron wurde gleichzeitig von verschiedenen Forschern aus Schwangerenharn gewonnen; Konstitutionsaufklärung und Synthese verdanken wir wiederum BUTENANDT.

Die Oestrogene sind verantwortlich für die *vegetativen Ovarialfunktionen* (Wachstum und stärkere Durchblutung des Genitalschlauchs, Hyperplasie des Vaginalepithels, Muskeltonus, Sekretionen), für die *Kontraktilität des Uterus* sowie für die *Ansprechbarkeit auf Wehenmittel* und für die Ausbildung der *sekundären Geschlechtsmerkmale*, eingeschlossen die Milchdrüsen, und für die *Bremsung des Hypophysenvorderlappens* und damit auch für die Funktion von NN-Rinde und Schilddrüse. Sie beherrschen auch gemeinsam mit dem Progesteron die *generativen Leistungen* des Ovars, nämlich die Zyklusfunktion; bei kleinen Mädchen kann Pubertas praecox auftreten.

Beim Tier ist die Periode des Follikelsprungs von charakteristischen Veränderungen in den Geschlechtsorganen und von gesteigertem Geschlechtstrieb begleitet (Brunst oder

Oestrus). Demgemäß spricht man von Präoestrus und Metoestrus, während die Ruhepause zwischen zwei Brunstperioden als Dioestrus abgetrennt wird. Im Präoestrus kommt es zum Dickenwachstum des Scheidenepithels. Im Scheidenausstrich finden sich daher Epithelzellen. Im Oestrus verhornen diese und lagern sich zu großen Schollen zusammen (Schollenstadium). Die Ablösung der Schollen erfolgt im Metoestrus unter Mitwirkung von eingewanderten Leukocyten. Im Ausstrich findet man nun neben den verhornten Schollen massenweise Leukocyten. Nach Ovarektomie hört der Zyklus auf. Diese Veränderungen dienen zur Testierung des Follikelhormons (ALLEN 1922).

Diese erfolgt durch den sog. ALLEN-DOISY-*Test:* 1 iE ist diejenige Menge eines Stoffes, die unter sonst gleichen Bedingungen denselben Grad der Keratinisierung des Vaginalepithels (Schollenstadium) von kastrierten Mäusen (ME) oder Ratten (RE) bewirkt wie 0,1 γ Oestron; 1 g Oestradiol enthält 20 Millionen ME, 1 g Oestron 8 Millionen ME. Beim Menschen wirkt Oestradiol 5mal stärker als Oestron; gemäß internationaler Vereinbarung wurde neuerdings 0,1 γ Oestradiolbenzoat als Standard eingeführt. Bei der biologischen Prüfung, z. B. im Urin, werden Oestradiol und Oestron zusammen bestimmt. Die Veresterung des Oestradiols mit Benzoesäure führt zu einer verstärkten und verlängerten Wirkung (Progynon), weil eine Resorptionsverzögerung damit verbunden ist. 1 mg dieses Präparates entspricht 10000 ME.

Schon die Einreibung einer Oestrogen-Salbe kann solche Wirkung auslösen. Allgemein gebräuchlich ist die Anwendung peroral wirksamer Präparate wie Oestriol, Oestrogenester oder Diäthylstilboestrol. In seltenen Fällen ist parenterale Injektion in öliger Lösung notwendig. Das halbsynthetische Äthinyl-Oestradiol ist zur Zeit die wirksamste Verbindung. — Die epithelaufbauende Wirkung des Oestradiols zeigt sich beim Weibe in Vagina, Uterus und Tube (Wachstum der Decidua und der Muskelfaser, daneben stärkste Durchblutung der gesamten Genitalsphäre). An der kastrierten Frau bewirken 350000 bis 400000 ME die Proliferationsphase, und durch Zusatz von Progesteron werden Menstruationsblutungen ausgelöst.

Beim Kinde wird die dünne vaginale Mucosa durch Zufuhr solcher Hormone mit einem epidermisähnlichen festen Epithel bedeckt. Gleichzeitig wird ein stark saures Vaginalsekret gebildet, infolge Besiedlung durch die DÖDERLEINschen Bacillen. Da Gonokokken unterhalb eines p_H von 6,0 zugrunde gehen, so sind gewisse günstige Erfahrungen bei infantiler Gonorrhöe erklärlich; diese Therapie ist seit Einführung der Antibiotica nur noch ein Adjuvans.

Durch Oestradiol in genügender Dosis wird gleichzeitig die *Entwicklung der Gelbkörper* in die Wege geleitet. Hinzu tritt die *Ausbildung der sekundären Geschlechtsmerkmale*, eingeschlossen die *Milchdrüsen*, deren Röhrensystem sich entwickelt; im Gegensatz zu den Haustieren erfolgt indessen beim Menschen kein Milchfluß (s. S. 112). Nach höchsten Dosen beobachtet man vielmehr bei der Frau auch eine Verhärtung der Mamma mit *Hemmung der Lactation* (Dosis von Diäthylstilboestrol etwa 5 mg, 1—2mal täglich 5—7 Tage lang) und eine Erektion der Mamillen. Eine *Hemmungswirkung des Oestrons* zeigt sich bei der Implantation des Eies; es wirkt auch dämpfend auf die Funktion von Hypophysenvorderlappen und damit von *Schilddrüse* und Nebennierenrinde.

Sonstige pharmakologische Wirkungen. Auch außerhalb der eigentlichen Geschlechtssphäre entfaltet das Oestron ausgesprochen pharmakologische Wirkungen. Auffallend ist die *Erweiterung der peripheren Gefäße*, sichtbar z. B. im Capillarmikroskop (Behandlung von Zirkulationsstörungen und chronischen Hauterkrankungen), mit unter Umständen erheblicher *Temperatursteigerung der Haut* (Behandlung von Frostschäden). Natriumretention mit Neigung zu Oedemen und Hypertension kann auftreten, in höchster Dosierung auch gefährliche Erhöhung des Kalkspiegels im Blut, der unter Umständen mit Infusion von 2,5%iger Natriumcitratlösung zu bekämpfen wäre. Wichtig ist weiter die Beeinflussung der *hormonalen Korrelationen*, insbesondere auf dem Umwege über den Hypophysenvorderlappen, was z. B. zu einer Hemmung der Ovulationen sowie der Schilddrüsenfunktion führt.

Oestrogene sind neben Eiweiß, Vitamin C u. a. notwendig für die *Osteoblastentätigkeit,* so daß Oestrogenmangel z. B. in der Menopause zu *Osteoporose* führen kann (s. S. 34). Im Tierexperiment sieht man nach *hohen Dosen* (etwa 100fache Überdosierung über längere Zeit) Hemmung des Knochenwachstums sowie der Knochenmarkstätigkeit mit Ausgang in Anämie, daneben Atrophie der Ovarien.

Wegen seiner peripheren Wirkungen wird das Follikelhormon, ebenso wie das Diäthylstilboestrol auch an *Männer* verabreicht. Hierbei sind zu bedenken die sog. *paradoxen Wirkungen* (Wachstum von Prostata, Samenblase, COWPERschen Drüsen), die Wirkung auf die männliche Brustdrüse (Schwellung, Schmerzhaftigkeit, sogar Sekretion von Colostrum) und die *antimaskuline Wirkung* (Hodenschädigung, *Verkleinerung der Prostata* u. a.). Diese Gefahren sind indessen äußerst gering und werden eigentlich nur nach extrem hohen Dosen beobachtet, die antimaskuline Wirkung z. B. nach 480 mg Diäthylstilboestrol in 97 Tagen. Diese wird neuerdings ausgenützt zur *Behandlung des Prostatacarcinoms* und seiner Metastasen mit Diäthylstilboestrol (15—20 mg täglich in geteilten Dosen); die günstige Wirkung kann einige Monate anhalten.

Gemäß ausländischen Nachrichten sind neuerdings höchste Dosen von Diäthylstilboestrol bei habituellem Abortus (5 mg täglich, wöchentlich steigend um 5 mg täglich) sowie bei über 60jährigen Frauen zur Behandlung des Brustkrebses (3—15 mg täglich bis zur Gesamtdosis von etwa 2 g) mit Erfolg angewendet worden. Trotz der exorbitant hohen Dosierung sollen bei diesen besonderen Indikationen nur verschwindend geringe Nebenwirkungen beobachtet werden.

Diäthylstilboestrol. Typische Oestronwirkungen erhält man heute auch durch synthetische Stoffe, die nicht mehr die geringste chemische Verwandtschaft mit dem Oestron besitzen. Das bekannteste Präparat dieser Gruppe ist das Stilbenderivat Dioxydiäthylstilben. Bei den veresterten oestrogenen Stoffen, z. B. im Dipropionat (als Cyren B im Handel), sind Nausea und Erbrechen seltener. Ein weiterer Fortschritt ist im *Dimethoxydiäthylstilben* (Depot-Oestromon) zu erblicken. *Dioxydiäthylstilbendiphosphat* reichert sich elektiv im Prostata-Carcinom an.

Stilben → Cyren A

Dioxydiäthylstilben ist im Tierexperiment oral 10mal wirksamer als Oestron und in allen Einzelheiten ihm wesensgleich. Es sei nur erwähnt, daß sich an der kastrierten Frau die Proliferationsphase wie durch Oestron erzielen läßt, und daß durch zusätzliche Progesterongaben auch Menstruation erzwungen wird.

Diese Ähnlichkeit äußert sich sogar in seinen toxischen Eigenschaften: Es führt in hohen Dosen wie Oestron zu einem übermäßigen Uteruswachstum mit degenerativen, gelegentlich myomatösen Vorgängen in der hyperplastischen Schleimhaut und damit möglicherweise zur Sterilität. Es verhindert, wie Oestron, die Implantation des befruchteten Eies und die Lactation (s. o.). Am Hunde zeigt sich eine Hemmung der Knochenmarkstätigkeit und damit Anämie. Hier kann auch die veränderte Blutungs- und Gerinnungszeit hineinspielen, die letzten Endes sogar eine hämorrhagische Diathese auslösen könnte. Es tritt auch, wie nach Oestron, nach höchsten Dosen eine Hemmung des Skeletwachstums sowie Leberschädigung ein. Es besteht strenger Rezeptzwang wie auch für die Ovarialhormone; ED 0,5 mg oral, perlingual oder intramuskulär zu verabfolgen.

Progesteron. Nach dem Follikelsprung und dementsprechend nach dem Austritt des Eies in die Bauchhöhle und nach Weiterbeförderung durch das Flimmerepithel des Eileiters bildet sich das Follikelepithel um zum *Corpus luteum,* der Bildungsstätte von *Progesteron.* Dieses wird heute als „Proluton" auch synthetisch hergestellt (BUTENANDT); das Anhydro-Oxy-Progesteron wirkt auch peroral und ist identisch mit Pregneninolen bzw. Proluton C.

Progesteron erscheint etwa 24 Std. nach der Ovulation als Pregnandiol u. a. im Harn und wird von da ab etwa 10 Tage lang ausgeschieden, jedoch gibt es noch andere Quellen von Pregnandiol. Es besitzt zum Teil synergistische, zum Teil antagonistische Wirkung zum Oestron. Es bereitet zusammen mit diesem das Endometrium vor zur Einpflanzung des Eies; es hemmt aber die nächste Ovulation und die Wehentätigkeit und wirkt desensibilisierend bei Übererregbarkeit des Uterus; es führt zur Entwicklung des Alveolargewebes der Milchdrüse. Bleibt das Ei unbefruchtet, so bildet sich das Corpus luteum rasch zurück und die Pregnandiolausscheidung hört auf.

Seine höchste Ausbildung und seine wichtigste Funktion erreicht das Corpus luteum in der Schwangerschaft; vom dritten Monat ab wird Progesteron auch in der Placenta gebildet. Die Exstirpation wird vom Tier in der ersten Zeit der Trächtigkeit regelmäßig, aber auch beim Menschen sehr häufig mit Abortus beantwortet.

Bei habituellem Abortus findet sich öfters ein Absinken der Pregnandiolausscheidung (einfache Farbreaktion) gegen den hundertsten Tag der Schwangerschaft, was auf Mangel an Progesteron hindeutet. In solchen Fällen sind 10—50 mg Progesteron täglich erforderlich, um eine normale Pregnandiolausscheidung herbeizuführen; doch ist die Wirkung bei Abortus imminens umstritten.

Weitere Wirkungen. Die durch das Follikelhormon ausgelösten Uterusbewegungen werden durch das Hormon des Corpus luteum stillgelegt, so daß die ungestörte Einbettung vor sich gehen kann, während durch Oestradiol diese Einbettung geradezu verhindert wird. Die *Gefäßwirkungen* des Oestradiols finden sich auch beim Progesteron, allerdings im schwächeren Maße, doch fehlen dem letzteren die unerwünschten Wirkungen auf die Brustdrüse. — Progesteron besitzt eine nicht unbeträchtliche analgetische bzw. sedative Wirkung; wie nach Nebennierenrindenhormonen kann Natriumretention eintreten.

Die *Testierung des Hormons* erfolgt nach CLAUBERG am Kaninchen, indem diejenige Dosis bestimmt wird, die die Umwandlung der Proliferationsphase der Uterusschleimhaut in die Sekretionsphase zur Folge hat (1 mg Standard-Progesteron = 1 iE); jedoch sind hohe medizinische Körperschaften im Ausland von einer therapeutischen Wirkung von Progesteron bei Frauenleiden nicht überzeugt.

Sonstige hormonale Korrelationen. Übergeordnet ist den beiden Hormonen der *Hypophysenvorderlappen* (s. S. 109). Stoffe mit hormonalen Eigenschaften finden sich auch in der *Placenta*; diese ist sowohl die Bildungsstätte wie das Depotorgan von Stoffen, die identisch oder nahe verwandt sind mit den Hormonen von Ovar und Hypophysenvorderlappen. *Oestronähnliche* Stoffe finden sich auch in vielen Blütenpflanzen, im Naturhonig und z. B. im Ichthyol.

Therapie. Das Follikelhormon wird fast nur noch synthetisch gewonnen und in einer peroralen Tagesdosis von etwa 1—2 mg (Oestradiol und seine Umsetzungsprodukte), Diäthylstilboestrol 0,5 mg, Äthinyloestradiol 0,1 mg, angewendet; die selten erforderliche intramuskuläre Injektion wird gewöhnlich mit 1 mg Oestradiolbenzoat in Öllösung durchgeführt. Vaginal wird auch Salbe angewendet.

Die Hormontherapie darf indessen nicht überschätzt werden. Die *verzögerte Geschlechtsentwicklung*, ein häufiger Anlaß für die Ovarialtherapie, braucht nämlich durchaus nicht von der mangelnden Bildung der Geschlechtshormone abzuhängen; Schilddrüse, Nebennierenrinde und Hypophyse können dafür verantwortlich sein; auch ist an cerebrale und genotypische Faktoren zu denken. Von der *epithelaufbauenden* Wirkung der Oestrongruppe macht man Gebrauch in Fällen von Pruritus und Kraurosis vulvae, Altersvaginitis, Vulvovaginitis infantum; daneben zeigen sich oft auch bei Endometritis und bei übermäßigen

Blutungen günstige Ergebnisse. *Klimakterische Beschwerden* wie Blutwallungen, Kopfschmerz, Asthenie, Schlaflosigkeit und Kraurosis vulvae bilden die am wenigsten bestrittenen Indikationen für Geschlechtshormone. Auch die Kalkverluste durch Osteoporose werden beeinflußt. Bei Hautveränderungen in der Menopause wirkt es auch örtlich in Salbenform (15—50γ-%). Solche Stoffe mögen in den meisten Fällen gleichzeitig psychisch wirken. Es ist aber wichtig darauf hinzuweisen, daß beim weiblichen Geschlecht viele extragenitale Störungen, die landläufigerweise nicht mit der Geschlechtsfunktion in Zusammenhang gebracht werden (gewisse Hauterkrankungen wie Acne vulgaris, Haarausfall, Stuhlverstopfung, Kreislaufstörungen, Arthrosis, nervöse Erscheinungen: das Ach und Weh des Weibes), durch Zufuhr von Ovarialhormonen oft günstig beeinflußt werden; außerdem sollen sie bei Otosklerose des Mannes wirken (BERNSTEIN und GILLIS).

Als *Nebenwirkungen* der Ovarialhormone zeigen sich nicht selten Magen-Darm-Reizungen. Auffällige Symptome können von den Geschlechtsorganen ausgehen, so gefährliche Entwicklungsstörungen bei Jugendlichen und Menstruationsstörungen, lang dauernde Blutungen, Spannungen der Brust auch nach kleinen Dosen bei Erwachsenen, die mehr als bisher zu berücksichtigen sind (SCHROEDER). Sie können durch Testosteron bekämpft werden. *Bei Entziehung der Hormone sind gefährliche Uterus-Blutungen aufgetreten.*

Im Tierexperiment ist nach längerer Darreichung das Auftreten von *Fibromyomen* des Uterus und von Tumoren der Milchdrüsen beschrieben worden, wie auch nach den Stilbenderivaten; die carcinogene Wirkung soll bei entsprechender erblicher Veranlagung durch Vitamin B_1-Mangel gefährlicher werden. — Eine unkontrollierte Anwendung, z. B. in kosmetischen Präparaten, ist zu verurteilen.

Die *Hypophyse* (Hirnanhang) besteht aus vier histologisch und funktionell scharf getrennten Teilen: aus Vorder-, Mittel- und Hinterlappen, sowie der Pars tuberalis, deren Funktion noch unbekannt ist. Der

9. Hypophysenhinterlappen (HHL)

hängt durch den Hypophysenstiel mit dem Zwischenhirn zusammen und besteht aus modifiziertem Gliagewebe mit einem dichten Geflecht von Nervenfasern mit eingestreuten Drüsenzellen. Er wird auch als *Pars nervosa* bezeichnet. Auch das benachbarte Zwischenhirngebiet kann bestimmte hormonale Funktionen des Hinterlappens übernehmen.

Die Blutdruckwirkung wurde von SCHÄFER, die Uteruswirkung von DALE 1906 beschrieben. Gesamtauszüge des HHL sind seit langem im Handel (Hypophysin, Pituitrin, Pituglandol u. a.). Diese Präparate entsprechen auch heute noch den meisten Anforderungen.

Es ist indessen bekannt, daß mindestens zwei verschiedene Hormone in solchen Gesamtauszügen enthalten sind: *Oxytocin* (Orasthin) und *Vasopressin* (Tonephin). Die Uteruswirkung der Gesamtauszüge beruht auf ihrem Gehalt an *Oxytocin*; Diuresehemmung, Wirkung auf Capillaren, Blutdruck, Darmmuskulatur ist dem *Vasopressin* zuzuschreiben. Die Polypeptidnatur von Oxytocin und Vasopressin wurde von DU VIGNEAUD durch Synthese bewiesen (Mol. Gew. etwa 1100). In *Vasopressin* sind 8 Aminosäuren in der folgenden Weise angeordnet:

$$\text{Cystin} < \begin{array}{l} \text{Tyrosin — Phenylalanin} \\ \text{Asparagin — Glutamin} \end{array}$$
$$\text{Prolin — Arginin — Glykokoll;}$$

in *Oxytocin* tritt Isoleucin an Stelle von Phenylalanin, und Arginin wird ersetzt durch Leucin. — Für etwaige allergische Reaktion ist Ephedrin zur intravenösen Injektion bereitzustellen!

Testierung. Alle Hypophysenpräparate müssen pharmakologisch ausgewertet werden. Die Testierung des *Oxytocins* erfolgt am isolierten Uterushorn des virginellen Meerschweinchens (DALE). Eine weitere exakte Testierungsmethode ist die am Uterus der puerperalen Katze, 4—7 Tage nach dem Wurf (SCHÜBEL). Als Vergleich dient ein von VOEGTLIN dargestellter Hypophysenauszug: Eine VOEGTLIN-Einheit (V.E.) ist die Menge wirksamen Hinterlappenextrakts, die in $^1/_2$ mg „VOEGTLIN-Pulver" enthalten ist. Die Testierung des *Vasopressins* erfolgt am Blutdruck von Hühnern. Es läßt sich indessen auch am Dünndarm des Kaninchens oder durch Bestimmung der diuresehemmenden Wirkung oder der vermehrten Kochsalzausscheidung an der Ratte testieren. 1 Einheit Oxytocin entspricht $2\,\gamma$, 1 Einheit Vasopressin entspricht $1,7\,\gamma$ der entsprechenden Reinsubstanz. Der Gesamtgehalt des menschlichen Hinterlappens beträgt etwa $30\,\gamma$, eine Menge, die genügend wäre, um 14 Tage lang eine maximale Diuresehemmung zu erzielen.

Wirkung auf Uterus. Der menschliche *Uterus* wird erst gegen Ende der Schwangerschaft gegen Hypophysenpräparate überempfindlich. Man hat früher solche Stoffe verabreicht, um Wehen auszulösen und zu steigern, unabhängig vom Stadium der Geburt. Das war mit großen Gefahren für Mutter und Kind verbunden. Bei einem so gewaltsamen Eingriff werden sich auch schwere Störungen im weiteren Verlauf der Geburt ergeben. Der Gebrauch von Hypophysenpräparaten in der *Eröffnungsperiode* muß daher der Klinik vorbehalten bleiben. Ein geeignetes Mittel für dieses Stadium ist vielmehr das *Chinin* (s. S. 551).

Auch in der *Austreibungsperiode* werden Hypophysenpräparate heute nur mit Vorsicht angewandt. Immer mehr scheut man sich, in den wohlkoordinierten, wenn auch langsamen Ablauf der Wehentätigkeit einzugreifen, da bei physiologischer Geburt die Geburtswege der Mutter und das Kind selber am besten geschont werden. Die in der Geburtshilfe übliche Dosis von 2—3 VOEGTLIN-Einheiten, auch mehrmals täglich, darf daher nur bei bestimmten Indikationen, d. h. nur bei ausgesprochener Wehenschwäche und bei völlig eröffnetem Muttermund, gegeben werden. Sie wird subcutan oder intramuskulär verabreicht. Per os sind die Präparate wirkungslos. Die Reaktion tritt in 3—5 min ein und dauert 10 min und länger (Abb. 25). Doch kann unphysiologischer Druck gegen den Beckenboden und den Kopf des Kindes zu Zerreißungen und Blutungen führen. — Treten unter der Geburt Spasmen der Cervix auf, so sind Spasmolytica vom Typ des Papaverins (s. S. 309) am Platze.

Es gibt viele Ärzte, die Hypophysenpräparate *nur noch in der Nachgeburtsperiode anwenden*; hier wirken sie, wenn nötig intravenös verabfolgt, augenblicklich blutstillend. Der Effekt ist an der narkotisierten Gebärenden mit ihrer erhöhten Neigung zu Uterusblutungen besonders eindrucksvoll. Bei Bruch der Placenta kann allerdings durch solche Präparate ein Kontraktionsring vor den zurückgehaltenen Teil der Placenta gesetzt werden mit Ausgang in neue Blutungen. Andererseits kann die Involution des Uterus und die Gefahr der Infektion günstig beeinflußt werden. Um Dauerwirkung zu erzielen, sind Mutterkornpräparate allerdings besser geeignet (s. S. 105).

Nebenwirkungen. Die *Nebenwirkungen der HHL-Präparate*, die sich auch bei den in der Geburtshilfe gebräuchlichen Dosen äußern können, sind hauptsächlich bestimmt durch *Vasopressin*. Davon werden in erster Linie die Capillaren betroffen (eigentümlich fahles Aussehen und Blässe der Lippen). In dieser Hinsicht stellt Vasopressin den *Antagonisten des Histamins* dar (HAFFNER). Diese Hautblässe kann schon 1—2 min nach der Injektion auftreten und hält 30—60 min an. Besonders auffallend ist die *Blutdrucksteigerung*, die durch unmittelbare *Erregung der glatten Gefäßmuskulatur* entsteht und daher im Gegensatz zum Adrenalin alle Gefäße gleichzeitig betrifft, besonders bei Eklamptischen; weiterhin lassen sich beobachten *Coronarspasmen* mit Verminderung des Herzminutenvolumens und anginösen Anfällen, andere auffällige *Herzstörungen* wie Bradykardie, Extrasystolie, Myokardinfarkt; nicht selten sind Fälle von schwerem

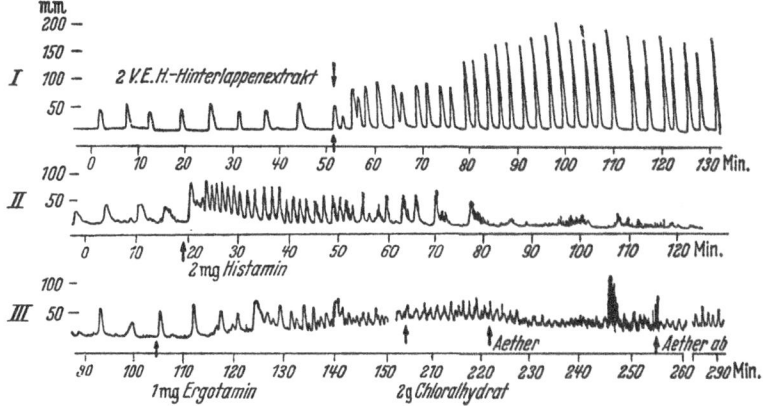

Abb. 25. Wirkung von Arzneistoffen auf den menschlichen Uterus bei subcutaner Injektion. Registrierung des intrauterinen Drucks in mm Hg während der Wehen. (Nach BOURNE und BURN 1927)

Gefäßkollaps, auch allergischer Genese (s. S. 145), so daß Hinterlappenpräparate den falschen Eindruck einer inneren Blutung oder einer Uterusruptur erwecken können. Bei Kindern hingegen kann Vasopressin ein gutes Mittel bei schweren Kreislaufschäden sein (BESSAU). Auch andere glatte Muskulatur spricht auf Vasopressin an *(muskulotrope Wirkung)*; wichtig ist die tonisierende Wirkung auf die glatte Muskulatur von Darm, Gallenblase, Urethra.

Hypophysenpräparate wirken unter Umständen *lebensrettend bei postoperativen Magen-Darmparalysen*. Man beginnt gewöhnlich mit 5 E, häufig sind indessen viel größere Dosen notwendig, um die ersten Darmbewegungen und den Abgang von Flatus herbeizuführen. Man setzt in solchen Fällen das Hypophysin auch einer intravenös infundierten Kochsalzlösung zu. Auch bei schwerem *Meteorismus*, der auf die üblichen *Carminativa* nicht anspricht, läßt sich ein Abgang der quälenden Blähungen erzielen; viele unglücklich ausgehende Fälle von Coronarspasmus haben solche Indikationen sehr eingeengt zu Gunsten von Prostigmin (s. S. 259). In ähnlicher Weise können gelegentlich auch Gallen- und Nierensteine durch Hypophysenpräparate ausgestoßen werden (3—6 VOEGTLIN-Einheiten). Als unerwünschte Nebenwirkung könnte andererseits Bronchialkrampf eintreten, was gegen die Verwendung in Asthmamitteln (s. S. 345) spräche.

Von weiteren Nebenwirkungen des Vasopressins sind Kopfschmerz, Übelkeit, Erbrechen, Blutüberfüllung, Sekretionshemmung und hämorrhagische Läsionen der Magen-Mucosa zu erwähnen, auch nach Insufflation. Von seiten der Niere führt der Gesamtauszug zu einer über $1^{1}/_{2}$ Std währenden *Diuresehemmung* und bei schwerem Nierenschaden (Schwangerschaftsniere) zur Anurie. Der Blutzucker ist gewöhnlich erhöht. Wegen dieser vielseitigen Nebenwirkungen ist es oft ratsam, die Gesamtauszüge zu meiden und statt dessen *Oxytocin* anzuwenden. Doch kann auch Oxytocin zu Kollapszuständen führen. Betr. ischämische Darmnekrosen s. S. 260.

Der *Diabetes insipidus* beruht bekanntlich auf einer Störung des Hypophysenhinterlappens oder des benachbarten Zwischenhirns. Im Tierexperiment läßt sich zeigen, daß nach Exstirpation des Hinterlappens der Hypophyse die Niere ihre Fähigkeit, den Harn zu konzentrieren, verliert (siehe S. 496) und daß gleichzeitig Polyurie einsetzt. Bei Zufuhr der physiologischen Menge von Hinterlappenhormon ist dieser Zustand reversibel: Die Diurese wird gehemmt, und zwar infolge vermehrter Rückresorption von Wasser in den Tubuli, und es wird ein konzentrierter kochsalzreicher, phosphatarmer Harn ausgeschieden, und zwar durch verminderte Rückresorption von Na- und OH-Ionen und durch vermehrte Rückresorption von Phosphaten (VERNEY, JANSSEN u. a., Abb. 27); ähnliche Effekte finden sich nach Stoffen, die wie Nicotin, Morphin u. a. zu einer Ausschüttung von HHL-Hormonen führen. Auch beim Menschen sind nach VAN DER VELDEN Hypophysenpräparate wirksam (5—10 Einheiten täglich): entsprechende in Öl aufgenommene Präparate für parenterale Depotbehandlung sind daneben im Handel. Einfach, in vielen Fällen nötig und wirksam ist Aufschnupfen von Hypophysenpulver (Pituigan-*Schnupfpulver*).

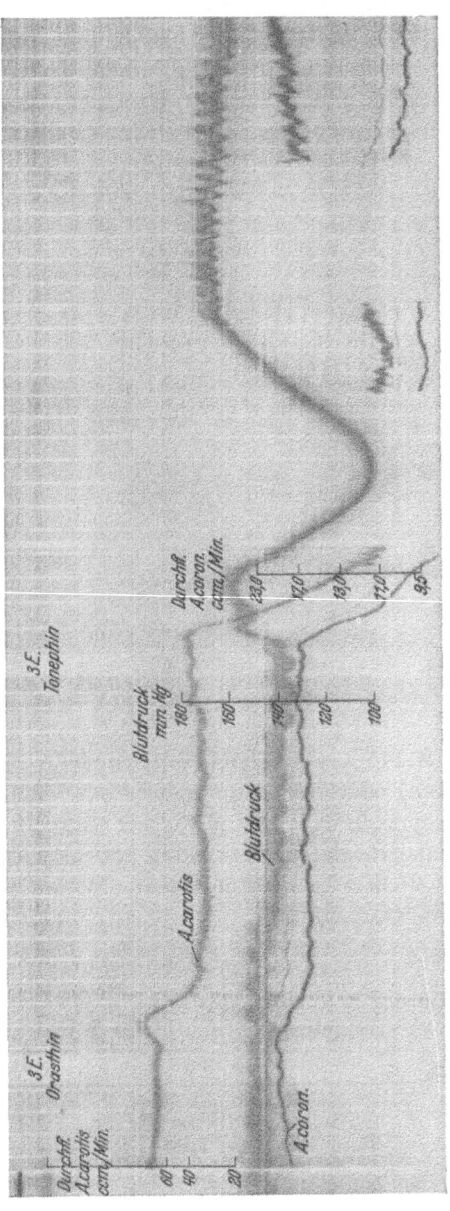

Abb. 26. Wirkung von Orasthin und Tonephin auf die Blutdurchströmung der A. carotis und der vorderen Coronararterie, gemessen mit der BEISchen Stromuhr. Hund, 19 kg Chloralnarkose. Spontanatmung. Durchfluß der vorderen Coronararterie und der rechten Carotis. Blutdruck in der Arteria femoralis. Injektion von 3 Einheiten Orasthin (uteruswirksame Hinterlappenfraktion) und 3 Einheiten Tonephin (blutdruckwirksame Fraktion). Man sieht, daß die registrierten Funktionen nur auf Tonephin ansprechen. (Nach DIETRICH)

Der Klinik gelingt es in etwa 95% der Fälle, den Patienten mit Diabetes insipidus auf Hormonschnupfpulver in ähnlicher Weise einzustellen wie den Zuckerkranken auf Insulin. Auch rectale Zufuhr ist z. B. bei allergischen Erscheinungen wirksam. Neben der Diuresehemmung wird von der Klinik eine *verminderte Bronchialsekretion* beschrieben (H. MARKS) und darauf soll seine Wirkung in *Asthmamitteln* (s. S. 345) beruhen. — In schwersten Fällen läßt sich die subcutane Injektion nicht umgehen (Vasopressin-Tannat in Öllösung entsprechend 5 E pro cm³). Gewöhnliche Nebenwirkungen sind Spasmen von Dünndarm und Uterus.

Läßt man einen Patienten, der oft an die Aufnahme von riesigen Wassermengen (10 bis 15 l täglich) gewöhnt ist, trotz Hypophysinzufuhr ähnliche Flüssigkeitsmengen weiter zu sich nehmen, so entsteht die Gefahr der *Wasservergiftung* mit Erbrechen, Konvulsionen und zuletzt schwerem Koma. Ähnliche Symptome können auch bei nephritischen Ödemen auftreten, wenn große Wassermengen zugeführt werden. Sie beruhen wahrscheinlich auf einem Ödem des Gehirns. Der Hypophysinwasserstoß ist auch zur Diagnose der genuinen Epilepsie herangezogen worden. Er kann bei Hirntumoren lebensgefährlich sein.

Neuerdings hat COLLIP aus der Pars intermedia ein Hormon abgetrennt, das den Basalstoffwechsel steigert und erhöhte Verbrennung von Fett zur Folge hat.

Ergänzungsteil

Secalegruppe und Abortiva

Secale cornutum, das holzharte Sklerotium des Pilzes Claviceps purpurea, der auf der Ähre des Roggens schmarotzt, aber wegen seiner Farbe, seiner Größe und seines geringen spezifischen Gewichts leicht von den gesunden Körnern abgetrennt werden kann, hat in früheren Zeiten zu schweren Massenerkrankungen geführt (Ignis Sacer).

Dieser oft epidemische *Ergotismus* pflegt unter zwei verschiedenen Formen zu verlaufen. Entweder kam es — infolge von Dauerkrämpfen der peripheren Blutgefäße durch unmittelbaren Angriff am Gefäßmuskel — zu Kältegefühl und schweren Schmerzen, dann unter Schädigung des Capillarendothels zum Absterben von Fingern, Zehen, Nasenspitze, Ohren (Ergotismus gangraenosus), oder aber es standen zentrale Erscheinungen im Vordergrund, wie *Dauerkontrakturen der Beugemuskeln* oder *klonische Krämpfe*, einhergehend mit irreparablen histologischen Veränderungen des Zentralnervensystems und schweren Verkrüppelungen (Ergotismus convulsivus). Die konvulsive Form wird mit verursacht durch gleichzeitigen Mangel an Vitamin A (MELLANBY), ist daher in früherer Zeit auch mit Milch, Butter, Eiern u. a. behandelt worden. Enthält das Getreide weniger als 0,1% Mutterkorn und weniger als 0,1% Kornradesamen, so ist das als harmlos anzusehen.

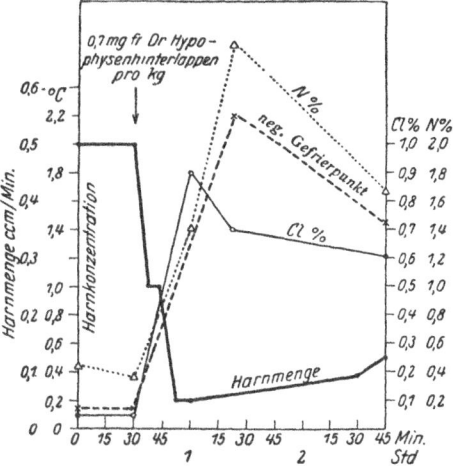

Abb. 27. Hund, 7 kg. Vor 2 Std. in Chloräthyl-Äthernarkose decerebriert. Verlauf der Hypophysenantidiurese. 0,7 mg frische Drüse pro Kilogramm. ●——● Harnmenge in Kubikzentimeter/Minuten der linken Niere. ×---× Harnkonzentration (negativer Gefrierpunkt). ○——○ Chlorgehalt des Harns in Prozent. △····△ N-Gehalt des Harns in Prozent. (Nach S. JANSSEN)

Beide Formen des Ergotismus führten bei der schwangeren Frau gelegentlich zum Abortus. Meistenteils indessen ist auch bei schwerer, ja tödlicher Vergiftung ein Abgang der Frucht nicht beobachtet worden. Obwohl die kriminelle Anwendung von Mutterkorn von Zeit zu Zeit versucht wird, gilt das Mittel heute nicht mehr als Abortivum, ebensowenig wie die Reinalkaloide. Dagegen steht die therapeutische Wirkung von Mutterkorn als Uterusmittel seit LONITZERs Kräuterbuch 1582 außer Zweifel. Dort wird sogar die richtige Dosis (3 Sklerotien == 0,5 g) angegeben. Neuerdings besteht strenger Rezeptzwang.

Bemerkenswerterweise wird Ergotismus nur in den ersten 4 Monaten nach der Ernte beobachtet (POULSSON), ein Hinweis, daß die wirksamen Alkaloide beim Lagern zersetzt werden; diese Zersetzung geht auch bei den meisten galenischen Zubereitungen vor sich. Nur im *frischen* Mutterkorn sind genügend Alkaloide enthalten, wenn auch in sehr wechselnden Mengen bis zum völligen Fehlen. Es wurde daher notwendig, die Chemie der wirksamen Stoffe näher kennenzulernen und andererseits pharmakologische Testmethoden zu entwickeln.

Die *Chemie des Mutterkornes* wurde in Jahrzehnten in schwierigen Untersuchungen klargestellt, die in 3 Stufen erfolgten: Zuerst fand man einige *biogene Amine* auf: *Histamin, Tyramin* und *Acetylcholin.* Diese Stoffe sind bei parenteraler Injektion uteruswirksam oder oxytocisch. Man hat versucht, Mutterkorn durch pharmakologisch gegeneinander abgestimmte Mischungen aus Histamin und Tyramin zu ersetzen (Tenosin). Die fragliche Wirkung in verträglicher Dosis (0,25—0,5 mg Histamin), die *Kollapsneigung* (s. S. 113) bei der wirksamen Dosis von 1—2 mg, die kurz dauernde Wirkung, das Versagen bei oraler Zufuhr, die fehlende Gangrän unterschieden diese Stoffe von den Mutterkornalkaloiden.

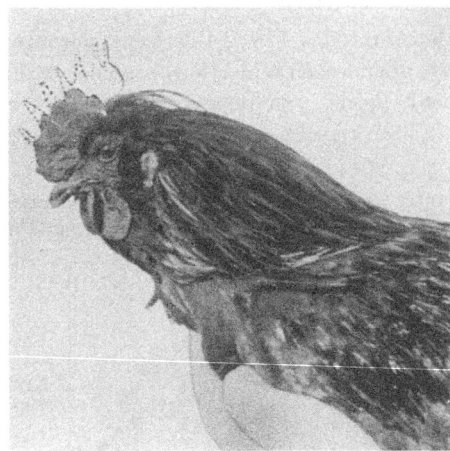

Abb. 28. Hahnenkamm, durch Gangrän verkleinert. Die Gestalt des Kammes vor den Versuchen ist in Umrissen gezeichnet. (Nach BARGER und DALE)

Später gelang die Auffindung dieser spezifisch gangränbildenden, uteruswirksamen und wasserunlöslichen *Mutterkornalkaloide der Ergotoxingruppe* (Ergocornin u. a. s. S. 325) und *Ergotamingruppe* (Ergotamin und Ergosin), sämtlich Derivate der Lysergsäure; diese führen *in geringer Dosis* zur Vermehrung der rhythmischen Tätigkeit, dann zu *tetanischer Kontraktion des Uterus*; in geringerem Maße ist auch die glatte Muskulatur der Gefäße durch Spasmen beteiligt *(muskulotrope Wirkung)*. Schon nach therapeutischen Ergotamindosen kann Steigerung des Blutdrucks um 20—60 mmHg auftreten. *Bei hohen Dosen* zeigt sich neben der muskulotropen die sympatholytische Wirkung auf die fördernden, nicht auf die hemmenden Fasern des Sympathicus (s. S. 325) und gelegentlich als Übersteigerung der muskulotropen die *gangräneszierende* Wirkung, hervorgerufen durch Schädigung der Capillaren mit nachfolgender Thrombenbildung (*Testierung am Hahnenkamm*, Abb. 28).

Der Gehalt des Mutterkorns an Ergotamin beträgt bis zu 2% (STOLL). Das DAB. 6 fordert einen bestimmten Gehalt an wasserunlöslichen Alkaloiden (mindestens 0,05%). Diese Gruppe der Mutterkornalkaloide wird im allgemeinen wegen der Gefahr des Tetanus uteri u. a. nur in der Nachgeburtsperiode angewandt.

Gynergen (=weinsaures Ergotamin) wird in Tabletten zu 0,001 oder Ampullen zu 0,0005 angewendet, von letzteren ¹/₂—1 Ampulle subcutan oder intramuskulär. Große Vorsicht und Überwachung notwendig!

Ein *Hauptalkaloid* des Mutterkorns ist indessen im *Ergometrin*, ebenfalls ein Abkömmling der Lysergsäure, zu erblicken. In Pulvern und Infusionen, auch im Fluidextrakt von Secale cornutum ist seine Wirkung vorherrschend.

Ergometrin (auch als Ergonovin oder Ergobasin bezeichnet) besitzt eine rasche, zuverlässige, an Hypophysenpräparate erinnernde Wirkung; diese setzt nach oraler oder besser sublingualer Zufuhr von ¹/₂—1 mg nach etwa 10—15 min ein, bei intravenöser Zufuhr von $^1/_8 - ^1/_4$ mg nach etwa 1 min. Es erfolgt eine *Beschleunigung* und *Verstärkung* der *Uterustätigkeit*. Die Tonuserhöhung dauert bei der Geburt etwa 4—6 Std.; zu bedenken ist der etwaig erhöhte Spasmus der Cervix, jedoch ist die Gefahr des Tetanus uteri nur bei hoher Dosierung dringend. — Die sympatholytische Wirkung dieser Präparate ist äußerst schwach; es fehlt Gefäßkontraktion, Gangränbildung, Kopfschmerz, Nervosität im Gegensatz zur Ergotoxin-Gruppe; sie führen zwar wie Oxytocin bei Nichtschwangeren zu dysmenorrhoischen Beschwerden, jedoch sind sie weit unbedenklicher als die Hypophysenpräparate (s. S. 103).

Wegen dieser Eigenschaften ist Ergometrin besonders geeignet zur Kontrolle der Nachgeburtsblutungen sowie zur Förderung der Involution im Puerperium; auch verhindert es die Stauung der Lochialsekrete und damit die Ausbreitung örtlicher Infektionen und thrombophlebitischer Vorgänge. Indessen sollte eine solche Therapie nur einige Tage lang durchgeführt werden. Von einzelnen Geburtshelfern wird Ergometrin auch an Stelle von Chinin oder in Kombination mit Chinin zur Einleitung der Geburt empfohlen; doch tut man gut, weitere Erfahrungen abzuwarten; hierbei käme ausschließlich perorale Anwendung kleinster Dosen (0,025—0,04 mg 1—2 mal wiederholt) in Frage. Die übliche therapeutische Dosis von Ergometrin wird mit 0,2 mg intravenös oder intramuskulär, mit 0,5 mg oral angegeben und ist frühestens nach der Geburt des kindlichen Kopfes erlaubt. Es wirkt doppelt so stark wie Ergotamin. Es wird wie andere Stimulantien der Uterustätigkeit durch Vitamin B_1 verstärkt.

Verordnet man das früher übliche, aber durch Lagern u. a. unzuverlässige Secalepulver, so wird man mit einer kombinierten Wirkung der Ergotoxin-Ergometringruppe rechnen müssen. Ein exakt dosiertes Präparat liegt im *Neo-Gynergen* oder im *Ergotren* vor. — *Dihydroergotamin* (siehe S. 325) hat sich in der Migräne-Therapie durchgesetzt (s. S. 326).

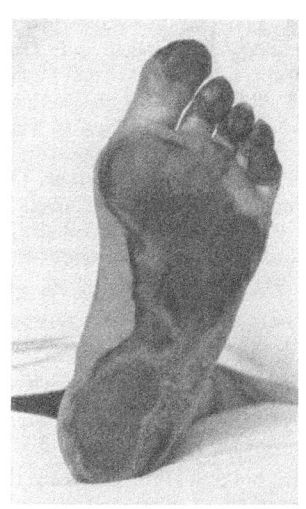

Abb. 29. Gynergenintoxikation. 19 jährige Primipara, Weiterbehandlung mit Ergotamintabletten trotz Auftretens einer Phlebitis; Abheilung unter Narbenbildung. (Nach N. v. RÜTTE 1948)

Nach längerer Anwendung der galenischen Secalepräparate sowie der Alkaloide der Ergotamin-Ergotoxingruppe wird man auf die Zeichen der drohenden *Secalevergiftung* zu achten haben: Neben Brechreiz und Erbrechen treten Parästhesien, Ameisenlaufen, Kältegefühl und sichtbare Kreislaufstörungen in den betroffenen distalen Körperteilen auf, gelegentlich ausgehend in trockene Gangrän vor allem der Zehen und Finger. Besonders gefährdet sind dabei Patienten mit Arteriosklerose, Hochdruck, Herzkrankheiten und insbesondere Thyreotoxikosen. In solchen Fällen kann schon nach 4 mg Gynergen, innerhalb von 4 Tagen subcutan verabfolgt, Vergiftung eintreten. Das Mittel ist dann sofort abzusetzen und durch heiße Bäder, Nicotinsäure, Nitrite und Theophyllin für Erweiterung der Gefäße zu sorgen; als Antidot gelten auch 0,4 mg Atropin. *Coronarspasmen* finden sich häufiger nach Ergotoxin und Ergotamin, kommen aber auch nach Ergometrin vor im Gegensatz z. B. zum Dihydro-Ergocornin (s. S. 326). In höchsten Dosen sind alle erwähnten Lysergsäure-Derivate *Krampfgifte* von atropinähnlichem Charakter; solche Effekte zeigen sich häufiger bei der Ergotamin-Gruppe, weniger bei Ergotamin-Ergotoxin. Die Gangrängefahr ist bei Anwendung der Ergometringruppe geringer oder nicht vorhanden (Abb. 29). Nach Ergotamin, z. B. bei Behandlung von Migräne (s. S. 326), können Suchterscheinungen und typische Entziehungs-Kopfschmerzen vorkommen.

Von hoher wissenschaftlicher Bedeutung ist das synthetische *Lysergsäurediaethylamid*, welches beim Menschen in γ-Dosen zu Halluzinationen führt und ein starker Antagonist von 5-Oxy-Tryptamin ist (s. S. 113).

Gravitol (Diäthylaminoäthyläther des Methoxy-6-Allylphenols) ist ein synthetisches Produkt, das am Uterus secaleartig wirkt, das indessen die übrigen Nebenwirkungen der Mutterkornalkaloide nicht mehr besitzt. Man verabreicht es in der Nachgeburtsperiode und bei atonischen Blutungen in Dragées zu 0,2 g (3—6 Dragées je Tag in Wasser nach den Mahlzeiten).

$$\text{—CH}_2 \cdot \text{CH} = \text{CH}_2$$
$$\text{—O} \cdot \text{CH}_2\text{CH}_2\text{N} (\text{C}_2\text{H}_5)_2$$
$$\text{OCH}_3 \qquad \text{Gravitol}$$

Hydrastis canadensis ist ein ebenfalls peroral wirksamer, ungefährlicher, aber kurz dauernder Secaleersatz mit den uteruswirksamen Alkaloiden Hydrastin und Hydrastinin. Chemisch sind sie Verwandte des Narkotins. Es wird bei Menstruationsstörungen angewandt als Fluidextrakt. Nach sehr hohen Dosen dieser Alkaloide treten Blutdrucksteigerung und zentrale Lähmungen auf. Das Hydrastininum chloratum (DAB. 6) ist ein Methylhydrastininchlorid (0,025 3mal täglich in Pillen).

Rp. Extract. Hydrast. fluid. 10,0
    S. 15—20 Tropfen 3mal täglich. — NB. Beginnend einige Tage vor der erwarteten Menstruation.

Das **Hirtentäschelkraut**, Capsella bursa pastoris, wird öfters von einem Pilz (Cystopus candidus) befallen, der möglicherweise in Beziehung steht zu der gelegentlich beobachteten Uteruswirkung, während der Gehalt solcher Präparate an Acetylcholin und Tyramin als gänzlich unwirksam angesehen werden muß.

Abortiva. Wie jedes glattmuskelige Organ wird auch der Uterus von sympathischen und parasympathischen Fasern versorgt. Am nicht graviden Uterus bestehen die üblichen Antagonismen. In der Schwangerschaft dagegen spricht das Organ auf alle stärkeren Erregungen, mögen sie auf dem Wege des Sympathicus oder des Parasympathicus verlaufen, mit Kontraktion an. Besonders gefürchtet sind wegen der Gefahr für die Frucht die reflektorischen Erregungen, die bei stärkerer Reizung des Colons — z. B. durch die Drastica und die Abführmittel der Anthrachinonreihe, vor allem Aloe — auf den Uterus überstrahlen. Aber auch die Mittel der Adrenalin- und Pilocarpingruppe sollte man bei schwangeren Frauen nicht verwenden. In vorsichtiger Dosierung haben die Abortiva eine gewisse Bedeutung bei der Amenorrhöe.

Andere im Volke bekannte *kriminelle Abortiva* sind in hohen Dosen *Chinin*, *Salicylsäure* und letzthin *Dicumarol*. Vor dem Gebrauch solcher Mittel während der Schwangerschaft muß ausdrücklich gewarnt werden. Sofern ihre Verordnung wegen einer interkurrenten Krankheit unumgänglich nötig scheint, sollte der behandelnde Arzt unter Vermeidung einer zu hohen Dosis auf genaueste Signierung achten, wenn er eine Kollision mit den Gesetzen vermeiden will. — *Seifeninjektionen* töten das Kind ab und sind lebensgefährlich für die Mutter; sie führen zu weitausgedehnten, leicht sich infizierenden Nekrosen, damit unter Umständen zu Embolien, Sepsis u. a.; Hämolyse wird nicht selten beobachtet.

Besonders liefert das Pflanzenreich seit ältesten Zeiten solche abortiv wirkenden Stoffe. Hauptsächlich handelt es sich dabei um Drogen, die giftige ätherische Öle enthalten. Als besonders bekannt haben zu gelten die thujonhaltigen Abortiva, wie *Lebensbaum* (Thuja occidentalis), *Sadebaum* (Juniperus Sabina) und *Rainfarn* (Tanacetum vulgare). Auch die Salbei enthält Thujon, doch ist über ihre Anwendung zu Abortivzwecken wenig bekannt geworden. Die Angabe, daß der in unseren Gärten gezogene Rosmarin abortiv wirkt, beruht wahrscheinlich auf Verwechslung mit dem wilden Rosmarin oder *Sumpfporst* (Ledum palustre), dessen wirksames ätherisches Öl als Ledumcampher bezeichnet wird. Sonstige durch Gehalt an ätherischen Ölen giftig und eventuell abortiv wirkende Pflanzen sind die *Raute* (Ruta graveolens), die *römische Kamille* (Anthemis nobilis), *Osterluzei* (Aristolochia Clematitis) und die *Haselwurz* (Asarum europaeum). Großes Aufsehen hat eine Zeitlang auch das *Petersilienöl* (Oleum Petroselini, als *Apiol* im Handel) erregt. In all diesen Fällen beruht die abortive Wirkung von hohen Giftdosen auf der sich entwickelnden schweren Blutüberfüllung im kleinen Becken; die Uteruswirkung entsteht also reflektorisch. Durch ihren Gehalt an dem Alkaloid Taxin wirken abortiv die Zweige, Nadeln und Samen der *Eibe* (Taxus baccata). Im Gegensatz zu den Samen ist das süßschmeckende Fruchtfleisch der roten Eibenbeeren ungiftig. Auch Muskatnüsse und Gewürznelken sind versucht worden. *Tabakabkochungen* können durch starke Erregung der autonomen Ganglien abortiv wirken.

Von anorganischen Stoffen ist der *gelbe Phosphor* zu erwähnen, der unter anderem zu einer hämorrhagischen Diathese führt, die auch die Placenta in Mitleidenschaft ziehen kann. *Bleisalze* sind viel verwendet worden. Sie führen zu charakteristischen degenerativen Vorgängen im Syncytium der Placenta. Auch *Mangansalze* haben hier und da eine Rolle gespielt.

Unter allen aufgeführten Stoffen findet sich nicht ein einziger, der eine elektive Giftwirkung auf die Frucht im Mutterleibe ausüben würde. Auch die eintretenden Uterusveränderungen führen keineswegs regelmäßig zum Ausstoßen der Frucht, sofern diese nicht aus anderen Gründen bereits geschädigt ist. Im Gegenteil wirken alle diese Stoffe im allgemeinen erst abortiv, nachdem eine schwere, oft mit tödlichem Ausgang verbundene Allgemeinvergiftung der Mutter bereits eingetreten ist. Sehr oft kommt es zu schwerer oder tödlicher Vergiftung der Mutter ohne die geringste Störung der Schwangerschaft. (Gemäß Besprechung mit H. VOLLMER.)

Das heute rezeptpflichtige Apiol hat in früheren Jahren zu schweren Polyneuritiden geführt, und zwar durch Verfälschung mit *Triorthokresylphosphat*. Der letztere Stoff ist letzthin gelegentlich zu Backzwecken mißbräuchlich benutzt worden. Warnung, da 2 bis 3 Tropfen, z. B. in Form von Keks, nach 3—4 Wochen schwerste Lähmungserscheinungen herbeiführen können, die mit spinaler Kinderlähmung verwechselt worden sind! Seit kurzem wird Blaufärbung u. a. für Deutschland vorgeschrieben.

Zur Ergänzung der Abortiva seien hier diejenigen Gifte angeführt, die eine *Keimschädigung* zur Folge haben wie Radium und Röntgenstrahlen, sowie weitere Gifte wie Pb, Hg, As, CS_2 u. a., sofern sie Kachexie hervorrufen. Es gibt auch viele Gifte, die, ohne Abort zu erregen, in den *Placentarkreislauf* übergehen und die Frucht schädigen. Hier sei vor allem auf *Opiate* und Barbitursäuren hingewiesen.

10. Hypophysenvorderlappen (HVL)

Der *Vorderlappen der Hypophyse* ist drüsiger Natur und entstammt dem Ektoderm. Histologisch lassen sich *acidophile* (eosinophile) und *basophile* Drüsenzellen unterscheiden; die Hormone werden z. T. wie Wachstumshormon in den acidophilen Zellen, z. T. wie adrenotropes Hormon (ACTH) in den basophilen Zellen gebildet. In der Drüse ist noch eine dritte Zellart enthalten, die von sauren oder basischen Farbstoffen nicht gefärbt wird; diese bilden keine Hormone, werden vielmehr als Keimzellen für die acidophilen und basophilen Zellen aufgefaßt. Adenome, die von dieser dritten *chromatophoben* Zellart ausgehen, können die acidophilen und basophilen Zellen völlig zugrunde richten; damit erlischt

Wachstum und Geschlechtsfunktion. Diese Hormone besitzen Eiweißnatur, so
daß sie erst in letzter Zeit zum Teil chemisch voneinander abgetrennt wurden;
aus dem gleichen Grunde ist ihre praktische Anwendung — vielleicht mit Ausnahme von ACTH — eng begrenzt, da sie Antigennatur besitzen, auch Bildung
von Antihormonen zur Folge haben, das letztere um so eher, je unreiner die
Präparate sind.

Zum Verständnis der *Pathologie des Hypophysenvorderlappens* ist es zweckmäßig, zunächst die zentrale Stellung dieses Organs im Verband der innersekretorischen Drüsen zu erörtern. Es hat sich herausgestellt, daß jedes innersekretorische Organ, insbesondere Nebennierenrinde, Schilddrüse und Geschlechtsdrüsen, mit Hilfe spezifischer Hormone vom HVL aus dirigiert wird. Andererseits gehen nervöse Impulse vom Gehirn zur Hypophyse.

Man hat die übrigen innersekretorischen Organe auch als die ,,Satelliten'' oder ,,Zieldrüsen''
des HVL bezeichnet; indessen wirkt andererseits auch der Gehalt des Blutes an Nebennierenrindenhormon, Schilddrüsenhormon, Geschlechtshormon, wenn dieser zu gering ist, stimu-
lierend, wenn er zu hoch ist, dämpfend auf den HVL; man kann daher z. B. durch Injektion
von 25—50 mg Testosteronpropionat täglich beim Mann, von 0,05—0,3 mg Ethinyl-Östradiol
bei der Frau die etwaige Hyperfunktion des HVL zeitweise dämpfen.

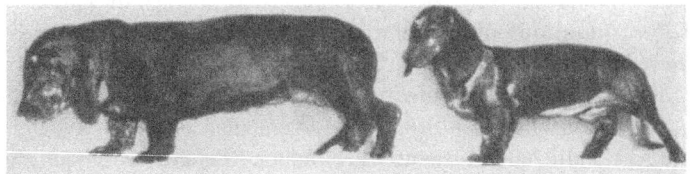

Abb. 30. Wirkung von Hypophysenvorderlappen auf das Wachstum von Hündinnen des gleichen Wurfs. Links
nach 35 wöchiger Behandlung. Rechts Kontrolle. (Nach EVANS und Mitarbeiter)

Wachstumshormon. Frühzeitig bekannt wurde der *Riesenwuchs*, der sich
auch durch alkalische Extrakte vom HVL erzielen läßt (Abb. 30). Durch Wachstumshormon sind aber noch viele weitere Wirkungen zu erzielen, was seit der
Herstellung reiner Präparate deutlich geworden ist. So sieht man bei hypo-
physektomierten Tieren Veränderungen des *Eiweißstoffwechsels* (Erniedrigung des
Reststickstoff- und Aminosäurespiegels im Blut, Retention von Stickstoff),
weiterhin *Retention von Wasser* u. a. Auch diese Ausfallserscheinungen reagieren
auf Wachstumshormon. Reine Präparate haben außerdem alle Eigenschaften
eines *diabetogenen Hormons*. Gereinigte Präparate wirken *nicht* auf den Zwergwuchs des Menschen.

Adenome eosinophiler Zellen führen im Wachstumsalter zu *Riesenwuchs*, nach Abschluß
des Wachstums zu Akromegalie. — Erfolgt in dieser Wachstumsperiode eine mangelnde
Hormonbildung der acidophilen Zellen, so setzt *Zwergwuchs* ein. Dabei lassen sich, durch
Mitbeteiligung anderer Hormone, mindestens drei verschiedene Typen von Hypophysen-
zwergen unterscheiden. Das *akute* Versagen oder Absterben dieser Zellen, gewöhnlich post
partum durch thrombotische Vorgänge entstehend, führt zur SIMMONDSschen Kachexie,
einer Stoffwechselstörung, die extreme Abmagerung zur Folge hat. Die für die SIMMONDS-
sche Erkrankung charakteristische Asthenie spricht auf Nebennierenrindenhormon an
(KALK 1934).

HVL-Präparate sollen nach Möglichkeit kein gonadotropes Hormon enthalten, da hierdurch Pubertas praecox, beim Mädchen auch cystische Degeneration der Ovarien entstehen
können. Bei SIMMONDSscher Krankheit wird auch Implantation von Kalbshypophyse z. B.
in die Muskulatur angewandt.

Gonadotrope Hormone. Diese Hormongruppe umfaßt das *follikelstimulierende Hormon* (FSH), welches beim Weibchen die Bildung der Oestrogene, beim Männchen die Ausbildung der tubuli seminiferi beherrscht, das *Interstitialzellenstimulierende Hormon* (ICSH), welches z. B. auf die Leidigschen Zellen einwirkt und Luteinisierung zur Folge hat, sowie das *luteotrope Hormon* (LTH), welches ebenfalls den Gelbkörper beeinflußt und gleichzeitig der Milchsekretion vorsteht (Prolactin). Exstirpation der Hypophyse macht Aufhören der Genitalfunktion und Atrophie der Genitalorgane.

Implantation des HVL beim infantilen Tier verursacht durch Vermittlung des freiwerdenden Hormons Wachstum des Ovars, Reifung der Follikel, Ovulation und Bildung der Corpora lutea. Eine Reifungseinheit (Rf.E.) ist diejenige Menge Vorderlappensubstanz, die bei 4—6 Wochen alten Hähnchen nach 6maliger Anwendung innerhalb von 8 Tagen eine Hodengewichtsvermehrung von 50% bewirkt. Vollen Effekt auf die Reifung der Follikel erzielt man erst durch Kombination von FSH und LTH.

Unterschieden vom gonadotropen Hormon, das aus der Hypophyse (z. B. *Prähormon*) zu gewinnen ist, sind die aus Placenta und Schwangerenharn herstellbaren *Prolane* oder Chorion-Gonadotropine. Sie besitzen follikelstimulierende und luteinisierende Eigenschaften, indessen nur bei niederen Säugetieren, *nicht* bei Primaten. Dagegen soll Stimulation der männlichen Geschlechtsdrüsen auch beim Menschen eintreten wie bei Kryptorchismus, was umstritten ist. Sie wirken im Gegensatz zu den gonadotropen Hormonen nur bei Anwesenheit einer funktionstüchtigen Hypophyse; sie sind daher unsicherer in der Wirkung, was auch bei der klinischen Anwendung — z. B. für die Behandlung von Entwicklungsstörungen, sowie von Menorrhagien, die mit einer ungenügenden Ausbildung eines Corpus luteum zusammenhängen — zu berücksichtigen ist.

Eine *dritte* Gruppe von Gonadotropinen läßt sich aus dem Serum trächtiger Stuten darstellen (Anteron). VERZÁR hält diese Stoffe für Chorion-Gonadotropine.

Beim Weibe erscheint *Prolan* kurz nach Beginn der Schwangerschaft, gewöhnlich 5 Tage nach dem ersten Aussetzen der Periode, in Harn und Kot (ASCHHEIM-ZONDEKsche Reaktion).

3 cm³ Urin, in 6 Dosen verteilt, werden innerhalb von 2 Tagen infantilen Mäusen injiziert. Innerhalb von 100 Std. nach der Injektion werden Blutpunkte an den Ovarien, sog. Follikelhämatome und Luteinisierung der Follikel beobachtet.

Früher hat man die Reifung der Follikel und das Einsetzen des Oestrus als Test benutzt. Diese Veränderungen sind indessen weniger spezifisch und finden sich auch bei Untersuchung des Urins in der Menopause, bei gewissen Tumoren, sogar kurz vor Migräneanfällen. Dagegen findet sich die spezifische Reaktion auch bei Blasenmole und Chorionepitheliom (Test für Radikaloperation).

Eine Reihe von weiteren Testverfahren ist letzthin entwickelt worden, darunter der Test an der südafrikanischen Kröte Xenopus laevis, die ihre Eier 6—8 Std. nach Injektion von Schwangerenharn ausstößt, und der Spermientest an männlichen Fröschen und Kröten.

Tumoren der basophilen Drüsenzellen führen zur CUSHINGschen *Krankheit*; im Vordergrund steht hier die *Vermehrung des corticotropen Hormons*. Die Symptome der Krankheit (groteske Fettverteilung und Striae abdominales, dunkle Gesichtsfarbe, Blutdruckerhöhung, Osteoporose, Arteriosklerose) können daher auch bei Tumoren der Nebennierenrinde ohne Beteiligung der Hypophyse auftreten. (CUSHINGsches *Syndrom*.)

Weitere Vorderlappenhormone. Wichtige Beziehungen des Vorderlappens bestehen auch zu anderen innersekretorischen Drüsen, deren Tätigkeit und histologischer Aufbau durch Vermittlung der ,,tropen'' Hormone gesteuert wird. Andererseits weist auch die Hypophyse nach Exstirpation peripherer innersekretorischer Organe histologische Veränderungen auf.

In seiner Wirkung weitgehend erforscht ist auch das *thyreotrope* Hormon des Vorderlappens. Es scheint ebenfalls aus den acidophilen Zellen zu stammen, da bei Riesenwuchs und Akromegalie (durch acidophile Tumoren entstehend) gleichzeitig eine starke Stoffwechselsteigerung vorhanden sein kann. Andererseits pflegt der Hypophysenvorderlappen nach Schilddrüsenexstirpation zu hypertrophieren. Nach Injektion des thyreotropen Hormons setzen schnell histologische Veränderungen der Schilddrüse ein (Abb. 14); statt der kolloidreichen, mit flachem Epithel umsäumten Acini der ruhenden Drüsen finden sich Kolloidverflüssigung und Kolloidschwund, Erhöhung und Wucherung von Epithel, die für die tätige Drüse charakteristisch sind (LOESER). Man sieht die üblichen Thyreoglobulinwirkungen bis zu ausgeprägten BASEDOW-Erscheinungen (s. S. 68). — Experimentelle Untersuchungen geben weiter Aufschluß über mögliche Beziehungen des Vorderlappens zur Milchsekretion *(LTH* oder *Prolactin)*. Dieser Stoff wird an der Vergrößerung des Taubenkropfes nach sog. RIDDLE-Einheiten testiert. Injektion von 2000 Einheiten verursachte bei der jungen Frau Erweiterung und Sekretion in den Acini der Milchdrüse. — Das *Adreno-corticotrope Hormon* (ACTH) ist bereits früher dargestellt worden (s. S. 82). Der Ausfall dieses Hormons führt zu einer Hypoglykämie und zu einer unter Umständen gewaltigen Steigerung der Insulinempfindlichkeit bis zum 100fachen (HOUSSAY-Effekt). — Der Vorderlappen greift auch tief in den Zuckerstoffwechsel (s. S. 84 *diabetogenes Hormon*) und in den Fettstoffwechsel *(ketogenes Hormon)* ein; diese Stoffwechselwirkungen sind dabei im wesentlichen als Eigenschaften des Wachstumshormons anzusehen. Nach häufiger Injektion von Vorderlappenextrakten hat man beim normalen Hund Degeneration und hyaline Entartung der LANGERHANSschen Zellinseln beobachtet. Diese kurzen Angaben illustrieren genügend die zentrale Funktion des Hypophysenvorderlappens.

Dem Vorderlappen der Hypophyse ist der Zwischenlappen anzufügen, der das sog. *Melanophorenhormon* liefert. Dieses beschleunigt beim Menschen die Dunkeladaptation; seine Sekretion scheint durch Lichteindrücke gesteuert zu werden, ebenso wie beim Frosch.

Den vielfältigen Verflechtungen entsprechend ist das Bild der Hypophysenstörungen außerordentlich wechselnd *(pluriglanduläre Störungen)*. Das ist besonders bei allen Tumoren der Fall, die nicht nur eine Mehrsekretion der spezifischen Hormone, sondern gleichzeitig auch durch Druck auf die Nachbarzellen eine Mindersekretion anderer Hormone zur Folge haben können.

Daher beobachtet man bei Tumoren des Hypophysenvorderlappens gleichzeitig mit dem Riesenwuchs normale oder erloschene Sexualfunktion. Bei Tumoren der chromatophoben, d. h. nicht mit sauren und basischen Farbstoffen färbbaren Drüsenzellen, und bei Tumoren des Hypophysenstiels scheint der Druck auf die benachbarten hormonproduzierenden Zellen besonders stark zu sein. Häufig treten hier auch Veränderungen in den *hormonproduzierenden Teilen des Hypothalamus* (Stoffwechselsenkung, Fettsucht, Diabetes insipidus), im *Hinterlappen der Hypophyse* (s. dort) sowie im *Hypophysenstiel* hinzu (hypophysäre Fettsucht u. a.).

Die klinische Behandlung von Unterfunktionen des HVL erfolgt heute gewöhnlich durch Zufuhr der entsprechenden peripheren Hormone; indessen müssen die Gegenregulationen beachtet werden.

Schrifttum

Hormone

BARGER, G.: Ergot and Ergotism. London 1931. — FÜRTH, O. u. a.: Physiologie und Pathologie der Hormonorgane. Handbuch der normalen und pathologischen Physiologie, Bd. 16, 1. Hälfte, S. 67. Berlin 1930. — GEILING, E. M. K., H. JENSEN u. G. E. FARRAR:

Insulin. Handbuch der experimentellen Pharmakologie, Erg.-Bd. 5. 1937. — HOLTZ, FR.: Wirkstoffe der Nebenschilddrüsen. Handbuch der experimentellen Pharmakologie. Erg.-Bd. 3. S. 151. Berlin 1937. — LOESER, A., und H. MARKS: Hormontherapie. 3. Aufl. Leipzig 1947. — SCHAUMANN, O.: Wirkstoffe des Hinterlappens der Hypophyse. Handbuch der experimentellen Pharmakologie, Erg.-Bd. 3, S. 61. Berlin 1937. — STAUB, H.: Pankreas. Handbuch der normalen und pathologischen Physiologie, Bd. 16, 1. Hälfte, S. 557. 1930. — TRENDELENBURG, P.: Die Hormone, Bd. 1 u. 2. Berlin 1934. — VERZÁR, F.: Lehrbuch der Inneren Sekretion. Liestal 1948. — WESPI-EGGENBERGER, H. J.: Kropfprophylaxe. Erg. inn. Med. **61**, 489 (1942). — WILLIAMS, R. H.: Textbook of Endocrinology. Philadelphia 1950.

IV. Pharmakologie der allgemeinen Gewebsreaktionen

1. Wirkstoffe der Gewebe

Als **Wirkstoffe der Gewebe** läßt sich eine Reihe von Stoffen zusammenfassen, die unter physiologischen und pathologischen Bedingungen im Gewebe frei werden und dort typische, mit den biologischen Reaktionen verknüpfte Veränderungen auslösen. Die wichtigsten dieser Stoffe sind: Histamin, Acetylcholin und Adenosinphosphorsäuren.

Die *lokale Regulierung des Kreislaufs* erfolgt bekanntlich auf verschiedenen Wegen: Die schnelle Angleichung an die vermehrte und verminderte Funktion wird wie gewöhnlich durch nervöse Mechanismen in Gang gesetzt (LOVEN- und Axonreflexe und Schmerzreize). Aber auch bei Ausschaltung dieser Nerven bleibt die lokale Regulierung erhalten, so daß neben nervösen auch chemische Faktoren beteiligt sein müssen.

Dazu gehört die Verschiebung der Gewebsreaktion durch Ansammlung von Kohlensäure oder Milchsäure, oder der Sauerstoffmangel des Gewebes, der eine Erweiterung der Arteriolen, eine Eröffnung bisher verschlossener Capillaren und eine rasche Durchströmung zur Folge hat. Außerdem sind auch andere chemische Stoffe beteiligt.

Wird in einem Teilgebiet des Körpers kurze Zeit die Zirkulation unterbrochen, so erfolgt anschließend eine *reaktive Hyperämie*. Diese Reaktion ist sehr empfindlich und wird bereits ausgelöst durch 5 sec langes Abklemmen der Arterie. Bei dieser reaktiven Hyperämie hat GADDUM das Freiwerden von *Histamin* nachgewiesen. Auch z. B. nach Kurzwellendurchflutung, nach Diathermie und Fangopackung findet sich eine Erhöhung des Histamingehaltes des Blutes (HILDEBRANDT), ja bei jeder Entzündung und Verletzung treten histaminähnliche Stoffe im Gewebe auf, obwohl der traumatische Schock (s. S. 313) sich nicht auf Histaminwirkung zurückführen läßt. Histamin spielt hingegen eine wichtige Rolle bei der Anaphylaxie und Allergie (siehe S. 146) und steht im Zusammenhang mit der Kausalgie (GLASK). Bei der Hyperämie infolge *erhöhter Muskeltätigkeit* sind wahrscheinlich noch andere körpereigene, gefäßerweiternde Stoffe (Acetylcholin, Adenosinkörper) beteiligt (ZIPF). Es hat sich herausgestellt, daß Reizung örtlich chemosensibler Nerven mit ausgedehnten Reflexen auf den Gesamtkreislauf verbunden sein kann (W. R. HESS). Bei der Muskelzertrümmerung wird Adenosin-triphosphorsäure frei und soll zu Schockzuständen führen (H. N. GREEN).

Histamin

Bei der Gerinnung des Blutes entsteht das sog. Spätgift; dieses ist identisch mit dem *Enteramin* der chromaffinen Zellen des Verdauungstractus und wurde als *5-Oxytryptamin* aufgeklärt (ERSPARMER). Seine Bedeutung als Überträgerstoff im Gehirn wird diskutiert.

Von fraglicher praktischer Bedeutung als gefäßerweiternde Stoffe, z. B. bei Behandlung von Angina pectoris oder anderen Gefäßspasmen, sind auch Gewebsextrakte wie *Herzhormon* (HABERLANDT), *Lacarnol*, *Padutin* u. a. Diese enthalten zum Teil Adenosinphosphorsäure, zum Teil noch unbekannte Wirkstoffe.

Histamin. Diese überaus wirksame Substanz ist in der Natur weitverbreitet, findet sich vor allem als Endprodukt der Bakterien-Tätigkeit, z. B. im Darm des Menschen. Das im Körpergewebe vorgebildete, inaktivierte Histamin kann durch

viele Arzneistoffe und Gifte in Freiheit gesetzt werden und dann zur Wirkung
kommen; hierzu zählen z. B. Peptone, Bakterien-, Schlangen-, Insektengifte,
d-Tubocurarin, Morphin und viele andere. Auch z. B. bei Anaphylaxie und
bei Verbrennungen wird Histamin in Freiheit gesetzt. Seine *Kreislaufwirkung*
beim Menschen entsteht hauptsächlich durch *Capillaratonie* (Gesichtsrötung) mit
anschließender *Schädigung des Capillarendothels*, was einen Austritt von Plasma aus
dem Blut und Bluteindickung zur Folge hat (Abb. 31). Die Arteriolen werden
erweitert, die Coronararterien durch Histamin verengt, so daß anginöse Beschwerden auftreten können. Das Vergiftungsbild beim Hunde, wohl nicht beim Menschen,

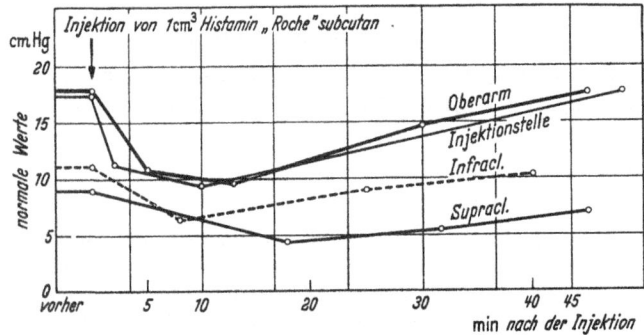

Abb. 31. Verminderung der Capillarresistenz nach Histamininjektion bei einem 20jährigen Patienten. Unterdruck
in cm Hg. (Nach H. FRANKE 1943)

wird kompliziert durch eine *Sperre in den Lungen- und Lebervenen*, die zur Blutüberfüllung dieser Organe führt, mit weiterer Verminderung der zirkulierenden
Blutmenge.

Unter Histaminwirkung treten beim Menschen weitere Allgemeinerscheinungen auf, wie *erhöhter Tonus der gesamten glatten Muskulatur* — besonders der
Bronchien mit Ausgang in Asthma bronchiale —, *Sekretionsförderung*, besonders
auffällig am Magensaft (s. S. 357), Erhöhung des Blutzuckers, schwerer *Kopfschmerz*, wie nach traumatischer Gehirnschädigung, zum Teil beruhend auf
Erhöhung des intracerebralen Drucks.

0,8 mg Histaminphosphat haben nach subcutaner Injektion bei einem Kranken
zu tödlichem Kollaps geführt (FÜHNER). Dagegen ist Histamin bei peroraler
Zufuhr praktisch wirkungslos und 225 mg wurden vom Menschen symptomlos
vertragen. — *Antagonisten* von Histamin sind die Antihistaminkörper (s. S. 149),
daneben Adrenalin und Vasopressin.

2. Entzündung

Der Vorgang der *Entzündung*, charakterisiert durch die klassischen Ent-
zündungssymptome: Tumor, Rubor, Calor, Dolor und Functio laesa, entsteht
durch ein Nacheinander der verschiedensten nervösen und chemischen Mechanismen.

Auslösende Ursache ist eine Schädigung der Gewebszelle, die durch Sticheln, Kratzen,
Gefrieren, Verbrennen, aber auch durch Eindringen zahlreicher Entzündungserreger, Stoffe
wie Säuren (Ameisenspiritus), Senföl, Terpentin, Canthariden, Crotonöl (auch Chloroform,
Chloralhydrat, Campher, Ammoniak) entsteht. In jedem dieser Fälle entwickelt sich eine
typische dreifache Reaktion (LEWIS).

Rubefacientia, Vesicantia, Pustulantia. Zunächst tritt eine *lokale Röte* auf, die besonders deutlich ist bei aufgehobener Zirkulation. Sie entsteht durch histaminähnliche Stoffe (H.-Stoffe), die eine Erweiterung der Capillaren und der feineren Arteriolen zur Folge haben. Anschließend bildet sich ein *scharlachroter Hof* um die ursprüngliche Röte, die fleckenförmig nach allen Seiten ausstrahlt. Er entsteht vermittels der *nutritiven Gewebssensibilität* (HESS) infolge reflektorischer Erweiterung der Arteriolen durch Axonreflexe und wird daher durch lokale Betäubung unterdrückt. Zum Schluß hebt sich aus der ursprünglichen lokalen Röte langsam eine *Quaddel* hervor. Sie entsteht als Wirkung der H.-Stoffe durch Transsudation von Blutplasma aus den strotzend gefüllten Capillaren. Stoffe, die diese dreifache Wirkung herbeiführen, nennt man *Rubefacientia*.

Diese dreifache Reaktion ist bei *Dermographismus* enorm gesteigert. Bei solchen Patienten können so große Histaminmengen in den Kreislauf übergehen, daß Magensaft sezerniert wird (Kalk).

Auch in den ersten 5 Tagen nach *Verbrennungen* ist ein allmählicher Anstieg des Bluthistamins nachgewiesen worden. Hier bestehen wahrscheinlich Beziehungen zu Hyperacidität und Magenulcus, die sich im Anschluß an Verbrennungen einstellen (GADDUM).

Bei länger dauernder lokaler Reizung sammelt sich die transsudierte Flüssigkeit in Hohlräumen zwischen Epidermis und Papillarschicht. Diese vergrößern sich, und es entstehen feinere und gröbere Bläschen *(Vesicantia)*. Rubefacientia sind durch die Fortschritte der Chemotherapie weit zurückgedrängt worden, für Vesicantia ist kein Platz mehr.

Diese einfachste Form der Entzündung wird nun durch verschiedene sekundäre Vorgänge kompliziert. Die fortgeschrittene Schädigung der Gewebszelle ist mit Zerfall von Protoplasmaeiweiß und von Kernsubstanz verbunden. Die dadurch freiwerdenden Nucleotide und Nucleinsäuren, in geringerem Maße auch Histamin selber, aber auch die Abbauprodukte von Proteinen der Gewebszellen und Bakterien wirken — im Gegensatz zu negativ chemotaktischen Stoffen wie Milchsäure, Glycerin, Gallensäuren — chemotaktisch auf die Leukocyten. Diese sammeln sich auch in der Ödemflüssigkeit und in den Bläschen an, deren Inhalt dadurch in Eiter übergeht *(Pustulantia)*. Solche Mittel gelten heute als gefährlich.

Einzelerscheinungen der Entzündung. Die im vorhergehenden kurz gekennzeichneten chemischen Vermittler des Entzündungsvorganges spielen nun herein in die verschiedensten Einzelerscheinungen der Entzündung. Sie sind auch beteiligt bei der infektiösen Entzündung, die indessen erst an späterer Stelle erörtert sei (s. S. 139).

Die auffälligsten Veränderungen im entzündeten Gebiet sind diejenigen, die sich am *Gefäßapparat* abspielen. Nach Capillarisierung und Hyperämie setzt eine Lockerung des Gefäßendothels, eine erhöhte Permeabilität oder sogar eine Zerbrechlichkeit der Capillaren ein *(hämorrhagische Entzündung)*. Die als *antiphlogistisch* bezeichneten Stoffe äußern sich hauptsächlich an diesen Gefäßfunktionen.

Die Entzündung wird auch beeinflußt durch Veränderungen, die sich an der *kollagenen Faser* des Bindegewebes abspielen. Unter dem Einfluß der entzündlichen Exsudation aus den durchlässig gewordenen Capillaren und infolge der Transsudatbildung in den Lymphräumen kommt es zunächst zur Dehnung dieser Fasern, gewöhnlich begleitet von Schwellungserscheinungen. Die Reversibilität dieses Dehnungsvorgangs läßt sich deutlich machen durch Anwendung der *Adstringentia* (s. S. 446). Beim Fortschreiten der Entzündung kommt es zur Verflüssigung und Auflösung der Intercellularsubstanz (RÖSSLE).

Der *Entzündungsschmerz* hängt in erster Linie ab von der örtlichen *Anoxämie*. Schmerzstoffe sind elektive Gifte der Zellatmung, genauer gesagt der Dehydrasen (FLECKENSTEIN); der Schmerzreiz wirkt im Gegensatz zu anderen Sinnesreizen erst nach einer kurzen Latenzzeit, damit zusammenhängend, daß das eigentlich schmerzerregende Agens (Säuren, Kaliumionen u. a.) sich erst anhäuft. Schmerz kann aber auch entstehen infolge von Verlust des Epidermisschutzes, so daß die Nervenendigungen freigelegt werden. Diese Form des Schmerzes, auch als Juckreiz auftretend, läßt sich auf mannigfache Weise beheben (s. S. 248).

Innere Sauerstoffersparnis. Entscheidend für das Schicksal des entzündeten Gewebes, ob dieses nämlich ohne wesentliche Gewebsverluste regeneriert wird oder ob im Gegenteil Einschmelzung und Ulcusbildung auftreten, ist der *örtliche Sauerstoffmangel*; dieser ist auch verantwortlich für gewisse chronische Zustände: verzögerte Wundheilung, Wucherungen des Bindegewebes (Sklerodermie), Pigmentierungen; örtlicher Sauerstoffmangel entsteht durch die verschiedensten Ursachen; nach DRUCKREY führt jede Schädigung der Zelle zur *örtlichen Stoffwechselsteigerung* und *Erhöhung des Sauerstoffverbrauchs:* daher die hohe Bedeutung der Verfahren zur „*Inneren Sauerstoffersparnis*" (Mechanische Ruhigstellung, Schutz des kranken Auges gegen Licht, Stillstellen des Darmes durch Opium, Anwendung von Kälte s. S. 213). Hierher gehört auch die innere Sauerstoffersparnis durch Bettruhe, deren günstige Wirkung z. B. bei Grippe statistisch erwiesen ist und Komplikationen verhindert. Im Gegensatz dazu können Anwendung von Wärme (heiße Packungen, heiße Bäder), weiterhin Reiben, Massage u. a. zu Gewebsnekrosen führen.

In hohem Maße entscheidend für den örtlichen Sauerstoffmangel ist indessen der *Antransport des Sauerstoffes,* d. h. Gefäßveränderungen, die sich im Bereich der Entzündung abspielen (reflektorische Gefäßspasmen, Verlust der Eigenregulation der Gefäße, abnorme Durchlässigkeit der Capillaren, Kongestion der Gefäße durch Ödembildung u. a.): daher u. a. das gebräuchliche Verfahren der *Hochlagerung* des betroffenen Gliedes zur Ableitung der Transsudationen, Behebung der mechanischen Kompression der Gefäße und Verbesserung der infolge Ödembildung gestörten Gasdiffusion sowie auch die *Blutübertragung*; an *elastische Binden* sei erinnert. Hierher gehört auch das Verfahren der *Sympathicusblockade* (s. S. 243); bei örtlichen Gefäßspasmen können auch spasmolytische Verfahren angewendet werden (s. S. 301).

Die *Abkapselung der Entzündung* erfolgt durch Ausfällung des Fibrinogens in den umgebenden Lymphräumen und ist allein durch Ruhigstellung, nicht aber durch Arzneistoffe zu fördern. Die Abkapselung einer infektiösen Entzündung kann durch Antihistaminkörper oder durch Cortison gestört werden, so daß eine Allgemeininfektion auftritt (HALPERN).

In den Entzündungsvorgang werden die *Granulocyten, Monocyten* und *Lymphocyten* (s. S. 483) geworfen. Das *Reticuloendothel* erzeugt chemische Antikörper der verschiedensten Art.

Ein in der ärztlichen Erfahrung bewährter und gleichzeitig weitgehend gefahrloser Eingriff in derartige örtliche Entzündungsvorgänge (z. B. bei Venenentzündung) läßt sich mit Hilfe des *Blutegels* (Hirudo officinalis) durchführen. Das beim Biß in das Gewebe übergehende *Hirudin* hat an sich keine besonderen therapeutischen Eigenschaften, es unterhält vielmehr nur die Blutung und damit den Säftestrom an der Bißstelle. Durch diese *Dränage* wird die Gewebsspannung vermindert und damit der Druck auf die Venen und Lymphgefäße. Die Folge davon ist eine Verminderung der örtlichen *Anoxämie*. Gleichzeitig indessen wird ein Teil der örtlich entstandenen Entzündungsprodukte nach außen abgeleitet, ein anderer Teil infolge des *verbesserten Säftestroms* schneller zur Resorption gebracht. (Gemäß Besprechung mit JARISCH.)

Auch die in der Praxis viel verwandten sog. *ableitenden Verfahren*, wie Anwendung starker Hautreize, Abführkuren, Wasserentziehung, Aderlaß u. a. werden wesentlich durch Beeinflussung der örtlichen Kreislaufverhältnisse wirken.

a) Entzündungsbekämpfung

α) Örtlich antiphlogistisch wirkende Stoffe

Mucilaginosa. Der natürliche Schutz der Schleimhäute gegen die eingedrungene Schädlichkeit besteht in der Sekretion von *Schleim*. Die Wirkung der Schleimstoffe wird deutlich gemacht durch das schöne Beispiel von SCHMIEDEBERG:

In der Himbeere findet sich auf die Gewichtseinheit Säure weniger Zucker als in der Johannisbeere; sie enthält aber 13 mal soviel von jenen kolloidalen Bestandteilen als die letztere. Dadurch wird in der Himbeere die Säure abgestumpft, und sie wird zu einer süßschmeckenden Frucht.

In der gleichen Weise werden in den Mund eingeführte, lokal reizende Stoffe durch den Schleimgehalt des Speichels und der Schleimdrüsen unschädlich gemacht. Indessen hat es sich als zweckmäßig herausgestellt, nicht erst die Produktion z. B. von Magenschleim als Selbstschutz der Schleimhaut abzuwarten. Man tut oft besser daran, durch Zugabe von tierischen oder pflanzlichen Schleimstoffen die lokalreizenden und entzündungserregenden Medikamente wie Salicylsäure, Chloralhydrat und andere schlecht verträgliche Stoffe von vornherein zu entgiften. Das ist auch bei rectaler Verordnung zu berücksichtigen. Schleimstoffe, wie Mucilago Gummi arabici oder Salep (eßlöffelweise), wirken auch noch im Darmkanal und werden daher bei *Diarrhöen* angewandt, um Entzündung und Peristaltik herabzusetzen. Betr. *Mucin* s. S. 359.

Als tierische Schleimstoffe, die in der Praxis verwendet werden, können geschlagene rohe Eier gelten, aber auch Leim und Gelatine, die bei der Behandlung von Hautkrankheiten Anwendung finden (Zinkleimverbände s. S. 525 u. a.). Für die meisten Zwecke sind die *Pflanzenschleime* wirksamer. Ähnliche Eigenschaften besitzen auch die in Obst und Früchten weitverbreiteten *Pektine* sowie der durch Kochen von Stärke entstehende *Stärkekleister*. Solche Stoffe dienen gleichzeitig zur Geschmacksverbesserung, werden auch vom Apotheker benutzt, um durch Bildung von „Emulsionen" schlecht lösliche Stoffe in feine Verteilung zu bringen; sie werden auch vielfach an Stelle von Salben verwendet, wie z. B. Stärkebrei bei akuter Dermatitis u. a.

Radix Althaeae und *Folia Althaeae* entstammen dem einheimischen Eibisch (Althaea officinalis). Offizinell ist der Eibischsirup (Sirupus Althaeae DAB. 6), der teelöffelweise bei Katarrh der Kinder verordnet wird. Eibisch findet sich auch in bekannten Rezeptvorschriften, wie in der Maceratio Althaeae R.F. und im Liquor pectoralis R.F.; er ist auch enthalten in den *Species pectorales* neben Radix Liquiritiae, Rhizoma Iridis und Fructus Anisi (1 Eßlöffel auf 2 Tassen Wasser).

Mucilago Salep, aus der Knolle verschiedener Orchideen (Tubera Salep) gewonnener Pflanzenschleim, der in der Apotheke jedesmal frisch bereitet wird. Rp.: Mucilag. Salep 200,0 — S. eßlöffelweise.

Gummi arabicum, arabischer Gummi aus gewissen afrikanischen Akazien. Die spröden Körner lösen sich bei Zusatz der doppelten Wassermenge zu einer zähen Flüssigkeit (Mucilago Gummi arabici DAB. 6). Diese wird — wie andere derartige Schleime — im Verhältnis

1:5 bis 1:10 lokalreizenden Stoffen wie Chloralhydrat zugesetzt. Pflanzenschleime dienen auch zur Stabilisierung von Emulsionen.

Flores Verbasci (Wollblume) aus Verbascumarten, *Semen Lini* (Leinsamen) und *Semen Cydoniae* (Quittenkerne). *Folia et Flores Malvae* aus Malvenarten, Folia Farfarae aus Tussilago Farfarae (Huflattich) *Carrageen* (Irländisch Moos) und Lichen Islandicus (IsländischMoos) wirken ebenso, hauptsächlich durch ihren Schleimgehalt. Hierher gehört auch Agar-Agar, hergestellt durch Auskochen schleimiger Seealgen, eine in Wasser stark quellende Substanz, die man in der Industrie benutzt, um Tabletten beim Einbringen in Wasser zum schnellen Zerfall zu bringen. Ein neuerdings viel verwendetes Ersatzmittel ist *Tyloseschleim*=Adulsion.

Adsorbentien und indifferente Puder. Bei jeder stärkeren Entzündung können Wundsekrete auftreten, die schon an sich eine lokale Reizwirkung besitzen. Diese wird erheblich gesteigert, wenn infolge von Sekretstockung, Tätigkeit von Krankheitskeimen oder Fäulniserregern Zersetzung auftritt. Dann enthalten die Exsudationen Bakterien und Bakterientoxine, Fäulnisprodukte, übelriechende Geruchstoffe u. a. Diese verstärken den Entzündungsvorgang und verhindern die Ausheilung.

Carbo medicinalis. Die Behandlung übelriechender Wunden mit *Holzkohle* ist von alters her bekannt. Sie ist jetzt zugunsten der *Carbo medicinalis* verlassen, die früher aus Tierkohle bestand, heute ebenfalls aus Holz hergestellt wird. Ihre Domäne sind exogene und endogene Vergiftungen, insbesondere durch den Magen (s. S. 368). Im letzteren Falle wird die Unterlassung der Adsorptionstherapie als Kunstfehler bezeichnet. Besonders angenehm und wirksam, auch bei infektiösen Darmerkrankungen, ist das *Kohlegranulat* (Carbo medicinalis granulatus Merck).

Wesen des Adsorptionsvorgangs. Schüttelt man irgendeine Farbstoff- wie Methylenblaulösung mit Kohle, so wird sie rasch entfärbt, und zwar dadurch, daß der Farbstoff sich in der Grenzzone zwischen Kohle und Wasser anhäuft. Auf diese Weise kann man auch die Adsorptionskraft der Kohle bestimmen. Je stärker die Oberfläche entwickelt ist, um so mehr Farbstoff wird dort abgelagert. Mit besonderen Verfahren läßt sich erreichen, daß die einzelnen Kohlekörner von feinsten Capillaren durchsetzt werden, „aktive Kohle". Sie besitzt dann ein hundertfach stärkeres Adsorptionsvermögen als die alte Holzkohle. Als Beispiel sei nach FÜHNER angeführt, daß 0,1 Carbo medicinalis Merck die folgenden Stoffmengen bindet: 39 cm³ einer 0,15%igen Lösung von Methylenblau = 58 mg, 85 mg Sublimat, 4,5 mg Phenol und 58 mg Strychnin.

Kohle dient im trockenen Zustande auch zur Adsorption von Gasen. Darauf beruht wohl die Empfehlung von Kohle bei Darmblähungen. Hier muß sie indessen unwirksam sein, da feuchte Kohle keine Gase adsorbiert.

Bei der Adsorption sind mehrere Kräfte nebeneinander beteiligt. Wichtig ist die *Oberflächenspannung*, die dazu führt, daß alle diejenigen Stoffe besonders leicht adsorbiert werden, die die Oberflächenspannung herabsetzen. Man nennt solche Stoffe dann *oberflächenaktiv*; dazu gehören alle *Geruchs- und Geschmacksstoffe*, aber auch viele *Toxine* und *Giftstoffe*. Eine weitere Kraft ist die *elektrische Ladung der Oberfläche*. Negativ geladene Adsorbentien, wie *Bolus alba*, adsorbieren im wesentlichen positiv geladene Teilchen, während die Kohle positiv und negativ geladene Teilchen gleichmäßig an sich zieht. Sie ist das *universelle Adsorptionsmittel*. Aber auch die *chemischen Eigenschaften* der Oberfläche sind mit verantwortlich für den Adsorptionsvorgang; die Chemie kennt eine große Reihe *spezifischer Adsorptionsmittel*, von denen nur ganz bestimmte Stoffe adsorbiert werden.

Jede *Adsorption* wird in hohem Maße beeinflußt durch Säuren und Alkalien, durch Salze und andere bereits adsorbierte Stoffe, durch die die Oberflächenkräfte abgesättigt werden. In jedem Teil des Darmkanals sind daher die Adsorptionsbedingungen andere, und viele Stoffe, die im Reagenzglas oder in der sauren Reaktion des Magens an die Kohle gehen, werden im Darmkanal wieder in Freiheit gesetzt. Andere dagegen, wie Strychnin (JOACHIMOGLU), Salicylsäure (KEESER), Phenol, Phosphor, Pilzgifte (LILJESTRAND), werden von der Kohle nicht wieder losgelassen. Bekannt ist auch die Adsorption von Bakterien und Bakterientoxinen. So kann die mehrhundertfache tödliche Dosis von Diphtherietoxin durch Kohle entgiftet werden (WIECHOWSKI). Es werden aber auch viele nützliche Stoffe adsorbiert, wie Verdauungsfermente, Abbauprodukte der Nahrung und sogar Vitamine; auch kann die physiologische Darmflora geschädigt werden. Dadurch können auch unerwünschte Folgen eintreten. In der Regel sollte daher die Adsorptionstherapie nur *kurzfristig* bzw. *mit Unterbrechungen* angewandt werden. Indessen ist die Gefahr gering, verglichen mit dem großen Vorteil, wenn es im Einzelfall gelingen sollte, Gifte oder Toxine durch Adsorption unschädlich zu machen. — Bei der Behandlung von Darminfektionen sind heute Sulfonamide und Antibiotica führend.

Auch im Selbstversuch ließ sich die Wirkung demonstrieren durch einen Apotheker, der schon vor 100 Jahren 1 Gran = 60 mg Strychnin mit 15 g Kohlenpulver zusammen einnahm und gesund blieb. Im allgemeinen aber muß man bei Vergiftungen damit rechnen, daß die adsorbierte Substanz bei der Darmpassage wieder in Freiheit gesetzt wird, weshalb mit der Kohle zusammen ein schnell wirkendes Abführmittel (s. S. 385) zu geben ist.

Bolus alba, weißer Ton, besteht hauptsächlich aus Aluminiumsilicat. Sein Adsorptionsvermögen ist weitaus geringer als das der Kohle. *Äußerlich* findet es infolge seiner fettartigen Konsistenz Anwendung als Wundpuder zum Trocknen und Abdecken von Wunden; hierbei muß wegen der Tetanusgefahr für gute Sterilisation gesorgt werden.

Mit Wasser verrührt ergibt Bolus alba ähnlich dem Lehm eine plastische Masse, die zu adsorbierenden Umschlägen, aber auch z. B. zur Behandlung des Fluor albus dient. — Die *innere* Anwendung ist in früheren Auflagen dieses Buches dargestellt worden und hat heute als obsolet zu gelten, auch wegen der möglichen Bildung von *Darmsteinen*, die Darmblutungen, Darmverlegungen und sogar Perforationen zur Folge haben können.

Talcum, ein Magnesiumsilicat (Speckstein), ist neben Zinkoxyd der wichtigste mineralische Puder. Die fettähnliche Konsistenz beim Verreiben ist auffallend und kann dazu dienen, schlechte Talcumpräparate des Handels zu erkennen. Talcum eignet sich daher vor allem zur Abdeckung von entzündeter Haut und von Hautschrunden. Es wirkt wie ein *Gleitmittel*, das das Reiben von Hautfalten aneinander oder an Stiefeln und Kleidern verhindert. Es wird daher zum Schutz der Haut bei heißem Wetter und bei anstrengenden Märschen viel benutzt. Es dient als Gleitmittel für den Gummihandschuh der Chirurgen; indessen entstehen bei Verschmutzung von Wunden mit Talcum regelmäßig Fremdkörperreaktionen, die zu Granulombildung u. a. führen können. Bei Bauchwunden, die chirurgisch behandelt waren, wurde in 80% der Fälle Talcum nachgewiesen (SEELIG), so daß man neuerdings zu einer nichtgranulombildenden Stärke „*Amylum non mucilaginosum*" übergegangen ist.

Talcum ist, konsequent über Tag und Nacht angewendet, ein wichtiges Mittel bei *Analekzem*, überhaupt zur Anwendung in schlecht ventilierten Hautfalten. Bei der heute so stark erhöhten Infektionsgefahr ist häufig ein Zusatz von Desinfektionsmitteln (s. S. 515), insbesondere von Chloramin (0,5—5%), angebracht.

Ähnlich abdeckend und reizlindernd wirken unlösliches Aluminiumsubacetat *(Lenicet)* und Präparate aus Diatomeenerde, die z. B. in Kombination mit Milcheiweiß als *Fissan* im Handel sind; jedoch ist hier mit Eiweiß-Allergien zu rechnen.

Amylum Tritici und *A. Oryzae*, Weizen- und Reisstärke, sind gute trockene Hautpuder, besonders bei kleinen Kindern. Sie wirken wasserbindend durch Quellung. Die mögliche Zersetzung durch Gärung muß dabei berücksichtigt werden. Bei Zutritt von Feuchtigkeit, schneller beim Kochen oder in Glycerinlösung, nimmt die Stärke schleimähnliche Beschaffenheit an. Dann ist sie auch als Mucilaginosum zu verwenden und wirkt als solches reizlindernd; bei Einnahme örtlich reizender Stoffe ist ein Zusatz von 0,5%, im Klysma von 20%, in Pasten von 25% üblich. Ähnlich wirken Mais- und Kartoffelstärke, auch in Form von *Stärkebrei*.

Calcium carbonicum praecipitatum. Gefälltes und daher feinzerteiltes Calciumcarbonat wird besonders — außer zur Neutralisation des Magensaftes s. S. 363 — in Zahnpulvern verwendet. Man hat es früher zum Abdecken von oberflächlichen Ulcerationen benutzt; seine Adsorptionskraft ist aber gering.

Zincum oxydatum, Zinkoxyd, ist ein in Wasser nahezu unlösliches Pulver, das in Streupudern, Salben und Pasten viel verwandt wird. Zinkpuder gelten als trocknend und beruhigend. Doch sollte Zinkoxyd für Wunden weniger benutzt werden, da es hier besser löslich ist und infolgedessen nach einiger Zeit eine Reizwirkung entfalten kann (s. S. 525).

Zinkstearat zeichnet sich den bisher erwähnten Pudern gegenüber durch hydrophobe Wirkung aus. Die gesunde, sebumhaltige Hautoberfläche läßt sich durch solche lipophile Puder gegen wäßrige Macerationen, z. B. bei drohendem Decubitus, gegen Urin schützen. Bei nässender Haut sind hydrophile Puder, wie Talcum usw., eher am Platze (s. S. 525).

Zu den adsorbierenden Arzneistoffen gehören auch die *schwerlöslichen Wismutsalze* wie Bismutum subgallicum u. a. Sie werden vielfach verwandt zum Schutz der entzündeten und beschädigten Oberfläche. Da sie gleichzeitig adstringierend, desinfizierend und umstimmend wirken, sind sie an anderer Stelle behandelt worden (s. S. 548).

Fette, Öle, Paraffine, Wachse. Nach POULSSON sind die Fettarten für die Haut dasselbe, was die Mucilaginosa für die Schleimhäute sind. Zum Teil vertreten sie sich auch, wie denn z. B. Oleum Olivarum — oder weniger gut Oleum Paraffini — bei Schleimhautentzündungen oft beruhigend wirkt (Schnupfenmittel); während man andererseits die Schleimstoffe bei bestimmten Hauterkrankungen zu Hilfe nimmt, wenn nämlich Fette nicht vertragen werden oder sonst nicht am Platze sind.

Einteilung und kurze Charakteristik der einzelnen Stoffe. Der Herkunft nach unterscheidet man *pflanzliche, tierische* und *mineralische Öle* und Fette.

Die **pflanzlichen Öle** sind Triglyceride der Fettsäuren, die ihre Konsistenz dem Gehalt an Ölsäure verdanken. Sie zersetzen sich bei niedriger Temperatur langsam, bei höherer Temperatur unter der Einwirkung von Fermenten schneller unter Abspaltung der Fettsäuren; sie werden *ranzig* und gleichzeitig entzündungserregend. Die wichtigsten in der Therapie verwandten *Pflanzenöle* sind Oleum Olivarum (Olivenöl), Oleum Sesami (Sesamöl), Oleum Lini (Leinöl), Oleum Amygdalarum (Mandelöl), Oleum Rapae (Rüböl), Oleum Ricini (Ricinusöl, z. B. zur Pflege der Haare), Oleum Arachidis (Erdnußöl). Sie werden gewonnen durch Auspressen von Pflanzensamen. Erdnußöl kann „gehärtet" werden; in diesem Zustande (Oleum Arachidis hydrogenatum) wird es nicht mehr ranzig.

Einen besonders hohen Schmelzpunkt unter den Pflanzenölen besitzt Oleum Cacao (Kakaobutter), das bei gewöhnlicher Temperatur fest ist, bei etwa 30° schmilzt und zur Erhöhung des Schmelzpunktes von Salbengrundlagen verwendet wird, auch zur Anfertigung von Suppositorien dient.

Die **tierischen Fette und Öle** sind ebenfalls Triglyceride der Fettsäuren; zum Teil besitzen sie einen hohen Gehalt an Ölsäure oder wie die Trane an anderen ungesättigten Säuren. Diese sind daher dünnflüssig wie die Pflanzenöle. Sie enthalten gelegentlich pharmakologisch aktive Stoffe (s. S. 46). Durch einen steigenden Gehalt an Palmitin- und Stearinsäure werden die Fette fester. Einen mittleren Schmelzpunkt (36—42°) besitzt Adeps suillus (Schweinefett); es wird leicht ranzig, besonders unter der Einwirkung von Luft und Licht, oder durch höheren Wassergehalt. Es erfolgt dann nämlich Hydrolyse unter gleichzeitiger Oxydation durch den Luftsauerstoff. Um das zu verhindern, erhält Schweinefett antioxydative und konservierende Zusätze, z. B. von 2% Benzoeharz (Adeps benzoatus). Ähnliche Eigenschaften besitzt gehärtetes Erdnußöl. Durch hohen Schmelzpunkt sind Sebum ovile (Hammeltalg 45—50°) und Cera flava (gelbes Bienenwachs 62—66,5°) ausgezeichnet. Aus dem letzteren wird durch Bleichen weißes Bienenwachs (Cera alba) hergestellt.

Von den übrigen tierischen Fetten deutlich unterschieden sind *Adeps Lanae* (Wollfett) und *Cetaceum* (Walrat). *Wollfett* wird durch Extraktion von Schafwolle hergestellt und ist ein Gemisch von Fettsäureestern des Cholesterins und von niederen Cholesterinestern. Die letzteren werden leicht gespalten und veranlassen den bald auftretenden Geruch. Das ungereinigte Wollfett, eine dunkelbraune, schmierige, übelriechende Masse — unter dem Namen *Oesypus* bereits im alten Griechenland verwendet — wird von der Haut gut vertragen, während das gereinigte Wollfett gelegentlich zur Überempfindlichkeit führt. *Walrat* wird aus dem Pottwal gewonnen, darin sind die Fettsäuren statt mit Glycerin oder Cholesterin mit Cetylalkohol verestert. Infolge ihrer chemischen Konstitution wird Wollfett wenig und Walrat gar nicht ranzig. Auch haben sie die bemerkenswerte Eigenschaft, daß sie erhebliche Mengen von Wasser aufnehmen können. Das wasserhaltige Wollfett, das dadurch sowie durch Zusatz von etwas Paraffin besser schmierfähig geworden ist, wird als *Lanolin* bezeichnet.

Als **Paraffine** bezeichnet man Gemische aus höhermolekularen Kohlenwasserstoffen, die je nach der Molekülgröße flüssig, salbenartig oder fest sind. Sie werden aus dem rohen Erdöl nach Abdestillieren von Petroläther, Benzin u. a. durch fraktionierte Destillation gewonnen. Sie enthalten neben Paraffinen auch verzweigte cyclische Kohlenwasserstoffe und sind chemisch stabil, geruch- und geschmacklos.

Paraffinum liquidum, Paraffinöl, wird in Handelspräparaten vielfach benutzt als Lösungsmittel für desinfizierende Stoffe, z. B. in Schnupfenmitteln. Es hat eine gewisse reizmildernde Wirkung auf Schleimhäute. Dagegen wird es — besonders leicht von Kindern — in dieser Form aspiriert und führt dann gelegentlich zu *Paraffinpneumonien* oder zu chronischen Entzündungs- und Vernarbungsvorgängen der Lunge, wie sie auch nach Behandlung der oberen Luftwege mit Ölen, Fetten und Lipoiden beobachtet werden. In anderen Ländern sind *paraffinhaltige Schnupfenmittel* für Säuglinge und Kleinkinder *verboten* (Warnung!). Es dient weiter als Gleitmittel oder Erweichungsmittel bei chronischer Verstopfung (s. S. 393).

Aus rohem Erdöl werden auch sog. *Mineralöle* gewonnen, die schwere Toxikodermien auslösen können, und die zum Teil, besonders zu fürchten bei sog. Schneideölen, einen guten Nährboden für Staphylokokken darstellen (Ölfolliculitis und Furunculosis). In ihnen wurden auch carcinogene Stoffe nachgewiesen.

Vaselinum flavum (gelbes Vaselin vom Schmelzpunkt 35—45°) und das gebleichte *Vaselinum album* (weißes Vaselin) werden in Salben und Salben-

mischungen vielfach verwendet. Das letztere besitzt wegen der chemischen Behandlung, die es zur Bleichung durchmacht, unter Umständen eine örtliche
Reizwirkung. Vaselinum flavum ist indifferenter.

Gelbes und weißes Vaselin schmieren ebenso gut wie Schweinefett, machen
die Haut geschmeidig und haben den großen Vorzug, daß sie völlig haltbar sind.
Da sie indessen an sich, ohne Zusatz von hydrophilen Stoffen, kein Wasser aufnehmen können, auch kein Wasser oder Wasserdämpfe durchlassen, so verstopfen
sie die Poren, hemmen die Perspiratio insensibilis, führen dadurch zu einer örtlichen Wärmestauung, können sogar zur örtlichen Erzeugung von Schweiß
verwendet werden. Auch lockern sie die Haut auf. Man beobachtet daher
nach Vaselin eine Quellung der Hornschicht (Acanthose-Test), wobei eine
Imbibition der obersten Hautschichten mit Vaselin beteiligt sein mag. Aus
diesen Gründen werden Vaselin und zum Teil auch Salben, die aus Vaselin
bestehen, bei Ekzemen häufig schlecht vertragen. Es kann nach kurzer Zeit,
hauptsächlich infolge der Wärmestauung, starker Juckreiz auftreten. Vaselin
kann bei übertriebener, lang andauernder Anwendung zu *Pigmentierung* der Haut
und anderen Hauterscheinungen führen; in der billigen Kosmetik spielt Vaselin
die Hauptrolle. In das Gewebe injiziert, kann Vaselin wie auch alle Schweröle
gefährliche *Bindegewebswucherungen* verursachen.

Silicone sind hochpolymere organische Silicium-Verbindungen mit Si-O-Si-Gruppen;
sie sind heute vielfach an die Stelle der Paraffine gesetzt worden, weil sie keine Acanthose
verursachen.

An dieser Stelle muß auch **Glycerin,** der bekannte dreiwertige Alkohol (gemäß
DAB. 6 mit 15% Wassergehalt), erwähnt werden. Auf die Haut oder auf die
Schleimhäute aufgebracht, dringt es rascher in die Tiefe als Fette und Öle. Es
ist daher als Schleppersubstanz zur Erzielung einer Tiefenwirkung besonders
geeignet. Da Glycerin ein wasseranziehendes Mittel ist, so wird die trockene und
rauhe Haut aufgelockert und geschmeidig. Aus dem gleichen Grund kann es beim
Freiliegen von Nervenendigungen Schmerz verursachen. Es besitzt gleichzeitig
desinfizierende Eigenschaften und kann benutzt werden, um Krusten aufzulösen.
Es eignet sich als Salbengrundlage, wenn Fette und Öle nicht vertragen werden,
oder die Salbe leicht abwaschbar sein muß, wie bei behaarter Kopfhaut (Unguentum Glycerini DAB. 6). Im Organismus wird das süßschmeckende Glycerin
rasch verbrannt oder in Zucker umgewandelt. Bei hohen Dosen indessen werden
erhebliche Mengen durch den Kot (Abführwirkung) und weitere durch den
Harn ausgeschieden. Diese letzteren wirken durch einen unbekannten Mechanismus auf die Nierenkolik (s. S. 494). Bringt man einige Kubikzentimeter reinen
Glycerins in das Rectum, so tritt eine Abführwirkung ein, und zwar infolge
Reizung der Schleimhautnerven durch die Wasseranziehung (s. S. 393). Glycerin
dient häufig zum Konservieren von Fermenten.

Durch die Zeitumstände bedingt, sind mehrfach in den Apotheken unbefugterweise
statt Glycerin glycerinähnliche Lösungsmittel, besonders Glykole, abgegeben worden; dadurch sind Todesfälle entstanden (s. S. 209). Als *Glycerinersatz* bewährt haben sich indessen
Sorbitsirup und *Propylenglykol*.

Weitere offizinelle Salbengrundlagen. Durch Mischung der verschiedenen
Bestandteile entstehen weitere gebrauchsfertige offizinelle Salbengrundlagen, wie
Lanolin (wasserhaltiges Wollfett mit geringen Mengen von Paraffinum liquidum),
Unguentum molle (Vaseline und Lanolin), *Unguentum leniens* (Mandelöl, Wachs,

Walrat, Wasser und Rosenöl), *Unguentum cereum* (Wachssalbe, aus Erdnußöl und gelbem Wachs), *Unguentum Glycerini* (Weizenstärke, Traganth, Glycerin, Weingeist und Wasser). Für die Ausrüstung der Schiffsapotheken sowie zum Gebrauch in tropischen Ländern dürfen in den Salben das Schweineschmalz, das Öl und Vaseline bis zu einem Drittel ihres Gewichtes durch gelbes Wachs, weißes Wachs oder Ceresin ersetzt werden . — Als Salbengrundlage dienen heute auch die LANETTE-*Wachse*.

Die physikalischen Eigenschaften der Salben und Salbenmischungen. Zu den vorerwähnten Zwecken kann man von Ölen, Fetten und fettartigen Stoffen nur Gebrauch machen, wenn ganz bestimmte Voraussetzungen vorliegen.

Konsistenz, Haftfähigkeit und Haltbarkeit. Salben müssen eine bestimmte *Konsistenz* besitzen. Diese ist hauptsächlich abhängig vom *Schmelzpunkt*. Niedrige Schmelzpunkte besitzen *Glycerin, Olivenöl* und andere Pflanzenöle, *Lebertran*, Paraffin. liquidum u. a. Sie sind brauchbar, um einen leicht deckenden Film auf der Haut zu erzeugen und ihre Geschmeidigkeit zu erhöhen. Um in Salben verwandt zu werden, brauchen sie einen Zusatz von Fetten und fettartigen Körpern mit höherem Schmelzpunkt. Einen mittleren Schmelzpunkt besitzen *Schweinefett, Vaselin, Lanolin* sowie die meisten Salbenmischungen des Handels, besonders auch die meisten kosmetischen Präparate, wie Coldcream, Eucerincreme, Niveacreme u. a. Dadurch entsteht nämlich die gebräuchliche Salbenkonsistenz. Hohen Schmelzpunkt besitzen *Sebum ovile, Cera flava und Cera alba* sowie *Paraffinum solidum*. Sie dienen dazu, dünnflüssigen Fetten und Ölen die richtige Konsistenz zu verleihen. Bienenwachs erhöht auch die *Haftfähigkeit* der Salben.

Die *Haltbarkeit* der Salben unter dem Einfluß von Wärme, Luft und Licht, besonders das Ranzigwerden von Salben kann von Bedeutung sein und hierin liegt ein großer Vorzug von gehärtetem Erdnußöl, Wollfett, Ol. Cacao, Paraffin, Vaselin u. a.

Der p_H-Wert der Salben. Das Optimum in dieser Hinsicht sollten Salben bilden, die den physiologischen Säureschutz der Haut nicht stören (cave Borax, Seifen u. a.) oder gar auf einen bestimmten p_H-Wert, zweckmäßigerweise von etwa 3,7, eingestellt sind, wie die von MARCHIONINI eingeführte Acidermsalbe, deren säuernde Eigenschaften durch Zumischung von Milchsäure und Citronensäure entstehen und die in zwei verschiedenen Säuregraden im Handel ist (p_H-Wert 2,3 oder 4,6). Die *Tegacidsalbe* und Säuremantel „Ingelheim" enthalten einen Milchsäure-Natriumlactatpuffer. *Borsäure*-Salbe bildet keinen Säureschutz (siehe S. 428).

Auch bei Anwendung von Pudern muß auf das p_H der Haut geachtet werden. Durch die meisten Puder wird die Haut alkalisch, nur nach wenigen — wie Lenicetpuder und Lenicetformalinpuder — etwas saurer.

Wasserverdunstung und *Wärmeabgabe* durch die Haut wird ermöglicht durch das natürliche Hautfett, aber auch durch Salben, die Wollfett oder Cetaceum bzw. hydrophile Stoffe wie Cholesterin, Cholesterinester, Cetylalkohol enthalten; solche Salben besitzen gleichzeitig ein hohes Wasseraufnahmevermögen. — Auf der anderen Seite stehen die *wasserundurchlässigen Paraffine*, die sogar zu örtlicher Schweißsekretion — mit erwünschten oder unerwünschten Begleiterscheinungen — führen können, und zwar um so eher, je dicker sie aufgetragen werden. Paraffine werden ihrerseits wieder wasseraufnahmefähig und wasserdurchlässig, wenn hydrophile Stoffe wie Cetylalkohol u. a. zugesetzt werden; dann lassen sich bis zu 500% Wasser hineinemulgieren; ein bekanntes derartiges Präparat ist *Eucerin*.

Kühlsalben. Mit dem Wasseraufnahmevermögen hängt auch die *Kühlwirkung* der Salbe zusammen. Indessen gibt es Salben mit höchstem Wassergehalt, die durchaus keine Kühlwirkung besitzen. Kühlsalben wie *Unguentum leniens* oder *Coldcream* sind nämlich instabile „Wasser in Öl"-Emulsionen, die in der Haut zerfallen und Wasser zur Verdunstung freigeben. Auf der Basis von Vaselin lassen sich „Kühlsalben" nicht herstellen.

Allgemeine Pharmakologie der Fette und fettähnlichen Stoffe. Wie bei allen Medikamenten, die auf die Haut einwirken, unterscheidet man eine *epidermale*, eine *endermale* und eine *diadermale* Wirkung. Fette und Öle haben eine *abdeckende Wirkung*. Sie bilden so einen mechanischen Schutz gegen eindringende Schädlichkeit. Unter der gebildeten Schutzdecke kann sich die Heilung von Schrunden und Fissuren der Haut besser vollziehen. Sie haben eine mechanische *Puffer-wirkung* und *Schmierwirkung*. Beides kann zur Ruhigstellung einer Wunde beitragen, indem das Reiben der Wundränder untereinander und mit dem Ver-bandzeug verringert wird. Sie dienen der *Geschmeidigkeit der Haut*. Nach einem Bilde von JÄGER verhalten sich die verhornten Epithelschollen der Haut wie die Lamellen einer Wagenfeder. Bei der Arbeit müssen sie sich gegeneinander ver-schieben können, dazu müssen sie geschmiert werden, was physiologisch durch das Hautfett geschieht. Bei Mangel an Hautfett kommt es zu Rissen und Schrunden.

Alle Fette und fettähnlichen Stoffe haben eine *antiphlogistische Wirkung*. Das äußert sich besonders deutlich darin, daß durch solche Stoffe der Sonnenbrand gemildert wird. Eine alte Volkserfahrung zeigt aber auch, daß sie gegen Brandblasen wirksam sind. Sie besitzen eine *antibullöse Wirkung*, die sich auch auf die blasenerzeugenden Gifte erstreckt. Als Lösungsmittel für Cocain, Physostigmin u. a., auch als solche bei Keratitis und Con-junctivitis gewinnen die Öle in der Augenpraxis steigende Bedeutung. Die meisten Salben-grundlagen besitzen eine *krustenauflösende* Wirkung. Diese fehlt den Paraffinen, kommt aber in hervorragender Weise auch dem Stärkekleister zu. Einzelne Fettarten besitzen eine *austrocknende* Wirkung bei nässenden Wunden. In dieser Hinsicht sei das *Wollfett* erwähnt. Ähnlich verhält sich der gealterte Lebertran. Bestimmte Fette und fettähnliche Körper besitzen eine *granulationsfördernde Wirkung* (s. S. 140). Natürliche Fette und Öle können auch weitere pharmakologisch aktive Stoffe enthalten, z. B. die Vitamine A, D, E, F u. a.

Eine austrocknende Wirkung besitzen auch die *Pasten*, indessen nur, sofern sie nicht mit Vaseline angesetzt sind. Die mit Vaseline angesetzte alte LASSARsche Zinkoxydpaste kann kein Wasser aus der Haut aufnehmen, da die Stärke- und Zinkoxydpartikelchen von einer wasserundurchlässigen Schicht von Vaseline umgeben sind. Pasten mit austrocknender Wirkung können daher nur mit tierischen oder pflanzlichen Fetten und Ölen hergestellt werden.

Die wichtigsten Unterschiede zwischen den verschiedenen Salbengrundlagen. Die Anwendung der Salben bei *nässenden Wunden* und Ekzemen ist nicht ohne Gefahr. Hier zeigt sich am deutlichsten der große Unterschied, der zwischen Vaseline und Paraffin auf der einen Seite, den tierischen und pflanzlichen Fetten und Ölen auf der anderen Seite besteht.

Der hermetische, durch Vaselin und Paraffin herbeigeführte *Abschluß von der Luft* ver-hindert das normale Eintrocknen der Wundsekrete: Die Haut wird aufgeweicht und maceriert. Gleichzeitig tritt eine *Behinderung im Abfluß der Sekrete* ein. Die örtlich reizenden Wund-sekrete stauen sich. Da diese gleichzeitig ein gutes Kulturmedium für alle pathogenen Keime bilden, entsteht die Gefahr einer *lokalen Infektion*. Durch Behinderung der Schweißsekretion tritt gleichzeitig eine *lokale Erwärmung* ein. Auch die Verordnung von Kühlsalben ist an nässenden Hautstellen nicht günstig. Hautpasten dagegen — hergestellt durch Zusatz von Stärke, Bolus, Zinkoxyd, Talcum u. a. Pulvern zur Salbengrundlage — sind besonders geeignet zur Aufnahme von Feuchtigkeit, sofern diese Salbengrundlage nicht aus Vaselin oder Paraffin besteht. Bei stärker nässenden Hautdefekten wird man immer die Behandlung mittels Umschlägen mit abgekochtem Wasser, Teezubereitungen und z. B. unter Zusatz von Kaliumpermanganat vorziehen.

Die pharmakologischen Unterschiede zwischen den verschiedenen Salben-grundlagen sind in der nachfolgenden Tabelle 2 zusammengefaßt.

Die Salben als Träger von Medikamenten. Die Lösungsfähigkeit der Salben für chemische Stoffe ist abhängig von dem verwendeten *Emulgator*. Cholesterin, Cholesterinester, Cetylalkohol liefern ,,Wasser in Öl''-Emulsionen, dagegen Lecithin, Eiweiß und Schleimstoffe liefern ,,Öl in Wasser''-Emulsionen. Wasser-lösliche Medikamente wie Salicylsäure werden aus wäßrigem Medium, d. h. aus

Tabelle 2. *Pharmakologische Wirkungen der verschiedenen Salbengrundlagen*

	Kohlen-wasserstoffe: Vaseline, Paraffin u. a., Borsalbe	Tierische und pflanzliche Fette und Öle	„Wasser in Öl" Emulsionen mit Wollfett, Cholesterin, Cetylalkohol u. a.	„Öl in Wasser" Emulsionen mit Schleimstoffen u. a. Eiweißkörpern Lecithin u. a.
1. Abdeckende Wirkung	+	+	+	+[1]
2. Mechanische Pufferwirkung . . .	+	+	+	+
3. Schmierwirkung	+	+	+	+
4. Säureschutz der Haut	—	—	—	—[2]
5. Ersatz der Hautfette	—	—	z. B. Wollfett	—
6. Antibullöse Wirkung	+	+	+	?
7. Störung der Wärmeabgabe. . . .	+++	+	+	—
8. Störung der Wasserverdunstung .	+++	+	+	—
9. Örtliche Schweißsekretion	+++	+	+	—
10. Kühlwirkung.	—	+	in Kühlsalben	—
11. Antiphlogistische Wirkung bei nicht nässenden Wunden	+	+	+	+
12. Antiphlogistische Wirkung bei nässenden Wunden	— —	+	+	+
13. Krustenauflösende Wirkung . . .	—	+	+	+
14. Austrocknende Wirkung.	—	—	z. B. Wollfett[3]	—
15. Abgabe von Medikamenten . . .	wechselnd	wechselnd	wechselnd	wechselnd

„Öl in Wasser"-Emulsionen besonders rasch und vollständig an die Haut abgegeben; ein Bruchteil der sonst wirksamen Konzentration ist dann wirksam. Fettlösliche Stoffe wie Schwefel werden hingegen in Fetten, Paraffinen oder „Wasser in Öl"-Emulsionen stärker wirken (MONCORPS). Durch Aufnahme von Medikamenten in ungeeigneter Salbengrundlage kann das Medikament völlig unwirksam werden [Beispiel: Phenol in Fetten und Ölen (Abb. 32)].

Aber auch die Anwendung von indifferenten Salben kann durchaus fehl am Platze sein. So sind z. B. Ekzeme oder Pilzinfektionen der Haut infolge Behandlung mit Zinksalbe u. a. künstlich über Jahre verlängert worden. Die Wirkung von Salben zur Wundbehandlung wird in weiten Kreisen maßlos überschätzt; von den großen Vorteilen einer feuchten Behandlung wird viel zu wenig Gebrauch gemacht.

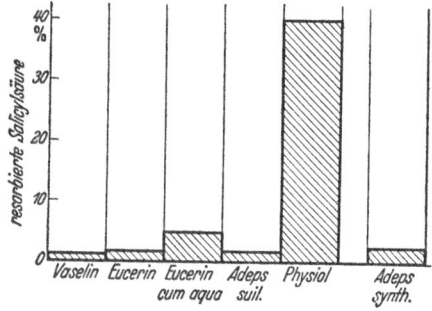

Abb. 32. Graphische Darstellung der Salicylsäureresorption aus Salben. Hergestellt unter Benutzung der Angaben von MONCORPS im Arch. f. exper. Path. Bd. 175. Die Salicylsäureresorption aus synthetischem Fett ist in Versuchen, die nach der von MONCORPS angegebenen Technik angestellt wurden, ermittelt worden

Offizinelle Salben. Durch Mischung der Salbengrundlagen mit pharmakologisch aktiven Stoffen entsteht eine Reihe von vielfach verwendeten und offizinellen Salben, wie *Unguentum Acidi borici* (10%ige Borsalbe), *Unguentum Cerussae* (30%ige Bleiweißsalbe), *Unguentum Hydrargyri album* (etwa 10%ige weiße Quecksilberpräcipitatsalbe), *Unguentum Hydrargyri flavum* (etwa 5%ige

---

[1] Abhängig von Konsistenz, Haftfähigkeit, Schmierfähigkeit u. a.

[2] Aciderm, Tegacid, Dulgonsalbe zum Säureschutz.

[3] Außerdem: Gewisse Pasten (nicht LASSARsche Zinkpaste), *alter* Lebertran.

gelbe, d. h. feinzerteilte Quecksilberoxydsalbe), *Unguentum Hydrargyri rubri*
(etwa 10%ige rote, d. h. grob zerteilte Quecksilberoxydsalbe), *Unguentum Kalii
jodati* (etwa 10%ige Kaliumjodidsalbe), *Unguentum Zinci* (10%ige Zinkoxyd-
salbe), *Unguentum Argenti colloidalis* (15%ige Silbersalbe), sowie auch komplizierter zusammengesetzte Salben wie *Unguentum contra Scabiem* (Krätzesalbe)
(Inhalt: Schwefel, Birkenteer, Schweineschmalz, Kaliseife).

Nebenwirkungen der Salben. Neben häufigen allergischen Reaktionen, die sowohl von der
verwendeten Salbengrundlage wie vom zugesetzten Medikament ausgehen können, entstehen
unter Umständen örtliche Hemmungen der Schweißverdunstung und bei Anwendung auf
ausgedehnte Flächen sogar Allgemeinerscheinungen durch Wärmestauung. Bei Zusatz von
Medikamenten können ungeeignete Konzentrationen verwendet werden. *Todesfälle* sind bei
Kindern beobachtet worden nach Anwendung von Resorcin-, Pyrogallol-, Salicyl-, β-Naph-
thol-, sogar nach Schwefelsalben.

Kamille. Während die bisher aufgeführten Stoffe ihre antiphlogistische
Wirkung durch Schutz der entzündeten Oberfläche ausüben, greift die Kamille
— in Form von Umschlägen, Tees oder Inhalationen — in den Entzündungsvorgang selber ein. Der Mechanismus ist bisher nicht geklärt.

Flores Chamomillae, Kamillenblüten, von Matricaria Chamomillae, enthalten
im ätherischen Öl das Azulen ($C_{15}H_{18}$), einen blau fluorescierenden Kohlenwasserstoff von zweifelhafter Wirkung. Infus aus Kamillenblüten ist ein bewährtes Antiphlogisticum. (Behandlung von Entzündungsvorgängen an Haut
und Schleimhäuten, die für Umschläge, Spülungen oder Inhalation zugänglich
sind.) Von anderen Autoren wurde außerdem ein *spasmolytisches* Glucosid
gefunden (carminative Wirkung). Kamillenblüten sind daher ein fast ausschließlich durch die Empirie begründetes, aber unentbehrliches Heilmittel.

Azulen findet sich auch in der Schafgarbe.

β) Verfahren der allgemeinen Entzündungsbekämpfung

Die Entzündungsreaktion wird beherrscht vom *Mineralstoffwechsel*. Das
einfachste Verfahren ist die Entziehung von *Kochsalz*. In den Diätregeln der
,,civitas Hippocratica" von Salerno, der ältesten medizinischen Fakultät Europas,
findet sich in leoninischen Versen der Satz: Salz würzt die Speisen und erzeugt
Hautjucken. Schon damals war daher bekannt, daß durch Kochsalzzufuhr der
Ablauf der Entzündung nicht günstig beeinflußt wird, offensichtlich durch die
so herbeigeführte lokale *Ödembereitschaft* und ihre Folgen.

Antagonistisch zu Kochsalz und daher *antiphlogistisch* wirken *Calciumsalze*,
daher auch Vitamin D (s. S. 55) sowie der pharmakologische Komplex: $Ca:K \cdot Mg$
(s. S. 501).

Nach neueren Untersuchungen hängt die antiphlogistische Wirkung häufig,
vielleicht gesetzmäßig zusammen mit einer Dichtung der Capillaren im Sinne
einer Verminderung der Capillarbrüchigkeit; *bei weitem am stärksten in dieser
Hinsicht wirken die Cortisone* (s. S. 84); die große Gruppe der sog. *Antagonisten*
(s. S. 277) wirkt in diesem Sinne, darunter als besonders erwähnenswert die
Lokalanaesthetica und die Antihistaminica. Aber auch viele andere Stoffe verursachen Capillarabdichtung in diesem Sinne, so bestimmte Vitamine (s. S. 44),
die Nebennierenrindenhormone (s. S. 84). Wirksam sind auch nach den Untersuchungen von DOMENJOZ u. a. die leichten Analgetica der Pyramidon-, Salicylat-
und Atropingruppe. Jedoch greift diese Eigenschaft über in das Gebiet der

Herzglykoside, sogar der Tuberkulosemittel wie Para-Aminosalicylsäure, Isonicotinsäurehydrazid, auch in Kombination mit Cortisonen (s. S. 84) u. a., und
solche unspezifische Begleiterscheinungen der Medikamente wären bei der
Erklärung einer klinischen Wirkung nicht zu vernachlässigen; jedoch ist immer
gleichzeitig an eine zentrale Beeinflussung der Entzündungsreflexe zu denken,
wie ein lehrreicher Fall zeigt, der von MEYER-GOTTLIEB zitiert wird: „Bei einem
akuten Gelenkrheumatismus schwand nach einem hemiplegischen apoplektischen
Insult auch die entzündliche Schwellung der Gelenke."

b) Entzündungserregung

Allgemeines. Nach heutiger Auffassung ist die Entzündung häufig eine
zweckmäßige Reaktion zur Abwehr eingedrungener Schädlichkeiten. Gelegentlich, besonders bei chronischem Verlauf und bei kachektischen Zuständen, kann
diese Entzündungsreaktion ungenügend sein.

Durch entzündungserregende Verfahren wird die Zirkulation der Säfte und
damit die Resorption, Entgiftung oder Ausstoßung der eingedrungenen Schädlichkeit oder der pathologischen Stoffwechselprodukte beschleunigt. Man spricht
von einer *nutritiven* oder *heilsamen Reizung* (SCHMIEDEBERG). Im Vordergrund
stehen dabei einfache *physikalische Verfahren*, wie Bestrahlung mit Sonne, Ultra-
violett-, Röntgen- oder Rotlicht, oder Anwendung von Wärme (beachte aber S. 116)
in Form von Glühlichtbädern, heißen Kompressen mit Zusatz von Leinsamen,
Kamillensäcken, Fangoschlamm. Durch besonders starke Tiefenwirkung zeichnet
sich die Kurzwellentherapie und die heiße Packung mit geschmolzenem Paraffin
aus (Ambrine). Auch viele Desinfektionsmittel wirken hauptsächlich dadurch,
daß sie gleichzeitig einen Entzündungsreiz setzen.

Eine örtliche Entzündung von therapeutischem Charakter wird auch durch
die eigentlichen *hautreizenden Stoffe* herbeigeführt, deren Indikationen indessen
rasch eingeengt werden durch die Fortschritte der spezifischen Therapie.

Je nach der Wahl und je nach der Anwendungsdauer wird man milde, starke und
drastische Entzündungsreaktionen erhalten. Bei Kindern, bei Kachektischen, bei schlecht
heilender Haut sowie überall dort, wo die Haut unmittelbar dem Knochen aufliegt, wird
man nur die mildesten Mittel anwenden und diese auch nur für kurze Zeit, da durch eine
stärkere Entzündung große Wundflächen geschaffen werden können. Auch muß man unterscheiden die *rasch wirkenden* Stoffe wie Senföl, Campher, Ammoniak, Ameisenspiritus, durch
die eine schnelle Beeinflussung der Krankheitssymptome erfolgt, und die *langsam wirkenden*
Stoffe wie Terpentin, Canthariden, Capsicum, auch Kochsalz u. a. Mineralsalze sowie Sol-
bäder (s. S. 436), die gleichzeitig eine mehr andauernde Wirkung entfalten. Bringt man
z. B. bei ulcerierender Gingivitis Emser Quellsalz in Substanz in den Interdentalraum bzw.
die Tasche, so kann dort infolge Verbesserung der Zirkulation eine rasche Reinigung eintreten,
oft schon nach einer einzigen Behandlung (O. MÜLLER).

Um die Wirkung solcher Entzündungsreize verständlicher zu machen, sei das Beispiel
der *Dioninlösung* angeführt (s. S. 233). Bringt man diese ins Auge, so tritt ein kurzes Brennen
auf, dem eine starke Rötung und Schwellung der Conjunctiva folgt, hervorgerufen durch
Austritt seröser Flüssigkeit aus den Gefäßen. Nach einigen Stunden wird die Flüssigkeit
wieder aufgesaugt, und mit ihr gleichzeitig die in das Gewebe abgelagerten krankhaften
Produkte. Dionin wird daher als *resorptionsförderndes Mittel* angewandt, um Hornhaut-
trübungen aufzuhellen.

Solche Verfahren werden hauptsächlich bei Hauterkrankungen (Alopecie
u. a.), weiter bei oberflächlich gelegenen Entzündungsherden und Eiterungen
angewandt. Aber auch bei *tiefer gelegenen Krankheitsherden* können sie zweckmäßig sein, so bei Entzündung der serösen Häute, wie bei Pleuritis und Gelenk-

erkrankungen, aber auch bei Gicht, Rheumatismus, Neuritiden u. a., weiter bei
Adnexentzündungen, bei Angina pectoris, Gallen- und Nierenkoliken. Entwicklungsgeschichtlich gehen aus den Ursegmenten bestimmte, ebenfalls segmental
gegliederte Abschnitte der Haut, der Muskulatur, des Knochensystems und der
inneren Organe hervor, die mit den entsprechenden Rückenmarkssegmenten in
nervöser Verbindung stehen. Diese Zugehörigkeit äußert sich in den sog. HEAD-
schen Zonen (Abb. 33), obwohl starke Überlappungen vorkommen. Man stellt
sich vor, daß der Reizzustand eines inneren Organs auf dem Wege des Sympathicus zu dem zugehörigen Rückenmarkssegment weitergeleitet wird und hier auf
die benachbarten motorischen und sensiblen Neurone überstrahlt. Auch chronische Veränderungen in den nervösen Zwischenstationen, charakterisiert durch
Muskelspasmen oder durch Schmerzzonen, sind beschrieben worden. Hier sei
auch an die *segmentären Gefäßkrämpfe* in der chirurgischen Literatur erinnert.
Die Kenntnis der HEADschen Zonen ist neuerdings besonders wichtig für die
Blockade des sympathischen Grenzstranges (s. S. 243).

Im einzelnen werden zur Schmerzstillung, insbesondere beim Carcinom, die folgenden
Blocks angewandt: Im Bereich des *Kopfes:* Trigeminus, Ganglion stellatum; im Bereich
des *Halses:* Cervicalplexus; der oberen *Extremitäten:* T_2—T_3; von Larynx, Lunge, Herz
u. a.: T_3—T_4; von *Aorta und Ösophagus:* T_3—T_9; von *Pleura:* T_3—T_9; von *Milz:* T_5—T_6;
von *Magen, Leber, Pankreas, Dünndarm:* T_6—T_7 und T_7—T_8; von *Colon:* T_{11}—T_{12}—L_1;
von *Colon ascendens und transversum:* T_4—T_5; von *Niere und Nebenniere:* T_{11}—T_{12}; von
Beckenorganen: T_{12}—L_1—L_5; vom *Rectum:* L_4—L_5; von *unteren Extremitäten:* T_{11}—L_2.
Die angegebenen Stellen, soweit sie unterhalb des Halses liegen, betreffen den subarach-
noidalen Block der hinteren sensiblen Wurzeln mit Hilfe von Alkoholinjektion (nach E. L.
STERN).

Umgekehrt ist auch der Nachweis erbracht, daß von den HEADschen Zonen her Wirkungen auf das innere Organ erfolgen, das dem gleichen Segment angehört. *Kälte* erhöht
den Spasmus der glatten Muskulatur; Eis auf die Hand gebracht, führt zu Kontraktionen
der Coronararterien, selten sogar zu Angina pectoris. Applikation von *Wärme* äußert sich
in Spasmolyse des entsprechenden Magen-Darmabschnittes und der Gallenblase. Viel verwendet werden für diesen Zweck heiße Kataplasmen aus Leinsamen, die einen fetten Brei
liefern, der länger heiß bleibt, oder aus Fango und anderen Moorarten, aus Kartoffeln u. a.,
die für die verschiedensten inneren Erkrankungen (Gallenleiden, Ulcus ventriculi, Frauenleiden u. a.) empfohlen werden. Einige Autoren verabreichten früher diese Kataplasmen
so heiß, daß sie schmerzen und daß rote Flecken mit brauner Pigmentierung zurückbleiben
(KATSCH).

Ähnlich wirken die *entzündungserregenden Arzneistoffe.* Man stellt sich vor,
daß die Gefäßreaktion, die in der Haut vor sich geht, reflektorisch auch auf den
inneren Anteil des Segments überstrahlt.

Wird einem Tier Kongorotlösung in die Brusthöhle injiziert, so kann durch eine starke
Hautreizung die Resorption des Farbstoffes erheblich beschleunigt werden, offenbar durch
Erweiterung der Pleuragefäße. Solchen Tierversuchen entspricht auch die klinische Erfahrung. Legt man z. B. bei Icterus catarrhalis ein Capsicumpflaster auf die entsprechende
HEADsche Zone, so kann eine Steigerung der Diurese eintreten (ADLERSBERG). Ein heißes,
angenäßtes Handtuch, bei Meteorismus auf den Bauch gebracht, kann sofort zum Abgang
von Blähungen führen, auch Spasmen des Darms können sich lösen.

Die frühere Ansicht, daß man Stauungszustände der inneren Organe durch solche Verfahren auf die Haut ableiten könnte *(Derivantia),* trifft möglicherweise dann zu, wenn
erhebliche Blutmengen in das Hautorgan abgeleitet werden, wie z. B. bei den Senfmehl-
packungen. Solche Maßnahmen können ähnlich wirken wie Aderlaß, z. B. bei Überbelastung
des kleinen Kreislaufs infolge von Bronchopneumonie oder von Capillarbronchitis. Es kann
dann ein schneller Umschwung erfolgen: die ödematösen Schleimhäute schwellen ab,
so daß eine erleichterte Atmung und verbesserte Expektoration die Folge sind. Solche

ableitenden Verfahren werden z. B. auch bei Hirnschwellung und Hirnhyperämie, bei Gehirn-
blutungen und nach traumatischer Schädigung des Gehirns gelegentlich angewandt. Bei
zentraler Verwirrtheit, z. B. als ein Zeichen der Hirnschwellung, kann nicht nur der Aderlaß
oder Lumbalpunktion wirken, sondern z. B. auch ein Senfumschlag auf die Füße. Gewisse
nach Abführmitteln auftretende Allgemeinerscheinungen lassen sich nur durch eine ableitende
Wirkung erklären (s. S. 394).

Zuletzt wirken starke Hautreize *analeptisch* auf Kreislauf und Atmung.
Davon macht man Gebrauch bei Atemlähmung und bei Kollapszuständen.

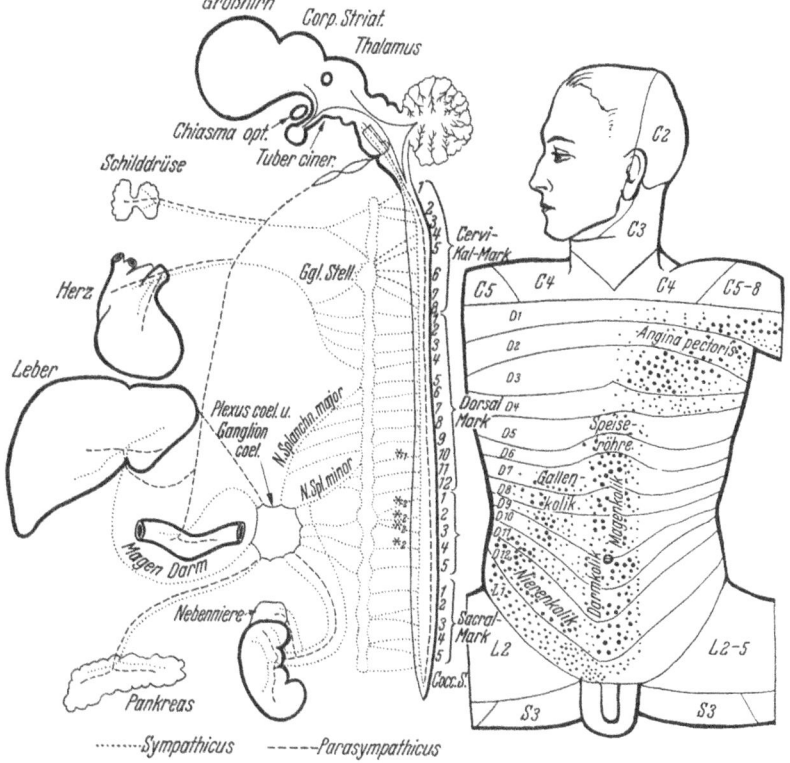

Abb. 33. HEADsche Zonen. *₁ Block bei Gallenkolik. *₂ Block bei Nierenkolik nach LÄWEN

Eine solche reflektorische zentrale Erregung wird auch durch viele andere örtlich reizende
Stoffe in Gang gesetzt, so durch Reiz auf die Nasenschleimhaut mit Hilfe der Riechsalze
(s. S. 329); vom Magen-Darm-Kanal her durch Hoffmannstropfen, Campherspiritus; durch
subcutane Injektion von Äther oder Campheröl oder — wie im Notfall in anderen Ländern
üblich — von hochprozentigen Spirituosen.

Senf. Der Samen von Brassica nigra enthält das stark reizende Allylsenföl
(C_3H_5NCS) in glykosidischer Bindung; dieses wird beim Anrühren des Senf-
mehls mit Wasser durch Fermentwirkung langsam aufgespalten. Bei der üblichen
Senfwicklung (2 Hände voll Senfmehl auf 1 l warmen — nicht heißen — Wassers)
soll daher zunächst der Geruch nach Senföl abgewartet werden, bevor man die
Packung macht. Sobald die gewünschte Hautrötung (etwa nach 3—5 min)
auftritt, muß abgewaschen werden, da sonst Blasen und eventuell Hautdefekte
entstehen. — Eine einfache Form der Anwendung ist auch das *Senfpapier*, das
mit lauwarmem Wasser angefeuchtet wird und das man bei Angina pectoris,

Erbrechen, Kopfschmerzen usw. 3—5 min lang auf die entsprechende HEADsche Zone legt. Daneben stehen *Oleum-* und *Spiritus Sinapis* zur Verfügung.

Terpentinöl, Oleum Terebinthinae, wird gewonnen durch Destillation aus Fichten- und Kiefernharz. Es besteht hauptsächlich aus einer Mischung der verschiedensten Terpene. Ähnlich zusammengesetzt ist das *Latschenöl* aus Pinus pumila. — Diese ätherischen Öle werden von der Haut und von den Schleimhäuten rasch resorbiert und erscheinen zum Teil an Glucuronsäure gekuppelt, zum Teil als Ionon-artige Verbindungen von veilchenähnlichem Geruch im Harn.

Rohes Terpentinöl wird gelegentlich als *Rubefaciens* angewandt, z. B. unverdünnt in feuchtem, warmem Wolltuch aufgenommen oder z. B. in Salbenform zur Behandlung von Acne vulgaris u. a. *Inhalation von Terpentinöl* dient zur Behandlung schlecht abheilender akuter und besonders *chronischer*, mit starker Schleimsekretion einhergehender *Bronchitiden*, z. B. in Form der Terpentinpfeife; sie wirkt desodorierend. Die einsetzende örtliche Entzündung von therapeutischem Charakter geht mit Sekretionshemmung einher. — Terpentinöl enthält das Nierengift *Pinen*, das auch von der Haut aus resorbiert wird und zu Nierenschädigung führen kann (Albuminurie, Hämaturie, Urethritis). Die Anwendung als Gallenmittel ist verlassen worden, da — gelegentlich schon nach 1 Eßlöffel — neben der Nierenschädigung schwere örtliche Reizzustände des Magens entstanden sind. Wegen seines gelegentlichen *Phellandren*gehaltes kann Terpentinöl auch abortiv wirken. Die Gesamtgiftigkeit des Terpentinöls (tödliche Menge etwa 40 g) ist daher nicht zu vernachlässigen.

Ein Kind von 11 Monaten starb nach 2 Teelöffel voll, weil die Großmutter dachte, das Kind hätte Würmer (BECKMAN).

Eine ähnliche Wirkung besitzt **Oleum Eucalypti**, das ätherische Öl aus dem australischen *Eucalyptusbaum*, der heute in den Malariagegenden zur Austrocknung des Geländes viel angepflanzt wird. Es wird besonders bei putriden Bronchitiden und bei Lungengangrän inhaliert, indessen auch innerlich verordnet. Nach 3 g sind Vergiftungen, auch Abortus, beobachtet worden ähnlich wie nach Terpentinöl, nach hohen Dosen auch klonisch-tonische Krämpfe.

Der Hauptbestandteil des Öls ist das Eucalyptol (DAB. 6), eine campherartig riechende Flüssigkeit, die chemisch identisch ist mit dem Cineol aus Flores Cinae. Es ist auch in Eucalyptusbonbons enthalten.

Rp. Oleum Eucalypti 10,0
     Da ad vitrum patentatum. S. 2mal täglich 10—15 Tropfen.

Auch viele *Pflanzenharze* besitzen eine starke örtliche Reizwirkung. In bestimmten Hahnenfußgewächsen kommen cantharidinartige Stoffe vor. Auch viele Lilien- und Zwiebelgewächse, der Mauerpfeffer und andere Sedumarten, der Seidelbast, die Wolfsmilchgewächse können z. B. schwere Augenentzündungen herbeiführen. Besonders gefährlich ist der Giftsumach; bei Überempfindlichkeit ist die Becherprimel hautreizend (s. S. 144).

Viele andere entzündungserregende Stoffe wie Chloroform, Chloralhydrat, Campher, Äther, Aconit, Methylsalicylat, Arnica sind an anderen Stellen des Buches abgehandelt. Mehr medizinhistorische Bedeutung haben *Canthariden* und *Crotonöl*, über die in früheren Auflagen des Buches nachgelesen werden kann.

Anhang

Spanischer Pfeffer. Zu den lokal reizenden Stoffen gehören in gewissem Sinne auch die Früchte des spanischen Pfeffers, *Fructus Capsici*. Es handelt sich um die bekannten roten oder rotgelben Schotenfrüchte (Paprika), aus denen die 10%ige rötlich gefärbte *Tinctura Capsici* gewonnen wird ($^1/_2$ Teelöffel in 1 Glas Wasser zum Gurgeln bei Angina). Der wirksame Stoff ist das Capsaicin, das zu dem bekannten *Hitzegefühl* mit Hyperämie, Brennen und sogar Schmerzempfindung führt, ohne daß irgendwelche entzündliche Schädigungen hinzutreten. Die Anwendung erfolgt auch in Form von Capsicumpflaster; es ist auch im stark wirksamen *Spiritus russicus* enthalten. Ähnliche *Wärmestoffe* sind Radix Zingiberis (Ingwer) und Fructus Piperis (Pfeffer). Wärmestoffe werden auch als Zusatz zu sog. Cocktails verwendet.

Aconitin. Aconitum napellus, Sturmhut oder Eisenhut, enthält besonders in den Wurzelknollen, Tubera Aconiti, ein stark wirkendes Gift, das *Aconitin*, dessen tödliche Dosis mit etwa 4 mg angegeben wird. Es ist das stärkste Gift unter den Alkaloiden.

Eine Einreibung oder Pinselung mit der alkoholischen *Tinctura Aconiti* wirkt elektiv *erregend* auf die *sensiblen Nervenendigungen* und erzeugt dadurch ein Gefühl von Wärme, Brennen oder Ameisenkriechen, und zwar *ohne entzündliche Reaktion*. Anschließend ist die Empfindlichkeit für Schmerz und Berührung herabgesetzt. Es macht sich das eigentümliche *Handschuhgefühl* bemerkbar. Lokal wird die Tinctura Aconiti bei Neuralgien und Zahnschmerzen angewandt. Nach der Resorption wirkt Aconitin ebenfalls auf die sensiblen Nervenendigungen und führt nun auf der gesamten Körperoberfläche zu den gleichen Sensationen von Brennen und Stechen, endigend in allgemeiner Taubheit der Haut.

Für diesen innerlichen Gebrauch, z. B. bei Behandlung schwerer Neuralgien, Aneurysmabeschwerden u. a., ist wegen der hohen Giftigkeit ein besonders scharf dosierbares Präparat notwendig. Empfohlen werden die Aconit-Dispert-Tabletten mit einem Gehalt von 0,05 mg Aconitin (schwaches Präparat) bzw. 0,2 mg (starkes Präparat), 1—2 Tabletten täglich unter strengster Kontrolle der beginnenden Vergiftungssymptome. Maximale Dosen 0,2!, 0,6! mg.

Bei toxischen Dosen werden auch die motorischen Nervenendigungen betroffen. Es treten fibrilläre Zuckungen der Muskulatur auf. Auch mit frühzeitigen Herz-, besonders Überleitungsstörungen ist zu rechnen. Die tödliche Vergiftung betrifft besonders das Zentralnervensystem; nach Erregungserscheinungen der verschiedensten Art, auch von seiten des Kühlzentrums, kommt es zu zentraler Lähmung, selten zu schweren Krämpfen, und Tod durch Atmungsstillstand.

Veratrin. Ähnlich wie Aconitin wirken Veratrin und Protoveratrin. Diese Alkaloid-Gemische finden sich in Veratrum album (Nießwurz) und in ausländischen Veratrumarten, z. B. in Semen Sabadillae, „Läusesamen". Geringste Mengen des Alkaloids oder der gepulverten Pflanzenteile erzeugen bei der Einatmung *heftigste Reizwirkung* auf die Schleimhäute. Der weitere Verlauf der Vergiftung ist aconitartig; zuletzt erweist Veratrin sich als *Muskelgift* (Veratrinkontraktur). In der Praxis wurde Sabadillessig früher verwendet als *Antiparasiticum*; wegen Gefahr der Allgemeinvergiftung (Herz- und Vasomotorenkollaps als BEZOLD-JARISCH-Reflex, s. S. 280) ist seine Anwendung obsolet.

Ergänzungsteil
Cytostatische und cytotoxische Stoffe

Hierunter versteht man Stoffe, die eine Hemmung der Wachstumsvorgänge in bestimmten, insbesondere malignen Geweben zur Folge haben, unter Umständen mit Auftreten von Degeneration und Nekrose. Viele der bisher bekannten cytostatischen Stoffe sind Mitosegifte.

Die Empfindlichkeit der einzelnen Gewebe gegenüber cytostatischen Stoffen ist sehr verschieden. Lymphoides Gewebe und Knochenmark erweisen sich im allgemeinen als besonders empfindlich, daneben das Darmepithel; indessen greift die Wirkung häufig auch auf malignes Gewebe über. Das geschlechtsspezifische Gewebe z. B. von Mamma- und Prostatacarcinom reagiert auf das entsprechende antifeminine, bzw. antimasculine Hormon (s. S. 99), spitze Kondylome auf Podophyllin, multiple Myelome auf Neostibosan (RUBINSTEIN) und Diamidine (SNAPPER), das Inselorgan des Pankreas auf Alloxan (s. S. 86). Bis zum heutigen Tage indessen sind alle anticancerösen Stoffe nur vorübergehend über einige Monate wirksam — von seltenen Ausnahmefällen abgesehen.

Mitosegifte sind zuerst von DUSTIN 1934 erkannt worden. Sie äußern sich nicht nur in *Mutationen,* sondern weiterhin in *Chromosomenaberrationen* (Nichttrennen, *Polyploidisierung,* Bildung von Gigasformen u. a.), oder in cancerogener Wirkung; indessen sind diese Eigenschaften nicht ohne weiteres miteinander verknüpft.

Man unterscheidet heute mindestens drei verschiedene Gruppen von Mitosegiften. Die wichtigste ist die des *Colchicins*; diese Stoffe bewirken zuerst eine Teilungswelle bis zur Metaphase; in diesem Stadium bleibt die Entwicklung überaus lange stehen, anschließend folgt eine Kernverdichtungswelle, dann eine weitere Teilungswelle und anomale Teilungsfiguren. Hierher gehören außer dem Colchicin die Kakodylate, Apiol, Anethol, Narkotin, Phenylurethan u. a., nach MÖLLENDORFF auch die männlichen und weiblichen Sexualhormone. Nach Colchicinbehandlung sah man zum ersten Male die bekannte Chromosomenverdoppelung (Polyploidie) an den Vegetationskegeln der Pflanzen (BLAKESLEE 1937). Für gewisse Fälle

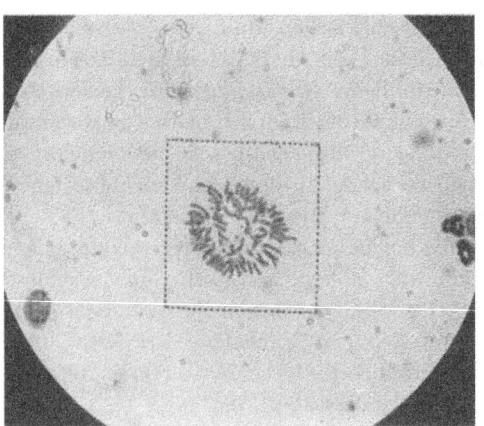

Abb. 34. Zelle des Mäuseascitestumors 7 Std. nach der Injektion von 5 mg Cholinchlorid. Auftreten von Riesenzellen. Feulgenfärbung. Vergr. 1200fach. Die punktierten Linien umschließen die Grenzen des Zellplasmas. (Nach LETTRÉ)

von Hautcarcinom haben K. H. BAUER u. a. bei örtlicher Anwendung von Colchicin gute Erfolge gesehen. In die Colchicingruppe gehört auch Podophyllin mit seiner Wirkung bei spitzen Kondylomen (25%ige Suspension in Öl oder als 25%ige Salbe örtlich 1—6 Tage lang auftragen).

Die Gruppe des *Trypaflavins* führt zu einer Verdichtung des Zellkerns (Pyknose), in dem die Chromosomen sich zu mehr oder weniger dichten Chromatinklumpen zusammenballen, worauf die Zelle oft zugrunde geht. Hierher gehören viele Schwermetallsalze (Au, Bi, Hg, Zn, Pb u. a.), daneben Alkohol, Benzol, Thymol, Bakterientoxine). Eine praktische Bedeutung als Cytostatica haben diese Substanzen bisher nicht erlangt.

Die Gruppe der *quartären Ammoniumverbindungen* zeichnet sich aus durch das Auftreten von polyploiden Riesenzellen (Abb. 34), womit eine *vorübergehende* Hemmung des Tumorwachstums verbunden ist. Die Wirkung zeigt sich erst bei sehr hoher Dosierung von etwa $1/2-1/3$ der toxischen Dosis dieser Stoffe, und es ist bisher nicht gelungen, eine günstigere therapeutische Breite zu erzielen. Die wichtigste Substanz dieser Reihe ist das *Cholin,* von BECKER in die Therapie des Carcinoms eingeführt, mit einer täglichen Dosierung von 10—15 g.

Gewebsspezische cytostatische Stoffe finden sich unter den Leukocyten-giften. Hierher gehören u. a. Stickstofflost und Äthylurethan.

Stickstofflost

$$CH_3-N\begin{cases} CH_2 \cdot CH_2 \cdot Cl \\ CH_2 \cdot CH_2 \cdot Cl \end{cases}$$

ist die stärkere dieser Verbindungen. Sein Angriffspunkt ist wahrscheinlich zu suchen in den Dehydrasen der Zellen. Er wurde in die Therapie eingeführt auf Grund der Beobachtung, daß nach i.v. Injektion beim Hunde eine spezifische Leukopenie auftritt (LUSHBAUGH), was dann für den Menschen bestätigt wurde (GOODMAN). Am normalen Tier erwies sich als besonders empfindlich das lymphoide Gewebe, Knochenmark und Darmepithel. Die klinische Prüfung ergab seine Wirksamkeit bei Lymphogranulom (HODGKINsche Krankheit) und bei Mycosis fungoides (maligne Krankheit des Reticuloendothels); doch werden auch bei anderen bösartigen Tumoren wie bei bronchogenem Carcinom Erfolge vorübergehender Art beobachtet.

Stickstofflost wird in einer Dosis von 0,1 mg/kg in Einzelgaben von nicht über 8 mg langsam intravenös infundiert, und zwar wiederholt in 24—48stündigem Intervall. Bei paravenöser Injektion treten Abscesse auf, die außerordentlich langsam ausheilen; Thrombosen sind häufig. Man muß vorsichtig mit den Lösungen umgehen, da es sich um ein Haut-, Augen- und Lungengift der Gelbkreuzgruppe handelt.

Die Behandlung einer solchen Verschmutzung mit Stickstofflost besteht im gründlichen Abwaschen mit Seife und Wasser 10 min lang, möglichst mit Gummischwamm, nicht mit Bürste. Das übliche Auflegen von Chlorkalkbrei erübrigt sich damit. Auftretende Blasen werden nicht eröffnet, sondern mit Kaliumpermanganatumschlägen behandelt. Sollte das Gift in die Augen kommen, so ist die übliche Behandlung (s. S. 354) angezeigt.

Toxische Wirkungen von Stickstofflost betreffen vor allem das Knochenmark (Anämie, Agranulocytose, Thrombopenie); von seiten des Verdauungstractus sieht man Übelkeit, Erbrechen und Durchfälle. Bei der Therapie mit Stickstofflost ist nur mit Remissionen zu rechnen ähnlich wie nach Röntgenbestrahlung. Stickstofflost ähnelt auch sonst den Strahlen-wirkungen *(Radiomimetische Wirkung)*.

Äthylurethan, das bekannte Schlafmittel (s. S. 196), erwies sich durch Zu-fallsbeobachtung am Wachstumskegel der Zwiebel als polyploidisierend. Seine Prüfung im Tierexperiment zeigte dann, allerdings nicht regelmäßig, eine Wirkung auf die Leukocyten, weiterhin eine typische Mitosegiftwirkung am Sternal-punktat sowie Wachstumshemmung bei Tiertumoren, hauptsächlich durch Wirkung auf die unreifen Tumorzellen (HADDOW). Bei der Behandlung der chronischen myeloischen Leukämie des Menschen wurden eindrucksvolle Erfolge erzielt, die indessen nach unseren heutigen Kenntnissen nur vorübergehend sind; bei multiplen Myelomen wirkt es auf Schmerzzustände, soll auch die Lebens-erwartung verbessern, während alle anderen cytotoxischen Stoffe sowie die Steroide völlig versagen. Die Dosis beträgt 2—4 g je Tag über Monate peroral. Bei Unverträglichkeit (Appetitlosigkeit, Nausea, Erbrechen) kann der Stoff auch in 10%iger Lösung rectal oder i.v. gegeben werden. Kontrolle des Blutbildes ist erforderlich, da als toxische Folgeerscheinung aplastische Anämie und Pan-myelophthise auftreten können.

Antimetabolische Stoffe. Die Entwicklung dieser Stoffe beruht auf dem Prinzip der kompetitiven Verdrängung (s. S. 22), angewendet auf Teilung und Wachstum der Zellen, wofür bestimmte Metaboliten des Nucleinsäure-Stoffwechsels (Folsäure, Citrovorum-Faktor, Purine und Pyrimidine) erforderlich sind.

Folsäure-Antagonisten. Die Zellen maligner Gewebe sind histologisch mit denen des reifenden Knochenmarks verglichen worden, und dies hat dazu geführt, Folsäureantagonisten zu entwickeln (Aminopterin, Amethopterin), über deren klinische Bedeutung bei Leukämie, aber auch bei sonstigen Neoplasmen, diskutiert wird.

Aminopterin (4-Aminopteroyl-Glutaminsäure) hat eine gewisse Bedeutung bei der Behandlung akuter Leukämien (s. S. 485); es wird peroral in einer täglichen Dosis von 0,5—2,0 mg verordnet.

Amethopterin (4-Amino-N-10-methyl-Pteroyl-Glutaminsäure) wird neuerdings als das überlegenere Präparat angesehen in einer Dosierung von 1,25—5,0 mg peroral täglich.

Nebenwirkungen. Beide Stoffe führen zu den vielfältigen Erscheinungen des Folinsäure-Mangels (Ulcera in der Mundhöhle, Anorexie, Nausea, Erbrechen, Diarrhöe, Leukopenie, Thrombopenie, zunehmende Anämie, auch Hautausschläge und Alopecie); nach anhaltender Behandlung kann totale Aplasie im Knochenmark auftreten. Antagonist ist der Citrovorum-Faktor (s. S. 464), nicht Folsäure.

Purin- und Pyrimidin-Antagonisten. Das wichtigste Präparat dieser Reihe ist *6-Mercaptopurin*; seine Wirkung beruht auf kompetitiver Verdrängung von Adenin und Hypoxanthin, deren SH-Substitut es darstellt. Es wird hauptsächlich bei Kindern mit akuter Leukämie angewendet; die Wirkung tritt in etwa 3 Wochen ein, gewöhnlich erfolgt Remission nach etwa 8 Wochen. Es ist ein Knochenmarksgift (s. S. 486).

Carcinogene Stoffe können anorganischer Natur sein (Arsen, Chromate, Asbest, Beryllium, Nickelcarbonyl u. a.); sie sind aber besonders weit verbreitet unter den organischen Stoffen; sie werden heute ebenso wie die kurzwelligen Strahlungen (Sonnenstrahlen, Röntgenstrahlen, radioaktive Stoffe) als *Summationsgifte* aufgefaßt (s. S. 14). Organische Stoffe sind besonders verdächtig, wenn sie *Fluorescenz*-Erscheinungen aufweisen; dazu gehören die carcinogenen *Steinkohlen-*, *Holz-* oder *Tabak*teere ebenso wie bestimmte *Mineralöle*. So erklärt sich z. B. der Lippenkrebs bei Fischern, die mit teergetränkten Netzen hantieren und besonders die Nadeln während der Arbeit im Mund festhalten. Ähnliche Stoffe finden sich auch in Pech, Ruß, Naphtha, Paraffin usw. Aus solchen Rohprodukten sind fluorescierende Stoffe isoliert worden (*Benzpyren, Dibenzanthracen* sowie als stärkster *Methylcholanthren*), die bei längerer Einwirkung auf das Epithel oder das Bindegewebe der Versuchstiere zu malignen Neubildungen führen (Carcinome, Sarkome), die ihrerseits auf weitere Tiere verimpft werden können.

Die Stoffe stehen in ihrer chemischen Konstitution den Sterinen und Gallensäuren nahe; im Reagenzglas läßt sich leicht eine Umwandlung der körpereigenen Desoxycholsäure in Methylcholanthren durchführen. Es ist aber in hohem Maße fraglich, ob solche Gallensäuren oder die nahe verwandten Sexualhormone im Körper in carcinogene Stoffe übergehen können (s. S. 101).

Carcinogene Stoffe finden sich unter den *Anilinderivaten* wie Benzidin und besonders β-Naphthylamin, sowie viele Farbstoffe, die im Körper solche Verbindungen abspalten, oder mit ihnen verwandt sind; diese sind bekannt als Erreger des gewerblichen Blasenkrebses; β-Naphthol ist verdächtig. Weiterhin hat sich die experimentelle Forschung aller Gesundheitsbehörden in den letzten Jahren den *Azofarbstoffen* zugewendet, die zur Anfärbung von Lebensmitteln dienen; es hat sich dabei ergeben, daß außer Buttergelb sehr viele bisher in Lebensmitteln verwendete Farbstoffe carcinogen wirken; es gibt hochgestellte

Wissenschaftler, die für ein vollständiges Verbot der Färbung von Lebensmitteln eintreten; immerhin werden durch eine solche Forschung wohl die schlimmsten Übeltäter entlarvt.

Krebs entsteht vor allem an den Stellen, an denen carcinogene Stoffe in hoher Konzentration zur Wirkung kommen, z. B. wo sie abgelagert werden wie Arsenik in der Haut, radioaktives Radium oder Strontium in der Mineralsubstanz des Knochens, radioaktives Barium, Cerium oder Thallium in der osteoiden Matrix, Buttergelb in der Leber, Anilinderivate in Leber und Harnwegen.

Methylcholanthren —CH₃

Neben den eigentlichen carcinogenen Stoffen gibt es solche, die die Entwicklung bösartiger Geschwülste zwar nicht auslösen, wohl aber fördern; hierzu gehören z. B. die *oestrogenen Stoffe* sowie die *männlichen Geschlechtshormone.* — Carcinogene Stoffe lassen sich nicht scharf trennen von solchen, die nur genetische Veränderungen auslösen; von den letzteren werden in jedem Jahr weitere bekannt.

3. Pharmakologie der Wundheilung

Geschichtliche Entwicklung. Das häufige Auftreten von Wundinfektionen konnte auch den primitiven Völkern nicht verborgen bleiben; ebensowenig konnte ihren offenen Augen die fäulniswidrige Wirkung bestimmter Naturprodukte entgehen. Infolgedessen waren zu allen Zeiten und in allen Erdteilen Wundbalsame im Gebrauch; darunter z. B. der Perubalsam, dessen lebensrettende Wirkung bei sonst tödlich verlaufender Erdinfektion der Wunde auch im Experiment nachgewiesen wurde.

Den wichtigsten Fortschritt brachte die Erkenntnis von IGNAZ SEMMELWEIS, daß die Übertragung des „Leichengiftes" auf Gebärende durch anatomisch arbeitende Ärzte erfolgt, wodurch die erschreckend hohe Mortalität in den damaligen Gebärkliniken bedingt war. Er konnte auch gleich das wirksame Gegenmittel, sorgfältigstes Waschen der Hände mit Chlorkalk, angeben (1848).

Während SEMMELWEIS noch mit heftigen Widerständen zu kämpfen hatte, konnte — nachdem PASTEUR die Verbreitung der Hefepilze durch die Luft nachgewiesen und die Übertragung ansteckender Krankheiten auf dem gleichen Wege wahrscheinlich gemacht hatte — JOSEPH LISTER mit der antiseptischen Wundbehandlung in der Chirurgie viel leichter durchdringen. Ihm gelang es, durch Verwendung des mit Carbolsäure getränkten Okklusivverbandes (1867) die Sterblichkeit nach Amputationen von 45,7% auf 15% zu erniedrigen. Dem leitenden Grundsatz in dieser Frage gab EMIL VON BEHRING Ausdruck, daß nämlich das aussichtsreichste Verfahren der Wundbehandlung darin bestände, die von außen kommenden Schädlichkeiten und Krankheitsursachen fernzuhalten oder unschädlich zu machen, aber die lebende Zelle und das lebende Gewebe in Ruhe zu lassen (1891).

Dieser BEHRINGsche Leitsatz mußte dann einerseits dem Tetanusserum, andererseits der aseptischen Behandlung der Wunden in der Chirurgie die Wege ebnen. Weiterhin ist auch das LISTERsche Prinzip fortentwickelt worden, zwar nicht in dem Sinne, daß sich dadurch eine sorgfältige, möglichst aseptische chirurgische Behandlung erübrigen würde, wohl aber als zusätzliche Sicherheit gegen Allgemeininfektionen (Antibiotica) oder örtliche Infektionen (Wunddesinfektionsmittel). Durch die Entwicklung moderner Wundtextilien hat wiederum die rein aseptische Wundbehandlung eine Verbreiterung erfahren.

a) Allgemeines

Der Wundheilung liegt eine gesetzmäßige Kette morphologischer Veränderungen zugrunde, die in den Lehrbüchern der pathologischen Anatomie dargestellt werden (DIETRICH) und die der folgenden, mehr funktionellen Darstellung zugrunde gelegt sind.

Wundheilung bedeutet Regeneration in einer traumatischen Lücke. Die Größe dieser Lücke hängt zwar in erster Linie ab von der Fläche und der Tiefe der Wunde, d. h. vom Substanzverlust; daneben aber spielt der Tonusverlust der Haut eine Rolle; es kommt zu einer anfänglichen Vergrößerung der Wunde durch *Wundretraktion*. Bei der Wundheilung kommen verschiedene Faktoren ins Spiel: Als Gegenregulation zur Wundretraktion folgt sehr frühzeitig, nach etwa 24 Std., eine *Wundkontraktion* (CARREL). Durch Tätowierung größerer Hautbezirke, in denen man die Wunde setzte, konnte nachgewiesen werden, daß es auch in der weiteren Umgebung zu deutlichen Bewegungsvorgängen kommt (Wundkinematik, BARON). Sogar in einem wundfreien Tätowierungsbereich auf der Gegenseite sind Bewegungsvorgänge nachweisbar, d. h. auch von der Gegenseite wird Haut zur Wunde herangezogen. Wundkontraktion ist ein Heilungsprinzip, welches Neubildung von Gewebssubstanz und Narbenbildung sparen hilft. Bei Brandwunden ist diese Wundkinematik gestört.

Ein weiterer Faktor bei der Wundheilung sind die *Wundhormone* (BIER), zu denen die *Trephone*, von CARREL und A. FISCHER aus Lymphocyten dargestellt, und andere Zellzerfallsstoffe gehören, die als Reizstoffe für die Regeneration wirken. Die praktische Anwendung solcher Stoffe hat sich bisher nicht durchsetzen können. Aber das Wundgewebe gehorcht auch den Grundgesetzen des Lebens; die Wundheilung ist daher abhängig vom richtigen anorganischen Milieu der Zelle und der Säfte und vom Spiel der Vitamine, Fermente, Hormone, obwohl eine praktische Auswirkung dieses Grundgedankens sich nur in einigen extremen Zuständen demonstrieren läßt, so bei Hypoproteinämie, nach Überdosierung von Cortison, bei Skorbuterscheinungen.

Infektionskrankheiten wie Lues und Tuberkulose, der Diabetes, aber auch allgemeine Zirkulationsstörungen, hämorrhagische Diathese, kachektische Zustände, sogar allgemeine nervöse Zustände, Tabes, Syringomyelie, multiple Sklerose können zu charakteristischen Veränderungen des Granulationsgewebes führen. Auch örtliche Durchblutungsstörungen durch chronische Stauung und chronisches Ödem, durch Arteriosklerose und Arteriitis obliterans oder Schädigung des Wundgewebes durch Röntgen- oder Radiumstrahlung können die dort ablaufenden Regenerationsvorgänge tiefgreifend beeinflussen.

Die *regenerativen Vorgänge*, die zur Wundheilung führen, sind in erster Linie mesenchymaler Natur, obwohl fast jedes Gewebe am Vorgang der Wundheilung Anteil nehmen kann. Die große Bedeutung des Bindegewebes zeigt sich im Experiment daran, daß bei fehlendem Bindegewebsverlust „Schorfwunden", bei hochgradigem Bindegewebsverlust „Borkenwunden" auftreten. Bei den ersteren entsteht innerhalb von 30 min der Fibrinschorf als ideale natürliche Wundbedeckung, bei der letzteren die kümmerliche, aus eingetrocknetem Wundsekret, Blut, Eiter u. a. gebildete Borke. Die Schorfwunde infiziert sich nicht, heilt ohne Wundödem und ohne weiteren Gewebsverlust; die Borkenwunde zeigt erhebliches Nässen, starke Ödembildung und zusätzliche Gewebsverluste, womit die idealen Voraussetzungen für eine Wundinfektion gegeben sind. Daß insbesondere dem Trockenhalten der Wunde große Bedeutung zukommt, ergibt sich aus dem einfachen Versuch, daß regelmäßig Wundinfektion eintritt, wenn man die ventilierende Außenluft mittels luftdicht abschließender Plexiglas-Kapseln von der Wunde fernhält. Für das Verständnis der Wundheilung ist weiter wichtig, daß durch Anpressen einer Hohlkapsel im Wundbereich selbst ein sog. Fensterödem auftritt; auch dadurch wird Wundsekretion und Gewebsverlust begünstigt und somit günstige Voraussetzungen für Wundinfektion geschaffen. Bereits auf der unverletzten Haut kommt es unter diesen Umständen zu Maceration und Infektion. Solche Versuche aber haben bewiesen, daß durch Berücksichtigung der physikalischen Faktoren der Wundheilung auch die Wundinfektion bis zu einem gewissen Grade beherrscht werden kann.

Zur Wundheilung gehören daher bestimmte mechanische Vorbedingungen.

Ein weiterer entscheidender Faktor ist die *austrocknende Wirkung der Außenluft*, besonders bei nässenden, bindegewebsgeschädigten Wunden. Sofern es nicht möglich ist, die Wunde offen zu behandeln, kann diese austrocknende Wirkung auch durch geeignetes Verbandmaterial erzielt werden; hier wäre auch zu erwähnen, daß oberflächliche Verletzungen in Hautfalten (Achsel, Analfalte u. a.) sich leicht infizieren, und hier liegt eine wichtige Indikation der Puderbehandlung. Sollte eine Wunde die Tendenz haben zur Ausbildung von Transsudation, Ödem und Thrombose, so muß der *plan-komprimierende Druck* zur Rückresorption des Ödems und damit zur Förderung der Blutzirkulation angewandt werden. Dieses erfolgt durch Anlegen von Gipsverband, Zinkleimverband, elastischer Binde wie überhaupt durch jeden ordnungsgemäß angelegten, gleichmäßig komprimierenden Verband.

Wenn immer möglich, sollte die sog. *offene Wundbehandlung* durchgeführt werden. Alle Wunden aber mit Gewebsverlust und Gewebsdurchtrennung über das Corium hinaus bedürfen innerhalb 8 Std. der chirurgischen Behandlung im Sinne der sog. primären Wundversorgung durch Wundtoilette, -naht und -verband. Die offene Wundbehandlung hat sich im Tierexperiment insbesondere nicht bewährt, wenn es sich um eine Wunde mit hochgradigem Bindegewebsverlust (Borkenwunde) handelt. In solchen Fällen ist die Anwendung moderner Wundtextilien erforderlich.

Allgemeine Eigenschaften der Wundtextilien. Die therapeutischen Leistungen der Wundtextilien sind zurückzuführen auf Capillardrainage, wodurch eine ventilierende Verbindung zur Außenluft hergestellt wird, sowie durch plane Kompression zur Verhinderung von Exsudation, Ödem und Blutstauung. Die Prüfung solcher Textilien kann im Tierexperiment mit Hilfe der sog. Doppelringwunde nach BARON durchgeführt werden. Gute Wundtextilien sind dadurch ausgezeichnet, daß sie die Wundsekrete aufsaugen, daher eine unerwünschte Borkenbildung nicht auftreten lassen; sie führen durch Verhinderung des örtlichen Ödems zu verminderter Infektionsbereitschaft und Einschränkung von Gewebsverlusten. Wird im Kontrollversuch die Wunde in einer geschlossenen Plexiglaskapsel von der Außenluft abgeschlossen, so daß stinkende eitrige Wundinfektion und starke Wundödembildung entsteht, so kann durch Zwischenschaltung einer gutsaugenden Mullkompresse, besonders aus Zellwolle, diese Infektion ausgelöscht werden (Löschblatteffekt). Die örtliche Anwendung von antibiotischen Stoffen in der feuchten Kammer erwies sich als deutlich unterlegen gegenüber diesem Löschblatteffekt. Der Vorteil einer solchen Behandlung mit Wundtextilien kann sich auch darin ausdrücken, daß die Mortalität der Versuchstiere vermindert wird. Diese Eigenschaften kommen den meisten, insbesondere aber den zellwollenen Wundtextilien zu.

In neuerer Zeit hat man auf Grund der Tierversuche weitere Forderungen für Wundtextilien aufgestellt. Hierbei handelt es sich darum, daß viele solche Textilien Schrumpfungs- und Ausdehnungsvorgänge in Berührung mit der Wunde durchmachen, so daß Reizung der Wunde, insbesondere vermehrte Sekretion auftritt; diese Eigenschaft besitzen besonders die Mulle, während dickere Garne, z. B. CAMBRIC-Gewebe Vorteile zu haben scheinen. Weiter muß

heute von einem Wundtextil verlangt werden: Die Ausschaltung aller chemischen
Reize, welche durch den Bleichungsvorgang bei der Baumwolle, durch chemische
Veränderungen an der Zellwollfaser, insbesondere aber durch Zusatz optischer
Aufheller und von Weichmachern entstehen können. Es wird weiterhin gefordert
eine Steigerung der Saugfähigkeit und zuletzt wäre Verklebung des Wundtextils
mit der Wundfläche mit allen Folgen, die beim Verbandwechsel gewöhnlich auftreten, zu vermeiden. Diese letzteren Forderungen sind weitgehend im sog.
„atraumatischen Wundtextil" = *Texatraum* (BARON) verwirklicht.

Das *Inruhelassen der Wunde nach Ruhigstellung* ist bekanntlich oberster
Leitsatz bei jeder rationellen Wundbehandlung. Zur Ruhigstellung gehört auch
die geeignete Patientenbehandlung, eingeschlossen die *richtige Lagerung* sowie
unter Umständen *Schmerzbekämpfung* mit Hilfe von Schlafmitteln, Opiaten oder
Phenothiazinen.

Dem *mechanischen Wundschutz* dient eine Reihe chemischer Stoffe, die kurz erwähnt
seien. *Collodium* stellt eine rund 4%ige feuergefährliche Lösung von Cellulosenitraten
(Schießbaumwolle) in weingeisthaltigem Äther dar. Auf die trockene Haut gestrichen,
bildet diese einen festhaftenden, firnisartigen Überzug, der durch Schrumpfung ein Zu-
sammenziehen der Wundränder zur Folge hat, und gleichzeitig blutstillend und gewebs-
komprimierend wirkt. Bei sezernierenden Wunden wird der Abfluß der Sekrete verhindert.
Ringförmige Umpinselungen z. B. des Fingers sind zu vermeiden. *Collodium elasticum* (mit
Zusatz von Ricinusöl) bildet einen weniger leicht zerbrechbaren Film, der auch das Gewebe
weniger komprimiert.

Gereinigte Baumwolle, Gossypium depuratum oder *Verbandswatte* stellt die peinlichst
entfetteten Samenhaare von Gossypiumarten dar. Die offizinelle Verbandswatte saugt
das 10,5fache ihres Gewichtes an Blutserum auf und übertrifft dadurch Holzwollwatte,
Mull u. a. In Form des sog. *Tampons* dient sie als Trägerin von Arzneistoffen.

Hier ist auch das *chirurgische Nahtgut* zu erwähnen; das früher viel verwendete *Catgut*
führt zu lang anhaltenden entzündlichen Reaktionen mit Nekrosen des Gewebes. Nicht
resorbierbares Nahtgut, wie *Baumwolle, Seide, Tantal-, Silber-, V₂A-Draht, Nylonfaser*,
verhält sich neutral.

Calcium sulfuricum ustum, gebrannter Gips, bildet beim Mischen mit der Hälfte seines
Gewichtes an Wasser eine in etwa 10 min erhärtende Masse. In gebranntem Gips sind
nämlich leicht wasserlösliche Anhydrate vorhanden, die sich beim Anrühren mit Wasser
lösen, dann aber in das schwerer lösliche Dihydrat (CaSO₄ + 2H₂O) übergehen. Dieses
kristallisiert aus in langen Nadeln, die sich verfilzen und in eine steinartige Masse übergehen. Zusatz von 5% Glycerin verlangsamt das Erstarren auf etwa 1 Std., Zusatz von
Natriumsilikat (Wasserglas) beschleunigt es. Gipsreste werden von der Haut mit mäßig
konzentrierter Kochsalzlösung entfernt.

Salbenverbände dienen dem Abhalten mechanischer Reize von der Wunde; an sich ist
hierzu jede indifferente und sterile Salbengrundlage geeignet. In der Praxis arbeitet man
hauptsächlich mit sterilem Vaselin, 2—4%igem Borvaselin, mit Lebertransalbe und für
kürzere Zeit auch mit Zinkpaste; die letztere dient auch zum Abdecken der Wundränder
gegen abfließende Wundsekrete. Bei einem Wechsel der Salben sieht man häufig bessere
Wirkungen. Der *Vorzug* des Salbenverbandes ist die Erleichterung des Verbandwechsels
und das Vermeiden der Borkenbildung; der entscheidende *Nachteil* besteht in der Unübersicht-
lichkeit des Wundbettes — ausgenommen bei flachen, übersichtlichen Wunden — und häufig
in der Retention infektiöser und zersetzter Massen, die eine örtliche Reizwirkung entfalten und
Infektionen, auch durch Anaerobier, begünstigen.

Diese Faktoren lassen sich offensichtlich nicht selten besser beherrschen durch *Feucht-*,
insbesondere *Dunstverbände*, die bei künstlich gesetzten Wunden eine überraschend gute
Heilungstendenz ergaben, insbesondere zur Erhaltung von Gewebsinseln führten, die ohne
solche Verbände nekrotisch wurden (BARON). Die Effekte gehen aus vom *Bindegewebe*,
das unter der Einwirkung feuchter Verbände Histiocyten mobilisiert, die in die Infektions-
und Nekrotisierungsvorgänge eingreifen (MASUDA).

b) Die durch Entzündungsvorgänge gestörte Wundheilung

Chirurgische Sauberkeit ist neben Ruhigstellung (s. S. 116) und Verband die dringendste Forderung der Wundversorgung insbesondere beim Auftreten von Entzündungsvorgängen. Viele der früher gebräuchlichen Verfahren der Wundbehandlung verlieren dadurch an Bedeutung. Hierzu gehören die *Adsorptionstherapie* (s. S. 118), die *osmotische Therapie* (s. S. 415), das gesamte Gebiet der *phlogistischen Therapie* (s. S. 127) bis zur Anwendung von Seesand bei Osteomyelitis. *Entzündungserregende Desinfektionsmittel* (s. S. 510) haben kaum noch Raum in der neuzeitlichen Wundbehandlung. *Gewebsfreundliche Desinfektionsmittel* besitzen weiterhin ein gewisses enges Feld örtlicher Indikationen, obwohl auch sie bei wirklich bedrohlichen Zuständen rasch zurückgedrängt werden durch die örtliche und allgemeine Behandlung durch *Antibiotica* (s. Tab. 8).

Wundinfektionen erfolgen hauptsächlich durch Staphylokokken und Streptokokken; Infektionen durch die gefürchteten Bacillen des Gasödems und durch Bact. pyocyaneum sind nicht selten; gelegentlich ist Bact. subtilis oder Bact. Diphtheriae in Wunden zu finden; bei Verschmutzung vom Darm her sind die Erreger häufig Penicillin-resistent. Bei Brandwunden tritt in anderen Ländern immer häufiger Pseudomonas-Infektion auf, die gegen alle bekannten Antibiotica resistent ist. Bei gefährlichen Zuständen ist Allgemeinbehandlung erforderlich (s. Tab. 8).

c) Wunddesinfektionsmittel

Wunddesinfektionsmittel sind für verschiedenartige Zwecke bestimmt. An Bedeutung obenan steht die *Desinfektion der Wundumgebung*; hierbei handelt es sich darum, einen feinen Film des Desinfektionsmittels auf die intakte Haut aufzubringen, z. B. zum Zwecke der Incision; dies erfolgt z. B. mit Hilfe von Jodtinktur (s. S. 516) oder ähnlichen Tinkturen (Dibromol u. a.). Desinfektion der Wundumgebung, z. B. als Schutz gegen Furunkelbildung durch abfließenden Eiter, läßt sich auch durch desinfizierende Salben wie *Rote Quecksilbersalbe* und Quecksilberpräzipitatsalbe (s. S. 521) oder durch LANGENBECKsche *Schwarze Salbe* (s. S. 523) erreichen. — Bei stark verschmutzten Wunden ist *Wundspülung* erforderlich. Hierzu eignet sich die sterilisierte 0,9%ige Kochsalzlösung oder bei starker Verschmutzung auch das Abspritzen mit Leitungswasser. Mechanisch reinigend wirkt auch 3%iges Wasserstoffsuperoxyd (s. S. 512); die gewebsfreundlichen Lösungen von Chloramin 0,1% (s. S. 515), Borsäure 3% (s. S. 428) u. a. werden gelegentlich verwendet. Ein neuartiges Verfahren der chemischen Wundtoilette ist die örtliche Anwendung von Fermentpräparaten, welche geronnenes Blut, Fibrin, nekrotische Gewebe auflösen (physiologische Curettage); ein solches Ferment ist *Streptokinase*, aus Streptokokken hergestellt. — Aus Gründen, die im vorhergehenden dargestellt wurden, sind Wundsekrete von großem Nachteil, daher die Beliebtheit von *auftrocknenden Pudern*; hier wären besonders Penicillin-Puder (s. S. 573), Gantrisin-, Elkosin-, Sulfacetamid-Puder (s. S. 560), weiterhin Xeroform (s. S. 518), Vioform und Isoform (s. S. 518) zu erwähnen. — Bei Verdacht auf tiefgreifende Verletzung sind *feuchte Verbände* häufig angebracht, um vorzeitige Wundschließung zu verhindern und das Abfließen der Wundsekrete zu erleichtern; hier steht obenan der Alkoholverband (s. S. 204) oder der Alkoholglycerinverband (zur Hälfte Glycerin und 60%iger Alkohol). Feuchte Verbände sind besonders auch bei Leichtmetallverletzungen in Gewerbebetrieben üblich.

Hier sei darauf hingewiesen, daß z. B. schon durch 2%ige essigsaure Tonerdelösung, durch 3%ige Carbolsäure, 1°/$_{00}$ige Sublimat- und sogar durch 0,6%ige Kochsalzlösung die

Wundzelle geschädigt wird (v. Eicken). Das gleiche ist bei Anwendung von Zinksalbe nachzuweisen (Baron).

Anhangsweise seien hier die Verfahren der *Hautreinigung* mit Äther (s. S. 171)
oder Wundbenzin (s. S. 209) und die *Ablösung der Verbände* mit Wasserstoffsuperoxyd (s. S. 512) erwähnt. Weiterhin bedürfen die *granulationsfördernden
Mittel* der Besprechung; zwar sind Störungen der Granulationsbildung gewöhnlich
— wie die meisten anderen Störungen der Wundheilung — durch chirurgischen
Eingriff zu beseitigen (Fremdkörper, nekrotisches Gewebe, Verhaltung der
Wundsekrete u. a.); wenn indessen die Ursachen solcher Störungen nicht erkennbar sind, so kann man gezwungen sein, die ehrwürdigen, auch heute nicht über-
troffenen Wundbalsame zu Hilfe zu nehmen.

Balsamum peruvianum (Perubalsam), eine dunkelbraune, zähe Flüssigkeit
mit an Vanille erinnerndem Geruch, wird an der Costa del Balsamo (San Salvador)
gewonnen.

Im Tierexperiment entfaltet er bei sonst tödlich verlaufender Erdinfektion einer künstlich
gesetzten Wunde innerhalb der ersten Stunden nach der Infektion eine lebensrettende
Wirkung, und zwar auch unter besonders erschwerten Umständen, wie z. B. bei zugenähter
Wunde. Er ist allerdings in dieser Hinsicht nicht ganz so wirksam wie Jodtinktur, Jodoform oder Vioform (Conrad Brunner). Perubalsam wird von der gesunden Haut, z. B.
in 10%iger Salbe, im allgemeinen gut vertragen. Auf Wunden entfaltet er gleichzeitig
eine milde Reizwirkung und wird verwendet zur Anregung von schlaffen und schmutzig
belegten Wundgranulationen, wie bei schlecht heilendem Ulcus cruris (25%ige Lanolinsalbe). Er wird auch bei Decubitus angewandt (3%ige Salbe).

Perubalsam ist ein bewährtes Mittel gegen *Scabies*, und zwar durch seinen Gehalt an
Benzylbenzoat. Eine 20%ige Emulsion von Benzylbenzoat wird nach vorhergehendem
heißem Bad mit Pinsel auf die Haut aufgetragen vom Kopf bis zu den Fußsohlen (Graham).
Ein nahezu sicherer Erfolg wird dem Verfahren nachgesagt. Eine geeignete Zubereitung
ist auch als Peruol im Handel. Ähnliche Effekte erzielt man mit einer geeigneten Handels-
form von *Benzoesäuremethylester*.

Toxische Nebenwirkungen. Bei der Scabiesbehandlung kann durch Kratzeffekte eine
Beschleunigung der Resorption erfolgen. Nach hohen Dosen sind dann schwere zentrale
Störungen (Narkose, Lähmung des Atmungszentrums) sowie Nierenreizung gesehen worden.
Gelegentlich führt Perubalsam zu *allergischen Reaktionen.* Er beträgt sich in dieser
Hinsicht wie viele andere ätherische Öle (Thymian-, Lorbeer-, Lavendel-, Bergamottöl u. a.).
Die letzteren sind bekanntlich häufiger in sog. Schönheitsmitteln enthalten, Bergamottöl
z. B. in Kölnisch Wasser. Dieses ist gleichzeitig ein Sensibilisator für ultraviolette Strahlen
und im Sonnenlicht kann so die sog. Berlocken-Krankheit entstehen.

Weitere granulationsfördernde Mittel. Ähnlich wie Perubalsam verhält sich *Myrrhe*,
deren Eigenschaften in früheren Auflagen des Buches beschrieben wurden. Je weiter die
chirurgische Technik und die Technik des Verbandes fortschreitet, um so weniger Raum
bleibt übrig für diese und andere granulationsfördernde Stoffe, von denen *Vitamin A*, die
ungesättigten Fettsäuren des Lebertrans, die in der *Granugenpaste* enthaltenen ungesättigten
Kohlenwasserstoffe sowie die *Pektine* erwähnt seien.

Rp. Tincturae Myrrhae
     Tincturae Tormentillae āā 15,0
     Olei Menthae pip. gtts. VIII
     D.S. 30 Tropfen auf 1 Glas Wasser zum Mundspülen.

d) Brandwunden

Die charakteristische Eigenschaft der Brandwunden ist die einer leicht
infektionsfähigen Wunde mit einer mehr oder weniger starken Wundsekretion.

Wundsekrete können durchaus begrüßenswert sein, ja sogar eine Heilwirkung
besitzen. Sie können andererseits zu gefährlichen *Eiweißverlusten* (s. S. 34),

Flüssigkeitsverlusten (s. S. 491) und Kochsalzverlusten (s. S. 26) führen; sie können verhindern, daß Medikamente auf der Wunde zur Wirkung kommen. Die Eindämmung der Wundsekretion könnte so den Ablauf des Heilungsvorganges beeinflussen.

Bei schweren Brandverletzungen sind noch weitere *Allgemeinschädigungen* des Körpers zu berücksichtigen, nämlich

1. der psychische Schock (s. S. 215), hier gewöhnlich von kurzer Dauer.

2. der sekundäre Schock (s. S. 313); er wird besonders gefährlich durch Transsudation von Plasma und Blut in die verbrannten Gliedmaßen und die inneren Organe, das Auftreten von Entzündungsvorgängen in Gehirn, Niere, Nebenniere, *Herzmuskel* und anderswo; erst nach 36—48 Std. soll die Schockgefahr überwunden sein. Er wird verstärkt durch Narkose mit Äther, gehemmt durch Barbitursäuren.

3. Es ist weiter zu berücksichtigen das Stadium der *Infektionsgefahr* und damit der Sepsis; hierzu wird neuerdings das sofortige Bedecken der Wunde mit sterilen Tüchern als Notmaßnahme vorgeschlagen. Weiterhin wird auch auf die Gefahr der Rückresorption der gewaltigen, in die Organe abgeströmten Plasmamengen aufmerksam gemacht, die unter Umständen nach etwa 3 Tagen zu einer schweren Belastung des *Kreislaufs* (Lungenödem) und der Niere führen. Zuletzt ist in schwersten Fällen die Gefahr der *Hämoglobinurie* und *Anämie* zu bedenken, entstehend durch eine erhöhte Fragilität der überlebenden roten Blutkörperchen; sie erfordern unter Umständen Blutübertragung.

4. *Parenterale Ernährung* und ausgiebige *Epithelübertragungen* erweisen sich häufig als notwendig. Betr. Tetanustoxin s. S. 154.

Die *Sofortbehandlung* bei ausgedehnten schweren Brandverletzungen besteht im Bedecken der Wunde mit sterilen Tüchern oder mit steriler Vaselingaze unter gleichzeitiger Ruhigstellung. Alle anderen Verfahren führen zur Erschwerung der etwaigen *chirurgischen Wundtoilette* (Reinigung mit Seifenwasser, Berieselung mit steriler physiologischer Kochsalzlösung, im Notfall auch mit Leitungswasser unter Benutzung von Pinzette und Schere) und damit zur *Erhöhung der Infektionsgefahr*, der zweckmäßigerweise von vornherein durch Antibiotica zu begegnen ist.

Hautblasen soll man nach Möglichkeit intakt lassen, auch Vorkehrungen treffen, daß sie nicht infolge ungeschickter Bewegungen u. a. zerstört werden, da die Regeneration unter der Blasendecke sich ungestörter vollziehen kann; unter Penicillinschutz können so kaum Schwierigkeiten entstehen.

Eine solche Erschwerung der Wundtoilette ist vielleicht am wenigsten zu befürchten beim Gebrauch der sog. *Wismut-Brandbinden* zur Sofortbehandlung; der Chirurg kann indessen in eine sehr schwierige Lage geraten, sofern zur ersten Hilfe Fette, Öle, Vaselin in Form von sog. „Brandsalben" oder „Brandölen" verwendet werden (s. S. 123). Gegen die Anwendung solcher Brandsalben u. a. bei wenig ernsten Brandverletzungen ist wohl kein Einwand zu erheben; besonders bekannt ist hier das *Brandliniment* (Linimentum calcariae), das jedesmal in der Apotheke frisch bereitet werden muß. Eine Brandsalbe für die Kinderpraxis mit gleichzeitiger Kühlwirkung ist die folgende:

Rp. Zinc. oxyd. 5,0
    Aq. Calcariae 20,0
    Adip. Lanae, Vaselini āā ad 100,0
    M.D.S. Brandsalbe. NB. Nicht bei schwerer Brandverletzung!

Eine Weiterentwicklung auf diesem Gebiet der örtlichen Behandlung — sofern das Prinzip der chirurgischen Sauberkeit (s. S. 137) und der Ruhigstellung der Wunde (s. S. 138) beachtet wird, erfolgte auf zwei verschiedenen Wegen:

Vorversuche hatten gezeigt, daß man durch *gerbende Stoffe* eine Verminderung der Wundsekretion erzielen kann. Das älteste derartige Verfahren ist die von

BILLROTH angewandte Behandlung mit *Argentum nitricum*, das noch heute in Brandsalben verwendet wird. Wichtiger war die Einführung der *Pikrinsäure* ($^1/_2$%ig zu Aufschlägen), die indessen zwar oberflächliche Gerbung auch der freiliegenden Nervenendigungen zur Folge hat, infolgedessen eine rasche Schmerzlosigkeit bewirkt, den gewünschten künstlichen Wundschorf jedoch nur langsam entstehen läßt. Ein weiteres schorfbildendes und gleichzeitig desinfizierendes Mittel liegt im *Gentiana-Violett* vor (s. S. 539), welches als 1%iger Spray zur Verwendung kommt. Umschläge mit *Kaliumpermanganat* führen erst in Tagen zur Schorfbildung. Neuerdings benutzt man *Aluminiumpulver*, welches auf die Brandwunde aufgestäubt wird. Auch *konzentrierter Alkohol* (s. S. 204) besitzt eine Gerbwirkung bei sofortiger Anwendung nach der Brandverletzung.

Die zeitweise beliebte, artifizielle Verschorfung der Brandwunden mit *Acidum tannicum* hat sich nicht bewährt im Gegensatz zu den obigen Verfahren, weil nämlich unter dem künstlichen Schorf Infektionen häufig sind. Tannin ist außerdem wenig gewebsfreundlich, stört die Wundheilung und führt, auf größeren Flächen angewandt, zu *Lebernekrosen*. Bei weniger ausgedehnten, oberflächigen Brandwunden oder bei stark nässenden Hautleiden kann die Anwendung von *Acidum tannicum* große Vorteile besitzen (rasche Schmerzfreiheit, Bildung eines haltbaren Wundschorfs, daher rasche Bewegungsfähigkeit ohne Verband u. a.). Sofern mit 10%iger Lösung von Argentum nitricum nachbehandelt wird, stellt sich die Schorfbildung sofort ein, und das Verfahren wirkt zusätzlich desinfizierend.

Ein weiterer Weg wurde beschritten mit der Einführung der konsequenten *Salbenbehandlung* durch ORR und deren Weiterbildung durch LOEHR und KOCH

Rp. Acidi tannici 5,0	**Rp**. Acid. tannici 5,0
Solutionis Ringer (R. F.)[1] ad 100,0	Ol. Lini
S. halbstündlich aufzutragen.	Aq. Calcis $\overline{aa}$ ad 100,0
NB. 8—12 mal. Lösung frisch herstellen!	M. D. S. Brandliniment

(Druckverband). Das Prinzip dieser Behandlung ist das der völligen Ruhigstellung; beim Druckverband nach KOCH werden zusätzlich die gefährlichen Wundsekretionen vermieden; gleichzeitig wird durch *steriles Vaselin* oder gar durch Penicillinsalbe ein bakteriendichter Abschluß der Wunde herbeigeführt; Vaseline oder die LOEHRsche Salbenmischung sind auch gewebsfreundlicher als Tannin. Jedoch haben sich viele führende Chirurgen gegen die Salbenbehandlung von Brandwunden ausgesprochen, vor allem wegen der Schwierigkeit der etwaigen Wundtoilette und der Infektionsgefahr.

e) Chemische Verletzungen

Was die *Behandlung chemischer Verletzungen* angeht, so sei besonders auf Säuren (s. S. 424) und Basen (s. S. 433) hingewiesen. Chemische Verletzungen werden in den ersten 24 Std. mit feuchten Verbänden behandelt, nicht mit Salben oder Ölen; die Weiterbehandlung erfolgt wie bei Brandwunden. Die Behandlung der Schlangenbisse ist S. 156, die der Insektenstiche S. 157 geschildert.

4. Proteinkörpertherapie

Unspezifische Reiztherapie. Die mit Zerfall von Körpereiweiß verbundene fiebererregende Wirkung von *Eiweißinjektionen* ist seit KREHL und MATTHES bekannt. Nach heutigem Wissen hat die parenterale Eiweißzufuhr eine schwere Erschütterung des gesamten Stoffwechsels zur Folge, die u. a. zu einer veränderten Empfindlichkeit gegen Gifte und Infektionen, sowie zu einer Ver-

---

[1] R. F. = deutsche Rezept-Formeln.

änderung der Immunitätslage führen kann: Man spricht daher von *unspezifischer Reiztherapie* und man nimmt an, daß bei der Injektion von artfremdem Eiweiß pharmakologisch aktive Stoffe entstehen (Frühgifte und Spätgifte), die diese Veränderungen bewirken.

Dem Prinzip der unspezifischen Reiztherapie wird eine große Reihe von Arzneistoffen zugeordnet (Eiweißpräparate wie Caseosan, Novoprotin, Omnadin, auch viele andere Stoffe neben ihrer spezifischen Wirkung wie Schwefel und schwefelhaltige Abbauprodukte der Haut [Detoxin], Bienengift und Bakteriengifte [Pyrifer]), besonders auch abgekochte Milch (2—10 cm³ i. m., 1—7 Injektionen je Woche) und Eigenblutbehandlung sowie viele physikalische Verfahren (Massage, Bädertherapie, Lichtbehandlung, Klimabehandlung, Diathermie u. a.), die ähnliche Reaktionen auslösen wie die Injektion von Eiweißkörpern. Auch viele andere Arzneistoffe und therapeutische Verfahren besitzen nebenher eine unspezifische Reizwirkung. Die dabei beobachteten Reaktionen sind örtlicher und allgemeiner Art.

Neben der örtlichen Wirkung an der Stelle der Injektion setzt eine *Herdreaktion* ein.

Das pathologisch veränderte Gewebe ist offensichtlich besonders empfindlich für den unspezifischen Reiz und antwortet mit akut entzündlichen Vorgängen. Diese Herdreaktion ist oft verbunden mit neu aufflammenden Schmerzen und anderen Funktionsstörungen. Der Zustand des Patienten scheint sich zeitweise zu verschlimmern. Bei bestimmten Krankheiten (bei chronischen entzündlichen Gelenkerkrankungen und Muskelrheumatismus, chronischen Adnexentzündungen, gonorrhoischen Nebenhodenentzündungen, auch bei einzelnen Hautkrankheiten, besonders chronischen Ekzemen, auch bei Augenkrankheiten) können durch eine solche Herdreaktion offensichtlich bessere Heilbedingungen geschaffen werden. Auffällig ist z. B. auch das Aufhören der Ulcusschmerzen nach Novoprotininjektionen.

Die *Allgemeinreaktion* kann sehr verschieden sein, je nach der Wahl des Eiweißstoffes. Sie äußert sich neben dem *Fieber* in einer auffälligen, lang anhaltenden Umstimmung von Versuchstieren, die infolge Gewöhnung an Morphin oder Heroin gleichzeitig unempfindlich gegen Cocain geworden sind und die nach Milchinjektion wieder die normale Empfindlichkeit aufweisen (AMSLER). Man spricht dann auch von *statischer Therapie*. Indessen können erhebliche Unterschiede auftreten, je nachdem die Injektion subcutan, intramuskulär oder intravenös gemacht wird. Man unterscheidet dann einzelne Wirkungsphasen mit oft gegensätzlichen Wirkungsbildern. Daher bedeutet die unspezifische Reiztherapie in vielen Einzelfällen eine Art Lotteriespiel; auch treten nicht selten toxische Erscheinungen wie Hämolyse und toxische Hepatitis sowie möglicherweise Periarteriitis nodosa und andere Zeichen der chronischen Serumkrankheit auf.

Dem entspricht der oft unsichere Erfolg der parenteralen Eiweißtherapie. So beobachtet man beim gleichen Kranken Fieber oder Fiebersenkung, die verschiedensten Reaktionen der Blutbildungsstätten, des vegetativen Nervensystems, der Entzündungs- und Entgiftungsvorgänge und andere Erscheinungen, deren therapeutische Bedeutung nicht übersehbar ist, wenn auch in der Regel bei einer solchen lang dauernden *Umstimmung* die Lebensvorgänge des Stoffwechsels, der Abwehr sowie der Heilung und Neubildung lebhafter als sonst ablaufen (H. H. MEYER).

Pyrifer besitzt eine besonders *sichere Fieberwirkung*. Es handelt sich um abgetötete Bakterien aus einem der Coligruppe nahestehenden, nicht pathogenen Bakterienstamm unter Zusatz von 0,5% Phenol. Pyrifer kann subcutan oder intramuskulär, nach HOFF am besten aber intravenös injiziert werden, wobei das Fieber nach jedesmaliger intravenöser Injektion 39° übersteigen soll. Man beobachtet in diesen Fieberzuständen ein ausgeprägtes Überwiegen des Sympathicus. Das Präparat ist in verschiedenen Stärken im Handel und wird in Form einer Kur angewandt. Histologische Veränderungen der Gefäße u. a. sind beschrieben worden. — Auch Schwefel in öliger Lösung erzeugt starkes Fieber (s. S. 443), ebenso, wie leicht begreiflich, *Schwitzbäder* sowie die Malariakur.

Für das Verständnis der Reiztherapie besonders wichtig ist die gelegentliche *Steigerung der Immunitätsvorgänge*, die in vielen Experimenten am Tier und in Beobachtungen am Menschen nachgewiesen wurde, und die wahrscheinlich mit einer erhöhten Tätigkeit des Retikuloendothels zusammenhängt. So wurden von den verschiedensten Autoren die folgenden Einzelbeobachtungen registriert: vermehrte Phagocytose, Vermehrung von Opsoningehalt, von bactericider und trypanocider Wirkung, sowie Vermehrung der spezifischen Immunkörper wie Anstieg des Agglutinintiters.

Man sollte erwarten, daß mit dieser Verbesserung der Immunitätslage zwangsläufig eine erhöhte Resistenz gegen Infektion verbunden ist. Nur in wenigen Einzelfällen ist es indessen im Experiment gelungen, die Lebensaussichten der infizierten Versuchstiere zu verbessern, wahrscheinlich durch Mehrbildung von Properdin (s. S. 152).

5. Anaphylaxie und Allergie

Injiziert man einem Meerschweinchen Pferdeserum, so wird nicht nur ein *unspezifischer Reiz* gesetzt, es findet vielmehr gleichzeitig eine *spezifische Sensibilisierung* statt gegenüber Pferdeserum. Wiederholt man nämlich die Injektion des zunächst völlig harmlosen Serums nach einem Intervall von 2 bis 6 Wochen, so geht das Tier an einem anaphylaktischen Schock zugrunde. Das Serum anderer Tiere ist bei solchen gegen Pferdeserum überempfindlichen Meerschweinchen gänzlich unschädlich. Dieses Unterscheidungsvermögen des lebenden Organismus für Stoffe, die in chemischer Hinsicht oft völlig identisch scheinen, ist in bewundernswerter Weise entwickelt, so daß z. B. der Nachweis bestimmter Eiweißarten nur mit solchen biologischen Methoden erbracht werden kann.

Die *Sensibilisierung beim Menschen* erfolgt oft mit einer ähnlichen gesetzmäßigen Sicherheit wie im Tierexperiment. Als Beispiel sei die Sensibilisierung gegen die Blätter der Primula obconica angeführt. In den Versuchen von E. ROST und DANNENBERG wurde alle paar Tage ein Stückchen Primelblatt erst auf den einen, dann auf den anderen Vorderarm aufgelegt und unter Uhrschälchen mit Leukoplast fixiert. Zunächst zeigte sich jedesmal nur eine leichte, juckende Hautrötung. Beim fünften Male indessen flammte die Entzündung plötzlich auf und ergriff nicht nur die zuletzt behandelte Stelle, sondern ebenso alle früheren, auch die auf dem anderen Arm. Hier sieht man auch die Spezifität solcher Sensibilisierung. Diese ist nämlich weniger leicht mit *Primula sinensis* zu erzielen, und gar nicht mit *Primula veris*. Weitere Beispiele sind die Nickelkrätze, die mit 100%iger Sicherheit die Nickelarbeiter erfaßt, falls keine Vorsichtsmaßnahmen angewendet werden. Getreidestaub, der eine Milbenart (Pediculoides ventricosus) enthielt, führte bei nahezu 100% der Betroffenen zu Asthmaanfällen. Die Ascaridenallergie findet sich bei rund 80% der untersuchten Ascaridenträger.

Oft sind beim Menschen *sehr geringe Mengen* nötig, um den Anfall auszulösen. Polleneiweiß als auslösendes Antigen bei Heufieber wirkt noch in einer Menge von $1/_{1\,000\,000}$ mg. Bei Überempfindlichkeit gegen Fisch ist eine lebensgefährliche Reaktion beobachtet worden, als man einen Tropfen Fischleim in einen Hautritz brachte und sofort abwischte. Diese Gefahr muß besonders auch bei der Desensibilisierung beachtet werden. Als Beispiel sei der folgende Fall angeführt: 29jähriger, von mütterlicher Seite belasteter Mann, der von Asthma ergriffen wurde, wenn er in die Nähe von Pferden oder Mauleseln kam. Er starb beim Versuch der Desensibilisierung 10 min nach der intravenösen Injektion von 1 Tropfen Pferdeserum (BOUGHTON).

Symptome des anaphylaktischen Schocks beim Menschen sind höchste Angstzustände, Dyspnoe, Cyanose, Husten, Bewußtlosigkeit und Koma. In den meisten Fällen kann der tödliche Ausgang verhindert werden durch schnellste Zufuhr von Suprarenin. Ein Zeitverlust von wenigen Minuten, z. B. das Aufsuchen der Spritze oder der Nadel kann verantwortlich sein für den tödlichen Ausgang.

Antigene. Als die auslösende Ursache der allergischen Reaktionen kommen in erster Linie *Eiweißstoffe* der verschiedensten Herkunft in Frage, solche *ektodermaler Herkunft* (Haare, Federn, Schuppen, Wolle, Pelze) oder *Nahrungsproteine* tierischer Herkunft (Eier, Fisch, Krebse, Muscheln, Krabben, Schnecken u. a.) und pflanzlicher Herkunft (Erdbeeren, Stachelbeeren, Bohnen, Erbsen, Tomaten u. a.), zuletzt Polleneiweiß, das mit dem Heufieber in Verbindung steht. Als Eiweißwirkungen sind vermutlich auch die Überempfindlichkeiten gegen Bakterien und tierische Gifte (Seidenwürmer, Milben) aufzufassen. Es gibt indessen eine große Reihe von Arzneistoffen und Giften, die keine Eiweißkörper sind, gegen die der Mensch überempfindlich werden kann, und bei denen sich typische Antigen-Antikörperreaktionen (z. B. durch Hauttest) entwickeln können. Zu den *Regelwirkungen* der Arzneistoffe können so die *Antigenwirkungen* treten. Von *Arzneistoffen* sind in dieser Hinsicht besonders unliebsam bekannt: *Jod* und *Jodverbindungen*, darunter *Jodoform*, *Antipyretica* wie Pyramidon, Butazolidin, Antipyrin, Aspirin, die Schlafmittel, besonders aus der Reihe der *Barbitursäuren*, der *Hydantoine* und *Oxazolidine*, Lokalanaesthetica wie Novocain, weniger Cocain. Von *Alkaloiden* sind besonders *Morphin*, *Codein* und andere Opiate, weiter *Chinin* zu erwähnen; in anderen Ländern ist *Phenolphthalein* ein arger Sünder. Häufig wurden Allergien gegen *Quecksilbersalze* und *Arsenikalien* beschrieben. Von neuen Arzneimitteln sind die *Sulfonamide*, *Penicillin*, die Thyreostatica und Phenothiazine berüchtigt. Auf das Vorkommen von allergischen Reaktionen in *technischen und Gewerbebetrieben* sei hingewiesen: So das Vorkommen der *Nickelkrätze*, die ähnlich auch nach Cadmium, Kobalt und Platin zur Beobachtung kommt, weiter die Überempfindlichkeit gegen die verschiedenen Holzarten, ätherische Öle (s. S. 533), Pflanzenextrakte wie Colophonium, gegen viele Pflanzen (Primeln, Bohnen, Spargel, Erdbeeren, Hopfen u. a.), gegen Hilfsmittel der Bäckerei wie *Persulfate* (aber auch gegen *Zucker*, Brotteig, Mehl), weiterhin z. B. in der Pelzfärberei gegen Ursol (Paraphenylendiamin).

Antigenwirkungen können auftreten, wenn die Dosierung auf das sorgfältigste beachtet worden ist; das Tierexperiment kann hier wenig helfen. Die klinischen Symptome weisen eine verwirrende Polymorphie auf; im Gefolge dieser Antigenwirkung können pathologische Veränderungen auftreten wie sie auch bei „Spontanerkrankungen" vorkommen; sie können beim gleichen Kranken nach den verschiedensten Arzneistoffen auftreten, aber unter völlig verschiedener Form bei verschiedenen Menschen; sie können zusammen mit toxischen Regelwirkungen vorkommen; sie finden sich auch als Antwort auf eine physikalische Schädigung und können sogar auf psychischem Wege ausgelöst werden. Sie sind schwer voraussehbar, oft nicht leicht erkennbar, häufig nicht vermeidbar, auch nicht dadurch, daß man auf unterschwellige Dosen herabgeht (A. TZANCK). Die heute gebräuchlichen Arzneistoffe verlangen vor allem wegen ihrer Antigenwirkung die Aufmerksamkeit des Arztes. Eigentlich toxische Wirkungen treten derzeit bei den Hormonen, den Narkosemitteln, den lokalanästhetischen Stoffen, den Anticoagulantien, den Muskelrelaxantien, den Wurmmitteln u. a. in den Vordergrund.

Zum Verständnis der durch niedrigmolekulare Stoffe herbeigeführten Allergien sei angeführt, daß durch *Jodieren, Nitrieren, Diazotieren* von Eiweißkörpern chemospezifische Antigene entstehen. Es ist andererseits Aufgabe des Chemikers, diese unliebsamen Nebenwirkungen in verbesserten Produkten zu vermeiden; auf das Beispiel des *Propylthiouracils* (s. S. 72) und des Sulfapyrimidins (s. S. 560) sei hingewiesen.

Bei einzelnen Arzneistoffen wie Digitalisglykosiden, Coffein, Äthylalkohol, Tribromäthylalkohol sind allergische Reaktionen äußerst selten oder unbekannt. Der Kreis der inkulpierten Stoffe erweitert sich indessen von Jahr zu Jahr.

Eine *Allergie* läßt sich besonders leicht durch *parenterale Zufuhr* des Antigens auslösen. Gelegentlich indessen entsteht die Überempfindlichkeit auch bei oraler Zufuhr, bei Einatmung oder Kontakt mit der Haut. Wichtig ist, daß in vielen Fällen sog. unspezifische Faktoren an der Entstehung der Allergie beteiligt sind wie Alkohol, Fette, Seifen u. a., durch die das Antigen in die Tiefe geschleppt wird. So gibt es Formen der Allergie gegen Krebse, Muscheln, Krabben, aber auch gegen chemische Stoffe, die nur dann in Erscheinung treten, wenn gleichzeitig mit dem Antigen starke Alkoholica genossen werden.

Weiterhin ist die Allergie abhängig vom *zeitlichen Abstand* zwischen den einzelnen Gaben des Antigens. Beim Menschen tritt Allergie auf, wenn zwischen der 1. und 2. Gabe einer Seruminjektion 6—10 Tage vergehen. Dieses Intervall sollte auch bei vielen Arzneistoffen und Giften mit Antigennatur als gefährlich angesehen werden; beim ersten Auftreten einer Kontakt-Dermatitis ist gewöhnlich eine Latenzzeit von 6—10 Tagen seit dem ersten Kontakt nachweisbar; bei Sulfonamiden oder bei Hydantoinen treten Hauterscheinungen und Fieber gewöhnlich am 7.—10. Tage auf, bei Thiouracil im 1. Monat; bei Na-Morrhuat z. B., das zur Verödung von Varicen angewandt wird, sollen nicht mehr als 5 Tage zwischen 2 Injektionen verstreichen, um Allergie zu verhüten. Auch 2—3 Tage nach *Aussetzen der Therapie* können Symptome auftreten. Sensibilisierung beim Menschen kann Jahrzehnte, ja die ganze Lebenszeit anhalten.

Die Bereitschaft zu allergischen Reaktionen wird unter Umständen nach MENDELschen Gesetzen vererbt, besonders nachgewiesen für Asthma bronchiale, Heufieber und Urticaria; man spricht dann auch von *Atopie*. Andere allergische Reaktionen sind unabhängig von der vererbten Anlage und werden durch den Kontakt mit Fremdsubstanzen erworben.

Antikörper. Infolge der Sensibilisierung bilden sich *spezifische Antikörper* in Blut und Gewebe. Treffen diese zusammen mit dem zugehörigen artfremden Eiweiß, so werden Stoffe freigemacht, die pharmakologisch hochaktiv sind und die an die Wirkung von Histamin (s. S. 113) und an die von Heparin (Blutungsneigung) erinnern.

Nach der Reinjektion finden sich dann im Blut typische Veränderungen der Albumin-Globulinreaktionen, die mit einer erhöhten Labilität der Plasmaeiweißkörper verbunden sind; es findet sich eine gesteigerte Ansprechbarkeit gegenüber Vagusreizen und ein gesteigerter zentraler Vagotonus. Von der allergischen Reaktion betroffen werden einerseits die Capillaren und präcapillaren Gefäße. Diese antworten mit Erweiterung oder Verengerung, mit veränderter Permeabilität (Ödemen, Blutaustritten) u. a. Betroffen wird andererseits die glatte Muskulatur. Bei genügender Sensibilisierung und genügender Menge des Antigens kann dann allgemeiner Schock auftreten. In solchen Fällen ist die Überempfindlichkeit auch übertragbar auf andere Personen (PRAUSNITZ-KÜSTNERscher Versuch):

Das Serum eines Allergikers wird einem Normalen in die Haut eingespritzt. Wenn 24 Std. später an der gleichen Stelle z. B. das beschuldigte Pollenextrakt eingespritzt wird, entsteht sofort eine örtliche Rötung und Schwellung.

Es bilden sich aber auch *seßhafte Antikörper* in den verschiedenen Organen, so daß z. B. auch am isolierten Uterus des sensibilisierten Meerschweinchens bei Zusatz des spezifischen Eiweißkörpers eine Kontraktion auftritt (DALE). Ist die lokale Reaktion besonders stark ausgeprägt, so spricht man auch von *Organschock.*

Grundsätzlich können die meisten Organe und Gewebe des Körpers nach der Sensibilisierung mit allergischen Erscheinungen reagieren. Allergie gegen Arzneistoffe äußert sich gewöhnlich in *Hautausschlägen* und *Fieber*; im Blut findet sich fast immer eine *Eosinophilie.*

Andere allergische Reaktionen finden sich an den *Schleimhäuten* (Conjunctivitis u. a.), an den *Atemwegen* (Heufieber, Asthma bronchiale, allergische Bronchitiden), am *Verdauungstractus* als abdominelle Allergien (Erbrechen, Spasmen des Magen-Darm-Kanals, der Gallenwege, des Blinddarms, allergische Diarrhoen, Colica mucosa mit und ohne Colitis), im *Blut* (Anämie, Hämolyse, Hämaturie, auch Purpura), im *Knochenmark* (Leukopenie, Agranulocytose, Thrombopenie). Es können weiterhin allergische *Arthritiden, Neuritiden, Nieren-, Leber-* und *Lungen*krankheiten auftreten. Beim *Gelenkrheumatismus* sowie bei vielen *Infektionskrankheiten* sind allergische Faktoren nachzuweisen. Die sog. *Kontaktdermatitis* ist gewöhnlich allergischer Natur.

Kreislaufstörungen, von leichten Kollapszuständen bis zum lebensgefährlichen *anaphylaktischen Schock*, sind besonders bei intravenöser Injektion der Antigene zu befürchten.

Die *Serumkrankheit* (s. S. 153) zeigt die bekannte Kombination von Fieber, Urticaria, Lymphdrüsenschwellung und Arthralgie; in schwersten Fällen wird auch Endokarditis und Myokarditis beobachtet. Periarteriitis nodosa ist nicht selten, sie ist gewöhnlich reversibel, indessen können chronische Kollagendegenerationen und -nekrosen auftreten. Serumkrankheit kommt auch vor nach Arzneistoffen wie Penicillin, Sulfonamiden u. a. Allergisch ist weiterhin das *Arthusphänomen*, d. h. Entzündung und Gewebszerstörung an der Stelle der Injektion (z. B. nach Diphtherietoxoid, Typhusvaccine, Insulin u. a.). Als *chronische Serumkrankheit* lassen sich Krankheitserscheinungen bezeichnen, die sich nach oft wiederholter Injektion von Pferdeserum oder anderen Antigenen am Tier experimentell erzeugen lassen wie Arteriitis der Coronarien, Myokarditis, Periarteriitis nodosa, chronische Arthritiden u. a. Es steht zur Debatte, inwieweit die entsprechenden menschlichen Spontanerkrankungen auf solche Faktoren zurückzuführen sind.

Viele der angeführten Symptome sprechen nahezu eindeutig für Allergie, so Urticaria, angioneurotische Ödeme, Asthma; andere Symptome wie Agranulocytose, Thrombopenie, Polyneuritis auch Katarakt können allergisch sein aber auch toxische Ursache haben; die allergische Ätiologie von akuter Leberatrophie, Opticusatrophie u. a. wird bestritten.

Allergieähnlich ist ferner der *angioneurotische Symptomenkomplex*, der auch ohne vorhergehende spezifische Sensibilisierung bei der Erstinjektion von Medikamenten, z. B. von Salvarsan, sich entwickeln kann, der aber auch in seltenen Fällen bei der ersten Anwendung von Pferdeserum und bei der Transfusion von homologem Blut vorkommt.

Zustände von Allergie werden aber auch vom Zentralnervensystem her beeinflußt, so daß z. B. nicht nur der Asthmaanfall, sondern auch eine Urticaria auf rein psychischem Wege entstehen kann. BESSAU erwähnt einen Fall von Nesselsucht nach Äpfeln. Er ließ die Patientin einen Kuchen verzehren, der keine Äpfel enthielt, und rief ihr $1/_2$ Std. nach der Mahlzeit entsetzt zu: „Im Kuchen waren ja Äpfel." Sie bekam sofort auf dem ganzen Leib Nesseln.

Desensibilisierung. Die *spezifische Behandlung* der Allergie, die sog. *Desensibilisierung*, stützt sich auf die Tierversuche von OTTO (1909), der gegen Serum überempfindlich gemachte Meerschweinchen mit langsam steigenden Dosen des Antigens vor der anaphylaktischen Reaktion schützte, möglicherweise, weil *blockierende Antigene* (LOVELASS) auftreten. In denjenigen Fällen von Asthma bronchiale, bei denen das schuldige Antigen durch Suchkost oder Hauttest ermittelt, auch andere Antigene ausgeschlossen wurden, sowie in ähnlich gelagerten Heufieberfällen, wird das Antigen entsprechend diesen Tierversuchen in steigenden Dosen nach ganz bestimmtem Kurschema parenteral zugeführt. Auch eine orale Desensibilisierung ist möglich, z. B. bei Hühnereiweiß, beginnend mit 0,001 mg Trockensubstanz, in 3—6 Monaten steigend auf 15—30 g bzw. nach sonstigem Kurschema. Das gleiche Verfahren läßt sich bei allergischer Reaktionsbereitschaft gegen bestimmte Arzneistoffe wie Chinin, Antipyrin, Arsenikalien, Quecksilber, Salicylsäure u. a. anwenden. Häufig indessen betrifft die Allergie eine größere oder kleinere Gruppe von Eiweißkörpern oder auch niedrigmolekulare Stoffe. In solchen Fällen ist eine spezifische Desensibilisierung aussichtslos.

Eine besonders große Gefahr kann verbunden sein mit der *Injektion großer Serummengen*, z. B. bei der Antitoxinbehandlung des Tetanus. Die Vorgeschichte des Patienten ergibt gewöhnlich, ob er früher bereits Serum erhalten hat. Im Zweifelsfall wird die *Augenprobe oder Hautprobe* ausgeführt. Bringt man nämlich 1 Tropfen des 1:10 verdünnten Serums in den Augenbindehautsack, so kommt es bei Überempfindlichkeit nach $^1/_2$—2 Std. zu Jucken, Tränen und Lidödem. Zur Hautprobe setzt man mit 1:10 verdünntem Serum eine intracutane Quaddel, worauf sich bei allergischer Reaktionsbereitschaft innerhalb von 10 min ein breiter Ödemwall mit ausgedehntem Erythem ausbildet. In solchen Fällen muß eine rasch wirkende, wenn auch *kurzfristige Desensibilisierung* durchgeführt werden, falls es nicht gelingt, Serum von einer anderen Tierart, z. B. von Rindern und Hammeln, zu beschaffen.

Zu diesem Zweck wird zunächst 0,5—1 cm³ Serum injiziert mit Wartezeit von 3–4 Std. bis zum Einspritzen der Gesamtmenge, auch unter Zugabe von Calciumgluconat- oder Adrenalinlösung. Ähnliches läßt sich bei Arzneistoffallergie durchführen. So gab WIDAL einer Patientin, die 0,05 g Antipyrin nicht vertrug, auf den nüchternen Magen 0,005—0,02, nach einer Stunde experimenti causa 1,0 Antipyrin. Es war eine vollständige Desensibilisierung eingetreten.

Die Desensibilisierung wird auch erreicht, indem man mit 0,1 cm³ Serum anfangend, in 2 stündigen Pausen, jedesmal auf die doppelte Dosis ansteigend, die Gesamtmenge langsam injiziert. Beim Auftreten anaphylaktischer Erscheinungen muß man sofort aussetzen und später noch vorsichtiger weitergehen. Zur Desensibilisierung bei Asthma u. a. ist auch Histamin nach bestimmtem Kurschema angewandt worden.

Behandlung der Allergie. In *schwersten akuten Fällen* kommt ausschließlich *Suprarenin* in Frage, insbesondere auch bei gefährlichen Arzneiallergien (Penicillin, Streptomycin, Sulfonamide u. a.). Neuerdings wird auch mit *Novocaininfusionen* gearbeitet (s. S. 245). Bei schweren persistierenden allergischen Reaktionen jeder Art kommen *Cortisone* und ACTH in Betracht (s. S. 84), indessen unter Berücksichtigung der Nebenwirkungen. Betr. Asthma s. S. 345.

Leichte Formen der Allergie reagieren auf parenterale Calciumtherapie (20%ige Lösung von Liquor Calcii chlorati, 5—10 cm³ langsam i.v., bzw. Calcium Sandoz i.m.). An Stelle der Calciumtherapie können auch sympathomimetische Drogen, wie Ephedrin, Ephetonin u. a., verwandt werden. Sofern die glatte Muskulatur betroffen ist, wird auch *Atropin* oder *Euphyllin* angewandt. Zuletzt kann man gelegentlich durch *ableitende Verfahren* günstig einwirken. Hierher gehört die Verordnung eines schnell wirkenden *Abführmittels* bei Urticaria. Betr. unspezifische Reiztherapie s. S. 142. Bei psychischer Überlagerung wirken auch *Sedativa* (s. S. 184). Die Therapie mit Histamin-zerstörenden Fermenten, sog. *Histaminasen*, hat bisher keine praktischen Fortschritte gezeigt.

Der allergische Zustand kann beeinflußt werden durch gleichzeitige Intoxikation und Autointoxikation. Durch Behandlung von Gicht, chronischer Nephritis, Leberleiden, endokrinen Störungen u. a. kann die allergische Reaktionsbereitschaft sich verändern.

Der anaphylaktische Schock kann in leichter Narkose noch auftreten, in *tiefer Narkose* nicht mehr; die Seruminjektion ist daher, wenn möglich, z. B. mit der Wundversorgung zu verkoppeln. Viel verwendet in dieser Hinsicht wird die intravenöse Narkose (Evipan-Natrium). Nach Injektion größerer Serummengen ist eine *Antianaphylaxie* zu beobachten, die gewöhnlich 8 Tage andauert und auch z. B. gegen das Auftreten der *Serumkrankheit* schützt.

Ergänzungsteil

Der *anaphylaktische Schock* entsteht wahrscheinlich durch eine Zellschädigung, die ihrerseits in der geschädigten Zelle pharmakologisch wirksame Stoffe, darunter Histamin, entstehen läßt. Bei Anwendung der Antihistaminica darf man nicht ohne weiteres damit rechnen, daß die fundamentale Zellschädigung beeinflußt wird oder die Wirkung anderer Gifte, die freiwerden; es wird vielmehr im wesentlichen die Histaminwirkung beeinflußt, wahrscheinlich durch eine *Verdrängungsreaktion.* Der anaphylaktische Schock einerseits, Histamin-

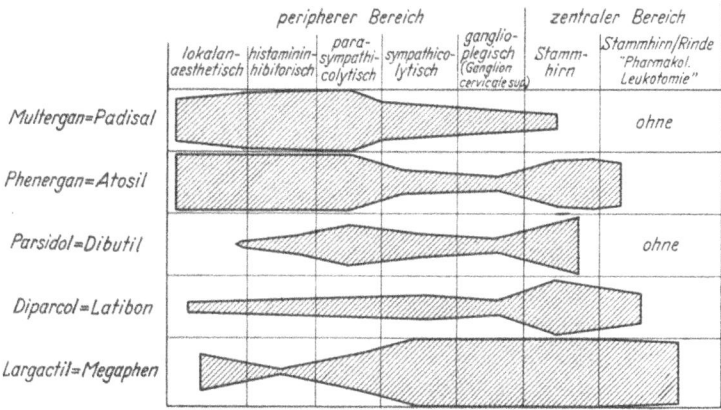

Abb. 35. Pharmakologische Wirkung chemisch nahe verwandter Phenothiazinderivate. Man beobachte, wie die pharmakologischen Angriffspunkte bei kleiner Änderung der chemischen Konstitution (s. S. 148) unter Umständen erheblich wechseln. (Nach H. WEESE)

injektion andererseits reagieren daher verschieden auf Antihistaminica; auch wird z. B. der Histaminspasmus der Bronchien bei Meerschweinchen durch Adrenalin, Theophyllin, Papaverin u. a. ebensogut gelöst wie durch Antihistaminkörper.

Antihistaminkörper. Ihre Reihe, von EDLBACHER und ACKERMANN eröffnet, wurde rasch erweitert und verbessert, insbesondere durch die chemischen Arbeiten von E. FOURNEAU. Sie entgiften intravenös injiziertes Histamin, so daß unter Umständen ein Vielfaches der tödlichen Dosis vertragen wird. Sie verhindern dadurch gleichzeitig die Histamin-Wirkung auf Capillarpermeabilität, Blutdruck, Speichelfluß, Darmspasmen u. a. Beim Meerschweinchen lösen sie den Bronchialkrampf nach Histamininhalation und verhindern den anaphylaktischen Schock (s. S. 145). Beim Menschen kann die Histaminquaddel verhindert werden; der Magensaftfluß nach Histamininjektion (s. S. 114) wird nicht wesentlich beeinflußt; bei Meerschweinchen entwickeln sich perforierende Histamin-Ulcera des Magens trotz hoher Dosen der Antihistaminica.

Die Grundwirkung dieser Körper besteht wie die der Lokalanaesthetica, auch der Atropin-ähnlichen Substanzen, der Sympatholytica, der curarisierenden und gangliopleglischen Stoffe u. a. in einer Abdichtung von Zellmembranen; allein ihre Verteilung im Körper entscheidet darüber, wo sie abdichten. Daher sind fast alle diese Stoffe starke Lokalanaesthetica und Antiphlogistica; häufig ist eine Atropin-artige Wirkung; es finden sich weiter darunter Sympatholytica und Ganglienblocker wie Megaphen, lissive Stoffe wie Diparcol und Parsidol, weiterhin Spasmolytica der glatten Muskulatur (Antagonismus gegen Bariumsalze), Sedativa, Analgetica, Hirnstammittel wie Phenergan und Diparcol, auch Großhirnmittel wie Megaphen. Sie sind vielfach Antagonisten nicht nur von Histamin, sondern gleichzeitig von anderen Agonisten (Acetylcholin, Adrenalin, Nicotin, Veratrin u. a., s. S. 253). Solche Effekte können für die Praxis wichtiger sein als ihre Antihistaminwirkung.

Die üblichen *Nebenwirkungen* der Antihistaminica betreffen das Zentralnervensystem (Müdigkeit, Schwächezustände, Schwindel, sogar Verwirrungszustände); sie können daher z. B. bei Autofahrern u. a. gefährlich werden, auch den Gebrauch von Stimulantien notwendig machen; diese *sedative* Wirkung ist besonders auffällig bei den hochwirksamen Stoffen Benadryl, Phenergan, Megaphen u. a. Atropin-ähnliche Trockenheit im Munde ist häufig. In seltenen Fällen ist Neuritis beschrieben worden. In höchsten Dosen führen sie zu Konvulsionen, die bei den *überempfindlichen Kleinkindern* lebensbedrohlich werden können; Gegenmittel sind Anticonvulsiva (s. S. 199). Bei Kindern wird gefährliche Hyperthermie beobachtet. In nicht seltenen Fällen lösen diese Antiallergica selbst allergische Reaktionen aus, besonders bei örtlicher Anwendung, der widerraten wird; in Einzelfällen trat Agranulocytose auf.

Therapie. Die meisten dieser Stoffe werden rasch ausgeschieden, nicht abgebaut, sind daher unter Umständen häufig, alle 2—3 Std., zu verabreichen. Je intensiver die Symptome, um so höher ist die notwendige Dosis. Beim *einmaligen und kurzfristigen Auftreten von Histamin* (und H-Stoffen) haben sie besonders eindrucksvolle Wirkung; Beispiele hierfür sind die Behandlung von allergischem *Juckreiz*, leichter Serumkrankheit (nicht auf Gelenkbeschwerden und Fieber einwirkend!), Urticaria, QUINCKEschem Ödem und von toxischen Exanthemen; hierher gehört auch das 9 Tage-Exanthem nach Salvarsan. In solchen Fällen verschwindet der Juckreiz innerhalb $^1/_2$ Std. und Versager entstehen nahezu ausschließlich infolge Unterdosierung.

In Fällen von *wiederholter Berührung mit exogenen und endogenen Antigenen* sind die Erfolge weniger sicher, z. B. bei Asthma bronchiale, Heufieber und vasomotorischer Rhinitis, und in günstigen Fällen wirken sie nur so lange, wie die Stoffe in wirksamer Konzentration im Blute kreisen; hierher gehören auch die Kontaktdermatitis, viele Ekzeme und Dermatitiden; bei Salvarsandermatitis schließlich sind die Antihistaminkörper ohne Wirkung. In solchen Fällen bleibt nur die antipruriginöse Wirkung übrig. — Die Schnupfenbehandlung durch Antihistaminkörper entbehrt jeder rationellen Grundlage.

Handelspräparate stehen zur Verfügung aus der Reihe der *Äthylendiamine* (Antergan, Neoantergan, Antistin u. a.), aus der Reihe der *Äthanolamine*, durch besonders starke sedative Wirkung ausgezeichnet (Benadryl u. a.), aus der Reihe der *Äthylamine*; Stoffe dieser Reihe wie Trimeton, Chlortrimeton, Bromtrimeton haben besonders wenig Nebenwirkungen.

Neoantergan (BOVET 1944), Dimethylaminoäthyl-methoxy-benzyl-aminopyridin, ist eines der stärksten Antihistaminica (100—150 mg täglich). Mit Müdigkeit, Abgeschlagenheit u. a. Nebenwirkungen muß man rechnen. Diese sedative Wirkung von Neoantergan, wie von anderen Antihistaminkörpern, kann zur Schlafzeit zweckmäßig sein.

Pyribenzamin (MAYER 1945), Dimethylaminoäthyl-benzyl-aminopyridin als Chlorhydrat, entspricht weitgehend dem Neoantergan (Dosis 100—200 mg täglich) und ist etwas stärker toxisch als dieses, was z. B. bei Automobilisten zu beachten wäre.

Antistin (R. MEIER und K. BUCHER 1946), chemisch Imidazolin-Methyl-Benzylanilin, ist ein ähnlich starkes Antihistaminicum (tägliche Dosis 150—600 mg). Mit Hilfe von Antistin wurden erstmalig allergische Faktoren bei akuter Glomerulonephritis und Myokarditis nachgewiesen. Es besitzt nicht unbeträchtliche sympatholytische Wirkung. Es steht auch für intramuskuläre und langsame i.v. Injektion zur Verfügung (Ampulle zu 2 cm³ mit 0,1 g). Die Toxicität ist nicht erheblich, indessen werden in einem nicht unbeträchtlichen Teil der Fälle, die mit voller Dosis behandelt werden, Müdigkeit, Schwindel, auch Erregungszustände beobachtet.

$$R = CH_2-CH-N(CH_3)_2 = \text{Atosil (Phenergan)}$$
$$|\ CH_3$$

$$R = CH_2-CH-N(C_2H_5)_2 = \text{Djbutil (Parsidol)}$$
$$|\ CH_3$$

$$R = CH_2-CH_2-N(C_2H_5)_2 = \text{Latibon (Diparcol)}$$
$$R = CH_2-CH_2-CH_2-N(CH_3)_2 = \text{Megaphen (Largactil)}$$

(mit Cl im Phenothiazinring)

Benadryl (LOEW 1945), Dimethylaminoäthyl-Benzyl-Phenyläther als Chlorhydrat. Die tägliche Dosis beträgt bis 50 mg; es ist das stärkst-toxische Glied dieser Reihe. Die Nebenwirkungen sind

Phenothiazin

ähnlich wie nach Antistin; es wird neuerdings als Mischpräparat gegen See- und Luftkrankheit empfohlen und unterscheidet sich hierin von anderen unwirksamen Antihistaminkörpern. Cave Flugpersonal!

Phenergan, N-(2-dimethylamino-n-propyl)-phenothiazin-chlorhydrat (HALPERN 1946) in einer Dosis von 20 mg/kg sc. schützt das Meerschweinchen vor der 1500fachen i.v. tödlichen Histamindosis. Die Toxicität ist geringer als die von Neoantergan. Eine am Abend verabreichte Dosis von 25 mg Phenergan soll bei den Patienten wirkungsgleich sein mit 350 mg Neoantergan *(Neo-Bridal)* verteilt auf 3—4 Dosen am Tag. Phenergan besitzt jedoch sehr starke sedative Wirkungen und ist ein Hirnstammittel, wirkt als solches bei motorischen Hirnstammsymptomen sowie gewissen Schmerzzuständen ebenso wie bei manischen Psychosen, verhält sich auch ähnlich wie die nahe verwandten *Diparcol* und *Parsidol*, welche als Anti-Parkinson-Mittel im Handel sind. Ein weiteres bekanntes Phenothiazinderivat ist *Megaphen* (s. S. 327); alle Phenothiazine machen Allergie.

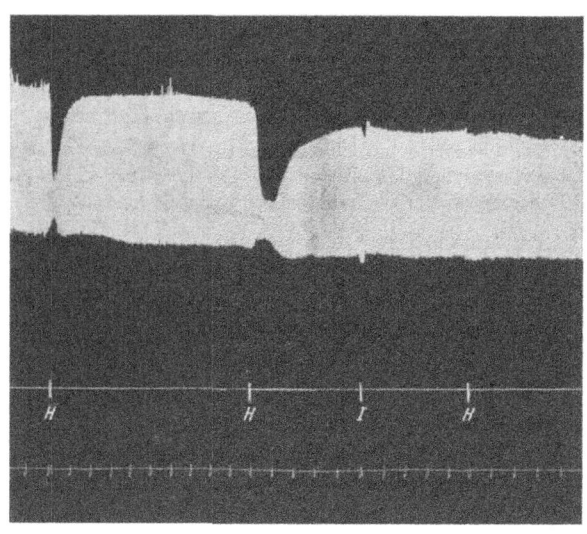

Abb. 36. Nachweis der Antihistaminwirkung von Ilvin an künstlich beatmeten narkotisierten Meerschweinchen; Registrierung der vertikalen Thoraxexkursionen. *H* = i.v. Injektion von 25 mg/kg Histamindihydrochlorid, *I* = i.v. Injektion von 60 mg/kg Ilvin. Zeitregistrierung in Minuten (nach HOTOVY)

Ilvin (Bromderivat des Trimetons oder 1-(2-Pyridyl)-1-(p-bromphenyl)-3-dimethyl-aminopropanmaleat) ist ein intensiv und lang wirksames Antihistaminicum und Antiallergicum, besonders gekennzeichnet durch hohen therapeutischen Index. Um eine oral besonders anhaltende therapeutische Wirkung zu erzielen, werden sog. Ilvin-Dupletten (Doppelschichtdragees) angewendet. — Ein weiteres Trimeton-Derivat ist *Avil*; Thephorin ist nahe verwandt.

6. Immunkörper

Allgemeines. Die Bildung von Antikörpern nach Injektion von Eiweiß ist ein einfaches Beispiel für das komplizierte Geschehen, wenn fremde rote Blutkörperchen, Bakterien oder Eiweißkörper vom Typ der Toxine in den Organismus gelangen. Dieser antwortet nunmehr mit der Bildung von Abwehrfermenten und Antitoxinen, wobei das Retikuloendothel als Hauptbildungsstätte anzusehen ist. Dort entstehen nach einem vielzitierten Bilde Defekte, die von überschüssiger Regeneration gefolgt sind, so daß z. B., verglichen mit dem Antigen, eine 100000fache Menge von Antitoxin produziert werden kann. Im menschlichen Plasma finden sich Antikörper hauptsächlich in der Globulinfraktion; *γ-Globulin* wird heute zur Prophylaxe und Behandlung von Masern, Röteln, Keuchhusten, Pocken und der infektiösen Hepatitis angewendet, auch bei Poliomyelitis, wo der Schutz etwa 5 Wochen anzuhalten scheint.

Properdin ist ein Euglobulin, welches die unspezifische Immunität beherrscht und dessen Zufuhr bei bestimmten Infektionen ebenso wirksam ist wie Antibiotica; es wird durch das sog. Zymosan inaktiviert (LOUIS PILLEMER).

Artfremde *rote Blutkörperchen* werden auch bei der ersten Injektion langsam aufgelöst. Gleichzeitig indessen tritt eine Sensibilisierung ein, die die Bildung spezifischer Antikörper für fremde Erythrocyten zur Folge hat *(Hämolysine)*. Diese besitzen die Eigenschaft, fremde rote Blutkörperchen auch in vitro aufzulösen. Bei der Injektion von artfremden Eiweißkörpern kommt es auch zur Bildung von *Präcipitinen*.

Bei der Injektion von *Infektionskeimen* kommt es zum Auftreten von spezifischen *Agglutininen*, *Opsoninen*, von *bactericiden* und *trypanociden* Stoffen. Die Injektion von *Toxinen*, worunter nur solche Gifte verstanden werden, die antigen wirken, führt zur Bildung von *Antitoxinen*.

Echte Toxine kommen vor bei *Tieren* (Schlangen, Bienen, Skorpionen, Spinnen usw.), bei *Pflanzen* (z. B. Ricin und Abrin), vor allem aber bei *Bakterien* (Diphtherie, Tetanus, Botulismus, bestimmte intestinale Staphylokokken-Stämme usw.).

Antitoxine. Die Antitoxinbehandlung wurde 1891 durch BEHRING begründet. Injiziert man einem Tier steigende Mengen von Diphtherietoxin, das nach dem Verfahren von ROUX (1889) aus Diphtheriekulturen leicht zu gewinnen ist, so tritt schnell eine erhöhte Resistenz der Versuchstiere gegen das Toxin auf. Beginnt man z. B. bei Pferden mit 1 cm³ Toxin, so läßt sich diese Dosis allmählich steigern bis zu 1 l. Solche Pferde können 2—3 Jahre lang mit Pausen 1—2mal wöchentlich bis zu 10 l Serum liefern.

Die Bildung des Antitoxins erfolgt als Reaktion auf die Toxinwirkung, wahrscheinlich im Retikuloendothel des immunisierten Pferdes, und zwar monate- und jahrelang in weit überschießenden Mengen. Je höher die Giftigkeit des Toxins, um so mehr Antitoxin wird gebildet, auch eignen sich bestimmte Pferde besonders gut für diese Zwecke. Bei der Aufarbeitung von Immunserum reichert sich das Antitoxin in der Pseudoglobulinfraktion an. Auf diese Weise werden hochwertige Präparate erhalten.

Die *Standardisierung* des Antitoxintiters von Pferdeserum erfolgt am Meerschweinchen. Dieses wird mit der 100fach tödlichen Dosis von Diphtherietoxin vergiftet und es wird diejenige Menge an antitoxischem Serum bestimmt, die die Vergiftungserscheinungen verhütet. Diese Menge wird als Antitoxineinheit *A.E.* bezeichnet. Alle Serumpräparate sind von beschränkter Haltbarkeit und sollen nach Ablauf der Garantiezeit nicht mehr benutzt werden.

Das Antitoxin ist nur gegen das spezifische Toxin gerichtet und nicht etwa gegen die Bakterien selbst. Die Bindung des Antitoxins an das Toxin erfolgt im Reagenzglas nach stöchiometrischen Gesetzen. Im Tierkörper ist es anders. Hier wird nur derjenige Teil des Toxins gebunden, der im Serum und in den Gewebsflüssigkeiten enthalten ist, nicht dagegen die Toxinmengen, die bereits in die Zellen übergegangen sind und sich dort fest verankert haben. So ist die gute Wirkung des Antitoxins im Beginn der Erkrankung und die schlechte Wirkung in fortgeschrittenen Fällen zu erklären.

Nach diesem von BEHRING inaugurierten Prinzip sind eine große Reihe *antitoxischer Sera* hergestellt worden, gewöhnlich durch Immunisierung von Pferden. Praktisch wichtig sind die Antisera gegen *Diphtherie, Tetanus, Dysenterie, Botulismus*, Rotlauf, Peritonitis, Scharlach, *Gasödem* und Anaerobierinfektion und gegen *Schlangengifte*. Immunsera lassen sich auch gegen giftiges Pflanzeneiweiß, Ricin und Abrin, gegen Bienen-, Wespen- und Skorpiongifte usw. herstellen. Die im ganzen unsichere Serumtherapie ist bei den meisten Infektionen abgelöst worden durch die modernen Antibiotica. Sie hat ihren Platz behauptet zu prophylaktischen Zwecken, sowie z. B. bei Idiosynkrasie gegen Sulfonamide. Sie läßt sich andererseits auch mit Sulfonamiden oder Penicillin kombinieren.

Nach dem gleichen Prinzip werden *antibakterielle* Seren dargestellt gegen Genickstarre, Rotlauf, WEILsche Krankheit, gegen Typ I und II der Pneumokokkeninfektion, gegen Milzbrand u. a. Im ganzen gesehen sind diese antibakteriellen Seren noch weniger verläßlich als die Antitoxine.

Ist der Erreger der Krankheit unbekannt, oder ist diese auf Pferde u. a. nicht übertragbar, so lassen sich auch die entsprechenden Antigene und Antikörper nicht herstellen. Man ist hier auf Personen angewiesen, die die entsprechende Krankheit durchgemacht haben und bei denen mit einem hohen Antitoxintiter zu rechnen ist. Dieses „**Rekonvaleszentenserum**" wird bei *Masern, Scharlach, Keuchhusten, Mumps, Poliomyelitis* — im letzten Falle als Behring Serum E.D. 25 cm³ — angewandt. Die Antikörper finden sich in der Globulinfraktion (s. S. 152). — Häufig sind solche Infektionskrankheiten durch Sekundärinfektionen kompliziert, so Masern, Scharlach, Keuchhusten u. a., deren Bekämpfung durch Sulfonamide und Antibiotica *vordringlich* sein kann; diese wirken indessen nicht gegen den toxischen Faktor.

Zum Schutz der Serumpräparate gegen bakterielle Einflüsse ist ein *antiseptischer Zusatz* erforderlich, z. B. von Kresol (0,4%), Phenol (0,5%), Glycerin, von organischen Hg-Verbindungen. Sofern große Serummengen erforderlich, kann der obige Phenolgehalt schwere Vergiftungen hervorrufen. Sofern das Serum *nicht* vom Pferde gewonnen wurde, ist Angabe der Tierart erforderlich.

Serumpräparate werden auch für *diagnostische Zwecke* bereitgestellt, so Diphtherietoxin für den SCHICK-Test, Scharlachtoxin für den DICK-Test, Tuberkuline. Auch Trichinella kann heute durch Hauttest diagnostiziert werden.

Diphtherieantitoxin. Nach der obligaten intramuskulären Injektion in den oberen äußeren Quadranten der Glutealmuskulatur oder in den Quadriceps erreicht der Antitoxintiter in 3—4 Std. seinen Höhepunkt; diese *passive Immunisierung* hält 2—4 Wochen an. Je früher in der Krankheit injiziert wird, desto geringer ist die notwendige Dosis und um so besser ist die Prognose der Erkrankung. Die Wirkung der Antitoxininjektion bei akuter Diphtherie setzt gewöhnlich in 12—24 Std. ein, das Fieber fällt ab und der Diphtheriebelag verändert sich.

Die artfremden Serumeiweißkörper können zu Zwischenfällen allergischer Genese wie Arthusphänomen, anaphylaktischer Schock, Serumkrankheit (siehe S. 147) führen. Sensibilisierung durch die erste Seruminjektion macht sich frühestens in 10 Tagen bemerkbar, kann aber jahrelang anhalten. Die Vorsichts-maßnahmen zur Verhinderung solcher Reaktionen sind S. 147 dargestellt.

Die *Dosierung* ist davon abhängig, wie weit die Krankheit vorgeschritten ist. Bei Diph-therieverdacht genügen 1000—2000 AE. Die übliche Dosis in den ersten Tagen der Krank-heit, die auf Grund genauer Messungen am Menschen festgestellt wurde, ist 500 AE je Kilogramm, sowohl für Kinder als auch für Erwachsene. Bei Larynxsymptomen und bei schwerer toxischer Diphtherie mit Kreislaufkollaps sind oft insgesamt 10000—100000 AE nötig, die auch wiederholt injiziert werden. Die höchste verabfolgte Dosis betrug 500000 AE (BIC). Solche Mengen lassen sich nur mit Hilfe von hochwertigem Serum einführen.

Bei toxischer Diphtherie sind die Erfolge schlecht, auch bei Frühbehandlung. Die post-diphtherischen Herzstörungen treten aber hauptsächlich in Fällen auf, die ungenügende Antitoxinmengen erhalten haben; auch nach Traubenzuckerinfusionen (500—1000 cm³ der 10%igen Lösung täglich) sollen sie seltener vorkommen (BECKMAN).

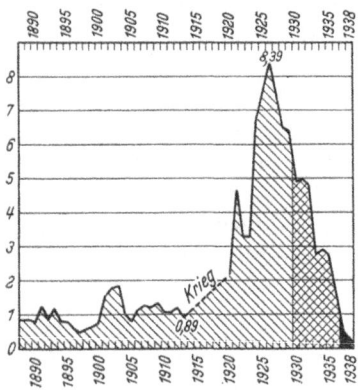

Abb. 37. Diphtherie in der französischen Armee seit 1888. Morbidität auf 1000 Sol-daten. Schraffiert: Periode vor Vaccina-tion (1888—1929). Doppelschraffiert: Periode der partiellen Vaccination (1930—1936). Schwarz: Periode der allgemeinen Vaccina-tion mit Anatoxin (1937—1938). (Nach R. RENDU 1948)

Die *Prophylaxe gegen Diphtherie* kann bei unmittelbarer Gefährdung ebenfalls mit Anti-toxin erfolgen (50 AE pro Kilogramm); der Schutz dauert etwa 2 bis 4 Wochen.

Toxoide — als *Anatoxine* (RAMON), *Formol-toxoid* (BEHRING) oder *Adsorbat-Impfstoffe* (Adsorption von Formoltoxoid an Aluminium-hydroxyd) im Handel — sind Toxine, die durch Formaldehydbehandlung ihre Giftigkeit verloren haben, aber die Eigenschaft behalten, eine langanhaltende Antitoxinbildung auszu-lösen, so jahrelangen Schutz zu gewähren. Hier lassen sich prophylaktisch auch *Mischun-gen der verschiedensten Toxoide* oder mit Vaccine anwenden, da die Erfahrung zeigt, daß in solchen Mischungen die Antikörperbildung des einzelnen Toxoids nicht beeinträchtigt wird; so wird in der Kinderpraxis eine Mischung aus Diphtherie- und Tetanustoxoid zusammen mit Keuchhustenvaccine angewandt.

Die Anfangsdosis von Anatoxin beim Menschen soll das Meerschweinchen 6 Wochen nach Injektion gegen die 5fach letale Dosis von Diphtherietoxin schützen. Die 5fache Anfangsdosis beim Menschen soll in 30 Tagen beim Meerschweinchen weder örtliche noch allgemeine Zeichen einer Diphtherievergiftung hervorrufen.

Die Diphtherie verläuft um so milder, je natürlicher die Lebensbedingungen sind. SZENT-GYÖRGYI hat darauf aufmerksam gemacht, daß das Meerschweinchen bei natürlicher Ernährung Mengen von Vitamin C aufnimmt, durch die es weniger empfindlich wird gegen Diphtherietoxin.

Tetanusantitoxin. Tetanustoxin kann nur in freiem Zustande vom Antitoxin neutralisiert werden, solange es nämlich vom Infektionsherd in den Achsen-zylindern weiter wandert, d. h. solange Symptome entweder völlig fehlen oder nur lokalisierte Muskelsteifigkeit in der Gegend des Infektionsherdes (durch propriozeptive Reflexe) vorhanden ist. Hat sich erst einmal das Toxin in den Ganglienzellen unter Auftreten Strychnin-ähnlicher Krämpfe fest verankert, so ist eine Antitoxinwirkung nicht mehr zu erwarten. Das geht aus Tierversuchen eindeutig hervor, in denen auch das 600fache der zunächst wirksamen Dosis 5 Std. später völlig versagte (DOENITZ). Man muß also versuchen, das Toxin an der Stelle seiner Entstehung, bei der Wanderung im Nerven oder im Rückenmarkskanal abzufangen, bevor es die Ganglienzellen der Vorderhörner befällt. Auch höchste Antitoxindosen versagen gewöhnlich bei bereits ausgebildeten Tetanussymptomen sowie bei rasant verlaufender, innerhalb von 7 Tagen manifest werdender Infektion.

Die *Schutzdosis* von Tetanusantitoxin beträgt 2500 AE subcutan. Sie hat während des ersten Weltkrieges nach BIERs Urteil Hunderttausenden von Soldaten das Leben gerettet. Die *Heildosis* von 12500—125000 AE wird gelegentlich in Fraktionen aufgeteilt, von denen die erste in die Umgebung der Wunden, weitere auch endoneural, intralumbal oder subdural injiziert werden. Die Wirkung ist unsicher.

Die prophylaktische Gabe von Tetanusantitoxin wird empfohlen für alle tetanusverdächtigen Verletzungen, das sind besonders Straßenverletzungen, landwirtschaftliche und gärtnerische Verletzungen, Verletzungen „durch den Schuh hindurch", durch den „Unterbau von Automobilen", offene Zertrümmerungen und Holzsplitterverletzungen. Die *Dringlichkeit der Empfehlung richtet sich nach der örtlich verschiedenen Tetanusgefahr* (aus den Münchener Leitsätzen). Die Schutzdosis ist frühzeitig zu geben und eventuell nach 7 Tagen zu wiederholen. Abgesehen von Schußverletzungen zählen auch Verbrennungen und Erfrierungen 2. und 3. Grades, sogar Verletzungen durch Knallfrösche und Spielzeugpistolen zu den verdächtigen Wunden.

Bei der Anwendung ist zu berücksichtigen, daß die Schutzdosis nicht absolut sicher ist. Im Weltschrifttum sind bis 1939 mehr als 20000 Fälle bekannt, in denen die Tetanusprophylaxe versagt hat; im zweiten Weltkrieg waren die Erfahrungen weit günstiger. Auch sollte der Arzt nicht von den Vergiftungserscheinungen überrascht werden. In nahezu der Hälfte stellen sich leichte Erscheinungen der Serumkrankheit ein, in 20% schwere Folgezustände mit Fieber, Urticaria, Drüsen- und Gelenkschwellung. Für das Auftreten von Schockerscheinungen ist keine Statistik bekannt. Unter 50000 Injektionen soll ein Todesfall vorkommen. Um so dringender sind die vorherigen Augen- und Hautproben sowie die kurzfristige Desensibilisierung zu empfehlen.

Langanhaltende Tetanusprophylaxe erfolgt heute durch *aktive Immunisierung mit Formoltoxoid.* Zwei Injektionen Toxoid im Abstand von mehreren Wochen sollen für 2—6 Jahre immunisieren. Seine obligatorische Einführung in die Armee der USA 1941 hat dazu geführt, daß im Gegensatz zu den Erfahrungen anderer Armeen der Tetanus praktisch verschwunden war.

Schlangenbißantitoxin. Tödliche Vergiftungen durch *Schlangenbiß* kommen in Deutschland nur selten vor. Gefährdet sind fast nur Kinder, besonders dann, wenn die Bißstelle nicht an den Extremitäten liegt oder wenn das Gift unmittelbar in eine Vene gelangt. Unter 451 in Preußen amtlich gemeldeten Kreuzotterbissen der Jahre 1907—1925 verliefen 7 tödlich (ROST), doch ist diese Statistik sicher zu ungünstig. Die meisten Todesfälle waren nämlich kompliziert durch unsachgemäße Behandlung, wie Auflegen von Kuhmist oder Verabreichung berauschender Getränke, besonders von Branntwein, Verfahren, die aufs schärfste abzulehnen sind. Doch gibt es andererseits Fälle wie der des Schlangenbeschwörers Hörselmann, der, von einer Kreuzotter in die Zunge gebissen, nach 50 min starb.

In wärmeren Ländern ist die Gefahr erheblich größer. In Britisch-Ostindien wurden 1903—1905 jährlich 100000 Schlangenbisse gezählt, in Brasilien 1914 19200 Bisse, bei einer Mortalität von 20—25%.

Nicht alle Schlangen sind giftig. Auch bei den Schlangen mit Giftdrüsen gibt es ziemlich harmlose Arten. Man unterscheidet die *Proteroglyphen*, bei denen das Gift in einer Rinne des Giftzahnes abfließt, und die *Solenoglyphen*, bei denen das Gift durch einen Kanal im Giftzahn ausgespritzt wird; unter ihnen finden sich die gefährlicheren Giftschlangen. Zu den letzteren gehören auch unsere Kreuzotter, die schon im südlichen Baden vorkommende Aspisviper, die Sandviper der Mittelmeerländer und andere europäische Giftschlangen.

Bei den einzelnen Schlangengiften liegt niemals eine einheitliche chemische Substanz vor, vielmehr liefern alle Schlangen immer mehrere Gifte gleichzeitig: Neurotoxine, hämorrhagische, hämolytische oder Blutgerinnungstoxine. Chemisch handelt es sich dabei um Proteine mit einem Molekulargewicht von etwa 3500 (Neurotoxin aus Najagift) bis 34 000 (Crotalotoxin) und mehr. Aus dem Gift der Kobraschlange sind 12 verschiedene Toxine isoliert worden. Bei der einen Schlangenart wie bei der Kobra (Naja tripudians) steht die Wirkung des Neurotoxins im Vordergrund. Bei anderen, wie bei den Klapperschlangen (Crotalus horridus und adamanteus) und wie bei unserer Kreuzotter, überwiegen die gewebszerstörenden Toxine, obwohl auch Neurotoxine im Gift enthalten sind. Da die *Todesursache* bei allen Schlangengiften in der Wirkung auf das Zentralnervensystem zu suchen ist, besonders in einer Lähmung des Atmungszentrums besteht, so ist eine Gefahr für das Leben im allgemeinen nicht mehr vorhanden, sobald die Nervenwirkungen überstanden sind. Vom Magen her sind die Schlangengifte fast unwirksam. Vom Bindehautsack aus ist eher eine Vergiftung möglich (BONSMANN).

Die *Immunisierung gegen Schlangengifte* wurde zuerst von CALMETTE durchgeführt. Die dabei gebildeten Antitoxine sind spezifischer Natur und typisch für die einzelnen Schlangenarten. Man kann heute Antitoxine herstellen, die in spezifischer Weise allein das Neurotoxin einer einzigen Schlangenart neutralisieren, nicht die übrigen Toxine der gleichen Schlange und nicht die Neurotoxine anderer Schlangenarten. Das bei uns erhältliche *Schlangenserum* BEHRING schützt gegen den Biß aller europäischen Giftschlangen, auch gegen die Kreuzotter.

Das *Schlangenserum* wird durch Immunisierung von Pferden gewonnen, denen langsam steigende Dosen des Schlangengiftes injiziert werden. Solche Pferde müssen die 100fach letale Dosis von Schlangengift vertragen, bevor das Serum gewonnen wird. Die Testierung erfolgt an Kaninchen und Tauben, denen die tödliche Dosis Schlangengift i.v. injiziert wird. Eine bestimmte Menge, z. B. 2 cm³ von Immunserum, die ½ Std. vor Injektion des Giftes verabreicht wird, muß diese tödliche Dosis entgiften.

Zur *Behandlung des Schlangenbisses* ist der Stichkanal des Giftzahns sofort breit zu *incidieren* und gründlich, etwa 15 min lang, auch wiederholt über Stunden, *auszusaugen*. Das gebissene Glied soll gleichzeitig *abgeschnürt* werden, am besten durch Schlauchbinde. Diese darf nicht länger als ½ Std. liegen bleiben, dann muß man sie zeitweise lockern! Die früher gebräuchliche Umspritzung mit Kaliumpermanganat bzw. das Einreiben von Kaliumpermanganatkristallen in die Stichkanalstellen oder von 2%igem Calciumhypochlorit (das im Tierversuch in den ersten 20 min nach dem Biß wirksam ist) sind heute zugunsten von Schlangenserum aufgegeben bzw. auf Notfälle beschränkt worden.

Schlangenserum, 10—20 cm³, wird in die Umgebung der Wunde, zum Teil in den Stichkanal des Giftzahnes, außerdem 10—20—40 cm³ i.m., auch in kleineren Mengen stündlich injiziert (Gesamtmenge bis 150 cm³) bis die Symptome schwächer werden; bei bedrohlichen zentralen Erscheinungen — falls früher keine Seruminjektionen erfolgt sind — auch i.v.

Durch die systematische Behandlung mit Schlangenserum, das für den sofortigen Gebrauch bereitgestellt ist, wurde in Brasilien die hohe Mortalität des Schlangenbisses, die bei Erwachsenen 25%, beim Kind nahezu 100% betrug, auf 5% vermindert. Die entscheidend wichtige örtliche Behandlung kann indessen durch Serumgaben *nicht* ersetzt werden.

Sonstige tierische Gifte. Den Schlangengiften chemisch verwandt sind die Gifte von Bienen, Wespen und anderen Insekten (FLURY). Hauptbestandteil des *Bienengiftes* ist ein Toxalbumin mit einem Mol.-Gew. von etwa 10000. Neben den bekannten örtlichen Symptomen finden sich dementsprechend nach multiplen Bienenstichen und bei allergischer Überempfindlichkeit — in seltenen Fällen sogar nach einem Stich — schwere zentrale Erscheinungen (Lähmungen, Krämpfe) und Hämolyse. In solchen Fällen sollte man verfahren wie bei Schlangenbissen, zum mindesten den Stichkanal gut und lange aussaugen. Betr. Allergie s. S. 148.

Die *Behandlung der Insektenstiche* geschieht in volkstümlicher Weise mit Hilfe von Salmiakgeist, was wissenschaftlich gesehen nicht ganz abzulehnen ist, da Ammoniak manche Insektengifte ausfällt (FLURY). Ebenso läßt sich der Versuch, das Gift durch Kochsalz, Magnesiumsulfat, Gerbsäure oder Hitze unlöslich zu machen, theoretisch begründen. Auch eine chemische Zerstörung des Giftes mit Hilfe von Jodtinktur, LUGOLscher Lösung, Chlorwasser und anderen Chlorpräparaten ist möglich. Als symptomatische Behandlung sind die Anwendung örtlich betäubender Stoffe (Novocain, Anästhesin), der Borsalbenverband, der die Hautspannung herabsetzt, und Umschläge mit essigsaurer Tonerde (s. S. 448) zu bewerten. Antihistaminkörper können wirksam sein.

Die Volksheilkunde kennt Bienenstiche als Mittel gegen rheumatische Erkrankungen. Bienengift ist ein Mittel der unspezifischen Reiztherapie, das nach besonderem Kurschema intracutan geimpft wird (Apicur, Apicosan, Forapin u. a.).

Vaccine. Mit diesem Namen bezeichnet man Produkte, die durch Abschwächen (Pockenimpfung, PASTEURsche Impfung) oder durch Abtöten, auch Abkochen der Erreger (Typhus, Paratyphus, Cholera u. a.) gewonnen werden und in denen u. a. auch hochtoxische Stoffe aus den Bakterienleibern enthalten sind. Sie dienen zur aktiven Immunisierung. Gewöhnlich werden die abgetöteten Bakterienleiber mitinjiziert, z. B. bei der Prophylaxe gegen Pest oder bei Furunkulose und Acne vulgaris (Autovaccine).

Dadurch wird die Entstehung von Antikörpern veranlaßt, die spezifisch gegen die Bakterienleiber gerichtet sind: Agglutinine, Opsonine, Bakteriolysine und bactericide Stoffe. Eine Mobilisierung ähnlicher Antikörper wird bekanntlich auch durch unspezifische Reiztherapie veranlaßt. Maßgebend für die Dosierung der Vaccinepräparate sind die klinischen Zeichen, daneben die örtliche und allgemeine Reaktion. — Der Schutz durch solche Vaccinepräparate ist weniger verläßlich als der durch Toxoide.

Die *Typhusprophylaxe* geht zurück auf Versuche von PFEIFFER und KOLLE (1896), die beim Menschen nach Injektion abgetöteter Typhusbacillen spezifische Antikörper im Blut auftreten sahen. Heute wird meistens gleichzeitig gegen Paratyphus immunisiert. Die nach 2—4 Tagen auftretenden Immunkörper lassen sich 1—2 Jahre lang im Blute nachweisen; der wirksame Schutz soll indessen nur etwa 9 Monate anhalten. Mit modernen Vaccinepräparaten hat man den Typhus in der Armee der USA praktisch zum Verschwinden gebracht. Typhusvaccine (BEHRING) enthält in 1 cm³ 1000 Mill. abgetöteter Keime (erste Impfung 0,5 cm³, nach 7 Tagen zweite Imfung mit 1 cm³, nach weiteren 7 Tagen dritte Impfung mit 1 cm³).

Neuerdings werden gute Erfolge bei Anwendung einer Formol-behandelten *Influenza-Vaccine*, *Keuchhusten-Vaccine* sowie *Pest-Vaccine* angeführt. Über die Verläßlichkeit der *Choleraprophylaxe* wird debattiert.

Zur aktiven Immunisierung dient auch *Tuberkulin* (ROBERT KOCH 1890), dessen therapeutischer Wert sehr umstritten ist, während es zu diagnostischen Zwecken weiterhin unentbehrlich ist, auch unter Berücksichtigung der vielen Unsicherheiten. Tuberkulin ist gekennzeichnet durch eine *spezifische Herdreaktion*, die sich an lupösen Stellen leicht verfolgen läßt, die aber auch die pathologischen Herde der inneren Organe, der Lymphdrüsen und des Knochensystems zum Aufflackern bringt. Nach höheren Dosen treten auch Allgemeinsymptome auf, die man im Anfang der Tuberkulinära als harmlos ansah. Zur Zeit ist man darüber anderer Meinung. Dagegen soll es möglich sein, durch allmähliche Desensibilisierung des Körpers die Gewebszerstörungen durch den Tuberkelbacillus aufzuhalten. — Einen großen Fortschritt brachte die *Calmette-Impfung* (*BCG-Vaccine*), welche die Morbidität und Mortalität der Tuberkulose bis zu $^1/_5$ reduzieren soll.

Aktive Immunisierung. Die künstliche Einimpfung von *Menschenpocken*, woran selten jemand stirbt, zur Verhinderung der weitaus gefährlicheren natürlichen Infektion, ist in China ein uraltes Verfahren. Die aktive Immunisierung mit lebenden, aber für den Menschen wenig virulenten Kuhpocken wurde zuerst von JENNER 1796 durchgeführt.

Der Impfstoff besteht aus der Glycerinaufschwemmung des Bläscheninhalts von Kuhpocken, der aseptisch entnommen wird. Darin finden sich außer den lebenden spezifischen Erregern der Kuhpocken auch lebende und tote Hautbakterien, darunter in seltenen Fällen die Erreger von Herpes zoster (Impfencephalitis). Tetanusbacillen sind in Kuhlymphen nicht gefunden worden. Die äußerst seltenen Tetanusfälle sind wohl durch sekundäre Infektion der Impfwunde entstanden.

Durch die erfolgreiche Impfung wird ein weitgehender, wenn auch nicht völlig sicherer Schutz gegen nachfolgende echte Pocken gesetzt, der bis zu 7 Jahren anhält. Die 1919 zwangsweise in Polen eingeführte Pockenimpfung hat dazu geführt, daß 1937 nur noch ein Fall gemeldet wurde. 1921 waren es noch 5078 Erkrankungen mit 823 Todesfällen. Während des ersten Weltkrieges sind auf deutscher Seite noch 459 Fälle gemeldet worden. In einem Lande, das wie Deutschland von den Kraftlinien des Weltverkehrs getroffen wird, und an dessen Grenzen endemische Pockenherde häufig aufflackern, kann auf die Pockenimpfung nicht verzichtet werden, und der einzelne muß die damit verbundenen, ganz vereinzelten Gefahren im Interesse des ganzen Volkes auf sich nehmen.

Die Behandlung der *Hundstollwut* (Lyssa) mit Hilfe der PASTEURschen *Impfung* gründet sich auf berühmte Tierversuche, in denen gezeigt wurde, daß nach Vorbehandlung mit abgeschwächtem Tollwutvirus beim Hund eine nachfolgende Infektion mit hochvirulentem Virus nicht mehr angeht. Die Abschwächung des Impfstoffes (Gehirn und Rückenmark von tollwutkranken Kaninchen) erfolgt durch bestimmte Trocknungsverfahren, durch die sich ein Impfstoff beliebiger Virulenz darstellen läßt. Die Behandlung wird an den Pasteurinstituten (z. B. im Institut für Infektionskrankheiten Robert Koch, Berlin) durchgeführt.

Glücklicherweise dauert die Inkubationszeit der Infektion nach Hundebiß 2—22 Wochen, so daß in der Zwischenzeit durch das PASTEURsche Verfahren eine aktive Immunität geschaffen werden kann. Je längere Zeit seit dem Biß vergangen ist, um so weniger aussichtsreich ist die Immunisierung. Bisse an Kopf und Hals sind besonders gefährlich. Das tollwutverdächtige Tier wird getötet und mit eingeschickt. Im Gehirn und Rückenmark finden sich bei Lyssa die NEGRIschen Körperchen. — Da die Rabiesvaccine aus Hirnsubstanz dargestellt wird, kommt es gelegentlich auf Grund von Sensibilisierungsreaktionen zu leichten oder schweren neurologischen Erscheinungen allergischer Natur. Bei Tieren sind schwere Hirnschäden beobachtet worden. — Ähnliches findet sich bei der Anwendung von Gelbfiebervaccine mit dem FREYschen Antigen.

Auch weitere Viruskrankheiten wie *Flecktyphus*, *Gelbfieber*, dazu *Maul- und Klauenseuche* und *Schweinepest* hinterlassen eine Immunität und sind durch Einführung der Schutzimpfung weitgehend unschädlich gemacht worden. Über die Schutzimpfung der *Poliomyelitis* wird eifrigst gearbeitet.

Schrifttum

Wirkstoffe der Gewebe. Eiweißtherapie. Anaphylaxie. Immunkörpertherapie.
ABDERHALDEN, R.: Grundriß der Allergie. Basel 1950. — ALBAHARI, C.: Maladies Médicamenteuses. Préface de A. TZANCK. Paris 1953. — CZETSCH-LINDENWALD, H. VON u.

F. SCHMIDT-LA BAUME: Salben und Salbengrundlagen. Berlin 1950. — DIETRICH, A.:
Allgemeine Pathologie und pathologische Anatomie, 6. Aufl. 1948. — DOERR, R.: Allergische
Phänomene. Handbuch der normalen und pathologischen Physiologie, Bd. 13. S. 650.
Berlin 1929. — FEINBERG, S. M.: Allergy in Practice. Chikago 1946. — FLURY, F.: Tierische
Gifte und ihre Wirkung. Handbuch der normalen und pathologischen Physiologie. Bd. 13,
S. 102. Berlin 1929. — GADDUM, J. H., u. H. H. DALE: Gefäßerweiternde Stoffe der Gewebe.
London 1936. — GESSNER, O.: Tiergifte. Handbuch der experimentellen Pharmakologie,
Erg.-Bd. VI. Berlin 1938. — HAAS, H.: Histamin und Antihistamine. Aulendorf 1952. —
LEWIS, Sir THOMAS: Die Blutgefäße der menschlichen Haut und ihr Verhalten gegen Reize.
Übersetzt von E. SCHILF. Berlin 1928. — REDWITZ, E. v.: Die Lehre von den Verletzungen
und Wunden in KIRSCHNER-NORDMANN: Die Chirurgie, Bd. I. 1940. — RIGLER, R.: Kreislauf-
wirkungen der Gewebsprodukte. Handbuch der experimentellen Pharmakologie, Erg.-
Bd. VI. Berlin 1938. — ROCHA e SILVA, M.: Histamin. Its role in Anaphylaxis and Allergy.
Springfield 1955. — SACHS, H.: Antigene und Antikörper. Handbuch der normalen und
pathologischen Physiologie, Bd. 13, S. 405. Berlin 1929. — WEICHARDT, W.: Die Grundlagen
der unspezifischen Therapie. Berlin 1936. — ZIPF, K.: Die chemische Natur der „depres-
sorischen Substanz" des Blutes. Naunyn-Schmiedebergs Arch. 160, 579 (1931).

Zweiter Teil

Pharmakologie der Teilfunktionen des menschlichen Körpers

Nach den einleitenden Worten besteht die wesentliche Aufgabe der Pharmako-
logie darin, zunächst den *pharmakologischen Hauptangriffspunkt* eines chemischen
Stoffes festzulegen, anschließend aber auch die *übrigen Einzelwirkungen* solcher
Stoffe zu untersuchen, um ihre Leistungen besser zu verstehen.

Im folgenden sollen nun die wichtigsten Teilfunktionen des menschlichen
Körpers am Leser vorüberziehen, und wir fragen uns, welche Arzneistoffe hier
ihren Hauptangriffspunkt besitzen. Normalerweise befinden sich ja diese Teilfunktionen des Körpers infolge eines harmonischen Zusammenspiels in einer
gewissen *Gleichgewichtslage*, aus der sie nur innerhalb des physiologischen Be-
reichs abweichen. Bei Krankheiten dagegen können erhebliche Störungen dieses
Gleichgewichtes vor sich gehen, und es muß dann von Wert sein, die Arzneistoffe
zu kennen, die diese Teilfunktionen dem Physiologischen angleichen. Die Wirkung
eines solchen Arzneistoffes ist entweder eine *erregende* (auch anregende, exci-
tierende, stimulierende, analeptische) oder eine *lähmende* (auch beruhigende,
abschwächende, mildernde, hemmende, sedative). Dies ist die Hauptaufgabe
der funktionellen Therapie, *anzutreiben, was zu schwach*, und zu *zügeln oder gar
stillzustellen, was zu stark ist*. Bei der Anwendung der Arzneistoffe muß weiter
berücksichtigt werden, mit welcher *Intensität* ihre Wirkung vor sich geht. So
unterschied man schon in der früheren Medizin unter den lähmenden Stoffen
des Zentralnervensystems Sedativa, Hypnotica, Anticonvulsiva, Narkotica, demgegenüber unter den erregenden Stoffen des Zentralnervensystems die Tonica,
Excitantia, Inebrantia und Tetanica, womit der steigende Grad von Lähmung
und Erregung gekennzeichnet war. Der Besitz solcher Stoffe und die Kenntnis des
pharmakologischen Angriffspunktes erlauben es daher, beinahe jede gewünschte
Einzelorgantätigkeit im menschlichen Körper, sei es antreibend oder hemmend,
zu beeinflussen, und geben dann dem Arzt die Möglichkeit in die Hand, das
große Orchesterspiel im Organismus wieder zu harmonischem Zusammenklang
und richtiger Tonfolge zurückzustimmen (H. H. MEYER).

Wie man aber in der Chemie der Katalysatoren nicht nur eine Beschleunigung und Ver-langsamung chemischer Reaktionen kennt, sondern auch eine Hervorrufung ganz neuer Reaktionen mit bestimmter Reaktionsrichtung, so können auch die Arzneistoffe nicht nur erregend und lähmend, sondern auch *abändernd* und *umgestaltend* in die Funktion eingreifen. Diese Bildsamkeit der Funktionen erlaubt es uns sogar, durchaus neuartige Leistungen aus den Einzelorganen herauszulocken, wie das am auffälligsten bei gewissen Rauschgiften ist.

Nachdem so das besondere Gift auf Grund seines Hauptangriffspunktes einer bestimmten Funktion oder einem Organ zugeordnet wurde, wird es nötig sein, auch seine Nebenangriffspunkte sowie die entfernteren, infolge der physio-logischen Verknüpfungen auftretenden Folgen dieser primären Wirkungen kennenzulernen (s. S. 6).

Vorbedingungen für die Wirksamkeit pharmakologischer Agentien ist eine reaktionsfähige Zelle; es ist sinnlos, Stimulantien der Atmung zu verwenden, wenn Sauerstoff fehlt, oder Stimulantien des Kreislaufs zu verwenden, wenn Blut fehlt. Die Intaktheit der Ionen-batterie (s. S. 28) ist die notwendige Vorbedingung für die Wirksamkeit aller Stimulantien. Ist ein Kollaps durch Hypoglykämie bedingt, so werden alle sog. Kollapsmittel illusorisch. Die allgemeine Neuordnung des Stoffwechsels insbesonders des Energiestoffwechsels (O_2, Zucker, Na/K u. a.) steht also im Beginn jeder Therapie (s. S. 4); *die Physiologie muß der Pharmakologie vorausgehen.*

I. Zentralnervensystem (Narkose und Verwandtes)

Am Anfang soll das *Zentralnervensystem* behandelt werden, das ja von jeher die Forschung besonders in Atem gehalten hat. Handelt es sich doch um ein Organ, das — abgesehen von den darin zusammengefaßten reflektorischen Verknüpfungen und abgesehen von den pathologischen Abweichungen dieses Organs aus seiner Gleichgewichtslage — durch den Fluß der Gedanken und die Macht des Gemütes die peripheren Teilfunktionen weitgehend beherrscht, so daß Lähmung oder Erregung der Gehirnfunktionen auch mit besonders eindrucks-vollen entfernteren Folgen verbunden sein kann; daher die machtvollen psy-chischen Faktoren, die beim Ausstellen eines ärztlichen Rezeptes oft ins Spiel kommen, daher auch die vielen, mehr symbolischen Verordnungen, auch eines guten Arztes, die nur beruhigen statt zu heilen, womit indessen schon viel erreicht sein kann; daher auch die unangebrachte Fehlbehandlung von zentralen Erkran-kungen, wenn auffällige periphere Symptome der ärztlichen Therapie den falschen Weg weisen.

Demgegenüber aber wird oft vergessen, daß die Grundeigenschaften der lebenden Sub-stanz sich in der Tätigkeit der Gehirnzellen, auch in deren seelischen Korrelaten wieder-finden müssen. Das verführt dann dazu, Gehirnerkrankungen mit sog. psychischen Methoden zu behandeln, bei denen die Ordnung der veränderten Grundfunktionen das Primäre sein sollte. Auf die Wirkungen der Schilddrüse, der NNRinde und des Hypophysenvorderlappens sei in dieser Hinsicht besonders verwiesen. Von neueren Erfahrungen sei auf die Behandlung bestimmter Psychoneurosen mit Megaphen, Rauwolfia-Alkaloiden u. a., und die von Delirium tremens und der KORSAKOFFschen Krankheit mit hohen Dosen von Vitamin B_1 und Nicotin-säureamid hingewiesen.

1. Narkotica

a) Allgemeines

α) Theorie der Narkose

Als *Narkotica im allgemeinen Sinne* bezeichnet man Stoffe, die eine rever-sible Lähmung der lebenden Substanz zur Folge haben.

Nach der *Lipoidtheorie* von MEYER und von OVERTON ist diese Eigenschaft nicht abhängig von den chemischen Umsetzungen solcher Stoffe im Gewebe, sie entsteht vielmehr durch ihre physikalische Löslichkeit in Fetten und Lipoiden. Dadurch werden sie befähigt, den Lipoidschutz der Zellmembran zu durchdringen und sich im Inneren der Zelle in den Fetten und Lipoiden anzuhäufen. Voraussetzung für den Eintritt der Narkose ist eine kritische molare Konzentration der Wirkstoffe in den Hirnlipoiden; ihr Wert wird angegeben mit rund 0,05 bis 0,1 g-Molekül je Liter, wechselnd mit der Tierart. Demgegenüber wirkt z. B. Acetylen bei gleicher molarer Konzentration doppelt so stark narkotisch wie Stickoxydul (EICHLER und MÜGGE). Über die Entstehungsweise der eigentlichen Narkose wird mit solchen Theorien nichts ausgesagt, da die Vorgänge im Protoplasma der Zelle weitgehend unbekannt sind. Demgemäß beschäftigt sich die Lipoidtheorie nur mit dem *Anmarsch des narkotischen Stoffes.*

Die Anreicherung geschieht überall dort in besonders hohem Maße, wo stark lipoidhaltige Organe vorliegen, in erster Linie daher im Zentralnervensystem. Aber auch das Unterhautbindegewebe mit seiner Fettschicht nimmt daran teil. Daher sind Fettleibige schlecht zu narkotisieren. Kurznarkotica wie Evipan- und Pentothal-Natrium wirken deshalb so kurz, weil sie rasch in das Fettgewebe übergehen; dort häufen sie sich an.

Die lipoide Grenzschicht der Zellen ist bei der Narkose offensichtlich besonders im Spiel. Hier müssen sich schwerlösliche oberflächenaktive Stoffe vom Typus des Ergosterins anhäufen. Dringen nun Narkotica ein, so entsteht eine *Erhöhung der Grenzflächenspannung.* Diese wiederum hat aus thermodynamischen Gründen zwei wohlbekannte Allgemeinwirkungen der Narkotica zur Folge, nämlich *Dehydratation des Gewebes* und *Verminderung der Zellpermeabilität* (Theorie von SEELICH, (1941). Hier ist eine logische Verknüpfung verschiedener Einzeltheorien versucht worden, nämlich der *Adsorptionstheorie* (J. TRAUBE, fortgeführt von O. WARBURG), der *Permeabilitätstheorie* (R. HÖBER), der *Entquellungstheorie* (M. KOCHMANN). Eine solche Verknüpfung ist auch bereits früher versucht worden (H. WINTERSTEIN). Indessen werden noch weitere Theorien fortlaufend diskutiert wie die *Sauerstoffmangeltheorie* (M. VERWORN), die Theorie der *Dehydrasenlähmung* (J. H. QUASTEL), korrigiert durch die Anschauung, daß der Block im oxydativen Stoffwechsel nicht in den Dehydrasen, sondern im gelben Atmungsferment oder in den Cytochromen sitzt, zuletzt die Ansicht, daß die Narkose mit *Veränderungen im elektrischen Potential der Grenzflächen* verbunden ist (R. S. LILLIE u. a.).

Die Narkose ist reversibel, da die Narkotica — wenigstens in geringem Maße — auch in Wasser löslich sind. Daher muß das Narkoticum aus der Zelle zurückströmen, sobald die umgebende Gewebsflüssigkeit und besonders das Capillarblut an Narkoticum verarmen. Je größer der Teilungskoeffizient $\frac{\text{Lipoidlöslichkeit}}{\text{Wasserlöslichkeit}}$, desto langsamer wird die Narkose zurückgehen. Daher die lang anhaltende Wirkung des Chloroforms. Ist dagegen die Löslichkeit in Lipoiden nicht viel größer als die in Wasser, so werden solche Stoffe rasch zurückströmen, so daß in wenigen Minuten das Bewußtsein zurückkehrt, vor allem, wenn auch die Ausscheidung des Narkoticums aus dem Körper schnell erfolgt, z. B. bei der Gasnarkose. Alle Lebenserscheinungen können von der narkotischen Lähmung betroffen werden. Indessen gibt es Zellen, die sehr empfindlich sind, wie die Nervenzellen, und andere, die zur vollständigen Lähmung ungleich höhere Konzentration nötig haben, wie etwa die Blutkörperchen und die Muskelzellen. Die narkotische Wirkung ist auf allen Entwicklungsstufen des Lebens nachzuweisen, und gerade aus Versuchen an niederen Tieren und an Einzellern sind uns wertvolle Aufklärungen über die Narkose zugeflossen.

Für *praktische Zwecke* verstehen wir unter Narkoticum einen Stoff, der die Fähigkeit besitzt, einen reversiblen Zustand von Lähmung der Sinnestätigkeit,

Verlust des Bewußtseins, allgemeiner Empfindungslosigkeit und Reflexlosigkeit des Zentralnervensystems herbeizuführen. Das ist aber mit genügender Ungefährlichkeit nur dann möglich, wenn die verschiedenen Teile des Zentralnervensystems in ganz bestimmter Reihenfolge gelähmt werden und wenn weiter zwischen wirksamer und tödlicher Konzentration eine genügend große *narkotische Breite* vorhanden ist (s. S. 9). In der chirurgischen Narkose wird in erster Linie die *allgemeine Empfindungslosigkeit* erstrebt, so daß man die Narkotica auch als *Anaesthetica* bezeichnet hat.

β) Die Stadien und Stufen der Narkose

Stadium der Analgesie. Bei einem praktisch verwendbaren Narkoticum tritt zunächst eine *Lähmung der Großhirnrinde* ein. Es findet sich Herabsetzung der *Schmerzempfindung*, besonders auffällig nach Äther, Chloräthyl, Stickoxydul, so daß leichte Eingriffe möglich werden. Man spricht auch vom *Rauschstadium* der Narkose, denn die einsetzende Trübung des Bewußtseins ist oft mit Traumbildern und Halluzinationen verbunden. Charakteristisch für dieses Stadium sind die *Abwehrreflexe der Atmung* gegen das einzuatmende Fremdgas: neben Hustenanfällen der HERING-KRATSCHMERsche Reflex, der von den Trigeminusendigungen ausgeht und zu vorübergehendem Stillstand der Atmung (bei Kindern unter Umständen gefährlich) führen kann, weiter ein *Pharyngospasmus, Laryngospasmus*, gelegentlich auch ein *Bronchospasmus*, der mit leichten Symptomen des Asthma bronchiale verbunden sein kann. Andererseits kann infolge der Einatmung des Fremdgases auch eine Vertiefung der Atmung eintreten — mit allen Folgen der *Überventilation* (s. S. 420). Erbrechen kann schon in diesem Stadium auftreten. Diese Reflexe werden um so lebhafter sein, je mehr der Reiz des Fremdgases verspürt wird, wie bei Äther oder Chloräthyl; sie können durch eine richtige Narkosetechnik weitgehend gemildert werden. Der *Rausch* geht ohne scharfe Grenze in eine mehr oder weniger ausgeprägte, mit der Tätigkeit von tieferen Zentren des Mittelhirns zusammenhängende *Excitation* über.

Stadium der Excitation. Dieses ist charakterisiert durch *Verlust des Bewußtseins, Entfesselung der tieferen Zentren*, unregelmäßige krampfhafte Atmung, Auftreten von *Augapfelbewegungen*, starker Muskeltätigkeit und *Erweiterung der Pupille*, die als Furchtreaktion auch schon im ersten Stadium beobachtet wird und reflektorisch bedingt ist, im Gegensatz zur paralytischen Form der Pupillenerweiterung, die im Toleranzstadium ein wichtiges Leitsymptom der Narkose bildet. Bei schlechter Narkoseführung, insbesondere bei Erregungs- und Erstickungszuständen, kann *Adrenalinausschüttung* erfolgen mit Gefahr des Auftretens von Kammerflimmern. Es ist dies das gefährlichste Stadium der Narkose, und *chirurgische Eingriffe sind hier nicht erlaubt.* Mit dem Übergang von der Excitation zur ersten Stufe der Narkose tritt der zentral ausgelöste Schluck-, dann der Brechreflex auf, gelegentlich auch Pharyngospasmus (O_2-Beatmung). — Die Dauer und Stärke der Excitation ist in hohem Maße abhängig von der Gemütslage. Die Kunst des Narkotiseurs besteht darin, das Excitationsstadium zu mildern und möglichst rasch zu überschreiten; hierbei ist wesentlich eine normale oder gesteigerte Atmung und die richtige Konzentration des Narkosemittels.

Toleranzstadium. Bei weiterem Anfluten von Narkoticum werden nunmehr die *Zentren des Rückenmarks* gelähmt, und zwar lassen sich durch geeignete Narkoseführung nacheinander vier Stufen einregulieren (Abb. 38).

Die *1. Stufe* ist dadurch gekennzeichnet, daß die im Excitationsstadium unregelmäßige *Atmung gleichmäßig* und gegenüber der Normalatmung *ausgiebiger* wird. Hier beginnt der Tränenfluß. Lidreflex, Schluckreflex, Brechreflex verschwinden im Beginn der 1. Stufe; die Augapfelbewegungen halten zunächst unvermindert an, werden dann allmählich geringer und verschwinden gegen das Ende der 1. Stufe, etwa gleichzeitig mit dem Larynxreflex; damit vermindert sich die Gefahr des Laryngospasmus. Auch viele andere Reflexe der willkürlichen Muskulatur wie z. B. der peripher ausgelöste Schluckreflex sowie die Hautreflexe, z. B. der Atmungsstillstand bei Hautschnitt, werden am Ende der 1. Stufe wegnarkotisiert. Der Hustenreflex ist noch erhalten.

Die 1. Stufe wird einreguliert bei Operationen an Geweben und Organen, die keine oder geringe Schmerzempfindung besitzen (Knochen, Gehirn, Auge, Nase, Brustkorb, Lunge); etwas tiefere Narkose verlangen Operationen an Haut, Schleimhäuten, Nervenstämmen.

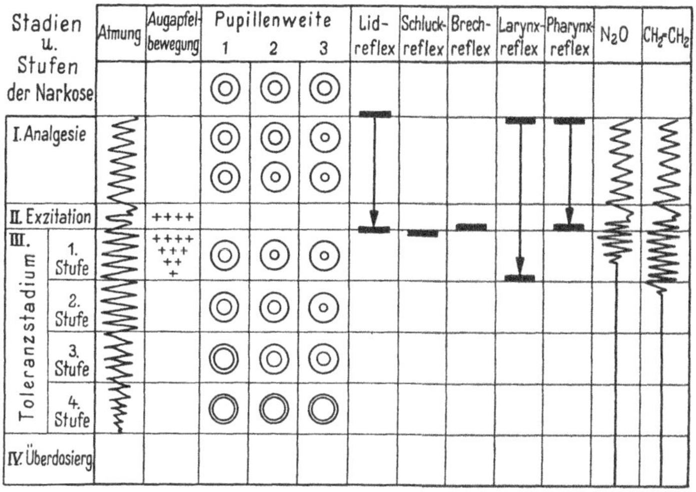

Stadien u. Stufen der Narkose	Atmung	Augapfel-bewegung	Pupillenweite 1	Pupillenweite 2	Pupillenweite 3	Lid-reflex	Schluck-reflex	Brech-reflex	Larynx-reflex	Pharynx-reflex	N₂O	CH₂·CH₂
I. Analgesie												
II. Exzitation		++++										
III. Toleranzstadium 1. Stufe		++++ +++ ++ +										
III. Toleranzstadium 2. Stufe												
III. Toleranzstadium 3. Stufe												
III. Toleranzstadium 4. Stufe												
IV. Überdosierg												

Abb. 38. Leitsymptome der Äthernarkose. Die Veränderung der Pupillenweite wird gezeigt 1. ohne Narkose-vorbereitung; 2. nach Kombination von 15 mg Morphin und 0,4 mg Atropin oder Scopolamin; 3. nach 15 mg Morphin. (Modifiziert nach A. E. GUEDEL, 1947)

Die *2. Stufe* setzt ein mit dem *Verschwinden der Augapfelbewegungen* und des *Cornealreflexes*. Die Atmungstätigkeit ist weiterhin gleichmäßig, aber bereits schwächer. Die Pupille fängt an sich zu erweitern. Hustenreflex und Pharynx-reflex verschwinden, so daß Tonsillektomie möglich wird. Am Ende dieser Stufe schwächen sich ab die Reflexe der Bauchmuskulatur sowie der Larynxreflex, daneben Gelenk- und Peritonealreflexe.

Die 2. Stufe wird einreguliert bei Operationen an Gelenken, Tonsillen, Larynx (auch Intubation) und an der Muskulatur. Die Reflexe, die durch Zug an den Ligamenten des Abdomens entstehen, sind auf dieser Stufe ausgelöscht. Bauchchirurgie, auch Rectalchirurgie, wird möglich.

Die *3. Stufe* ist dadurch charakterisiert, daß die *Atmung* zwar *gleichmäßig* bleibt, aber deutlich *schwächer* wird. Die beginnende und totale Lähmung der Intercostalmuskeln markieren Anfang und Ende der 3. Stufe; damit gleichzeitig setzt eine gesteigerte Tätigkeit des Zwerchfells ein; die Atmung wird vorwiegend abdominell. Die Pupillenerweiterung nimmt zu, die Lichtreaktion ist erhalten, aber eingeschränkt; es tritt *Konvergenz der Augen* ein. Es ist dies das Stadium der tiefen Narkose mit Verschwinden der Peritonealreflexe. Gegen Ende der 3. Stufe hört die Peristaltik auf, die glatte Muskulatur des Uterus entspannt sich, der Tonus der Arterien sinkt und da gleichzeitig die willkürliche Muskulatur völlig tonuslos ist, entsteht die Gefahr eines Schocks (s. S. 313); 15 min auf Stufe 3 bedeutet für den Kreislauf die gleiche Schädigung wie 2 Std. auf Stufe 2.

Die 3. Stufe pflegt wegen der damit verbundenen Schockgefahr nur für kurze Zeit einreguliert zu werden, besonders bei geburtshilflichen Eingriffen, wenn eine völlige Entspannung des Uterus für kurze Zeit notwendig ist. Eine solche völlige Entspannung ist praktisch nur bei Anwendung von Äther oder Chloroform möglich.

In der *4. Stufe* wird die Atmung noch weiter vermindert; die Lähmung ist am ausgeprägtesten beim Chloroform und wird zunehmend geringer bei Divinyläther und Äthyläther. Die Pupille ist maximal erweitert und lichtstarr. Es ist dies die letzte Stufe vor der Atmungslähmung. Für praktische Zwecke wird sie nicht verwendet.

Die *Leitsymptome* der Narkose, nämlich die Wirkung der Narkotica auf Atmung, Augapfelbewegungen, Pupillen-, Lid-, Schluck-, Brechreflexe wurden bereits durch die Stadien und Stufen der Narkose verfolgt; es bestehen aber nicht unerhebliche Unterschiede zwischen den narkotischen Stoffen.

Im Idealfall sollte man erwarten, daß das Toleranzstadium frei ist von Nebenwirkungen auf die lebenswichtigen Zentren der Medulla oblongata ebenso wie auf die peripheren Funktionen des Körpers; jedoch gilt dieses — auch für die besten Narkotica wie den Äther — nur bis zum Ende der 2. Stufe. Bei einigen unserer wichtigsten Narkotica fehlt auch diese Sicherheit.

Es gibt Narkotica, die es nicht gestatten, in ungefährlicher Weise das Analgesiestadium zu überschreiten, wie z. B. *Chloräthyl*; versucht man diese Narkose bis zum Toleranzstadium durchzuführen, so kann unmittelbar, an Analgesie, Rausch und Excitation anschließend, ohne Übergang die Lähmung der lebenswichtigen Zentren erfolgen (Abb. 38). Beim *Stickoxydul* läßt sich — sofern der Stoffwechsel nicht erhöht ist — die 1. Stufe des Toleranzstadiums erreichen; versucht man indessen eine tiefe Narkose zu erreichen, so ist mit schweren Zwischenfällen zu rechnen. Auch mit *Avertin* läßt sich keine ungefährliche Vollnarkose machen; diese Substanz wird nur als Basisnarkoticum angewandt.

γ) Zwischenfälle und Nebenwirkungen bei Einleitung der Narkose

Bei allen flüchtigen Narkosemitteln mit alleiniger Ausnahme von Chloroform ist die *Brand-* und *Explosions*gefahr zu berücksichtigen. Bestimmte Narkotica (Äther, Chloroform, Chloräthyl) entfalten eine mehr oder weniger starke *Reizwirkung auf die Schleimhäute* der Atemwege mit allen sich daraus ergebenden Folgen (s. S. 168); flüssiger Äther, der in die Luftwege fließt, ist lebensgefährlich. Von der Reizwirkung der narkotischen Dämpfe oder gar der Flüssigkeiten wird auch das Auge betroffen (die geschlossenen Lider unter Aufsicht halten!). Ein relativ gutartiger Zwischenfall, der bei erstem Erlöschen der Reflexe auftritt, ist das *Zurücksinken des Unterkiefers* und der Zunge (Vorschieben des Kiefers, Seitwärtslagern des Kopfes, Zungenzange). Gefährlich wird der versagende *Larynxreflex*, was dazu führt, daß der Reiz eines Fremdkörpers (Schleim, Speichel, Blut, Eiter u. a. infektiöses Material, wie nach fortgeschrittener Caries) den üblichen Schluß der Stimmritze nicht mehr auslöst; es entsteht die Gefahr der *Aspiration*; die gewissenhafte Untersuchung des Mundes gehört zur Vorbereitung der Narkose; aspirierte Zähne und chirurgisches Material sind in den Luftwegen wiedergefunden worden. Aspiration erfolgt besonders häufig bei *Erbrechen*. Erbrechen ist ein Zeichen des Überganges der Excitation in die erste Stufe des Toleranzstadiums; die Neigung dazu tritt sowohl beim Anfluten wie beim Abfluten der Narkose bei einer ganz bestimmten Narkosetiefe (s. Abb. 38) auf. Erbrechen kann auch mit *Ketonämie* zusammenhängen (s. S. 40). Erbrechen wird angekündigt durch einen Schluckreflex, der als Warnungszeichen dienen kann. Aspiration des Erbrochenen ist besonders gefährlich bei gleichzeitiger *Asphyxie*, da unter diesen Umständen der Reiz des Fremdkörpers keinen Schluß der Stimmritze mehr auslöst; die Kunst des Narkotiseurs besteht darin, den Patienten so rasch wie möglich über das gefährliche Excitationsstadium hinweg-zusteuern, daher ein wichtiger Vorteil der rasch wirkenden Narkosegase und der Basisnarkose.

Wegen der Aspirationsgefahr muß der Magen zur Narkose leer sein; bei Unglücksfällen kann der Magen noch viele Stunden nach der üblichen Entleerungszeit Speisen enthalten. Auch bei anderen atonischen Zuständen des Magens, bei Pylorusstenose und Darmverschluß

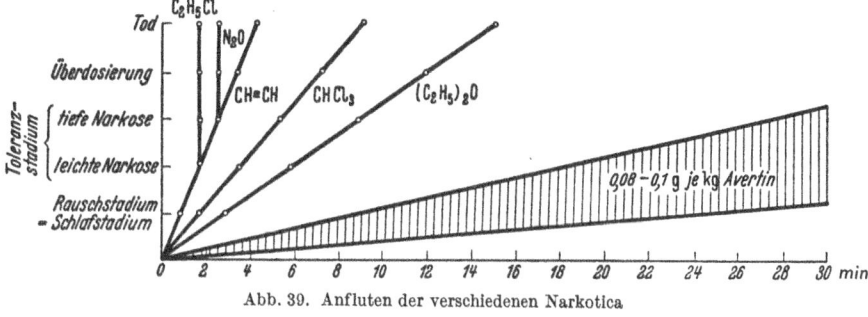

Abb. 39. Anfluten der verschiedenen Narkotica

muß die Entleerung durch Magenspülung herbeigeführt werden — eventuell unter Liegen-lassen des Magenschlauchs. — Hier sei auf die deutliche antiemetische Wirkung von Avertin, Äthylen und Evipan-Natrium hingewiesen.

Gefährliche Zwischenfälle lassen sich oft frühzeitig genug erkennen bei der gewissenhaften Beobachtung von Blutdruck, Herztätigkeit, Cyanose. Die meisten der im folgenden beschriebenen Reflexe und Reaktionen sind in tiefer Narkose ausgeschaltet; dazu gehört die *Blutdrucksteigerung*; diese tritt besonders im Excitationsstadium auf, und zwar gewöhnlich infolge ungenügender psychischer Vorbereitung; sie kann aber auch entstehen durch *Asphyxie* (zentrale Erregung, Atmungsstörungen) oder infolge *Adrenalinausschüttung* (zentrale Erregung, Asphyxie); sie wird bis zur 1. Stufe des Toleranzstadiums beobachtet. Die möglichen Folgen bestehen in akuter Herzinsuffizienz mit allen Folgeerscheinun-gen (s. S. 282) und Ruptur der Gefäße oder Blutungsneigung in der Operations-wunde. *Blutdrucksenkung* zeigt sich als Spätfolge der Asphyxie oder als Folge von Blutung (s. S. 455) oder von Schock (s. S. 313); sie ist typisch für das Toleranz-stadium der Chloroformnarkose. Das Auftreten von *Herzarrhythmien*, ins-besondere von *Kammerflimmern* (s. S. 173) entsteht infolge starker Excitation und dadurch bedingter Adrenalinausschüttung oder gar durch Injektion von Adrenalin und anderen Brenzkatechinabkömmlingen; hauptsächlich junge Menschen (5—30 Jahre) in hoher Stoffwechsellage werden betroffen; solche Herzerscheinungen finden sich besonders häufig in Chloroform-, Cyclopropan- und Chloräthylnarkose, sie sind indessen nicht unbekannt bei allen anderen Narkosearten, sofern stärkere Excitation vorhanden; auf gelegentlich auftretende paroxysmale Tachykardie sei hingewiesen (s. S. 256). Kammerflimmern ebenso wie *primärer Herzstillstand* durch Vaguswirkung — den andere als die größte Gefahr bei diesen Narkosearten betrachten, sofern nicht Anoxämie oder CO_2-Anreicherung vorliegt — verlangt die sofortige O_2-Beatmung und Herzmassage, auch über 1 Std.

und länger; elektrische Defibrillatoren sind konstruiert worden. *Cyanose* kann
auch auftreten als Folge von Atmungsstörungen (O_2-Mangel in der Atmungsluft,
Verlegung der Atmungswege, gefährliche Schleimsekretion, Versagen der
Atmungsmuskulatur, auch Akapnie durch Überventilation nach Äther, Vinyl-
äther, Chloroform); besonders zu erwähnen sind *Pharyngospasmus* und *Laryngo-*
spasmus; sie beruhen gewöhnlich auf zu hoher örtlicher Konzentration der
narkotischen Dämpfe; Laryngospasmus wird dann durch Asphyxie gelöst,
gewöhnlich nach etwa 1 min (GUEDEL); Laryngospasmus tritt aber auch als
Reflex vom Abdomen oder Pelvis her auf, sogar noch in tiefer Narkose bis Stufe 3
(O_2- evtl. CO_2-Beatmung, auch Intubation). Bei *Phlegmonen der Mundhöhle* und
anderen Erkrankungen, die infolge peripherer Atmungsbehinderung (Larynxödem u. a.) die zusätzliche Tätigkeit der Hilfsmuskulatur der Atmung nötig

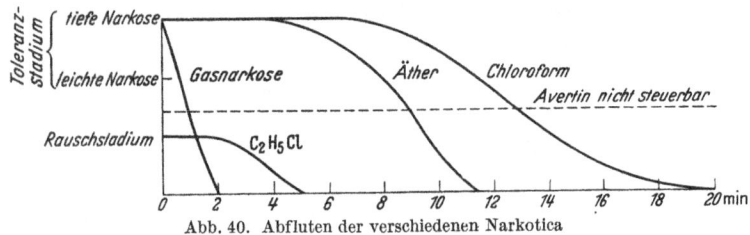

Abb. 40. Abfluten der verschiedenen Narkotica

machen, können gefährliche Atmungsstörungen auftreten, sobald die Hilfsmuskulatur durch Narkose, Opiate u. a. angelähmt wird (MACINTOSH); nach
WEESE spielen *Carotissinus-Reflexe* hinein. Zu berücksichtigen ist auch der
etwaige *massive Lungenkollaps*, der sich in wenigen Minuten entwickeln kann.
In Fällen von Hirnödem, sowie nach Vorbehandlung mit zu hoher Dosis von
Opiaten oder Schlafmitteln können Atmungsstörungen auch in leichter Narkose
auftreten. Cyanose tritt auch auf als Folge von Kreislaufstörungen. Bei Seruminjektion in leichter Narkose wird gelegentlich *anaphylaktischer Schock* beobachtet. Auf die *Lähmung der Wärmezentren* bereits auf der 1. Stufe des Toleranzstadiums und der peripheren Einrichtungen der Wärmeregulation mit ihren
Folgen (s. S. 210) auch auf *Hyperthermie* bei Kindern (s. S. 212) sei hingewiesen.

   Lähmungszustände der glatten Muskulatur (Magen-Darmparalyse, Uterusatonie u. a.) sowie *Störungen der Nierenfunktion* zeigen sich im allgemeinen erst in
tiefer Narkose. Die Gefahr erhöht sich bei längerer Narkose. Doch ist die Eigenart der verschiedenen Narkotica hierbei zu berücksichtigen (s. S. 168).

   Mit oder ohne vorhergehendes Erbrechen kann bei den üblichen Narkoseverfahren,
mit Ausnahme der Gasnarkosen, eine *Lähmung der Magen-Darmbewegungen* einsetzen,
die in schweren Fällen in völlige Magen-Darmparalyse übergehen kann, und die bei der
Äthernarkose noch kompliziert wird durch das Einströmen der Verdauungssäfte. Ohne
genügende aktive Therapie (s. S. 259) kann sich daraus die Katastrophe entwickeln. Der
Uterus wird in der Narkose mehr oder weniger gelähmt; die Erschlaffung ist aber erst vollständig auf der 3. Stufe. Auch die Wehentätigkeit kann beträchtlich leiden. Fälle von
Uterusatonie können sich an eine Narkose anschließen. Auch die *Nierenfunktion* bleibt
außer bei Gasnarkosen in der Narkose nicht intakt. Fast immer beobachtet man in der
Narkose eine starke Diuresehemmung, unter Umständen auch vorübergehende Anurie, ohne
daß die gründliche Untersuchung der Harnbestandteile zu größeren Sorgen Anlaß gäbe. Das
häufige Auftreten von kleineren Eiweißmengen im Narkoseharn muß als unbedenklich gelten.
Die eigentlich gefährlichen Symptome von seiten der Nieren beobachtet man vielmehr erst
als Nachwirkung der Narkose (low nephron nephrosis).

Kollapsstadium. Gefährliche Narkosezwischenfälle treten gewöhnlich erst im *Stadium der Überdosierung*, auch *Kollapsstadium* genannt, auf. Es kommt nämlich zur Lähmung der lebenswichtigen Zentren in der *Medulla oblongata:* Die Atmung wird unregelmäßig, oberflächlich oder setzt völlig aus; der Blutdruck fällt infolge von Kreislaufkollaps, wobei besonders das Absacken des Blutes in die Blutspeicher eine verheerende Wirkung haben kann; das Herz erhält immer weniger Blut; der Puls wird klein und weich, auch unmittelbare Herzschädigungen der verschiedensten Art können eintreten. Eine plötzliche Pupillenerweiterung ist als besonders bedrohlich zu betrachten; das Herz ist das Ultimum moriens.

Die zur Herbeiführung der allgemeinen Empfindungslosigkeit notwendige Menge an Narkoticum wechselt beträchtlich, und die große Kunst des Narkotiseurs liegt darin, mit solchen Giften möglichst sparsam umzugehen. Den größten Einfluß auf den Gesamtverbrauch an Narkosemitteln haben schon die seelische Beruhigung und die Hoffnungsfreudigkeit des Patienten. Auch jede Unterstützung der Schlafneigung durch geeignete Maßnahmen wirkt günstig auf den Verbrauch der Narkosemittel.

Bei einigen Gasnarkosen (N_2O, Äthylen) ist die Höhe des Energiestoffwechsels nicht nur maßgebend für den Gesamtverbrauch an Narkoticum wie bei allen anderen Narkosearten; sie entscheidet auch darüber, bis zu welchem Stadium die Narkose ohne größere Gefahr vorwärts getrieben werden kann. Als Beispiel sei erwähnt, daß bei hohem Stoffwechsel (hyperthyreoide Zustände, Fieber, Schmerz, psychische Aufregung u. a.) mit Hilfe von N_2O nur das Analgesiestadium in ungefährlicher Weise erreicht werden kann; bei niedrigem Stoffwechsel dagegen läßt sich ohne Schwierigkeit bis zur ersten Stufe des Toleranzstadiums narkotisieren. Die besondere Bedeutung stoffwechselsenkender Arzneistoffe wie von Barbitursäuren, die Vorbereitung durch Basisnarkose oder mit Opiaten ist offenbar.

Die **Behandlung der gefährlichen Zwischenfälle** im Stadium der Überdosierung erfordert oft den raschesten Entschluß des Narkotiseurs. Bei *Stillstand der Atmung* wird sofort bei tief gelagertem Kopf die künstliche Atmung eingeleitet, am zweckmäßigsten durch Intubation und rhythmische Aufblähung der Lunge mit Sauerstoff; das Verfahren kann mit anderen Methoden der Wiederbelebung und besonders der Atmungsanregung unterstützt, aber nicht durch sie ersetzt werden. *Drohendes Kammerflimmern* wird durch Novocain verhindert (s. S. 173). Liegt ein primärer *Stillstand des Herzens vor*, so kommt neben sofortiger O_2-*Beatmung, Herzmassage,* dem rhythmischen Hervorziehen der Zunge und der Hochlagerung der unteren Extremitäten auch die *intraarterielle Blutübertragung* zur Durchblutung der Coronarien sowie die intravenöse Zufuhr von Blutersatzmitteln, Herz- und Gefäßmitteln in Betracht. THIEL empfiehlt, 1—2 Tropfen Suprarenin der käuflichen Lösung 1 : 1000 in Verdünnung mit Blut intrakardial zu injizieren. Der etwaige Schockzustand wird in üblicher Weise behandelt (s. S. 313).

Zur *Diagnose des Todes* genügt nicht die Feststellung eines Stillstandes von Herz und Atmung. Es muß vielmehr das Auftreten von sicheren Zeichen des Todes, wie Totenflecke, Leichenstarre u. a. abgewartet werden; bis zum Auftreten solcher Veränderungen sind die Wiederbelebungsversuche fortzusetzen.

δ) Abfluten der Narkotica

Hört man mit der Zufuhr von Narkoticum auf, so werden die Stufen und Stadien der Narkose in der umgekehrten Reihenfolge durchlaufen, obwohl erheblich langsamer als beim Anfluten. Zuerst werden die tieferen Reflexe, dann die oberflächlichen Reflexe zurückkehren, der Brechreflex wird auf dem Wege zum Excitationsstadium durchlaufen, so daß nach der Statistik 57% der Äthernarkotisierten hier erbrechen im Gegensatz zum Stickoxydul, dem harmlosesten der Narkosegase, wo es nur 23% sein sollen. Der Rauschzustand wird eintreten und zuletzt wird der Patient erwachen (Abb. 40). Da bei allen Inhalationsnarkosen die Ausscheidung überwiegend mit der Atemluft vor sich geht, z. B. 90% beim Äther, so wird bei schlechter Atmung das Narkoticum ganz besonders langsam den Körper verlassen; durch vermehrte Atmung andererseits läßt sich die Exhalation des Giftes beschleunigen. Zu diesem Zweck kann man Gebrauch machen von Kohlensäure-Sauerstoffmischungen. Eine solche raschere Ausscheidung wird besonders bei Narkosemitteln in Betracht kommen, die an sich die Tendenz haben, länger im Körper zurückzubleiben, wie vor allem bei Chloroform.

ε) Nachwirkungen der Narkotica

Von einem guten Inhalationsnarkoticum verlangt man, daß es im Körper nicht verändert wird, vielmehr allein auf Grund seiner physikalischen Eigenschaften die Narkose herbeiführt. Es soll möglichst vollständig mit der Atemluft den Körper wieder verlassen.

Der *Äther* z. B. wird zum überwiegenden Teile durch die Lungen ausgeschieden und nur Spuren verlassen den Organismus außerdem mit Urin und Schweiß, so daß die gesamte eingeatmete Äthermenge innerhalb der Fehlergrenze der Bestimmungsmethode auch wieder abgegeben wird. Ähnlich günstig liegt die Ausscheidung von *Chloräthyl* und die der *Narkosegase*. Von *Chloroform* dagegen werden bestimmte, wenn auch kleine Mengen vom Körper nicht wieder abgegeben und fallen wahrscheinlich der Zersetzung anheim. Man hat sich vorgestellt, daß die Gewebswirkung des Chloroforms zum Teil durch die zurückbleibenden und zersetzten Spuren veranlaßt würde. Andererseits werden moderne Narkosemittel wie *Avertin* oder *Evipan* überhaupt als solche nicht wieder abgegeben, sondern werden mehr oder weniger vollständig im Körper aufgebrochen oder durch Koppelung entgiftet, ohne daß Gewebsschäden ähnlich denen durch Chloroform nachzuweisen wären.

Zur Beurteilung narkotisierender Stoffe gehört auch die Kenntnis ihrer Nachwirkungen. Die gefährliche Zeit nach Ansicht vieler Narkotiseure ist die unmittelbar nach der Operation, solange der Patient noch bewußtlos ist. *Erstickung des Patienten* durch Zurückfallen der Zunge oder Aspiration des Erbrochenen ist besonders zu befürchten; Ursache ist dann unzweckmäßige Lagerung auf den Rücken statt auf die Seite oder mangelnde Aufsicht; Herabgleiten einer endotrachealen Tube in die Trachea ist mehrfach beschrieben worden. — Erbrechen nach dem Aufwachen ist toxisch bedingt; gewisse Mengen des eingeatmeten narkotischen Dampfes werden nämlich verschluckt und können Erbrechen auslösen, was häufig durch Kohlegaben vermieden werden kann. — Als weitere Narkosefolge gefürchtet ist die *Bronchopneumonie*. Hier können die verschiedensten Faktoren zusammenwirken:

Die erhöhte *Sekretion von Speichel und Bronchialschleim* ist besonders gefürchtet bei bestimmten Äthernarkosen und durch vorherige Injektion von 1 mg Atropin zu verhindern; weitere Gefahren sind Spasmen der *Bronchialmuskulatur* und Lähmung des Cilienapparates, so daß der gebildete Schleim schlechter herausbefördert wird; die Lähmung des Schließreflexes der Epiglottis mit der Gefahr des Verschluckens, besonders beim Erbrechen. Mit der Einführung der Antibiotica hat die Bronchopneumonie ihren Schrecken weitgehend verloren.

Der wichtigste Faktor ist die Bildung von *Atelektasen* in den schlecht durchlüfteten Lungenpartien. Dadurch erfolgt eine Stockung des Sekrets mit nachfolgender Infektion und die Entwicklung lokaler Bronchitiden und Bronchopneumonien. Unter Umständen kann sogar ein massiver Kollaps ganzer Lungenlappen eintreten. Diese schwerste Nachwirkung der Narkose kann durch Nachbehandlung mit 5—7% CO_2 in Luft oder Sauerstoff vermindert werden. Dadurch wird die Zahl der postoperativen Pneumonien erheblich verringert (Scott und Cutler). Ähnliches läßt sich auch durch häufiges Umlagern der Patienten sowie durch systematische Atmungsübungen erreichen. Atelektasen sind im jugendlichen Alter häufiger und nehmen andererseits nach dem 60. Lebensjahr rapide zu.

Bronchopneumonien entstehen nach vorliegenden Statistiken weniger durch das Narkoticum, als durch Einatmung von zu kühler Luft (Vorwärmapparate), Abkühlung und Zugwind, durch nichtsachgemäße Nachbehandlung sowie infolge des Operationsverfahrens. Operationen an Gallenblase und Magen führen häufiger zu Pneumonien als solche im Unterbauch oder an den Extremitäten, weil durch den Wundschmerz das Durchatmen erschwert wird. Äther ist wegen seiner örtlichen Reizwirkungen bei Lungentuberkulose u. a. nicht anzuwenden.

Postoperative Magen-Darmlähmung soll nach Äther in 16,5% der Fälle, nach Cyclopropan in 13,5%, nach Äthylen in 7%, nach N_2O in 3% auftreten (WATERS); hierbei wäre zu berücksichtigen, daß Äthylen und N_2O bei schweren abdominellen Eingriffen seltener verwendet werden; gewöhnlich erholt sich das Colon in wenigen Stunden, der Dünndarm innerhalb von 48 Std.; anschließend können Spasmen auftreten, so daß Gas und Flüssigkeit sich im Dünndarm ansammeln. Zur Behandlung wird üblicherweise *Prostigmin* verwendet.

Eine weitere schwere Nachwirkung der Narkose ist die allgemeine *Acidosis mit Erbrechen.*

Da diese auch unabhängig von der Narkose nach schweren Operationen auftritt, so lassen sich Narkoseschaden und Operationsschaden oft nicht voneinander trennen. Wir kennen aber Narkosearten, bei denen wir fast regelmäßig mit Acidosis zu rechnen haben, wie z. B. nach Chloroform, dagegen bei Äther, Narkosegasen, Avertin oder Lumbalanaesthesie nur, wenn 'asphyktische Zustände während der Narkose nicht vermieden werden konnten. Zum Teil hängt die entstehende Acidosis auch zusammen mit einer toxischen Zersetzung des Leberglykogens, tritt daher bei Leberkranken besonders häufig auf, oder nach Ausschüttung von Adrenalin aus den Nebennieren, wie bei der Äthernarkose. Hier tritt bekanntlich öfters auch Zucker in den Harn über. Solche Fälle können in gutem Zustande aus der Narkose erwachen. Erst nach einem Intervall von mehreren Stunden macht sich eine neue Bewußtseinstrübung bemerkbar, die prognostisch sehr ungünstig sein kann (REHN). Die Diagnose ergibt sich dann aus der stark verminderten Alkalireserve, dem Geruch nach Aceton und dem Auftreten von Acetonkörpern. Eine erhöhte Neigung zur Acidose besteht bei Kindern und Schwangeren, auch bei Diabetikern. Sie wird durch Inhalation von Kohlensäure (HENDERSON), durch Zucker und Insulin und durch Behandlung des etwaigen Schockzustandes günstig beeinflußt.

Die *Gewebswirkung* der Narkotica ist bei jeder Chloroformnarkose besonders in Rechnung zu stellen, ist aber in geringerem Maße auch bei Äther, Avertin und Evipan-Na vorhanden und fehlt völlig bei den Narkosegasen. Die Gewebswirkung ist abhängig von der Größe der Gesamtdosis.

Sie ist zum Teil die Folge der örtlichen und allgemeinen *Asphyxie* und daher durch die Methoden der inneren Sauerstoffersparnis oder auch durch freigiebige Zufuhr von Sauerstoff teilweise zu vermeiden. Die Folgen betreffen in erster Linie das Zentralnervensystem (s. S. 475); Spättod durch schwere Gehirnveränderung, auch Fälle von Idiotie sind beschrieben worden. Aus diesem Grunde empfiehlt z. B. GWATHMEY die Kombination von Chloroformnarkose mit Sauerstoffzufuhr, auch nach Beendigung der Narkose. Die Gewebswirkung der Narkotica kann sich auch in Veränderungen der *Nierenfunktion* äußern (s. oben); anhaltende Hemmung der Diurese, ein allmählich zunehmender Eiweißgehalt des Harns und Auftreten von Harncylindern sind unter Umständen ernst zu bewerten, besonders bei chronischer Nephritis. Von seiten der *Leber* beobachtet man öfters eine seröse Hepatitis, nach Chloroformnarkosen auch Ikterus und akute gelbe Leberatrophie. Ein zunehmendes Versagen des *Herzens* kann auf eine Degeneration des Herzmuskels hindeuten.

Welches Narkoticum im Einzelfalle zweckmäßig ist und ob man überhaupt das Risiko einer Narkose übernehmen kann, ergibt sich oft erst aus einer genauen klinischen Untersuchung (Herz, Blutdruck, Blutfarbstoff, evtl. Blutbild und Blutalkalireserve, Lunge, Leber, Niere).

Alle Narkoseverfahren, auch die allerbesten, sind mit gelegentlichen *Todesfällen* belastet. Auch die wohlgelungene Narkose bedeutet ja ein Vergiften des Narkotisierten bis zur Bewußtlosigkeit. Es ist daher leicht verständlich, daß ein bereits vorher geschwächter Organismus zusammenbrechen kann.

Ein genaues Studium der *Narkosestatistik* ist für die Praxis notwendig, obwohl das Schicksal des Patienten mehr durch die statistisch nicht erfaßten Nachkrankheiten als durch die eigentlichen Narkosezwischenfälle bestimmt wird. Zu solchen vollständigen Statistiken aber haben sich unsere Chirurgen noch nicht entschließen können. Neue Erfahrungen sprechen dafür, daß die üblichen Narkoseverfahren in der Hand von Fachleuten weder in Hinblick auf schwere Erkrankungen der Atemwege, noch in Hinblick auf tödlichen Ausgang wesentlich verschieden sind; es sind nicht die Narkotica, sondern es ist ausschließlich die Technik des Narkotiseurs, die entscheidend ist (WATERS). Allerdings gehören zur Durchführung der rationellen Narkose heute Spezialkenntnisse, die nicht jeder Arzt besitzen kann.

Unter 306 durch Narkose bedingten Todesfällen in der Umgebung von Philadelphia waren enthalten 16 Todesfälle ohne jede Operation. Die nähere Analyse der Gesamttodesfälle ergab, daß falsche Wahl des Narkosemittels in 72 Fällen, zu hohe Dosierung in 82 Fällen, falsche Narkoseführung in 110 Fällen, zu wenig Sauerstoff in 90 Fällen, Fehler in der Beurteilung der Situation in 81 Fällen, Verlegung der Atemwege während der Narkose in 54 Fällen, Laryngospasmus in 17 Fällen eine Rolle spielte. Weiterhin wurde beschuldigt: falsche oder ungenügende Therapie bei Zwischenfällen in 75 Fällen, falsche Technik in 63 Fällen, unwirksame Wiederbelebung in 55 Fällen, ungenügende Aufsicht in 65 Fällen, postoperative Verlegung der Atemwege in 30 Fällen; in 15 Fällen wurde eine ungenügende Vorbereitung der Narkose mit Schlafmitteln registriert, in 43 Fällen eine zu hohe Dosierung dieser Schlafmittel. Hämorrhagien kamen in 70 Fällen als Todesursache mit in Frage, Versagen des Herzens lag in 33 Fällen vor, Atelektase in 3 Fällen. Im allgemeinen darf man annehmen, daß die Narkosemortalität geringer als 0,1% ist.

b) Die wichtigsten Narkosemittel

Zum Zwecke der *Allgemeinanästhesie* stehen zur Verfügung die beiden großen Gruppen der *Inhalationsnarkotica* (Äther, Chloroform, Chloräthyl, Narkosegase) und der *Nichtinhalationsnarkotica* (rectale, parenterale und intravenöse Narkoseverfahren).

Die *Inhalationsnarkotica* werden gleichzeitig exhaliert (s. S. 166); sie haben den großen Vorzug, daß man sie beim Auftreten von Zwischenfällen sofort absetzen kann und daß unmittelbar darauf ihre Abflutung beginnt: sie sind *steuerbar*. Ein Teil von ihnen besitzt örtliche Reizwirkung und eine Gewebswirkung: Chloräthyl, Äther, Chloroform.

Besonders gut steuerbar sind die Gasnarkotica, bei denen nach wenigen Atemzügen das Einschlafen und wenige Minuten nach dem Absetzen das Erwachen erfolgt. Sie besitzen eine weitere grundlegende Eigenschaft, durch die sie sich aus den übrigen Narkosemitteln herausheben: Sie besitzen *keine lokale Reizwirkung* und *keine Gewebswirkung*. Sie *verdienen daher ein besonderes Interesse*.

Mit jeder *Inhalation eines Fremdgases* ist das *Gefühl der Erstickung* verbunden. Erfahrungsgemäß wird die damit verknüpfte Erregung von vielen Patienten, besonders Herzkranken und Kindern, schlecht vertragen. Bei einzelnen der verwendeten Stoffe kommen *subjektive und objektive Zeichen der Vergiftung* hinzu, wie Übelkeit und Erbrechen. Dadurch können schwere Komplikationen entstehen. So sind seit langem die *Psyche-schonenden Narkoseverfahren* studiert worden. Dazu gehört der Gebrauch von Schlafmitteln, von Morphin- und Scopolamininjektionen zur Einleitung der Inhalationsnarkose. In richtiger, nicht zu hoher Dosierung führen diese gleichzeitig zum Einsparen von Narkoticum. Bei Berücksichtigung der Eigenarten dieser Stoffe wird die Narkosegefahr nicht erhöht. Besonders wirksam sind die rectale Avertin- und die intravenöse Barbituratnarkose. Solche Narkoseverfahren sind *nicht steuerbar*. Beim Auftreten von Zwischenfällen muß man daher ihre physiologische Entgiftung abwarten oder Weckmittel zu Hilfe nehmen. Ihre Sicherheit besteht darin, daß zwischen narkotischer Dosis und letaler Dosis eine genügende narkotische Breite besteht. Solche Verfahren eignen sich besonders auch für Operationen an Kopf und Hals, wo die Inhalationsnarkose Schwierigkeiten macht.

α) Äther

Der Äthyläther $(C_2H_5)_2O$, zum erstenmal von VALERIUS CORDUS als „süßes Vitriolöl" dargestellt, von MORTON 1846 eingeführt, ist immer noch unser wichtigstes Narkoticum. Er darf nur als Äther pro narcosi (DAB.) in braunen Flaschen verwendet werden, die in *ganz* gefülltem Zustande an einem kühlen, vor Licht geschützten Ort aufzubewahren sind; ältere Ätherreste dürfen nicht verwendet werden. Siedepunkt 34,6° C. Die einzelnen Stufen der Narkose sind besonders deutlich voneinander abgesetzt, so daß man die Narkose einsteuern kann, auf welche Stufe man will; immer ist eine genügend große therapeutische Breite vorhanden. Auch ist die Äthernarkose mit den primitivsten Hilfsmitteln durchzuführen (s. S. 178).

Äther kann mit Säuren, Peroxyden und Aldehyden *verunreinigt* sein. Diese besitzen unter Umständen starke örtliche Reizwirkung, können auch toxisch auf den Kreislauf wirken. Besonders gefürchtet ist Dioxyäthylperoxyd, das, bei Zutritt von Luft und Licht, z. B. in angebrochenen, schlecht gefüllten Flaschen entsteht.

Ätherdämpfe sind *brennbar* und *explosibel*; Peroxyde sind hochexplosibel. Der Gebrauch offenen Lichts oder die Anwendung des Diathermiemessers in der Nähe des Mundes oder der Lunge kann verheerende Folgen haben. Noch ausgedehnten Äthernarkosen kann die Ausatmungsluft 10—15 min lang explosibel sein und beim Kauterisieren von Fettgewebe u. a. können unter diesen Umständen örtliche Flammenerscheinungen auftreten. Die Explosionsgefahr ist auch beim Gebrauch von ätherischen Kollodiumlösungen zu berücksichtigen.

Infolge der schnellen Verdampfung läßt sich bei hoher Temperatur, z. B. in den Tropen, oft keine Äthernarkose durchführen. Ebenso versagt der Äther häufig bei Alkoholikern.

Das *Analgesiestadium* ist stark ausgeprägt. Dabei sind Rausch und Excitation auffallend. Auf die Reizwirkung des Äthers und seine Folgeerscheinungen (s. S. 162) wird hingewiesen. KRECKE empfiehlt, die Narkose bei empfindlichen Menschen mit Kölnisch Wasser einzuleiten. Mit der Excitation kann eine ungewöhnliche Hyperventilation und Neigung zu Kollaps verbunden sein. Das Anfluten der Äthernarkose soll in etwa 15—20 Minuten erfolgen, nicht kürzer, da sonst hohe, örtlich reizende Ätherkonzentrationen angewendet werden müssen. Bemerkenswert ist eine gewisse Curare-artige Wirkung (E. G. GROSS), die anderen Narkosemitteln fehlt; kleine Äthermengen werden daher der N_2O-, Äthylen-, Cyclopropan-Narkose zugesetzt, um bessere Muskelentspannung herbeizuführen.

Nebenwirkungen. Es wird nochmals auf die starke *örtliche Reizwirkung*, insbesondere bei schlechter Narkoseführung hingewiesen (Augenschutz), die etwaige *Brechwirkung* ist zum Teil Folge der Narkose, zum Teil aber ist sie toxisch bedingt (s. S. 169). Eine weitere Nebenwirkung ist eine leichte *Erhöhung des*

Blutdrucks, ausgelöst durch Reizung der sympathischen Zentren und gefolgt von der guten Hautdurchblutung der Äthernarkotisierten. *Arrhythmien des Herzens* treten hauptsächlich auf der ersten Stufe des Toleranzstadiums ein und werden im Gegensatz zu Cyclopropan (s. S. 177) bei Vertiefung der Narkose seltener. Eine gewisse *Anlähmung der Vagus-Reflexe* kann von Wert sein. Die Nebenwirkungen auf den *Magen-Darmkanal*, auf *Leber und Nieren*, auf den *Stoffwechsel* (s. S. 169) wurden bereits beschrieben. Bronchopneumonie ist nicht selten, daher die Warnung vor Anwendung bei Lungentuberkulose!

Die sehr seltenen, gewöhnlich bei Kindern auftretenden, gefährlichen *Ätherkrämpfe*, die auch nach Abfluten der Narkose noch einsetzen können, sind durch i.v. Injektionen von Barbitursäuren wie Evipan-Natrium und O_2-Beatmung aufzuheben; bei Kindern kann auch gefährliche Hyperthermie auftreten (s. S. 212).

Wird Äther in kleineren Dosen innerlich gegeben, z. B. als Hoffmanstropfen, so macht sich ähnlich wie nach Chloroformtropfen ein angenehmes Wärmegefühl im Leib bemerkbar. Äther dient in seltenen Fällen auch als *Rauschmittel*. Er wird getrunken oder inhaliert. In einem Fall verbrauchte ein 32jähriger Mann für derartige Inhalationen 1—1¹/₄ kg täglich. In einigen östlichen Bezirken mußte behördlich vor dieser mißbräuchlichen Anwendung gewarnt, sogar die Rezeptpflicht eingeführt werden.

Eine örtlich beschränkte Bedeutung hat die *rectale Äthernarkose* nach GWATHMEY gewonnen, die als Vorläuferin der Avertinnarkose zu gelten hat. Durch Aufnahme in Olivenöl wird die örtliche Reizwirkung des Äthers beträchtlich gemildert, so daß sogar die hochempfindliche Rectalschleimhaut solche Lösungen gut verträgt. Die Ausscheidung des so zugeführten Äthers erfolgt begreiflicherweise durch die Atmung, und auch seine pharmakologischen Nebenwirkungen sind die gleichen wie bei der Einatmung — mit Ausnahme der Abwehrreflexe der Atmung und der damit verbundenen psychischen Erregung. Die Ätherölnarkose wird daher besonders in der Kinderpraxis, z. B. in schweren Fällen von Keuchhusten angewandt (2—8 cm³ als 25%ige Lösung in Olivenöl).

Beim Aufspritzen von Äther auf die Haut tritt infolge rascher Verdunstung ein Kältegefühl auf und durch längeres Aufspritzen läßt sich in 5—10 min die Haut auch gefrieren, so daß eine schmerzlose Incision möglich ist (RICHARDSON 1860). Aus dieser Indikation ist der Äthyläther durch Chloräthyl und neuerdings durch örtliche Unterkühlung mit Eis auf etwa 5° C — letzteres auch zum Zwecke schmerzloser Amputationen — verdrängt worden.

Divinyläther ($CH_2= CH)_2O$ von LEAKE und CHEN eingeführt, ist in Hinblick auf Siedepunkt (28—31°C), Oxydierbarkeit durch Licht und Luft, sowie Explosionsgefahr dem Äthyläther an die Seite zu stellen. Er wirkt 7 mal stärker narkotisch als Äther, führt beim Menschen in wenigen Minuten, 2—3 mal schneller als Äther, ohne auffallende Erregungszustände unter geringen Reizsymptomen zu allgemeiner Empfindungslosigkeit; er ist auch für kurze tiefe Narkose geeignet, wobei völlige Entspannung der Muskulatur eintritt. Wegen seiner intensiven Wirkung ist bei Einleitung der Narkose sowie besonders bei längerer Narkose Vorsicht geboten; er wird leichter überdosiert und rascher ausgeschieden als Äther. Gewebswirkungen sind nur nach langer oder nach wiederholter Narkose (Leber, Niere) bekannt.

β) Chloroform

Von LIEBIG zuerst dargestellt, wurde Chloroform ($CHCl_3$) 1847 von SIMPSON eingeführt. Siedepunkt 61° C. Nur *Chloroform pro narcosi* oder Spezialpräparate sind brauchbar. Sie sind vorsichtig aufzubewahren; auch muß stets eine neue Packung genommen werden.

Die Dämpfe führen in Berührung mit offener Gasflamme und bei Belichtung zur Bildung von Phosgen. Dadurch sind Todesfälle entstanden. Es hat gegen Äther den großen Vorzug,

daß seine Dämpfe nicht explosibel sind. Das ist bei besonderen Umständen, z. B. in Feld-
lazaretten, wichtig. Auch kann der Arzt in eine Situation geraten, daß er bei Kerzenlicht
einen lebensrettenden Eingriff zu machen hat. Äther und Chloräthyl wären dann wegen
der Brand- und Explosionsgefahr gefährlich.

Chloroform besitzt eine *örtliche Reizwirkung* auf die Haut, von der man zum
Zwecke der Hyperämisierung Gebrauch machen kann. Es führt dementsprechend
zur Reizung der Schleimhäute unter Umständen auch der *Augen,* wenn auch
nicht so stark wie Äther. Es hat örtlich analgetische Wirkung.

Als Narkoticum des Menschen ist Chloroform *zehnmal stärker wirksam* als
Äther; die Konzentration in der Atemluft beträgt für $CHCl_3$ 0,20—1,5 Vol.-%,
für $C_2H_5OC_2H_5$ 5,0—10,0 Vol.-%. Auch ätherresistente Fälle lassen sich mit
Chloroform narkotisieren. Träufelt man das Chloroform auf die Narkosemaske mit derselben Geschwindigkeit, wie das beim Äther üblich ist, so kann
das Herz akut mit Chloroform überschwemmt werden, so daß unter Umständen
nach wenigen Atemzügen der Herztod durch Kammerflimmern oder *Vaguserregung*
(s. S. 255) *eintritt.* ORTH gibt den dringenden Rat, jede Chloroform-Narkose
mit Atropin vorzubereiten. Treten während einer Narkose Arrhythmien des
Herzens auf, so wird die i.v. Injektion von 0,03—0,07 g Novocain (s. S. 245)
empfohlen (BURSTEIN); heute zieht man gewöhnlich Procainamid in sehr langsamer i.v. Infusion von 0,2—1,0 g vor (s. S. 297).

Es ist dies die größte Gefahr der Chloroformnarkose, die sich indessen durch eine rationelle Basisnarkose (Barbitursäuren, Avertin) sowie durch grundsätzlichen Verzicht auf
Adrenalinanwendung weitgehend vermeiden läßt. Immerhin ist das moderne Cyclopropan
in dieser Hinsicht nicht weniger gefährlich.

Rausch und Excitation sind nach Chloroform wenig ausgeprägt, das Einschlafen daher
besonders ruhig und erfolgt schneller als beim Äther. Das ist bei Unglücksfällen wichtig,
denn z. B. bei Zerschmetterung des Oberschenkels genügen wenige Tropfen Chloroform
zur Narkose (KIRSCHNER), Mengen also, die in Hinsicht auf die Gewebswirkung des Chloroforms als total unschädlich anzusehen sind. Merkwürdig ist auch die Gegenwirkung von
Chloroform bei der schweren Atmungsstörung, die durch nitrose Gase herbeigeführt und
durch wenige Tropfen Chloroform weitgehend behoben wird, offensichtlich durch eine örtliche
spasmolytische Wirkung.

Im *Toleranzstadium* tritt ein erhebliches *Absinken des Blutdrucks* um 30—40 mm Hg
ein — zurückzuführen auf eine frühzeitige *Narkose des Gefäßzentrums* und verbunden mit
Absacken des Blutes in die Venen und Blutspeicher, sowie mit Verminderung der zirkulierenden Blutmenge. Dadurch wird unzweifelhaft eine gewisse Kollapsbereitschaft herbeigeführt. An der Blutdrucksenkung kann indessen auch eine *direkte lähmende Wirkung auf
den Herzmuskel* beteiligt sein. Durch diese Blutdrucksenkung sieht der Chloroform-
narkotisierte — im Gegensatz zum Äthernarkotisierten — fahl und eingefallen aus. Die
Muskelentspannung soll besser sein als nach Äther (ORTH). Die Gefahr des *Atmungsstill-
standes* ist besonders groß bei Sauerstoffmangel.

Die *Ausscheidung* des Chloroforms erfolgt sehr langsam; bis zu 5 Tagen sind Spuren
davon in der Ausatmungsluft nachgewiesen worden. Dementsprechend geht auch das Aufwachen aus der Chloroformnarkose nicht so schnell vor sich wie nach Äther.

Gefürchtet sind die *Nachwirkungen des Chloroforms:* neben der *Acidosis*
(s. S. 411) eine über Tage zunehmende Verfettung des Herzens, Ikterus als
Zeichen langsam einsetzender akuter gelber Leberatrophie (Leberschutz) und
schwere Nierenschädigungen.

Begreiflicherweise gibt es auch im Hinblick auf diese Gewebswirkungen des Chloroforms
total unwirksame Dosen. Nach eigenen Untersuchungen ist in dieser Hinsicht zwischen
Chloroform und seinem nächsten Verwandten, dem Tetrachlorkohlenstoff, kein wesentlicher
Unterschied. Der letztere aber wird bekanntlich als Hakenwurmmittel in weitestem Maße

auch bei schwer dekrepiten und äußerst anämischen Menschen angewandt und aus millionen-
facher Erfahrung ist die unschädliche Dosis mit 2,5 cm³ Tetrachlorkohlenstoff genau bekannt.
Diese Menge von 2,5 cm³ müssen wir daher auch für das Chloroform als total unschädlich
im Hinblick auf die Gewebswirkungen für den Erwachsenen ansehen, um so mehr als im
Gegensatz zur oralen Zufuhr wesentlich geringere Teile des eingeatmeten Chloroforms durch
Herz und Leber hindurchpassieren. Zwar werden ja von vielen Patienten ungleich größere
Chloroformdosen schadlos vertragen, das sollte aber nicht darüber hinwegtäuschen, daß
es Fälle gibt, die auf sehr geringe Dosen, z. B. auf 15 g mit schweren Degenerationserscheinungen der Leber, antworten, und daß wir *wie bei allen Lebergiften* kaum voraussagen können, ob
ein solcher Fall vor uns liegt. Gerade beim Chloroform sollte man daher alle Maßnahmen
ins Auge fassen, die zur Einschränkung des Giftverbrauchs führen, wobei das Tierexperiment
besonders lehrt, daß nach Vorbereitung der Tiere mit Paraldehyd, Adalin u. a. (s. S. 195) die
zur Narkose notwendigen Chloroformmengen wesentlich eingeschränkt werden. Gerade bei
diesem Stoff, der so langsam aus dem Körper entfernt wird, daher besonders lange seine toxische Wirkung auf das Gewebe entfalten kann, tut man gut, durch Unterstützung der Atmung
für eine raschere Exhalation des Narkoticums zu sorgen.

Diese Gewebswirkungen des Chloroforms sind bei Kindern am gefährlichsten. Sie sind
weiter zu fürchten im *Eiweißhunger*; hier liegt wahrscheinlich ein Mangel an entgiftenden
SH-Gruppen vor, die mit halogenierten Stoffen zu reagieren pflegen. Sie lassen sich durch
gleichzeitige Einatmung von Sauerstoff verringern (GWATHMEY). Betreffend *Leberschutz*
s. S. 375.

Braucht man indessen nur wenige Tropfen Chloroform, wie bei Gebärenden
(narcose à la reine), oder hat man gesunde, kräftige, junge Menschen vor sich,
so ist bei richtiger Technik, guter Narkosevorbereitung und sparsamem Verbrauch auch Chloroform ungefährlich. Dagegen ist sein Gebrauch zu lang
anhaltenden Narkosen fast unentschuldbar.

Bromoform (CHBr₃), eine chloroformartig riechende und ähnlich wirkende, süßschmek-
kende Flüssigkeit, zersetzt sich im Licht zu roten, giftigen Produkten. Als Narkoticum
ist es wegen seiner geringen Flüchtigkeit und wegen seiner toxischen Nebenwirkungen unbrauchbar. Gelegentlich wird es bei Keuchhusten verwendet. Man gebe 3—4mal täglich
a + 2 (bis 4) Tropfen (a = Lebensjahr) in einem Teelöffel Flüssigkeit, in dem es leicht zu
Boden sinkt (HEUBNER). (Rp. Bromoform 5,0 Spirit. 10,0 M.D. ad vitr. patent. S. 3—4mal
täglich 5—10—15 Tropfen.) Eine zweckmäßige Form wäre Sir. Bromoform. comp. Stada
mit einem Bromoformgehalt von 0,1%. S. ¹/₂—1 Teelöffel als Einzeldosis.

Der Nutzen des Bromoforms wird von vielen bezweifelt; besonders die Antibiotica und
Luminal sind an seine Stelle getreten. Nach Überdosierung können Krämpfe und Bewußt-
losigkeit, später auch Bronchopneumonie auftreten (letale Menge bei Kindern 2—6 g). Betr.
Prophylaxe s. S. 157.

γ) Chloräthyl und Trichloräthylen

(C₂H₅Cl), Siedepunkt + 13,1°C, wird in besonderen Ampullen mit Sprayverschluß
in den Handel gebracht. Hält man solche Ampullen aus dünnwandigem Glas
zu lange in der Hand, so fängt die Flüssigkeit an zu sieden und das Gefäß kann
zerspringen. Chloräthyl ist eine entzündbare, in Mischung mit Luft explosible
Flüssigkeit. An offener Flamme bildet es ähnlich wie Chloroform das gefährliche
Phosgen. Wegen seines niedrigen Siedepunktes verdampft es, auf die Haut
gebracht, außerordentlich rasch unter Abkühlung des Gewebes bis zu − 20° C
(Lokalanästhesie). In gefrorenem Gewebe läßt sich verminderte Resistenz
gegen Infektionen und verzögerte Wundheilung beobachten.

Chloräthyl eignet sich wegen seiner hohen Giftigkeit (s. S. 164) nur zu
Rauschnarkosen. Es führt sehr rasch, oft schon nach ¹/₂ min, zu einer Analgesie,
die sich durch Nadelstiche kontrollieren läßt. Bekanntlich läßt man den Patienten
zählen; sobald er mit Zählen aufhört, ist die Zeit zum Eingriff gekommen. Nimmt
man jetzt die Narkosemaske ab, so wird der Patient infolge der schnellen Aus-

scheidung nach 1—2 min erwachen. Unangenehm bei dieser Narkose sind gelegentliche Spasmen der oberen Atemwege, bedingt durch die lokale Reizwirkung der Dämpfe, sowie eigentümliche nicht ungefährliche Spasmen der willkürlichen Muskulatur (Opisthotonus u. a.). Vorsicht bei Herzkranken!

Die Narkose mit Chloräthyl ist wohl mit den meisten Todesfällen belastet. Das ist fast immer auf Kunstfehler zurückzuführen. Versucht man nämlich, die Rauschnarkose zu verlängern oder die Reflexe zum Verschwinden zu bringen, so können wegen der intensiven narkotischen Wirkung mit einem Schlage die oberflächlichen und tiefen Reflexe sowie die Zentren der Medulla oblongata gelähmt werden oder es kann *Herzstillstand* auftreten (s. S. 173).

Ähnlich dem *Chloräthyl* verhält sich das chemisch nahe verwandte *Solästhin* (= Methylenchlorid CH_2Cl_2), das erfreulicherweise nicht feuergefährlich ist und, abgesehen von der örtlichen Reizwirkung, keine auffallende Gewebswirkung besitzt.

Trichloräthylen ($CHCl:CCl_2$) reinst auch *Trichloran* genannt, wird in letzter Zeit als *Inhalations-Analgeticum* in der Geburtshilfe (Narcose à la princesse), Zahnheilkunde und kleinen Chirurgie empfohlen. Die wirksame Dosis zur Erzielung des Analgesiestadiums beträgt etwa 2—3 cm³. Es wirkt am schnellsten von allen Narkosemitteln. Die Anwendung soll wegen der leichten Zersetzlichkeit des Stoffes mit einem geeigneten Inhalationsgerät (offenes Gerät!) erfolgen, um Überdosierung zu vermeiden und eine gleichmäßige Trichloräthylen-Dampfkonzentration (0,5—1%) zu garantieren. Ein geeignetes Gerät ist z. B. der Columbus-Inhalator; in geschlossenem System mit Natronkalk bildet sich das giftige Dichloracethylen. Das Stadium der Analgesie ist leicht und über längere Zeit zu erzielen; charakteristisch ist die auf das 2—3 fache vermehrte Atemfrequenz; häufig treten neben örtlicher Reizwirkung ernste Rhythmusstörungen, auch Erregungszustände und toxische Psychosen der Mutter, selten auch Atmungsstörungen oder Konvulsionen des Neugeborenen auf; die Muskelentspannung ist schlecht. Auftreten von Augenbewegungen gilt als Überdosierung; gar eine Narkose mit Trichloräthylen ist wegen Chloroform-ähnlicher Nebenwirkungen auf Leber und Herz nicht indiziert; es darf nie mit Adrenalin u. a. kombiniert werden.

Technisches Trichloräthylen enthält neben anderen giftigen Produkten das Nervengift Dichloracetylen und ist wesentlich aus diesem Grunde bei Trigeminusneuralgie angewendet worden; es darf für Narkosezwecke nicht verwendet werden. In Fabriken sind Fälle von „Trisucht" beobachtet worden; Arbeiterinnen nahmen sich heimlich das bonbonartig duftende „Tri" in Fläschchen mit, um es abends als wohlriechendes Parfüm zu benutzen.

σ) Narkosegase

Die wichtigsten Narkosegase sind *Stickoxydul, Acetylen, Äthylen* und in anderen Ländern *Cyclopropan*. Es sind lipoidlösliche Stoffe von sehr geringem Molekulargewicht, die auf Grund dieser Eigenschaften *sehr rasch in den Körper hineindiffundieren* und ebenso *rasch wieder ausgeschieden* werden. Sie besitzen im Gegensatz zu den gewöhnlichen Narkosemitteln eine überraschend gute *Steuerbarkeit*, so daß der Patient bei ernsteren Zwischenfällen in wenigen Minuten wieder völlig wach ist. Da diese Stoffe keine chemische Verwandtschaft zu den Gewebsbestandteilen, daher *keine Zellgiftigkeit* besitzen, vielmehr allein durch ihre physikalischen Eigenschaften wirken, so sind alle Nebenwirkungen bemerkenswert gering, beim Vermeiden asphyktischer Zustände auch die auf Herz und Kreislauf oder die Folgewirkungen auf die Gewebe (s. S. 475). Im Gegensatz zu den meisten anderen Narkoseverfahren führen sie zu *keiner vermehrten Schockbereitschaft.*

Die durch die Narkosegase zusätzlich entstehenden Gefahren betreffen das *Versagen der technisch nicht einfachen Apparatur*, die *erhöhte Explosionsgefahr* (cave offene Flamme, Kauterisieren, elektrischer Funken, statische Elektrizität), das *Leerwerden der Gasbehälter*, so daß die Narkose unterbrochen werden muß, das Sich-Ansammeln der *Gase im Magen*, so daß Risse auftreten, und besonders das *Verwechseln der Gasflaschen* beim Anschließen an den Narkoseapparat, so daß z. B. an Stelle von O_2-Gas versehentlich Narkosegas oder gar CO_2 gegeben worden ist mit den zu erwartenden katastrophalen Folgen.

Stickoxydul (N_2O) wurde 1844 von Wells eingeführt. Es wird flüssig in Stahlflaschen in den Handel gebracht. Das Gas ist früher gelegentlich mit nitrosen Gasen (NO_2) verunreinigt gewesen, was zu Zwischenfällen geführt hat. Es ist nicht explosibel außer in Mischung mit Äther und besonders Äthylen.

Die *Analgesie* läßt sich bereits bei einer Mischung von 50% N_2O und 50% O_2 nachweisen; sie betrifft in erster Linie den *Tiefenschmerz*, der unter Umständen bereits auf 20%iges N_2O anspricht wie auf Morphin (Chapman); in der üblichen Mischung werden auch die oberen Gewebsschichten schmerzfrei (z. B. Anbohren von Dentin). Läßt man 80% Stickoxydul mit 20% Sauerstoff einatmen, so tritt die Analgesie innerhalb von 1—2 min ein, charakterisiert durch Ausbrüche von trunkenem Lachen (Lachgas) sowie, ähnlich wie bei Chloräthyl, Auftreten von erotischen Träumen, die zu gerichtlichen Nachspielen führen können; eine solche Narkose sollte daher nicht ohne Zeugen vor sich gehen.

Die Luft, die uns umgibt, enthält 21% Sauerstoff. Fällt der Sauerstoffgehalt auf 15%, so wird eine Kerze erlöschen, der Mensch dagegen verträgt die Konzentration im allgemeinen noch ohne Schaden. Unterhalb von 15% werden indessen zunehmend die Zeichen der Asphyxie auftreten; bei 13,7% O_2 kann bei Kranken bereits eine extreme Anoxämie mit allen Folgen (s. S. 475) beobachtet werden. Diese Dinge sind zu berücksichtigen, wenn man die Stickoxydulnarkose ganz verstehen will.

Eine *leichte Narkose* mit wenig erhöhtem Blutdruck erreicht man im allgemeinen erst, wenn man 85% N_2O mit 15% O_2 nimmt. Eine solche Mischung ist für sonst gesunde Menschen, bei denen eine leichte Sauerstoffverarmung nichts bedeutet, ziemlich ungefährlich. Da das Stickoxydul — abgesehen vom Erstickungsgefühl durch das eingeatmete Fremdgas — nicht die geringste lokale Reizwirkung besitzt, da es in bezug auf Herz und Gefäße, Gewebswirkung, Acidosis völlig ungefährlich ist, so müßte man im Stickoxydul für viele Fälle ein ideales Narkoticum sehen.

Genügt indessen die leichte Narkose nicht, und will man — wegen der *mangelhaften Entspannung der quergestreiften Muskulatur* — mehr N_2O zuführen, so muß man gleichzeitig weniger Sauerstoff geben. Die Folge davon ist die *Asphyxie*, verbunden mit *Blutdrucksteigerung* (Cave Herzleiden und Gefäßerkrankungen!), *Tachykardie*, Myokardschwäche, Herzrhythmusstörungen (indessen selten ernster Natur) und verstärkter Blutung aus der Operationswunde. Sobald daher die ersten Zeichen von Cyanose auftreten, darf man den Sauerstoff nicht weiter drosseln. Auf eine tiefe Narkose muß man grundsätzlich verzichten. Die Todesfälle in Stickoxydulnarkose sind nahezu immer auf Asphyxie zurückzuführen (s. Abb. 38). Narkose bei Kindern wird widerraten.

Man kann die Gefahr der Sauerstoffverarmung umgehen, indem man das Stickoxydulsauerstoffgemisch unter Druck zuführt (Paul Bert). Unter solchen Bedingungen konnte die Narkose bei einem Versuchstier 72 Std. lang durchgeführt werden, ohne Schädigung des Tieres, ein Beweis für die gänzliche Harmlosigkeit der narkotischen Stickoxydulmengen, sofern genügend Sauerstoff zur Verfügung steht. Doch ist die Beweiskraft dieser klassischen Versuche letzthin bestritten worden; es haben sich höhere Drucke (3 atü) als notwendig erwiesen (LENDLE). Wer Stickoxydulnarkosen am Menschen machen will, sollte sich daher die nötige Technik erst durch Narkotisieren von Tieren aneignen.

Für die Dauer weniger Atemzüge (20—30 sec!) hat man sogar reines Stick-oxydul einatmen lassen, da der sonst gesunde Körper bekanntlich über die notwendigen Sauerstoffreserven verfügt. Dadurch kann eine kurze Narkose mit da-mit verbundener mäßiger Asphyxie ermöglicht werden, z. B. zur Extraktion von Zähnen. Indessen lehnen neuere Autoren jede N_2O-Narkose ab, bei der mehr als 80% N_2O, d. h. weniger als 20% O_2 verwendet werden. N_2O-Narkose scheint nämlich besonders oft zu Dauerschäden der Hirnrinde und zu andern Anoxie-schäden (s. S. 475) zu führen.

Aus vielen Gründen wird das Stickoxydul mit Vorliebe in *Kombinations-verfahren* verwendet. Die in der Praxis oft verwendete Kombination mit Äthernarkose führt zu einer Einsparung sowohl von Äther wie von Stickoxydul, und sofern durch Äther eine leichte Vornarkose herbeigeführt ist, läßt sich durch Stickoxydul auch in einer *ungefährlichen* Konzentration die Vollnarkose erreichen, die damit besser steuerbar ist als die Äthernarkose allein. Die Wirkung dieser Kombination von Äther und Lachgas ist rein additiv (LENDLE). Für die Kom-bination Avertin-Lachgas hat BARBOUR nachgewiesen, daß hierbei sowohl die Dosis von Avertin wie auch die Konzentration von N_2O beträchtlich ver-mindert werden kann; es läßt sich so auch eine ungefährliche, gut steuerbare, tiefe Vollnarkose erzielen (FRÜND). Eine sog. „*Potenzierte Narkose*" ist durch Vorbehandlung mit Megaphen und Dolantin und Einleitung mit Thiobarbi-turaten zu erzielen.

Acetylen und **Äthylen.** Der Nachteil des Lachgases, daß man es zu Narkose-zwecken in höchst zulässigen Konzentrationen geben muß, wird vermieden in den beiden modernen Narkosegasen *Acetylen* ($CH{\equiv}CH$), WIELAND, und *Äthylen* ($CH_2{=}CH_2$), LUCKHARDT. Diese sind etwas stärker narkotisch wirksam als Stickoxydul, so daß man z. B. mit einer Mischung von 80% $CH_2{=}CH_2$ und 20% O_2 bis zur 2. Stufe des Toleranzstadiums narkotisieren kann; eine völlige Entspannung der Bauchdecken läßt sich nicht erzielen.

Nach den Selbstversuchen von WIELAND tritt bereits bei 25% *Acetylen* eine Art von Halbschlaf mit Analgesie ein. Nach Einatmung von 86% Acetylen traten bereits nach 1 min Erlöschen des Bewußtseins und Atemstillstand ein, trotzdem war die Versuchsperson 2 min nach Unterbrechung der Gaszufuhr wieder wach.

Die *Acetylen*- und *Äthylen*wirkungen erstrecken sich *bei genügender Sauerstoffzufuhr* vor-wiegend auf das Gehirn, so daß Atmung und Kreislauf, Stoffwechsel, Wasserhaushalt und die Funktion der inneren Drüsen nicht oder wenig berührt werden. Es wird angegeben, daß bei 100000 Narkosen ein einziger Narkosetodesfall zu verzeichnen war. — Indessen ist eine vollständige Entspannung der Bauchdecken mit Äthylen oder Acetylen nicht zu erzielen wegen der regelmäßig auftretenden Atmungsstörungen; die beiden Gase haben daher in der Praxis keinen wesentlichen Vorteil gegenüber N_2O; sie sind heute weitgehend wieder verlassen.

Cyclopropan (LUCAS und HENDERSON 1929) ist ein in narkotischer Konzentration fast reiz- und geruchloses Gas und schwerer als Luft. Seine Mischung mit Luft, insbesondere Sauerstoff, ist explosibel.

$$\begin{array}{c} CH_2 \\ \diagup \ \diagdown \\ CH_2{-}CH_2 \end{array}$$

Es ist das wirksamste der Narkosegase; schon bei 3—5% läßt sich Analgesie nachweisen. Bei der üblichen Konzentration tritt bereits in 2 min Bewußtlosigkeit ein. Die Cyclopropankonzentration in den Atemwegen wurde — nach der routine-mäßigen Vorbereitung mit Morphin — auf der 1. Stufe des Tolerenzstadiums mit 7,4%, auf der 2. Stufe mit 13,1%, auf der 3. Stufe mit 23,3%, auf der 4. Stufe mit 42,9% gemessen (WATERS und SCHMIDT); es besitzt daher gleichzeitig eine ungewöhnliche narkotische Breite. Es ist niemals notwendig, den O_2-Gehalt des Narkosegemisches auf unter 20% zu drosseln. Im Gegensatz dazu erreicht man bei N_2O mit 10% Sauerstoff nur die obere Stufe 1, bei Äthylen und 10% Sauerstoff nur die obere Stufe 2.

Cyclopropan flutet etwas langsamer an und ab als die anderen Narkosegase. Bewußtseinsverlust tritt spätestens nach 3 min ein; die Atemluft ist nach dem Absetzen noch 6—8 min lang explosibel; auch das Fettgewebe kann zu brennen anfangen. — Es besitzt keine Reizwirkung auf die Schleimhäute, führt aber zur Erregung des Parasympathicus; Laryngospasmus wird nur bei Einleitung der Narkose beobachtet und ist durch Atropin zu verhindern; dagegen sind Atelek-tasen häufiger als sonst (in etwa 0,5% der Fälle). Die Leitsymptome Atmung, Pupillenweite und Cyanose sind nicht verläßlich; um so mehr muß auf Herz-irregularitäten geachtet werden (ventrikuläre Tachykardie u. a.); diese beruhen zum Teil auf einer ungewöhnlichen Chloroform-artigen Überempfindlichkeit gegen Adrenalin (s. S. 173). Herzarrhythmien kommen auf der 1. Stufe des Toleranz-stadiums kaum vor; von da ab nehmen sie mit steigender Narkosetiefe stetig zu und erreichen auf der 4. Stufe des Toleranzstadiums eine Häufigkeit von etwa 12% der Gesamtfälle (WATERS); sie treten bei CO_2-Anhäufung vermehrt auf. Cave Adrenalin! Cyclopropan führt nicht zu Träumen; es fehlt ihm die muskel-entspannende Wirkung des Äthers.

Ein gewisses Rätsel bilden Fälle von Cyclopropanschock, die nach Abfluten der Narkose auftreten. Wahrscheinlich handelt es sich hier um ein Zusammenwirken von Kohlensäure und Sauerstoffmangel-Wirkung. Postnarkotische Kopfschmerzen, Nausea und Erbrechen sind häufig.

ε) Basisnarkosen

Mit diesem Ausdruck bezeichnet man alle diejenigen Verfahren, bei denen mit einem Nichtinhalationsnarkoticum in ungefährlicher Dosis vornarkotisiert wird, während die eigentliche Narkose mit einem stark wirkenden Inhalations-narkoticum (Äther, N_2O u. a.) erfolgt (Abb. 41).

Avertin, Tribromäthylalkohol, CBr_3CH_2OH, wurde zuerst von WILLSTÄTTER nach biologischem Verfahren mit Hilfe von Hefe aus dem giftigen Bromal her-gestellt. *Avertin flüssig* wird durch Lösen in Amylenhydrat gewonnen.

Beim Ansetzen der wäßrigen (3%igen) Avertinlösung darf man *nicht über* 45°C erhitzen, da hierbei der schwer toxische Dibromacetaldehyd auftritt. Die Lösung muß mit 1⁰/₀₀ wäßriger Kongorotlösung, nicht Kongorotpapier, geprüft werden, die den gleichzeitig ent-stehenden Bromwasserstoff anzeigt.

Nach früheren Erfahrungen bei Rectalnarkosen mit Hedonal und Äther-Olivenöl-mischung wurde das Avertin in einer Dosis von 0,1 g je Kilo bei kräftigen Patienten, von 0,08 g eventuell 0,06 g bei dekrepiten und wasserarmen Patienten in 2,5% wäßriger, auf fehlende Zersetzung geprüfter Lösung für Rectalnarkose eingeführt (EICHHOLTZ und BUTZEN-GEIGER 1926). Bei der Einzelnarkose soll eine Gesamtdosis von 8 g für die Frau, von 10 g für den Mann nicht überschritten werden. Das Wort „Basisnarkoticum" ist später in der PFAUNDLERschen Klinik geprägt worden.

Man kann das Einschlafen nach dem Avertinklistier wie bei anderen Narkoseverfahren dadurch beschleunigen, daß man die Voraussetzungen für das Einschlafen fördert (Ein-leitung der Narkose im gewohnten Bett, in der individuellen Schlafstellung, Verdunkeln des Zimmers, Abstellen von Geräuschen). Dadurch wird an Narkoticum gespart, weil nämlich Furcht, Schmerz u. a. zur Erhöhung der Erregbarkeit, daher zu Mehrverbrauch an Narkoticum führen würden. Man kann auch unter dem Vorwand, lediglich ein Klistier geben zu wollen, die Narkose einleiten, ohne daß der Patient davon weiß. Das kann in schweren Basedowfällen wichtig sein (FRÜND).

Der Vorteil einer solchen Avertin-Basisnarkose besteht im *symptomlosen Einschlafen* 5—20 min nach dem Einlauf. Schlagartiges Einschlafen binnen 1—3 min ist als Zeichen der Überdosierung anzusehen (ANSCHÜTZ). Da bei obiger Dosierung nur in seltenen Fällen eine genügende Narkosetiefe erreicht wird, so muß man mit Äther oder Stickoxydul nachhelfen. Bei einer solchen Kombinationsnarkose erreicht man gleichzeitig eine *Ersparnis von Inhalationsnarkoticum*. Mit einer Mischung von 85% N_2O und 15% O_2 läßt sich nach einer

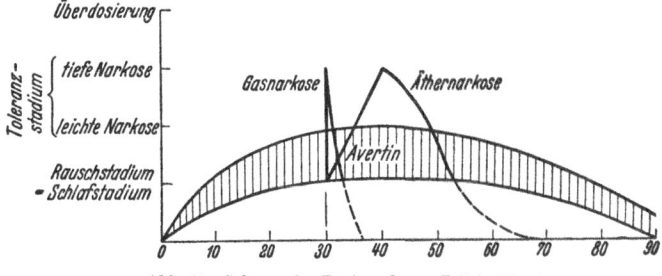

Abb. 41. Schema der Basisnarkose. Zeit in Minuten

solchen Vorbehandlung unter Umständen auch die *tiefe* Lachgasnarkose durchführen. Die Kombination Avertin-Äther weist noch einen weiteren Vorteil auf; da nämlich Avertin in voller Dosis atmungslähmend, Äther in voller Dosis stark reizend auf die Schleimhäute wirkt, so werden bei Kombination der halben Dosen diese Nebenwirkungen in den Hintergrund treten, die Narkose an Sicherheit gewinnen, auch wegen der gleichzeitigen *antiemetischen* Wirkung von Avertin.

Bei der obigen Dosierung, deren volle Wirkung in 30 min erreicht ist, bleiben Herz und Blutdruck fast immer völlig intakt. Dagegen tritt eine gewisse *Verringerung der Atmungstätigkeit* ein, beim Menschen um etwa 20%, ähnlich wie nach mittleren Morphindosen; es darf nicht mit Opiaten u. a. kombiniert werden. Auffällig ist weiter eine *Verminderung des Hirnvolumens*, was in Fällen von Hirnschwellung, aber auch bei Durchführung von Hirnoperationen wichtig ist (CUSHING). Der Ort der Avertinentgiftung, die durch Koppelung an Glucuronsäure stattfindet, ist nicht sicher bekannt; die Leber ist beteiligt, daher sollten Leberkranke kein Avertin erhalten. Bei der durchschnittlichen Entgiftungsgeschwindigkeit erfolgt das Erwachen nach 1—1$\frac{1}{2}$ Std., und zwar unter *retrograder Amnesie* (LÄWEN).

Avertin besitzt im Gegensatz zu so vielen anderen halogenhaltigen Stoffen bei richtiger Dosierung außer der Atmungslähmung nur geringe Giftwirkungen. Bei der Behandlung des Wundstarrkrampfes nach LÄWEN mit wiederholter Avertinbasisnarkose und gleichzeitiger Zufuhr von Tetanusantitoxin — einem oft lebensrettenden Verfahren, bei dem nach jedesmaligem Erwachen der Avertineinlauf wiederholt wird — hat man bis zu 238 g Avertin innerhalb von 20 Tagen ohne Schaden zugeführt. Dagegen muß man, wie die klinische Erfahrung gezeigt hat, bei Nierenkrankheiten, bei schweren Leber- und Mastdarmschäden sowie bei schwerer Lungentuberkulose vorsichtig sein; ein Todesfall in *Urämie* ist beschrieben worden.

Ein großer Vorzug gegenüber den Barbitursäuren ist dagegen das völlige Fehlen allergischer Reaktionen, was in Anbetracht der zunehmenden Allergiebereitschaft wichtig scheint.

Im Gegenteil ist es sogar zur Behandlung schwerster Asthmakrisen benutzt worden. Offensichtlich sind solche *psycheschonenden Verfahren* dort besonders wertvoll, wo die Inhalationsnarkose für den Patienten eine zu starke Aufregung bedeutet, besonders bei Kindern, bei Herzkranken und psychisch labilen Menschen. Auch macht man Gebrauch von ihnen, wenn Patienten zu wiederholten Malen narkotisiert werden müssen. Hier macht sich gewöhnlich eine steigende Abneigung gegen die Inhalationsnarkose bemerkbar, so daß die Patienten mehr Angst vor der Narkose als vor der Operation haben. Betr. Paraldehyd s. S. 195.

Kurznarkose. Diese wird in Deutschland in erster Linie mit **Evipan-Natrium** (Weese) durchgeführt. Dieses Barbiturat hat infolge seiner *beträchtlichen therapeutischen Breite* und *raschen Abwanderung in die Fettdepots* sowie der *Annehmlichkeit* für Patient und Arzt eine erhebliche Verbesserung der Narkosetechnik herbeigeführt (Formel S. 187).

Evipannatrium ist in seiner Lösung zersetzlich, darf nur in geschlossenen Packungen aufbewahrt werden. Ist die frisch angesetzte Lösung verfärbt, oder enthält sie unlösliche Partikel, so ist sie zu verwerfen.

Beim Menschen erfolgt nach Injektion von 0,01—0,016 g pro Kilogramm, entsprechend rund 6—8—10 cm^3 einer 10%igen frisch bereiteten Lösung von Evipannatrium, ein symptomloses Einschlafen noch während der i.v. Injektion. Diese muß wegen der Herzwirkung des Evipans langsam erfolgen, und zwar mit der Geschwindigkeit 1 cm^3 in $^1/_2$ min. Sie wird unterbrochen, sobald die Wirkung einsetzt (Patient hört auf zu zählen!), gelegentlich schon nach 1$^1/_2$ cm^3. Magnus ließ nach dem Aufhören mit Zählen die verbrauchte Menge ablesen und anschließend 50% mehr spritzen. Aus dem injizierten Natriumsalz bildet sich erst in einigen Minuten die wirksame freie Barbitursäure, so daß die volle Evipanwirkung Zeit gebraucht.

Einzelne Patienten sind sehr resistent und schlafen auch auf 10 cm^3 nicht. Größere Mengen sollte man nicht verbrauchen. Die analgetische Wirkung ist äußerst gering, so daß häufig Reflexe auf Blutdruck und Atmung sichtbar werden. Schmerzhafte Eingriffe wie Dilatation des Anus, Manipulieren am Periost u. a. führen häufig zu Laryngospasmus, der durch vorherige Atropinisierung zu verhindern ist. Die Muskelentspannung ist schlecht; Evipan-Natrium ist aber ein starker Antagonist der Krampfgifte. Andererseits treten in etwa 10% der Fälle Erregungszustände auf, die indessen nicht als bedenklich anzusehen sind, ja, alkoholische Delirien werden in beinahe spezifischer Weise durch relativ kleine i.v. Evipandosen unterdrückt.

Nebenwirkungen des Evipans zeigen sich weiterhin in Husten, Niesen, Singultus, Schleimsekretion in den Bronchien, die bei allen kurzwirkenden Barbitursäuren häufig sind; Atropinprophylaxe ist erwünscht, *Atmungsstörungen* sind selten, immerhin häufiger als nach anderen Barbitursäuren. Wie für alle Kurznarkotica gilt, soll man nie mehr als Schlaf erzeugen wegen der Gefahr der Atmungslähmung. Gelegentlich kann *Atmungsstillstand* erfolgen, bevor die allgemeine Empfindungslosigkeit einsetzt; die üblichen Methoden der Wiederbelebung müssen bereitgestellt werden (s. S. 167).

Das Aufwachen aus der Evipannarkose, wenn sie nicht durch Äther oder andere Narkotica verlängert wird, erfolgt innerhalb von 10—15 min ohne Erbrechen und ohne besondere Begünstigung von postoperativen Lungenerkrankungen. In mehreren Millionen Evipannarkosen hat sich die relative Unschädlichkeit des Stoffes herausgestellt, obwohl auch andere, ungünstige Stimmen laut geworden sind. Da Evipan in der Leber entgiftet wird, ist bei Leberkrankheiten und bei Kachexie Vorsicht geboten. In solchen Fällen kann die Entgiftung der üblichen Evipandosis sich über Stunden hinziehen. Auch im Kollapszustand ist die Entgiftung notwendigerweise verschlechtert. Wie bei anderen Narkosearten und sogar bei Lokalanästhesie ist die hohe Gefahr bei Mundhöhlenphlegmonen und anderen Verlegungen der Atemwege zu berücksichtigen (s. S. 166). Nach Langnarkosen verliert es seinen Charakter als Kurznarkoticum, und es treten Schlafmittelvergiftungen auf.

Thiopentone (Pentothalnatrium, chemisch Äthyl-(1-methylbutyl)-Thiobarbitursäure), ist ein weiteres wichtiges Kurznarkoticum; das Abklingen hängt zusammen mit rascher

Abwanderung ins Fettgewebe, während der chemische Abbau erst sehr langsam in etwa 36 Std. erfolgt; es verhält sich in seinen Wirkungen und Nebenwirkungen ähnlich dem Evipan-Natrium, nur wirkt es prompter, so daß sich die Wirkung bei langsamer Injektion von Stufe zu Stufe kontrollieren läßt. Es ist nicht geeignet für Langnarkosen, da sich nach 24 Std. noch 65—75% der i.v. injizierten Menge im Fettgewebe wiederfinden lassen.

Thiogenal (Methyl-thio-äthyl-2'-pentyl-thiobarbitursaures Natrium) ist ein Kurznarkoticum, welches eine Methionin-ähnliche Wirkgruppe enthält, dadurch besonders rasch abgebaut wird, auch die Leber nicht belastet.

Bei allen Barbitursäurenarkosen muß bedacht werden, daß eine narkotische Wirkung beim Menschen erst erzielt wird, wenn 50—70% der tödlichen Dosis gegeben wird (GOODMAN und GILMAN). Das Verfahren sollte daher den Ärzten vorbehalten bleiben, die Erfahrung auf diesem Gebiete haben. Es sollte nur bei kurzen Eingriffen angewendet werden und unter Vorsorge gegen die möglicherweise einsetzenden Atmungs- und Kreislaufstörungen.

c) Vorbereitung und Hilfsmittel der Narkose

Narkose-Vorbereitung erfolgt, um Furcht vor Narkose und Operation zu unterdrücken, den Organismus für eine bessere Wirkung des eigentlichen Narkose-mittels vorzubereiten, allgemeine Nebenwirkungen der Narkose oder spezifische Wirkungen des einzelnen Narkosemittels auszuschalten — insbesonders Erregungs-zustände, Vagusreflexe, Atmungsstörungen, Herzarrhythmien, Reizung der Schleim- und Speicheldrüsen und Erbrechen. Die folgenden Arzneistoffe seien hier besonders erwähnt:

Morphin ist zusammen mit den übrigen Opiaten wegen seiner psychisch beruhigenden, analgetischen Wirkung die meist verwendete Substanz; es eignet sich besonders auch zur Unterdrückung deliröser Zustände; durch Morphin werden auch die Reflexe angelähmt, und alle diese Effekte zeigen sich nicht selten bis in die postoperative Phase. Morphin wird gewöhnlich in einer Dosierung von 10—15 mg, auch in 2 Dosen aufgeteilt, subcutan injiziert, und zwar 1 bis 1½ Std. vor Beginn der Narkose; es sollte nämlich der Höhepunkt der Atmungs-lähmung vorüber sein, wenn die Narkose einsetzt.

Die Nachteile des Morphins im Zusammenhang mit Narkose und Operation bestehen zunächst in einer verstärkten Brechneigung, dann im Versagen der Pupillenreaktion als Leitsymptom der Narkosentiefe. Neigung zur Atmungs-lähmung und Kreislaufkollaps durch das Narkoticum besonders durch Barbi-tursäure kann durch Morphin gesteigert werden. Eine drohende Adrenalin-ausschüttung oder Laryngospasmen werden durch Morphin nicht beeinflußt. Morphin kann in Zusammenhang stehen mit der postoperativen Darmlähmung; die Erhöhung des intracerebralen Drucks durch Morphin muß in Rechnung gestellt werden; an seiner Stelle können auch Dolantin (s. S. 235) oder Pola-midon (s. S. 236) verwendet werden, jedoch fehlt den beiden letzteren Substanzen die starke sedative Morphin-Wirkung.

Atropin (0,3—0,45 mg i.m., im Notfall i.v.) wird im wesentlichen zur peri-pheren Lähmung von Hypersekretionen, z. B. in der Äthernarkose verwendet. Es verhindert unter Umständen auch das Erbrechen sowie postoperative Broncho-pneumonien; es dient als vorbeugendes Mittel gegen Singultus und Laryngo-spasmus vor allem in der Barbitursäure-Narkose und gegen Bronchospasmen und Laryngospasmen in der Cyclopropan-Narkose; hierbei scheint ein zentraler Angriffspunkt von Atropin vorzuliegen. Bei Lumbalanästhesien werden vor-wiegend die sympathischen Bahnen des autonomen Nervensystems getroffen, so daß Vaguserregung, z. B. vermehrte Peristaltik, auftreten kann; diese wird durch Atropin eingeschränkt. Zuletzt lähmt Atropin die Pressoreceptoren und wirkt dadurch unter Umständen auf Kollapszustände. Zur Verhinderung von Herzarrhythmien ist Atropin zu schwach. — Als wichtige Nebenwirkung muß die Veränderung der Pupillenreaktion in Rechnung gestellt werden.

Scopolamin (0,3—0,45 mg) wird nicht selten anstelle von Atropin verwendet; zusätzlich indessen führt es zu einer Depression des Zentralnervensystems, z. B. bei psychischer Erregung. Motorische Erregungszustände sprechen besonders stark an. Bei Schmerzzuständen angewandt, kann es wie Barbitursäuren Delirien erzeugen; in solchen Fällen wäre die gleichzeitige Gabe eines analgetischen Stoffes wie Morphin oder Dolantin notwendig. Ein Vorteil von Scopolamin gegenüber Atropin ist ein ausgesprochener Antagonismus gegenüber der Morphin-Atmungslähmung, wenn im Verhältnis 1:25 kombiniert (WATERS 1938). Fälle von Idiosynkrasie in Form von Erregung und Delirien werden beobachtet.

Barbitursäuren. Allgemein gebräuchlich ist die Verabreichung eines Schlafmittels am Vorabend der Operation, damit der Patient nach wohl durchschlafener Nacht die psychischen und körperlichen Strapazen von Narkose und Operation besser verträgt. Die neuere Auffassung geht dahin, daß Barbitursäuren mittlerer Wirkungsdauer wie etwa Phanodorm verwandt werden. Eine 2. Dosis wird häufig beim Aufwachen am nächsten Morgen gegeben. — Die Pupillenreaktion wird durch Barbitursäuren nicht beeinflußt oder es erfolgt eine geringfügige Erweiterung. Sie sind kein Ersatzmittel für Morphin, sofern eine analgetische Wirkung verlangt wird, und sollen auch nicht mit Morphin kombiniert werden wegen erhöhter Gefahr der Atmungslähmung. Sofern indessen keine Schmerzzustände zu bekämpfen sind, können Barbitursäuren häufig das Morphin ersetzen; eine kleine subcutane Dosis von 90 mg Pentobarbital-Natrium soll bei solchen Patienten ähnlich wirken wie 15 mg Morphin (COHEN und BEECHER). Barbitursäuren verhindern unter Umständen die Ausschüttung von Adrenalin während der Narkose. Betreffend Nebenwirkungen s. S. 191.

Antiemetische Mittel (s. S. 370), besonders *Benadryl* und *Megaphen* sowie die *Muskelrelaxantien* (s. S. 262), sind an anderer Stelle dargestellt worden. Dieser Hinweis sollte nicht als Aufforderung zur Polypragmasie aufgefaßt werden, denn auf wissenschaftliches Verständnis komplizierter Kombinationen müßte verzichtet werden. Sogar die einfache Kombination von Narkosemitteln mit Muskelrelaxantien ist äußerst umstritten (s. S. 263).

Rasche Narkose-Einleitung mit möglichster Ausschaltung der Nebenwirkungen im Excitationsstadium ist bei erregten Patienten nicht möglich; zudem benötigen diese mehr Narkoticum. Hierin liegt die wichtigste Begründung einer rationellen Narkose-Vorbereitung. Aber auch der Stoffwechsel verlangt Berücksichtigung; ist dieser erhöht, wie im jugendlichen Alter, im Fieber, bei Hyperthyreosen, bei psychischen Störungen, bei muskulösen Menschen, so muß mehr Sauerstoff zugeführt werden, was z. B. in der Stickoxydul-Narkose äußerst erschwerend sein kann. Erregung und Stoffwechsel steigen und fallen gewöhnlich gemeinsam. Alle Maßnahmen, die Erregung oder Stoffwechsel herabsetzen, haben daher einen günstigen Einfluß auf den Ablauf der Narkose. In gewissem Sinne gilt dies auch für die sog. Hibernation.

Kohlensäure (5% ig in Sauerstoff oder Luft) ist ein früher häufiger als heute gebrauchtes Hilfsmittel der eigentlichen Narkose. Läßt man dieses Gemisch zu

Beginn der Inhalations-Narkose einatmen, so wird infolge der verstärkten Atmungstätigkeit das Narkoticum schneller vom Körper aufgenommen, das Rausch- und Excitationsstadium kann dadurch verkürzt werden. Der CO_2-Gehalt des inhalierten Gasgemisches soll dabei nicht über 5% ansteigen. Überhaupt darf dieser Kunstgriff nur wenige Minuten lang angewendet werden, weil sonst gefährliche Verschiebungen des Blut p_H (Acidosis) zu erwarten sind (s. S. 411).

Die früher viel gebräuchliche Nahrungsentziehung und Darmentleerung zur Vorbereitung der Narkose sind heute nur noch in seltenen Fällen angebracht. An ihre Stelle trat die intensive Vorbehandlung des Patienten zur Erzielung des bestmöglichen Körperzustandes (Regulierung des Wasser- und Mineralhaushalts, Traubenzucker-, Plasma- und möglicherweise Blutinfusion). Der Magen soll allerdings leer sein (Schlundsonde).

Offensichtlich bedeutet die Narkose ein besonderes Risiko in schweren Krankheitsfällen. Eine genügende *internistische Behandlung* von Herzkranken (Digitalis), Basedowkranken (LUGOLsche Lösung nach PLUMMER), von schwerer Inanition (Kohlenhydrat- und Eiweißzufuhr s. S. 33) und besonders auch von Diabetikern sollte nach Möglichkeit der Narkose vorausgehen. Auch kann in gewissen Fällen die prophylaktische Anwendung von Herzmitteln, oder die Sorge für *Leberschutz* (s. S. 375) zweckmäßig sein. Es gibt zuletzt Patienten, die überhaupt nicht ohne Lebensgefahr narkotisierbar sind, wie z. B. Verunglückte im Schockzustand. Auch kurz nach Erholung aus dem Stupor ist eine Narkose oft unnötig, da der Schmerz noch nicht gefühlt wird (PIROGOFF).

Bei jeder Narkose sollte man Sauerstoff, Verfahren zur Bekämpfung von Kollaps und Schock, auch aktive Kohle zur Adsorption des verschluckten Äthers und Prostigmin zur Hand haben; auch braucht man Fett für Nasenlöcher und Lippen. Die vorsorgliche Bereitstellung solcher Medikamente und Verfahren gehören zu den Pflichten des Arztes. Die *Spätfolgen* der Narkose bedürfen der üblichen symptomatischen Behandlung.

2. Schlafmittel

a) Allgemeines über Schlaf

Der Schlaf wird beherrscht von einem *Zentrum im hinteren Teil des 3. Ventrikels*, dessen faradische Reizung Schlaf herbeiführt (W. R. HESS). In Tierversuchen zeigte sich auch, daß Schlaf entsteht durch Injektion kleiner Calciummengen in diese Gegend des Hirnstammes *(Cloetta)*. Sicher ist, daß pathologische Läsionen dieser Gegend durch Infektion, Blutungen, Tumoren zu Dauerschlaf führen können, der sich unter Umständen über Monate und Jahre hinzieht. Man beobachtet auch schlagartige Anfälle von Schlafsucht, die gewöhnlich 5—15 min dauern und aus denen der Patient ohne Schwierigkeiten aufgeweckt werden kann (Narkolepsie). Solche Kranke können in plötzlichen Schlaf fallen beim Gehen, Sitzen, sogar beim Essen mit dem Bissen im Munde.

Schlaf entsteht auch als *bedingter Reflex* im Sinne von PAWLOW, z. B. durch dauernd wiederholte monotone Reize. Nach CLARK wird eine starke hypnotische Wirkung dadurch hervorgerufen, daß man die Assoziation mit einem bestimmten Reiz herstellt. Wenn der Schlaf mehrere Male mit einem starken, mit wenig Paraldehyd parfümierten Narkoticum herbeigeführt war, so erhielt man später die gleiche Wirkung mit wenig Paraldehyd allein. Es gibt Typen von Menschen, bei denen sich solche bedingten Reflexe besonders rasch entwickeln und bei denen man mit rosa gefärbtem Wasser sogar „Suchten" erzeugen kann. Aus

dem gleichen Grunde sind persönliche Schlafgewohnheiten wichtig: die gewohnte
Stunde und Umgebung, das warme Bett, die individuelle Schlafstellung u. a.

Zum Einschlafen kann weiter nötig sein die möglichste *Ausschaltung der
Sinnesreize*, am besten demonstriert durch den klassischen Fall des Bäcker-
gesellen, der durch Verschluß der beiden einzigen übriggebliebenen Sinnes-
pforten — eines Auges und eines Ohres — regelmäßig in Schlaf zu versenken
war (STRÜMPELL). Hier sei an *Oropax* (mit Paraffin getränkte Watte) erinnert,
obwohl der erwähnte Fall auch als hysterische Reaktion gedeutet worden ist.

Will man ohne diese natürliche Schlafneigung — etwa während des Tages —
Schlaf erzeugen, so sind oft *doppelte und dreifache Mengen des Schlafmittels* notwendig.

Der *natürliche* Schlaf ist ein Erholungsvorgang, der mit assimilatorischen Vorgängen,
dem Aufbau neuer Reservekräfte, zusammenhängt; bei Kranken kann die Erfrischung
durch einen tiefen Schlaf oft Wunder wirken. Die *Wirkung der Schlafmittel*, die mit dem
natürlichen Schlaf viele Ähnlichkeiten besitzt, ist dennoch oft ein durchaus anderer Vorgang,
der mit einer Lähmung dieser restitutiven Vorgänge verbunden ist, und zwar um so mehr,
je länger und stärker die Schlafmittel wirken. Daraus ergibt sich der besondere Wert der
Einschlafmittel oder auch der stärkeren Schlafmittel, solange sie in vorsichtiger Dosierung
angewandt werden, so daß die mögliche Lähmung der restitutiven Vorgänge nicht befürchtet zu werden braucht.

Die *Folgen der Schlaflosigkeit* werden von den Betroffenen selber häufig übertrieben
empfunden und dargestellt. Auch physiologisch gesehen ist die Notwendigkeit der restitutiven Vorgänge während des Schlafens nicht sehr brennend. An gesunden Personen wurde
experimenti causa Schlaflosigkeit bis zu 115 Std. erzwungen. Die einzige sichere Abweichung
vom Normalen war eine erhöhte Reizbarkeit, verbunden mit starker Ataxie. Der Betroffene
hatte Mühe, sich aufrecht zu halten. Merkwürdigerweise sind nach solchen Perioden nicht
mehr als 8—10 Std. Schlaf nötig zur vollständigen Erholung.

Müssen Schlafstörungen behandelt werden, so ist wichtig, eine *Regelung des
Lebenswandels* zu fordern. Ein gesunder Rhythmus von Schlafen und Wachen,
von Arbeit und Erholung, von Essen, Trinken und Ernährungspausen, von
Schonung und Abhärtung, einer Enthaltung von Rauschgiften und Medikamenten
und andere einfache Verfahren wirken oft schneller und anhaltender, immer aber
unschädlicher als Schlafmittel.

Auch ist es sinnlos, Schlafmittel zu verordnen, wenn das störende Krankheitssymptom
auf rationelle Art behandelt werden kann. Bei Herzkranken werden Herzmittel gleichzeitig
den Schlaf wiederbringen. Schmerzen als Ursache der Schlaflosigkeit werden besser mit
analgetischen Mitteln behandelt, gelegentlich sogar mit Stoffen der Morphingruppe, die
ihrem Namen entsprechend unter diesen Umständen auch Schlafmittel sein können. Husten-
anfälle, Spasmen, Blähungen, Schwellungen der Nasenschleimhaut u. a. verlangen ebenso
ihre besondere Therapie. In Fällen von alkoholischem Delirium ist *Apomorphin* als souveränes
„Schlafmittel" empfohlen worden. Der Schlaf trat in solchen Fällen wenige Minuten nach
der subcutanen Injektion von 2—6 mg bzw. nach der Brechwirkung ein (SOLLMANN).

Wenn indessen aus besonderen äußeren Gründen eine schlaflose Nacht
vorausgesehen werden kann, wenn durch einen guten Schlaf die ärztliche Behandlung erleichtert wird oder in schweren Krankheitsfällen, zur Erhaltung
der Körperkräfte und zur Sauerstoffersparnis bei Erregungen (s. S. 228), ist es
oft geraten und gelegentlich notwendig, zu Schlafmitteln zu greifen.

α) Beruhigungsmittel (Sedativa)

Bevor wir uns den eigentlichen Schlafmitteln zuwenden, sollen zunächst einige
mild wirkende Beruhigungsmittel wie Radix Valerianae und Bromide besprochen
werden, die in manchen Fällen durchaus genügen, auch um Schlaf herbei-

zuführen, und die dann wegen der geringen oder gar fehlenden Nebenwirkungen
— außer bei Bromiden in sehr hoher Dosis — besonders begrüßt werden müssen,
die aber darüber hinaus im Gegensatz zu den Schlafmitteln auch während des
Tages angewandt werden können. Zu den sedativen Stoffen gehören auch die
Acetylsalicylsäure (s. S. 221), viele Antihistaminica und z. B. Rauwolfia-
Präparate sowie alle Schlafmittel in kleinster Dosierung (s. S. 192). Sie finden
Anwendung bei Erregungs- und Angstzuständen (Hypertension, Hyperthyreoidismus, Mania, usw.) auch bei Nausea und Erbrechen, Pylorospasmus der Kinder;
je stärker die Erregung, um so höhere Dosen sind notwendig.

Zur Gruppe der Beruhigungsmittel gehören auch die Angstmittel (Ataractica),
in angelsächsischen Ländern als ,,Tranquilizers'' bezeichnet. Zu ihnen gehören
Megaphen (s. S. 327), *Reserpin* (s. S. 328), Miltown, Luminal (s. S. 200).

Miltown (Meprobamat) ist derzeit das wichtigste der Ataractica. Es wird von ihm gesagt,
daß ihm in niedriger Dosierung jede sedative Wirkung fehlt, daß es die Anpassung des Menschen
an seine Umwelt und die Abwicklung der Berufspflichten nicht beeinträchtigt, daß es aber
Zustände von Angst oder Gefühle von Unvermögen oder Minderwertigkeit beseitigen
kann. Gelegentlich löst es Suchterscheinungen, Erregungszustände und Allergie aus. In
hoher Dosis macht es Schlaf, führt sogar — wie Barbiturate — zu Entziehungskrämpfen.
Weitere pharmakologische und klinische Erfahrungen müssen abgewartet werden.

β) Baldrianpräparate

Radix Valerianae, von Valeriana officinalis, enthält ein ätherisches Öl (Oleum
valerianae), bestehend aus angenehm riechenden und schmeckenden Estern des
campherähnlichen Borneols mit Valeriansäure. Beim Trocknen oder beim Lagern
der Droge entwickelt sich daraus durch fermentative Zersetzung die schweißig
riechende Baldriansäure neben freiem Borneol. Früher hat man hierin den
wirksamen Stoff gesehen und hat Stoffe ähnlicher Konstitution dargestellt
und als Ersatz für Baldrian empfohlen (Validol, Valisan, Bromival u. a.).

Indessen ist die wirksame Substanz nicht im ätherischen Öl, wohl aber in
wäßrigen (Baldriantee) und in geringerem Maße in alkoholischen Auszügen
(Tinctura Valerianae) enthalten (HAFFNER). Es soll sich um ein α-Methyl-pyrril-
keton handeln, das auch synthetisch dargestellt wurde und in hohen Dosen
analgetisch und hypnotisch wirkt. Nach anderer Meinung sind die Alkaloide
Chatinin und *Valerin* für die Wirkung verantwortlich. Diese finden sich nur in
der frischen Wurzel und werden beim Trocknen zerstört, wie denn auch in
anderen Ländern die frische Wurzel vielfach vorgezogen wird.

Die charakteristische pharmakologische Wirkung solcher Stoffe besteht in ihrem Antagonismus gegen zentral erregende Gifte. So wird nach dem Vorgehen von MODRAKOWSKI
u. a. zur Bestimmung der Wirksamkeit von Baldrian diejenige kleinste Menge der Droge
ermittelt, welche die motorische Übererregbarkeit nach 1 mg Cocainchlorhydrat je 100 g
Maus gerade aufhebt.

Der *Baldriantee* (1—2 Teelöffel Baldrianwurzel auf 1 Tasse kochendes Wasser,
12 Std. ziehen lassen, kalt trinken) und gut wirksame Baldrianpräparate, wie
Baldriandispert, wirken sedativ auf das Großhirn; auch sind sie oft über-
raschend wirksam bei nervösen Schlafstörungen, auch bei sog. nervösem Herzen
(Herzklopfen, Herzschmerzen ohne organische Veränderung infolge zu schnellen
Wachstums, von Überarbeitung, Exzessen u. a.) sowie bei hysterischen Zuständen.

Als leichtes Sedativum gilt auch der *Hopfen* (Lupulus humulus), der mehr
durch seine Bitterstoffe bekannt ist.

γ) Bromide

Die anorganischen Salze des Broms (1826 von BALARD aus Seesalz dargestellt) besitzen die gleiche spezifische Wirkung *bei Zuständen von zentraler Übererregbarkeit* in sehr viel stärkerem Maße. Nur bei solchen Zuständen sind sie gleichzeitig Schlafmittel. Ihre Domäne ist indessen die Epilepsie, obwohl sie in dieser Hinsicht in neuerer Zeit durch Luminal und andere Stoffe abgelöst wurden. Der Bromidschlaf ist flach und nicht erfrischend.

Rationell anzuwenden sind nur die anorganischen Bromide; sie werden als Natrium- (NaBr) und Kaliumsalze (KBr) verordnet. Wegen der Reizwirkung konzentrierter Lösungen *(Salzwirkung)* sind Bromide in viel Wasser oder Milch zu verordnen.

Wirksam sind weiter *Ammoniumbromid* (Acidosis!) und *Calciumbromid*, das besonders in der Kinderpraxis bei Spasmophilie empfohlen wird; bei längerer Anwendung sind die Calciumwirkungen besonders zu berücksichtigen; auch führen Calciumsalze nach unseren letzten Versuchen zu einer auffälligen Verschlechterung der Bromidausscheidung. Bromide sind aber auch in vielen Spezialpräparaten enthalten, so in *Sedobrol* (Würfel mit je 1,1 Natrium bromatum neben wenig Kochsalz und Suppenwürze). Alle diese Bromsalze wirken sedativ nur nach Maßgabe ihres Bromgehaltes, wie Versuche mit elektrischer Reizung der Großhirnrinde ergeben haben.

Die Dosen des Calcium bromatum bei der Spasmophilie der Kinder sind die folgenden: Säuglinge von 4—12 Monaten 0,2—0,3 g, Kleinkinder von 2—5 Jahren 0,4—0,6 g; Schulkinder von 6—12 Jahren 1,0—1,5 g, in allen Fällen 2—3mal täglich.

Schicksal im Organismus. Brom geht im Körper überall hin, wo Chlor hingelangt; nach der Aufnahme kommt es daher zur Anhäufung der Bromide in Blut und Geweben, in geringerem Maße auch im Gehirn. Die Hälfte des Chloridgehaltes des Blutes und mehr kann durch Bromid ersetzt werden. Bei Epileptikern sind nach Behandlung mit hohen Bromiddosen im Blut bis zu 300 mg-% Bromid ohne toxische Symptome gefunden worden, obwohl bei denselben Konzentrationen auch Todesfälle vorkamen. Bromide führen zu *Kumulation*, weil nämlich „*die Niere blind*" ist gegen den Unterschied von Chloriden und Bromiden; indessen ist diese Lehre nicht unbestritten.

Die Ausscheidung einer einzigen hohen Bromiddosis kann länger als 20 Tage, sogar Monate dauern. Bei Kochsalzverarmung werden die Bromide vermehrt festgehalten und sind daher wirksamer; ebenso ist äußerste Vorsicht bei Nierenkranken geboten. Bei der Epilepsietherapie macht man Gebrauch von dieser langsamen Kumulation, so daß man bei der üblichen Dosis z. B. von 6 g Bromid täglich das Gleichgewicht und damit die antiepileptische Wirkung frühestens in 3—4 Tagen beobachten kann. Andere Autoren zweifeln, daß es richtig ist, über 2—3 g Bromid hinauszugehen; sofern diese Dosis nicht ausreicht, wird Kombination mit 0,05 g Luminal oder 0,025 g Coffein u. a. empfohlen (F. BRAUN).

Andererseits werden bei starker Kochsalzausschwemmung auch die Bromide reichlicher entfernt. Will man bei Überdosierung oder bei Bromismus die Bromide aus dem Körper entfernen, so erreicht man das am schnellsten durch hohe Kochsalzgaben. Durch reichliche Kochsalzinfusion kann der Bromidspiegel in 3 Std. auf die Hälfte gesenkt werden; die perorale Dosis beträgt 6—12 g NaCl je Tag. Auch Theobromin und Theophyllin wirken Bromidausschwemmend; jedoch dauert es 1—3 Wochen, bis die Bromide auf nichttoxische Werte abgesunken sind.

Pharmakologische Wirkung. Die *sedative Wirkung*, bereits durch eine Dosis von 0,3—0,6 g, 3mal täglich, ausgelöst, betrifft in erster Linie die *Großhirnfunktionen*, besonders die motorischen Zentren, wobei mit Hemmung der Reflexbewegungen zu rechnen ist; Bromide werden daher bevorzugt bei muskulärer Unruhe verordnet. Gleichzeitig wird der Patient apathisch, schläfrig und stumpf. Bromide eignen sich daher besonders auch für mildere Formen der nervösen

Übererregbarkeit (z. B. bei Thyreoidismus, Hysterie, Hyperemesis u. a.); sie sind ungeeignet für zentrale Arteriosklerose wegen häufiger Delirien. Nach hypnotischen Dosen (4—5 g) findet sich eine Herabsetzung des Schluckreflexes und träge Pupillenreaktion. Bromide dämpfen frühzeitig die *sexuelle Übererregbarkeit* (1—2 g Calciumbromid) sowie den *Juckreiz* (eventuell intravenös 0,5—1,0 g Bromnatrium als 10%ige Lösung).

In hohen Dosen *verhindern* Bromide *epileptiforme Krämpfe*, die bei Tieren auch durch elektrische Reizung der Großhirnrinde (ALBERTONI) oder durch Krampfgifte der Großhirnrinde, wie Campher, Cocain, Absinth, erzeugt werden können. Indessen lassen sich durch Bromide auch deliröse Zustände erzeugen, und auch bei höchsten Dosen braucht kein Schlaf einzutreten. Bei der Epilepsie wird die therapeutische Wirkung von Luminal oder Dilantin nicht erreicht und die therapeutische Breite der Bromide ist sehr gering.

Toxikologie. Ein großer Nachteil der Bromtherapie ist die Gefahr des *Bromismus*. Für praktische Zwecke wird ein Bromidgehalt des Blutes von 200 mg/100 cm³ als Grenze der Toxicität angesehen. Es finden sich dann — bei älteren Patienten vielleicht auch schon bei der Hälfte dieses Wertes — eine zunehmende *Apathie mit Schlafsucht*. Treten noch *Halluzinationen* und *Delirien* auf, so sollte über die Diagnose Bromidvergiftung im Verlauf einer Bromidkur kein Zweifel mehr herrschen. Bezeichnend sind auch Tremor der Hände, Sprachstörungen, Verfall der Körperkräfte und zuletzt Stupor. Vom Jodismus unterscheidet sich der Bromismus durch diese narkotische Komponente. In vielen anderen Punkten ist eine große Ähnlichkeit zu bemerken. Ebenso wie beim Jodismus treten unter Umständen *Haut- und Schleimhauterscheinungen* auf: Bromacne, bläschenförmige Eruptionen, Erytheme und sogar Pusteln und Geschwürbildungen, daneben z. B. Rhinitis und Gastritis. — *Nicotinsäureamid* (750 mg täglich) 'soll als Antidot wirken. Delirien werden mit *Paraldehyd* behandelt.

Nach einer Statistik aus einem nichtdeutschen Lande wurden unter 77 Fällen, die wegen Bromismus in die Klinik eingeliefert wurden, nicht weniger als 33 gezählt, die durch ärztliche Verordnung Brom erhalten hatten, und bei denen die Symptome des Bromismus nicht frühzeitig genug erkannt worden waren. Eine Serum-Bromid-Bestimmung ist unter Umständen unumgänglich. Ein Kranker mit nervösen oder psychischen Störungen sollte erst Bromid erhalten, wenn Bromid selbst nicht die Ursache dieser Störungen ist.

b) Allgemeines über Schlafmittel

Schlaf ist ein Frühsymptom der leichten Narkose, kann daher durch kleinen Dose der gebräuchlichen Narkosemittel

Harnstoff + Malonsäure = Barbitursäure

Diäthyl-Barbitursäure Veronal

Phenyl-äthyl-Barbitursäure Luminal

Cyclohexenyl-äthyl-Barbitursäure Phanodorm

Phenyl-äthyl-N-methyl-Barbitursäure Prominal

Methyl-Cyclohexenyl-N-methyl-Barbitursäure Evipan

herbeigeführt werden. Deren Wirkung geht indessen zu schnell vorüber, die therapeutische Breite ist zu gering, und auch die Nebenwirkungen sind zu bedenklich. Wenn es nicht möglich ist, mit einfachen Lebensregeln (heißes Bad, Glas heißer Milch oder Schokolade) oder mit sedativ wirkenden Stoffen Schlaf herbeizuführen, ist man häufig gezwungen, zu den eigentlichen Schlafmitteln überzugehen.

Schlafmittel sind narkotisch wirkende Stoffe mit elektiver, aber milder Wirkung auf die Großhirnrinde, während die lebenswichtigen Zentren der Medulla oblongata und die Reflextätigkeit erst durch ungleich höhere Dosen betroffen werden.

Die Lähmung der Großhirnrinde nach Schlafmitteln ist sehr viel weniger ausgeprägt als in der Narkose. Das äußert sich am deutlichsten in der Weckbarkeit des Schlafenden. Indessen gibt es Übergänge zu den eigentlichen Narkosemitteln wie Evipan-Na und Tribromäthylalkohol. Gewisse Unterschiede entstehen dadurch, daß die Einzelregionen der Großhirnrinde von den Schlafmitteln nicht gleichmäßig betroffen werden. So werden z. B. die motorischen Zentren frühzeitig von Bromsalzen und Luminal angegriffen. Auch hebt sich eine Gruppe heraus, bei der die Stammganglien des Mittelhirns, insbesondere die vegetativen Zentren, eher als die Großhirnrinde beteiligt sind: Adalin, Luminal, Prominal, Chloreton u. a.

Solche „Hirnstammschlafmittel" sollen sich im Experiment meist dadurch auszeichnen, daß sie an großhirnlosen Tieren stärker wirken als bei Normaltieren, doch wird die experimentelle Grundlage dieser Lehre von GIRNDT bestritten. Ob bestimmte Schlafmittel unmittelbar am Schlafzentrum angreifen, ist bisher noch unbekannt.

In kleinen Dosen lähmen die Schlafmittel die sensorischen und intellektuellen Vorgänge, so daß äußere Reize und innere Erregungen weniger stark zum Bewußtsein kommen. Sie schaffen damit einen Zustand, der dem Einschlafen günstig ist. Mit diesem Ziel sollte man sich im allgemeinen bei Verordnung der Schlafmittel begnügen.

α) Chemie der Schlafmittel

Schlafmittel finden sich in sehr verschiedenen Klassen organischer Verbindungen.

Alkohole und Aldehyde umschließen auch den *Äthylalkohol*, C_2H_5OH, der, in Form alkoholischer Getränke verwendet, als ältestes Schlafmittel zu gelten hat. Zu ihnen gehört auch das erste synthetische Schlafmittel, nämlich *Chloralhydrat* $CCl_3 \cdot CH(OH)_2$. Weiter haben sich in der Praxis bewährt der Trichlorisobutylalkohol (Chloreton), auch als Acetonchloroform aufzufassen $(CH_3)_2 \cdot C{<}^{OH}_{CCl_3}$, und der tertiäre Amylalkohol oder *Amylenhydrat* $(CH_3)_2 \cdot C{<}^{OH}_{C_2H_5}$, *Paraldehyd* $\left(CH_3 \cdot C{<}^{H}_{O}\right)_3$, und Tribromäthylalkohol *(Avertin)* $CBr_3 \cdot CH_2OH$.

Oft läßt sich feststellen, daß durch Halogenierung des Moleküls die hypnotische Wirkung verstärkt wird. In vielen Fällen haben solche halogenhaltige Stoffe auch besonders starke Nebenwirkungen auf Herz, Gefäße, Atmung, Leber und Niere, obwohl viele Ausnahmen hiervon bekannt sind.

Urethane sind Ester der Carbaminsäure $NH_2 \cdot COOH$, die als solche nicht beständig ist. Praktisch wichtig sind *Äthylurethan* $NH_2 \cdot COO \cdot C_2H_5$ und *Voluntal*, das Urethan des Trichloräthylalkohols $NH_2 \cdot COO \cdot CH_2 \cdot CCl_3$. Ihnen schließen sich die **Harnstoffderivate** $NH_2{-}CO{-}NH_2$ an, wie Bromisovalerianylharnstoff oder *Bromural* $NH_2—CO—NH \cdot OC—CHBr—CH \begin{smallmatrix} CH_3 \\ CH_3 \end{smallmatrix}$, und Bromdiäthyl-acetylharnstoff oder *Adalin*, $NH_2—CO—NH \cdot OC—CBr \begin{smallmatrix} C_2H_5 \\ C_2H_5 \end{smallmatrix}$.

Die *Sulfongruppe* umfaßt Diäthylsulfondimethylmethan oder *Sulfonal* $\begin{smallmatrix} CH_3 \\ CH_3 \end{smallmatrix} C \begin{smallmatrix} SO_2 \cdot C_2H_5 \\ SO_2 \cdot C_2H_5 \end{smallmatrix}$ und das nahe verwandte *Trional*. Sie empfahlen sich zur Zeit ihrer Einführung durch völlige Geschmacklosigkeit und gute örtliche Verträglichkeit und führten zu einem nicht zu kurzen, von wenig störenden Erscheinungen begleiteten Schlaf. Seitdem wurden die schweren toxischen Nachwirkungen dieser Stoffe bekannt (Porphyrinurie, Polyneuritis, schwere Allergien). Sie werden noch zu Spezialzwecken verwendet. Wenn indessen der Arzt aus bestimmten Gründen Sulfonal oder Trional verordnen will, dann sollte es bei ungenügender Erfahrung keinesfalls länger als für wenige Tage geschehen.

Barbitursäuren oder Malonylharnstoffe sind Kondensationsprodukte aus substituierten Malonsäuren und Harnstoff (s. S. 187). Die Formeln finden sich dort.

An Stelle der Barbitursäure ist auch das chemisch verwandte Hydantoin-molekül $\begin{smallmatrix} CH_2—NH \\ | \\ CO—NH \end{smallmatrix} CO$ (Glykolylharnstoff) zum Aufbau von Schlafmitteln verwandt worden, so z. B. im *Phenyläthylhydantoin* oder Nirvanol, das Veronalcharakter besitzt, sowie im *Diphenylhydantoin* u. a.

Als leichte Schlafmittel sind auch die *Antihistaminica* (s. S. 149) anzusehen.

β) Einschlaf-, Durchschlaf-, Dauerschlafmittel

In einer früheren Periode der Medizin, ebenso wie jetzt noch in Laienkreisen, suchte man im Schlafmittel nur die allgemein narkotische Wirkung. Wahllos wurden solche Stoffe konsumiert, oft verschiedene in der gleichen Nacht.

Heute hat man neben der *allgemeinen Schlafwirkung* die *spezifische Seite* zu berücksichtigen und sucht zu festen Indikationen zu gelangen.

So gibt es zwei verschiedene Typen der Schlaflosigkeit. Auf der einen Seite die Einschlafstörung; hier wird man die schnell, aber kurz wirkenden *Einschlafmittel* bevorzugen: Paraldehyd, Bromural, Evipan u. a. Sie sind gleichzeitig auch leichte Schlafmittel oder, tags genommen, Sedativa. Auf der anderen Seite steht der Greisenschlaf, dadurch gekennzeichnet, daß nach promptem Einschlafen schnell das Erwachen folgt. In solchen und ähnlichen Fällen braucht man mittelstarke und schwere *Durchschlafmittel* wie Phanodorm, dessen Wirkung 6—7 Std. anhält, Veronal, Dial, Adalin, deren Hauptwirkung erst nach 8 bis 10 Std. vorüber ist. Solche in therapeutischer Dosis verordneten Durchschlafmittel können sich am nächsten Morgen durch Schwindel oder andere nervöse Störungen verraten.

Während *Einschlaf-* und *Durchschlafmittel* im allgemeinen zur Sicherung des sonst unzulänglichen oder fehlenden Nachtschlafs verwendet werden, wird der *Dauerschlaf* zur Erzielung ganz bestimmter therapeutischer Zwecke (z. B. für Morphinentziehungskuren, Behandlung des Wundstarrkrampfes u. a.) verwendet. Die hierzu verwandten Schlafmittel werden in ganz bestimmter Dosis, in bestimmten Intervallen, oft in Kombination verordnet. Benützt werden vor allem Chloralhydrat, Avertin, Paraldehyd, Luminal, Somnifen u. a. Dabei wird es mehr von der ärztlichen Technik als von den Eigenschaften des gewählten Schlafmittels abhängen, ob dieser Dauerschlaf sich genügend lange und tief durchführen läßt und ob er genügend sicher ist.

Neben der *Schlafdauer* ist auch die *Schlaftiefe* zu berücksichtigen, und man spricht von starken Schlafmitteln, wenn sie zu einem besonders tiefen Schlaf führen, aus dem der Patient erst mit Hilfe starker Weckreize geweckt werden kann.

Neben der allgemein narkotischen Wirkung sucht heute der Chemiker vereint mit den Pharmakologen bestimmte **spezifische Wirkungen** bei neuen Schlafmitteln zu erzielen. Die im Mittelhirn vereinigten vegetativen Funktionen, die sich bei Übererregung in lokalisierter *Fehlspannung der quergestreiften und glatten Muskulatur*, d. h. in spastischen Zuständen äußern, reagieren fast gesetzmäßig auf Hirnstammschlafmittel vom Charakter des Luminals und Prominals. Die gleichen Stoffe besitzen auch eine *antiepileptische* und *antikonvulsive* Wirkung (s. S. 199). Es gibt Schlafmittel, die fast spezifisch das Brechzentrum beeinflussen, so eine *antiemetische Wirkung* entfalten wie *Avertin* und *Chloreton*. Es gibt andere Schlafmittel, die eine besonders starke *Stoffwechselsenkung* herbeiführen wie Luminal. Zuletzt sei auf die *analgetische Wirkung* verschiedener Schlafmittel, z. B. von Amytal hingewiesen.

Das Studium des Elektroencephalogramms mit der Frequenzanalyse nach GRASS hat beträchtliche Unterschiede zwischen den Schlafmitteln ergeben. Immer aber zeigte sich eine Verlangsamung der Frequenz und eine Erhöhung der Potentiale. Evipan und Pentothal werden zur Diagnostik von Epilepsie benutzt wegen Provokation typischer Potentiale.

Im allgemeinen hat der Arzt zu berücksichtigen, daß die Schlafmittel um so weniger schädlich sind, je schneller sie abgebaut werden. In dieser Hinsicht muß besonders verwiesen werden auf die kurz dauernden Einschlafmittel wie Evipan, Bromural, Voluntal, während Stoffe wie Veronal, Dial, Luminal u. a. infolge ihrer besonders langsamen Ausscheidung bzw. Entgiftung zu Kumulationserscheinungen Anlaß geben können.

Die **Motivierung des Schlafmittelverordnens** durch den Arzt geschieht unter den verschiedensten Gesichtspunkten. Pharmakologisch am besten begründet ist die *Gegenwirkung der Schlafmittel gegen zentrale Erregungserscheinungen* der verschiedensten Art. Diese können sich in einer allgemeinen Übererregbarkeit äußern. Sie mögen aber auch vornehmlich bestimmte Zentren des Gehirns betreffen (s. o.). Die schwersten Formen der zentralen Übererregung äußern sich in allgemeinen Krampfzuständen. Siehe Anticonvulsiva S. 199.

Alle derartigen zentralen Erregungserscheinungen können heute durch eine richtige Dosierung von geeigneten Schlafmitteln wieder dem Normalen angeglichen werden. Dabei wird man entsprechend dem Grade der zentralen Übererregung auch die Stärke der Schlafmittel und ihre Dosis auswählen. Für die stärksten Krampfzustände kommen nur hohe und höchste Dosen geeigneter Schlafmittel (Avertin, Paraldehyd, Chloralhydrat, Amylenhydrat, Luminal) in Frage.

Rp. Luminal natrii 2,0
    Aq. dest. ad 10,0
      Sterilisa!
      S. zu Händen des Arztes. NB. 1—3 cm³ intramuskulär bei Krampfzuständen;
      Lösung nicht haltbar!

Die Behandlung des Tetanus mit Avertin erfolgt nach besonderem, von LÄWEN angegebenem Schema (s. S. 179). Für die Behandlung der Eklampsie werden auch hohe und wiederholte Dosen von Magnesiumsulfat verwendet (s. S. 195).

Ein weiteres großes Indikationsgebiet der Schlafmittel ist das der *chemisch erzwungenen Ruhe als Heilfaktor* (s. S. 116). Eine sehr alte ärztliche Erfahrung lehrt, daß bei bestimmten Krankheiten die Verabreichung von Opiaten eine oft zauberhafte Wirkung entfalten kann, und zwar durch innere Sauerstofferparnis (s. S. 228). In den modernen Schlafmitteln hat der Arzt wertvolle und weitgehend harmlose Mittel zur Verfügung, mit denen er zwar nicht diese volle Opiatwirkung erzielt, mit denen er aber therapeutisch viel erreichen kann, ohne die schweren Nebenwirkungen der Opiate befürchten zu müssen.

Schlafmittel können auch manchmal die Opiate ersetzen, wenn diese *aus Gründen der Humanität* erwogen werden bei hoffnungslosen Kranken, oder bei solchen, die an sonst nicht beeinflußbaren und unerträglichen chronischen Schmerzzuständen leiden. Das Schlafmittel führt hier wenigstens eine seelische Beruhigung herbei, die sich gelegentlich noch als beruhigende Nachwirkung auch nach Abklingen der eigentlichen schlafmachenden Wirkung äußert. Bei weniger gefährlichen Schmerzzuständen wird man eher von Schlafmitteln, z. B. in Form der Kombinationspräparate mit Coffein oder Pyramidon (s. S. 216), Gebrauch machen als von Opiaten.

Zuletzt hängt der zunehmende Verbrauch an Schlafmitteln jeder Art zusammen mit der fortschreitenden *technischen Entwicklung der Medizin.* Hierbei sei besonders erinnert an die Vorbereitung von Narkose und Lokalanästhesie mit Hilfe dieser Stoffe, die eine Einsparung von Narkosemitteln und von örtlich betäubenden Arzneistoffen ermöglichen. Andererseits sind es vor allem *Anforderungen des heutigen Erwerbslebens*, denen der Betroffene ohne ärztliche Hilfe nicht gewachsen ist, wie z. B. die Notwendigkeit langer Eisenbahnfahrten u. a. Es ist bekannt, daß bei Menschen, die nicht ganz Herr ihrer Nerven sind, nach einer mit Hilfe eines Schlafmittels wohl durchschlafenen Nacht am nächsten Morgen die Aufnahme- und Konzentrationsfähigkeit sowie die Handlungsbereitschaft wesentlich verbessert sein kann, und es gibt Geschäftsleute, die ausdrücklich angeben, daß sie sich danach leistungsfähiger fühlen (CLOETTA).

Zur *Narko*-Analyse benutzt man die Eigenschaften der Schlafmittel, hemmende Großhirnimpulse auszuschalten. Dazu eignen sich Stoffe wie Pentothal-Natrium, Amytal-Natrium, nicht dagegen z. B. Evipan-Natrium oder andere. Ähnliche Effekte beobachtet man auch nach Alkohol, Cocain, Haschisch u. a.

Wie erwähnt, sind Schlafmittel um so harmloser, je schneller sie abgebaut werden; in dieser Hinsicht sind die *Einschlafmittel* besonders wertvoll. Darüber hinaus aber sollte man versuchen, mit kleinen Dosen der Schlafmittel auszukommen. Unter Umständen dagegen empfiehlt es sich aus psychologischen Gründen, zu Beginn der Behandlung einmal eine hohe therapeutische Dosis zu geben und mit kleinen Dosen fortzufahren. Dieses Vorgehen, bei dem man die erhöhte Gefahr einer möglichen Überempfindlichkeit in Rechnung zu stellen hat, kann auch bei anderen Arzneistoffen mit großer therapeutischer Breite erwogen werden, z. B. bei Verordnung von Codein. (Gemäß Besprechung mit KÜLZ).

γ) Gefahren der Schlafmittel

Die wahllose Verabreichung von Schlafmitteln, wozu schon der Name Schlafmittel vor Einführung des Rezeptzwanges vielfach verleitete, ist nicht ohne Gefahr. Todesfälle bei der *einmaligen üblichen therapeutischen Dosis* sind fast unbekannt, sofern nicht schwere, komplizierende äußere Faktoren oder gefährliche, pathologische Zustände gleichzeitig vorlagen. Indessen können für den Betroffenen sehr unerfreuliche Nebenwirkungen entstehen durch *allergische Reaktionen*. Besonders gefährdet sind Personen mit Neigung zu Asthma, Urticaria, schweren menstruellen Störungen u. a. Hierher rechnen auch — als ganz seltene Einzelerscheinungen — die tödlich verlaufenden Fälle von *Dermatitis exfoliativa*. Wird die übliche therapeutische Dosis überschritten, so können *Affektstörungen*, besonders *Delirien*, auftreten. Sie finden sich besonders bei Schmerzzuständen, weiter bei psychisch labilen und bei psychisch belasteten Personen. Bei letzteren kann die Erbanlage akut manifest werden. Es können aber auch z. B. Kranke mit cerebraler Arteriosklerose, Herzkranke und Patienten mit akuten Infektionskrankheiten dadurch betroffen werden; es finden sich dann auch Verwirrungszustände, Muskel- und Gelenkschmerzen u. a.

Die handliche und angenehme Form der heutigen Schlafmittel hat auch ihre großen Nachteile; sie verführt zu Mißbrauch. Der Arzt sollte ausdrücklich solche Schlafmittel vorziehen, die in Tablettenform halbiert oder geviertelt werden können. Das übelschmekkende Chloralhydrat und das übelriechende Paraldehyd haben auch ihre großen Vorteile.

Im ganzen gesehen sind obige Zustände sehr selten. Die wesentliche Gefahr der Schlafmittel ergibt sich vielmehr bei *chronischem Gebrauch*, richtiger als *Mißbrauch* bezeichnet. Der verantwortungsbewußte Arzt hat zu erwägen, daß durch unbegründetes Verschreiben Patienten mit bestimmter körperlich-seelischer Konstitution schwer geschädigt werden können. Auch hier stehen die zentralen Wirkungen im Vordergrund. Es können bei *allen* Schlafmitteln, auch beim harmlosesten unter ihnen nämlich Paraldehyd, *Suchten* entstehen, die öfters wie die Morphiumsucht mit vegetativen Störungen verbunden sind (Physical dependence); *Veronalismus* ist gelegentlich ebenso schwer zu behandeln wie Morphinismus.

Diese *Suchtbildung* hängt zusammen mit einer eigentümlichen Euphorie, die manchmal sogar — z. B. bei Arbeiten, die als lästig und langweilig empfunden werden — zu einer vermeintlichen Leistungssteigerung führen kann. Die Euphorie ist bei bestimmten Personen mit rauschartiger Heiterkeit verbunden; das ist bei Veronal, Luminal und Phanodorm beobachtet worden. Phanodorm vor allem scheint in neuerer Zeit besonders häufig zu auffälligen Suchterscheinungen geführt zu haben; wie alle Schlafmittel wird es besonders gefährlich in Kombination mit alkoholischen oder coffeinhaltigen Getränken. Auch ohne eigentliche Sucht können sich durch chronischen Mißbrauch schwere nervöse Störungen entwickeln, wie allgemeine Apathie, Schwäche des inneren Antriebs und der Konzentrationsfähigkeit, erhöhtes Schlafbedürfnis, Ataxie, Halluzinationen, deliröse Zustände, epileptiforme Krämpfe und andere neurologische Symptome (POHLISCH und PANSE). Encephalitis lethargica und multiple Sklerose können vorgetäuscht werden. Im Tierexperiment, aber auch beim Menschen, sind nach jahrelanger Anwendung von Barbitursäuren eindeutige pathologische Veränderungen im Gehirn gesehen worden. *Abstinenzsymptome* treten auf, wenn ein Patient täglich 0,75 g einer starken Barbitursäure oder mehr 2 Monate lang eingenommen hat; experimentell beim Menschen ist dies mit den drei analgetisch stärksten Barbitursäuren Pentobarbital, Secobarbital und Amobarbital von ISBELL durchgeführt worden. Es werden dann u. a. 2—7 Tage nach der Entziehung epileptiforme Krämpfe beobachtet, die sich 2—3mal wiederholen; hohe Alkoholdosen (300 cm³ täglich) können Krämpfe verhindern; die völlige Erholung zeigt sich nach 2—3 Wochen. Zur Verhütung solcher Zwischenfälle müssen Barbitursäuren langsam entzogen werden.

Nicht außer acht lassen darf man ferner die *peripheren Wirkungen* der Schlafmittel auf *Haut*, *Magen*, Leber, Niere, Knochenmark. Schlafmittel, die mit dem Harn ausgeschieden werden, sind bei Nierenkranken nicht indiziert. Auch die *kumulativen Eigenschaften* sind zu berücksichtigen (s. S. 14). Aus all diesen Gründen sind behördliche Maßnahmen zur Eindämmung des Mißbrauchs der Barbitursäureabkömmlinge ergriffen worden. Nach den zur Zeit geltenden Bestimmungen unterliegt jeder Barbitursäureabkömmling der ärztlichen Rezeptpflicht.

Das Rezept muß eine Gebrauchsanweisung enthalten, die die Einzel- und die Tagesgabe erkennen läßt. Man sollte möglichst die kleinste Packung verschreiben.

Die Abgabe in den Apotheken ist auf dem Rezeptblatt durch Aufdruck des Stempels der Apotheke und durch Notierung des Tages der Abgabe kenntlich zu machen.

a) Diäthyl-, Diallyl-, Dipropyl-, Phenyläthyl-Barbitursäure (Veronal und Medinal, Dial, Curral, Proponal, Luminal, Luminalnatrium) unterliegen dem jedesmaligen Rezeptzwang, etwaige entgegenstehende ärztliche Rezeptvermerke haben keine Geltung.

b) Alle übrigen Barbitursäureabkömmlinge (Evipan, Noctal, Phanodorm usw.) dürfen auf ein und dasselbe Rezept nur innerhalb 6 Monaten abgegeben werden, was durch die Apothekenvermerke (s. S. 232) kontrolliert werden kann.

c) Arzneimittel, die neben einem Barbitursäureabkömmling noch Pyramidon (Amidopyrin, Aminophenazon, Dimethyl-aminophenyldimethylpyrazolon) enthalten (Veramon, Allional, Cibalgin, Optalidon usw.), dürfen gleichfalls nur innerhalb 6 Monaten in der Apotheke abgegeben werden.

Der Arzt kann die Dauer seines Rezeptes nach b und c noch beliebig abkürzen, also auch auf einmalige Abgabe beschränken.

Auch die **akute Schlafmittelvergiftung** durch Mißbrauch ist trotz Einführung des Rezeptzwanges nicht viel seltener geworden. Öfters läßt sich nicht ausschließen, daß solche Stoffe zu Selbstmordzwecken beschafft werden. Es ist auch beschrieben worden, daß an Schlafmittel gewöhnte Menschen im Halbschlaf unbewußt eine Tablette nach der anderen nehmen, wenn diese offen auf dem Nachttisch liegen *(Automatismus)*.

Leider sind auch Verwechslungen häufig, besonders bei kleinen Kindern. Bei absichtlicher Vergiftung wird die tödliche Dosis gewöhnlich für sehr viel geringer gehalten als sie wirklich ist. Besonders gefährdet sind Kranke mit schwerer Anämie oder mit Leber-, Nieren- und Nebennieren-Krankheiten.

Die große Gefahr bei *Neugeborenen*, die während der Geburt unter der Wirkung narkotischer Stoffe standen, liegt in Atmungsstörungen; diese treten häufig z. B. schon auf, wenn die Mutter zur Erleichterung der Geburtsschmerzen Narkosemittel, Schlafmittel oder Opiate erhält. Im Tierexperiment zeigt sich nämlich, daß die intrauterinen Atmungsbewegungen des Fetus gegen Narkotica weit empfindlicher sind als die Atmung der Mutter, und daß die ersten Atemzüge eines künstlich geborenen Tieres einen völlig ähnlichen und gefährlichen Charakter haben, wenn das Muttertier durch Narkose oder Schlafmittel empfindungslos gemacht wurde, anstatt durch Spinalanästhesie. Auch nach lang wirkenden Barbitursäureabkömmlingen treten solche asphyktischen Zustände häufiger auf als ohne diese. Man sollte daher, wenn überhaupt, nur kurz wirkende Schlafmittel verwenden, deren Wirkung bei der Geburt selber wieder abgeklungen ist. Besonders verhängnisvoll ist in dieser Hinsicht die Anwendung von Opiaten in Kombination mit Scopolamin. Eine solche Asphyxie aber kann Anlaß sein zu degenerativen Veränderungen der Ganglienzellen und infolgedessen zu bleibenden Gehirnsymptomen (IRVING). Betreff *Behandlung von Schlafmittelvergiftungen* s. S. 369.

c) Die wichtigsten Schlafmittel

Chloralhydrat ist das älteste synthetische Schlafmittel (LIEBREICH 1869). Seine Darstellung und seine Anwendung erfolgten zum erstenmal auf Grund bewußter chemischer Überlegungen. Mit dem Chloralhydrat beginnen unsere wissenschaftlichen Kenntnisse von den Beziehungen zwischen chemischer Konstitution und pharmakologischer Wirkung. Es trat an die Stelle der Opiate, die bis dahin auch als „Schlafmittel" ein Monopol besaßen.

Chloralhydrat besitzt eine gewisse *örtlich betäubende*, besonders juckstillende Wirkung, wovon man z. B. bei Pruritus Gebrauch macht. Auffallend sind weiter seine *örtlich entzündungserregenden* Eigenschaften. Auch auf die Schleimhaut des Magens wirkt Chloralhydrat stark reizend, führt nach der Eingabe zu

Schmerzen in der Magengegend (sollte daher am besten in Milch oder mit Eisstückchen nach dem Essen gegeben werden) und ist bei Magen-Darm-Krankheiten zu vermeiden. Rectal wird es besser vertragen, *immer unter Schleimzusatz* (Mucilago Gummi arabici, Salep-, Traganth- oder Haferschleim).

Chloralhydrat wird in üblicher Dosis (1—2 g) *rasch resorbiert*, ist bereits nach 5—10 min im Blut, geht im Körper in den ebenfalls stark narkotisch wirkenden Trichloräthylalkohol über — nicht dagegen in Chloroform, wie LIEBREICH seinerzeit annahm — und wird anschließend hauptsächlich durch Koppelung an Glucuronsäure zu Urochloralsäure entgiftet.

Chloralhydrat ist ein *starkes Schlafmittel*, und die dadurch erzeugte Schlaftiefe kann beträchtlich sein. Die Wirkung einer *geringen therapeutischen Dosis* erstreckt sich fast allein auf das Großhirn. Es ist äußerst fraglich, ob Vasomotoren- und Atemzentrum auf die übliche Schlafdosis bis 1,0 g überhaupt ansprechen, da die Lähmungen dann nicht stärker sind als im natürlichen Schlaf. Es wirkt etwa 4 Std. lang und hinterläßt keine Benommenheit.

Bei der *Behandlung zentraler Krampfzustände von Kindern*, wie Chorea u. a., ist Chloralhydrat altbewährt. Es ist für diesen Zweck, wie die Erfahrung gezeigt hat, besonders geeignet durch die Möglichkeit, es per rectum einzuführen. In richtiger Dosis (0,25—2,0 g je nach Alter) bei Kindern angewandt, ist es fast gefahrlos.

Auch bei *Erwachsenen* ist Chloralhydrat zur Behandlung zentraler Krampfzustände wie Eklampsie, Cocain-, Strychninvergiftung u. a. durchaus geeignet, obwohl seine Nebenwirkungen bei der notwendigen höheren Dosierung hier stärker ausgesprochen sind (Vasomotorenlähmung, Herzmuskelschwäche, Cyanose u. a.). Bei Herzkranken und bei Neigung zu Kollaps ist es in besonders vorsichtiger Dosierung anzuwenden oder ganz zu vermeiden. Es ist aber andererseits früher mit günstigem Erfolg sogar bei Angina pectoris angewendet worden, wobei die Heilwirkung der chemisch erzwungenen Ruhe wohl stärker war als die mögliche Herzschädigung.

Die **akute Vergiftung** ist charakterisiert durch örtliche Reizerscheinungen sowie durch Lähmung der lebenswichtigen Zentren der Medulla oblongata. Bei chronischer Zufuhr kann es gelegentlich zu leichten degenerativen Veränderungen in Leber, Herz und Nieren führen. Diese sind aber mit den schwerwiegenden Veränderungen, die sich etwa der Chloroformnarkose anschließen können, überhaupt nicht zu vergleichen; äußerst selten oder nie ist infolge von Chloralhydrat eine akute gelbe Leberatrophie aufgetreten. Für die äußerst geringen Gewebswirkungen sprechen auch Fälle, bei denen selbst nach täglichen Dosen von 8—10 g, die über 10—20 Jahre gegeben wurden, keine schweren Störungen eingetreten sind (ZANGGER). Dagegen sind Fälle von *Chloralhydratsucht* beschrieben worden, bei denen Verdauungsstörungen und Hautsymptome zum Vorschein kamen, die bei einzelnen Kranken aber an den Morphinismus erinnerten. Bei der Entziehung traten Abstinenzsymptome auf. Auch unabhängig von der Suchtbildung sind psychische Störungen, bei Schmerzen auch Delirien, beschrieben worden. Doch scheinen solche Fälle nicht häufiger zu sein als bei anderen Schlafmitteln. Letale Menge etwa 10 g.

Bei der Behandlung der Eklampsie wird gelegentlich Chloralhydrat zusammen mit Morphin nach besonderem Schema gegeben (STROGANOFF-Kur).

Hierbei wird im Laufe der nächsten Tage bis zur Unterdrückung der eklamptischen Anfälle je nach dem Zustand der Patientin 3 mal in 24 Std. 0,5—1,5 g Chloralhydrat rectal mit Milchzusatz verabfolgt. Zwischen den Chloralhydratdosen wird 0,01 Morphin injiziert. Obwohl von anderer Seite das Morphin wegen seiner stark diuresehemmenden Wirkung und wegen der erhöhten Gefahr für das Kind abgelehnt wird, erzielte STROGANOFF in 402 Fällen eine außerordentlich geringe Mortalität der Mütter von 7,2%.

In neuerer Zeit ist auch dieser erfahrene Arzt zur Magnesiumsulfatbehandlung übergegangen, und zwar trotz der vermehrten technischen Schwierigkeiten. (Höchstens 4 mal in 24 Std. 20—30 cm³ einer 20%igen MgSO₄-Lösung intramuskulär bzw. nach anderen Autoren 20 cm³ einer 10%igen MgSO₄-Lösung in 20%iger Glucoselösung stündlich intravenös.) Als Gegenmittel hat eine Calciumlösung bereitzustehen. Bei diesem Vorgehen erzielte STROGANOFF unter 2046 Patientinnen eine Mortalität von 3,4%. In Deutschland hat man bei der ursprünglichen STROGANOFF-Kur das Chloralhydrat vielerorts durch Luminalinjektionen ersetzt, die technisch leichter zu handhaben sind.

Chloralose bildet sich durch Kondensation von Chloralhydrat und Zucker; es ist wegen geringer Nebenwirkungen für den Tierversuch unentbehrlich. Besonders läßt es die Nierenfunktion im Gegensatz zu den meisten Schlafmitteln völlig intakt.

Ähnlich dem Chloralhydrat wirkt der nahe verwandte **Trichlorbutylalkohol (Chloreton).** Im Gegensatz zu Chloralhydrat verursacht er keine Schleimhautreizung, hat vielmehr eine gewisse lokalanästhesierende Wirkung. Er wird zu den *Hypothalamusmitteln* gerechnet. Er ist in einigen bekannten Seekrankheitsmitteln enthalten, wird aber allein oder als Schlafmittel kaum verwendet. Nach höheren Dosen können Nebenwirkungen ähnlich wie nach Chloralhydrat auftreten.

Von geringer praktischer Bedeutung ist auch der tertiäre Amylalkohol, *Amylenhydrat,* eine wasserklare Flüssigkeit, deren Schwerlöslichkeit bei der Verwendung zu beachten ist (in viel Wasser zu geben!). Es ist in der üblichen Dosis von 1—3 g ein mild wirkendes Schlafmittel mit auffallend geringem Einfluß auf die lebenswichtigen Zentren der Medulla oblongata. Herz, Blutdruck und Atmung bleiben daher auch bei höheren Dosen intakt. Sein größter Nachteil ist die rasche Gewöhnung. Es wird bei der Behandlung des Status epilepticus angewandt. Tödliche Dosis etwa 20—30 g.

Paraldehyd ist ein vom ärztlichen Standpunkt aus besonders empfehlenswertes, fast völlig unschädliches, einfaches Schlafmittel. Er entsteht durch Polymerisation des Acetaldehyds (s. Formel) des bekannten Zwischenproduktes des Kohlenhydratstoffwechsels. In nicht gefüllten Flaschen sowie im Licht bildet sich unter anderem der stark reizende Acetaldehyd sowie Peroxyde.

Er ist in Dosen von 1—3 g (Max. Dosen 5,0! 10,0!) — wegen der örtlichen Reizwirkung und des brennenden Geschmacks reichlich mit Wasser (1:20) verdünnt — ein sicher, rasch in 10—15 min und kurz über 2—3 Std. wirkendes Schlafmittel mit nicht unerheblicher *analgetischer* Wirkung. Heute wird Rectalzufuhr vorgezogen (4—8 cm³ oder mehr in doppelter Menge von Olivenöl aufgenommen). Die Schlafdauer beträgt dann 4—8 Std. und ist bei Leberkranken wegen verzögerten Abbaus in der Leber verlängert. Die Wirkung erstreckt sich fast ausschließlich auf das Großhirn. Von seiten der Nieren kann man gesteigerte Diurese beobachten, ähnlich wie nach Chloralose. Um eine *antikonvulsive* Wirkung zu erzielen, werden die Maximaldosen unter Umständen weit überschritten. Ganz vereinzelte Todesfälle sind nach 12 g per os und nach 25 g rectal vorgekommen. Gewöhnliche tödliche Dosis 30—100 g. Er ist daher besonders angezeigt bei Drohung mit Selbstmord, z. B. in psychiatrischen Anstalten. Er soll *nicht mit Opiaten* kombiniert werden.

Diese willkommenen und auch durch die modernsten Schlafmittel nicht erreichten wertvollen Eigenschaften des Paraldehyds werden *leider* eingeschränkt durch seine Unbeliebtheit bei den Patienten. Das kann oft von Vorteil sein, um z. B. Besucher fernzuhalten. Er besitzt einen *schlechten Geschmack*, der sich durch Citronenschale, Eisstückchen u. a. verdecken läßt, und einen noch schlechteren, durchdringenden *Geruch*, da etwa 10—30% des zugeführten Paraldehyd unverändert mit der Atemluft ausgeschieden werden; er führt auch zu Bronchialsekretion. Es wird von Alkoholikern berichtet, die seine nahen chemischen Beziehungen zum Äthylalkohol entdeckten und ihn als Rauschmittel benutzten. Sogar Fälle von Delirium tremens nach Paraldehyd sind beschrieben worden.

Neuerdings wird Paraldehyd, wenn auch selten, zur rectalen Basisnarkose verwendet, besonders bei Kindern. Die Dosis beträgt etwa 0,5 g/kg, 10% ig in physiologischer Kochsalzlösung gelöst. Erregungszustände können auftreten. Zur Behandlung des Status epilepticus und des Wundstarrkrampfes bei Erwachsenen wird eine rectale Dosis von 10—40 g in 10%iger Lösung mit Stärkezusatz, auch alle 3 Std. wiederholt, empfohlen. Bei *Delirium tremens* ist Paraldehyd nahezu unersetzbar; hier wird er auch unverdünnt in Dosen von 2—8 cm³ i.m. verabfolgt. Wenn, z. B. bei *Status epilepticus*, schnellste Wirkung in 1—2 min erwünscht ist, kann 1 cm³ sehr langsam intravenös (Herzgift!), nie subcutan verabfolgt werden, nicht mehr, da Lungenödem auftreten kann.

Bei weiterer Polymerisation des Acetaldehyds bildet sich *Metaldehyd*, der als fester Brennstoff in „Meta"-Sicherheitstabletten im Handel ist. Bei unvorsichtiger Aufbewahrung fallen diese leicht in die Hände spielender Kinder. Dann hat er sich als ein *gefährlicher Giftstoff* erwiesen; nach 1—2 Tabletten soll schon der Tod eintreten. Die Metatabletten haben daher einen scharf bitteren Stoff als warnenden Zusatz erhalten.

Urethan (Äthylurethan) wurde 1884 von SCHMIEDEBERG eingeführt, weil er hoffte, daß der Äthylalkohol durch die erregende Wirkung des mit der Carbaminsäure eingeführten Ammoniaks seine Nebenwirkungen auf Atmung und Kreislauf verlieren würde; auf diesem Wege sollte ein für die lebenswichtigen Zentren ungefährliches Schlafmittel geschaffen werden. Das ist ihm in gewissem Maße auch gelungen, und im Tierversuch ist es viele Jahrzehnte lang das führende Schlafmittel gewesen. Es wird in der Kinderpraxis angewendet.

Großes Aufsehen erregte die therapeutische Beeinflussung zunächst von Tiertumoren dann von chronischen Leukämien nach HADDOW u. a. durch Urethan (s. S. 133).

Im **Voluntal** (Urethan des Trichloräthylalkohols) ist infolge der Halogenisierung die narkotische Wirkung des Äthylurethans erheblich verstärkt worden. Auch dieses Schlafmittel hat nur geringe Nebenwirkungen. Es zeichnet sich aus durch besonders rasche Wirkung, so daß in wenigen Minuten der Schlaf eintreten kann. Es ist ein typisches Einschlafmittel, das nur über 3—4 Std. wirkt (Tabletten zu 0,5 g). Bekannt ist seine Kombination mit Pyramidon *(Compral)*.

Valamin [(1-Äthinyl-cyclohexyl)-carbamat] ist ein sehr gut verträgliches Einschlafmittel (Tabletten zu 0,4 g) mit einer Wirkungsdauer von 6 Std.

Bromural (Bromisovalerylharnstoff) ist ein weiteres, wenn auch milder als Voluntal wirkendes *Einschlafmittel*, das fast ohne Nebenwirkungen ist. Die Wirkung hält etwa 3—4 Std. an, kann aber wegen der guten Verträglichkeit durch erneute Gabe gefahrlos verlängert werden (Tablette zu 0,3 g, 1—3 Stück). Es eignet sich wegen seiner milden Wirkung hauptsächlich für einfachere Fälle von nervöser Schlaflosigkeit. Tödliche Dosis 20—30 g.

Adalin (Bromdiäthylacetylharnstoff) ist ein mittelstarkes Schlafmittel, das sehr viel langsamer als Bromural abgebaut wird, gelegentlich noch am nächsten Morgen nachwirkt. Es wirkt oft spezifisch bei MENIÈRESchem Symptomenkomplex und ist in solchen Fällen chronisch über Jahrzehnte gegeben worden mit immer gleich günstigem Erfolg und ohne in therapeutischen Dosen Giftwirkungen zu entfalten (Tabletten zu 0,5 g). Jedoch bewirkt es in höherer Dosierung ähnlich wie Bromural ausgesprochene Rauschzustände; es wird in anderen Ländern von Alkoholikern benutzt, wenn sie keinen Alkohol erhalten können.

Bei MENIÈRESCHER Krankheit kann auch die alte CHARCOTSCHE *Chinin*therapie versucht werden (0,1—0,6 g Chinin täglich unter Einhaltung von Pausen und unter Berücksichtigung der Kumulationserscheinungen). Auch *Calcium-, Histamin-, Papaverin-, Coffein-, Nicotinsäure-* und *Pilocarpin*injektionen sind empfohlen worden; sie wirken offensichtlich durch Lösung von Gefäßspasmen. Von Schlafmitteln sind auch Luminal, daneben Scopolamin und vieles andere empfohlen worden. Neuerdings wird angegeben, daß Verordnung von

Kaliumchlorid (KCl), 6—8 g täglich über Monate und Jahre, am einfachsten und am verläßlichsten ist, indessen wird auch dieses wiederum bestritten.

Sedormid (Allylisopropylacetylharnstoff) ist ein Sedativum und leichtes Hypnoticum, das wegen seiner guten Wasserlöslichkeit rasch wirkt. Es sind Fälle von allergischer Thrombopenie nach Sedormid beschrieben worden. Seine Abgabe in den Apotheken ist einem besonderen Rezeptzwang unterstellt worden. Tabletten zu 0,25 g, 1—3 Tabletten.

Barbitursäuren. Alle Barbitursäuren sind *wenig wasserlöslich*, müssen daher in reichlicher und warmer Flüssigkeit verordnet werden. Sie wirken bei peroraler Zufuhr etwa in $^1/_2$ Std. und langsamer als andere Schlafmittel. Ihr Schicksal im Organismus ist wechselnd (s. unten). In $^1/_3$—$^1/_5$ der gewöhnlichen Schlafdosis wirken sie *sedativ*; unter ihnen finden sich starke *Analgetica* wie Pentobarbital, Secobarbital, Amobarbital; bei diesem besteht erhöhte Suchtgefahr. Die *antikonvulsive* Wirkung wird vor allem bei Evipan-Natrium und Luminal-Natrium ausgenutzt; ihr Angriffspunkt sind die höheren Zentren des Gehirns.

Die *Natriumsalze der Barbitursäuren* sind wasserlöslich. Wegen ihrer Zersetzlichkeit in wäßriger Lösung sind sie indessen nur in Pulverform im Handel und müssen erst kurz vor dem Gebrauch aufgelöst werden. Sie dienen hauptsächlich zu i.m. und i.v., nie zu subcutanen Injektionen. Die Natriumsalze sind an sich unwirksam, aus ihnen muß zunächst die wirksame Barbitursäure abdissoziieren.

Seit Auffindung von Veronal als erstem Schlafmittel der Barbitursäurereihe durch E. FISCHER und v. MERING (1903) sind immer neue Modifikationen dieses in toxischer Hinsicht recht unbedenklichen Grundkörpers entstanden, so daß es heute möglich ist, die Indikationen der Schlafmittelanwendung allein mit Hilfe von Barbitursäuren zu befriedigen. Die Ungiftigkeit von Paraldehyd wird mit ihnen nicht erreicht.

a) Barbitursäuren mit kurzer Wirkung. Diese werden rasch im Fettgewebe gespeichert wie Evipan und besonders Pentothal, um dann langsam in der Leber abgebaut zu werden; sie erscheinen daher, wenn überhaupt, nur in Spuren im Harn. Betreff Kurznarkose s. S. 180.

Evipan (Formel s. S. 187) ist in Tabletten zu 0,5 g im Handel. Es ist das typische Einschlafmittel, dessen Wirkung schon nach 1—2 Std. vorüber ist. Evipannatrium (1 g in 30 cm³ Wasser rectal) führt zu auffälliger Analgesie und Schlaf über 5 Std.

b) Barbitursäuren mit mittlerer Wirkung. Auch diese werden hauptsächlich in der Leber abgebaut und nur in geringem Maße ausgeschieden.

Phanodorm (Formel s. S. 187) — Tabletten zu 0,2 g; Höchstgabe 0,4! — hat besonders starke analgetische und euphorisierende Wirkung. Der Schlaf dauert 5—6 Std. Nur 2—3% erscheinen im Harn. — Ähnlich wie Phanodorm wirkt *Pentobarbital* (Äthyl-1-methylbutylbarbitursäure).

Pernocton (sekundäre Butylbromallylbarbitursäure) Tabletten zu 0,2 g.

Noctal (Isopropylbromallylbarbitursäure) Tabletten zu 0,15 g.

Amytal-Natrium (Isoamyläthylbarbitursäure) in Ampullen zu 0,25, 0,5 und 1,0 g im Handel, wird als intravenöses Schlafmittel, Anticonvulsium und Analgeticum angewandt und wirkt dann über 3—6 Std. Es hemmt den Herzvagus.

c) Barbitursäuren mit langer Wirkung. Diese werden im Körper kaum zerstört, sondern größtenteils mit dem Harn ausgeschieden. Veronal z. B. wurde

bis zu 91% im Harn wiedergefunden. Die Ausscheidung einer einzigen therapeutischen Dosis geht langsam erst in Tagen vor sich. Die Stoffe neigen daher
zur *Kumulation*. Für gute Diurese ist Sorge zu tragen.

Veronal (Formel s. S. 187) ist in Wasser bei Zimmertemperatur nur 1:170
löslich. Es ist in Tabletten zu 0,5 g, in anderen Ländern zu 0,3 g im Handel.
Man versuche daher zunächst mit $^1/_2$ Tablette auszukommen. Bei stärkeren
Erregungszuständen ist man unter Umständen gezwungen, auch eine höhere
Dosis zu verordnen (Maximaldosen 0,75 g!, 1,5 g!). Das Natriumsalz ist als
Medinal im Handel.

Dial (Diallylbarbitursäure) ist 5 mal stärker wirksam als Veronal. Tabletten
zu 0,1 g. Es wirkt kürzer als Veronal.

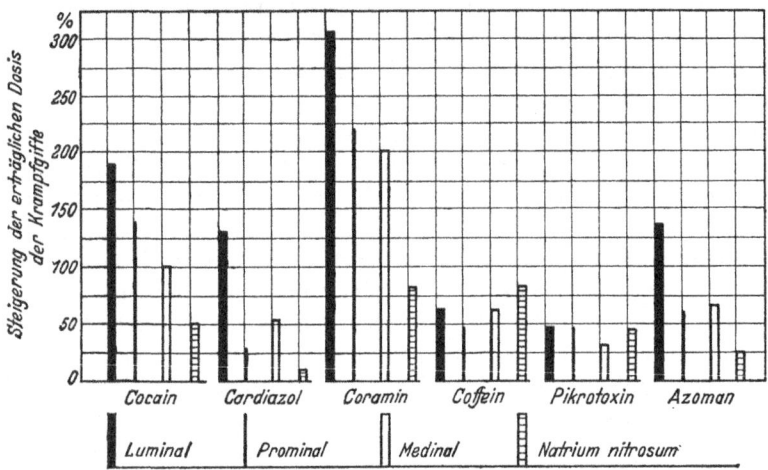

Abb. 42. Vergleichende Wirkung einiger Spasmolytica auf verschiedene Krampfzustände. (Nach Versuchen
an weißen Ratten von EICHHOLTZ-VEIGEL)

Zu dieser Gruppe zählen auch *Luminal*, *Neonal* (Äthyl-n-Butylbarbitursäure),
Ipral (Äthyl-isopropylbarbitursäure) u. a.; die beiden letzteren wirken etwas
kürzer als Veronal.

Nebenwirkungen der Barbitursäuren. Bei allen Barbitursäuren treten — gelegentlich auch nach kleinen Gaben — die für Schlafmittel im allgemeinen
bekannten Nebenwirkungen (s. S. 191) auf; bei starkem Schmerz machen sie
nicht Schlaf, sondern Unruhe und psychische Erregung. Bei hohen Dosen wäre
eine gewisse Lähmung der Kreislaufzentren sowie der peripheren Gefäße mit
Neigung zu *Kollaps* zu berücksichtigen. *Atmungsstörungen* finden sich häufiger
bei den kurzwirkenden Barbitursäuren, besonders bei Hypoxie oder bei der
gefürchteten Kombination mit Morphin. Bei Vergiftungen stehen diese Atmungsstörungen im Vordergrund. Nach hohen Dosen ist eine *lähmende Wirkung auf*
den Herzmuskel, bei Tieren Dekompensation festzustellen. Barbitursäuren
wirken ungünstig auf die *Niere*, sie können *diuresehemmend* wirken, in hohen
Dosen auch Albuminurie und Hämaturie auslösen. Cave *Herz- und Nieren-*
krankheiten! Bei Barbitursäuren, die in der Leber entgiftet werden, *Cave: Leber-*
krankheiten! Auch Schockzustände werden ungünstig beeinflußt; besonders
häufig sieht man *Obstipation*. Es findet sich eine geringfügige Herabsetzung
des Stoffwechsels. In Fällen von Gehirntrauma, Leberkrankheit u. a. sind

Paraldehyd und Chloralhydrat den Barbitursäuren vorzuziehen. Indiosynkrasie wird besonders bei älteren Menschen, Basedow-Kranken, Diabetikern gesehen; bei Nebennieren-exstirpierten Tieren steigert sich die Giftigkeit auf das Vielfache. Betreffend allergische Reaktionen s. S. 144.

Nach längerem Gebrauch von Barbitursäuren können *Suchten* und *neurologische Gehirnerkrankungen* entstehen. Sucht ist zu befürchten, wenn die Tagesmenge einer Barbitursäure größer als 0,5 g ist. Rasche Entziehung kann gefährlich sein (s. S. 192). Toleranz wird für Tier und Mensch beschrieben.

Entscheidend für die *Behandlung der Barbitursäurevergiftungen* sind neben den üblichen Maßnahmen (s. S. 359) insbesonders *genügende O₂-Zufuhr*, weiterhin die *Unterstützung der natürlichen Entgiftungsvorgänge* in Leber bzw. Niere. Die tödlichen Dosen werden angegeben für *Veronal* von 5—20 g, bei Kindern von 0,7 g, für *Phanodorm* etwa 10 g, für *Dial* etwa 2—5 g, für *Amytal* 2—4 g, für *Luminal* 6,5—10 g. Bei derartigen hohen Giftdosen werden eigentümliche *tonische Krämpfe* sowie *Muskelstarre* beobachtet, wodurch leicht Fehldiagnosen entstehen. Die Prognose dieser Vergiftungen hat sich u. a. grundlegend geändert durch die Einführung der modernen Weckmittel (s. S. 328) und besonders mit der „Nordischen Behandlungsmethode" (s. S. 369).

Ergänzungsteil

Anticonvulsiva

Krampfzustände sind häufige *Symptome vieler Krankheiten* und vieler *Vergiftungen* (Ammoniaksalze, Aconitin, Apomorphin, Atropin, Bariumsalze, Cardiazol und Coramin und andere Analeptica s. S. 328, Cicutoxin, Cocain und seine Ergänzungsmittel, insbesondere Novocain und Pantocain, Cytisin und Nicotin, Oxalsäure, Pikrotoxin, Phenol und viele seiner Derivate, Physostigmin, Santonin, Strychnin, Theophyllin, Cortison und viele andere).

Im einzelnen unterscheidet man 1. *Anoxämische Krämpfe* (bei Erstickung, Narkose, bei Blutgiften wie CO u. a.). 2. *Hypocalcämische Krämpfe* (bei Tetanie, Rachitis, Osteomalacie, Sprue, bei Schwangerschaft und Lactation, bei unstillbarem Erbrechen, auch bei Alkalosis und Überventilation). 3. *Hypoglykämische Krämpfe* (bei spontaner Hypoglykämie 2—5 Std. nach dem Essen, nach Insulin u. a.). 4. *Krämpfe durch erhöhten intracerebralen Druck* infolge raumbeengender Prozesse, Hypertension, Anoxie, bei *cerebralem Ödem* infolge Urämie, Eklampsie, fieberhaften Erkrankungen, akuter Alkoholvergiftung, Wasservergiftung u. a. 5. Krämpfe durch erhöhte Erregbarkeit des *Sinus caroticus* (s. S. 280). 6. *Krämpfe durch erhöhte Erregbarkeit der Zentren* (Epilepsie, Tetanus, Lyssa, nach vielen Krampfgiften); möglicherweise wirken die meisten dieser Faktoren auf dem Umwege einer örtlichen O₂-Verarmung oder durch sonstiges Versagen der energieliefernden Reaktionen. Weitere Faktoren sind Vitamin B₆-Mangel bei Kleinkindern, Wasservergiftung (Grand mal), Überventilation (Petit mal).

Dementsprechend kann z. B. der epileptische Anfall verhindert oder günstig beeinflußt werden durch O₂-Inhalation, Säuretherapie und besonders ketogene Diät, Erniedrigung des Blutkochsalzes und Erhöhung des Blutkalks und Blutzuckers, Entwässerung des Körpers, Verminderung des intracerebralen Drucks oder des allgemeinen Blutdrucks.

Epileptische Anfälle treten auf als generalisierte Krämpfe (Grand mal), als Halbseiten-Krämpfe (JACKSON) und als kleine Anfälle (Petit mal). Petit mal bei Säuglingen zeigt sich z. B. in Form von Blitz- oder Nick-Krämpfen, bei Kindern von 5—8 Jahren als Pyknolepsie mit ihren verschiedenen Ausdrucksformen, bei 14—17jährigen als epileptische Myoklonie. Dagegen gibt es altersunabhängige psychomotorische Anfälle, die z. B. auf Hydantoine ähnlich reagieren wie Grand mal. Frühkindliche Epilepsie ist meist Folge von Geburtstrauma; später häufen sich Fälle von symptomatischer Epilepsie, deren Ursache in cerebralen

Infektionen und anderen Gehirnerkrankungen (einschließlich Tumoren), daneben in Intoxikationen zu suchen ist; gewöhnlich ist die Ursache indessen unbekannt; nur selten ist Vererbung nachzuweisen; sog. Fieberkrämpfe, Ätherkrämpfe u. a. werden als epileptische Reak-
tionsform angesehen (gemäß Besprechung mit JANZ).

Krampfzustände werden unterdrückt durch Inhalationsnarkose sowie durch
Bromide (s. S. 186). Opiate besitzen entgegen einer weitverbreiteten Ansicht
keine antikonvulsive Wirkung. Von Schlafmitteln wurde früher Chloralhydrat
(s. S. 193) bevorzugt; heute hält man sich bei ausgebildeten Krämpfen, um eine
Sofortwirkung zu erzielen, an die intravenöse Narkose mit Evipan-, Pentothal-
Amytalnatrium oder auch Paraldehyd. Die *Luminalgruppe* hebt sich durch
besonders auffällig lang anhaltende, aber *langsam einsetzende* antikonvulsive
Wirkung hervor; es hat sich herausgestellt, daß Luminal und andere Stoffe dieser
Gruppe durch *selektive Wirkung auf die motorischen Zentren* ausgezeichnet sind.

Luminal oder Acidum phenylaethylbarbituricum (Formel s. S. 187) wurde
1912 durch HÖRLEIN und IMPENS eingeführt. Dieser wertvolle Stoff, dessen
antiepileptische Wirkung der Psychiater HAUPTMANN zufällig entdeckte, wird
zum kleinsten Teil in der Leber abgebaut, größtenteils durch die Niere ausgeschieden. Es ist ein *Hirnstammnarkoticum*. Symptome des Hypothalamus,
wie Störungen der Schlaf-Wach-Funktion, des Antriebs, der Reizempfindlichkeit,
auch sympathische und parasympathische Symptome, reagieren oft überraschend gut auf Luminal. Man beobachtet nach Luminal auch eine auffällige
Stoffwechselsenkung, so daß es bevorzugt bei Überfunktion der Schilddrüse
angewandt wird.

Damit einher geht eine *periphere spasmolytische* Wirkung, die sich bei vielen
örtlichen und allgemeinen Gefäßkrämpfen äußert (Angina pectoris, Migräne
und Hypertonie), die auch bei anderen peripheren Spasmen (des Magen-Darm-
Kanals, der Gallenblase) zutage tritt. In solchen Zuständen wirken oft schon
kleinste Dosen von Luminal, die etwa $^1/_{10}$ der schlafmachenden Dosis entsprechen
(Luminaletten zu 0,015 g). Mit der spasmolytischen Wirkung ist verknüpft die
starke *antikonvulsive* Wirkung: Bei der Behandlung von Krampfzuständen
jeder Art (Epilepsie, Eklampsie, Urämie, acetonämisches Erbrechen) steht es
heute durch seine lähmende Wirkung auf die motorischen Zentren mit an erster
Stelle (Abb. 42).

Die *antiepileptische Wirkung* äußert sich gelegentlich nach 0,1—0,2 g, oft
erst nach 0,3—0,4 g pro die. Die damit verbundene Schläfrigkeit kann sich
nach einiger Zeit verlieren. Die antiepileptische Wirkung wird häufig durch
Coffein verstärkt.

Luminalnatrium wird als Anticonvulsivum auch in Trockenampullen zu 0,22 g zur
Anfertigung einer frischen 20%igen Lösung (1 cm³ für *intramuskuläre* Injektion) in den
Handel gebracht. Vorwiegend für die Kinderpraxis steht auch eine haltbare 20%ige Luminal-
lösung in Methylacetamid zur *intramuskulären* Injektion zur Verfügung (0,3—0,75 cm³
für Kinder und 1 cm³ für Erwachsene). Die durch solche Injektionen chemisch erzwungene
Ruhe war Veranlassung, diese auch in Fällen von Coronarsklerose anzuwenden.

Luminal neigt stark zu *Kumulation*, besonders bei schlechter Nierenfunktion.
Der narkotischen Wirkung kann durch Benzedrin- oder Pervitingaben ent-
gegengewirkt werden (s. S. 323) ohne Beeinträchtigung der antiepileptischen
Wirkung.

Prominal (Formel s. S. 187), eine am Stickstoff methylierte Barbitursäure,
von WEESE eingeführt, wird in der Leber demethyliert und findet sich dann im

Blut als Phenyl-Äthyl-Barbitursäure; ihre schlafmachende und antikonvulsive Wirkung ist schwach. Die übliche Dosierung bei Epileptikern beträgt 0,2 g 1 bis 3 mal täglich. Es wird empfohlen, beim Übergang auf Prominal das Luminal nach und nach zu vermindern und durch Prominal zu ersetzen, da auf diese Weise die Entziehungssymptome (Zunehmen der Anfälle) am besten verhindert werden. Prominaletten zu 0,03 g.

Hydantoine (s. S. 189) wurden von MERRIT und PUTMAN in die Epilepsie-Behandlung eingeführt. Im Vergleich mit Luminal wird ihnen nachgerühmt, daß sie keine hypnotische Wirkung besitzen. Beim Elektroschock der Katzen sollen sie besser wirken als Luminal; jedoch stellt sich die Wirkung erst in einigen Tagen ein. Da es Epilepsieformen gibt, die auf Barbiturate, andere, die auf Hydantoine oder Oxazolidine oder auf Coffein ansprechen, sollte man zunächst die einzelnen Substanzen anwenden, bevor man unter Umständen zu Kombinationen dieser Stoffe oder gar zu den im Handel angebotenen Kombinationen übergeht.

Die Wirkung der Hydantoine erstreckt sich auf Grand mal und auf psychomotorische Anfälle, bei Pyknolepsie sind sie wertlos. Allergische Reaktionen auch gefährlicher Natur, besonders von seiten des Knochenmarks, sind häufig; regelmäßige Kontrollen des Blutbildes sind erforderlich; es wird angegeben. daß solche Reaktionen sich vermeiden lassen, wenn man die erforderliche Dosis nicht plötzlich, sondern allmählich von Woche zu Woche aufbaut.

Diphenylhydantoin (Zentropil und Dilantin) ist nur als Natriumsalz im Handel, und zwar wegen der Schwerlöslichkeit, daher Unwirksamkeit des Grundkörpers. Durch seine Alkalescenz wirkt es reizend auf den Magen. Es wird vor allem im Ausland als antiepileptisches Mittel hauptsächlich bei Grand mal verordnet (Kapsel zu 0,1 g, 2—6 Kapseln täglich in viel Wasser und zu den Mahlzeiten zu nehmen). Es besitzt relativ schwache hypnotische Wirkung (Schwindel, Ataxie, Nystagmus u. a.); Diplopie zeigt sich bei höheren Dosen und verschwindet, wenn man mit der Dosis zurückgeht; bei Kindern findet sich eine kuriose Schwellung des Zahnfleisches. Das Vergiftungsbild beim Tier entspricht dem eines schweren, durch vielseitige Symptome ausgezeichneten Krampfgiftes. — *Methylphenyläthylhydantoin* (Mesantoin) ist ein weiteres Präparat dieser Reihe und als Blutgift noch gefährlicher als das vorige.

Nirvanol (Phenyläthylhydantoin). Eine Berechtigung für die Anwendung dieser Substanz kann kaum noch anerkannt werden; bei 65% der damit behandelten Kinder sind nämlich allergische Reaktionen aufgetreten; die Substanz wäre daher geeignet, um Angaben über bessere Verträglichkeit der Hydantoine bei bestimmtem Kurschema zu kontrollieren.

Oxazolidine sind Substanzen mit geringen hypnotischen und analgetischen Eigenschaften, deren anti-epileptische Wirkung von EVERETT und RICHARDS im Tierversuch nachgewiesen wurde. Ihr Anwendungsgebiet sind pyknoleptische Anfälle; sonst sind sie wertlos. Allergische Reaktionen, auch Knochenmarkschädigung sind häufig; allmählicher Aufbau der Dosis wie bei den Hydantoinen wird angeraten. Geringe Müdigkeit und Lichtscheu sind harmlose, von der Höhe der Dosis abhängige Nebenerscheinungen.

Tridione (3,5,5-Trimethyl-oxazolidin-2,4-dion); ihm wird eine besondere Wirksamkeit bei Petit mal zugeschrieben, und es scheint bei Kindern besonders wirksam; es hat nicht unbeträchtliche Nebenwirkungen; es macht Trunkenheit und Ataxie, auch Photophobie und Hemeralopie; vor allem ist regelmäßige Kontrolle der Blutbilder notwendig; in 13% der Fälle soll Leukopenie auftreten. Dosis 0,6—3,0 g täglich. — Dimethyläthyl-Oxazolidin-dion (Paradion) ist ein weiteres Produkt mit ähnlichen Wirkungen. — Beide Stoffe sollen nicht mit Hydantoinen kombiniert werden.

Eine zweite Gruppe von antikonvulsiven Stoffen ist die der *Interneuronengifte* (s. S. 264); diese wirken besonders stark bei allen Krampfgiften, die zur

Erregung der Interneuronen und der Hinterhörner des Rückenmarks führen wie Strychnin und Pantocain; auch die Curaregruppe wird bei Krampfzuständen angewandt (s. S. 263). Anticonvulsive Wirkung hat auch *Diamox* (s. S. 499) z. T. auf dem Umwege über die entstehende Acidosis.

Eine weitere Gruppe von Stoffen mit antikonvulsiver Wirkung findet sich in den *gefäßerweiternden Mitteln.* Nach der von EICHHOLTZ und HOPPE ausgesprochenen Regel führen alle blutdrucksteigernden Mittel, insbesondere die Sympathomimetica, zur Verstärkung der Krampfzustände, blutdrucksenkende Stoffe wirken ihnen entgegen, und zwar durch Gefäßerweiterung. Diese Gruppe von antikonvulsiven Stoffen umfaßt *Nitrite* (insbesonders Amylnitrit und Nitroglycerin), die *Purinderivate* Coffein, Theophyllin, Theobromin (s. S. 332), die *Cholingruppe,* die *Chiningruppe.* Viele sonst unverständliche Antagonisten der Krampfgifte wirken durch diesen Mechanismus. Betreff *Benzedrin* s. S. 323.

d) Alkohol und verwandte Stoffe

In Friedenszeiten wurde die jährliche deutsche Produktion von alkoholischen Getränken auf einen Wert von 3—4 Milliarden Mark geschätzt, das investierte Kapital auf 100—150 Milliarden. Jeder 16. Deutsche war im Alkoholgewerbe im weitesten Wortsinn tätig. Hier handelt es sich also um eine wirtschaftliche Frage von höchster Bedeutung.

Ebenso wichtig ist indessen die soziale Seite. Im Gegensatz zu anderen Genußmitteln oder zum Kaffee- und Teegenuß führt der Alkohol bei einzelnen Personen zu pathologischen Rauschzuständen. Mit dem Alkoholgenuß sind daher Roheitsakte, Sittlichkeits- und andere Verbrechen häufig verbunden. Opfer des Alkohols befinden sich in den Gefängnissen, Zuchthäusern, Irrenanstalten. Besonders groß ist auch die Schuld des Alkohols bei Verkehrsunfällen.

Dadurch kann die Familie der Betroffenen sowie der nicht alkoholkonsumierende Teil der Bevölkerung in persönlicher und wirtschaftlicher Hinsicht schwer geschädigt werden. In vielen Kulturstaaten sind daher Maßnahmen gegen den unbeschränkten Alkoholkonsum getroffen worden.

α) Äthylalkohol (C_2H_5OH)

entsteht durch Vergärung von Kohlenhydrat mit Hefe, in einzelnen Fällen auch durch Bakterientätigkeit. Die Menschheit ist sehr findig gewesen auf diesem Gebiet. Wo immer kohlenhydrathaltige Nahrungsstoffe zur Verfügung stehen, sind alkoholische Getränke daraus erzeugt worden (Obst, Beerenfrüchte, Getreide, Mais, Kartoffeln, Pflanzensaft). Sogar Milch wird vergoren (Kumys).

Bei der Vergärung gehen wertvolle Bestandteile in die sich vermehrende Hefe über: Vitamine, Wuchsstoffe, Eiweißstoffe, Salze. Was die Hefe übrig läßt, dient dann als Genußmittel für den Menschen. Die Gärung hört auf bei einem Alkoholgehalt von 18% und beginnt wieder, wenn man mit Wasser verdünnt. Hier zeigt sich die erste Grundwirkung des Alkohols, nämlich die narkotische Wirkung auf die Zelle.

Äthylalkohol (Siedepunkt 78°, spez. Gewicht 0,816) ist mischbar mit Wasser und mit organischen Lösungsmitteln. Er bildet ein Vehikel für viele Arzneistoffe und ist ein wichtiges Reinigungsmittel.

Bier hat einen Alkoholgehalt von 2—5%, Exportbier bis 7,5%, Wein von 5—12%, bei Südweinen infolge Alkoholzusatzes bis 20%, Schnaps und Liköre von 30—50%. Im Bier sind neben Alkohol noch andere Energiestoffe wie Extraktivstoffe aus Malz enthalten (bis zu 600 Cal. im Liter). Der Bitterstoff des Bieres entstammt dem Hopfen. Wein ist ausgezeichnet durch seine besonderen, mannigfaltigen Aromastoffe, durch Gehalt an Fruchtsäuren und bei bestimmten

Weinen an Gerbstoffen. Auch können Weine — noch mehr Weintrauben und Moste —, sofern Mittel zur Schädlingsbekämpfung benutzt und dazu in unsachgemäßer Weise verwandt wurden, kleinste oder kleine Mengen von Arsen enthalten. Am gefährlichsten sind die Trinkbranntweine (Schnäpse). Sie werden durch Destillation der Vergärungsprodukte erzeugt. Gefährlich sind auch die durch Mischung mit anderen Geschmacks- und Aromastoffen entstandenen, wenn auch weniger Alkohol enthaltenden Liköre. Der sog. Absinth, der gelegentlich zu schweren Degenerationserscheinungen im Gehirn und zu epileptischen Anfällen geführt hat, ist in Deutschland durch Gesetz (1923) verboten.

Bei krankhafter Veranlagung oder aus Neugierde werden auch gefährliche alkoholische Flüssigkeiten getrunken, wie denaturierter Alkohol, Brennspiritus, Möbelspiritus (Schellacksteine), auch Kölnisch Wasser. Außerdem werden viele andere Stoffe mit alkoholartiger Rauschwirkung, auch hochgefährliche Gifte, getrunken oder inhaliert wie Methyl-, Propyl-, Isopropylalkohol, Äther, Paraldehyd, Benzin, das angenehm duftende Trichloräthylen (Tri), Amylacetat, Toluol, Tetrachlorkohlenstoff. Man hat Schuljungen beobachtet, die an Campherstückchen leckten.

Rauschzustände werden auch aus vielen anderen Gründen beobachtet: Vergiftungen mit CO und anderen Gasen, mit Tollkirsche und anderen Solanaceen, nach vielen Genußmitteln und Schlafmitteln, selten auch durch Pilze, durch Moosbeeren, Waldmeister und vieles andere.

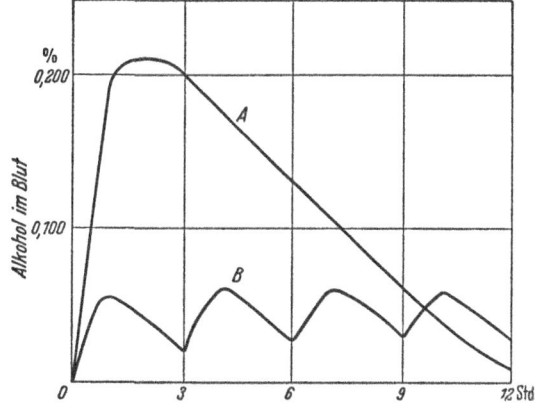

Abb. 43. Verhältnis zwischen Alkoholdosis und Blutalkohol beim Menschen. (Nach SOUGHGATE) A Wirkung von 100 cm³ Alkohol auf einmal genommen. B Wirkung von 30 cm³ Alkohol alle 3 Std.

Schicksal im Organismus. Alkohol wird rasch schon im Magen resorbiert und erscheint innerhalb von wenigen Minuten im Blut. Die Resorption wird beeinflußt durch die Verdünnung des Alkohols, die Füllung des Magens und die Gewöhnung. In einer Stunde werden 88% resorbiert. Er verteilt sich ziemlich gleichmäßig auf die Masse des Körpers, d. h. auf Blut, Gewebe und Ausscheidungsprodukte, so daß bei einem Gewicht von 60 kg nach 60 cm³ Alkohol oral der Gehalt im Blut ungefähr 0,1% beträgt. Zwischen 0,1 und 0,25% liegen die Alkoholwerte bei schwerer Trunkenheit, doch ist bis zu 0,65% gemessen worden; etwa die gleichen Mengen finden sich im Gehirn. Indessen bestehen zwar einfache Beziehungen zwischen Alkoholkonsum und Blutgehalt, nicht dagegen zwischen Blutalkohol und Rauschzustand.

In *forensischer Hinsicht* bedarf daher die Bestimmung des Blutalkohols der Kontrolle durch andere Zeichen des Rauschzustandes: Erweiterung der Pupille, schneller Puls, psychologische Testverfahren wie Stehen mit geschlossenen Augen und Gehen auf gerader Linie u. a. Indessen ist in vielen Fällen schwer zu entscheiden zwischen Alkoholwirkung und psychischem Schock.

2—3% des Alkohols werden mit Atemluft und Harn ausgeschieden. Er geht auch in die Muttermilch über. Der größte Teil (90—95%) wird im Körper oxydiert. Die Oxydationsgeschwindigkeit ist unabhängig davon, ob kleine oder große Alkoholdosen aufgenommen wurden; sie beträgt rund 7—11 cm³ je Stunde (Abb. 43). Der oxydative Abbau erfolgt nur in der Leber, und zwar wird in einer 1. Stufe unter der Wirkung von Coenzym I und Dehydrogenase zu Acetaldehyd dehydriert; in einer 2. Stufe (Hemmung durch Antabus) wird dann zu CO_2 und H_2O verbrannt; unter Antabus sammelt sich daher Acetaldehyd im Blut an. Die oft angegebene Beschleunigung des Abbaus durch Glukose, Insulin, Vitamin B_1 und Nicotinsäureamid oder durch körperliche Arbeit ist umstritten, sicherlich nicht sehr auffallend. Nach Genuß alkoholischer Getränke können gleichzeitig auch andere Geruchstoffe in die

Atemluft übergehen. Es wird an den nicht unangenehmen aromatischen Geruch nach guten Weinen und an den Aldehydgeruch des Schnapstrinkers erinnert; bei hohen Dosen wird nämlich die Verbrennung unvollständig.

Pharmakologie. Der Alkohol dient als *Lösungsmittel* für viele alkohollösliche Stoffe. In 68—70 vol.-%iger (Spiritus dilutus DAB.) Lösung ist er ein auf Eiweißfällung beruhendes *Desinfektionsmittel*, das auch eine gewisse Tiefenwirkung besitzt.

Da der *Händedesinfektion* mit Alkohol eine Waschung mit Seife und Wasser vorauszugehen pflegt, so muß man mit Verdünnung des Alkohols rechnen, der infolgedessen weniger desinfiziert. In letzter Zeit ist daher geraten worden, zum 80—90%igen Alkohol, letzterer Spiritus DAB., überzugehen. Der mit Methylalkohol, Pyridinbasen u. a. versetzte Spiritus denaturatus (96%) ist zur Desinfektion der Hände u. a. durchaus geeignet. Als Heilmittel ist er gesetzlich verboten. Derartige Alkoholkonzentrationen *härten* gleichzeitig *die Oberhaut* durch eine leicht gerbende Wirkung bei gleichzeitiger Wasserentziehung. Darauf beruht die Behandlung frischer Brandverletzungen durch Eintauchen in absoluten Alkohol, wodurch die Blasenbildung verhindert wird, oder die Hautpflege mit 50%igem Alkohol und Nachbehandlung mit Talcum bei Bettlägerigen. Diese desinfizierende und härtende Wirkung spielt wesentlich mit bei der Anwendung von alkoholischen Hautreizmitteln (s. unten). Infolge Verdampfung des Alkohols tritt auch eine örtliche *Abkühlung* ein.

Als Desinfektionsmittel wird der Spiritus dilutus vielfach weit überschätzt, da er völlig unwirksam gegen Bakteriensporen ist. Injektionsspritzen oder Catgutfäden, die in Alkohol aufbewahrt wurden, können trotzdem beladen sein mit Gasbrandsporen. Alkoholaufbewahrung von Spritzen dürfte daher in gerichtlichen Fällen nicht mehr als eine ausreichende Vorsichtsmaßnahme angesehen werden (KOLLATH). In anderer Hinsicht hingegen ist Alkohol ein vorzügliches Desinfektionsmittel.

Der Alkohol ist weiter — abgesehen von seiner härtenden Wirkung — auch *örtlich entzündungserregend.* Man erhält so eine bessere Durchblutung der Haut und der Schleimhäute. Gleichzeitig regt er die Ernährungsvorgänge der Haut an (SCHMIEDEBERG). Man macht davon Gebrauch bei der Behandlung der Lymphangitis und anderer örtlicher Infektionen mit Alkoholumschlägen (z. B. Spiritus dilutus, 3fach verdünnt alle 2 Std. zu wechseln). In Frankreich verwendet man heißen 10%igen Alkohol in Umschlägen zur Absceßbehandlung. Empfohlen wird auch der Alkoholdunstverband (zur Hälfte 50%iger Alkohol und 3%iges Borwasser). Bei solchen Verdünnungen kann man auch eventuell nach anfänglichen heftigsten Schmerzen mit einer gewissen *analgetischen Wirkung* infolge Narkose der freiliegenden Nervenendigungen rechnen. Beinahe spezifisch wirkt 50%iger Alkohol bei Herpes inguinalis, doch muß man ebenfalls die starke Schmerzhaftigkeit in Kauf nehmen. Bei Injektion einer 80%igen Lösung in den Nerven (Trigeminusneuralgie), die autonomen Ganglien oder in die hinteren Wurzeln des Rückenmarks stellen sich schnell *Degenerationserscheinungen* und langanhaltende *Anästhesie* ein (s. S. 128). Bei längerer örtlicher Behandlung mit alkoholischen Lösungen höherer Konzentrationen kann es umgekehrt zu *Ernährungsstörungen der Haut* und zu Narbenbildung kommen. Ähnlich entwickelt sich bekanntlich beim Trinker eine *Pharyngitis und Gastritis.*

Spiritus ist wegen seiner vielfach erwünschten örtlichen Wirkungen auch das geeignete Lösungsmittel für viele *Hautreizmittel.* Das DAB. 6 führt an spirituosen Lösungen einfacher Natur unter anderem auf: Spiritus Formicarum, — Camphoratus, — Juniperi, — Lavandulae, — Sinapis, — Saponatus, an solchen zusammengesetzter Natur z. B. Spiritus russicus (aus Semen Sinapis, Fructus Capsici, Salmiakgeist). Von *hautreizenden Tinkturen* seien die Tinctura Arnicae und Tinctura Capsici erwähnt. Die angeführten spirituosen Lösungen und Tinkturen sind als solche unverdünnt zu verwenden.

Allgemeinwirkungen. In letzter Zeit wird die Alkoholbehandlung von Lungenabscessen, daneben sogar der epidemischen Meningitis, empfohlen. (Täglich 2—3mal wiederholte intravenöse Injektion von 20—30 cm³ einer 20—30%igen Alkohollösung.) Nach 2—3 Tagen soll als auffallendes Symptom der Wirkung der fetide Geruch der Atemluft aufhören, das Sputum soll weniger werden und die elastischen Fasern darin sollen verschwinden.

Alkohol ist ein wichtiges *Stomachicum*. Abgesehen von der psychisch bedingten appetitanregenden Wirkung läßt sich eine örtlich bedingte Mehrsekretion der Fundusdrüsen nachweisen und damit ein *verstärkter Magensaftfluß*, wenigstens sofern die Konzentration des alkoholischen Getränkes nicht zu hoch war.

Verdauungsstörungen können auch dadurch entstehen, daß vom Zentrum her fremde Impulse in den physiologischen Ablauf der Reflexe und Sekretionen eingreifen, besonders bei geistigen Arbeitern und bei Gemütserregungen. Dann kann durch die narkotische Wirkung auch kleiner Alkoholdosen eine günstige Wirkung auf die Verdauung stattfinden.

Schwere Krankheiten sind aus den gleichen Gründen nicht die geeigneten Zeiten für Alkoholentziehungskuren. Im Gegenteil wird bei *Fieberzuständen* der Alkohol wie Zucker abgebaut und in den energieliefernden Reaktionen zu 98% verwertet. Alkohol ist in solchen Zuständen ein bequemer *Calorienträger*. 1 g Alkohol entspricht 7,1 Cal., was besonders zu beachten ist für die Ernährung des Diabetikers, bei dem er gleichzeitig eine *antiketogene Wirkung* entfaltet. Er besitzt eine nicht unbeträchtliche *analgetische Wirkung*. Schon nach Dosen von 10—20 g erfolgt eine *Erregung des Atmungszentrums*, wohl mit der psychischen Stimulation oder reflektorisch mit der örtlichen Reizwirkung des Alkohols zusammenhängend (Anwendung bei Atmungsstörungen). Das Minutenvolumen des Herzens wird leicht erhöht unter mäßiger *Blutdrucksteigerung* (Anwendung bei Ohnmacht) und gleichzeitiger Erweiterung der *Hautgefäße* (Wärmegefühl), der *Coronargefäße* (gewisse Wirkung bei Angina pectoris), der *Gehirngefäße* u. a. Die *spasmolytische Wirkung* betrifft auch die glatte Muskulatur der Atemwege (Bronchialspasmen), des Uterus (Dysmenorrhoe) und führt zu den bekannten Kombinationen mit anderen spasmolytischen Mitteln (s. S. 308). BECKMAN rechnet ihn unter die *Carminativa*. Bei älteren Personen ist Alkohol das harmloseste der Schlafmittel. Er besitzt *diuretische Wirkung*.

v. FREY hat nachgewiesen, daß bei Unterkühlung der Muskulatur eine schlechte Blutversorgung eintritt. Der *Kälteschmerz* ist zum Teil ein ischämischer Schmerz. Er reagiert auf Zufuhr von Alkohol, die gleichzeitig eine verstärkte Blutzirkulation in den betroffenen Gebieten zur Folge hat.

Spiritus ist neben Wasser auch bei innerer Arzneianwendung das wichtigste Lösungsmittel. Das DAB. 6 führt auf den Spiritus aetheris nitrosi (s. S. 306) und den Spiritus aethereus (s. S. 172), sowie die große Reihe der *Tinkturen*; Alkohol ist nämlich ein gutes Lösungsmittel für viele *Bittermittel*, z. B. in Form von Tinctura amara DAB., und von vielen *Gewürzstoffen* wie Tinctura aromatica DAB. Im Gegensatz zum Wasser verhindert der Alkohol viele hydrolytische und sonstige chemische Zersetzungen und eignet sich daher zur *Stabilisierung wirksamer Stoffe*; daher die große Reihe sonstiger Tinkturen (Tinctura Opii, — Strophanthi, — Digitalis, — Scillae, — Tormentillae, — Ratanhiae, — Myrrhae, — Aloes, — Valerianae). Wegen seiner schnellen Verdampfung eignet er sich zur *Erzeugung von Filmen* (Tinctura Benzoes, Tinctura Jodi).

Therapeutische Unverträglichkeiten. Diesen günstigen Alkoholwirkungen gegenüber muß auch mit schweren *akuten und chronischen Schädigungen* gerechnet werden. Am besten bekannt ist die verhängnisvolle Wirkung von *Alkohol bei*

Kombination mit Wurmmitteln (Tetrachlorkohlenstoff, Filix, Egressin u. a.) und mit *Schlafmitteln* oder *mit gewerblichen Giften* (Anilin, Schwefelkohlenstoff, Queck-silber, Blei, Arsen und besonders auffallend, auch gefährlich, beim Kalkstickstoff und Cyanamid). HEUBNER hat nachgewiesen, daß die Blutgiftigkeit des Anilins auf das 7 fache ansteigen kann, des Cyanamids sogar auf das 30 fache (KÖLSCH). In all diesen Fällen ist die resorptionsfördernde Wirkung des Alkohols beteiligt. Andererseits kann durch derartige gewerbliche Gifte auch die Alkoholempfindlich-keit erheblich gesteigert werden. Bei Infektionskrankheiten kann Alkohol die biologischen Abwehrreaktionen beeinträchtigen, wie bei Hepatitis epidemica.

Alkohol als Genußmittel. Alkohol ist ein starkes *Analgeticum*; er ist zudem ein *euphorisch wirkendes Rauschmittel,* das bei gewissen unlustbetonten Empfin-dungen und Gemütsbewegungen von Wert sein kann. Auch der Arzt könnte von der stark euphorisierenden Wirkung dieser im Vergleich mit anderen der-artigen Stoffen doch weitgehend harmlosen alkoholischen Getränke Gebrauch machen. Alkohol veranlaßt gelegentlich eine *Steigerung des Selbstgefühls.* Nach GUNN werden diejenigen Funktionen zuerst gelähmt, die den Menschen vom Tier und den Erwachsenen vom Kind unterscheiden. Der Betroffene wird geschwätzig und mitteilsam, er vermag Wichtiges nicht mehr vom Unwichtigen zu unter-scheiden.

Viele Personen geben an, daß ihnen nach Alkoholgenuß die Lösung gewisser Aufgaben leichter wird. Das beruht auf der *frühzeitig geschwächten Selbstkritik.* Untersucht man mit psychologischen Testverfahren, z. B. durch Auswendiglernen von Zahlenreihen u. a., die Wirkung des Alkohols, so sieht man nur Verschlechterung, obwohl gewisse subcorticale Funktionen, wie z. B. das Addieren, lange Zeit unbeeinflußt bleiben.

Auch bei Bergsteigern, bei Gepäckmärschen und anderen sportlichen Leistungen hat man nur Verschlechterungen gesehen. Die ,,Schrecksekunde'' bei Verkehrsunfällen wird verlängert. Schwedische Soldaten erhielten vor dem Schießen 20 cm³ Alkohol in Form von Schnaps. Sie schossen schlechter, besonders wurde bei schnellem Schießen der Prozent-satz der Fehler um 50% erhöht. Doch ist, vornehmlich nach den Versuchen von FÜHNER und BLUME, eine gewisse *stimulierende Wirkung* des Alkohols nicht zu verkennen, wobei auch auf seine Eigenschaft hingewiesen wird, lustbetonte Empfindungen in uns wach-zurufen, die durchaus denen gleichen, die wir bei der Nachricht freudiger Ereignisse, also durch psychische Stimulation empfinden.

Toxikologie. Alkohol ist in hohen Dosen ein Narkoticum; das Excitations-stadium mit Erbrechen und Nystagmus kann stark ausgeprägt sein; der Tod erfolgt im Koma innerhalb von 24 Std. Die tödliche Dosis für Kinder wird mit 100—200 g Schnaps angegeben, doch sind einzelne Kinder ungeheuer alkohol-empfindlich (ZANGGER). Die tödliche Dosis für den Erwachsenen soll $^3/_4$—1 Liter Schnaps, entsprechend 200—300 g Alkohol, betragen; die letale Blutkonzen-tration wird mit 0,5—0,8% angegeben. Indessen sind schwere Vergiftungen bereits nach einer Flasche Weißwein beobachtet worden. Da Alkohol in die Muttermilch übergeht, können auch Säuglinge erkranken. Alkoholiker sind gewöhnlich resistenter gegen Alkohol, doch kann auch die Empfindlichkeit gesteigert sein, so daß schon nach wenigen Gläsern Wein ein pathologischer Rauschzustand eintritt. Bei bestimmtem, chemisch ermitteltem Blutalkoholspiegel wird gelegentlich ein auffallend geringer Rauschzustand beobachtet, und zwar nicht nur bei Alkoholikern, sondern z. B. auch bei plötzlicher Ernüchterung durch äußeren Anlaß oder nach Pervitingaben.

Alkohol kann auch weit unterhalb der obigen Dosen mittelbar zum Tode führen, da er wie alle anderen Narkotica die Temperaturregulierung beeinträchtigt. Übernachtet der

Schlafende ohne genügenden Wärmeschutz, liegt er z. B. im Freien, so kann er an Unterkühlung zugrunde gehen. Doch sind Schwervergiftete noch bei einer Körpertemperatur
von 24° gerettet worden. Man sollte Betrunkene nie auf den Rücken legen, da häufig *Erbrechen* auftritt. Traumen und Verkehrsunfälle im Rauschzustand sind üblich; als Nach-
krankheit kann Pneumonie u. a. auftreten.

Die Alkoholvergiftung wird oft voreilig allein durch den Geruch festgestellt; die Dif-
ferentialdiagnose gegen Coma diabeticum oder gegen Schädelbruch, Schlafmittelvergiftung
u. a. kann sehr schwer sein, wenn der Betroffene gleichzeitig nach Alkohol riecht oder gar
unter Alkoholwirkung steht.

Die akute schwere Alkoholvergiftung wird wie eine Schlafmittelvergiftung
behandelt (s. S. 199); daneben ist an Traubenzucker-Infusionen und an Weckamine zu denken.

Chronische Vergiftung. Die *chronische Vergiftung* verläuft recht verschieden,
je nachdem, ob Schnaps, Wein oder Bier genossen wird. Als besonders giftig
gelten die Fuselöle, bestehend aus Amylalkohol neben anderen höheren Alkoholen und verschiedenen Aldehyden mit ihrer spezifischen Wirkung einer frühzeitigen Erschlaffung der Blutgefäße (Säufernase); bukettreiche Weine wirken
ähnlich. Gefährlich sind Schnäpse, aber auch Liköre. Es folgen die schweren
Weine. Weniger gefährlich oder bei mäßigem Genuß ungefährlich für gesunde
Erwachsene ist leichter Wein und Bier (strenge Biergesetzgebung).

Alkohol hat als das stärkste Suchtgift zu gelten, gleichgültig welche Definition
für Suchtgifte man als gültig betrachtet; es ist das schlimmste Laster in psychischer, moralischer und sozialer Hinsicht; Alkoholsucht ist fast in jeder Beziehung
gefährlicher als Opiatsucht.

Durch chronischen Alkoholkonsum kann sich eine pathologische Toleranz entwickeln;
andererseits kann die erhöhte Fähigkeit der Alkoholverbrennung nach 10—20 Jahren wieder
verlorengehen, so daß der Betroffene wieder empfindlicher wird. Chronische Trinker legen
häufig keinen Wert auf Essen, leiden daher oft an *Vitaminmangel*. So beruhen die Polyneuritis des Alkoholikers, bestimmte Herzveränderungen, sogar Delirium tremens und
KORSAKOWsche Erkrankung auf Mangel an Vitamin B_1. Zeichen von Vitamin A- und
C-Mangel sind nicht selten. Daneben sind Pellagrafälle beobachtet worden, auch Geschwürs-
bildungen in der Mundhöhle, die auf Lebertherapie ansprechen. *Chronische Reizzustände*
in Mund und Magen u. a. sind häufig.

Auch entwickeln sich gelegentlich typische *Gefäßveränderungen*, mitunter auch eine
alkoholische Endarteriitis. Die Muskulatur des Herzens, aber auch die Skeletmuskulatur
können fettige Degeneration aufweisen. Es kann sich auch eine chronische Myokarditis
und nach großen Flüssigkeitsmengen ein Bierherz entwickeln. Gefährlich sind die Veränderungen der inneren Drüsen, besonders der Leber *(Lebercirrhose)*. Bei schweren Alkoholikern tritt regelmäßig eine *Degeneration der Testes* auf mit Azoospermie. Ihre Kinder
leiden oft an Lebensschwäche, was wohl auf Keimschäden beruht. Doch ist es fraglich,
ob durch chronischen Alkoholismus Mutationen ausgelöst werden können; in vielen Fällen
sind Alkoholiker nämlich erblich belastet und übertragen dann diese Defekte auch auf ihre
Nachkommen.

Am gefährlichsten wirken sich aus die *zentralen Störungen*, die durch Alkohol verursacht
werden. Oft verroht der Betroffene und zeigt auch andere moralische Defekte und paranoide
Störungen, insbesondere Halluzinationen des Gehörs (Eifersuchtswahn). Zuletzt kommt es
zu schweren Degenerationserscheinungen (Dementia alcoholica). Gewisse Formen des Alko-
holismus, wie die Dipsomanie, stehen in naher Beziehung zur Epilepsie (Quartalsäufer).
Die Behandlung des Alkoholismus ist zum Teil eine psychiatrische, zum Teil eine soziale
Frage. — Der Zusammenschluß der schweren Trinker in der Gemeinschaft der ,,Alcoholics
Anonymous'' hat in den USA segensreiche Auswirkungen gehabt.

Delirium tremens tritt gewöhnlich ein, wenn man längere Jahre schwer getrunken hat
und dann aufhört, z. B. bei interkurrenten Erkrankungen. Auch epileptische Anfälle (Rum
fits) können dann auftreten; Alkohol kann andererseits Barbituratkrämpfe (s. S. 192)
verhindern (300 cm³ täglich); nach Absetzen des Alkohols treten dann Krämpfe auf.

Die nächste Aufgabe des Arztes besteht in der Beruhigung des Patienten (Heilschlaf), z. B. mit Hilfe von Paraldehyd (10—15 cm³ 2—3mal täglich oral oder rectal); gelegentlich müssen Anticonvulsiva (Barbitursäuren u. a.) auch i.v. angewandt werden. Wichtig ist weiter *reichliche Ernährung* (Kohlenhydrate in größten Mengen z. B. als 10%ige Glucose-Lösung, Milch u. a.), Zufuhr von Vitaminen (s. oben) sowie die Bekämpfung von Hirnödem (s. S. 415), Acidosis (s. S. 411) und Exsiccosis (s. S. 491).

Antabus (Tetraäthylthiuramdisulfid), ein neuartiges Mittel für Alkoholentziehungskuren, führt zu einer Störung des Alkoholabbaues unter Auftreten ungewöhnlich hoher Mengen von Acetaldehyd im Blut. Während bei nüchternen Menschen in der üblichen Dosis von etwa 2 g, über den Tag verteilt, außer Müdigkeit, Appetitlosigkeit und Verstopfung keine besonderen Symptome auftreten, führt die Substanz nach Alkoholgenuß zum „Acetaldehyd-Syndrom" unter zum Teil harmlosen Symptomen (Gefäßerweiterung, Rötung der Conjunctiva, Tachykardie), zum Teil mit ernsten Folgen (Erbrechen, Ohnmacht, unter Umständen sogar Angina pectoris und Koma), in vielen Fällen zu einer Abneigung des Patienten gegen den weiteren Genuß alkoholischer Getränke. Eine solche Kur kann natürlich nur in geschlossenen Anstalten durchgeführt werden. — Gegenmittel ist 1 g Ascorbinsäure oral oder i.v.

Aus allen diesen Gründen verdient die *Abstinenzbewegung* die notwendige Förderung durch den Arzt.

β) Methylalkohol (Methanol), CH_3OH,

heute meist katalytisch dargestellt, wird auch Holzgeist genannt, da er früher durch trockene Destillation des Holzes gewonnen wurde. Er wird als Lösungsmittel, zur Denaturierung des Äthylalkohols neben Pyridin und zu vielen anderen technischen Zwecken, zum Teil in großem Umfang, verwendet. Er fand sich früher auch gelegentlich in Schnäpsen, was seit 1912 gesetzlich verboten ist, ebenso wie seine Verwendung in Arzneimitteln und kosmetischen Präparaten. Bisweilen wird er aus chemischen Betrieben entwendet.

Im Gegensatz zum Äthylalkohol wird er im Organismus nur äußerst langsam verbrannt, und zwar über Formaldehyd zu Ameisensäure. Dieses Endprodukt ist ungiftig.

Die letale Dosis für den Menschen schwankt erheblich. Im allgemeinen wird sie auf 30—100 g geschätzt. Indessen soll schon nach 7—8 g *Erblindung* vorkommen. Im Jahre 1911/12 wurden in Deutschland weit mehr als 100 Erkrankte, darunter 80 Todesfälle, und zahlreiche Erblindungen gezählt. In der Weltliteratur sind seit 1877 weit über 400 Todesfälle beschrieben worden (ROST).

Die Rauschwirkung des Methylalkohols ist geringer als die des Äthylalkohols; gleichzeitig oder nach einer Latenzzeit von 9—40 Std. entwickeln sich die schweren Giftwirkungen wie Kopfschmerzen, Schwindel, Erbrechen, schwere Leibschmerzen, Koliken und Durchfälle. Bei tödlichen Dosen tritt gewöhnlich tiefe Narkose ein. Doch sind auch epileptiforme Krämpfe beobachtet worden. Dementsprechend finden sich bei der Sektion umschriebene Blutungen, besonders in der Pons und in der Medulla oblongata. Er ist ein schweres Stoffwechselgift und führt zu abnormer Milchsäure- und Ameisensäure-Ausscheidung im Harn.

Die gefürchtete Nachwirkung der nicht tödlichen Vergiftung ist die *Neuritis optica* mit Degeneration der Ganglienzellen der Retina und Blutüberfüllung in den Capillaren, besonders in der Gegend der Papilla nervi optici. Nach frühzeitig einsetzenden Sehstörungen wie Nebelsehen, zentralen Skotomen, kann nach Tagen oder Wochen eine völlige Atrophie des Sehnerven beidseitig eintreten, daneben degenerative Vorgänge in Leber, Niere, Herz.

Methylalkohol bildet das *Anfangsglied einer chemischen Reihe*, und eine allgemeinere Beobachtung zeigt, daß diese Anfangsglieder gegenüber höheren Homologen durch besondere Toxicität ausgezeichnet sind (FLURY); so z. B. unter den Dicarbonsäuren die *Oxalsäure* $(COOH)_2$, unter den Aldehydcarbonsäuren die *Glyoxylsäure*, unter den Aldehyden der *Formaldehyd*. Auch Kohlenoxyd, Schwefelwasserstoff, Blausäure, Phosgen, die Monohalogenessigsäuren u. a. folgen dieser Regel. In vielen Fällen sind die höheren Glieder der Reihe weniger giftig. Der besondere Grund für die hohe Giftigkeit des Methylalkohols besteht darin, daß dieser wegen seiner guten Lipoidlöslichkeit in das innere

Schaltwerk der Zelle eindringt und erst hier den eigentlichen Giftstoff — Formaldehyd — entstehen läßt.

Entscheidend für den Ausgang der Vergiftung ist die schwere *allgemeine Acidosis* (BENEDICT u. a.). Die Bestimmung der Alkalireserve des Blutes kann in solchen Fällen eine Reduktion des Normalwertes von 40—50 Vol.-% CO_2 auf $1/5$ dieser Zahl ergeben. Die Aufgabe des Arztes besteht dann darin, diese Säurevergiftung zu beheben (s. S. 412). Durch Alkalitherapie können die meisten Vergifteten gerettet, die Erblindung regelmäßig verhindert werden. (Augen gegen Licht abdecken!) Unter dem Einfluß dieser Therapie beobachtet man ein Verschwinden der Abdominalkrämpfe und Besserung der Augensymptome innerhalb von 2—3 Tagen. Ein Fall wurde nach 12stündigem Koma noch gerettet (W. B. CHEW u. a.). — Hier läßt sich auch eine einfache *Verdrängungsreaktion* nachweisen, da die Methylalkoholvergiftung durch gleichzeitige vorsichtige Gaben von Äthylalkohol günstig beeinflußt wird.

Isopropylalkohol (C_3H_7OH), Siedepunkt 82°, spez. Gewicht 0,78—0,79. Er läßt sich für äußerliche Anwendung an Stelle des Äthylalkohols verwerten. Eine 50%ige Lösung entspricht einer 70%igen Lösung von Äthylalkohol. Seine Allgemeinwirkung, auch auf das Zentralnervensystem, ist ebenfalls ganz ähnlich. Indessen bildet er im Stoffwechsel u. a. Aceton. Neuerdings wird eine antikonvulsive Wirkung festgestellt. Ähnlich verhält sich der *Propylalkohol*.

Glykole. Diese gehen im Stoffwechsel zum Teil in Oxalate über (s. S. 431) und sind dann giftig. *Propylenglykol* (Siedepunkt 188°, spez. Gew. 1,04) mischt sich mit Wasser und Alkohol und ist ein bekanntes Lösungsmittel für parenterale Injektion. Es ist das ungiftigste Produkt dieser Reihe und besitzt etwa die halbe Giftigkeit des Äthylalkohols.

γ) Benzine

Benzin ist der bei 40—140° übergehende, leicht entzündbare Anteil des Petroleums. Die leichteren Fraktionen *(Petroleumbenzin* des DAB.) enthalten hauptsächlich die Paraffine Hexan und Heptan. Diese passieren unzersetzt den Körper und werden durch die Lungen abgegeben. Es ist ein bekanntes Fettlösungsmittel, dient besonders zur Reinigung der Haut von Pflaster- und Salbenresten, und verursacht bei der Einwirkung auf die Haut starke lokale Reizung, bei Wirkung auf das Blut Hämolyse und, wie die *meisten lipoidlöslichen technischen Lösungsmittel*, im Knochenmark bei chronischer Zufuhr zunächst Reizung, dann in seltensten Fällen aber auch Hypoplasie (Agranulocytose). Das mag auf Beimengung von Benzol beruhen. Eine weitere Eigentümlichkeit des Benzins ist eine Auflockerung des Epithelgewebes. Es führt demnach, wenn es absichtlich oder durch Unglücksfall in den Magen gerät, zu schwerer Magen-Darm-Reizung und bei Aspiration zu Lungenödem. Der Tod erfolgt in *Narkose*. Gelegentlich wird Benzin mißbraucht, um Euphorie zu erzeugen (Benzinsucht).

Petroleum wirkt im ganzen gesehen benzinähnlich; doch ist es von sehr viel geringerer Giftigkeit; eine angedeutete narkotische Wirkung zeigt sich z. B. beim Erwachsenen erst nach $1/4$—$1/2$ l.

δ) Benzol

, C_6H_6, hauptsächlich durch Destillation aus Steinkohle gewonnen, wird im Gegensatz zum Benzin nur unvollständig mit der Ausatmungsluft abgegeben. Ein anderer Teil wird oxydiert und in Form der Phenolschwefelsäure mit dem Harn ausgeschieden. Bei Vergiftung (letale Menge etwa 30 g) steigt das organische Sulfat im Harn an, so daß das Verhältnis organisches:anorganisches Sulfat im Harn (gewöhnlich 1:9) sich entsprechend verschiebt. Ein letzter Teil wird sogar völlig aufgebrochen zu Muconsäure.

$$HC=CH-COOH$$
$$|$$
$$HC=CH-COOH$$

Benzol hat eine geringe antiseptische Wirkung. Diese ist verstärkt im Methylbenzol = *Toluol*, das im Laboratorium zur Konservierung des Urins oder von Fermenten verwandt wird. Langanhaltende Desinfektionswirkung besitzt auch der doppelte Benzolring· des *Naphthalins*. Benzol, Toluol u. a. cyclische Kohlenwasserstoffe sind enthalten in Solventnaphtha, dessen Dämpfe zur Kleiderentlausung verwandt worden sind.

Typisch für Benzol sind eigentümliche *rauschartige Zustände*. Die Vergifteten scheinen besonders fröhlich und ausgelassen, zeigen Aufregungszustände. Wenn dieser Zustand nicht erkannt wird, so erfolgt bei Fortdauer der Benzoleinatmung rasch der Tod in Narkose. Bei der Vergiftung ist Anwendung von Adrenalin gefährlich; auch ist der erhöhte Vitamin C-Bedarf zu berücksichtigen. Für die gewerbliche Praxis wichtiger ist die *chronische Benzolvergiftung*. Hierbei bewirkt Benzol eine *Aplasie des Knochenmarks* mit Abnahme der Leukocyten, Agranulocytose, Thrombopenie mit Blutungen, Bluterbrechen und Anämie (SANTESSON 1897), auch *Leukämie*; besonders gefährdet sind junge Mädchen; unter 21 Toten der Literatur waren 17 junge Menschen, Bluttransfusion über Monate kann notwendig sein. Die chronische Benzolvergiftung gehört zum Typ der «*Maladies professionelles inapparentes*» (HEIM DE BALSAC), und solche *unauffälligen* Symptome haben oft Serienvergiftungen zur Folge (ZANGGER). In letzter Zeit ist eine derartige Vergiftung mit 5 Todesfällen, 14 schweren und mittelschweren Vergiftungen und 40 leichten Vergiftungen beschrieben worden (SIMMEL). Leider sind unsere Arbeiter derartigen Gefahren immer stärker ausgesetzt. In anderen Ländern soll nicht allzu selten der Betroffene mit der Diagnose „Anämie", „Blutungen", „Verdauungs- und Leberstörungen", „Herzstörungen" zugrunde gehen, während in Wahrheit eine Vergiftung mit technischen Lösungsmitteln vorliegt. Diese Zustände aber weisen darauf hin, *wie wichtig der Gasschutz in gewerblichen Betrieben ist*.

Benzin, Benzol, Tetrachlorkohlenstoff und ähnliche Flüssigkeiten spielen heute im Haushalt sowie in großen und kleinen Gewerbebetrieben eine wichtige Rolle, so daß die Gefahr einer Verwechslung mit Genußmitteln naheliegt. Richtungsweisend für die Vermeidung solcher Gefahren ist eine Verordnung des Württembergischen Innenministeriums vom 31. 3. 32, wonach solche Gewerbegifte (wie Ameisensäure, Milchsäure, Phosphorsäure, schweflige Säure, Salmiakgeist, Formaldehydlösung, Formaldehydseifenlösung, Kreolin, Lacke, Beizen, Firnisse, Lack- und Firnisverdünnungsmittel, Lösungsmittel für Fette, Öle, Wachse, Lötwasser u. a.) nur abgegeben werden mit der Bezeichnung der Firma und des Namens der Flüssigkeit sowie der Aufschrift: Vorsicht! Darf nicht in Eß-, Trink-, Kochgeschirr, Getränkeflaschen oder Krüge abgefüllt werden!

3. Antipyretica und Analgetica

a) Allgemeines

Die Körpertemperatur ist die *Resultante aus Wärmebildung und Wärmeabgabe*. Sie wird gesteuert einerseits durch *Reflexe*, die von den wärme- und kälteempfindlichen Hautnerven ausgehen, andererseits durch die *Temperaturzentren*, die — abgesehen von Nebenzentren — in der Gegend des Corpus striatum gelegen sind und die unmittelbar sowohl auf Wärme wie auf Kälte ansprechen. Bei der Wärmeabgabe spielt auch der *Wärmetransport* vom homoiothermen Körperkern zur poikilothermen Körperschale eine wichtige Rolle.

Man stellt sich vor, daß im physiologischen Geschehen *die rasche Regulation reflektorisch erfolgt*. Auffallende Veränderungen der Temperatur führen zu einer prompten Reaktion der betreffenden Gefäße, und zwar weit hinaus über das eigentlich betroffene Gebiet (Axonreflexe), sogar von einer Hand zur anderen (Rückenmarkreflexe). Die langsam ein schleichende Kälte dagegen — wie z. B. beim sog. Zug — löst solche Abwehrreflexe nicht aus. Infolgedessen kann hier eher als bei stärkerer Temperaturschwankung eine Kälteschädigung auftreten. Ein solches Kältetrauma als auslösendes Moment kann zu einer Herabsetzung der Abwehrkräfte und durch diesen Mechanismus zu einem Eindringen von Krankheitskeimen führen. Die individuelle Disposition zu solchen Kälteschäden kann nach P. SCHMIDT auch veranlaßt sein durch abnorm verlängerte Gefäßspasmen mit damit verknüpfter Ischämie, wodurch die Herabsetzung der Abwehrkräfte zustande kommen soll.

Gleichzeitig indessen machen sich schon die geringsten Änderungen der Bluttemperatur an den Zentren bemerkbar, so daß die Erregung hin- und herpendelt zwischen dem *wärme- und kälteempfindlichen Halbzentrum*. Man hat diesen Zentren die Rolle eines „Thermostaten" zugeschrieben, so daß eine Temperatur von ungefähr 37° ausreguliert wird. Auch hormonale Regulationen greifen ein, z. B. vom *Nebennierenmark* und von der *Schilddrüse* aus.

Regulation durch Temperaturzentren. *Wird das kälteempfindliche Halbzentrum erregt*, so erfolgt eine Anstauung von Wärme, und zwar auf zwei verschiedenen Wegen: *Erstens* tritt eine *Erhöhung des Stoffwechsels* ein *(chemische Wärmeregulation)*. Das wichtigste Organ dieser vermehrten Wärmebildung ist die *Muskulatur*, und zwar durch bewußte und unbewußte Muskeltätigkeit: Der Muskeltonus steigt bis zum „Schüttelfrost" und zum „Zähneklappern". Die Erhöhung des Stoffwechsels nach einem kalten Bade kann bis zu 150% betragen. In solchen extremen Fällen tritt noch eine Ausschüttung von Adrenalin hinzu und damit eine allgemeine Erhöhung des Zellstoffwechsels und damit des Ruheumsatzes: auch die Schilddrüse wird beteiligt (s. S. 67). *Zweitens* erfolgt eine *Verminderung der Wärmeabgabe*. Man spricht dann von *physikalischer Wärmeregulation*, die beim Menschen die Hauptrolle spielt. Das wichtigste Organ dieser Wärmeabgabe ist die *Haut*, die weitaus den größten Teil, nämlich $^4/_5$, der gebildeten Wärme mittels Leitung, Strahlung und Wasserverdampfung an die Außenwelt abführt. Die Steuerung dieser Wärmeabgabe erfolgt durch die veränderte Blutzirkulation in der Haut oder durch die Tätigkeit der Schweißdrüsen. Bei Erregung der kälteempfindlichen Halbzentren sieht man demnach eine Verengerung der Hautgefäße und eine Hemmung der Schweißsekretion; die Haut wird zum Wärme-Isolator.

Die *entgegengesetzten Wirkungen* setzen *bei Erregung der wärmeempfindlichen Halbzentren* ein, und zwar von seiten des Stoffwechsels: verminderte Wärmebildung mit Erschlaffung des Muskeltonus und Schlafneigung; von seiten des wärmeabgebenden Organs: Erweiterung der Hautgefäße, vermehrte Wasserverdampfung, Schweißausbruch. Auch die *Atmung* beteiligt sich durch vermehrte oder verminderte Wasserverdunstung in den Atemwegen an der Regulation der Wärmeabgabe (Wärmepolypnoe).

Die Erfahrung hat gezeigt, daß eine verstärkte Schweißsekretion unter Umständen eine heilsame Wirkung entfalten kann. Die sog. *„Schwitzkur"*, besonders angewandt im Beginn von Erkältungen wie Schnupfen, Husten, bei rheumatischen Muskelschmerzen, bei Grippe u. a., hat zur Folge, daß die infolge von Kältewirkung entstehenden Gefäßspasmen gelöst werden, daher eine bessere Durchblutung des kältegeschädigten Gewebes stattfindet. Begünstigt wird eine solche Schwitzkur, außer durch Wärmezufuhr von außen, durch Einnehmen von reichlichen Mengen warmer Getränke. Diese sollen, um schnell zu wirken, möglichst kochsalzarm sein (SCHMIEDEBERG); daher die ausgedehnte Anwendung von Teeaufgüssen aus verschiedenen Blüten und Früchten, hauptsächlich von *Lindenblüten* (Flores Tiliae) und *Holunderblüten* (Flores Sambuci), die dem heißen Wasser seinen faden Geschmack nehmen. Besondere schweißtreibende Stoffe sind in diesen Drogen nicht nachgewiesen. Der Schweißausbruch läßt sich auch durch antipyretische Stoffe erleichtern. Für diesen Zweck ist besonders die Acetylsalicylsäure beliebt.

Störungen der Wärmeregulation. Eine *Störung der Wärmeregulierung* kann *bei gesunden Personen* durch starke Muskelarbeit eintreten, wenn die notwendige, stark vermehrte Wärmeabgabe durch unzweckmäßige Kleidung eingeschränkt ist. Das kann mitten im Winter erfolgen, z. B. bei ungeübten Skiläufern; häufiger natürlich an heißen Sommertagen, z. B. in marschierenden Kolonnen oder in überfüllten und überheizten Räumen. Es kommt dann zur *Wärmestauung*, kenntlich an heißer und trockener Haut, an erhöhter Körpertemperatur und begleitet von Kopfschmerz, Schwindel, Erbrechen, Durst, Ohnmacht mit gelegentlichem Ausgang in Hyperpnoe und *komatöse Zustände (Hitzschlag)*. Dabei sind Temperaturen bis zu 44°C beobachtet worden. Bei Kindern tritt das „hyperpyretische Syndrom" auf, das mit Entzündungserscheinungen und Blutungen im sympathischen Nervensystem sowie im Gehirn verbunden sein kann und nicht selten, bei Temperaturen über 42°C fast immer, tödlich verläuft. Besonders Kleinkinder sind unter Umständen sehr gefährdet, und zwar allein durch die Wärmestauung, hervorgerufen durch extreme Gefäßkontraktion an der auffallend kalten Haut, bei höchstem Fieber und unabhängig von der gleichzeitigen Infektion. Dieser lebensgefährliche Zustand wird besonders auftreten bei hohen Außentemperaturen, wenn zudem schwere Erregungserscheinungen vorliegen oder gar das tobende Kind mit Gewalt im warmen Bett festgehalten wird. Der harmlosere *Wärmekollaps* entsteht zum Teil auch durch die *Gefäßerweiterung* in den Capillaren und dem venösen Plexus der Haut, die eine nicht mehr zu kompensierende Verminderung der zirkulierenden Blutmenge zur Folge hat. Er wird auch begünstigt durch die in heißer Umgebung auftretenden Kochsalzverluste; in Wüstengegenden können dadurch addisonähnliche Krankheitsbilder auftreten. Auf die *Hitzekrämpfe* ist S. 26 hingewiesen. Eine weitere gefährliche Nebenwirkung, z. B. von zu heißen oder zu protrahierten Moor- und Schlammbädern, sind irreparable Herzschäden; auch in feuchter, heißer Luft ist Herzschlag häufig (Borden).

Im Sinne einer *Störung der Wärmeabgabe* wirkt jede starke Behinderung der Schweißsekretion oder Wasserverdampfung — 1 l Schweiß bindet bei der Verdunstung 600 Cal. —, sei es durch hohe Wasserdampfsättigung der Luft oder unter der Wirkung schweißhemmender Drogen wie *Atropin* und *Scopolamin*. In solchen Fällen hat man unter Umständen gleichfalls *Hitzschlag* zu befürchten; hier sind Antipyretica völlig wirkungslos; die übliche Behandlung besteht vielmehr im Besprühen mit Wasser, besser in eiskalten Bädern unter Massage, auch in Infusionen von Kochsalzlösung. Beim hohen Fieber in schweren Basedowfällen soll eine Störung der Wärmeabgabe beteiligt sein.

Fiebererzeugende chemische Stoffe. Aber auch jede *andere starke Erhöhung der Stoffwechselvorgänge kann Fieber erzeugen*, z. B. wird durch Infusion von Traubenzuckerlösungen der Zelle mehr Brennmaterial angeboten. Beim Hunde sind so Temperaturen bis zu 51 °C erzeugt worden. Dabei ist zu bedenken, daß bei hypertonischen Traubenzuckerlösungen eine Dehydratation der Gewebe beteiligt ist, denn auch jede starke Entwässerung des Körpers geht mit Temperatursteigerung einher. Für das „Cocainfieber" ist eine Eindickung des Blutes verantwortlich, für das „Kochsalzfieber" der Kinder ein Einfluß auf die Gewebskolloide (s. S. 438).

Durch Steigerung des Zellstoffwechsels wirken außer dem Traubenzucker viele andere fiebererregende Stoffe wie Schilddrüse, Adrenalin, Ephedrin u. a. und von Giften besonders die Nitrokörper, wie o-Dinitrophenol und Dinitro-α-naphthol. Mit solchen Nitrokörpern hat man im Experiment Temperaturen bis zu 45°C erzielt bei gleichzeitiger Steigerung des Sauerstoffkonsums bis auf das Siebenfache. Sie sind im Auslande auch zu Entfettungskuren benutzt, wegen der starken Nebenwirkungen und zahlreichen Todesfälle aber schnell wieder verlassen worden. Pyrogen wirken auch alle Stoffe mit unspezifischer Reizwirkung (siehe S. 143) sowie ungenügend von Bakterientoxinen befreites destilliertes Wasser (Tiertest auf *Pyrogene*); indessen tritt Fieber auch auf nach Gebrauch schmutziger Gummischläuche, auch bei neuen Schläuchen (wegen Schwefelverbindungen?), oder weil der Bodensatz im Gefäß aufgewirbelt wurde.

Fieber entsteht allgemein durch *Gewebsschädigung*, die auf irgendwelchen Umwegen nach einer bestimmten Latenzzeit auf die Temperaturzentren einwirkt; es kann sich anschließen an eine mechanische Schädigung, an Infektionen, an Neoplasmen, an Immunreaktionen (z. B. als Arzneifieber) u. a.

Das infektiöse Fieber. Das *infektiöse* Fieber entsteht durch Einwirkung der Bakterientoxine und -proteine auf die Temperaturzentren. Diese bewirken zunächst eine verminderte Wärmeabgabe (Blässe, Kälte und Trockenheit der Haut, Kälteempfindung, die sich bis zum Schüttelfrost steigern kann). Dadurch erfolgt die Wärmestauung, und erst sekundär wird infolge der steigenden Temperatur auch der Stoffwechsel erhöht. Das Fieber steigt an bis das neue Temperaturniveau erreicht ist und die Regulationen durch die Temperaturzentren wieder einsetzen. Im Fieber geht daher letzten Endes die Regulierung der Körpertemperatur in genau der gleichen Weise vor sich wie beim gesunden Menschen, nur auf einem anderen Temperaturniveau.

Fieber wird von vielen Forschern *als eine zweckmäßige Reaktion* des Körpers zur Abwehr der eingedrungenen Schädlichkeit angesehen. Oft trifft das sicher zu, da die Phagocytose der Leukocyten, möglicherweise auch die Bildung der Immunkörper und die Virulenz der Infektionserreger durch Fieber günstig beeinflußt werden. Der stärkste Erfolg in dieser Richtung ist die Behandlung von Tabes dorsalis und progressiver Paralyse durch Impfung mit den Erregern der tertiären Malaria (v. WAGNER-JAUREGG). Auch an *Pyrifer* sei erinnert (s. S. 143).

Fieber kann indessen auch ohne biologischen Sinn, auf rein neurogenem Wege entstehen, z. B. bei Verletzungen in der Gegend der Temperaturzentren. Es kann, wenn es eine kritische Höhe übersteigt, zu *schwerer akuter Schädigung* des Betroffenen führen. Bei stark intermittierenden Fiebern kann der Kreislauf gefährdet werden. Bei lang anhaltenden Fieberzuständen muß man mit vollständiger Erschöpfung der Reservevorräte an Eiweiß, Kohlenhydraten und Fetten und mit Zerstörung von Protoplasma und gelegentlich mit histologischen Gewebsdegenerationen und Dauerschädigung rechnen. Auch die Schwächung des Körpers durch profuse Schweiße und die damit verbundenen Kochsalzverluste sind zu berücksichtigen.

Die höchste beim Menschen vorkommende Temperatur wird mit 46° C angegeben; höhere Temperaturangaben sind wohl unglaubhaft. Die dann auftretende Eiweißgerinnung ist nicht mehr reversibel und an ausgeschnittenen Hautstückchen tritt der Gewebstod ein. Als unterste mit dem Menschenleben noch verträgliche Temperatur werden 24° C angegeben. Indessen gibt es Zellen, die schon durch weniger tiefe Temperaturen abgetötet werden. Besonders empfindlich gegen niedrige Temperatur sind Carcinomzellen, die schon nach längerer Einwirkung von 32° C schwere degenerative Schädigungen aufweisen. Darauf beruht die Anwendung des sog. „künstlichen Winterschlafes" bei Carcinomkranken, deren Körpertemperatur 120 Std. lang auf einer Rectaltemperatur von 32—27° C gehalten wurde. Die Aussichten dieses mit Hilfe von Avertin durchgeführten Verfahrens sind noch durchaus unsicher. Die *allgemeine Abkühlung des Körpers* hat sich dagegen gelegentlich bewährt bei Bekämpfung des Schockzustandes oder bei schweren Bauch- und Brustoperationen; sie erfolgt heute vielfach in Form der sog. „*Hibernation*", d. h. mit Hilfe von Stoffen, die unter anderem das Kältezittern unterdrücken; eine bekannte Kombination setzt sich zusammen aus Megaphen, Phenergan und Dolantin. Bei der *örtlichen Kältebehandlung* (z. B. bei drohender Gangrän, Embolien u. a.) ist man so vorgegangen, daß man die betroffenen Glieder in Eis packte, um eine sonst drohende Amputation zu vermeiden. Bei 5° C sind die Lebensvorgänge aufgehoben, und zwar ohne die Gefahr einer Gewebsschädigung. Im Experiment sind Hundebeine amputiert und nach Eiskühlung noch nach 24 Std. erfolgreich wieder angenäht worden (BLAKEMORE).

Kälteanwendung in Form feuchter, auch alkoholischer Verbände, oder mit Hilfe von Eisblase oder Eispillen gehört zu den wichtigsten Maßnahmen bei Entzündungs- und Blutungsvorgängen. Betreff *Wärmeanwendung* s. S. 113.

Bei **extremer örtlicher Kältewirkung** kommt es infolge von Gefäßspasmen (s. S. 301) zu einem *örtlichen Sauerstoffmangel* und zur Bildung *örtlicher Ödeme* bis zur Kältenekrose. Diese wird auch bei Temperaturen über 0° C beobachtet und ist besonders gefährlich bei richtigen *Gewebserfrierungen*; es wird angegeben, daß bei örtlicher Erfrierung zunächst der örtliche Kreislauf in Gang zu bringen (s. S. 242) und dann zu erwärmen wäre. Es ist indessen sichergestellt, daß rasche Erwärmung in Wasser von 42° C beträchtlich weniger Haut- und Muskelnekrosen entstehen läßt als langsame Erwärmung bei Zimmertemperatur.

Die **allgemeine Unterkühlung** beginnt mit den Symptomen der Gleichgültigkeit und Apathie, führt dann zu reflektorischer Starre, Steigerung dann Abfall des Blutzuckers, Acidosis und Polyurie, um bei Temperaturen unterhalb von 30° C zum Vorhofflattern und dann zum allmählichen Versagen des Herzens zu führen. Letzhin wurde indessen eine Großmutter mit 17,7° C und ihr Enkelkind Vickie Davis noch mit 12,6° C gerettet, und zwar durch Behandlung mit warmen Bädern und Cortison-Injektionen. Aus den Parabioseversuchen von SAUERBRUCH ergibt sich, daß bei der Unterkühlung Gifte frei werden, die für ein nicht unterkühltes Tier gefährlich sind. Bei allgemeiner Unterkühlung hilft nur das sofortige warme Bad, im Notfall die Anwendung chemischer Heizkissen (s. S. 465) u. a. Zentrale Analeptica sind gefährlich (JARISCH).

b) Antipyretica

Die *Fiebersenkung* durch hydrotherapeutische Verfahren oder mit Hilfe der Antipyretica ist in früherer Zeit als ein wichtiger Heilfaktor angesehen worden. Historisch gesehen wurde diese Lehrmeinung besonders gestärkt durch das merkwürdige Doppelgesicht des Chinins, das gleichzeitig ein Malariamittel und ein Antipyreticum darstellt.

Die antipyretische Wirkung erklärt sich durch Lähmung oder Erregung der *Temperaturzentren*. Es handelt sich also um Stoffe, die zum Teil den Schlafmitteln nahestehen, zum Teil um analeptische Stoffe mit spezifischer Wirkung an den Temperaturzentren, wie von F. HAHN für das Pyramidon nachgewiesen. Ein zweiter Angriffspunkt aller Antipyretica sind die *Schmerzzentren*.

Die Senkung der Temperatur kann grundsätzlich auf zwei verschiedenen Wegen erfolgen, entweder nämlich durch *Verminderung der Wärmebildung* (z. B. Chinin) oder durch *Vermehrung der Wärmeabgabe* (Antipyrin, Salicylate u.a.). Die Wirkung solcher Stoffe ist gering bei gesunden Individuen, stark bei Fiebernden.

Die praktische Anwendung der Antipyretica. Heute ist kein vernünftiger Grund mehr vorstellbar, der den Arzt veranlassen könnte, ein ungefährliches Fieber herabzudrücken, wenn er nicht von der analgetischen oder schweißtreibenden Komponente der Antipyretica Gebrauch machen will. Betr. erhöhten Energiebedarf bei Fieberdiät s. S. 23.

Treten jedoch bei höchstem Fieber *Gehirnsymptome* auf *(Erregung* und *Verwirrung*, quälende *Fieberhalluzinationen*, auch *komatöse Zustände)*, durch die der Patient gefährdet wird, oder beginnt das *Herz* nach der anfänglichen Beschleunigung langsamer zu werden, oder wird der *Puls* unregelmäßig (Blockerscheinungen u. a.) als Zeichen, daß das durch Bakterientoxine geschwächte Herz nicht mehr Schritt halten kann mit dem stark gesteigerten Stoffwechsel, und besonders bei Kindern bis zu 12 Jahren (AKERRÉN), so sind neben den rasch, sicher und gefahrlos wirkenden hydrotherapeutischen Verfahren auch die bei richtiger Anwendung ebenfalls fast gefahrlosen Antipyretica angebracht. Diese wirken zum Teil gleichzeitig schweißtreibend wie Acetylsalicylsäure und mildern dadurch das mit Kopfschmerzen und Abgeschlagenheit verbundene Gefühl der eingeschlossenen Hitze (POULSSON).

Früher hat man einen raschen Absturz der Temperatur bis hinunter zur Norm besonders begrüßt. Dadurch kam es nicht allzu selten zu *Kollapszuständen* mit *schwerer Herzschwäche.* So z. B. sah man bei Behandlung des Typhus mit Antifebrin, Antipyrin, Salicylsäure in großen Versuchsreihen, daß die Sterblichkeit nicht abnahm, sondern sogar eine Steigerung erfuhr (F. v. MÜLLER). Heute zieht man vor, die Temperatur nur mäßig zu senken und von den günstigen Wirkungen eines schwachen Fiebers Gebrauch zu machen.

Die Antipyretica sind demnach aus dogmatischen Gedankengängen entstanden, die heute verlassen sind. Viele von ihnen wären längst verschwunden, wenn solche temperatursenkende Stoffe nicht gleichzeitig analgetisch wirken würden, und wenn man nicht, z. B. durch Verordnung solcher Stoffe bei einer Angina oder Otitis media, ein Nachlassen der Schmerzen und eine ruhige Nacht erreichen würde. *Antipyreticum* ist der historische Name, *Analgeticum* die heute mehr zutreffende Bezeichnung dieser Stoffe.

c) Analgetica

Der Schmerz ist ein Warnzeichen des Körpers, das zur Ruhigstellung des betroffenen Gliedes und damit zur inneren Sauerstoffersparnis führt (s. S. 116). Durch Schmerzempfindung wird manches Menschenleben gerettet. Er ist aber auch von größtem diagnostischen Wert. Schmerzstillende Mittel sollten daher im allgemeinen nicht gegeben werden, bevor nicht die Art des Schmerzes, sein Ort, seine Dauer und Häufigkeit genau bestimmt sind. Dann allerdings ist die Bekämpfung des Schmerzes eine der schönsten und dankbarsten Aufgaben des Arztes, da die Lebensfreude und die Arbeitsfähigkeit durch Schmerzzustände auch ohne organischen Befund erheblich beeinträchtigt werden können.

Der Schmerz ist geknüpft an zwei deutlich voneinander zu trennende zentrale Vorgänge, nämlich die *subjektive Schmerzempfindung*, lokalisiert im Schmerzzentrum des Großhirns, und die *objektive Äußerung der Schmerzempfindung* (Abwehrreaktionen u. a.), die durch ein Zentrum im Thalamus gesteuert wird. Diese Lehre bedarf aber der Erweiterung, da die großhirnlose Katze nach GIRNDT auf Morphin ganz ähnlich reagiert wie ein normales Tier.

Akute Schmerzzustände wie nach Unglücksfällen, Verbrennung, Verätzung u. a. können nach kurzer Zeit Kreislaufkollaps und Schock zur Folge haben, und in solchen Fällen wird man sich nicht besinnen, die drohende Entwicklung mit Morphiumpräparaten aufzuhalten.

Durch *andauernde* Schmerzreize kann es auch zu Muskelschwäche und Muskelatrophie und sogar zu Gelenkveränderungen sowie zur Erhöhung des Blutdrucks kommen. Kopfschmerz oder Schmerzanfälle von Angina pectoris können Nervosität zur Folge haben. Auch können schwere Verdauungsstörungen auftreten.

Es ist aber sinnlos, wenn auch vielfach üblich, chemische Analgetica zu verordnen, wenn die Ursache des Kopfschmerzes in Veränderung der Nase, des Rachens oder in optischen Fehlern des Auges liegt. Die Indikation für solche Stoffe muß auch genau geprüft werden, wenn Hochdruckbeschwerden, Meningitiden, Gehirntumoren, luische Herde oder jene Formen des Kopfschmerzes vorliegen, die durch Erhöhung des intrakraniellen Druckes oder durch toxische oder entzündliche Reizung der intrakranialen sensiblen Nervenendigungen entstehen, oder wenn es sich gar um schwere chirurgische Erkrankungen handelt. Auch ist oft eine *lokale physikalische Therapie* besser als ein Medikament. Wenn aber Medikamente nötig sind, so sollte nie die gleichzeitige Psychotherapie, wenn auch in einfachster Form, vergessen werden. Sogar postoperative Schmerzen konnten nämlich in 20% der Fälle durch Placebo-Therapie beseitigt werden (KEATS und BEECHER).

Vergleich der wichtigsten Analgetica. *Analgetica* finden sich *in den verschiedensten Körperklassen.* In leichteren Fällen können schon die harmlose *Radix Valerianae* oder die mild wirkenden *Bromsalze* ausgezeichnete Dienste leisten.

Vom *Acetanilid* kam man zum *Phenacetin* und *Lactophenin*. Durch das Studium der *Chininstruktur* gelangte man zum *Antipyrin* und von dort zum *Pyramidon*. Von der *Salicylsäure*, die sich beim Gelenkrheumatismus als stark analgetisch erwiesen hatte, führte der Weg zur Acetylsalicylsäure (Aspirin). Mit der Phenylchinolincarbonsäure *(Atophan)* entstand eine neue Körperklasse. Alle führen nicht oder *sehr selten zu Suchten*; sie unterscheiden sich dadurch vorteilhaft von den Opiaten.

Früher hat man in diesen Stoffen eine gemeinsame zentrale Ursache für die analgetische Wirkung angenommen. Es hat sich indessen ergeben, daß diese auf die verschiedenste Weise zustande kommt.

Einige der Analgetica wirken *rein zentral* durch Lähmung des Schmerzzentrums, das in eigentümlicher Weise mit dem Temperaturzentrum verkoppelt scheint: *Antipyrin, Phenacetin, Acetanilid.* Alle übrigen Stoffe dieser Reihe besitzen neben dem zentralen Angriffspunkt noch zusätzliche Wirkungen in der Peripherie.

Chinin besitzt nebenher eine stark antiseptische Wirkung und ist daher besonders bei Schmerzen angebracht, die mit Malaria, Grippe u. a. einhergehen. Es besitzt nach unseren letzten Versuchen sehr starke gefäßspasmolytische Wirkung.

Pyramidon, Dimethylaminoantipyrin, bildet eine Gruppe für sich, da es neben dem zentralen Angriffspunkt peripher eine spasmolytische Wirkung entfaltet. Es ist daher bei spastischen Schmerzen, wie bei Dysmenorrhoe, oder bei spastisch-neuralgischen Schmerzen besonders wirksam.

Das Natriumsalz der *Salicylsäure* und die Acetylsalicylsäure sind vor allem wertvoll bei den rheumatischen Muskel- und Gelenkerkrankungen, aber auch bei Neuralgien und Neuritiden infektiösen Ursprungs. Allem Anschein nach steht hier die periphere *anti- phlogistische* und *antiödematöse* Wirkung im Vordergrund; auch die eigentümliche *Gefäß- wirkung* der Salicylate ist im Spiel, die von v. FREY an der unterkühlten Muskulatur nach- gewiesen wurde.

Die *Atophan*-Wirkung mag nebenher mit der Harnsäuremobilisierung zusammenhängen wie in Fällen von *Gicht.* Nach anderen Autoren soll eine *antiphlogistische Wirkung* beteiligt sein.

Es sei aber erwähnt, daß die gemeinsame zentral-analgetische Wirkung der Antipyretica für den Menschen bestritten wird. Diese leisten z. B. nichts bei elektrischer Reizung der Pulpa. Daher wird auch ein gemeinsamer peripherer Angriffspunkt angenommen, was nicht ganz abwegig scheint, da die meisten dieser Stoffe *capillarabdichtend* und *entzündungswidrig* wirken.

Analgetische Mischpulver. Eine stärkere Analgesie erzielt man durch anal- getische *Mischpulver.* Sie erlauben eine geringere Dosierung der Einzelbestand- teile und erlangen damit eine verringerte Toxicität. Dagegen ist die Gefahr *allergischer* Reaktionen erhöht und daher die genaue Kenntnis der Zusammen- setzung notwendig. Grundlegend für die Beurteilung solcher Mischpulver sind *zwei wichtige Beobachtungen:* In mehreren pharmakologisch untersuchten Fällen führte *Coffeinzusatz* zu einer potenzierten Wirkung der Analgetica, während die Mischung der eigentlichen Analgetica nur additiv wirkt. Coffein ist daher in vielen Mischpulvern des Handels in Kombination mit Chinin, Antipyrin, Phena- cetin, Pyramidon, Aspirin, Codein u. a. enthalten.

Andererseits sind vielgebrauchte Mischpräparate des Handels wie Gelonida antineuralgica und TREUPELsche Tabletten coffeinfrei. Ihre bemerkenswert hohe Wirksamkeit ist bisher unerklärt.

Rp. Phenacetini 0,25
    Codeini phosphor. 0,01
    Coffeini 0,05
    M.f.p.D. tal. dos. Nr. XII
    S. bei Schmerzen 1—2 Pulver.

Bei infektiösen Vorgängen kann dieser Verordnung Chinin. sulf. 0,1 zugegeben werden, bei spastischen Zuständen 0,1—0,2 Pyramidon, bei rheumatischen Störungen 0,25 g Acetylsalicylsäure (Aspirin).

Die *zweite grundlegende Beobachtung* betrifft *die Kombination von Pyramidon und Barbitursäuren.* Die *schlaf*machende Wirkung der Barbitursäuren und anderer Schlafmittel wird durch das in höchsten Dosen sich als Krampfgift erweisende Pyramidon weitgehend vermindert, wogegen die analgetische Wirkung erheblich gesteigert wird. Solche Kombinationen finden sich im *Veramon* = Veronal + Pyramidon, *Allional* = Allyl-Isopropyl-Barbitursäure + Pyrazolon-Abkömmling, *Compral* = Voluntal + Pyramidon u. a.

Analgetica aus anderen chemischen Reihen. Von stärkster analgetischer Wirkung in Fällen von Migräne, so daß die früher notwendigen Morphininjektionen oft völlig vermieden werden können, sind äquimolekulares *Novocain-Coffein* (Impletol) und Ergotamin-Tartrat (0,25—0,5 mg in Form der handelsfertigen Ampullen, subcutan, evtl. wiederholt). Betr. *Trichloräthylen* s. S. 175. Hier sei auch an die Behandlung der Bleikolik mit *Calciumsalzen* erinnert.

Für schwerste Schmerzzustände sind dagegen immer noch das Morphin und seine Derivate führend und unentbehrlich (s. S. 225). Jedoch kommt das synthetische *Dolantin* in seiner analgetischen Wirkung den Opiaten schon sehr nahe, *Polamidon* scheint sie zu übertreffen (s. S. 236).

Acetanilid, Phenacetin und Lactophenin. Die antipyretische Wirkung des **Acetanilids** wurde 1886 durch Zufall, und zwar infolge Verwechslung in der Straßburger Spitals-Apotheke, entdeckt. Es ist auch in Spezialitäten enthalten. Heute sollte es als gefährlicher Methämoglobinbildner besonders bei Kindern (siehe S. 472) nicht mehr verwendet werden. M.E.D. 0,5! Letale Mengen 4—8 g.

Im Körper wird es oxydiert und dadurch langsam entgiftet. Diese Beobachtung führte zur Auffindung von *Phenacetin* (p-Acetylphenetidin) neben zahllosen anderen Phenetidinen wie *Lactophenin.*

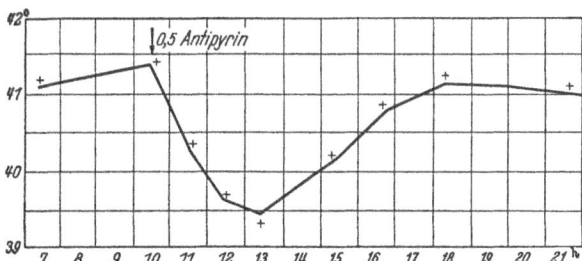

Abb. 44. Wirkung des Antipyrins bei Gehirnstichhyperthermie auf die Körpertemperatur (Nach MEYER-GOTTLIEB)

Ihr pharmakologischer Angriffspunkt ist *rein zentral.* In erster Linie wird das *Schmerzzentrum* betroffen, während es gleichzeitig zu einer milden *allgemeinen sedativen Wirkung* kommt. Phenacetin und noch mehr Lactophenin wirken stark beruhigend. In der mittleren Dosierung von 0,3 g, deren Wirkung in $^1/_2$ Std. einsetzt und 6—8 Std. andauert, sind sie weitgehend harmlos. Phenacetin galt bisher als das *ungefährlichste* der Antipyretica; für kurz dauernde Anwendung gilt das heute noch; nach chronischer, jahrelang fortgesetzter Einnahme von etwa 1 g Phenacetin pro Tag und mehr sind *neurologische Erscheinungen* der verschiedensten Art sowie tödlich verlaufende *interstitielle Nephritis* beschrieben worden (MOESCHLIN).

Bei solch hohen Dosen (etwa 2,0 g) oder nach unzulässig langer Anwendung kann sich beim Phenacetin auch die nahe chemische Verwandtschaft zum Acetanilid äußern. Dann ist es beim Menschen ein *Methämoglobinbildner* wie beim Tier. Dann tritt aber auch Somnolenz als ein Zeichen der stärkeren narkotischen Wirkung auf. In ähnlich hohen Dosen führt Lactophenin nach längerem Gebrauch gelegentlich zu einem fieberhaften Ikterus, der durch Cholangitis zu entstehen scheint. Diese Körper bilden den Übergang zu den leichten Schlafmitteln.

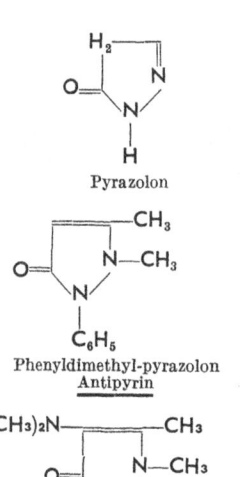

Pyrazolon

Phenyldimethyl-pyrazolon
Antipyrin

Dimethylamino-Antipyrin
Pyramidon

3,5-Dioxo-1,2-diphenyl-4-n-butylpyrazolidin. Butazolidin

Antipyrin und Pyramidon. Auch das Chinin, das älteste Antipyreticum, wird in analgetischen Mischungen viel verwendet (s. dort). Die Untersuchungen über die Chininstruktur führten zum *Antipyrin* (Phenyldimethylpyrazolon oder Phenazon). Von dort war der Weg nahe zum *Pyramidon* (Aminophenazon) und zu den besser wasserlöslichen Pyramidonabkömmlingen *Melubrin* und *Novalgin*, die parenteral zu verabreichen sind.

Diese nahe verwandten Stoffe sind auch durch einige chemische Reaktionen bemerkenswert. Mit Nitriten setzen sie sich zu *Nitrosokörpern*, mit Schwermetallen zu gefärbten *Schwermetallkomplexen* um. Sie dürfen daher weder — was therapeutisch nahe läge — mit Nitriten noch mit Schwermetallen kombiniert werden. Im Urin erscheinen sie zum Teil als Farbstoffe. Der *Antipyrinurin* ist leicht rötlich und färbt sich erst auf Zusatz von Eisenchlorid stärker rot. Der *Pyramidonurin* enthält von vornherein die rote Rhubazonsäure.

Antipyrin ist ein reines Antipyreticum und Analgeticum (Abb. 44). Die übliche Dosis beträgt 0,5—1,0 g mehrmals täglich; die tödliche Menge wird mit 24—30 g angegeben, bei Allergie indessen kam ein Todesfall nach 1,0 g vor.

Pyramidon wirkt gleichzeitig stark spasmolytisch auf die glatte Muskulatur. Nach intravenöser Injektion von Pyramidon im Experiment erfolgt fast augenblicklich ein Tonusverlust der glatten Muskulatur von Darm, Uterus und der Gefäßmuskulatur. In dieser Hinsicht ist es dem Papaverin und den Nitriten an die Seite zu stellen. Aus dieser merkwürdigen Doppeleigenschaft erklärt sich die weite Verbreitung des Pyramidons in analgetischen Mischpulvern. Die übliche Dosis dieses auch als *Aminophenazon* (International: Dipyrin) zu bezeichnenden Stoffes beträgt 0,1—0,3 g mehrmals täglich.

Die Behandlung des akuten Gelenkrheumatismus mit hohen Pyramidondosen ist durch SCHOTTMÜLLER eingeführt worden. Er verordnete z. B. 2mal täglich 1,0—1,5 g, 8—10 Tage lang, dann allmählich kleinere Dosen; hier kommt wohl die abdichtende, *antiphlogistische* Wirkung ins Spiel. Bei dieser Therapie werden besonders starke Schweißausbrüche beobachtet.

Auf das Zentralnervensystem wirkt Pyramidon erregend. In höchsten Dosen ist es ein *Krampfgift* und ein *Antagonist* zu den *Schlafmitteln.* Letale Menge 8—10 g.

Toxikologie. Antipyrin und Pyramidon führen gelegentlich zu allergischen Reaktionen, nach *Giftdosen* zu Stumpfheit, Muskelzittern, eventuell Konvulsionen, zu Kollaps und Koma. Beim Pyramidon, nicht beim Antipyrin, muß noch eine weitere, glücklicherweise zwar seltene, aber gelegentlich lebensbedrohliche Nebenwirkung berücksichtigt werden, die *Agranulocytose.* Zur Zeit erscheint es nicht angängig, das wertvolle Medikament völlig zu verdammen, das bei der Behandlung der Polyarthritis auch über längere Zeit gewöhnlich ohne Schaden gegeben wird. Die Klinik z. B. schützt sich gegen das Auftreten einer Agranulocytose durch regelmäßige Kontrolle des weißen Blutbildes in Abständen von 8—10 Tagen; dagegen gibt es keine Methode, um die Überempfindlichkeit gegen Pyramidon vorher festzustellen. Der Arzt sollte sich daher vergewissern, ob nicht in den wortgeschützten Mischpulvern des Handels, die er verwenden will, Pyramidon enthalten ist; Unkenntnis des Arztes hat hier viel Unheil angerichtet; besonders gefährdet sind Frauen im Klimakterium (siehe S. 484).

Butazolidin (Phenylbutazon), ein naher Verwandter von Pyramidon, besitzt bemerkenswerte *antiphlogistische* Eigenschaften, z. B. bei chronischen rheumatischen Erkrankungen. Seine *anti-ödematöse* Wirkung zeigt sich besonders eindrucksvoll bei frischen entzündlichen Schüben dieser Krankheiten, aber auch z. B. bei Gicht; zentral-analgetisch ist es wenig wirksam. Als regelmäßige Nebenwirkung tritt *Na-Retention* auf und damit Neigung zu Ödembildung bis zu Lungenödem und bis zur Dekompensation. Die übliche Dosis beträgt 200 mg, 3—4mal täglich während der Mahlzeiten; der Erfolg wird in wenigen Tagen sichtbar; bei längerer Anwendung muß die Dosis auf $1/2$ bis $1/3$ reduziert werden. — Butazolidin ist in Mischung mit Pyramidon als *Irgapyrin* im Handel.

Nebenwirkungen auch gefährlicher Art sind häufig und bestehen z. B. in Erkrankung der blutbildenden Organe (Anämie, Thrombopenie, Agranulocytose); eigenartige Darmblutungen kommen zur Beobachtung; ein ruhendes Magengeschwür kann aktiviert werden. Daneben zeigen sich die üblichen Haut- und Schleimhaut-Allergien. Solche Nebenwirkungen zwingen in etwa 10% der Fälle zum völligen Absetzen des Medikaments. Es sollte auch nicht vergessen werden, daß die Ausscheidung anderer Arzneistoffe durch Butazolidin verzögert werden kann (Retard-Effect).

Salicylsäure und ihre Abkömmlinge. Die Salicylsäure wurde von KOLBE billig aus Phenol dargestellt und wird seit 1875 in der Therapie verwendet. Sie findet sich als Methylester in Gaultheria procumbens (Wintergrünöl), in kleinen Mengen auch im Stiefmütterchen (Viola tricolor). Auch im Salicin der Weidenrinde ist sie enthalten. Wirksam ist die freie Salicylsäure.

Örtliche Wirkungen. *Lokal* entfaltet die Salicylsäure eine *antiseptische* Wirkung, die kaum geringer ist als die des Phenols. Sie wird im Haushalt zur Verhinderung des Schimmelns von Konserven angewandt, medizinisch als Verbandwasser (0,3%) oder zur Mundspülung (0,3%), auch zur Pinselung der Schleimhaut (1%ige spirituose Lösung). Auf die Haut gebracht, wirkt sie in höheren Konzentrationen — z. B. als 10%ige Salbe oder als 10%iges Collodium salicylatum R. F. — *keratolytisch*, löst gleichzeitig z. B. in Oliven- oder Ricinusöl Wundborken und Schuppen auf, wird daher z. B. auch Haarwässern zur Entfernung der Schuppen zugesetzt. Das Epithel nimmt eine weißliche Verfärbung an und löst sich schmerzlos ab, z. B. bei Hühneraugen oder bei Pilzinfektionen der Haut. Mit dieser Wirkung ist eine *örtliche Reizung* und *Entzündungserregung* verbunden. Auch besitzt sie *jucklindernde* Eigenschaften, hat auch eine *örtliche schweißhemmende Wirkung.* Aus dem letzten Grund wird sie bei Fußschweiß, Decubitus, Intertrigo u. a. verwendet, z. B. als Pulvis salicylicus cum Talco (3%) DAB. 6. In geringeren Konzentrationen hat Salicylsäure eine *keratoplastische Wirkung.*

Schicksal im Organismus. Gibt man *Natrium salicylicum per os,* so wird im Magensaft die Salicylsäure freigemacht, und es können Reizerscheinungen auftreten. Diese verhindert man durch Schleimzusatz. Nach der Resorption findet sie sich im Blut wieder, und zwar hauptsächlich als Salicylat. In entzündetem Gewebe ist bekanntlich die Reaktion durch Ansammlung von Kohlensäure und organischen Säuren sehr viel saurer. Die CO_2-Spannung im normalen Gewebe wird nämlich mit rund 6%, die im entzündeten Gewebe bis 17,5% angegeben. Je stärker aber die Säuerung, um so mehr wirksame Salicylsäure wird aus dem an sich unwirksamen Natriumsalicylat freigemacht. Die Ausscheidung erfolgt sehr langsam, so daß Kumulation eintreten kann. Der Harn enthält dann den Hauptteil der Säure, und zwar zur Hälfte als solche bzw. als Natriumsalz, zur anderen Hälfte als Salicylursäure (nach Glykokoll-Koppelung); daneben treten kleinste Mengen des Oxydationsproduktes 2,5-Dihydrobenzoesäure (Gentisinsäure) auf. Durch hohe Dosen von p-Aminobenzoesäure wird der Salicylsäurespiegel im Blut auf das 2—5fache erhöht, durch Alkalisierung z. B. mit $NaHCO_3$ deutlich erniedrigt, und zwar durch Mehrausscheidung von Salicylsäure im Harn.

Der Nachweis der Salicylsäure im Harn erfolgt durch die Eisenchloridreaktion, und zwar durch Ausäthern von ungefähr 50 cm³ angesäuertem Harn, Eindampfen des Äthers, Aufnahme in Wasser und Zusatz von wenigen Tropfen einer sehr verdünnten (etwa 0,2%igen) Eisenchloridlösung. Es tritt eine blauviolette Farbe auf.

Allgemeinwirkungen. Die *Allgemeinwirkungen* der Salicylsäure gehen in erster Linie vom Zentralnervensystem aus. Natriumsalicylat in Dosen von 1,0—2,0 g ist ein nicht sehr energisches, aber brauchbares *Analgeticum* und *Antipyreticum* mit allen Nebenwirkungen (s. S. 210); in höherer Dosierung besitzt sie *antiphlogistische, antiödematöse, gefäßspasmolytische* und *antiallergische* Wirkungen; indessen führt sie selber nicht selten zu *allergischen Reaktionen* und in der Therapie ist es gebräuchlich, eine kleinere Dosis zur Prüfung der Toleranz vorauszuschicken.

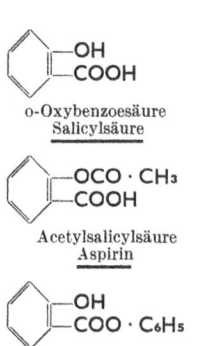

o-Oxybenzoesäure
Salicylsäure

Acetylsalicylsäure
Aspirin

Salicylsäure-phenylester
Salol

Beim *Gelenkrheumatismus* und bei seinen Symptomen (Gelenkschwellung, Schmerzen, Fieber, Tachykardie, Anorexie) wirkt Salicylsäure nahezu spezifisch, oft dramatisch im Gegensatz zum völligen Versagen bei *örtlicher* Ansiedlung von Eitererregern in den Gelenken, bildet daher auch ein sicheres diagnostisches Zeichen. Ein klinischer Versuch aus jüngster Zeit, der im Rahmen des British Medical Council durchgeführt wurde, hat ergeben, daß bei Anwendung über lange Zeit (2 Jahre) das Aspirin dem Cortison überlegen ist. Die therapeutische Wirkung ist indessen rein symptomatisch — wobei irgendwie die NNRinde sich beteiligt (van Clauwenberge) — nicht bakteriostatisch auf die im Spiel befindlichen β-hämolytischen Streptokokken, und weder die Krankheitsdauer noch die Zahl der Herzkomplikationen werden beeinflußt; Salicylsäure wirkt auch nicht gegen andere Begleitsymptome wie Chorea, Encephalopathie, subcutane Knötchen u. a.; das gleiche gilt für Pyramidon, Atophan, Butazolidin u. a. Betr. Chemotherapie s. S. 559.

Die hierbei gebräuchliche Tagesdosis beträgt 6—10 g und mehr, in Grammdosen unter Zusatz gleich großer Mengen von $NaHCO_3$ über den Tag verteilt. Die Behandlung erfolgt kontinuierlich über 3—4 Wochen und mehr. Auch rectale Zufuhr ist unter Umständen günstig. Auffallend ist die starke *Erweiterung der Hautgefäße* mit *Diaphorese* und gleichzeitiger

Entspannung der Muskulatur. Örtliche Anwendung von Salicylpräparaten wie Mesotan, Wintergrünöl u. a. wirkt oft sehr auffallend auf die Gelenkschmerzen.

Toxikologie. Die übliche Kur bei Behandlung von Gelenkrheumatismus wird durchgeführt, bis *Ohrensausen,* Schwindel oder Erbrechen auftreten. Die dazu notwendige Dosis kann außergewöhnlich verschieden sein, gelegentlich genügen 2,5 g (Abb. 45). Solche Symptome gehen gewöhnlich in einigen Tagen vorüber, trotz Fortsetzung der Therapie. Es können sich gleichzeitig *alkoholartige Rauschzustände* einstellen, besonders häufig nach intravenöser Injektion, die in 17% der Fälle zu Delirien führen soll. Bei fortschreitender Vergiftung ist das auffallendste Symptom die *Salicyldyspnoe* (QUINCKE). Bei Kindern tritt oft tiefes *Koma* hinzu, so daß eine Verwechslung mit Coma diabeticum möglich ist. Eine Harn- oder Blutuntersuchung wird er-

weisen, daß nicht Blutzucker und Acetonkörper, sondern eine extreme Erregbarkeitssteigerung des Atmungszentrums sowie *verminderte Blutalkalireserve,* unter Umständen einhergehend mit Acetongeruch der Atemluft, für den Zustand verantwortlich sind. Letale Mengen 30—40 g, auch weniger.

Das Verhalten der *Haut* (gedunsenes Gesicht bei Kindern, Erytheme, Urticaria u. a.), der *Niere* (Albuminurie, Mehrausscheidung von Harnsäure, akute Verschlimmerung von Nierenkrankheiten), *der Leber* (Beschleunigung des Gallenflusses,seröse Hepatitis und Gelbsucht), des *Uterus* (gelegentlich Ausstoßung der Frucht,

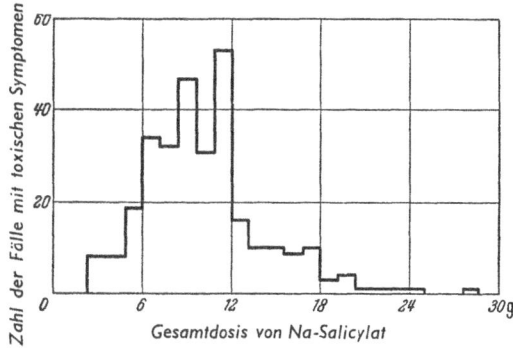

Abb. 45. Individuelle Variation gegen Na-Salicylat bei 300 Männern. Die meisten Versuchspersonen reagieren nach 6—12 g mit Ohrensausen u. a.; Ausnahmefälle nach 2,5 oder 30 g (Nach HANSLIK 1923)

daher bei Schwangeren nicht zu geben!), des *Blutes* (Hypoprothrombinämie, selten Blutungen) sind zu berücksichtigen. Die gewöhnlich harmlose, gelegentlich aber auch ernsthafte *Albuminurie* ist durch Gaben von Natriumbicarbonat oft, aber nicht sicher zu vermeiden. Dagegen findet bei Verabreichung gleicher Mengen von Natriumbicarbonat eine bessere Ausscheidung der Salicylsäure statt; auch wird die Ausfällung der Urate verhindert.

Bei *chronischem* Mißbrauch der Salicylate können ganz ähnliche Erscheinungen durch *Kumulation* auftreten. Besonders das Aspirin ist gelegentlich als Rauschgift benutzt worden (Abusus salicylicus).

Rp. Natrii salicyl. 10,0
  Tinct. Aurant. 20,0
  Aquae dest. ad 200,0
  S. 1 Eßlöffel alle 1—2 Std. auf den Tag verteilen. — NB. Bei akutem Gelenkrheumatismus.

Aspirin, Acidum acetylosalicylicum. Mit seiner Einführung (1899) beabsichtigte man, der Salicylsäure durch Verschließen der ätzenden Phenolgruppe die lokale Reizwirkung zu nehmen. In der Tat besitzt der Stoff keine Reizwirkung auf den Magen, sofern nicht eine Überempfindlichkeit vorliegt. Es sollte dann durch Abspaltung der Acetylgruppe im alkalischen Medium des Darmes oder unter dem Einfluß einer Plasma-Esterase die freie Salicylsäure bzw. deren Natriumsalz entstehen (Formel s. S. 220).

Die Indikationen der Acetylsalicylsäure waren dementsprechend die der Salicylsäure. Es hat sich inzwischen herausgestellt, daß die Abspaltung nicht vollständig ist. Ein erheblicher Teil des Aspirins wird als solches resorbiert, so daß noch nach 2 Std. eine bestimmte Menge ungespaltener Säure im Plasma enthalten ist und gegen 20% unzersetzt im Urin wiedergefunden werden können. Nach allgemeiner Ansicht besitzt daher das Aspirin bei Gelenkrheumatismus *nicht die volle Wirkung der Salicylsäure.* Auf der anderen Seite ist die *analgetische Wirkung erheblich gesteigert,* so daß die Acetylsalicylsäure als solche und in sog. Mischpulvern die größte Verwendung findet. Auch die Rauschzustände sind sehr viel stärker als bei der Salicylsäure; es kann eine ausgesprochen *sedative* Wirkung und *Euphorie* eintreten. Eine fast spezifische Wirkung hat Aspirin auf den *Kälteschmerz,* der nach der üblichen Dosis nach 5 min verschwindet. Dabei soll gleichzeitig — wie nach Alkohol — die kältestarre Muskulatur wieder kontraktionsfähig werden (v. FREY). Neben dieser *Gefäßerweiterung* zeigt sich auch eine *antikonvulsive Wirkung,* die z. B. bei Masernkonvulsionen der Kinder ausgenutzt wird. Dosis 0,3—0,6 g. Für den Erwachsenen beträgt die mittlere Dosis 0,5—1,0 g mehrmals täglich (s. S. 15).

Ein großer Nachteil der Acetylsalicylsäure ist das *häufige Auftreten von allergischen Erscheinungen.* In dieser Hinsicht scheint sie fast an der Spitze der bekannten Medikamente zu stehen, wohl auch wegen der ungeheuren Verbreitung der Acetylsalicylsäure und ihrer Zubereitungen. So werden z. B. in England jährlich gegen 3 Milliarden Tabletten verkauft, und eine dort auftretende, mit nervösen Erregungszuständen, Sprachstörungen, auch psychischer Veränderung einhergehende neue Krankheit („Jitters") soll mit diesem Massenkonsum zusammenhängen. Man prüft die Reaktionsfähigkeit des Patienten, indem man ein kleines Stückchen einer Tablette auf die Zunge bringt. Treten dann abnorme Empfindungen wie Stechen, Hustenreiz oder sogar ein leichter Asthmaanfall ein, so können schon die üblichen therapeutischen Dosen unangenehme Nebenwirkungen zur Folge haben. Das Aspirinasthma ist begreiflicherweise besonders gefährlich, wenn es postoperativ ausgelöst wird. Alljährlich werden nicht wenige Menschen durch Aspirin in üblicher Dosierung getötet, besonders Asthmatiker. Bei nicht überempfindlichen Menschen ist die Giftigkeit gering; jedoch sind gelegentlich Magenblutungen beschrieben worden; in der Schwangerschaft wurde Abortus beobachtet, wohl durch Hypoprothrombinämie. Die letale Dosis wird auf 25—30 g geschätzt.

Eine solche äußerst seltene Vergiftung hat eine schlechte Prognose, sofern nicht frühzeitig ärztliche Behandlung einsetzt (ausgiebige Magenspülung, auch noch 8—10 Std. nach Einnahme, Bekämpfung der besonders starken *Acidosis* mittels intravenöser 4%iger Lösung von Natriumbicarbonat, das auch rectal oder später oral gegeben werden kann, Trinken von reichlichen Mengen kalten Tees bzw. Kochsalzinfusionen wegen der Flüssigkeitsverluste, herzanregende Mittel).

Phenyl-chinolincarbonsäure
· Atophan

Novatophan

Salol (Phenylsalicylat) (Formel s. S. 220) entsteht durch Kondensation von Salicylsäure und Phenol und zerfällt im alkalischen Darminhalt zum Teil wieder in seine Bestandteile. Man hat es besonders auch als Darmdesinfektionsmittel angesehen. Als solches ist es sicher wirkungslos. Auch im Harn zerfällt es zum Teil in seine Bestandteile, die dort eine milde antiseptische Wirkung entfalten, daher das Salol in früherer Zeit eine gewisse Bedeutung als *Harndesinfektionsmittel* besaß. Ähnlich verhält sich die Salicylosalicylsäure *(Diplosal).*

Phenylchinolincarbonsäure und ihre Abkömmlinge. Zur *schmerzstillenden* und *capillarabdichtenden* Wirkung gesellt sich bei diesen Stoffen eine *Ausschwemmung von Harnsäure* und eine Verminderung der endogen (bei purinfreier Ernährung) gebildeten Harnsäure. Nach der üblichen Dosis von $3 \times 0,5$ g Phenylchinolincarbonsäure (Atophan) täglich, 3 Tage lang, in Pausen verordnet, zeigt sich häufig eine auffällige Besserung in den gichtisch erkrankten Gelenken.

Bezeichnend für Atophan ist eine Trübung des Urins, verursacht durch Ausfallen von Harnsäure. Dies wird verhindert durch Diurese und durch Gaben von Natriumbicarbonat (bis 10 g täglich) wegen besserer Löslichkeit der Urate im alkalischen Harn. Gleichzeitige Verordnung von Alkalien wird auch bei *Magenbeschwerden* empfohlen, ein sehr verständlicher Rat (s. unten).

Toxikologie. Phenylchinolincarbonsäure hat örtlich reizende Eigenschaften, kann auch zu dyspeptischen Beschwerden führen; ihr Methylester ist schwer löslich, daher weitgehend reizlos. Atophan ist ein *Lebergift*, sein Methylester ist in dieser Hinsicht vielleicht etwas weniger gefährlich. Nach 30maliger Anwendung der üblichen therapeutischen Dosis von Phenylchinolincarbonsäure kann bei empfindlichen Patienten akute gelbe Atrophie mit einer Mortalität von etwa 50% eintreten; bei den Überlebenden zeigt sich häufig Lebercirrhose. Sobald daher *stärkere Dyspepsie* (Völle im Oberbauch, Diarrhoe, Erbrechen) oder *ikterische Verfärbung* als Zeichen der Vergiftung einsetzen, soll man sofort, und zwar ein für allemal mit Atophan aufhören.

Auch die im Tierexperiment beobachtete *antiphlogistische* Wirkung ist wohl als toxisch aufzufassen; gleichzeitig treten nämlich im Tierexperiment nach Phenylchinolincarbonsäure *Magen-Duodenalgeschwüre* auf, die durch Alkalitherapie verhindert werden — eine offensichtlich klassische Form des Ulcus pepticum (s. S. 364); auch an *Nierenschädigung* ist zu denken. Phenylchinolincarbonsäure ist auch enthalten im Arcanol, Leukotropin, Artamin, Iriphan, Radiophen, Opolan, Finarthrin, Ikterosan u. a.; die einzige Indikation für solche Stoffe bildet die Arthritis urica (K. O. MØLLER). Die Anwendung ist gerechtfertigt, wenn die sonstigen weniger gefährlichen Mittel versagen und unter genauer Kontrolle der beginnenden Vergiftungssymptome.

Colchicum autumnale (Herbstzeitlose) mit dem wirksamen Alkaloid **Colchicin** wird seit dem Mittelalter in Form des Semen Colchici als Gichtmittel verwendet. Es besitzt keine Wirkung auf Entzündungsvorgänge und ebensowenig auf die Harnsäureausscheidung im Urin, wenn auch infolge der einsetzenden Diarrhoe größere Harnsäuremengen durch den Kot ausgeschieden werden. Auffallend ist eine nahezu spezifische Wirkung auf den Zellkern (s. S. 132). Zwischen Zellkern und Harnsäurestoffwechsel bestehen aber bekanntlich die engsten Beziehungen. Bei akuten Gichtanfällen muß wegen der möglichen Nebenwirkungen genau dosiert werden, was mit der alten Tinctura Colchici nicht möglich war. Zweckmäßig ist die Anwendung von Colchicin (in Tabletten zu 0,0005) oder von Colchicumdispert mit gleichbleibendem Colchicingehalt (0,5 mg; Maximaldosis 0,002!). Die Wirkung setzt nach 2—6 Std. ein, und man soll es mit einer Anfangsdosis von 2mal 0,5 mg, dann im Abstand von 1—2 Std. zu je 0,5 mg verordnen, bis der Schmerz verschwunden ist oder bis Übelkeit, Erbrechen oder der erste Durchfall auftreten. Beim Versagen des Colchicins ist die Diagnose „Gicht" anzuzweifeln, so sicher ist seine Wirkung (GRAFE).

Bei Überdosierung erweist sich Colchicin als *Capillargift*. Wie bei *Arsenvergiftung* zeigen sich neben Übelkeit und Erbrechen choleraähnliche Durchfälle, gerötete Augen und andere Gefäßwirkungen. Appetitverlust dagegen und eine leicht abführende Wirkung treten auch nach therapeutischen Dosen ein. Colchicin wird durch die Nieren ausgeschieden; doch ist seine Nierengiftigkeit gering. Von seiten des Zentralnervensystems zeigt sich nach hohen Dosen eine *aufsteigende Lähmung*. Der Tod erfolgt durch Lähmung des Herzens. Letale Menge 6—20 mg. Vergiftungen durch Colchicin sind gelegentlich auch nach Genuß von Ziegenmilch beobachtet worden, sofern die Ziegen Colchicum gefressen hatten, nie nach Kuhmilch.

4. Die Opiumgruppe

Papaver somniferum, der Schlafmohn, war schon im Altertum, besonders der griechischen Medizin bekannt. Die Wiedereinführung erfolgte durch die Araber und später durch PARACELSUS, der dem Opium die Bezeichnung Laudanum gab. Der Apotheker SERTÜRNER in Paderborn isolierte 1804 das Morphin. Bis 1850 sind gegen 20 verschiedene Opiumalkaloide in reiner Form dargestellt worden; heute sind es etwa 25.

Opium wird durch Anritzen der unreifen Frucht von Papaver somniferum gewonnen. Der ausquellende Saft trocknet ein und wird mit der Hand gesammelt (1 kg Opiumkörnchen = 283 Arbeitsstunden). Auch der in Deutschland gepflanzte Mohn enthält Opium; die getrockneten Mohnköpfe (Mohnstroh genannt) werden gemahlen und mit geeigneten Lösungsmitteln extrahiert. Die Alkaloide sind in allen Teilen der Pflanze enthalten, und zwar gebunden an Meconsäure und Äpfelsäure, auch in den unreifen Mohnsamen, die unter Umständen bei Kindern schlafmachende Wirkung haben können. In den Mohnsamen nimmt der Morphingehalt mit der Reifung ab, so daß der reife Mohnsamen morphinfrei ist ebenso wie Mohnöl.

Chemisch werden die Opiumalkaloide in zwei große Gruppen eingeteilt, nämlich in die Gruppe der *Phenanthrenabkömmlinge* mit ihren wichtigsten Vertretern Morphin und Codein und in die Gruppe der *Isochinolinabkömmlinge* mit Narkotin, Papaverin u. a. Die Morphinformel von AWE macht die nahe Beziehung von Morphin- und Isochinolinmolekül deutlich.

Morphin. Summenformel: $C_{17}H_{19}NO_3$.

Konstitutionsformel nach ROBINSON-SCHÖPF: in der Schreibweise von AWE:

Die Aufklärung der Morphinkonstitution bis zur Vollsynthese (RAPOPORT) ist eine der glänzendsten Leistungen der organischen Chemie. Von dort führte der Weg zu den halbsynthetischen Morphinderivaten, wie *Diacetylmorphin (Heroin), Dilaudid, Dicodid, Acedicon, Eukodal* u. a. Sie verhalten sich durchweg pharmakologisch und im Sinne des Opiumgesetzes wie Morphin. Neben ihrer *starken analgetischen* Wirkung führen sie zu einer *Lähmung des Atmungszentrums* und der *Darmtätigkeit*. Sie haben *Euphorie* zur Folge und sind *Suchtgifte*; besonders bei Dicodid, Acedicon und Eukodal wird das immer wieder vergessen. Es sei schon hier ausdrücklich bemerkt, daß wir heute wenig Grund haben, für irgendeines der aufgeführten Opiate eine geringere suchtbildende Wirkung anzunehmen; eine Ausnahme bilden Codein und Dionin; doch sind auch die beiden letzteren Stoffe dem jedesmaligen Rezeptzwang unterstellt worden (s. S. 192).

Die *Isochinolinalkaloide* besitzen wie Codein nur schwache analgetische Wirkung. Sie gelten nicht als Opiate im Sinne des Opiumgesetzes. *Papaverin* ist vielmehr ein wichtiges Spasmolyticum der glatten Muskulatur (s. S. 309).

Mit der chemischen Aufarbeitung von Opium ist der Medizin ein ungeheurer Dienst geleistet worden. Dadurch ist nämlich der Arzneischatz bereichert worden um Stoffe, die im Gegensatz zum Opium als wesentlich unschädlicher bezeichnet werden müssen (Codein), oder die völlig unerwartete Wirkungen aufweisen wie Papaverin, das zudem fast ungiftig ist. Aus diesem Beispiel aber ist zu entnehmen, daß die naturwissenschaftliche Medizin sich

nicht begnügen darf, die Wirkungen der Gesamtdroge zu studieren, wie das die sog. Pflanzen-
heilkunde tut. Sie muß vielmehr bestrebt sein, nicht nur den Spiritus rector aufzufinden,
wie BOERHAVE den wichtigsten Träger der pharmakologischen Wirkung bezeichnete, sondern
auch die Nebenalkaloide und andere Begleitstoffe eingehend zu studieren.

Die Grundwirkung von Opium wird durch seinen Morphingehalt bestimmt
(im Opiumpulver des DAB. 6 auf 10% eingestellt). Indessen führt schon eine
Mischung der beiden Hauptalkaloide der Phenanthren- bzw. Isochinolinreihe, von
Morphin und Narkotin nämlich, zu einer verstärkten *analgetischen Wirkung*
(Narcophin). Andere derartige Alkaloidmischungen sind Opium concentratum
(Pantopon) und Laudanon. Sie unterliegen ebenfalls dem Opiumgesetz.

Morphin ist ein in Wasser schwer lösliches Alkaloid, das erst in Salzform in Lösung
geht. Morphinum hydrochloricum ist zu 4% löslich. Wird einer Morphinlösung eine alkalisch
reagierende Substanz zugesetzt, so fällt das Morphin als Base aus und sammelt sich als
Bodensatz in der Arzneiflasche an. Dadurch sind Unglücksfälle entstanden.

Schicksal im Organismus. Morphin wird oral genügend rasch und restlos
resorbiert wie alle Opiate. In neuerer Zeit wird es z. B. bei Massenunglücksfällen
und Katastrophen zur Dämpfung der Erregungser-
scheinungen auch intravenös angewandt, wobei es
besonders stark wirkt, auch in Hinblick auf seine
unerwünschten Nebenwirkungen. Die intravenöse Dosis
sollte niedriger als gewöhnlich sein (0,005 anstatt
0,01—0,02 bei subcutaner Injektion, s. S. 232). Nach
toxischen Dosen wird Morphin erst nach Tagen entgiftet oder ausgeschieden. Ein kleiner Teil (etwa
10—20%) wird dabei im Körper zerstört. Der Haupt-
ausscheidungsweg ist die Niere (PIERCE und PLANT).
Beim Hunde hat man Morphin größtenteils in gebundener Form, insgesamt 80—90%, im Urin wiedergefunden. Die Ausscheidung im Urin wird gesteigert
durch Diurese. Die im Magen und Darm ausgeschiedenen Mengen sind zu vernachlässigen. In jedem Ver-
giftungsfall ist trotzdem eine Magenspülung (unter
Zusatz von $KMnO_4$) unter gleichzeitiger Anwendung
von Kohle und Abführmittel angebracht. Die Ansicht, daß bei Morphinismus der Körper *allmählich*
lernen soll, das Morphin vollständiger und rascher zu
zerstören, ist neuerdings wieder bestätigt worden.

Haupt- und Nebenwirkungen. Die frühere Bedeutung von Opium läßt sich in einem Aus-
spruch ermessen, der von einem großen Arzte des Mittelalters stammt: „Ohne Opium würde
die Heilkunst aufhören zu existieren." Man hat zwar gelernt, die Anwendung der Opiate
weitgehend einzuschränken, aber sie sind immer noch die letzte Zuflucht bei schwersten
Schmerzzuständen, die auf andere Mittel nicht mehr ansprechen, wie Gallen- und Nierenkoliken, Coronarinfarkt, schwerste Anfälle von Angina pectoris, von kardialer Dyspnoe, von
tabischen Krisen, Schmerzen nach Operationen, Verbrennungen und schweren Verletzungen
sowie bei inoperablen Tumoren, d. h. *nur bei Schmerzen, die auf einem objektiv nachweisbaren
Leiden beruhen* (E. ROST). Darunter sind schmerzhafteste Zustände, für die der Arzt als
Schmerzlinderer und Menschenfreund sich des Aristoteleswortes erinnern sollte: „Man
muß auch den mit richtigen Arzneistoffen behandeln, der nicht mehr wiederherzustellen ist."
Opiate dienen auch zur Erleichterung des Todeskampfes (Euthanasie).

Der Arzt hat nicht das Recht, das Leben eines Menschen absichtlich zu verkürzen; bei
Durchführung eines Gerichtsverfahrens wäre — abgesehen von der Pflicht des Schaden-

ersatzes — eine Mindeststrafe von 3 Jahren Gefängnis zu erwarten. Da die Euthanasie in den Endstadien unheilbarer Krankheiten — hier allerdings gesetzlich erlaubt und vom Deutschen Ärztetag 1928 ausdrücklich sanktioniert, daher unter Umständen zu den Berufspflichten des Arztes gehörig — zur Anwendung kommt, so kann der vorzeitige Tod in seltensten Fällen eine unerwartete und unerwünschte Begleiterscheinung der Euthanasie darstellen. Die „Euthanasie" im Sinne des Gnadenstoßes (mercy killing) ist ein Problem der menschlichen Gemeinschaften und fällt nicht unter die Befugnisse des einzelnen Arztes. Das ehrwürdige Wort „Euthanasie" ist auch zur Bemäntelung verbrecherischer Absichten mißbraucht worden.

Ein auffälliges Symptom der Morphinwirkung in therapeutischer Dosis ist die *Euphorie*. Diese ist um so stärker, je höher die Morphindosis, so daß der Arzt so niedrig wie möglich dosieren sollte. Die Euphorie wird folgendermaßen geschildert (BALNER):

„Das Opium ist eine Erfindung des Teufels und eine Gabe des Himmels. Es schenkt die Gegenwart auf Kosten der Zukunft. Es macht zum Herrn und zum Sklaven. Der Sieche findet Stunden des Glücks, der schwer arbeitende Kuli Stunden grenzenloser Freiheit, die ihn für Plage und Erniedrigung entschädigen. Es nimmt die Erdenschwere und die Hemmungen. Der Körper zerfällt, aber der Geist erhebt sich federleicht und ist manchmal zu besonderen Leistungen fähig. Ich kannte manchen, der im Rausch sonderbar hellsichtig, den anderen geistig überlegen wurde und viel Macht über seine Umgebung gewann."

Aus dieser soweit zutreffenden Darstellung des Opiumrausches wird hingegen nicht ersichtlich die allmähliche Zerrüttung des Geistes und des Körpers, die Zerstörung des Familienlebens, der früher oder später einsetzende Konflikt mit den Gesetzen, die das Volk vor der sozialen Gefahr des Morphinismus schützen wollen.

Infolge dieser euphorisierenden Wirkung sind die Opiate die stärksten Mittel, um gefährliche, einer Behandlung bedürfende Angstgefühle und Erregungszustände zu bekämpfen (Ruhigstellung des Patienten bei Blutungen, Angina pectoris, Coronarinfarkt u. a.). Bei bestimmten Herzkranken z. B. hat man beobachtet, daß infolge dieser allgemeinen Beruhigung eine rasche Erholung des Herzens, und infolgedessen sogar eine erstaunlich große Diurese einsetzte (KÜLBS). Auch wird unter der Wirkung der Opiate die erschöpfende körperliche Arbeit besser abgeleistet (BECKER-FREYSENG). Bei einzelnen Personen indessen fehlt die euphorische Wirkung völlig, und diese Patienten reagieren unter Umständen mit quälenden Erregungs- und Angstzuständen, schwerer Verstimmung, Magen-Darmsymptomen u. a.

Die Hauptangriffspunkte von Morphin in der üblichen therapeutischen Dosis (0,01—0,02 g) sind das *Schmerzzentrum der Großhirnrinde und das Atmungszentrum*. Je stärker der Schmerz, um so höhere Morphindosen sind erforderlich. Mit zunehmender Dosierung werden sedative und hypnotische Wirkungen immer betonter. Erst nach höchsten Dosen tritt eine zunehmende *Lähmung des Bewußtseins* auf; jedoch ist bei der therapeutischen Anwendung im allgemeinen größter Wert auf die Erhaltung des Bewußtseins zu legen. Es soll auch bedacht werden, daß — z. B. bei unklaren Schmerzzuständen im Abdomen — die Diagnose infolge von Opiatgaben sehr erschwert werden kann. Weitere Angriffspunkte für das Morphin wie für alle übrigen Opiate sind tiefere Zentren wie *Hustenzentrum*, *Temperaturzentren* und andere Zentren automatischer Regulationen, die SCHAUMANN als „Protektives System" zusammenfaßt; nach hohen Dosen — als sekundäre Folge der Anoxämie — zeigt sich Lähmung des *Vasomotorenzentrums*.

Im Analgesieversuch am Menschen zeigte WOLFF, daß die Schmerzschwelle bei allen Individuen ziemlich konstant ist; sie schwankte bei 150 Versuchspersonen um ± 15%. Die Schmerzreaktionen dagegen (Zirkulationsveränderungen u. a.) hängen mit dem individuellen

Schmerzerlebnis zusammen, sind daher äußerst verschieden. Morphin wirkte in diesen Versuchen sowohl auf die Schmerzschwelle wie auch auf die Schmerzreaktionen. Die Wirkung von Morphin auf andere Sinnesqualitäten (Tastsinn u. a.) ist gering.

Die *analgetische Wirkung* der Morphinpräparate läßt sich mit den verschiedensten tierexperimentellen Methoden messen. Bekannt ist bei der weißen Maus das Auftreten des STRAUBschen Phänomens, obwohl diese Erscheinung nicht spezifisch für Opiumalkaloide ist. Das Schwänzchen der Maus legt sich infolge eines Krampfes der Perinealmuskulatur S-förmig über den Rücken. Auf Morphin reagiert auch jede Form des Schmerzes, wie die nach Abklemmen der Schwanzwurzel, bei faradischer Reizung, bei Verbrennungen u. a. Hier ist unter anderem die Methode von HARDY-WOLFF zu erwähnen, bei der ein genau dosierter Wärmereiz auf den Rattenschwanz einwirkt. Das exakteste Meßergebnis an Hunden erzielt man durch faradische Reizung der Zähne mit Hilfe von fest einzementierten Elektroden (KOLL), auch an Kaninchen (GORDONOFF), oder am Kaninchen mit der REGNIERschen Methode in der Anordnung von SLIZYS, wobei auch leichte analgetische Wirkungen erfaßt werden. Das untergeordnete Schmerzzentrum des Zwischenhirns wird durch Morphin nicht gelähmt (AMSLER). Im Gegensatz z. B. zu den Salicylaten wirken Opiate auch auf den Eingeweideschmerz.

Bestimmt man die Spanne zwischen analgetischer und toxischer Dosis, so läßt sich bei den modernen synthetischen Morphinderivaten kaum ein Fortschritt gegenüber dem Morphin feststellen. Der geringeren therapeutischen Dosis kommt in allen Fällen die entsprechend erhöhte Toxicität gleich. In den Alkaloidmischungen, wie Opium concentratum u. a., ist ein „überadditiver Effekt" beim Menschen nicht nachzuweisen.

Für das Verständnis der anderen Opiate (Pantopon, Laudanon, Narkophin, Acedicon, Dilaudid, Eukodal, Dicodid, Diacetylmorphin = Heroin) ist weiter wesentlich, daß nicht ein einziges dieser Opiate, sogar eingeschlossen Polamidon, Dromoran und z. T. Dolantin bei Prüfung mit den verschiedenen pharmakologischen Methoden (Atmungswirkung, Schwänzchenphänomen nach STRAUB, Bronchospasmus, Krämpfe der Schließmuskeln, Lähmung der Peristaltik, Verstärkung der Giftigkeit von Krampfgiften, Verstärkung der Lokalanästhesie) sich durch besonders geringe Nebenwirkungen auszeichnete — mit Ausnahme von Codein und Dionin, die selbst im weiten Rahmen der therapeutischen Dosis keine Suchten auslösen, daher auch nicht der Betäubungsmittel-Verschreibungsverordnung unterstellt sind. Alle anderen sind nichts als *Spielarten des gleichen Rauschgiftes*. Daher ist es auch nicht möglich, durch Abwechslung in der Reihe dieser Opiate die Gefahr des einzelnen Stoffes zu vermeiden, wie man das gern bei den Schlafmitteln und den Abführmitteln tut. Sollte bei einem Kranken Gewöhnung eintreten, so erstreckt sich diese bei ihm auf die ganze Reihe der Opiate, auch auf Dolantin und Polamidon. Die Entziehungserscheinungen von Dilaudid u. a. und sogar von Codein sind genauso schwer wie nach Morphin und dauern ungefähr die gleiche Zeit an (HIMMELSBACH).

Erhebliche Unterschiede bestehen dagegen in der **Wirkungsstärke der verschiedenen Opiate.** Verglichen mit Morphin (übliche subcutane therapeutische Dosis 0,01) ist *Dilaudid* (0,002) 5fach stärker, *Heroin* (0,005) 2fach stärker wirksam. *Eukodal* (0,01) und *Acedicon* (0,01) besitzen die Wirkungsstärke des Morphins; das Wirkungsbild von Acedicon ist indessen mehr codeinartig. Schwächer als Morphin ist *Dicodid* (0,015). In der üblichen therapeutischen Dosis von *Opium concentratum* bzw. Pantopon (0,02), *Laudanon* (0,02), *Narcophin* (0,03) ist die übliche Morphindosis von 0,01 enthalten. Auch *Apomorphin* besitzt in kleinen unteremetischen Dosen von 1—2 mg die narkotische, dagegen nicht die analgetische Wirkung des Morphins. Die Dauer der Wirkung beträgt in Stunden bei Heroin 2, Codein 3, Dolantin 3—4, Dilaudid 4, Polamidon 4—6, Morphin 6. Wird eine Substanz wie Dilaudid zeitlich ebenso verteilt wie Morphin, so kann daraus irrtümlicherweise auf ein Versagen geschlossen werden.

Schon durch die übliche Dosis wird das *Atmungszentrum* merklich gelähmt. Es wird weniger empfindlich gegen Kohlensäure. Erhöhung der alveolären

CO$_2$-Spannung und Verminderung des Atemvolumens sind die Folge. Bei toxischen Dosen kann CHEYNE-STOKESSsches Atmen und zuletzt Atmungsstillstand eintreten, während andere zentrale oder periphere lebenswichtige Funktionen lange Zeit intakt bleiben können. Sie werden geschont durch die gleichzeitige *Lähmung der Stoffwechselvorgänge*, die nach 0,01 Morphin um 20—25% vermindert sind. Auf diese Weise erklären sich auch die ganz vereinzelten Fälle von Scheintod nach Morphinvergiftung. Ungleich größer ist die Stoffwechselverminderung, sofern *Erregungszustände* durch Opiate zum Verschwinden gebracht werden. In solchen Fällen sind sie die *stärksten Mittel im Dienste der inneren Sauerstoffersparnis*. Die Wirkung dieser Stoffe auf den Sauerstoffhaushalt ist daher im wesentlichen die *Resultante* aus zwei einander entgegengesetzten Vorgängen, nämlich einerseits der zentralen Beruhigung, die zur Sauerstoffersparnis führt, andererseits der Lähmung des Atmungszentrums, die ein Sauerstoffdefizit zur Folge hat.

Daher gibt es Fälle von Anoxämie mit zauberhafter Morphinwirkung, sofern nämlich die zentrale Beruhigung im Vordergrund steht, z. B. in Fällen von *Coronarinfarkt*, gelegentlich bei *Angina pectoris* und *kardialem Lungenödem*, auch z. B. beim Transport von Kranken. Die erzwungene Einsparung von Energie macht es verständlich, daß die alten Ärzte das Opium in Fällen von Hinfälligkeit und Schwäche geradezu als Tonicum bezeichnet haben. Auch schwere Atmungsstörungen, die von der Lunge ausgehen, können gelegentlich in eindrucksvoller Weise gebessert werden. In Fällen von *Lungenödem*, Verlegung der Luftwege infolge von Larynxödem u. a., von *Asthma bronchiale*, *Kyphoskoliose*, *Emphysem* indessen, — sofern nämlich der Körper auf erhöhte Tätigkeit des Atmungszentrums oder gar auf die Hilfsmuskulatur der Atmung zur genügenden O$_2$-Versorgung angewiesen ist — kann schon die leichteste Anlähmung der Atmung verderblich sein, so daß höchste Vorsicht, auch ein genaues Abwägen der möglichen Sauerstoffersparnis und des möglichen Sauerstoffdefizits geboten ist. Bei Bronchialasthma sind viele Todesfälle beschrieben worden.

Das Atmungszentrum von *Säugling* und *Kleinkind* im ersten Lebensjahr ist besonders empfindlich gegen Morphin, das man hier deshalb ganz vermeidet; 1—3 mg Morphin oder wenige Tropfen Opiumtinktur können schon toxisch wirken. Nach anderen Autoren soll 0,02 mg pro Kilogramm als Vorbereitung zur Narkose verträglich sein, nur nicht bei Säuglingen unter 4 Monaten.

Wird der Mutter während der Geburt die übliche therapeutische Dosis verabreicht, so kann die tödliche Dosis auf das Kind übergehen. Häufiger werden in solchen Fällen schwere Atmungsstörungen des Neugeborenen beobachtet, die dauernde Schäden im Bereich des Zentralnervensystems hinterlassen können. Besonders katastrophal in dieser Hinsicht wäre Anwendung von Morphin-Scopolamin. Auch nach Anlegen des Säuglings an die Brust der Mutter, die Morphin erhalten hatte, wurde ein Todesfall beobachtet. Die gesteigerte Empfindlichkeit hängt anscheinend mit der Thymusdrüse zusammen.

Auch bei der gelegentlich angewandten *intravenösen Injektion* ist wegen der Möglichkeit einer schlagartigen Lähmung des Atmungszentrums höchste Vorsicht am Platze; die Injektion muß *sehr* langsam in 2—3 min und mehr erfolgen; mit der Geschwindigkeit einer solchen Injektion zeigt sich die Morphinnarkose; hierbei ist besonders auch die nicht sehr seltene *Morphinallergie* in Rechnung zu stellen, tödlicher Ausgang ist beschrieben worden, vornehmlich durch *Bronchospasmus*.

Mit dem erniedrigten Stoffwechsel und der verminderten Atmung ist eine *Verlangsamung des Kreislaufs* verknüpft; am Herzen zeigt sich eine mäßige Erweiterung der Coronararterien, doch muß die Anwendung bei Angina pectoris in erster Linie mit innerer Sauerstoffersparnis infolge Dämpfung der Erregung begründet werden. Weiterhin zeigt sich eine *Hemmung der Diurese* infolge Ausschüttung von HHL-Hormon.

Besondere praktische Bedeutung besitzt die Nebenwirkung der Opiate auf den *Magen-Darm*. Die *obstipierende Wirkung* ist im Opium doppelt so stark, als dem Morphingehalt entsprechen würde.

Von alters her verordnet man bekanntlich Opium, wenn es notwendig ist, den Darm für einige Tage ruhigzustellen, z. B. bei akuter Darmblutung, bei Typhus, Peritonitis, nach Darm- und Hämorrhoidenoperationen, auch bei Blinddarmentzündung, wenn die Operation abgelehnt wird. Im letzteren Falle pflegt man die alsbald einsetzende Obstipation 6—8 Tage später durch Einlauf zu beseitigen. Aus dem gleichen Grunde werden bestimmte Opiate auch bei Diarrhoen angewandt, wo sie als Stopfmittel wirken, z. B. bei Darmtuberkulose. Cave Magen-Darm-Paralysen! An dieser Stelle sei auf die Opiumbehandlung des *drohenden Abortus* hingewiesen.

> Dr. med. X. Y., Arzt in Z., . . . Str., Nr. . . ., 1. X. 56.
> Rp. Tinct. Opii simpl. 5,0
>   D. ad vitrum patentatum
>   S. 3—4mal täglich 5—10 Tropfen.
>   Für N. N. in Z., Straße Nr., Unterschrift. — NB. Bei Darmtuberkulose: 10,0.

An der Entstehung der stopfenden Wirkung der Opiate sind verschiedene Faktoren beteiligt:

Morphin wirkt bei einzelnen Personen *erregend auf das Brechzentrum*, was sich durch Aufsplitterung der üblichen Morphindosis vermeiden läßt; dann kann sogar eine antiemetische Wirkung auftreten. Gleichzeitig aber führt Morphin zu einer *verschlechterten Entleerung des Magens*, und zwar durch *Krampf des Pylorus*. Normalerweise verlassen die ersten Speiseportionen schon nach $^1/_4$—$^1/_2$ Std. den Magen; unter Morphineinwirkung kann das bis zu 6 Std. verzögert werden. Nach i.v. Injektion von hohen Opiatdosen reagieren Opiat-Süchtige mit einem Magenkrampf höchster Intensität, der an sexuellen Orgasmus erinnern soll. In ähnlicher Weise wird auch der Oddische *Sphincter* durch Morphin zur Kontraktion gebracht, so daß gelegentlich *Gallenkoliken* ausgelöst werden. Auch andere *Schließmuskeln*, z. B. des Anus und der Blase, kontrahieren sich unter der Wirkung der Opiate (Blasentenesmus).

Die Peristaltik wird durch Opiate vermindert. Da gleichzeitig auch weniger Verdauungssekrete und weniger entzündliche Exsudate gebildet werden, so erfolgt eine *Eindickung des Darminhalts.* Zuletzt wird unter Morphin auch der *Stuhldrang* nicht mehr empfunden.

Im *Opium* (als Pulvis Opii mit 10% Mo-Gehalt offizinell) wie in den Mischungen der Gesamttalkaloide ist noch der *Papaveringehalt* zu berücksichtigen, der zwar die Lähmung der Peristaltik verstärkt, den Spasmus am Pylorus und Oddischen Sphincter dagegen etwas antagonistisch beeinflußt. Bei Brechneigung können Extractum Opii (Gehalt 20% Mo), Tinctura Opii simplex (Gehalt 1% Mo), Opium concentratum (0,02 g entspricht 0,01 g Mo) u. a. besser vertragen werden. Aus dem gleichen Grunde kann ein Atropin-, besser ein Theophyllinzusatz oder Nitrittherapie angezeigt sein. Viele Praktiker verordnen Morphin nur mit Atropinzusatz, jedoch sind im Experiment, z. B. bei Pferden, Fälle von tödlicher Darmlähmung beschrieben worden (FRÖHNER). Von den synthetischen Morphinpräparaten scheint *Dilaudid* eine etwas kürzer dauernde *Darmwirkung* zu besitzen.

Bei der akuten **Morphin- bzw. Opiatvergiftung** steht das *Koma* im Vordergrund; typisch ist weiter die *Verengerung der Pupille* und weniger auffällig die der Lidspalte. Die eigentliche *Lebensgefahr indessen geht allein vom Atmungszentrum* aus. Auch die *Kreislaufsymptome* — nach therapeutischen Morphindosen als Folge der Beruhigung des Zentralnervensystems zu deuten — sind nach toxischen Dosen allein als *sekundäre Folge der Atmungslähmung* zu betrachten. 0,1—0,2 g Morphin subcutan oder die doppelte Menge oral können bereits tödlich wirken, unter Umständen auch kleinere Dosen (s. oben). Eine hohe Dosis, die z. B. bei Gallenkolik unumgänglich nötig sein kann, ist unter Umständen bei Behandlung eines einfachen Knochenbruchs lebensgefährlich. Die tödlichen Dosen anderer Opiate entsprechen ihrer Wirksamkeit (s. S. 227). Die Gefahr der Atmungslähmung kann durch gleichzeitige Gaben von Barbitursäuren vermehrt werden. Bei Kindern zeigt sich unter Umständen die *Krampf-wirkung* des Morphins.

Das sicherste Mittel zur Bekämpfung einer akuten Opiatvergiftung nach möglichster Entfernung des Giftes (s. S. 368) ist daher die zielbewußte, gelegentlich über mehrere Tage durchgeführte *künstliche Atmung* (eventuell *Sauerstoffinsufflation* nach MELTZER und L. BRAUER), durch die auch der schwer Vergiftete fast immer gerettet werden kann. Das früher gebräuchliche Atropin, das von der Praxis nie ganz einheitlich beurteilt wurde, ist damit überflüssig. Da bei leichter Vergifteten das Einschlafen zu einer plötzlichen Verschlechterung der Atmung führt, sucht man solche Patienten durch Umherführen und mit anderen Mitteln wachzuhalten.

N-Allyl-Normorphin ist ein spezifisches Gegengift von Morphin und anderen Opiaten, auch von Dolantin, Polamidon, Racemorphan, nicht hingegen von Alkohol oder Barbituraten. Intravenöse Dosen von 10—20 mg, auch wiederholt, wirken über 2—3 Std. Die Substanz erlaubt die Entgiftung tödlicher Dosen von Morphin u. a. und beseitigt die meisten Morphin-symptome, besonders die gefährliche Atmungslähmung, nicht hingegen die Bewußtlosigkeit. Es ist wichtig für die Geburtshilfe, z. B. bei Neugeborenen, die unter dem Einfluß von Morphin stehen. Bei Morphinisten löst es in wenigen Minuten Abstinenzsymptome aus, die sich durch Zufuhr von Morphin u. a. nicht beseitigen lassen, solange die Wirkung von N-Allyl-Nor-morphin andauert (K.UNNA); es kann zur Demaskierung einer Opiat-Sucht dienen.

Weitere Nebenwirkungen. Einzelne Personen sind ausgesprochen überempfindlich gegen Opiate; sie bekommen an der Stelle der Injektion *urticarielle Ausschläge*, ja die Entzündung an früheren Injektionsstellen kann wieder aufflackern. Auch tritt gelegentlich *Juckreiz* auf, gewöhnlich an der Nase beginnend (CLOETTA). Betr. Morphinallergie s. o.

Gefährliche Nebenwirkungen werden häufig bei den obigen Erkrankungen der Atemwege und weiterhin in Fällen von sekundärem *Schock* (s. S. 313), *Gehirntrauma*, *Urämie* beobachtet. Opiate, eingeschlossen Polamidon, Dromoran und Dolantin, lösen Hirnödem aus; es ist lebens-gefährlich, hohe therapeutische Dosen bei Personen anzuwenden, die unter dem toxischen Einfluß von Alkohol oder Barbituraten stehen (KNUT O. MØLLER). Aufregungszustände nach *Kohlenoxyd-* und *Cocain-*Vergiftung dürfen nicht mit Morphin behandelt werden, da Opiate im Zusammenwirken mit Krampfgiften — auch Cardiazol, Coramin, Strychnin, Pantocain — zu einer Steigerung der Krampfwirkung führen. Anwendung von Morphin kann *postoperativen Ileus* zur Folge haben. Bei Myxödem-Kranken kann 5 mg Morphin schwerste Atmungsstörungen auslösen. Bei der Morphinbehandlung der Cholera wurde eine verdoppelte Mortalität beobachtet (ROGERS). Von seiten des Herzens wurden auch im Stadium allgemeiner Anoxämie keine ungünstigen Morphinwirkungen beobachtet (PETERSON), jedoch zieht man heute vielfach Analgetica vor, welche die Atmung nicht anlähmen, wie Barbiturate oder Ataractica. Die für Morphin beschriebenen Nebenwirkungen gelten auch für seine Spielarten.

Morphinismus und verwandte Suchten. Die Giftsuchten können über die Völker hinwegziehen wie Epidemien. Welche Verheerungen dabei angerichtet werden können, beweist ein Beispiel aus jüngster Zeit. In Ägypten wurde 1930 die Zahl der Heroinsüchtigen auf 500 000 geschätzt, bei einer Gesamtbevölkerung von 14 Millionen. Größtenteils handelte es sich dabei um junge Menschen. Durch einschneidende Gesetze ist hier schnell Wandel geschaffen worden (CLARK).

Ein großer Teil der Morphinisten rekrutiert sich aus den Ständen der Ärzte und Apotheker, die leichten Zugang zu den Rauschgiften haben, und denen häufig die Gefahren der Opiumalkaloide und auch die Verwandtschaft der wortgeschützten Spezialitäten mit dem Morphin nicht genügend bekannt sind; bei Ärzten ist neben der *Asylierung* die *Praxis-entziehung* gewöhnlich angezeigt. Nach heutiger Auffassung tritt ausgesprochene Sucht oft bei psychopathischer Veranlagung auf; indessen kann auch bei Tieren, z. B. Schimpansen, Sucht erzeugt werden. — Morphinisten brauchen keine auffälligen Symptome zu bieten; sogar die bekannte *Miosis* kann fehlen. Mit *Myelinverlusten* (Corona radiata bei Affen) muß gerechnet werden.

Morphinismus als Folge therapeutischer Maßnahmen. *Morphinismus* kann bei Psychopathen entstehen nach einer einzigen Spritze. Bei psychisch nicht belasteten Gesunden und Kranken ist nach 30 maliger subcutaner Anwendung der therapeutischen Dosis von Morphin und nach 7 maliger Anwendung von Heroin mit Sucht zu rechnen. Heroin, in Deutschland verboten, ist besonders gefährlich, da maniakalische Zustände auftreten können ähnlich wie nach Cocain und Haschisch — im Gegensatz zur „Seelenruhe", die nach Morphin gewöhnlich auftritt. Die Gefahr anderer Opiate, wie Eukodal, Acedicon, Dicodid, Dilaudid, Pantopon, Laudanon, Narkophin, ist ähnlich groß wie die von Morphin, auch bei Atropinzusatz; alle neuen Opiate und Opiatersatzmittel sollten mit Vorsicht verwendet werden; nur der behandelnde Arzt sollte dem Patienten Opiate verschreiben, niemals aber für Selbstbehandlung.

Ganz allgemein lassen sich die erwünschten Morphinwirkungen meistens durch die weniger gefährliche orale und *rectale* Zufuhr herbeiführen.

Gewisse Fälle von Morphinismus sind entstanden durch die vielleicht unumgänglichen ärztlichen Maßnahmen, die durch die Art der Erkrankung oder durch die begleitenden Umstände veranlaßt wurden. Fälle von *Kriegsmorphinismus* werden daher mit Recht als *Dienstschädigung* anerkannt. Nicht süchtig bei medikamentöser Behandlung werden Kinder bis zu 12 Jahren; auch bestimmte Geisteskrankheiten (endogene Psychosen und Depressionen) sind bemerkenswerterweise nicht gefährdet im Gegensatz zu Psychopathen und Psychoneurotikern.

Abstinenzsymptome. Versucht man, einem Patienten nach Eintritt der Gewöhnung das Morphin zu entziehen, so treten *Abstinenzsymptome* ein. Diese sind nur zum Teil psychischen Ursprungs. Gleichzeitig sind sie Zeichen einer schweren Stoffwechselstörung (physical dependence), deren Grad sich abschätzen läßt durch Behandlung mit N-Allyl-Normorphin.

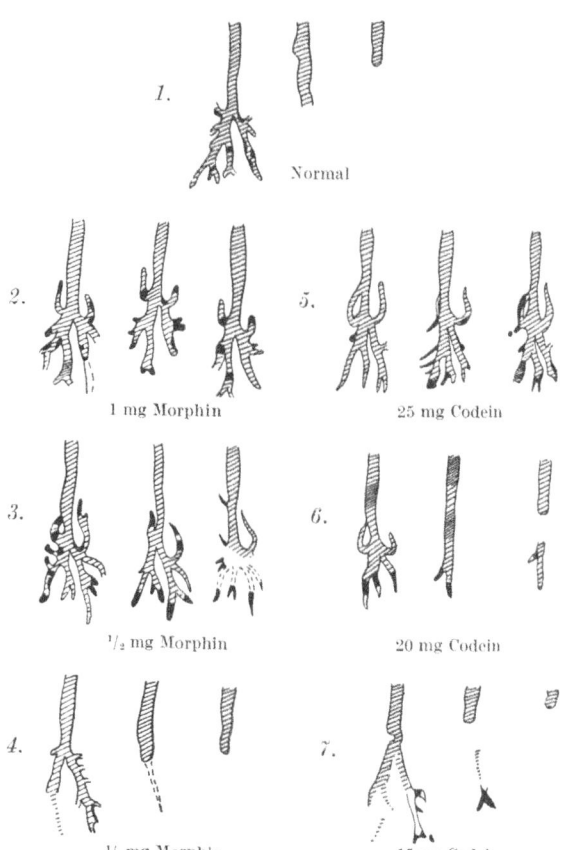

Abb. 46. Durchgezeichnete Röntgenbilder nach Darstellung des Bronchialbaums einer Katze mittels Einblasens eines Röntgenkontrastmittels (nach ERNST). *1.* Kontrolltier. Aufnahme von ¹/₂ zu ¹/₂ Std. Röntgenkontrastmittel wird durch Flimmertätigkeit nach außen befördert. *2—4* Morphintiere. Nach 1 mg Morphin vollständige Lähmung der Flimmertätigkeit, daher nach ¹/₂ und 1 Std. Bronchialbaum röntgenologisch noch darstellbar. Erst bei ¹/₄ mg ist die Flimmertätigkeit wieder normal. *5—7* Codeintiere. Nach 25 mg Codein vollständige Lähmung. Nach 15 mg normale Flimmertätigkeit

Nach Schweißausbruch, Gähnen, Tränenfluß zeigen sich Muskelzittern, Gänsehaut, Erweiterung der Pupille; unter Fiebererscheinungen treten Unruhe und Schlaflosigkeit auf; Erbrechen, Durchfall, Gewichtsverlust können das Krankheitsbild komplizieren (HIMMELSBACH). Der Arzt kann gezwungen sein, einem Morphinisten für kurze Zeit Morphin zuzuführen, d. h. die drohenden Symptome mit 0,01—0,02 g Morphin zu verhindern bzw. zu bekämpfen.

Abstinenzsymptome können aus sonst harmlosen Individuen gefährliche und gewalttätige Verbrecher machen.

Toleranz. Bei längerem Andauern des Morphinismus macht sich eine zunehmende *Toleranz* bemerkbar. Der Patient verlangt nach höheren und höheren Dosen. Man hat früher Fälle beschrieben, in denen bis zu 3—4 g Morphin täglich verbraucht wurden. Diese objektive Gewöhnung an hohe Morphindosen kompliziert den subjektiven Morphinismus erheblich. Ist der Morphinist erst einmal zu höheren Dosen übergegangen, so wird sich mehr oder weniger rasch ein Bild entwickeln, das in Deutschland glücklicherweise nicht mehr oft gesehen wird; es kommt nämlich zu einem Verfall der körperlichen und geistigen Kräfte, bis der Süchtige, eine menschliche Ruine, an Kachexie oder interkurrenten Erkrankungen zugrunde geht. Die Toleranz wird bei Entziehung innerhalb von 14 Tagen zurückgebildet, so daß eine früher vertragene Morphindosis jetzt zum Tode führen kann.

Die **Behandlung des Morphinismus** erfolgt zweckmäßigerweise in geschlossenen Anstalten und kann beim Vorliegen bestimmter Voraussetzungen (Rezeptfälschungen usw.) gerichtlich angeordnet werden. Im allgemeinen werden die Opiate heute abrupt entzogen, und zwar mit Hilfe des *Dauerschlafes*, sofern nicht die extreme Debilität des Patienten eine Entziehungskur vorübergehend unmöglich macht. Empfohlen wird für diesen Zweck z. B. eine ausgiebige und fortgesetzte Behandlung mit Luminal-Scopolamin-Injektionen nach bestimmtem Schema. Wo eine plötzliche Entziehung wegen überstarker Abstinenzsymptome z. B. nach N-Allyl-Normorphin nicht möglich sein sollte, pflegt man das Opiat auf eine kleinstmögliche Dosis zu reduzieren und den Rest unter *Austausch gegen Polamidon* (1 mg P für je 4 mg Mo) langsam zu ersetzen, um anschließend Polamidon rasch zu entziehen. Drohender Kollaps des Kreislaufs (Herz- und Kreislaufmittel), etwaige Aufregungszustände (Schlafmittel), Erbrechen (Infusion von 10%iger Glucoselösung), mögliches Versagen der Exkretionsorgane sind zu berücksichtigen. Die Kur, auch die Rehabilitation umfassend, dauert mindestens 6 Monate. Den scharfen Bestimmungen des Opium-Gesetzes ist es mit zu verdanken, daß die Dauererfolge einer Entziehungskur sehr viel besser als früher sind.

Um den besonderen Gefahren der Opiate zu begegnen, ist das **Opiumgesetz** (1929) und die damit zusammenhängende *Betäubungsmittel-Verschreibungsverordnung (Btm.-V.-V.)* (1930) geschaffen worden. Alle von der medizinischen Wissenschaft und Praxis geforderten Anwendungsweisen und Mengen der Opiate stehen dem Arzt nach wie vor, auch für den Sprechstundenbedarf, offen. Bezüglich der Opiate ist er nur wenig, bezüglich des Cocains stärker eingeschränkt (s. S. 7). *Buchführungszwang* besteht zwar durchweg für cocainhaltige Verordnungen, nicht dagegen für Opiate, es sei denn, daß der Arzt einmal gezwungen sein sollte, einem Patienten an einem Tage mehr als 2 g Opium oder 0,2 g Morphin zu verschreiben. Allerdings wird auch für sämtliche Opiatrezepte eine besonders gewissenhafte Fassung verlangt, insbesondere eine „ausdrückliche" Gebrauchsanweisung für den Patienten[1]. Aus dem Rezept, das nicht mit Schreibmaschine geschrieben werden darf, muß die Häufigkeit der Anwendung, auch die im besonderen Fall anzuwendende Menge, ersichtlich sein. Das Rezept verfällt nach 5 Tagen; eine Überschreitung dieser Zeit ist nur möglich für Morphin, Opium, Tinctura Opii, nicht für halbsynthetische Opiate. Betr. Cocain s. S. 240.

In jedem Falle muß als Voraussetzung für das Verschreiben von Opiaten gefordert werden, daß ihre Anwendung vor dem Forum der ärztlichen Wissenschaft und Praxis als

---

[1] Alles Nähere über Verschreiben und Bereithalten von Betäubungsmitteln bei E. Rost: Dtsch. Ärztebl. 1937 (Sonderdruck im Dtsch. Ges.-Verlag, Berlin)

„*ärztlich begründet*" gelten kann. Wertvolle Unterlagen geben dem Arzt die von der Ärzteschaft gemeinsam mit dem Reichsgesundheitsamt aufgestellten Richtlinien, die den Arzt zur gewissenhaftesten Prüfung der Frage verpflichten — und zwar unter Aufführung der Indikationen —, ob ein Opiat nach Art, Menge, Anwendungsart und -dauer als „ärztlich begründet" gelten kann. Sie verpflichten den Arzt zu dieser Überlegung, engen ihn aber, wenn er vom pflichtgemäßen Handeln nicht abweicht, in keiner Weise ein, und ebensowenig zwingen sie ihn, einen leidenden Mitmenschen ohne Hilfe und Linderung zu lassen. Selbst bei Opiatsüchtigen kann der Arzt bis zur Einleitung der Entziehungskur das Opiat in der von ihm als notwendig erkannten Dosis unbehelligt verschreiben. (Dtsch. Ärztebl. 1939, 171.)

Dr. med. X. Y., Arzt in Z., ... Str. Nr. . .   1. IX. 1956.
   Rp. Morph. hydrochl. 0,15
     Aq. Amygd. amar. ad 15,0
     M. D. S. 20 Tropfen mehrmals (bis zu 5×) tgl.
      Für Frau A. B. in Z., ... Str., Nr. . . .   Dr. Y., Arzt.

   Rp. Morph. hydrochl. 2,0.
     (grammata duo)
     Aq. dest. ad 50,0
     Sterilisa!
     M. D. S. 1 cm³ zu injizieren, mehrmals (bis zu 10×) tgl. Sicher verschließen!
      Für Herrn C. D. in Z., ... Str., Nr. . . .   Eingetragene Verschreibung
                                        Dr. Y., Arzt.

Codein und **Dionin** (Methyl- und Äthylmorphin) bilden eine besondere Gruppe unter den Phenanthrenalkaloiden. In ihnen ist die euphorische Wirkung von Morphin kaum mehr vorhanden (s. S. 226). Die *analgetische Wirkung* macht sich erst in geeigneten Mischpulvern, wie z. B. TREUPELschen Tabletten, bemerkbar. Auch Atmungszentrum und Darmtätigkeit werden sehr viel weniger betroffen; sie haben indessen noch *stopfende* Wirkung, was bei der Behandlung der Diarrhoe ausgenutzt wird (30 mg Codeinphosphat alle 2—4 Std.). Bereits bestehende Krankheitssymptome wie Nausea und Meteorismus können sich verschlimmern. Dagegen besitzen sie in ausreichendem Maße eine lähmende Wirkung auf das *Hustenzentrum*. Zwar wirkt auch Morphin auf den Hustenreiz, und zwar in ganz besonders geringer Dosierung (1—2,5 mg per os), d. h. in etwa $^1/_5$ der Codeindosis; indessen zeigt sich nach Morphin schon bei der geringsten, im Tierexperiment auf den Hustenreiz wirksamen Dosis eine *Lähmung des Flimmerepithels* der Atemwege, so daß es zu Sekretstockung kommt. Diese Nebenwirkung ist im Codein weniger ausgeprägt (Abb. 46); es ist ohne Einfluß auf Bronchialsekretionen (E. BOYD).

Codein kann im Gegensatz zu Morphin und anderen Opiaten auch bei Kindern verordnet werden; diese sind jedoch überempfindlich und können auf die Erwachsenendosis mit Konvulsionen meist harmloser Natur ansprechen. Codein und Dionin führen nur in übertrieben großen Dosen und bei unberechtigter Dauer zur *Sucht* und können bei der nötigen Vorsicht und Überwachung mit größerer Freiheit ärztlich verordnet werden (s. S. 346). Codein wird zu 80% im Harn ausgeschieden. Tödliche Dosis 3,0—5,0 g.

Codeinum phosphoricum wird gegeben in Dosen zu 0,01—0,05 g, bei Kindern nach besonderer Angabe (s. KOLL: Arzneiverordnungen). Bei Ausbleiben der Wirkung ist Steigerung erlaubt. Codein führt bei Diabetikern gelegentlich zu auffallender *Verminderung des Harnzuckers*. Bei intravenöser Injektion (0,06—0,12 Codein. phosphor.) unterdrückt es den *Schüttelfrost*.

Äthylmorphinum hydrochloricum (Dionin) ist etwas stärker wirksam, daher braucht man etwas geringere Dosen (0,01—0,03 g). Dionin wird in der Augenheilkunde als *resorptionsförderndes Mittel* angewandt (s. S. 127).

Narcotin (s. S. 224) wird neuerdings in Dosen zu 50 mg 3—4mal täglich, als Husten-mittel empfohlen; es fehlt ihm die stopfende Wirkung von Codein und Dionin, es hat eine große therapeutische Breite, kann daher mit großer Freiheit verordnet werden und ist kein Suchtgift.

5. Weitere zentrallähmende Alkaloide

Scopolamin (= l-Hyoscin) ist ein narkotisch wirkendes Alkaloid, nahe ver-wandt dem Atropin, wie dieses ein *Lähmungsmittel des Parasympathicus* (s. S. 268). Es ist im Gegensatz zu Morphin *ohne Einfluß auf das Schmerzzentrum*; auch die *sensorischen Funktionen* bleiben weitgehend erhalten, so daß nach kurzer anfäng-licher Erregung ein eigentümlicher „Dämmerschlaf" eintritt; dieser ist ausgezeich-net durch Verlust der Selbstkontrolle, indessen bleibt ein gewisser Connex zwischen Arzt und Patient erhalten. Gleichzeitig findet sich eine *Lähmung der motorischen Zentren*, vermutlich im Großhirn. Bei der üblichen Dosis von $^1/_4$—$^1/_2$ mg Scopolaminum hydrobromicum sieht man daher eine auffallende Beruhigung über 1—2 Std. bei maniakalischen Erregungszuständen; doch können besonders bei älteren Menschen Unruhe und Delirien auftreten. Gleich-zeitig sind die *tieferen motorischen Zentren* des Hirnstammes beteiligt. Das Alkaloid wirkt daher auch auf die Symptome der Paralysis agitans und auf den postencephalitischen Tremor; hier wird es gewöhnlich in seiner natürlichen Mischung mit Atropin verwendet (s. S. 268). Das *Atmungszentrum* bleibt dem-gegenüber nach Scopolamin intakt, wird durch hohe Dosen sogar etwas erregt (LILJESTRAND); jedoch ist der Antagonismus gegenüber Opiaten wenig sicher; gelegentlich tritt nach Scopolamin auch Atmungslähmung auf. Die atropin-ähnliche Wirkung auf die parasympathischen Nervenendigungen ist S. 268 dargestellt. Scopolamin allein oder in Kombination mit Stoffen der Morphin-gruppe wird weiter zur *Vorbereitung* und zur *Unterstützung der Narkose* verwandt; es hat *Amnesie* zur Folge.

Bei einzelnen Individuen ist die Empfindlichkeit so gesteigert, daß schon das Einträufeln einer $^1/_{10}$%igen Scopolaminlösung ins Auge genügt, um Auf-regungssymptome auszulösen. Seltenste Todesfälle unter den Erscheinungen von Somnolenz und Koma sind schon nach 0,5 mg vorgekommen. Peroral gegeben hat es geringe hypnotische Wirkung und ist ein viel gebrauchtes Mittel bei Seekrank-heit. Noch nach der excessiv hohen Dosis von 500 mg wurde Erholung beobachtet (LICKINT). Leider kann die Haltbarkeit des Scopolamins in wäßriger Lösung nicht garantiert werden; trübe Lösungen sind *nie* zu verwenden. Doch sind die Zersetzungsprodukte ungiftig.

Die Kombination von Scopolamin mit Opiaten jedweder Art hat gelegentlich zu ernsten, in ihrer Entstehungsweise nicht ganz geklärten Zwischenfällen geführt. Auch der sog. Morphin-Scopolamin-Dämmerschlaf unter der Geburt ist wegen der Gefahren für das Kind (schwere Asphyxie und bleibende Gehirnschädigung in einem hohen Prozentsatz der Fälle) und wegen der gelegentlich auftretenden Delirien und Atmungsstörungen der Mutter auf-gegeben worden.

Scophedal. Die nach intravenöser Scopolamininjektion besonders deutliche Kreislauf-störung kann durch gleichzeitige Gaben von Ephedrin bzw. Ephetonin weitgehend aus-geglichen werden. Auf Grund dieser Erfahrungen wurde eine Scopolamin-Ephedrin-Eucodal-Mischung in den Handel gebracht. Das Hauptmittel dieser Mischung ist Eucodal, eine Spiel-art des Morphins, und nicht, wie häufig angenommen wird, das Scopolamin. Die Erfahrung hat gezeigt, daß in dieser Kombination die gefürchteten schweren Kreislauf- und Atem-störungen nicht mehr beobachtet werden. Auch kann die Mischung — sofern sie intravenös verabfolgt wird — wegen der prompt einsetzenden Schläfrigkeit ähnlich wie intravenös verabfolgtes Morphin nach der Wirkung dosiert werden. Als interessante Nebenwirkung beobachtet man starke antiallergische Effekte der Mischung z. B. in Fällen von Serumkrankheit (s. S. 148).

Auf die tiefer gelegenen motorischen Zentren wirkt auch **Bulbocapnin,** ein Phenanthrenalkaloid von Corydalis cava. Es löst beim Menschen katalepsieartige Erscheinungen aus. Da Ähnliches nach der Analyse von GIRNDT auch an der großhirnlosen Katze zu beobachten ist, so ist ein subcorticaler Angriffsort anzunehmen. Auch das *Harmin* (Banisterin) aus der Steppenraute (Peganum harmala) wirkt ähnlich. Solche Alkaloide werden gelegentlich verwendet bei motorischen Hirnstammsymptomen (BERINGER).

Cannabinol, das narkotisch wirkende Harz des gewöhnlichen indischen Hanfes (Cannabis sativa var. indica) mit seinem Wirkstoff Tetrahydrocannabinol entwickelt sich in großen Mengen in dieser Faserpflanze, und zwar nicht nur im warmen Klima, sondern auch in unseren Breiten; es wird nach irgendwelchen Anreicherungsverfahren hergestellt und als *Haschisch* bezeichnet und steht den Bewohnern warmer Länder, besonders auch den ärmeren und verelendeten Schichten fast kostenlos zur Verfügung. Es führt zu einem Rauschzustand mit Euphorie und Analgesie und verführerischen Sinnestäuschungen der verschiedensten Art („künstliche Paradiese"), darunter fast immer Halluzinationen der Bewegung. Ein Experimentator, der an sich selbst Versuche mit Haschisch anstellte, hatte die Vorstellung, daß er fliegen könne. Er stieg auf einen Tisch und versuchte, durch Sprung in die Luft ins Fliegen zu kommen (SCHMIEDEBERG). Man sagt, daß manche Geschichten aus 1001 Nacht im Haschischrausch erlebt wurden. —Höhere Haschischdosen führen zu Störungen des Intellekts, Schmerzlosigkeit und unter Umständen zu lang anhaltendem Koma. Die Lähmung des Cornealreflexes wurde auch experimentell nachgewiesen (W. STRAUB). Die Droge besitzt indessen keinen therapeutischen Wert.

Ein mäßiger Haschischgenuß soll angeblich keine wesentlichen Gesundheitsschäden zur Folge haben. Bei Mißbrauch indessen tritt rasch — wie bei anderen Rauschgiften — ein körperlicher, geistiger und moralischer Verfall ein. Kriminelle Delikte sind häufig (P. O. WOLFF). In einigen orientalischen Ländern, wie Ägypten, ist der Anbau heute verboten.

Mescalin, das wirksame Alkaloid von Anhalonium Lewinii, einer mexikanischen Kaktee, führt zu einem Rauschzustand mit eigentümlichen Farbenvisionen (HEFFTER). In Mexiko, jetzt auch in anderen Ländern, ist es ein verbreitetes Rauschgift.

Dolantin, ein Piperidinabkömmling, der von SCHAUMANN in die Therapie eingeführt wurde, ist in seiner Wirkung als Mischung von *morphinartiger Analgesie und atropinartiger Spasmolyse* anzusehen, eine Kombination von Eigenschaften, die bei der Steinkolik u. ä. besonders rationell scheint. Es löst, wie die Opiumalkaloide, das STRAUBsche Schwänzchenphänomen aus und besitzt — mit der KOLLschen Anordnung am Hunde gemessen — etwa $^1/_{10}$ der Morphinwirkung (gemäß Mitteilung von KÜLZ). In 10facher Morphindosis von 0,1 g (2 cm³ der 5%igen Lösung) wird es gewöhnlich anstelle von Morphin i.m. angewandt. Die Wirkung setzt in etwa 15 min ein und hält 3—4 Std. an. Im Gegensatz zu Morphin ist seine sedative, hypnotische und hustenstillende Wirkung schwach. Bei stärksten Schmerzzuständen kann es Morphin nicht ersetzen. Infolge seiner *atropinähnlichen* Wirkung werden Eingeweideschmerzen besser beeinflußt als Schmerzen der Muskulatur oder des Nervengewebes; es wird besonders beim Geburtsschmerz empfohlen, wobei es ohne Einfluß auf die Uterusbewegungen ist. Im Gegensatz zu Morphin wirkt es nicht stopfend und an den Bronchien tritt sogar Dilatation ein. Wie Morphin macht es allerdings beim Menschen Gallenspasmen. Bei i.v. Injektion unterdrückt es den Schüttelfrost, führt aber leicht zu Kollapszuständen (Vorsicht!). Internat. propon. Name: *Pethidine*. — Der nächste chemische und pharmakologische Verwandte von Dolantin ist *Cliradon* (Internat. *Ketobemidone*).

Toxische Nebenwirkungen bestehen in Trockenheit im Munde, Gefäßerweiterung, Schwindel, Schweißausbruch; ähnlich dem Morphin verursacht es eine Verflachung der Atmung, unter Umständen auch Cyanose. Die Atmungslähmung nach 150 mg Dolantin ist doppelt so stark als die nach 10 mg Morphin; die daraus für Morphin resultierenden Gegenindikationen gelten auch für Dolantin (s. S. 228). In hohen Dosen ist Dolantin ein *Krampfgift*, z. B. bei Dolantin-Süchtigen. Tödliche Vergiftungen beim Menschen sind bisher nicht beschrieben worden; dagegen ist Dolantin wie Cliradon wegen morphinähnlicher *Euphorie, Sucht-* und *Abstinenzerscheinungen* (Dolantinismus) den Bestimmungen des Opiumgesetzes und des Btm.-V.-V. unterstellt worden; es ist in dieser Hinsicht sicher nicht weniger gefährlich als Morphin. Es wird in der Leber entgiftet.

Dimethylamino-diphenyl-heptanon
Polamidon

Dimethylamino-diphenyl-hexanon
Ticarda

Polamidon, von ERHARDT und SCHAUMANN in die Therapie eingeführt, ist als Analgeticum von etwas stärkerer Wirksamkeit als Morphin (Einzeldosis 2,5—10 mg); im Gegensatz zu Morphin wird es peroral gut resorbiert (Tabletten zu 0,5 mg). Die Wirkung tritt in etwa 30—45 min ein und hält 4—6 Std. an; Nachwirkung bis zu 36 Std. ist beschrieben worden. — Polamidon ist auch bei stärksten Schmerzen anwendbar und besitzt im Prinzip alle Eigenschaften des Morphins, auch dessen sedative, hypnotische und euphorische Wirkung. Seine Atmungswirkung ist zwar nur halb so stark wie die von Morphin, jedoch kommt hinzu, daß die Patienten die Atmung vergessen können; Überdosierung führt wie nach Morphin durch Atmungslähmung zum Tode. Es macht wie Morphin Spasmen der Sphincteren (Obstipation, Gallenkolik, Schwierigkeiten beim Harnlassen).

Im Gegensatz zu Morphin wird es sehr langsam zerstört, ist daher auch peroral wirksam und führt zu Kumulation; es erregt auch den Parasympathicus (Speichelfluß u. a.) und wird daher gelegentlich mit Atropin verordnet. Polamidon ist zwar wie Morphin ein Suchtgift, indessen treten die Abstinenzerscheinungen erst langsam in 3—4 Tagen auf und sind milde; aus diesem Grunde wird es zu Opiatentziehungskuren verwendet. Es wird entgiftet in der Leber (Cave Leberkranke!)

Häufig treten Schwindel, Übelkeit und Erbrechen auf, weniger bei Bettruhe; bei Kachektischen und nach hoher Dosis tritt Somnolenz auf. Allergie, z. B.

Pruritus wird beobachtet. Intern. propon. Name: *Methadon*. — Die l-Form ist etwa 5 mal stärker als die r-Form.

Ticarda, ein nächster Verwandter von Polamidon, wird als Hustenmittel angewendet; es ist ein Suchtgift.

Schrifttum

Narkose und Verwandtes

ANSCHÜTZ, W., K. SPECHT u. FR. TIEMANN: Die Avertinnarkose in der Chirurgie. Berlin 1930. — FREY, R., W. HÜGIN, O. MAYRHOFER: Lehrbuch der Anaesthesiologie. Springer 1955. — GAUPP: Gefahren der Rauschgifte für das Deutsche Volk. 47. Dtsch. Ärztetag Danzig 1928. — GROS, O.: Die Narkose. Handbuch der normalen und pathologischen Physiologie, Bd. 9, S. 413. Berlin 1929. — GUEDEL, A. E.: Inhalation Anesthesia. A Fundamental Guide. 11. Aufl. New York 1947. — HESSE, E.: Die Rausch- und Genußgifte. Stuttgart 1938. — HESSE, FR., L. LENDLE u. R. SCHOEN: Allgemeinnarkose und örtliche Betäubung. 1934. — ISENSCHMID, R. u. a.: Die Wärmeregulation. Handbuch der normalen und pathologischen Physiologie, Bd. 17, S. 3. Berlin 1926. — KEESER, E., E. GROSS u. a.: Toxikologie und Hygiene des Kraftfahrwesens. Berlin 1930. — KILLIAN, H., u. H. WEESE: Die Narkose. Thieme-Verlag 1954. — KOCHMANN, M.: Narkotica der Fettreihe. Handbuch der experimentellen Pharmakologie. Erg.-Werk, Bd. 2, S. 1. Berlin 1936. — MEYER, H. H.: Die Narkose und ihre allgemeine Theorie. Handbuch der normalen und pathologischen Physiologie, Bd. 1, S. 531. Berlin 1927. — NICLOUX, M.: Les Anesthésiques généraux. Paris 1908. — POHLISCH, K.: Verbreitung des chronischen Opiatmißbrauchs in Deutschland. Berlin 1931. — POHLISCH, K., u. FR. PANSE: Schlafmittelmißbrauch. Leipzig 1934. — REKO, V. A.: Magische Gifte, 3. Aufl. Stuttgart 1949. — ROST, E.: Das Verschreiben von „Betäubungsmitteln". Reichs-Medizinalkalender 1944. — STRAUB, W.: Über Genußgifte. Naturwiss. 14, H. 48 (1926). — WIDMARK, E.: Die theoretischen Grundlagen und die praktische Verwendbarkeit der gerichtlich-medizinischen Alkoholbestimmung. Berlin 1932. — WINTERSTEIN, H.: Die Narkose, 2. Aufl. Berlin 1926. — WOLFF, P. O.: The treatment of Drug addicts. Bull. Health Organisat. League Nat. (Schwz.) **12** (1945/46).

II. Peripheres Nervensystem. Lokalanaesthesie

1. Cocain

Die Geschichte der Lokalanaesthesie beginnt mit der Darstellung des natürlichen Cocains durch WÖHLER 1860 und mit seiner Einführung in die Augenheilkunde durch KOLLER 1884. Die erste Anwendung des Cocains in der Chirurgie haben wir SCHLEICH und BIER zu danken. Über das Cocain hinweg entwickelte sich dann die heutige Lokalanaesthesie.

Die *Cocablätter* werden gewonnen vom Cocastrauch (Erythroxylon Coca), der in den Anden heimisch ist. „Die göttliche Pflanze der Inkas" liefert das viel gebrauchte Rauschmittel.

Die Blätter, ungefähr 25 g, werden mit Wasser und Kalk geknetet. Durch diesen Handgriff wird das an Tannin und an Pflanzensäuren gebundene Cocain allmählich in Freiheit gesetzt. Die entstandene Paste wurde gekaut (COQUEROS). Als Motiv wird angegeben, „daß es den Hungrigen sättigt, dem Müden und Erschöpften neue Kraft verleiht und dem Unglücklichen seinen Kummer vergessen macht". Es wird berichtet, daß die körperlich arbeitende Klasse durch den Cocaingenuß zu erheblichen Mehrleistungen befähigt wurde (Abb. 47). Nach P. O. WOLFF ist die Cocainsucht bei den betroffenen Völkern eines der letzten Glieder in der langen Kette der sozialen Mißstände, eingeschlossen Armut, Wohnungselend, unzureichende Ernährung, arme Erziehung, Tuberkulose, Geschlechtskrankheiten und Prostitution.

Cocain wird durch längeres Kochen, besonders schnell in Gegenwart von Säuren, zu Ekgonin, Benzoesäure und Methylalkohol aufgespalten.

Diese leichte Zersetzlichkeit ist besonders störend bei der Sterilisation, die nur unter ganz bestimmten Vorsichtsmaßregeln möglich ist, die bei den Handelspräparaten eingehalten werden. Die bei der Zersetzung entstehenden Produkte sind unschädlich.

Das Ekgonin ist chemisch nahe verwandt mit dem basischen Rest des Atropins, dem sog. Tropin. In der Tat ist in der Natur ein cocainähnlicher Stoff nachgewiesen worden, in dem statt Ekgonin Tropin enthalten ist (Tropacocain).

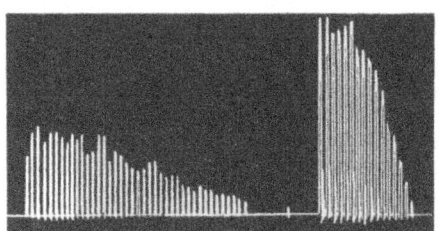

Abb. 47a. Ermüdungskurve der Beuger des Mittelfingers der Hand nach 42stündigem Fasten. Links elektrische Reizung, rechts willkürliche Arbeit. (Nach POULSSON)

Cocain als Schleimhautanaestheticum. Cocain in Form von Cocainum hydrochloricum war bis vor kurzer Zeit das wichtigste Mittel zur *Schleimhautanaesthesie*. Wirksam ist, wie auch bei allen Cocainersatzmitteln, die Base und nicht das Salz (GROS), so daß es bei leicht alkalischer Reaktion — vorausgesetzt, daß es unzersetzt bleibt — schneller und stärker betäubt. Cocain wirkt durch *Lähmung* der sensiblen Nervenendigungen, und zwar werden zunächst die *Gefäßnerven*, dann die Nerven für Temperatur, *Schmerz*, Berührung, zuletzt die Tiefensensibilität ausgeschaltet. Es besitzt ein rasches Diffusionsvermögen, so daß bereits 5 bis 10 min nach der Anwendung die volle Wirkung vorhanden ist. Wirksam ist die 1—5—20%ige Lösung.

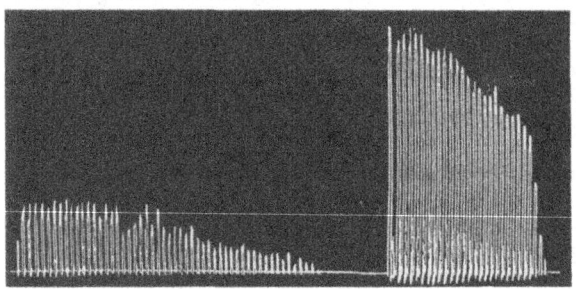

Abb. 47b. Ermüdungskurve der Beuger des Mittelfingers der Hand bei der gleichen Versuchsperson; Wirkung des Cocains (0,1 g) nach 42stündigem Fasten. Links elektrische Reizung, rechts willkürliche Arbeit. (Nach POULSSON)

Dabei ist zu bedenken, daß die Maximaldosis von 0,05 g in 0,5 cm³ = 10 Tropfen der 10%igen Lösung und in 5 Tropfen der 20%igen Lösung enthalten ist. In besonderen, ärztlich begründeten Fällen, vor allem bei Kehlkopfoperationen, ist die 20%ige Lösung gestattet. In die Hand des Patienten darf nur die 1—2%ige Lösung in Wasser oder Öl und 1—2%ige Salbe mit einem Cocain-Höchstgehalt von 0,1 g gegeben werden.

Cocain ist wertvoll in der *Augenheilkunde.* Falls höchste Schmerzhaftigkeit vorliegt, z. B. bei Hornhautverletzungen, ist unter Umständen ausnahmsweise eine 5—10%ige Lösung erforderlich; die Anaesthesie dauert dann 15—30 min. Zusatz von 0,5%igem Cocain zu adstringierenden Lösungen wie Zinksulfat-lösung, lindert die unangenehme Reizwirkung. Für alle übrigen Verordnungen, wenn sie nötig werden sollten, muß das Betäubungsmittelgesetz studiert werden.

Dr. med. X. Y., Arzt in Z., ... Str.,
Nr. . . . . .   1. X. 1956
Rp. Cocaini hydrochlor. 0,05
    Eucerini 5,0
    M. f. ung. Da ad ollam
    S. zum Gebrauch in der Praxis.
        Eingetragene Verschreibung.
Für Frau A. B. in Z., ... Str.,
Nr. . . .   Dr. Y., Arzt.

Rp. Cocaini hydrochlor. 0,5   **Rp.** Cocaini hydrochlor. 0,1
    Aq. dest. 5,0   (Zinc. sulfur. 0,05)
    S. Zum Gebrauch bei Eingriffen in   Aq. dest. ad (10,0 oder) 5,0
        der Sprechstunde.   M.D.S. Augentropfen. Mehrmals
        Eingetragene Verschreibung.   tgl. 3. Tr. einträufeln.
                                                            Eingetragene Verschreibung
                                                   NB. Formalitäten wie oben.

Weitere örtliche Wirkungen. Die Gefäßwirkung des Cocains ist *adrenalin-artig* und Ausdruck einer allgemeineren Erregung der *sympathischen Nerven-endigungen* (Pupillenerweiterung, Exophthalmus, Akkommodationslähmung bei unbeeinflußtem intraocularem Druck); die Nebenwirkungen des Adrenalins werden durch Cocain und die Nebenwirkungen des Cocains durch Adrenalin gesteigert. Betreffend Synergismus Cocain-Atropin am Auge s. S. 272.

Die Gefäßkontraktion führt zur *lokalen Anämie,* die im Gegensatz zu Adrenalin *ohne Nachblutung* langsam zurückgeht. Damit einher geht eine *Abschwellung der entzündeten Schleimhaut* und z. B. eine Öffnung der verschwollenen Luftwege (s. S. 344).

Die **Giftwirkungen des Cocains** äußern sich am Ort der Applikation als *Gewebsschädigung.* Auch am Auge wirkt es als Epithelschädling und führt gelegentlich zu Cocainulcus. Hieran ist auch die Anlähmung des Lidschlußreflexes beteiligt, auch das Reiben am verletzten Auge, das durch die Anaesthesie provo-ziert werden kann. Ähnliche Epithelschäden zeigen sich auch nach Pantocain u. a. Cocainisten, die nicht wie gewöhnlich das Gift spritzen sondern schnupfen, weisen gelegentlich Perforation des Septums auf. Bemerkenswert — im Gegen-satz zu Novocain u. a. — ist die Seltenheit allergischer Reaktionen.

Allgemeinvergiftung. Nach CLOETTA kann eine ausgesprochene Überempfind-lichkeit gegen Cocain bestehen, so daß schon 1 Tropfen der 5%igen Lösung genügt, um von der Conjunctiva her Symptome wie Schwindel, Müdigkeit u. a. herbeizuführen. Die akute Vergiftung kann gelegentlich weit unterhalb der Maximaldosis von 0,05 g, z. B. nach 20 mg, tödlich verlaufen, besonders bei Anwendung von Cocain in der Gegend der Tonsillen und bei intraurethraler oder gar parenteraler Injektion, was als Kunstfehler zu werten ist.

Die Giftigkeit des Cocains kann in bestimmten Fällen durch Zusatz von Adrenalin erheblich gesteigert werden, auch bei Resorption durch die Schleimhaut. Daher soll man den Adrenalinzusatz so niedrig wie möglich halten. Gelangt Cocain zusammen mit Adrenalin

ins Blut, so beträgt die Giftigkeitssteigerung im Tierexperiment 400%. Betreffend Giftigkeitssteigerung durch Opiate s. S. 230.

Daher ist die Kenntnis der *Frühsymptome* wichtig. In einzelnen Fällen stehen *vasomotorische Störungen* im Vordergrund: Flimmern vor den Augen, Blässe, schneller Puls,
Ohnmacht u. a. Sie beruhen auf allgemeiner Gefäßkonstriktion, zum Teil auch auf chinidin-
artiger Herzwirkung und werden oft durch Hinlegen und Tieflagern des Kopfes, eventuell
durch Nitrite, gebessert. Typisch ist die *Mydriasis.* Cocain ist ein *Krampfgift,* das zu einer
allmählich zunehmenden zentralen Erregung führt. Atemstörungen, motorische Unruhe,
Cocainrausch mit Halluzinationen treten auf. Namentlich geben die Patienten häufig an,
daß kleine Tiere, Würmer usw. auf ihrer Haut herumkröchen. Auch sexuell betonte Träume
sind häufig, so daß der Arzt nicht ohne Zeugen Cocain anwenden sollte. Charakteristisch
ist auch eine Lähmung des Muskelgefühls (CLOETTA). Gelegentlich ist die Resorption von
Cocain so verlangsamt, daß der Patient erst auf dem Nachhauseweg von der Vergiftung
überrascht wird. Die Prophylaxe und Behandlung der Cocain-Vergiftung entspricht der von
Novocain (s. S. 246).

Die **Cocainsucht** entstand früher gelegentlich durch die ärztliche Verschreibung.
Häufiger war eine Art von psychischer Ansteckung. Cocain ist ein typisches
Geselligkeitsgift und verleitet zu kriminellen Handlungen; dem ist durch die
Gesetzgebung in Deutschland ein guter Riegel vorgeschoben worden.

Jede Verordnung von Cocain in Substanz ist verboten. Von Cocainlösungen und -salben
sind·nur bestimmte Mengen zu bestimmten Zwecken erlaubt. Jeder Arzt ist verpflichtet,
ein Cocainbuch zu führen und alle Cocainrezepte als eingetragene Verschreibungen zu
bezeichnen. Da Cocainisten und Morphinisten wegen mangelnder Zurechnungsfähigkeit sofort
asyliert werden können, so ist infolge dieses Gesetzes schnell ein Wandel eingetreten und
viel Unheil vermieden worden.

Manche *Cocainisten* werden schnell unempfindlich gegen die übliche Cocaindosis. Sie
steigern dementsprechend die Zufuhr. Es sind Fälle beschrieben worden, die *mehrere Gramm
täglich* konsumierten. Die meisten Cocainisten bleiben jedoch bei ihrer gewöhnlichen Dosis.
Je höher die Dosen sind, um so schneller bricht der Mensch zusammen an zunehmendem
Verfall der körperlichen und seelischen Kräfte. Es stellen sich schwere moralische Defekte
ein. Der Betroffene kommt in Kollision mit den Gesetzen. Er geht zugrunde an *allgemeinem
Marasmus,* oder er stirbt an *interkurrenten Erkrankungen,* besonders an Lungentuberkulose,
sofern er nicht einer Entziehungskur zugeführt wird.

Die *Entziehung* hat keine ernsten Abstinenzsymptome zur Folge. Die bei Morphinisten
bei der Entziehungskur nötige Vorsicht ist hier entbehrlich. Der Arzt kann es verantworten,
den Cocainisten sofort ohne Cocain zu lassen. In Deutschland hat der Cocainismus so gut
wie ganz aufgehört.

2. Weitere örtlich betäubende Stoffe

Die *Cocain-Ersatzmittel* besitzen den Vorteil der geringeren Zersetzlichkeit,
so daß die Sterilisation im Gegensatz zu Cocain einfacher ist. Keins unter ihnen
ist suchtbildend. *Pantocain* und *Salicain* haben das Cocain auch als Schleimhautanaestheticum verdrängt. Dagegen besitzt keins unter ihnen gefäßkonstriktorische Eigenschaften; alle verlangen Adrenalinzusatz. In dieser Hinsicht ist
das Cocain heute noch unerreicht.

Die Entwicklung dieses Gebietes ist notwendig geworden, da von der Therapie her immer
neue Forderungen kamen. Neben der Schleimhautanaesthesie wurde die Infiltrations-, die

Nervenstamm-, die Lumbal-, Sacral-, Splanchnicusanaesthesie entwickelt. Man verlangte schnell und langsam diffundierende, kurz und lang wirkende Lokalanaesthetica. Dadurch hat sich der Kreis solcher Verbindungen immer mehr erweitert. Da diese moderne Entwicklung mit Cocain allein nicht hätte erfolgen können, so spricht man besser nicht von „Cocainersatzmitteln", sondern von „Cocainergänzungsmitteln" (KÜLZ).

Die wasserunlöslichen örtlich betäubenden Stoffe. Die chemische Bearbeitung dieses Gebietes wurde ermöglicht durch die Konstitutionsaufklärung des Cocains. Das nächstliegende war, im Cocainmolekül das komplizierte Ekgonin durch eine einfache alkalische Gruppe, wie NH_2, zu ersetzen und andererseits die freie COOH-Gruppe mit einem Alkoholrest zu verestern. Auf diese Weise gelangt man zur Gruppe des *Orthoforms*. Solche Stoffe werden als freie Basen verwendet, sind schlecht wasserlöslich und haben daher nur ein enges Anwendungsgebiet; sie sind fast ungiftig und reizlos.

Als *anaesthesierende Puder*, die man früher bei schmerzhaften Wunden, Brandwunden, Frostschäden u. a. viel benutzt hat, sind sie heute z. B. bei *Schluckbeschwerden* (durch Verätzung, Entzündung usw.) gut zu verwenden (Anaesthesinbonbons); bei Laryngitis werden sie eingeblasen (Anaesthesin, Sacchari lact. aa 5,0, S. zum Einblasen von ungefähr 1—2 Messerspitzen bei tuberkulöser Laryngitis). Sie lassen sich in Salbe (10%ig) aufnehmen und sind in dieser Form oft ein guter Cocainersatz, z. B. *bei Juckreiz, lokalen Schmerzen* infolge freiliegender Nervenendigungen — nicht dagegen bei unverletzter Haut — oder auch bei *Analfissuren* der kleinen Kinder. Sie besitzen gegenüber dem Cocain den Vorteil der fast völligen Ungiftigkeit und der über viele Stunden anhaltenden Wirkung. Innerlich hat man die Stoffe bei *Gastralgie* und bei Seekrankheit angewandt (0,3—0,5 g). Gelegentlich wird eine Überempfindlichkeit beobachtet, die sich in *akuter Schwellung der Schleimhaut* äußert; auch kann die Regeneration von Wunden verzögert werden. In hohen Dosen sind sie Methämoglobinbildner.

Rp. Anästhesin 0,2
Olei Cacao 1,0
M. f. suppos. pro infant.
D. tal. dos. Nr. X
S. abends ein Zäpfchen einzuführen.

Die wasserlöslichen Cocainersatzmittel. Den größten Fortschritt auf diesem Gebiet bildet die Einführung von **Novocain** (EINHORN 1905), heute als Procain bezeichnet. Die Paraaminobenzoesäure wird wasserlöslich gemacht durch Esterbindung mit Diäthylaminoäthanol $OH \cdot CH_2 \cdot CH_2 \cdot N(C_2H_5)_2$ (Formel s. S. 238). Dieser Stoff erfüllt nahezu alle Forderungen, die zum Ersatz des Cocains nötig waren. Durch ein glückliches Zusammentreffen war zur gleichen Zeit das *Suprarenin* synthetisiert worden, das die gefäßerweiternde Wirkung des Novocains aufhebt (H. BRAUN). Man konnte daher auf die Gefäßkonstriktion des Cocains verzichten. Novocain ist durch keins der neueren Mittel übertroffen worden; es hat den Vorteil der *geringsten Giftigkeit* und gewöhnlich der *völligen Reizlosigkeit* (keine Infiltratbildung, keine Verzögerung der Wundheilung). Nur als *Schleimhautanaestheticum* wird es weniger verwendet, da hohe Konzentrationen erforderlich; hier hat erst die jüngste Vergangenheit mit der Einführung von *Pantocain* und *Salicain* Wandel geschaffen.

Das *salzsaure Novocain* ist in wäßriger Lösung nicht unbegrenzt haltbar. Noch zersetzlicher ist das *Suprarenin*. Daher erhält die Lösung einen *Säurezusatz*, wodurch allerdings, wie auch durch das Suprarenin, die örtliche

Verträglichkeit beeinträchtigt wird. Oft sind auch kleine Mengen von Natrium-
bisulfit zur Verhinderung der oxydativen Zersetzung und von *Kochsalz* zur
Einstellung der *Isotonie* zweckmäßig oder gar unbedingt notwendig.

In Blut und Gewebe wird Novocain sehr schnell hydrolytisch gespalten, und zwar unter
Bildung von p-Aminobenzoesäure (s. S. 51) und Diäthylaminoäthanol; beide Stoffe sind
erst in sehr hohen Dosen pharmakologisch aktiv, so daß die eigentliche Novocainwirkung
durch diese Spaltprodukte nicht modifiziert wird. Bei Hyperthyreosen tritt schnellere
Spaltung ein (HAZARD). — Die entsprechenden Ester der p-Aminosalicylsäure (Oxyprocain,
Salicain) werden in ähnlicher Weise gespalten.

Zur *Infiltrationsanaesthesie* ist eine $1/2\%$ige Lösung üblich. Ermöglicht wurde
diese Methode durch· die Erfindung von ALEXANDER WOOD, der besondere
Hohlnadeln zur subcutanen Injektion einführte (1853). So konnte man eine
anästhetische Quaddel setzen, von der aus die weitere Infiltration des umgebenden Gewebes erfolgt. Man kann bis zu 100 cm³ dieser Lösung, entsprechend 0,5 g Novocain, anwenden. Nach neueren Angaben ist die gleiche
Novocaindosis in 2%iger Lösung 16mal giftiger, da *konzentriertere Lösungen
schneller resorbiert* werden.

Die Konzentration für die *Nervenstammanaesthesie*, z. B. bei Zahnoperationen,
beträgt 2—4%; die Mandibular-Anaesthesie nach Novocain setzt nach etwa
15 min ein, nach Oxyprocain nach etwa 5—8 min. Bei einem tiefer gelegenen
Nervenplexus sind 1—2%ige Lösungen üblich.

Solche Blocks werden heute an nahezu allen Nerven, eingeschlossen das autonome
Nervensystem, durchgeführt. Setzt man bei peripheren Zirkulationsstörungen, z. B. in
Fällen von RAYNAUDscher Erkrankung oder von Sklerodermie einen *peripheren Nervenblock*
z. B. durch Injektion von Novocain in den Nervus ulnaris, so erfolgt starke Gefäßerweiterung
und Anstieg der Hauttemperatur, sofern keine Verlegung der Gefäße vorhanden war. Hierher
gehört auch der *subarachnoidale Block* der hinteren Rückenmarkswurzeln, der z. B. bei
unerträglichen Carcinomschmerzen im entprechenden Segment mit Hilfe von Alkohol-
injektionen durchgeführt wird (s. S. 128).

Die *tiefe Lumbalanaesthesie* durch Injektion von 5—8 cm³ einer 1%igen Novocainlösung in den caudalen Teil des Duralsacks ist ziemlich ungefährlich, obwohl
als Zeichen der lokalen Reizwirkung sowie der Blockade wichtiger Nerven
gelegentlich Kopfschmerzen, Übelkeit, Erbrechen und Blutdrucksenkung auftreten. Die *hohe Lumbalanaesthesie* dagegen ist durch ziemlich hohe Mortalität
belastet, da das Lokalanaestheticum zu den lebenswichtigen Zentren der Medulla
oblongata hinauf diffundieren kann; in einem solchen Falle haben wir das Lokalanaestheticum in der Cerebrospinalflüssigkeit nachgewiesen, die durch Sub-
occipitalpunktion gewonnen war. Die Injektion darf nur unterhalb des ersten
Lumbalwirbels erfolgen, um die Medulla spinalis nicht zu verletzen. Die Herstellung von Lösungen für eine Spinalanaesthesie hat mit ganz besonderer Sorgfalt
zu erfolgen, da eine *lokale entzündungserregende Wirkung* verheerende Folgen für
das unmittelbar betroffene, hochempfindliche Rückenmark haben muß. Fälle
von Rückenmarksparalyse sind häufig beschrieben worden. Besondere Handelspackungen von Novocain, Pantocain u. a. stehen zur Verfügung.

Bei jeder *Lumbalanaesthesie* tritt Vasomotorenlähmung ein entsprechend der besonderen
Empfindlichkeit der Gefäßnerven gegen Lokalanaesthetica (s. S. 238); davon werden besonders die unteren Extremitäten sowie das Splanchnicusgebiet betroffen. Die Folge davon
sind Rötung und Temperaturerhöhung der Extremitäten, Verminderung des venösen
Rückstroms zum Herzen und Blutdrucksenkung bis zum ausgesprochenen Gefäßkollaps,
besonders beim Aufrichten des Patienten. Diese Kreislaufveränderungen können verhindert

werden durch subcutane Injektion von 0,1 g Ephedrin oder 0,02 g Veritol i.m. $^1/_2$ Std. vor der Lumbalanästhesie; unter Umständen muß nachdosiert werden (Abb. 48).

Bei der Lumbalanaesthesie tritt auch eine Lähmung weiterer sympathischer Bahnen auf, so daß Vagussymptome, z. B. am Darm, beobachtet werden. Die erhöhte Darmtätigkeit kann bei Laparotomien von Vorteil sein. Auffällige Wirkungen finden sich bei Megacolon.

Die Sicherheit der Lumbalanaesthesie hängt ab von der Lagerung des Patienten, der Gesamtmenge an Lokalanaestheticum, der Flüssigkeitsmenge, auch von der Geschwindigkeit der Injektion. Die Dauer beträgt nach Novocain etwa 1 Std., nach Pantocain etwa 2 bis 3 Std.

In vielen Fällen ist eine *Sacralanaesthesie* (bis zu 100 cm³ einer 1%igen Novocainlösung in den Hiatus sacralis) zweckmäßig, um das kleine Becken und die unteren Extremitäten unempfindlich zu machen (Reithosenanaesthesie). Die

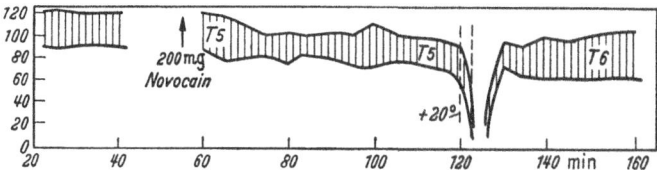

Abb. 48. Wirkung der Lumbalanaesthesie mit nachfolgendem Lagewechsel auf den Blutdruck. (Nach Versuchen auf dem Kippbett.) Normale Versuchsperson unter Novocain-Lumbalanaesthesie. In horizontaler Lage zeigte der Patient eine Senkung des mittleren Blutdrucks von 106 auf 90 mm Hg. Wurde er in senkrechte Lage gekippt, so trat Ohnmacht ein, wahrscheinlich durch Absacken des Blutes in die tonuslosen Gefäße der unteren Körperhälfte. (Nach SMITH und Mitarbeiter 1939 aus GOODMAN und GILMAN 1947.)

mögliche zentrale Schädigung durch unmittelbaren Kontakt der Novocainlösung mit dem Rückenmark und durch das Hochsteigen der Lösung im Rückenmarkkanal wird bei einer solchen *Epiduralanaesthesie* vermieden. 2%iges Novocain wird vor Herzoperationen auch in den *Pericardialsack* eingeführt, um gefährliche Herzreflexe auszuschalten; bei *Cardiospasmus* kann man 4 cm³ einer 2%igen Lösung, bei *Pylorospasmus* 100 cm³ einer 1%igen Novocainlösung, in beiden Fällen peroral, versuchen. Zuletzt wird Novocain auch zur *Entspannung der quergestreiften und glatten Muskulatur* sowie zur *Blockade des Sympathicus und der sympathischen Ganglien bei Gefäßspasmen* (s. S. 244) verwendet (Abb. 49). Bei Grenzstrang- und Stellatumblockade muß mit hoher Mortalität gerechnet werden.

Suprareninzusatz. In vielen Fällen werden einige Tropfen Suprarenin zugesetzt; seine Konzentration in der fertigen Lösung schwankt von 1:20000 bis 1:500000, doch sollte die Suprareninmenge in der *gesamten* zur Anwendung gelangenden Novocain-Suprareninlösung die Maximaldosis von 0,001 (1 mg) = 1 cm³ der Handelslösung 1:1000 unter keinen Umständen übersteigen, d. h. daß z. B. bei einer Konzentration von 1:20000 höchstens 20 cm³ der Novocainlösung, gleichgültig welcher Konzentration, gespritzt werden dürfen. Die Gesamtmenge der Lösung muß von vornherein annähernd bestimmt sein und es darf nicht wahllos weitergespritzt werden, wenn diese Gesamtmenge nicht ausreicht. Der *übliche Zusatz* beträgt 0,2 cm³ Suprarenin 1:1000 auf 100 cm³ Novocainlösung, gleichgültig welcher Konzentration, oder umgerechnet *1 Tropfen auf 20 cm³*. Eine zweckmäßige Form sind die Novocain-Suprarenintabletten oder die entsprechenden Ampullen des Handels.

Die Sterilisation der Tablettenlösung geschieht so, daß man die benötigte Anzahl in einem sterilen Reagenzglas mit einigen Kubikzentimetern steriler Kochsalzlösung über der Spiritusflamme auflöst und kurz aufkochen läßt, dann die Lösung zu der vorbereiteten Menge

16*

von steriler Kochsalzlösung hinzugießt (HÄRTEL). Leider sind die Tabletten des Handels nicht über längere Zeit haltbar.

Durch den Adrenalinzusatz läßt sich das Novocain an Ort und Stelle festhalten und wird dadurch *wirksamer*. Es geht gleichzeitig weniger rasch in den Kreislauf über, das Novocain wird daher *ungiftiger*. Auch die durch das Suprarenin entstehende *Anämie* ist häufig erwünscht.

Nor-Adrenalin an Stelle von Adrenalin zu verwenden, bietet insofern Vorteile, als die bekannten Herzwirkungen nicht auftreten. Der Nachteil besteht darin, daß die örtliche Anämie viel weniger intensiv ist, daß zudem auch nach kleinen Dosen, wie sie in der Zahnheilkunde üblich sind, Schilddrüsenschwellung und Hinterhauptkopfschmerzen auftreten. Eine Kombination von Adrenalin und Nor-Adrenalin kann Vorteile haben. Auch kann man Novocain in etwas höherer Konzentration ohne Zusatz gefäßkontrahierender Mittel anwenden.

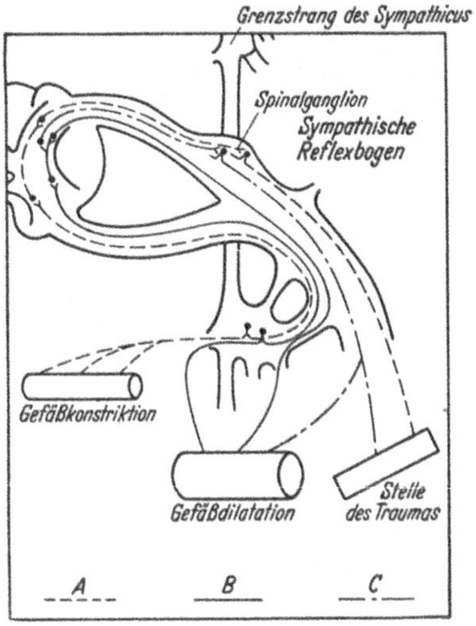

Man hat auch andere Verfahren ermittelt, durch die die Wirksamkeit der lokalbetäubenden Stoffe erhöht wird. SCHLEICH arbeitete mit großen Flüssigkeitsmengen, durch die eine Spannung des Gewebes und daher eine verminderte Blutzirkulation geschaffen wurde. Dieses Verfahren wirkte also ähnlich wie die Adrenalininjektion. Auch Zusatz von Kaliumsulfat verbessert die Novocainwirkung.

Nachteile des Suprarenin-Zusatzes. Der Zusatz des Suprarenins hat nicht nur Vorteile. Novocain-Adrenalin führt gelegentlich zu einer *lokalen Gewebsschädigung*. Davon werden besonders die kleinen Endglieder, Narbengewebe und die mit den Knochen verwachsenen Gewebe betroffen. Besonders soll eine Umspritzung der Finger bei Hypertension, Endarteriitis und bei anderen lokalen Gefäßveränderungen gefährlich sein. Die nekrotisierende Wirkung wird nicht nur durch den Adrenalinzusatz, sondern auch durch die saure Reaktion der Handelslösungen beträchtlich verstärkt.

Abb. 49. Segmentale sympathische Reflexbogen, welche den Tonus der Gefäße beherrschen und durch Blockade der sympathischen Ganglien bzw. des Grenzstrangs ausgeschaltet werden. *A* Gefäßkonstriktion durch efferente Sympathicusfasern; *B* Reflektorische Gefäßerweiterung als Rückenmarkreflex; *C* Gefäßerweiterung als Axonreflex. Vorherrschend sind Gefäßspasmen. (Nach F. L. FAUST 1949)

Man muß weiter mit der Gefahr der *Nachblutung* rechnen, da anschließend an die Konstriktion eine Gefäßerweiterung eintritt. Der Zusatz ist auch überall dort unangebracht, wo durch *Adrenalin keine Gefäßverengung* gesetzt wird, wie häufig im entzündeten Gewebe. Unter diesen Umständen tritt weder eine Verstärkung der Novocainanaesthesie noch eine Entgiftung des Novocains ein. Vielmehr muß man mit einer Giftigkeitssteigerung rechnen, wenn immer ein rascher Übergang der beiden Stoffe in den Kreislauf möglich ist, besonders aber bei zufälligem Einstechen in eine Vene, was auch geübten Spezialisten nicht selten passiert.

Besonders gefährlich sind nicht sachgemäß verordnete Rezepte, auf Grund deren der Apotheker — anstatt die Suprareninlösung tropfenweise zuzusetzen — das Novocain u. a. in Suprareninlösung 1:1000 auflöste. Die durch unzulässige Verordnung von lokalanaesthetischen Mitteln, insbesondere durch zu hohen Adrenalinzusatz entstandenen tödlichen Zwischenfälle haben das damalige Reichsgesundheitsamt veranlaßt, in allen medizinischen Wochenschriften genaue Rezeptvorschriften zu publizieren, ein bisher einmaliges Ereignis.

Rp. Novocain. hydrochlor. 0,1
 Aq. dest. sterilis. (oder Solut. Natr. chlorat.
  physiolog. sterilis.) 20,0
 Adde
 Solut. Suprarenini hydrochlor. (1 : 1000)
  . . . . gtts. II
 D.S. $1/_2$%ige Novocainlösung mit Suprareninzusatz
 NB. Ausdrückliches Rezeptmuster des R.G.A.

Empfindliche Personen, die das Novocain selbst gut vertragen, können sogar bei dem üblichen Suprareninzusatz, z. B. bei der Mandibularanaesthesie, von leichten Adrenalinwirkungen betroffen werden: Herzklopfen, Gefäßstörungen; die Behandlung besteht in der Darreichung von Nitriten, besonders von Amylnitrit; auch Ohnmachten treten gelegentlich auf (Tieflagerung des Kopfes). Noch gefährdeter sind *Basedow-* und *Herzkranke*, bei denen auf Injektion der üblichen 2 cm³ der 2%igen Novocain-Suprareninlösung der schwere toxische Adrenalinschock auftreten kann, so daß man zweckmäßigerweise das Suprarenin ganz fortläßt. Auch bei Sympathicusblockade sowie für jede i.v. Novocainanwendung wird Adrenalinzusatz allgemein abgelehnt.

Allgemeinwirkungen des Novocains. Die Wirkung der Lokalanaesthesie ist nicht damit erschöpft, daß sie zu einer örtlichen Blockade der Nervenbahnen führt; die *Abdichtung der Zellmembranen*, die als Ursache der Lokalanaesthesie angesehen werden muß, läßt sich vielmehr bereits in Konzentrationen nachweisen, die keine örtlich betäubende Wirkung haben. Daraus ergibt sich, wie FLECKENSTEIN gezeigt hat, der paradoxe Befund der *Wiederherstellung der Nervenleitung in einem durch Depolarisation blockierten Nerven*. Dieser Calcium-ähnliche Effekt hat weiter zur Folge, daß neben der Lokalanaesthesie eine Reihe sonst unverständlicher Nebenwirkungen auftreten wie ein allgemeiner *Antagonismus gegen depolarisierende Agonisten* (Acetylcholin, Adrenalin, Histamin, Nicotin, Veratrin, Coffein u. a.); Novocain ist der *universelle Repolarisator*, daher durch eine Fülle von Nebenwirkungen ausgezeichnet:

Ein Teil dieser Nebenwirkungen nach intravenöser Injektion ist als Lokalanaesthesie zu begreifen, wie z. B. die *Aufhebung des* BEZOLD-JARISCH-*Effektes* durch Lokalanaesthetica (FLECKENSTEIN) sowie der *Sinus caroticus Reflexe* (HEYMANS) oder das Auftreten *allgemeiner Gefühllosigkeit* nach Infusion von hohen Novocaindosen, beim Menschen ausgenutzt, z. B. zur Erleichterung des Verbandwechsels sowie bei Schmerzen unter der Geburt (0,5—1,0 Novocain als 0,1%ige Infusion innerhalb einer Stunde zugeführt).

Viele weitere Effekte entstehen durch die repolarisierende und membranabdichtende Wirkung: Als Antagonist von Acetylcholin besitzt Novocain *Atropin-ähnliche, ganglioplegische* Eigenschaften; am quergestreiften Muskel zeigt sich eine *curareartige* Wirkung, sichtbar gemacht an der Enthirnungsstarre der Katze und früher beim Menschen ausgenutzt, z. B. bei PARKINSON-Symptomen (LILJESTRAND); an der glatten Muskulatur zeigt sich eine *spasmolytische* Wirkung, z. B. am Morphinspasmus der Bronchien und bei Gefäßkrämpfen; Novocain *verhindert das Vorhofflimmern*, z. B. bei faradischer Reizung des Vorhofs und verhindert das Kammerflimmern, z. B. bei Chloroformnarkose (s. S. 173), betr. Procainamid s. S. 297. Novocain besitzt eine nicht unbeträchtliche *zentral-analgetische Wirkung*; die hierbei verwendeten Dosen (immer ohne Adrenalinzusatz) liegen zwischen 30 und 100 mg bei langsamer intravenöser Injektion; indessen sollte man bei der ersten Injektion 15 mg nur im Notfall überschreiten. Als *Antihistaminkörper* besitzt Novocain *antiallergische Wirkungen*; hierzu sind hohe Dosen erforderlich, z. B. 1 g Novocain in 500 cm³ physiologischer Kochsalzlösung über 2 Std. intravenös infundiert; bei Serumkrankheit und ähnlichen allergischen Zuständen tritt gelegentlich eine dramatische Besserung auf. Auch *Anoxämie des Gewebes* führt zu Depolarisation und die repolarisierende Wirkung von Novocain erklärt wohl, daß man bei schwerster CO-Vergiftung Durchbrechung des Komas beobachtet hat. Die abdichtende Wirkung betrifft auch die Capillaren; Novocain hat starke *antiphlogistische* Wirkungen, schützt auch die Zellmembranen gegen das Eindringen von Toxinen.

Diese vielseitigen Allgemeinwirkungen von Novocain machen es verständlich, daß es in zunehmendem Maße bei der Behandlung innerer Erkrankungen Verwendung findet, insbesondere auch bei Migräne.

Giftwirkungen des Procains. Unter diesen Umständen ist Procain = Novocain ähnlich dem Cocain ein *Krampfgift*. Nach 3 cm³ einer 1%igen Lösung, die zufällig in die Vene injiziert wurden, traten schwere *Konvulsionen* auf. Doch liegen zentralerregende und lähmende Wirkungen nahe beieinander. Berücksichtigen muß man weiter seine *Herzwirkung*; aus diesem Grunde ist die Warnung vor zu rascher Injektion zu beherzigen. Auch verursacht es gelegentlich eine harmlose *Nierenschädigung*.

Allgemein toxische Novocainwirkungen, die trotz der außerordentlichen Verbreitung der Lokalanaesthesie nur äußerst selten beobachtet werden, finden sich dann bei sehr jungen und sehr alten Patienten, bei allgemeiner Labilität und bei Anämie. Bei öfterem Hantieren mit Novocain kann sich eine unangenehme lokale Überempfindlichkeit entwickeln: *Novocaindermatitis*. Am Auge wird häufig Überempfindlichkeit beobachtet (SCHNAUDIGEL).

Eine *Maximaldosis* für Novocain ist in Deutschland nicht festgelegt. Die schweizerische Pharmacopoe (1937) führt Maximaldosen von 0,2 g! (E.M.D.) und 0,6! (T.M.D.) an; in den USA wird geraten, bei der Infiltrationsanaesthesie eine Gesamtdosis von 0,43 g nicht zu übersteigen; solche Dosen sind aber bei der Lumbalanaesthesie, bei Injektionen am Kopf und Hals oder bei Injektion in stark durchblutetes Gewebe (Urethra) nicht erlaubt. Andererseits sind für bestimmte Anwendungsweisen sehr viel höhere Dosen verwendet worden, deren Giftwirkung indessen sich zwar bei i.v. Infusion, nicht hingegen bei Injektion in das Gewebe steuern läßt; jedoch darf auch die oben angegebene Infusionsgeschwindigkeit nicht überschritten werden, da sonst Hautrötung, Benommenheit und allgemeine Gefühllosigkeit auftreten.

Die *Behandlung einer Novocainvergiftung* erfolgt heute durch i.v. Injektion von schnell wirkenden Barbituraten wie Evipannatrium, Pentothalnatrium, Amytalnatrium. Dagegen kann man Veronal, Luminal und andere langwirkende Barbitursäuren zwar zur Prophylaxe, nicht aber für die Behandlung verwenden wegen Ausschaltung der Blutdruckregulation (s. S. 312, C. HEYMANS). Im Tierexperiment eindrucksvoll ist die antikonvulsive Wirkung der Purinkörper (s. S. 332) und Nitrite (s. S. 309). Bei Lähmungszuständen ist O_2-Beatmung angezeigt (s. S. 328). — Wird das Vergiftungsbild durch die Adrenalinwirkung beherrscht, so wirken Nitrite antagonistisch (s. S. 301). Ist der Zwischenfall durch Novocainallergie zu erklären, so ist eine subcutane Adrenalininjektion (unter Umständen auch vorsichtig intravenös!) angezeigt (s. S. 148). Solche Gegenmittel sollten bei jeder Cocain-, Novocain- und Pantocainanwendung bereitgestellt werden.

Neuere Lokalanaesthetica. Eine ungeheure Arbeit ist bei der Synthese neuer Lokalanaesthetica geleistet worden. Das eine oder andere der Geschwister des Novocains hat sich zeitweise eines großen Anschens erfreut, und die Erfahrungen, die damit gemacht wurden, sind der Lokalanaesthesie als solcher zugute gekommen. Daher soll man die wissenschaftlichen Leistungen bei der Synthese von *Alypin, Stovain, Tropacocain, Tutocain, Psicain* u. a. nicht unterschätzen. Im allgemeinen ist ihre therapeutische Breite aber geringer als die von Novocain.

Oxyprocain, der Procain-homologe Ester der p-Aminosalicylsäure, ist etwa 3mal wirksamer als Novocain bei ungefähr gleicher Giftigkeit. Es wirkt z. B. bei der Mandibularanaesthesie rascher als Novocain; als weiterer Vorteil wird angegeben, daß weniger Nachschmerzen und weniger reaktive Spätfolgen auftreten. Zur Verstärkung seiner Tiefenwirkung wird es heute unter Zusatz von kleinen Mengen Salicain (3%) in den Handel gebracht. Es wird — ähnlich dem Novocain — durch Esterasen in p-Aminosalicylsäure und Diäthylaminoäthanol gespalten. Auch bewirkt es eine starke Erhöhung der Capillarresistenz. Man benutzt es in denselben Konzentrationen wie Novocain.

Von größter praktischer Bedeutung dagegen sind *Pantocain* und *Salicain* als *Oberflächenanaesthetica*; das letztere auch als Zusatz zum Novocain zur Verlängerung der Anaesthesie. Eine beschränkte Bedeutung, besonders in der Augenheilkunde, besitzt auch das *Psicain ,,Neu``* (d-Benzoylpseudotropincarbon-säurepropylester) als Chlorhydrat. Ihm wird nachgerühmt, daß es kein Epithel-schädling ist wie die übrigen Schleimhautanaesthetica; jedoch entsteht die Cornealschädigung gewöhnlich als Artefakt durch Reiben an der gefühllos ge-machten Cornea.

Von jedem Arzt, der die Lokalanaesthesie anwendet, müssen die nötigen Kenntnisse über die Eigenschaften des angewandten Lokalanaestheticums, seine richtige Dosierung und über den notwendigen Zusatz von Adrenalin verlangt werden. Die Rechtsprechung hat diese eigentlich selbstverständliche Forderung verschiedentlich zum Ausdruck gebracht. Wohin sollte es auch führen, wenn Ärzte Gifte, wie es die Lokalanaesthetica nun einmal sind, in den Körper des Kranken einführen, ohne über ihre Wirksamkeit und die Gefahren, die damit verbunden sind, im klaren zu sein!

Die Giftigkeit aller Lokalanaesthetica ist groß; daher müssen die notwendigen Vorsichts-maßnahmen gewissenhaft beachtet werden wie: Jedesmalige Kontrolle der Beschriftung der Handelspackungen! Langsame Injektion und von Zeit zu Zeit Aspiration, um i.v. Injektion zu vermeiden! Die schwächst mögliche Konzentration wählen! Mit wenig Supra-renin versetzen oder darauf verzichten! Injektion sofort beim Auftreten von Gifterscheinungen abbrechen! Kopf tief lagern! Bei Krampferscheinungen Evipannatrium oder andere Kurz-narkotica i.v. injizieren! Sauerstoff zuführen!

Pantocain oder **Tetracain** ist ein Benzoesäurederivat aus der Novocainreihe (Formel s. S. 238), das als *Oberflächenanaestheticum* 10mal wirksamer ist als Cocain und das daher in der Laryngologie in 0,5—1%iger Lösung verwendet wird. Das Abschwellen der Schleimhaut ist zwar nach Cocain besser, dagegen soll die Schleimhaut nach Pantocain nicht so austrocknen wie nach Cocain. Es wird zur Urethralanaesthesie in 0,1—0,2%iger Lösung angewendet, hat das Cocain auch aus der Augenpraxis — obwohl es ebenfalls ein Epithelschädling ist — weitgehend verdrängt, wo es gewöhnlich in 0,5%iger Lösung, aber auch in höherer Konzentration bis zu 1%iger Lösung angewendet wird. Es eignet sich besonders gut zur Schleimhautanaesthesie in der Kinderpraxis, wo Cocain zu gefährlich ist. Bei der Infiltrationsanaesthesie und Leitungsanaesthesie hat es im Vergleich zu Novocain nur Nachteile. Es ist dabei zu berücksichtigen, daß Pantocain sehr viel giftiger ist als Novocain und zur Injektion höchstens in 1 $^0/_{00}$iger Lösung zu verwenden ist. Pantocain ist, in Form von Trockensubstanzam-pullen (10 mg Pantocain) in 2 cm³ Liquor zu lösen, zur Lumbalanaesthesie geeignet.

Andererseits ist auch seine *Giftwirkung beim Menschen* $2^1/_2$—3mal stärker als die des Cocains. Es besitzt eine sehr starke chinidinartige Herzwirkung. Suprareninzusatz ist erforderlich (s. S. 243) außer bei Anwendung zur Bronchial-anaesthesie, da hier eine Steigerung der Pantocaingiftigkeit um 100—150% erfolgen kann (W. KEIL). Bei höher konzentrierter, also 1—2%iger Lösung, ist tropfenweise Dosierung nötig — wie bei der entsprechenden 10—20%igen Cocainlösung. Die Maximaldosis von 0,02 g ist in 20 Tropfen der 2%igen Panto-cainlösung enthalten. Der Tod erfolgt nach Krämpfen unter Kreislaufkollaps. Die wichtigste Maßnahme bei ernsteren Vergiftungssymptomen ist O_2-Beat-mung; das Beatmungsgerät muß bereitstehen; daneben sind die Gegenmittel des Novocains (s. S. 246) am Platze.

Zur Sicherheit sind höher konzentrierte, nur für Schleimhautanaesthesie brauchbare Lösungen des Handels mit Methylenblau angefärbt, um zu verhindern, daß sie ins Gewebe eingespritzt werden. Diese einfache Vorsichtsmaßnahme ist auch für höher konzentrierte Cocainlösungen empfohlen worden und sehr zu begrüßen, da beim Verwechseln von Cocain- und Pantocain- mit Novocainlösungen Todesfälle beinahe unvermeidlich sind.

Die Häufung von Todesfällen nach Pantocain beruht zum Teil auf einer irreführenden Darstellung seiner Giftwirkungen in der Literatur, woraus der Arzt oft gefolgert hat, daß es ebenso harmlos wäre wie Novocain. Sie hängt weiter damit zusammen, daß unter Supponierung der gleichen Giftwirkung fahrlässigerweise vom Arzt (oder der Krankenschwester) die übliche Novocainkonzentration auf das Pantocain übertragen wird. Auch werden an sich vielleicht zulässige Konzentrationen an Stellen verwendet, wo eine besonders rasche Resorption zu erwarten ist, wie z. B. bei Einführung in das Rectum oder in die Blase und Urethra oder bei Einspritzung in die Bronchien. Durch Einführung der Maximaldosis von 0,02 g wird viel Unglück verhindert werden. Einzelne Menschen reagieren auf Pantocain mit auffallend starkem Schnupfen, der etwa 24 Std. anhält, so daß der Arzt unter Umständen zu Cocain zurückkehren muß.

Salicain ist der Dimethylaminoäthylester der p-Butylaminosalicylsäure. Es besitzt als Schleimhautanaestheticum fast die gleiche Wirksamkeit wie Pantocain, ist jedoch bei intravenöser, intrabronchialer und intraperitonealer Gabe nur etwa $^1/_3$ so giftig wie Pantocain. Bei der Bronchialanaesthesie zeigt ein Zusatz von Adrenalin, wie bei allen Oberflächenanaestheticis, im Tierexperiment eine Steigerung der Giftigkeit. Durch Zusatz des Netzmittels TWEEN 80 wird die Wirkung bei der Tracheobronchialanaesthesie noch verbessert.

Es wird deshalb folgendes Rezept empfohlen:

Rp. Salicain. hydrochlor.   0,1
     Tween 80   0,01
     Aq. dest.   ad. 10,0

S. 1%ige Salicainlösung zur Anaesthesie bei der Bronchographie. Im Normalfall 5 cm³ mit Tupfer oder Spray zu verwenden (KEIL und VIETEN).

Nupercain (Percain) gehört einer chemisch völlig anderen Gruppe an. Es ist ein Chinolinderivat, und zwar ein Verwandter des Chinins, das ebenfalls lokalanaesthetisch wirkt; es wird aber infolge seiner Reizwirkung nur wenig verwendet außer in Salbenform.

Mittel gegen Juckreiz. Ihre Zahl ist Legion, woraus sich ergibt, daß jedes einzelne Mittel seine Vorteile und Nachteile, auch seine bestimmten Anwendungsgebiete hat. Jucklindernd wirken neben *Schleimstoffen* (s. S. 117) organische *Säuren* wie *Citronensäure* in 2%iger alkoholischer Lösung, *Essigsäure* (1 l Essig auf ein Vollbad) sowie *Alkalien* (Betupfen mit Na-Bicarbonat in 1—5%iger, heißer Lösung, statt dessen auch Borax in 0,5—3%iger Lösung, in beiden Fällen anschließend Pudern mit Talcum). Für Anwendung in Bädern wird eine Tasse NaHCO₃ und 3 Tassen Haferschleim auf ein Bad empfohlen. Weitere Mittel dieser Gruppe sind *Teer* (s. S. 527), *Phenol* (s. S. 528), *Menthol* (s. S. 535), *Tannin* (s. S. 449), *Methylenblau* (s. S. 419) und *Hg-Salben* (s. S. 521). — Pruritus ani weist gewöhnlich auf Infektionen hin, spricht dann auf *Desinfektionsmittel* und *Antibiotica* an.

Häufig tritt Juckreiz als allergische Reaktion auf und muß durch Ausschaltung der Materia peccans behandelt werden. Daneben kann Juckreiz Symptom einer Stoffwechselkrankheit (Diabetes, Ikterus) sein. Besonders für diese letzteren Fälle ist Bedarf an allgemein wirkenden Stoffen vorhanden; dazu gehören *gefäßerweiternde Stoffe: Sympatholytica* (siehe S. 325), *Nitrite* (s. S. 304), daneben *Bromide* (s. S. 186) und *Natriumthiosulfat* (s. S. 445), die *Calciumsalze* (s. S. 440) und insbesondere die *Antihistaminkörper* (s. S. 149).

Zuletzt gibt es sog. *Anaesthetica dolorosa*, wie destilliertes Wasser, hypotonische Lösungen u. a.

3. Vorbereitung der Lokalanaesthesie

Die Lokalanaesthesie bedarf der gleichen sorgsamen Vorbereitung wie die Allgemeinnarkose. Die Patienten sollten am besten in möglichster Frische nach wohl durchschlafener Nacht in die Hand des Arztes kommen.

Die unmittelbare Vorbereitung zur Lokalanaesthesie erfolgt vielfach durch *Barbitursäuren* (Veronal 0,5 g oder Luminal 0,15—0,2 g) eine Stunde vor der Lokalanaesthesie (s. S.190). Morphin gibt man besonders bei aufgeregten Patienten mindestens 15 min vor der Novocainspritze und läßt diese selber bis zur vollen Wirkung 20 min einwirken, ehe man mit der Operation beginnt. Sofern man mit Krampfwirkungen der Lokalanaesthetica rechnen muß, dürfen Opiate nicht verordnet werden. Auch Dolantin wird empfohlen.

Solche Stoffe wirken nicht nur psychisch schonend, vielmehr wird auch die periphere Lokalanaesthesie in eigentümlicher Weise verstärkt. Im Tierexperiment tritt nach Abklingen der Novocainwirkung auf Zufuhr von Morphin und anderen Opiaten erneut totale Lokalanaesthesie auf.

Bei genügender Vorbereitung kann man bei Menschen mit der Hälfte der sonst üblichen Novocainkonzentration auskommen. Zur Infiltrationsanaesthesie kann dann eine $^1/_4$%ige Lösung genügen, und zum Nervenblock braucht die 1%ige Lösung unter diesen Umständen nur noch selten überschritten zu werden. Eine Kombination von Narkose und Lokalanaesthesie ist nach Tierversuchen mit erhöhter Kollapsgefahr behaftet. Gegenmittel (s. S. 246) müssen bereitgestellt werden.

Schrifttum
Lokalanaesthesie
BRAUN, H. u. A. LÄWEN: Die örtliche Betäubung, 8. Aufl. Leipzig 1933. — GROS, O.: Die Lokalanaesthesie und die Lokalanaesthetica. Handbuch der normalen und pathologischen Physiologie, Bd. 9, S. 433. Berlin 1929. — HAZARD, R.: La Procaine (Novocaine) Réactif pharmacologique et biologique in Actualités pharmacologiques. Paris 1949. — LAUBENDER, W.: Lokalanaesthetica. Handbuch für experimentelle Pharmakologie, Erg.-Bd. 8, S. 1. 1939. — POULSSON, E.: Die Cocaingruppe. Handbuch der experimentellen Pharmakologie, Bd. II/1, S. 103. Berlin 1920.

III. Autonomes Nervensystem
1. Allgemeines

Die Funktion der *glatten Muskulatur* mit Einschluß des Herzens und die des *Drüsenapparates*, die bekanntlich der Willkür nur in geringem Maße unterworfen ist, untersteht dem *autonomen Nervensystem*. Bezeichnend ist eine eigentümliche *Doppelinnervation*, die zur Folge hat, daß jedes glattmuskelige Organ sozusagen an zwei Zügeln hängt, die antagonistisch zueinander arbeiten: *Sympathicus und Parasympathicus* (Abb. 50). Wird der eine Zügel angezogen, so erschlafft reflektorisch der andere. Erschlafft einer der beiden Zügel, so gewinnt der andere die Oberhand. Obwohl dieses Bild von den beiden Zügeln den tatsächlichen Verhältnissen nicht in allen Einzelheiten entspricht, so gibt es im großen und ganzen doch eine ganz brauchbare Einsicht in das komplizierte Geschehen. Von wichtigen *Ausnahmen* indessen seien erwähnt die inneren Genitalien. besonders der *Uterus*, der hauptsächlich durch den Hypogastricus, d. h. sympathisch, innerviert wird, während die Funktion des parasympathischen Pelvicus nebensächlich ist. Daher spricht der Uterus auch auf sympathische Arzneistoffe stärker an als auf parasympathische. Weitere Ausnahmen sind die *Gefäßmuskulatur*, da hier „parasympathische" Bahnen nur in sensiblen Spinalnerven nachgewiesen sind, sowie die sympathisch innervierten, aber cholinergischen *Schweißdrüsen*; im letzteren Fall haben sich cholinergische Fasern wohl in die sympathischen Nervenstränge verirrt.

Erregung des Sympathicus ist hauptsächlich verknüpft mit *dissimilatorischen* Leistungen im Sinne der bekannten Notfallfunktion (*ergotrope* Wirkung s. S. 79). Diese ist häufig gekoppelt mit gleichgerichteten Leistungen des willkürlichen Nervensystems. *Erregung des Parasympathicus* führt hauptsächlich zu *assimilatorischen (restitutiven)* Leistungen mit Aufbau der Reservestoffe wie Glykogen (*histiotrope* Wirkung) bei gleichzeitig vermindertem Sauerstoffverbrauch und unter Schonung des vegetativen Systems.

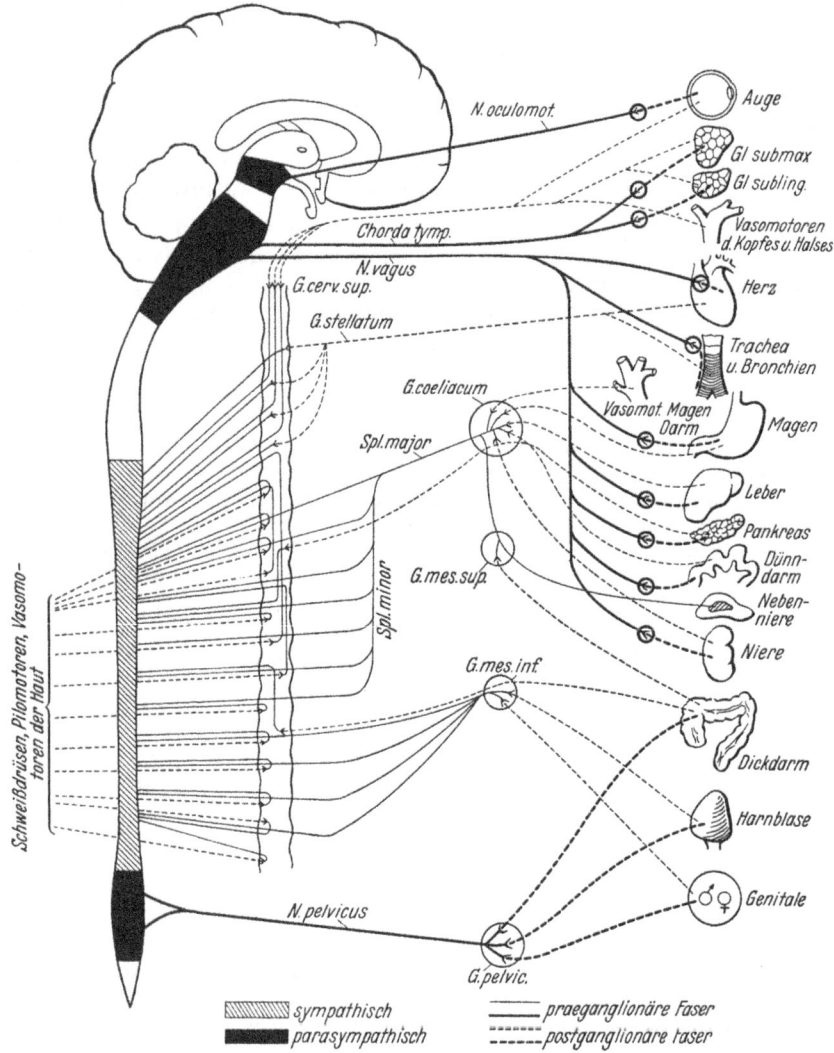

Abb. 50. Schema des autonomen Nervensystems. (Nach LANGLEY, MEYER-GOTTLIEB u. a.)

Die humorale Übertragung der Nervenerregung (Neurohormone). Nach früheren Anschauungen wird die Erregung, die im Nerven zur Peripherie verläuft, unmittelbar auf das Endorgan übertragen. Durch LOEWI und DALE wissen wir, daß in den parasympathischen Nervenendigungen der sog. *Vagusstoff* freigemacht wird, der alle Eigenschaften des *Acetylcholins* besitzt. Erst durch Vermittlung dieses Stoffes, dessen Moleküle durch die Synapse hindurchgeschossen werden, erfolgt die spezifische Reaktion in den Erfolgsorganen; dabei wird ein Teil der eingeschossenen Moleküle durch die *Cholinesterase* zersetzt.

Die weitere Analyse hat gelehrt, daß das Acetylcholin auch als Vermittler bei der Umschaltung in den autonomen peripheren Ganglien tätig ist; es bildet auch den humoralen Überträger bei der Kontraktion des quergestreiften Muskels und z. B. bei der Tätigkeit des NNmarks; hochdosiert besitzt es nicotinartige und in noch höherer Konzentration curareartige Wirkung. In ähnlicher Weise wird die Erregung von sympathischen Nerven durch eine chemische Substanz auf das Erfolgsorgan übertragen, nämlich durch *Adrenalin* bzw. *Nor-Adrenalin* (s. S. 78).

Die Begriffe „sympathisch" und „parasympathisch" decken sich — soweit die peripheren postganglionären Nervenendigungen betroffen sind — weitgehend mit den exakteren, von DALE eingeführten Begriffen *adrenergisch* und *cholinergisch*. So sprechen wir heute besser davon, daß der Darmmuskel durch cholinergische Fasern erregt, durch adrenergische Fasern gelähmt wird, während bei den Schließmuskeln des Darms umgekehrt durch adrenergische Fasern Erregung, durch cholinergische Lähmung gesetzt wird (Abb. 51).

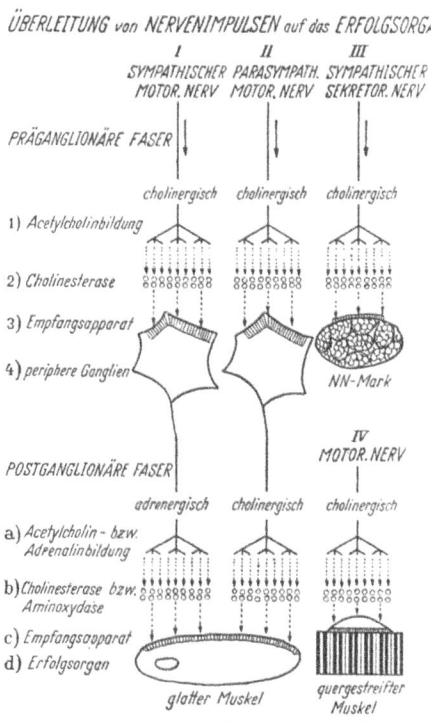

Abb. 51. Angriffspunkte der autonomen Gifte (s. Text und Tabelle 3)

Der **Sympathicus** hat seine Hauptzentren im Dorsalmark und übergeordnete Zentren in der Medulla oblongata und im Mittelhirn. Er sendet seine Fasern durch den Grenzstrang des Sympathicus und von dort aus über periphere autonome Ganglien zum Endorgan. Durch reflektorische Umschaltungen, die in den prävertebralen Ganglien (Ganglion stellatum, Ganglion coeliacum u. a.) oder im Grenzstrang des Sympathicus vor sich gehen — ebenso auch in den parasympathischen Ganglien —, unterscheidet sich das autonome Nervensystem grundsätzlich vom somatischen Nervensystem, bei dem die Reflextätigkeit nur auf dem Umwege über die Zentralorgane erfolgt. An sich ist die sympathische Innervation peripherer Organe nicht unbedingt lebensnotwendig. Im Gegenteil läßt sich im Experiment nahezu das gesamte Gangliensystem des Sympathicus operativ entfernen, wobei die Versuchstiere über Jahre am Leben bleiben, und zwar unter Laboratoriumsbedingungen ohne merkliche Störungen der peripheren Funktionen (s. S. 79).

Die Unterbrechung der sympathischen Leitungsbahnen mittels Novocaininjektion (s. S. 242) entfaltet eine günstige Wirkung bei Frostschäden, trophischen Geschwüren und bei vielen anderen peripheren Gefäßerkrankungen, auch z. B. *Kausalgie*. Die Hauptwirkung einer solchen Blockade besteht in der Ausschaltung vasoconstrictorischer Reflexe, daher in besserer Durchblutung des betreffenden Gebietes. Da derartige Reflexe über den Grenzstrang des Sympathicus verlaufen, führt auch die *Blockade des Grenzstrangs* zu der gleichen Gefäßerweiterung in der Peripherie. Sie hat sich als besonders wirksam erwiesen bei Gefäßveränderungen im Bereich des Nerven-, Knochen-, Knorpelsystems der Extremitäten.

Der **Parasympathicus,** der in der Regel, wenn auch nicht in allen Fällen, dem Sympathicus entgegenwirkt, hat seine Zentren in Mittelhirn und Medulla oblongata, daneben im Sacralmark. Seine wichtigsten Nervenstränge sind der N. oculomotorius, die Chorda tympani, der N. vagus und der N. pelvicus. Auch hier ist die Nervenbahn zwischen Vaguskern und Endorgan durch periphere Ganglien unterbrochen, in denen eine Umschaltung durch parasympathische Ganglienzellen stattfindet.

Die peripheren Ganglien. Die peripheren autonomen Ganglien (Ganglion stellatum u. a.) sind durch ein fast unentwirrbares Netz von Nerven untereinander verbunden. Ebenso wie im Grenzstrang des Sympathicus, oder wie im Zentralnervensystem, sowie unter Beteiligung von Axonreflexen (s. S. 115) erfolgt hier eine *Koordination der autonomen Funktionen.* Die peripheren Ganglien besitzen eine eigene Reaktionsfähigkeit; sie werden durch Acetylcholin u. a. sowie durch kleine Dosen von Nicotin erregt, durch große Dosen von Nicotin gelähmt. Die Ganglien des sympathischen und parasympathischen Nervensystems sind in dieser Hinsicht nicht unterschieden.

Die **Receptor-Substanz** gehört histologisch zum Receptororgan, so daß sie schon vor dem Einwachsen von Nervenfasern für sympathische bzw. parasympathische Gifte empfindlich ist. Durchtrennung der Nervenfasern nach dem Einwachsen führt zu keiner Degeneration der Receptor-Substanz, im Gegenteil, diese wird überempfindlich. Sie besitzt weiterhin eine spezifische Empfindlichkeit gegenüber dem zugehörigen physiologischen Transmitter wie Acetylcholin bzw. Adrenalin und Noradrenalin und ebenso einen hohen Grad von Spezifität gegenüber den Antagonisten (s. unten).

Der **intramurale Plexus.** Von dem sympathischen und parasympathischen Nervensystem ist noch der intramurale autonome Plexus zu trennen, nämlich z. B. der AUERBACHsche und MEISSNERsche Plexus in der Darmwand sowie die intramuralen Zentren im Herzen selbst. Diese besitzen zum Teil eine eigene pharmakologische Reaktionsweise, wie z. B. der AUERBACHsche und MEISSNERsche Plexus durch kleine Dosen von Atropin erregt werden. Im großen und ganzen indessen verhalten sie sich wie die übrigen autonomen Ganglien.

Sympathischer und parasympathischer Tonus. Im physiologischen Geschehen besitzen Sympathicus und Parasympathicus einen bestimmten Tonus, der sich leicht durch Nervendurchschneidung nachweisen läßt. Auch ohne krankhafte Veränderung kann das Übergewicht des Tonus bald auf der Seite des Sympathicus, bald auf der des Vagus liegen. Physiologisch gesehen dient *Sympathicotonie* dem Kampf und der Flucht, *Vagotonie* dem Schlaf und der Restitution. Unter dem Einfluß äußerer und innerer Schädlichkeiten gehen typische Veränderungen im autonomen Tonus vor sich, so im Fieber, im Schockzustand, bei Allergie; bei *Schmerz, Entzündung, Verwundung* u. a. finden sich charakteristische Veränderungen in der örtlichen autonomen Regulation (s. S. 244). Solche Regulationen können bis zu gefährlichen Graden übersteigert sein, z. B. im Schockzustand.

Der Vagotoniker kann eine bunte Mischung klinischer Symptome aufweisen, denn jede beliebige parasympathische Nervenendigung mag betroffen sein. Erhöhte Speichel- und Magensaftsekretion, Hyperacidität mit Neigung zu Magenulcus, Magen-, Pylorus- und Darmspasmen, spastische Zustände der glatten Muskulatur von Gallenblase, Harnleiter und weiblichem Geschlechtsapparat, Bronchialspasmen, Herzverlangsamung und eine auffällige Labilität des Gefäßsystems. Von inneren Drüsen können besonders Nebenniere und Schilddrüse betroffen sein. Bald mag das eine Symptom, bald das andere im Vordergrund stehen.

Mit solchen motorischen und sekretorischen Erscheinungen ist die Tätigkeit von Vagus und Sympathicus keineswegs erschöpft; z. B. steht nicht nur das weiße Blutbild (Eosinophilie bei Vagotonie, Leukocytose nach sympathomimetischen Stoffen), sondern auch eine Reihe von Immunitätsreaktionen unter dem Einfluß des autonomen Nervensystems. Bei Sympathicusreizung werden im Sinne der Notfallfunktion Abwehrstoffe vermehrt gebildet wie Alexine, Opsonine, Komplemente; ähnliches findet sich auch nach einzelnen sympathomimetischen Arzneistoffen. Bei Reizung des Parasympathicus sollen in vermehrtem Maße die nicht präformiert vorliegenden spezifischen Antikörper wie Antitoxine u. a. gebildet werden.

Durchschneidung der vegetativen Nerven hat eine erhöhte Empfindlichkeit des Erfolgorgans gegenüber dem Transmitter zur Folge; an der denervierten Nickhaut der Katze kann Adrenalin 4mal stärker, Noradrenalin gar 20mal stärker wirken. Die gleiche um das Vielfache gesteigerte Reaktionsfähigkeit findet sich an denervierten Gefäßen, am Herzen, an der Pupille u. a.; der Effekt erreicht seinen Höhepunkt etwa 6 Tage nach Durchschneidung und klingt im Laufe der nächsten Woche wieder ab. Ähnliche Effekte der Durchschneidung lassen sich auch am willkürlichen Muskel, sogar am Zentralnervensystem nachweisen. Viele klinische Erfahrungen sprechen dafür, daß man mit der gleichen Sensibilisierung auch beim Menschen nach Unterbrechung der Nerven rechnen muß.

Die vegetativen Zentren. Dem gesamten autonomen Nervensystem vorgeschaltet sind Zentren im Zwischenhirn, die der Verknüpfung der einzelnen vegetativen Leistungen sowohl untereinander als auch mit dem willkürlichen Nervensystem dienen; ihre experimentelle Verletzung (W. R. HESS) oder ihre pathologische Läsion (z. B. durch Encephalitis, Lues, Vergiftungen u. a.) können schwerste Störungen in der Peripherie zur Folge haben. Daraus ergibt sich die hohe Bedeutung der Hirnstammnarkotica wie Luminal bei vegetativen Störungen (s. S. 200). Durch erhöhte Tätigkeit des Atmungszentrums kann eine totale Blockade der Adrenalinausschüttung eintreten (s. S. 421). Die Psyche kann einen großen Einfluß auf die autonomen Regulationen ausüben, andererseits kann umgekehrt durch eine Veränderung im sympathischen oder parasympathischen Tonus auch die Psyche tiefgreifend umgestimmt werden.

Einteilung der autonomen Gifte

Allgemeines. *Auflockerung und Abdichtung der Zellmembranen* in weitestem Sinne (Beispiel Novocain) oder beschränkt auf spezifische Gebilde, die Membranstruktur besitzen (zentrale Ganglienzelle, autonome Ganglienzelle, Nervenfaser, sympathische und parasympathische Nervenendigungen, Muskelendplatte, Muskelmembranen u. a.) und in Verbindung damit *Depolarisation* und *Repolarisation* dieser Grenzflächen, sind Urphänomene, die sich durch die ganze Reihe der autonomen Gifte hindurchziehen (s. Tab. 3).

Die *Depolarisatoren* bezeichnet man auch als *Agonisten*; sie lösen die Erregung in der Zelle oder den spezifischen Gebilden der Zelle aus; zu ihnen gehören als körpereigene Stoffe die Kaliumsalze, Acetylcholin, Adrenalin, Noradrenalin, Histamin, HHL-Extrakt, von körperfremden Stoffen Bariumsalze, Nicotin, Veratrin, Coffein sowie die Stellvertreter dieser körpereigenen und körperfremden Stoffe. Das Versagen der energieliefernden Reaktionen der Zelle, insbesondere O_2-Mangel, wirkt depolarisierend.

Repolarisatoren bezeichnet man auch als *Antagonisten*; sie können eine nahezu *universelle Wirkung* entfalten wie z. B. Novocain (s. S. 245). Ihre gemeinsame Eigenschaft ist die *Abdichtung der Grenzmembranen*, besonders auffällig an den Capillaren (antiphlogistische Wirkung).

Die Repolarisatoren können eine mehr *spezifische Wirkung* besitzen, weil sie vielleicht die Tendenz haben, sich in bestimmten Gebilden anzuhäufen wie die Atropingruppe in den parasympathischen Nervenendigungen, die Sympatholytica an den peripheren Endigungen des Sympathicus, die curarisierenden Stoffe an der motorischen Endplatte, die Spasmolytica an der glatten Muskulatur, die gangliplegischen Stoffe an den autonomen Ganglienzellen, die Antihistaminkörper an den hyperergischen Gewebszellen; sie können ihren Hauptangriffspunkt auch im Zentralnervensystem haben wie z. B. Dolantin. Siehe Tab. 3.

Untersucht man solche spezifischen Repolarisatoren aber eingehender, so zeigen sich gewöhnlich weitere Symptome der allgemeinen Membranabdichtung, ähnlich wie das für Novocain geschildert wurde: *Atropin* hat nebenher lokalanaesthetische, gangliplegische, muskulotrope, lissive, antiphlogistische und zentralanalgetische Wirkung; in der Gruppe der *Antihistaminkörper* finden sich stärkste Sympatholytica wie Megaphen, starke PARKINSON-Mittel wie Diparcol; atropinähnliche und sedative Nebenwirkungen sind — wie zu erwarten — häufig. Sobald der Leser dieser Zeilen sich Klarheit darüber verschafft hat, welche pharmakologischen Effekte an den verschiedenen Angriffspunkten durch die Grundphänomene

von Depolarisation und Repolarisation einander zugeordnet sind, wird er leichter die Pharmakologie der einzelnen Stoffe verstehen und wird von da ab von Nebenwirkungen solcher
Arzneistoffe weniger überrascht werden.

Es gibt viele weitere Arzneistoffe, denen membranabdichtende Wirkungen unter bestimmten Umständen zukommen könnten. Hierzu gehören viele Vitamine (P, C, D, E, K),
Nebennierenrindenhormone, leichte Analgetica (Salicylsäure, Acetylsalicylsäure, Antipyrin,
Pyramidon, Irgapyrin), Herzglykoside, Calcium- und Magnesiumsalze, viele neuere Tuberkulosemittel (Vitamin D, Conteben, Rimifon, PAS u. a.). Die bei diesen Stoffen häufiger
beobachteten vegetativen Nebenerscheinungen könnten hiermit zusammenhängen, doch ist
diese Frage im einzelnen noch nicht geklärt.

Cholinergische Synapsen. Im großen und ganzen läßt sich sagen, daß die
Synapsen an postganglionären parasympathischen Nervenendigungen besonders
arzneiempfindlich sind; Acetylcholin in minimal wirksamer Dosis wirkt ausschließlich an diesem Angriffspunkt *(Muscarin-artige Wirkung)*; antagonistisch
wirkt dann die *Atropingruppe.* Schaltet man indessen durch Atropinisierung
die parasympathischen Nervenendigungen aus und gibt höhere Acetylcholin-
dosen, so kommen weitere, nicht-atropinempfindliche Synapsen ins Spiel; so
z. B. werden nunmehr die sympathischen Ganglien und das Nebennierenmark
abgefeuert; während vor Atropinisierung nach Acetylcholininjektion Herzverlangsamung und Blutdrucksenkung eintrat, sieht man jetzt Blutdrucksteigerung, verbesserte Muskeltätigkeit u. a. *(nicotinartige Wirkung)*; antagonistisch wirken jetzt die *curarisierenden Stoffe.* Bei noch höherer Dosierung wirkt
Acetylcholin selbst *curareartig.* Diese 3 Grundwirkungen des Acetylcholins
können bei geeigneter Dosierung auch nebeneinander auftreten. Bei den synthetischen Stoffen der Acetylcholin- und Physostigmingruppe ist bald die muscarin-
artige, bald die nicotinartige Grundwirkung vorherrschend.

Adrenergische Synapsen. Es läßt sich weiter feststellen, daß diese durch
Sympathomimetica der Adrenalingruppe erregt, durch Sympatholytica der
Secalegruppe u. a. gelähmt werden.

Dementsprechend entstehen durch Angriff an den cholinergischen und
adrenergischen Nervenendigungen eine große Reihe mehr oder weniger scharf
definierter Arzneigruppen, die unter den Begriffen der „*Sympathomimetica*"
(s. S. 316), der „*Sympatholytica*" (s. S. 325), der „*Parasympathomimetica*" (s. S.
255), der „*Parasympatholytica*" (s. S. 267), der *Ganglienblocker* (s. S. 266), der
„*Nicotin*"- und *Curaregruppe* zusammengefaßt werden (s. Tab. 3).

Die Ausschüttung von Adrenalin aus den NN, z. B. unter dem Einfluß von Acetylcholin geht einher mit Einlagerung von Adrenalin bzw. Nor-Adrenalin in die sympathischen
Nervenendigungen z. B. des Myokards; hier häufen sich derartige Stoffe biologisch nachweisbar an. Gegenmittel gegen eine solche Anhäufung sind Papaverin, Nitroglycerin und
z. B. Dibenamin.

2. Die wichtigsten Arzneistoffe des autonomen Nervensystems
a) Die Acetylcholingruppe

Acetylcholin entsteht im Tierkörper aus Cholin und Essigsäure unter dem
Einfluß der *Cholinacylase* und wird durch *Cholinesterase* gespalten. Das schwach
wirksame Cholin geht durch Acetylierung in das tausendmal stärkere Acetylcholin über. Die auffallende Zersetzlichkeit von Acetylcholin zeigt sich schon
im Reagenzglase; die Lösung muß jedesmal frisch bereitet werden. Auch peroral
gegeben ist es völlig unwirksam, da es zerstört wird. Im Blute des Menschen
geht die Zerstörung des Acetylcholins wegen des hohen Gehalts an Cholin-

esterase besonders rasch vor sich, im Gegensatz zu vielen Tierarten, deren Blut weniger von diesem Ferment enthält, so daß Acetylcholin bei Tieren stärker wirkt als beim Menschen. An der Zelle wirkt Acetylcholin als *Potentialgift* (W. STRAUB); darunter versteht man Stoffe, die nicht durch ihre Anwesenheit im Zellinnern, sondern durch den Konzentrationsunterschied zwischen Zellinnerem und Zelläußerem wirken; indessen ist diese Ansicht umstritten.

Die chemische Weiterentwicklung auf diesem Gebiete führte zu Stoffen, die durch die Cholinesterase wenig *(Mecholyl)* oder gar nicht mehr *(Doryl, Esmodil* u. a.) zersetzt werden. Daher werden Acetylcholin und Mecholyl durch den Esterase-Lähmer Physostigmin in der Wirkung gesteigert, nicht hingegen Doryl und Esmodil. Aus dem gleichen Grunde wirkt z. B. Doryl beim Menschen etwa 1000fach stärker als Acetylcholin. Auch im Angriffspunkt dieser Derivate zeigen sich Unterschiede: *Doryl* besitzt muscarinartige, nicotinartige und curarisierende Eigenschaften wie Acetylcholin; bei *Mecholyl* treten die nicotinartigen Wirkungen in den Hintergrund; es verhält sich dann mehr wie Muscarin und Pilocarpin.

Cholin
Trimethyloxäthylammoniumhydroxyd

$$(CH_3)_3 \equiv N-CH_2 \cdot CH_2 \cdot OH$$
$$OH$$

Acetylcholin
Acetylester des Cholins

$$(CH_3)_3 \equiv N-CH_2 \cdot CH_2O-COCH_3$$
$$OH$$

Doryl
Carbaminoylester des Chloinchlorids

$$(CH_3)_3 \equiv N-CH_2 \cdot CH_2O \cdot CONH_2$$
$$Cl$$

Esmodil
Trimethyl-methoxypropenylammoniumbromid

$$(CH_3)_3 \equiv N-CH_2-C=CH_2$$
$$Br$$
$$OCH_3$$

Haupt- und Nebenwirkungen. Acetylcholin gehört zusammen mit Histamin, Adenosin und Adenosinphosphorsäure zu den gewebseigenen, gefäßerweiternden

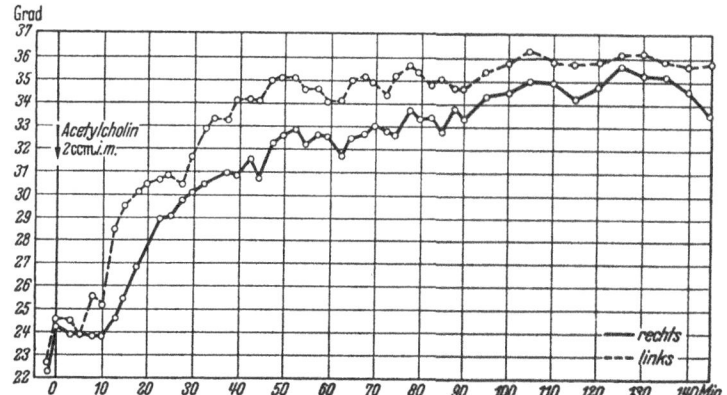

Abb. 52. Zwischenfingertemperatur unter dem Einfluß von Acetylcholin bei einer 57 jährigen Frau mit spastischen Durchblutungsstörungen und Sklerodermie der Finger. (Nach O. LIPPROS 1942)

Stoffen (s. S. 113). Es führt bei intravenöser Injektion zunächst zu *muscarinartiger Wirkung.* Die erste Wirkung beobachtet man bei Erwachsenen nach intravenöser Infusion von 20 mg je Minute. Auch bei längerer Infusion finden sich keine Kumulationserscheinungen. Nach hohen Dosen tritt vorübergehender Stillstand des Herzens ein; hierzu genügte in gewagten Menschenversuchen eine Anfangsdosis von 70 mg intravenös, gesteigert um je 20 mg bei den nachfolgenden Injektionen, bis eine Bewußtlosigkeit für 45 sec erzielt wurde.

Eine *Verlangsamung des Herzens* mit Hilfe muscarinartiger Stoffe wird klinisch durchgeführt bei paroxysmaler Vorhof-Tachykardie. Hier wird *Cholin* in einer Dosis von 0,025—0,03 g intravenös empfohlen; für den gleichen Zweck sind auch Doryl (0,25 mg subcutan), Mecholyl (10 mg subcutan), Physostigmin und heute besonders Prostigmin-methylsulfat (0,5 mg subcutan) verwandt worden; bei nodaler und ventrikulärer Tachykardie sind sie unbrauchbar; es können hier sogar Blockerscheinungen u. a. auftreten.

Bei allen solchen Versuchen sollte eine Atropinspritze gebrauchsfertig bereitliegen, auch eine Bettschüssel erreichbar sein, um zu starke Reaktionen aufzufangen. Erregungsmittel des Parasympathicus können Vorhofsflimmern auslösen, so daß sie bei Vorhofstachykardie nicht in Betracht kommen.

Neben der Pulsverlangsamung zeigt sich eine *Erweiterung der peripheren Gefäße*, besonders bei *Gefäßspasmen jeder Art.* Dieses besitzt eine gewisse Bedeutung bei der RAYNAUDschen Krankheit (Abb. 52). Hierher gehört auch die Behandlung der durch Gefäßspasmen entstandenen *anoxämischen Zustände* und Folgezustände, wie z. B. bei gangränösen Geschwüren des Fußes u. a. (s. S. 116). Bei höherer Dosierung ist eine allgemeine Gefäßerweiterung auch im Splanchnicusgebiet zu befürchten, was gemeinsam mit der Herzwirkung zu einem bedrohlichen Absinken des Blutdrucks führen kann; es kann aber auch plötzliche Blutdrucksteigerung durch Ausschüttung von Adrenalin u. a. eintreten.

Eine Zeitlang hat man Acetylcholin auch bei cerebralen Schlaganfällen angewandt, die sehr oft nicht auf einer Ruptur der Gefäße, sondern auf Gefäßspasmen beruhen. Neuerdings werden andere Spasmolytica der Gefäße vorgezogen, wie Eupaverin (s. S. 310) und besonders Euphyllin (s. S. 334), jedoch darf kein größerer Zeitverlust entstehen. Auch andere Spasmolytica der Gefäße wie *Papaverin* (s. S. 309) werden empfohlen. Betr. *hypertonische Traubenzuckerlösungen* s. S. 415. Ähnliches gilt für die Behandlung von Embolien und sonstigen Gefäßkrämpfen (Amblyopien, Ulcus cruris) mit Acetylcholin. Nach unseren letzten Erfahrungen ist Acetylcholin ähnlich wie Nitrite (s. S. 305) *antikonvulsiv* wirksam (SEEMAN).

Acetylcholin findet sich auch in vielen vergorenen *Pflanzensäften*, wie in Hirtentäschel- und Mistelauszügen, aber auch in sauren Gurken, Sauerkraut usw. Es entsteht dort durch die Tätigkeit bestimmter Bakterien (KEIL). Die medizinische Wirkung solcher Säfte soll mit dem Acetylcholingehalt zusammenhängen. Das ist ein Irrtum.

Von anderen parasympathischen Reizerscheinungen ist praktisch wichtig die *Erregung des Magens, des Darms und der Blase.* Von den Stoffen der Acetylcholingruppe sind solche mit längerer Wirkungsdauer vorzuziehen wie *Doryl, Esmodil* u. a.; hier greifen auch die Stoffe der Physostigmingruppe, insbesondere *Prostigmin* ein (Abb. 54).

Die Hauptbedeutung liegt hier auf dem Gebiete der postoperativen Darmträgheit und Magen-Darm-Paralyse. Zweckmäßig ist besonders Prostigminmethylsulfat in subcutaner Injektion (0,25 mg alle 2—4 Std.); die gleiche Dosis kann auch prophylaktisch sowie zur Behandlung des Meteorismus gegeben werden. Eine weitere Indikation für diese Stoffe sind Fälle von Blasenlähmung. Auch die übrige parasympathisch innervierte Muskulatur, darunter die des *Auges* (s. unten), oder die der *Bronchien*, wird zur Kontraktion gebracht. Allgemein gesehen haben die Cholinesterase-Lähmer bessere therapeutische Eigenschaften

als die Acetylcholingruppe, weil hier viele unerwünschte parasympathische
Reizwirkungen in den Hintergrund treten (Abb. 54).

Als Erregungsmittel des Parasympathicus führen diese Stoffe weiter zu einer
Erregung der *Schweiß-, Schleim- und Speicheldrüsen*; von seiten des *Magens*
werden erhöhte Acidität, Steigerung des Gesamtsaftes, erhöhte Pepsinaus-
scheidung beobachtet; in dieser Hinsicht sei besonders auf das *Pilocarpin* hingewiesen. Nach hoher Dosierung finden sich aber bei allen Stoffen dieser Gruppe
Zeichen übermäßiger Sekretion, unter Umständen Lungenödem.

Die Wirkung höchster Dosen läßt sich bei allen Stoffen der Acetylcholingruppe erst
nach Atropinisierung, d. h. Ausschaltung der parasympathischen Nervenendigungen feststellen. Dann zeigt sich nach Acetylcholin, aber z. B. auch nach Doryl, eine *nicotinähnliche*
Wirkung auf die autonomen Ganglien, die quergestreifte Muskulatur, das NNmark u. a. Gibt
man noch höhere Dosen, so zeigt sich am Tier eine *curareartige* Wirkung (s. S. 262).

Toxische Wirkungen dieser Gruppe bestehen in Nausea und Erbrechen, auch raschem
Durchfall und in asthmatischen Anfällen. Von seiten des Herzen können anginöse Beschwerden,
Vorhofsflimmern (besonders bei Basedowkranken) und auch Blockerscheinungen auftreten.
Kollapserscheinungen sind nicht selten. Gegenmittel ist *Atropin*; es wirkt indessen nur auf
die muscarinartigen Erscheinungen.

Pilocarpin, aus Jaborandiblättern gewonnen, wurde 1874 als schweißtreiben-
des Mittel empfohlen. Nach subcutaner Injektion von 2—3 mg Pilocarpinum
nitricum werden in den nächsten Stunden oft mehrere Liter Schweiß abgegeben,
für Kranke ein sehr anstrengendes Verfahren; Erbrechen ist häufig. Es läßt sich
auch eine lokalisierte Schweißsekretion erzeugen, z. B. durch Injektion ins
Katzenpfötchen. Der pharmakologische Angriffspunkt ist in den cholinergischen
Nervenendigungen der Schweißdrüsen zu suchen. Nach Injektion der therapeutischen Dosis setzt weiter eine starke Sekretion der Speichel- und Bronchialdrüsen ein, so daß in den nächsten Stunden $^1/_2$—1 l Speichel geliefert wird.
Davon machte man früher Gebrauch bei trockener Bronchitis und heute bei
Atropinvergiftung. Ähnlich wie Muscarin und Mecholyl besitzt Pilocarpin keine
wesentlichen nicotinartigen Wirkungen.

Durch hohe Dosen von Pilocarpin wird auch der motorische Anteil des Parasympathicus
betroffen; von seiten des Kreislaufs finden sich Bradykardie und kollapsähnliche Zustände,
und von seiten der Lunge asthmatische Anfälle. Delirien können auftreten. Doch steht die
gewaltige Steigerung der sekretorischen Vorgänge, besonders die übermäßige Bronchialsekretion,
weit im Vordergrund des Vergiftungsbildes. Gegenmittel ist Atropin.

b) Die Physostigmingruppe

Physostigmin bildet zusammen mit Prostigmin eine Gruppe spezifischer
Fermentgifte, die durch *Hemmung der Cholinesterase* ihre Wirkung entfalten.
Dies zeigt sich besonders auffällig an der Blutegelmuskulatur, wo nach Phy-
sostigminbehandlung eine millionenfache Verstärkung von Acetylcholin beobachtet wurde (FÜHNER); diese Reaktion dient zum Nachweis kleinster Acetyl-
cholinmengen. Die Erregbarkeitssteigerung betrifft nicht nur die *parasympathischen Nervenendigungen*; beim Prostigmin tritt diese Wirkung im Hinblick
auf Herz und Gefäße sogar weitgehend in den Hintergrund. Vorzugsweise sind
vielmehr betroffen die cholinergischen motorischen Endplatten der quergestreiften Muskulatur, so daß im Gegensatz zur Acetylcholingruppe auch ohne
vorherige Atropinisierung in geringer Dosierung *Verbesserung der Muskelleistung*
und unter Umständen fibrilläre Muskelzuckungen auftreten, gleichzeitig ein

Antagonismus gegen Curare nachzuweisen ist. Ein wichtiges Anwendungsgebiet ist die *Myasthenie*. Chemisch handelt es sich um *Urethanabkömmlinge*.

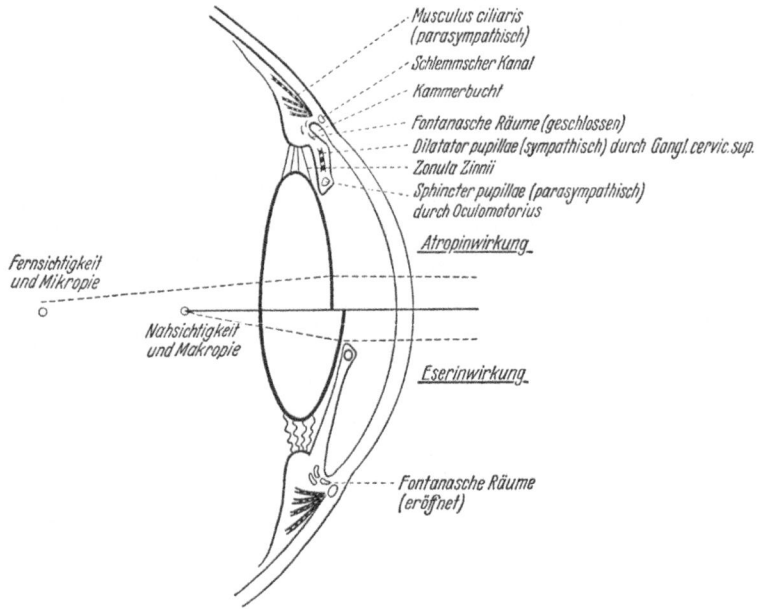

Physostigmin $\quad\quad$ CH₃ $\cdot$ O · CO · NH · CH₃ $\quad$ Prostigmin $\quad$ O · CO · N (CH₃)₂ $\quad$ · N (CH₃)₃ [SO₄CH₃]

Physostigmin oder Eserin wird aus Kalabarbohnen gewonnen. Es besitzt die volle Parasympathicuswirkung der Acetylcholingruppe; indessen wird nur seine Wirkung auf das Auge, besonders auf die Pupille therapeutisch benutzt, da seine Giftwirkungen stärker sind als die der anderen Parasympathomimetica.

Abb. 53. Wirkung von Atropin und Eserin auf das Auge. (Schematisch)

Wegen dieser *Giftwirkungen* ist die Droge in früheren Zeiten in Afrika zu „Gottesurteilen" verwendet worden. Leichte Vergiftungen sind schon nach Einträufeln von Eserinlösung ins Auge nach mehr als 1 mg vorgekommen. Als Frühsymptom zeigt sich dann neben der verengten Pupille ein starker Speichelfluß. Später treten durch muscarinartige Wirkung Entleerung von Kot und Urin, asthmatische Anfälle, Kollaps der Zirkulation, durch nicotinartige Wirkung Muskelzuckungen und Muskelspasmen, durch curareartige Wirkung allgemeine Muskelschwäche und zudem zentrale Verwirrungszustände und zentrale Lähmungen auf. Durch diesen zusätzlichen zentralen Angriffspunkt unterscheidet sich das Physostigmin von den Stoffen der Acetylcholingruppe, die rein peripher wirken. Die letale Dosis für den Menschen wird mit rund 10 mg angegeben. Gegenmittel ist Atropin, welches indessen nicht auf die Muskelsymptome oder auf die zentralen Symptome einwirkt.

Diisopropyl-Fluorophosphat — wie andere Alkyl-Phosphatester — lähmt die Pseudocholinesterase 100mal stärker als die wahre Cholinesterase. Anschließend an die Lähmung tritt eine irreversible Zerstöung des Fermentes auf, so daß die starken muscarinartigen Wirkungen wie Miosis und Adynamie bis zu 12 Wochen andauern können, bis nämlich die Resynthese des Enzyms erfolgt ist; hierbei kann die Pseudoesterase des Blutes völlig zerstört, die wahre Cholinesterase des Gehirns auf 10% und weniger des ursprünglichen Wertes vermindert sein, sogar bei zufälligem Kontakt mit solchen Alkylphosphatestern wie in Pflanzenschutz-Laboratorien (Todesfälle!). In der üblichen Dosierung treten auch schwache nicotinartige Wirkungen auf, jedoch hat seine Anwendung bei Myasthenie sich nicht durchgesetzt. Der ähnliche Diäthylphosphorsäure-p-Nitrophenolester (Mintacol) wird in der Augenheilkunde verwendet.

Die Wirkung von Eserin u. a. Parasympathicusmitteln auf das Auge. Eserin ist der *Antagonist des Atropins* (s. S. 267) und das wichtigste Mittel bei der Prophylaxe des *Glaukoms* (Abb. 53).

Durch *Verengerung* der Pupillen entfalten sich die FONTANAschen Räume, die Kammerbucht wird weit geöffnet und der Abfluß des Kammerwassers durch den SCHLEMMschen Kanal dadurch erleichtert. Der intraoculare Druck fällt. So entsteht die therapeutische Wirkung des Eserins. Bringt man bei akutem Glaukomanfall oder bei Irisprolaps 2 Tropfen einer 1%igen Lösung von Eserinum salicylicum ins Auge, so tritt nach 5—10 min starke Miosis ein, die 18—24 Std. andauert. Gleichzeitig entsteht für 3—4 Std. ein *Akkommodationsspasmus* mit *Kurzsichtigkeit* und *Makropie*, da der parasympathisch innervierte Ciliarmuskel ebenfalls auf Eserin anspricht, die Zonula Zinnii zur Erschlaffung kommt, so daß die Linse ihrer natürlichen Tendenz zur Annahme einer mehr kugeligen Gestalt folgen kann. Dadurch wird die Brechung der Linse verstärkt, so daß das Eserinauge nur noch in der Nähe scharf sehen kann; ruckartige Zuckungen der Augendeckel sind beschrieben worden.

Bei *Glaukom* ist die Gefahr einer raschen Gewöhnung zu berücksichtigen; man beginnt daher im ersten Jahr der Behandlung mit einer 0,02—0,1%igen Lösung von Physostigmin salicylicum und steigt jedesmal auf das Doppelte an, wenn die alte Lösung nicht mehr wirkt, auch bis zur 2%igen Lösung und mehr. M.D. 0,001 und 0,003!

Pilocarpin wirkt in dieser Hinsicht erheblich schwächer. Die Pupillenverengerung nach 1 Tropfen der 0,25%igen Lösung von Pilocarpin nitricum setzt zwar ebenfalls nach 15 min ein und dauert 10—20 Std.; bei jahrelanger Anwendung kann Steigerung bis auf eine 8%ige Lösung erforderlich sein.

Neuerdings wird auch Physostigmin purissimum in 1%iger und Pilocarpinbase in 2%iger Lösung in Olivenöl empfohlen (Physostol bzw. Pilocarpol). Auch Doryl in 0,75%iger Lösung wird zum Abwechseln genommen. Die letzte Entwicklung führt zum Diisopropyl-Fluorophosphat (0,05—0,2%ig), das eine fast irreversible Hemmung der Cholinesterase und eine Herabsetzung des intraokularen Drucks über 4—8 Tage zur Folge hat und oft noch wirkte, wenn Physostigmin und Pilocarpin versagten.

Prostigmin steht für parenterale Injektion als Methylsulfat (E. D. 0,5 mg), für Darreichung per os als Bromid (E.D. 15 mg) zur Verfügung. Bei diesem Stoff tritt die parasympathische Reizwirkung auf Herz und Gefäße in den Hintergrund; erhalten bleibt die Wirkung auf Magen-Darm- und Blasenmuskulatur (s. S. 260); als *Myoticum* wird Prostigmin in 3—5%iger Lösung angewandt. Diese muscarinartigen Wirkungen lassen sich durch Atropin leicht unterdrücken (Abb. 54a und b).

Weiterhin besitzt Prostigmin eine auffallende Wirkung auch auf die ermüdeten Muskeln, z. B. bei BASEDOWscher Krankheit. Es übertrifft Physostigmin an Wirksamkeit. Für die Behandlung der Myasthenie war die Erfindung dieses Stoffes revolutionierend. Subcutane Injektion von 0,5 mg bewirkt für 2—4 Std. ein erhöhtes Kraftgefühl und eine sinnfällig nachweisbare bessere Muskelleistung bei gleichzeitiger Verminderung der Milchsäure im Blut. Die nähere Analyse hat ergeben, daß die Myasthenie auf einem Versagen der ACh-Übertragung im Muskel beruht und einer leichten Curarewirkung an die Seite zu stellen ist, während Prostigmin durch Lähmung der Cholinesterase erregend auf die Muskelsynapse einwirkt. Der Effekt läßt sich weniger sicher auch peroral erzielen (5—10 Tabletten zu 15 mg täglich).

Eine *Nebenwirkung* besteht außer der erwähnten verstärkten Magen-Darm-Blasentätigkeit in der natürlich ungewollten Auslösung einer vorher verzögerten Menstruation, die spätestens 24 Std. nach Injektion beobachtet wird, sofern keine Gravidität vorlag. Zentral zeigt sich eine geringfügige Lähmung in Form einer Abschwächung des Patellarreflexes und anderer Streckreflexe. — *Vergiftungssymptome* äußern sich unter anderem in fibrillären Zuckungen der Muskulatur und Muskelschwäche, weiterhin in Asthmaanfällen, unter Umständen ausgehend in Lungenödem. Eine schwere Vergiftung ist nach 45 mg peroral beschrieben worden. Myasthenie-Kranke sind gegen curarisierende Stoffe vom Typ des Tubocurarins hochempfindlich, nicht hingegen z. B. gegen Succinyl-bis-Cholin. Als Gegenmittel gegen die nicotin- und curareartigen Wirkungen ist Atropin ungeeignet. *Bei mechanischem Ileus sind ischämische Nekrosen möglich.*

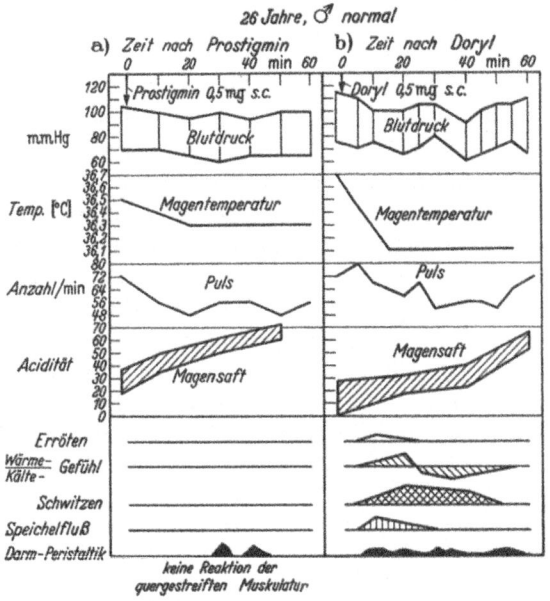

Abb. 54a u. b. Vergleich von Prostigmin und Doryl beim Menschen. 26jähriger, gesunder Mann, erhält 0,5 mg Prostigmin (a), bzw. 0,5 mg Doryl (b) durch subcutane Injektion. In beiden Versuchen findet sich eine geringe Blutdrucksenkung, besonders sichtbar am systolischen Druck, sowie eine nicht sehr auffällige Verminderung der Amplitude bei erniedrigter Pulszahl. Kreislaufstörungen in der Peripherie (Erröten, Wärme, Kältegefühl, Magentemperatur) sind nach Doryl ausgesprochen und sind geringer oder fehlen nach Prostigmin. Man beobachte die starke Wirkung von Doryl auf Schweißsekretion und Speichelfluß, die nach Prostigmin fehlt. Verstärkte Peristaltik und vermehrte Salzsäureproduktion finden sich nach beiden Arzneistoffen. (Versuche von Hochrein 1949)

Von deutscher Seite (Thomas) wird für das gleiche Krankheitsbild sowie für die progressive Muskeldystrophie die Aminosäure *Glykokoll* empfohlen (5,0 g 3- bis 4mal täglich). Als vorteilhaft bei Myasthenie wird Kombination mit *Ephedrin* sowie mit *Kaliumsalzen* empfohlen. Betr. *Desoxycorticosteron* s. S. 83.

Anhang
Pilzgifte

Fliegenpilze und andere muscarinhaltige Pilze. Zu den Erregungsmitteln des Parasympathicus gehört auch das *Muscarin* aus dem Fliegenpilz (Amanita muscaria), dessen Konstitution von Kögl aufgeklärt wurde.

In wechselnden Mengen findet es sich auch im *Pantherpilz* (Amanita pantherina) und im *Rißpilz* (Inocybe-Arten). Die Vergiftung verläuft in seltenen Fällen tödlich und betrifft in gleicher Weise den *motorischen und sekretorischen Anteil des Parasympathicus.* Besonders schwere Symptome gehen dabei vom Magen-Darm und vom Herzen aus. Antidot ist Atropin.

Neben dem Muscarin sind noch zentralwirkende Gifte im Panther- und Fliegenpilz enthalten (Trunkenheit, Delirien, Krämpfe, in anderen Fällen frühzeitige Benommenheit). Der Gehalt an solchen Stoffen ist besonders hoch im *sibirischen Fliegenpilz*, der bei den Burjäten als Rauschmittel benutzt wird. Auch die Renntiere haben eine merkwürdige Vorliebe für diesen Pilz und fallen in einen Zustand völliger Trunkenheit. Der wirksame Stoff geht fast ohne Verlust in den Harn über, und dieser besitzt die gleiche berauschende Wirkung.

Knollenblätterpilze. Die gefährlichsten Giftpilze sind die *Knollenblätterpilze.* Der *knollig erweiterte* Fuß und die *weißen Lamellen an der Unterseite des Hutes* sind das wichtigste Merkmal gegenüber den meisten eßbaren Pilzen, besonders gegenüber dem Champignon. Der weiße Frühlingsknollenblätterpilz (Amanita verna) und die beiden im Sommer und Herbst vorkommenden Arten, der grüne und der gelbe Knollenblätterpilz (Amanita phalloides und mappa) sind die häufigsten Ursachen von Pilzvergiftungen und wirken in der Regel tödlich. Es genügt ein einziger Pilz A. phalloides zum tödlichen Ausgang.

Merkwürdig ist die Latenzperiode von 10—12 Std. bis zum Eintritt der ersten Erscheinungen. Das Bild wird beherrscht von schwersten Magen-Darm-Symptomen mit häufigem *Erbrechen und reiswasserähnlichen Stühlen*. Dieses erste Stadium der Vergiftung ist mit der Cholera verglichen worden. Das wirksame *Phalloidin* und *Amanitin* sind Gehirngifte, besonders bei Kindern (Benommenheit, Krämpfe u. a.), und schwere Lebergifte (Schwellung und Degeneration der Leber vom 3. Tage ab). Gefährlich in den ersten Tagen sind die schweren *Wasser- und Kochsalzverluste*, später der *drohende Zerfall der Leber* (s. S. 374); letzthin ist *Hypoglykämie* durch besondere Gifte beschrieben worden.

Speiselorchel. Im Gegensatz zu den ungiftigen *echten Morcheln* hat die *Speiselorchel* (Helvella esculenta) öfters zu tödlichen Vergiftungen geführt. Dieser Frühlingspilz enthält die giftige *Helvellasäure*, die am Hunde sowie im Reagenzglase in hohen Konzentrationen hämolytisch wirkt, was indessen bei der menschlichen Vergiftung kaum beobachtet wird. Ein zweites Gift besitzt ähnliche, wenn auch weniger stürmische Giftwirkungen wie die Knollenblätterpilze. Erst nach 2—4 Std. und mehr machen sich Blutzerfall und Leberschädigung bemerkbar. Die meisten Todesfälle erfolgen im Coma hepaticum nach 1—2 Tagen. Die Therapie der Vergiftung ist die gleiche wie bei den Knollenblätterpilzen. Der Pilz ist stets abzukochen (mindestens 2 min lang, besser 2 mal 2 min lang). Das Gift geht in das Kochwasser, das immer und restlos abgegossen werden muß.

Lärchenschwamm. Der *Lärchenschwamm* (Polyporus officinalis oder Agaricus albus) enthält neben einem drastisch wirkenden Harz die Agaricinsäure, die bei Mensch und Tier nach einem Intervall von 5—6 Std. zu einer Unterdrückung der Schweißsekretion führt, während z. B. die Speichelsekretion und die Tränendrüsen im Gegensatz zu Atropin von dem Stoff nicht berührt werden. Er besitzt auch sonst nur geringe atropinartige Wirkungen. Örtlich wirkt er entzündungserregend; der Staub des Lärchenschwamms verursacht daher Reizung der Atemwege und der Conjunctiva. Bei der üblichen, nicht sehr verläßlichen, therapeutischen Dosis 0,01—0,05 g als Pulver oder Pille können Durchfälle auftreten.

> **Rp.** Acidi agaricinici 0,3
> Massae pil. q. s. fiant pil. Nr. XXX.
> S. abends 1—2 Pillen. — NB. Gegen Nachtschweiß der Phthisiker.

Bei häufiger Anwendung tritt Gewöhnung ein, so daß man mit anderen schweißhemmenden Mitteln abwechseln muß. In höchsten Dosen macht es atropinartige Erregung.

Auch die *Salbeiblätter* (Folia Salviae) von Salvia officinalis enthalten neben Gerbstoffen und ätherischem Öl einen noch unbekannten Stoff, der gegen Nachtschweiß wirksam ist (2 Eßlöffel auf $1/_4$ l Wasser als Tee). Ähnlich wie *Agaricinsäure* wirkt die *Camphersäure*. Abends 0,1—1,0 g in Oblaten.

Sonstige Gifte in Pilzen. Viele Pilzvergiftungen entstehen nicht durch die spezifischen Pilzgifte, sondern aus grober Fahrlässigkeit durch die leicht verderblichen, gelegentlich von Maden und Insektenlarven durchsetzten, eßbaren Pilze. Bei den Frühsymptomen der Pilzvergiftung (Brechreiz, Kratzen im Hals, Leibschmerzen, Schwindel) ist sofort *der Magen-Darm-Kanal zu entleeren* und durch *reichliche Kohlegaben* für Adsorption der Giftstoffe zu sorgen.

Neuerdings sind in vielen Pilzen, besonders in Clitocybe-Arten stark antiseptische bzw. bakteriostatische Stoffe gefunden worden (s. S. 581).

c) Curare und Curare-artige Stoffe

Curare wurde als Pfeilgift im Gebiete des Amazonenstroms und des Orinoko vorgefunden und bildet vielfach heute noch die Existenzgrundlage bei den dortigen primitiven Völkerschaften. Es wird nach herkömmlichen geheimen Verfahren aus den verschiedensten Pflanzen (Strychnos toxifera und Chondodendrum tomentosum) extrahiert und sogar toxikologisch testiert; je nach der Herkunft wird es als trockene braune Masse besonders verpackt (Tubo-, Calebassen-, Topf-Curare). Aus Tubocurare wurde von BÖHM das reine Curarin gewonnen; dieses wurde später von KING in kristallisierter Form vorgelegt (d-Tubocurarin); es handelt sich um einen Isochinolin-Abkömmling. Die Alkaloide von Calebassen-Curare sind Indol-Abkömmlinge, zum Teil mit hoher Wirkungsintensität. Bei allen diesen Stoffen handelt es sich um *quartäre Ammoniumbasen.* Die klassischen Curareversuche sind mit den Rohextrakten durchgeführt worden; diese enthalten immer viele verschiedene curarisierende Alkaloide nebeneinander.

Curarepräparate sind vom Magen her fast unwirksam, da rasche Ausscheidung durch die Niere erfolgt. Als Pfeilgift jedoch oder bei parenteraler Injektion führt Curare unter Umständen in wenigen Minuten zu einer *Lähmung der Skeletmuskulatur,* die zuerst Augendeckel, Finger, Zehen, Augen und Ohren, dann Beine, Rumpf und Nacken, zuletzt das Diaphragma befällt. Gleichzeitig werden z. B. die proprioceptiven Reflexe, die Adrenalinausschüttung aus den NN, Herzvagus, Gefäßnerven mehr und mehr gelähmt. Ein weiterer Angriffspunkt für Curare sind die *Ganglien des autonomen Nervensystems* (Herabsetzung der laryngealen und bronchialen Reflexe). Curare hat auch bestimmte *zentrale Wirkungen,* es bewirkt z. B. bei Enthirnungsstarre der Katze Atonie der Muskulatur, bevor eine nachweisbare periphere Lähmung einsetzt (LAPIQUE); jedoch wird über die praktische Bedeutung dieser Nebenwirkungen noch diskutiert. Der Tod erfolgt unter *peripherem* Atmungsstillstand bei wachem Bewußtsein und kann durch konsequent durchgeführte *künstliche Atmung* verhindert werden (R. WEST). Der Hund überlebt unter diesen Umständen die 15fache tödliche Dosis.

Wirkungsmechanismus. Nach der früheren, von CLAUDE BERNARD in genialen Versuchen begründeten Theorie führt Curare zu einer Lähmung der motorischen Endplatten; schärfer definiert handelt es sich um eine erhöhte Reizschwelle des Muskels gegen das einströmende Acetylcholin (myoneuraler Block, Abb. 55). Zugrunde liegt eine Leitungsunterbrechung an diesen hochempfindlichen Schaltzellen, die entweder auf *Repolarisation* (d-Tubocurarin, Dimethyl-d-Tubocurarin, Flaxedil) oder auf *Depolarisation* (Dekamethonium, Succinyl-Bis-Cholin) an diesen feinen Membranen beruht, ganz ähnlich wie es repolarisierende und depolarisierende Lokalanaesthetica gibt; in der Tat können curarisierende Stoffe auch als Lokalanaesthetica mit spezifischem Angriff an den Muskelsynapsen aufgefaßt werden (s. S. 245).

d-Tubocurarinchlorid. Schon CLAUDE BERNARD hatte Tetanusfälle mit Curare behandelt; mit der Einführung von d-Tubocurarin wurden die Indikationen rasch verbreitert.

Solche *Muskelrelaxantien* haben offensichtlich zwei verschiedene Leistungen am quergestreiften Muskel.

1. Injiziert man d-Tubocurarinchlorid intravenös in der üblichen Dosierung von 10—30 mg, so erfolgt innerhalb von 1 min die geschilderte Entspannung des normal tätigen Muskels, z. B. der *Kehlkopfmuskeln,* so daß Intubation möglich wird, und der *Bauchmuskulatur,* so daß Bauchoperationen auch in leichter Narkose möglich werden. Diese akute „*curarisierende*" Wirkung ist innerhalb von 15—20 min abgeklungen; sie interessiert vornehmlich den Chirurgen.

Mit allen angeführten Muskelrelaxantien läßt sich diese curarisierende Wirkung erzwingen. Die frühzeitige Anlähmung der Atmung durch alle diese Relaxantien muß in Rechnung gestellt werden (O_2-Beatmung). Überempfindlichkeiten werden durch eine vorausgehende Testdosis, z. B. von 5 mg d-Tubocurarin aufgedeckt; extreme Überempfindlichkeit wird bei *Myasthenie* beobachtet (Testdosis 0,3 bis 0,5 mg). Cave auch Leber- und Nierenkranke! Als wichtiger Nebenbefund zeigt sich eine *Einsparung an Narkoticum* bis zu ³/₄ der üblichen Menge (H. HOFMANN); dadurch wird vermieden, daß die Muskelentspannung wie bisher durch hohe, gefährliche Konzentrationen des Narkosemittels erzwungen werden muß. —

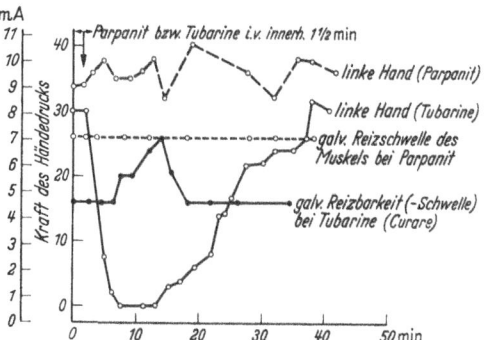

Abb. 55. Messung der Kraft des Händedrucks sowie der galvanischen Reizschwelle des Muskels im Selbstversuch. Vergleich von d-Tubocurarin und Parpanit. (Nach J. E. HEUSCHER und M.-L. SCHOELLY 1948)

In Kombination mit Äther ist nur ¹/₃ der üblichen Curaredosis erlaubt, da Äther selber curarisierend wirkt; Curaregaben dürfen innerhalb von 24 Std. nicht wiederholt werden. Als Hilfsmittel bei Allgemeinnarkose angewendet, kann die Narkosemortalität erheblich ansteigen, und zwar auch in der Hand von Spezialisten (BEECHER und TODD).

Nebenwirkungen der Curarepräparate beruhen zum Teil auf Freiwerden von Histamin (Bronchospasmen, Ödembildung in den Atemwegen, Schleim- und Tränensekretion). Als besonders bedrohlich gelten unvorhersehbare Fälle von *anhaltender Atmungslähmung,* auch in üblicher Dosierung. O_2-Beatmung ist unentbehrlich. *Prostigmin,* ein bekannter *Curareantagonist,* der am besten nach *vorheriger* Gabe von 1 mg Atropin gegeben wird, ist nur in der toxischen Grenzdosis von Curare verläßlich und versagt regelmäßig in schwereren Fällen.

2. Untersucht man hingegen die gleiche Dosis von d-Tubocurarin am spastisch tätigen Muskel, z. B. bei Wundstarrkrampf, spastischer Lähmung, bei der Starre von PARKINSON-Kranken oder bei Kranken mit künstlichen Gliedern, die häufig langanhaltende schmerzhafte Muskelspasmen zur Folge haben, oder im Experiment an Prostigmin-stimulierten Muskeln, so zeigt sich eine Wirkung über 4—5 Stunden. In dieser Zeit erscheint der Muskel wie normalisiert; zweckmäßigerweise spricht man hier von „*lissiver*" Wirkung; diese fällt mehr in die Interessen der inneren Medizin.

Wenn man die curarisierenden Stoffe als Lokalanaesthetica mit spezifischem Angriff an der Muskelendplatte auffaßt, so wird verständlich, daß viele *Lokalanaesthetica* (Novocain, Parpanit, Magnesiumsalze), weiterhin *Antihistaminkörper* (Phenergan, Diparcol), *Stoffe der Atropingruppe* (Atropin, Scopolamin, Belladonnin) sowie *Sympatholytica* zwar nicht curarisierende, wohl aber „lissive" Eigenschaften besitzen. Die Existenz solcher ausschließlich lissiven Stoffe ist der beste Beweis, daß curarisierende und lissive Leistungen nicht identisch sind. Solche Stoffe sind von großem praktischem Interesse für die Behandlung von postencephalitischen Zuständen sowie von PARKINSON-Symptomen; die wichtigsten von ihnen werden in der Folge als „Interneuronengifte" aufgeführt, weil sie neben ihrer peripher lissiven Wirkung auf das Rückenmark oder gar wie Diparcol auf das Stammhirn einwirken.

Weitere Muskelrelaxantien. Diese wirken zum Teil durch Repolarisation (Dimethyl-d-Tubocurarin, Flaxedil) und gehören dann zur Gruppe des d-Tubocurarins oder sie wirken durch Depolarisation (Dekamethonium, Succinyl-bis-cholin-chlorid). Zwischen diesen beiden Gruppen sind pharmakologische Antagonismen nachweisbar; Prostigmin z. B. wirkt bei der ersteren Gruppe antagonistisch, bei der letzteren verstärkend. Ihre Vorteile gegenüber d-Tubocurarin sind unwesentlich, abgesehen vom Fehlen der Histaminwirkungen. Succinyl-

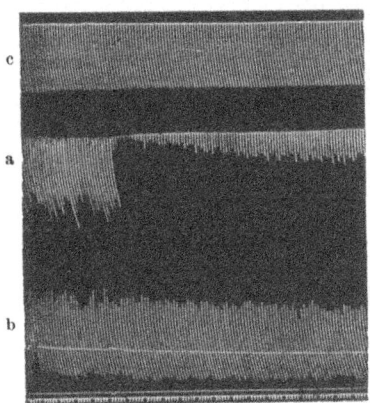

Abb. 56. Wirkung von 40 mg Myanesin intravenös bei einer Katze. Man beobachte bei dieser Dosierung die starke Wirkung auf den Multineuronen- (Flexor-) Reflex (a) die fehlende Wirkung auf den Zweineuronen-(Kniesehnen-)Reflex (b) und die ebenfalls fehlende Wirkung auf Nerv und Muskel (c). Zeit in 10 sec. (Nach F. M. BERGER 1949)

bis-cholin ist äußerst kurzwirkend, zeichnet sich bei künstlicher Atmung durch überaus geringe Toxicität aus, da es beinahe mit der Geschwindigkeit der Injektion abgebaut wird, daher sogar für Infusionen geeignet ist. Bei allen diesen Stoffen werden Fälle von unvorhersehbarer anhaltender Atmungslähmung beobachtet; beim Succinyl-bis-cholin kann dieses zusammenhängen mit dem etwaigen Fehlen der Pseudocholinesterase, z. B. nach Alkylphosphat-Estern, wodurch der Abbau über Stunden verzögert wird.

Andere Stoffe mit curareartiger Wirkung. Hierher gehören die quartären Ammoniumbasen, darunter als einfachste Verbindung *Tetramethylammoniumhydroxyd.*

Die Verbindung findet sich als Giftstoff in den Nesselfäden von Actinina equina und dient hier wie ein Pfeilgift zum Anlähmen der lebenden Beute. Ähnliche Stoffe finden sich in den Nesselfäden der Quallen, deren Berührung beim Menschen ähnlich wirkt wie ein Insektenstich. Geraten sie ins Auge, wie es bei Hochseefischern vorkommt, so kann es zu auffälligen, aber gewöhnlich gutartigen Ulcerationen kommen.

Das nahe verwandte *Tetraäthylammoniumbromid* ist neuerdings zur Blockade der autonomen Ganglien beim Menschen benutzt worden. Weiterhin entstehen quartäre Ammoniumbasen durch *vollständige Methylierung von Alkaloiden* wie Cocain, Strychnin, Chinin u. a., und auch diese besitzen curareähnliche Wirkung.

Interneuronengifte. Diese Stoffe führen in hoher Dosis zu einer Curare-artigen Lähmung der Versuchstiere, und zwar nicht durch Angriff an den Endplatten, sondern durch Lähmung der Interneuronen im Rückenmark. Spinalganglien und motorische Neuronen der Vorderhörner bleiben dabei unbeeinflußt, so daß z. B. der Patellarreflex intakt bleibt. Reflexe dagegen, die ein drittes Neuron, das Interneuron nämlich erfordern, wie der Flexorreflex der Katze werden spezifisch gelähmt; auch der durch Strychnin oder durch zentrale Reizung gesteigerte Patellarreflex verhält sich wie ein Interneuronenreflex (Abb. 56). Die Stoffe sind Antagonisten der erregenden Rückenmarksgifte (Strychnin, Pantocain u. a.); Barbitursäuren wirken synergistisch.

Myanesin, der Glycerinäther von o-Kresol, führt bei allen Laboratoriumstieren zur Verminderung der Spontanbewegungen und des Muskeltonus, später zu Ataxie und aufsteigender Lähmung. Der Stoff ist in diesen Dosen ohne Einfluß auf Atmung und Blutdruck. Am quergestreiften Muskel zeigt sich nach Vorbehandlung mit Prostigmin eine deutliche lissive Wirkung.

Beim Menschen ist das Hauptanwendungsgebiet die Chirurgie mit ihrer Forderung der Muskelerschlaffung, insbesondere bei reflektorischer Übererregbarkeit; Myanesin erleichtert die Narkose, insbesondere bei erhöhter Resistenz gegen Narkotica. Die übliche Dosis in diesen Fällen beträgt 0,5—2,0 g i.v. injiziert; es ist umstritten, ob Myanesin besser oder schlechter wirkt als Curarepräparate.

In der inneren Medizin und Neurologie wirkt Myanesin gegen Tremor und Rigidität bei PARKINSONscher Krankheit; die i.v. Dosis von 1,0 g wirkt etwa 30—60 min. Auch perorale Myanesinzufuhr (in Propylenglykollösung) wird empfohlen. Myanesin wirkt weiter bei athetotischen und choreaähnlichen Bewegungen sowie bei spastischen Zuständen und bei Muskelspasmen. Hier ist die Wirkung lang anhaltend über 5—6 Std.

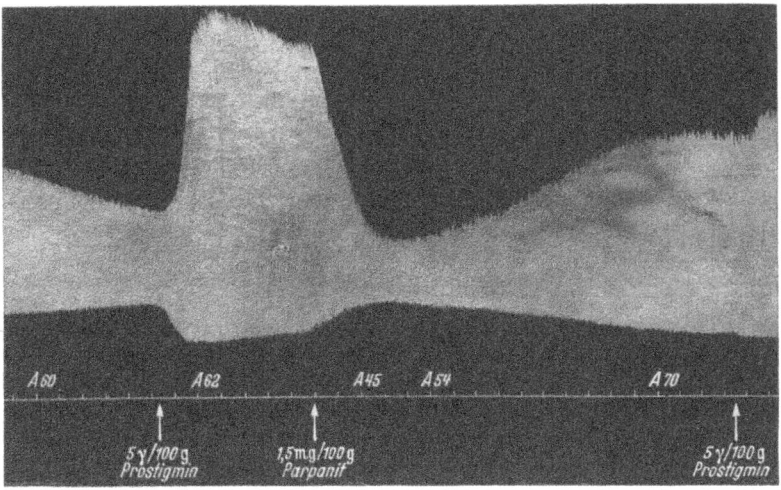

Abb. 57. Myogramm der Mm. masseter der Ratte nach Prostigmin und Parpanit. Avertinnarkose. Reizfrequenz: 1 Hz (Induktorium). Zeitschreibung: Minuten. A Atmungsfrequenz je Minute. Man beachte die rasch einsetzende Prostigminwirkung auf den willkürlichen Muskel sowie die lissive (Antiprostigmin-)Wirkung des Parpanit. (Nach HOTOVY und ERDNISS 1950)

Von *toxischen Nebenwirkungen* wird Hämolyse beschrieben; selten kommt es zu Urämie und Anurie, auch mit tödlichem Ausgang; im Einzelfall wurde Herzblock sowie Nekrose des Vorderarms nach zufälliger intraartieller Injektion beschrieben. Die Entgiftung erfolgt durch Bindung an Glucuronsäure und Schwefelsäure. — Der nahe verwandte Glycerinester von Guajacol ist als *Myocain* im Handel.

Parpanit (l-Phenyl-cyclopentan-l-carbonsäurediäthylaminoäthylesterhydrochlorid) — von DOMENJOZ eingeführt — ist eine Base mit vielseitigen Eigenschaften; es wirkt spasmolytisch auf glatte Muskulatur, atropinartig, gefäßerweiternd und blutdrucksenkend. Der entscheidende Zug im Wirkungsbild ist die *Interneuronenlähmung*; daneben hat es eine *lissive Wirkung*; diese zeigt sich u. a. im Antagonismus gegen Prostigmin, Nicotin und Tetanustoxin, also an der übererregten quergestreiften Muskulatur (Abb. 57). Dagegen vermißt man die schlaffe Lähmung des curarisierten Menschen (Abb. 55). Parpanit besitzt mäßige analgetische Wirkungen; indessen wird gelegentlich sogar Euphorie beobachtet.

GRÜNTHAL sah als erster die spasmenlösende Wirkung bei PARKINSONscher Erkrankung u. ä. In dieser Hinsicht verhält es sich ähnlich wie Atropin, das ebenfalls am quergestreiften Muskel leicht curareartig wirkt, besitzt aber stärkere Wirkung auf die Rigidität.

Die *Nebenwirkungen* von Parpanit, auch die der vegetativen Sphäre (Schwindelanfälle, Herzklopfen u. a.), entstehen wohl hauptsächlich durch die Krampfgiftwirkung des Stoffes in höherer Dosierung, werden daher durch Luminal, Coffein u. a. beeinflußt.

Weitere wichtige Präparate dieser Reihe sind *Diparcol* (s. S. 151), *Bella-donnin* (s. S. 270) und *Artane*; dieses letzte Produkt [3-(1-piperidyl)-1-phenyl-1-cyclohexyl-1-propanol] ist Atropin-ähnlich.

Ganglienblocker. *Gangliopleglische Stoffe* sind seit den Nicotin-Arbeiten von LANGLEY 1890 bekannt; die modernen Ganglienblocker haben die Eigenschaft, die vegetativen Reflexe anzulähmen, die in den autonomen Ganglien umgeschaltet werden. *Hauptangriffspunkt* der bisher im Handel befindlichen Ganglienblocker sind die vasomotorischen Stellungsreflexe, die bei veränderter Statik des Körpers in Bewegung gesetzt werden; solche Ganglienblocker haben daher die Eigenschaft, daß sie beim liegenden Hypertoniker wenig auf den Blutdruck einwirken; am stehenden Patienten dagegen wirken sie wie ein dosierbarer orthostatischer Kollaps; es lassen sich dann z. B. bei gefährlichem Hochdruck, der ein Eingreifen mit heroischen Verfahren notwendig macht, die gewünschten Blutdruck-senkungen vorübergehend erzielen; etwaige Kollapszustände oder die regelmäßig auftretende Tachykardie darf man dann allerdings nicht als toxisch bezeichnen, da sie zum Wesen aller Ganglienblocker gehören.

Beherrschung operativer Blutungen. Wird am liegenden Patienten, der unter Wirkung von Ganglienblockern auf einen Blutdruck von 70—80 mm Hg einreguliert ist, ein Körper-teil höher gelagert, so tritt hier eine nahezu vollständige Blutleere auf. Werte von 70 bis 80 mm Hg können bekanntlich in Fällen von Schock verheerende Folgen haben, nach Ganglienblockern hingegen werden sie besser vertragen, weil nämlich die für den Schock-zustand charakteristischen Gefäßspasmen (s. S. 313) durch Ganglienblocker zum Teil unter-bunden werden; daher ist sogar die Diurese gewöhnlich intakt (s. S. 496); Komplikationen können aber nicht ausbleiben, zum Teil weil Gefäßgebiete mit pathologisch veränderten Gefäßen auf hohen Druck angewiesen sind, zum Teil weil die Gefäßreflexe nur angelähmt werden, so daß insbesondere mit Spasmen der Nierengefäße und allen Folgen (s. S. 317) zu rechnen ist. Auch Verschlechterung eines bestehenden initialen Schockzustandes, cerebrale und coronare Thrombosen, verschlechterte Durchblutung der Leber u. a. ist beschrieben worden. Daher wird dieses Verfahren, das an sich die Beherrschung aller operativen Blutungen erlaubt, heute nur noch für ganz ausgewählte Fälle empfohlen, in denen man zwischen Scylla und Charybdis durchsteuern muß, z. B. für Operation von Hirntumoren.

Nebenangriffspunkte der Ganglienblocker sind z. B. die autonomen Zellen im Ganglion cervicale superius, die unter anderem die Nickhaut-Kontraktionen bei der Katze beherrschen, sowie der Sinus caroticus, und diese Organe werden gewöhnlich zur Testierung gangliopleglischer Stoffe verwendet. Aber deren Angriffsfläche ist viel breiter; sie trifft unter anderem auch die autonomen Ganglien, unterschiedslos, ob sie sympathisch oder parasympathisch sind, ob sie mit den Chemoreceptoren im Sinus caroticus zusammenhängen oder ob sie mit der Fortleitung sensibler Impulse zu tun haben, z. B. im Bereich des Magen-Darm-Kanals. Sie wirken auf Sekretionen und Hypermotilität atropinähnlich, obwohl durch einen ganz anderen Mechanismus.

Hexamethonium wurde entwickelt auf Grund der experimentellen und klinischen Erfahrungen, die bereits für einen anderen, wegen seiner Nebenwirkungen verlassenen Ganglienblocker, nämlich für *Tetra-Äthylammonium* (BURN und DALE) vorlagen; es wird gewöhnlich als Chlorid verwandt. In seinem feineren Wirkungsmechanismus verhält es sich wie d-Tubocurarin und andere quartäre Ammoniumbasen dieser Reihe, welche ja ebenfalls leichte Ganglienblocker sind; es führt nämlich ebenfalls zur *Stabilisierung des Membran-potentials* und ist damit ein Antagonist gegen depolarisierende Stoffe wie Acetylcholin, Nicotin, Lobelin u. a.; die Lähmung der autonomen Ganglien zeigt sich auch besonders deutlich am Ohr des Kaninchens, wo man eine Steigerung der Wärmeverluste auf das 10- bis 20fache finden kann; seine Wirkung ist besonders auffallend bei erhöhtem Tonus der Gefäße. Hexamethonium entfaltet auch eine gewisse Wirkung an den Neuronen des Zentralnervensystems, so daß bei praktischer Anwendung Müdigkeit, Schlafsucht, Vertiefung der Narkose zur Beobachtung kommen. Die oft im Vordergrund stehende Ganglienblockade des N. vagus führt zur Anlähmung der Magen-Darm-Bewegungen und unter Umständen zu völliger Anacidität des Magensaftes; ebenso wird die hypoglykämische Magensekretion, auch die Hyperacidität des Ulcus-Kranken unterdrückt, was bei Atropin, Banthine nicht sehr auffällig ist. Dagegen wird die Sekretionssteigerung durch Alkohol, Fleischextrakt u. a. durch Hexamethonium nicht beeinflußt, weil es sich um rein periphere Vorgänge handelt. Seine wichtigste Nebenwirkung indessen ist die Kollapsgefahr. Hexamethonium wirkt nur bei Injektion, weniger nach peroraler Gabe. — Seine chemische Bezeichnung ist Hexamethylen-1,6-bismethylammonium.

Pendiomid, der quartären Methoniumgruppe angehörig, wirkt kürzer als Hexamethonium; es ist ein spezifischer Ganglienblocker von erstaunlicher therapeutischer Breite (1:1000), die durch künstliche Beatmung noch vergrößert wird. Es wirkt sowohl auf die sympathischen wie auf die parasympathischen Ganglien; es blockt auch die an der Katze bei elektrischer Reizung der Stirnrinde auftretenden sympathischen Erregungen. Die Blutdrucksenkung bei gesteuerter Hypotension läßt die periphere Strombahn bei sonst gesunden Patienten (Gehirn, Herz, Nieren) intakt; es unterdrückt gefährliche autonome Reflexe während chirurgischer Operationen; neben den autonomen Ganglien sind möglicherweise auch afferente vegetative Nervenbahnen durch die Blockade betroffen. Es führt zur Verstärkung sympathomimetischer Effekte, so daß z. B. beim Menschen nach Vorbereitung mit Ephedrin eine gesteuerte Hypotension nicht zu erreichen ist. Seine *antiödematöse, antiphlogistische, schmerzstillende* Eigenschaft wird debattiert zusammen mit anderen Wirkungen repolarisierender Stoffe wie Schutz vor Kammerflimmern. EKG und EEG bleiben nach Pendiomid weitgehend intakt.

d) Die Atropingruppe

Eine *Lähmung der peripheren Nervenendigungen des Parasympathicus* erfolgt durch die Stoffe der *Atropingruppe*. Diese Lähmung ist auch *beim Gesunden* nachzuweisen. Nicht alle parasympathischen Nervenendigungen sind gleich empfindlich, besonders frühzeitig wird vielmehr die Sekretion von *Schleimdrüsen* in Nase und Mund, von *Speichel* und *Magensaft* gehemmt. Auch der Herzvagus ist empfindlich. Zur vollständigen Hemmung des Pelvicus sind 1000fach höhere Dosen notwendig.

Im Zustand der *Vagotonie* — auch nach Erregungsmitteln des Parasympathicus — sind die parasympathischen Synapsen überempfindlich gegen Atropin, so daß auffällige vagotonische Symptome auf besonders kleine Atropindosen ansprechen. Da das autonome Nervensystem, vor allem beim männlichen Geschlecht, auf *seelische* und *berufliche Überbelastung* besonders häufig mit den *Symptomen der Vagotonie* antwortet, so gehören die Belladonnapräparate mit zu den unentbehrlichen Teilen des Arzneischatzes.

Atropin und seine Verwandten sind wirksame *Antidote* bei Vergiftung mit Stoffen der Acetylcholin- und Physostigmingruppe, auch mit anderen Arzneistoffen und Giften, die parasympathische Reizerscheinungen zur Folge haben, wie z. B. die Digitalisglykoside (s. S. 291).

Allgemeines über die Großhirnwirkung der Solanaceenalkaloide. Die *Solanaceen* oder Nachtschattengewächse liefern uns einige der ältesten Drogen: *Tollkirsche, Bilsenkraut, Stechapfel, Alraunwurzel* u. a. Durch gelegentliche Vergiftungen werden besonders Kinder betroffen beim Beerensuchen oder beim Spielen. Dabei zeigt sich noch ein zweiter wichtiger pharmakologischer Angriffspunkt der Atropingruppe: sie wirkt je nach der Dosierung erregend oder lähmend auf das Zentralnervensystem. Bei Kindern und bei Erwachsenen treten eigentümliche Erregungszustände mit schweren Sinnestäuschungen auf. Die Betroffenen sind leicht eigener und fremder Suggestion zugänglich, sie glauben z. B.

mit Geistern oder Gespenstern zu verkehren, oder meinen, daß sie in Tiere verwandelt sind.

Es ist daher begreiflich, daß diese Drogen frühzeitig als Rauschmittel benützt worden
sind. Bereiteten sie doch dem Betroffenen ein kinoartiges Erlebnis, das sich entwickelte aus
den eigenen seelischen und animalischen Urgründen und das unendlich phantastischer
war, als je ein Filmdichter ersinnen könnte. Durch sie wurde die magische Welt erschlossen,
die religiöse Handlung mit geheimnisvollem Schimmer verklärt. Die griechische Kultur z. B.
war im Besitze der Mandragora, dieser Zauberpflanze, die bereits beim orphischen Zug der
Argonauten erwähnt wird, und sie besaß die Herba Apollinaris, das Bilsenkraut nämlich,
dessen maniakalische Wirkung bereits von Xenophon beschrieben wird.

Im Gegensatz zu den optischen Visionen, die nach Solanaceenalkaloiden auftreten, haben
andere derartige Rauschgifte mehr Farbenvisionen zur Folge (Mescalin), wieder andere
führen zu Bewegungshalluzinationen (Haschisch). Auch die übrigen Sinneszentren können
durch solche Gifte spezifisch erregt werden, so daß Sinnestäuschungen von seiten der Hör-,
der Geschmacks- und Geruchszentren auftreten. In solchen Fällen spricht man von Bild-
erregung oder *Eidese* und von *eidetischen Stimulantien* (HELLPACH).

Diese magischen Gifte gehören wohl seit frühester Zeit zum allgemeinsten Menschheitsbesitz, wie das Beispiel der mexikanischen Indianer lehrt, dieser großen ,,Giftmischer,
Giftgenießer und Entgifter‟ der Neuen Welt. Nachklänge dieser Periode aus unserem
eigenen Vaterlande hört man noch aus unseren Märchen und Sagen sowie aus den GOETHE-
schen Werken.

Die Menschheit hat dann aufgehört mit den Hexensalben, Liebestränken und anderen
chemischen Verzauberungsstücken und hat sich mehr den *euphorisch wirkenden Genuß-
giften* zugewandt, durch die die Stimmungslage verbessert wird (Opium, Cocain, alkoholische
Getränke). Sie ist heute unter dem Druck des Zeitgeistes im Begriff, auch diese Stufe zu
überwinden und sich mehr und mehr den *Leistungsstimulantien* zuzuwenden, deren Genuß zur
Mobilisierung neuer psychischer Energien führt (Coffein, Benzedrin, Pervitin) (s. S. 323).

Vergleich von Atropin und Scopolamin. Die giftigen Solanaceen enthalten
als Hauptwirkstoffe — nebeneinander, aber in wechselndem Mengenverhältnis —
Atropin bzw. l-Hyoscyamin und Scopolamin. Bei einzelnen Drogen, wie bei
der Tollkirsche, überwiegt das Atropin
bzw. l-Hyoscyamin, bei anderen, wie
bei den australischen Scopoliaarten, das
l-Scopolamin.

Die beiden Alkaloide sind sich auch
chemisch sehr ähnlich. *Atropin* besteht
aus der Base *Tropin* — die dem Ekgonin
der Cocablätter nahe verwandt ist —,
verestert mit der *Tropasäure.* Durch
Aufnahme eines Sauerstoffatoms entsteht
aus dem Tropin das *Scopin*, das, mit der
gleichen Tropasäure verestert, Scopol-
amin ergibt. Bei der Tollkirsche liegt im frischen Blatt hauptsächlich l-Hyoscyamin vor, das leicht racemisierbar ist und dann in Atropin, d. h. in die Mischung
aus r- und l-Hyoscyamin übergeht, von denen die l-Verbindung als Lähmungsmittel des Parasympathicus doppelt so stark ist wie Atropin; r-Hyoscyamin
hat nur $1/_{40}$ der Wirkung. — In *alkalischer Reaktion*, z. B. in Mischung mit Magnesia usta und Bismutum subnitricum, wird Hyoscyamin unwirksam.

Während sich Atropin und Scopolamin in ihren *zentralen Wirkungen* grundlegend unterscheiden — vorwiegend Erregung bei Atropin, vorwiegend Lähmung
bei Scopolamin —, wirken sie peripher als Lähmungsmittel des Parasympathicus,

und zwar bei gleicher Dosis (z. B. 0,5 mg) annähernd mit gleicher Wirkungsintensität. Am Auge ist Scopolamin *reizloser* als Atropin.

Atropin. Die wichtigste Quelle des Atropins ist die Tollkirsche — Atropa
Belladonna —, deren Beeren, Wurzeln, Stengel und Blätter alkaloidhaltig sind.
Es entsteht zum größten Teil erst sekundär bei der chemischen Aufarbeitung
aus Hyoscyamin. Durch wäßrige Extraktion der Blätter (Gehalt 0,4—0,9%)
wird das Extractum Belladonnae hergestellt (1,5% Alkaloide, E.D. 0,01—0,03),
das durch seinen Gehalt an Nebenalkaloiden besser wirksam, gleichzeitig weniger
leicht resorbierbar und vielleicht auch verträglicher ist als das reine Atropin.
Für die orale Anwendung ist es vorzuziehen, wenn nicht die mehr stoßartige
Wirkung des Alkaloids erforderlich ist. Entsprechend dem Alkaloidgehalt wird
das Extrakt etwa 50mal höher dosiert als Atropin. Die Belladonnawurzeln in
den verschiedenen Gegenden haben äußerst verschiedenen Alkaloidgehalt, was
bei der sog. bulgarischen Kur zu berücksichtigen ist.

Rp. Extracti Belladonnae 0,45
    Massae pil. q. satis fiant pil. Nr. XXX.
    S. 3mal täglich 1—2 Pillen. — NB. Entsprechend einer Einzeldosis von 0,3 mg
    Atropin.

Ähnliche Extrakte sind als Bellafolin, Homburg 680 (s. u.) und Belladonnadispert im
Handel. Ein bekanntes Kombinationspräparat liegt im *Bellergal* vor; es enthält neben
0,1 mg Bellafolin noch 0,3 mg Gynergen und 0,02 g Luminal.

Schicksal im Organismus. Atropin wird von allen Schleimhäuten rasch aufgenommen, wird im Blut und Gewebe langsam entgiftet, zum Teil durch adsorptive Bindung an Eiweißkörper. Bei Pflanzenfressern wie Kaninchen ist die
physikalische Bindung besonders stark, so daß solche Tiere mit Belladonnablättern gefüttert werden können. Beim Menschen ist der hauptsächliche Ausscheidungsweg die Niere, und zwar ist bis zu $1/3$ der eingegebenen Menge im
Verlauf von 10—14 Std. aus dem Harn wieder zu gewinnen (PULEWKA), doch
sind sogar nach 36 Std. noch Spuren von Atropin zu finden. In Vergiftungsfällen genügen einige Tropfen des atropinhaltigen Harns, in das Katzenauge
eingebracht, um Mydriasis herbeizuführen. Das Alkaloid neigt wegen der langsamen Ausscheidung bzw. Entgiftung zur *Kumulation*. Andererseits kann
Gewöhnung eintreten.

Örtliche Wirkungen. Das Alkaloid besitzt eine gewisse *lokal-anaesthetische
Wirkung* und wirkt dadurch unter Umständen schmerzstillend, z. B. bei Corneal-
ulcus und schmerzhaften Hämorrhoiden. Im letzteren Fall mag die Lösung
örtlicher Spasmen mit im Spiele sein.

Rp. Extracti Belladonnae 0,02
    Ol. Cacao q. s. fiat supp.
    D. tal. dos. Nr. X
    S. Bei Bedarf ein Stuhlzäpfchen einzuführen.

Aber auch Pruritus und Herpes zoster sprechen gelegentlich auf Belladonna-
salben an; der Mechanismus ist unbekannt, doch sei in dieser Hinsicht erwähnt,
daß Atropin bei Verbrennungen 2. Grades das Aufschießen der Brandblasen verhindern soll (KÁROLYI). In Linimenten wirkt es gegen Nachtschweiße.

Allgemeinwirkungen. Verdauungstractus. Am auffälligsten ist die Wirkung
kleiner Atropindosen auf die Schleim- und Speicheldrüsen. Nach 0,5 mg Atropin
oder 0,025 g Extr. Belladonnae, auch weniger, werden Mund und Kehle trocken,

der Patient wird durstig. *Schweiß*- und *Milch*sekretion werden vermindert; bei Kindern zeigt sich das *Atropinfieber*.

Für experimentelle Untersuchungen ist besonders die Glandula sublingualis des Hundes geeignet. Löst man einen Speichelfluß aus, z. B. durch Pilocarpin, so ist dieser leicht durch Atropin zu lähmen, und zwar entspricht ungefähr 1 Teil Atropin = 8,5 Teilen Pilocarpin. Solche Methoden sind für die Titration von Belladonnablättern verwendet worden.

Weiterhin erfolgt eine *Hemmung der Magensekretionen*, wodurch besonders der Appetitsaft, nicht der etwaige Histamin- und Gastronsaft, nur wenig die Hypersekretion des Ulcuskranken betroffen wird (s. S. 365); Gallen- und Pankreassekretion werden vermindert; doch sind — im ganzen gesehen — die Atropinwirkungen auf die Sekretionen in Magen und Darm geringfügig im Vergleich zur starken *Wirkung auf die Motorik des oberen Verdauungstractus*.

> **Rp.** Sol. Atropini sulfur. 0,01/10,0
> D. ad vitrum patentatum.
> S. 5mal täglich 1—3 Tropfen. — NB. Zeitliche Begrenzung erwünscht.

Dosen von 0,5—1,0 mg sind bei *Spasmen des Oesophagus*, der *Kardia*, bei *Gastralgie* und auch bei *Pylorospasmus* gebräuchlich. Besonders wichtig ist die Atropinbehandlung des kongenitalen Pylorospasmus. Sie ist vor allem aussichtsreich, wenn gleichzeitig andere Störungen des autonomen Nervensystems vorliegen. Auch hohe subcutane Dosen, wie 3mal täglich 0,00025 Atropin, werden von nicht zu stark atrophischen Kindern oft gut vertragen. — Eine gewisse Atropinwirkung zeigt sich nach höheren Dosen auch bei Spasmen der tiefer gelegenen Darmabschnitte (ODDIscher Sphincter, spastische Obstipation) sowie der Beckenorgane (z. B. bei Enuresis und Cystitis); neben der vaguslähmenden ist hierbei die *direkte muskulotrope, spasmolytische Wirkung* im Spiel. Als Antagonist von Opiaten an den Schließmuskeln ist Atropin viel schwächer als Nitrite, Papaverin u. a. Bei Appendicitis in Form von Bellafolin angewandt, wirkt es fast als Morphinersatz. Atropin besitzt auch eine gewisse erregende Wirkung auf den AUERBACHschen Plexus, daher unter Umständen seine Anwendung bei atonischer Obstipation.

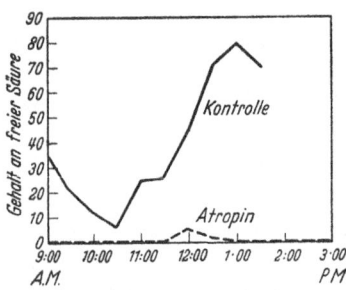

Abb. 58. Wirkung von Atropin auf die Salzsäuresekretion des Magens beim Menschen. Sekretionstest nach 100 cm³ 7%-igen Alkohols durch Magenschlauch. Man beachte, daß in den nächsten 4 Std. ein stetiger Anstieg von freier Salzsäure einsetzt. 2 Tage später wurden 1,3 mg Atropin intravenös injiziert, gleichzeitig mit der Alkoholgabe. Es trat Achlorhydrie auf. (Nach PAUL und RHOMBERG 1945)

Die direkte muskulotrope Wirkung zeigt sich auch bei *Krampfzuständen der quergestreiften Muskulatur* (PARKINSON-Krankheit, Encephalitis). Das EEG, welches hierbei auf Lähmung bestimmter Zentren im Hirnstamm hindeutet, wird antagonistisch durch Physostigmin beeinflußt, ein Befund, der auf atropinempfindliche cholinergische Synapsen im Zentralnervensystem schließen läßt. Hier sind bei allmählich steigender Dosierung unter Umständen sehr hohe Dosen erforderlich, z. B. täglich 10—20 mg über Jahre; die damit verbundene Trockenheit im Munde verliert sich rasch oder wird nicht mehr als störend empfunden; jedoch zeigt sich häufig Obstipation.

Homburg 680 ist ein aus bulgarischer Belladonnawurzel hergestelltes Präparat, das im Kubikzentimeter nebeneinander 2,3 mg Hyoscyamin, 0,6 mg Atropin und 0,09 mg Scopolamin oder 3 mg Gesamtalkaloide enthält. Es wird besonders zur Behandlung der postencephalitischen Störungen und des Parkinson empfohlen. Dabei sollen die dyskinetischen Symptome (Starre, mangelnder Antrieb u. a.) besser reagieren als die hyperkinetischen (Tremor, Zwangsbewegungen). Atropin allein muß in solchen Fällen nach v. WITZLEBEN in unvergleichlich höherer Dosierung gegeben werden. Es wird darüber debattiert, ob der Hauptangriffspunkt im quergestreiften Muskel oder im extrapyramidalen System liegt.

Belladonnin ist als Nebenalkaloid in Belladonna-Extrakten enthalten; es ist in Form des Bisulfats als *Bellacristin* im Handel. Es wirkt bei Parkinsonismus u. a. hauptsächlich durch Angriff am Stammhirn und besitzt nicht die Parasympathicus-Wirkungen von Atropin, so daß die üblichen Nebenerscheinungen wie Mydriasis, Akkommodationsschwäche, Obstipation, die den Belladonna-Extrakten eigen sind, nach Belladonnin nicht auftreten. Tabletten zu 10 mg (s. Abb. 60).

Atemwege. Atropin führt ebenso wie Scopolamin zu einer *Verminderung der Schleimsekretion.* Das ist von Bedeutung, wenn einzelne Lungengebiete nicht genügend ventiliert werden, z. B. *in der Narkose* oder bei Fixation der Atemmuskulatur durch Verbände (s. S. 168). Atropin führt aber auch zu einer *Erweiterung der Bronchiolen.* Erzeugt man im Tierexperiment einen Bronchospasmus, z. B. durch Physostigmin, so tritt nach intravenöser Injektion von Atropin fast momentan eine verbesserte Atmung ein; beim Menschen ist die Asthmawirkung wenig überzeugend.

Bei einzelnen Tierarten, z. B. beim Hund, läßt sich bei zentraler Atemlähmung eine erregende Atropinwirkung nachweisen. Für den Menschen ist diese analeptische Wirkung des Atropins zweifelhaft. Bei der akuten Morphinvergiftung ist es völlig zu entbehren, da heute sehr viel stärkere Analeptica wie Weckamine sowie *Allyl-Normorphin* zur Verfügung stehen.

Kreislauf. Am normalen Herzen führen kleine Dosen von 0,6 mg Atropin bzw. 0,3 mg Scopolamin zur Verlangsamung infolge zentraler Vagusreizung (GREMELS), hohe Dosen zwischen 0,5 und 3,0 mg, bei 850 Versuchspersonen geprüft, zur Beschleunigung (SCOTT). Sofern dagegen eine Vagotonie vorliegt (beim Vagotoniker, bei Hirndrucksymptomen, unter Digitalis und Chloroform), kann schon eine kleine Dosis zur *Beschleunigung des Herzens* um 30—40 Schläge führen (Abb. 59). Das verlangsamte Herz ist nicht immer gleichbedeutend mit Vagotonie, z. B. reagiert das Herz des Typhuskranken wenig auf Atropin. Atropin besitzt auch eine fördernde Wirkung auf die *Überleitung* (Anwendung bei Herzblock).

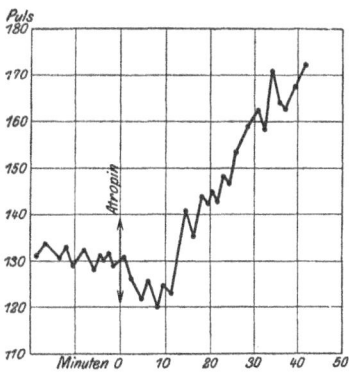

Abb. 59. Kurve der Pulsgeschwindigkeit in einem Falle von Mitralinsuffizienz nach subcutaner Injektion von 0,001 g Atropin. Die Ordinate bezeichnet die Pulsfrequenz, die Abszisse die Zeit in Abständen von 10 zu 10 min. (Nach CUSHING)

Augen. Die *Erweiterung der Pupille* durch 1—2 Tropfen der 0,2—1%igen Lösung beruht auf Lähmung des parasympathisch innervierten Sphincter, so daß der Tonus des sympathischen Dilatator pupillae das Übergewicht erhält. Eine solche Pupillenerweiterung erzwingt man zu diagnostischen Zwecken — wozu indessen heute Stoffe mit kurzdauernder Wirkung vorgezogen werden — und zu therapeutischen Zwecken, wobei eine langdauernde Wirkung erwünscht sein kann (*Ruhigstellung* des entzündeten Auges bei Iritis, Hornhautentzündung und Hornhautgeschwüren entweder zum Zweck der örtlichen Sauerstoffersparnis und *Beeinflussung der entzündlichen Vorgänge*, oder zum Zweck der Verhinderung einer *Verklebung* der entzündeten Iris).

Die Pupillenerweiterung geht einher mit *Lichtscheu* und Erhöhung des *intraocularen* Drucks infolge Verlegung der Kammerbucht und Schließung der FONTANAschen Räume. Bei Personen über 40 Jahren ist daher die *Gefahr des akuten Glaukomanfalls* zu berücksichtigen. In solchen Fällen wird empfohlen, nach der Augenuntersuchung die Pupille mit Hilfe von Physostigmin-Eserin

wieder zu verengern. Gelegentlich ist man gezwungen, auf die 2—4—5%ige
Atropin-Lösung überzugehen, um genügende Erweiterung zu erzielen.

Durch Wirkung auf den Musculus ciliaris erfolgt gleichzeitig eine *Akkommo-
dationslähmung*. Das Auge ist auf den Fernpunkt eingestellt, so daß alle nahen
Gegenstände undeutlich werden. Auch tritt ein leichter *Exophthalmus* sowie
Lichtscheu ein. *Überempfindlichkeit* (Conjunctivitis, interstitielle Keratitis,
Ulcerationen) ist nicht selten.

Wegen seiner Nebenwirkungen ist das Atropin (1—2 Tropfen der 0,2—1%igen Lösung)
in der Augenheilkunde teilweise durch das Salz des Mandelsäuretropinesters *(Homatropin)*
(2 Tropfen der 0,5- bis 1%igen Lösung) ersetzt worden; weiterhin werden verwendet
Scopolamin (0,2 bis 0,5%ige Lösung; NB. 1 Tropfen der 1%igen Lösung = Max. Dosis) und
Cocain (1—2 Tropfen der 2%igen Lösung), deren Wirkung flüchtiger ist.

Bei diesen Mengen tritt eine volle Pupillenerweiterung in etwa 15 min ein, nur beim
Homatropin kann es etwas länger dauern, bis zu 1—2 Std. Die Dauer dieser Wirkung beträgt
bei *Atropin* 8—10 Tage, bei *Homatropin* 6—24 Std., bei *Scopolamin* 2 Tage, bei *Cocain* 6 bis
20 Std. Die Akkomodationslähmung dauert bei Atropin 2—3 Tage; die anderen *parasympathischen Mydriatica* sind in dieser Hinsicht weniger anhaltend, die *sympathischen Mydriatica*
(Cocain, Adrenalin) wirkungslos mangels einer sympathischen Innervation des Ciliarmuskels;
auch die Glaukomgefahr ist viel geringer. Dagegen treten bei den obigen Scopolamindosen
in seltenen Fällen Erregungszustände, bei Kindern Schlafsucht auf, so daß man zu der
0,2%igen Lösung übergegangen ist; bei Cocain hat man mit Cocainerosionen zu rechnen.
Von den Mitteln der Adrenalinreihe wird in letzter Zeit *Veritol* (1 Tropfen der 1—5%igen
Lösung), *Ephedrin* (3%ige Lösung), daneben auch l-Phenyl-2-aminoäthan und l-Phenyl-
2-aminopropan empfohlen. Auch Kombinationen von parasympathischen und sympathischen
Stoffen sind angewandt worden; so soll man mit einer Kombination *Atropin-Cocain* noch
hintere Synechien sprengen können, was mit den Einzelstoffen nicht so leicht möglich ist.

Toxikologie. Bei *kleinen* Atropindosen stehen die *peripheren*, bei *Giftdosen*
die *zentralerregenden* Wirkungen des Atropins im Vordergrund. Dementsprechend
beobachtet man zunächst an auffälligen Symptomen: Trockenheit im Halse mit
Durstgefühl und heiserer Stimme, auch Schluckbeschwerden, erweiterte Pupillen,
schlechtes Sehen, blühende Hautfarbe, dazu *maniakalische Erregungszustände*
mit Sinnestäuschungen und Delirien. Später treten klonische Krämpfe hinzu.
Eine entsprechende Warnung sollte den Patienten bei Ausstellung von Atropin-
rezepten mitgegeben werden. Infolge Sorglosigkeit von Kindern und Eltern
oder Mangel an Schulbildung sind Vergiftungen durch Solanaceen nicht selten.
Todesfälle sind bei Kindern beobachtet worden nach Genuß von 3—4 Tollkirschen,
15 Stechapfel- oder Bilsenkrautsamen. Im allgemeinen indessen ist die Sterblichkeit auch bei schwerer Tollkirschenvergiftung, d. h. trotz schwerer Delirien und
klonischer Krämpfe, gering. Sie wird auf 8% geschätzt. Gefährlich sind komatöse Zustände.

Die erste Maßnahme ist die Entfernung des Giftes durch Brechmittel, Magenwaschung
und Abführmittel. Bei Anwendung der Sonde ist diese gut zu ölen wegen der Schluckbeschwerden. Als Gegenmittel wird Pilocarpin empfohlen in steigenden Dosen bis zum
Wiedereinsetzen der Sekretionen. Bei zentraler Lähmung und Kreislaufkollaps sind Kollapsmittel angebracht. — Die therapeutische Dosis der Erwachsenen hat bei Kindern den Tod
herbeigeführt.

In neuerer Zeit ist auch eine chronische medizinale Atropinvergiftung bekannt geworden.
Bei langdauerndem Gebrauch wird offensichtlich das Gleichgewicht des autonomen Nerven-
systems gestört; das äußert sich in einer chronischen Lähmung der Darmtätigkeit, die zu
Megacolon führen kann.

Atropinabkömmlinge. *Methylatropin* (Eumydrin) wirkt als Lähmungsmittel
des Parasympathicus etwa doppelt so stark wie Atropin; es fehlt ihm dessen

zentralerregende Komponente, so daß es als Spasmolyticum an Stelle von Atropin empfohlen worden ist, insbesondere für Behandlung des Pylorospasmus der Kleinkinder. Da hierbei toxische Dosen zur Anwendung kommen, ist wie bei Atropin auf blühende Hautfarbe und Hyperpyrexie zu achten (K. O. MØLLER).

Homatropin (Mandelsäuretropinester) ist etwa 50 mal schwächer als Atropin und wird nur als Mydriaticum benutzt (s. oben). — *Folia Stramonii* (Hauptalkaloid Atropin) sind in den bekannten Asthmaräucherpulvern und Asthmazigaretten enthalten.

Weitere Stoffe mit atropinartiger Wirkung finden sich unter den *Antihistaminkörpern*; im *Bellatropin* und *Diparcol* ist die lissive Wirkung des Atropins zusätzlich hervorgehoben, im *Syntropan* und *Trasentin* die musculotrope, papaverinähnliche Wirkung des Atropins, im *Banthin* und *Buscopan* die gangliopplegische Wirkung des Atropins (rasche Schmerzfreiheit bei Ulcuskranken), im *Dolantin* die zentral-analgetische Wirkung des Atropins; in seiner spezifischen parasympatholytischen Wirkung ist Atropin weiterhin unübertroffen. Bei allen diesen Stoffen finden sich auch die üblichen Nebenwirkungen von Atropin (Trockenheit im Munde u. a.); die Ganglienblocker haben gleichzeitig curarisierende Eigenschaften.

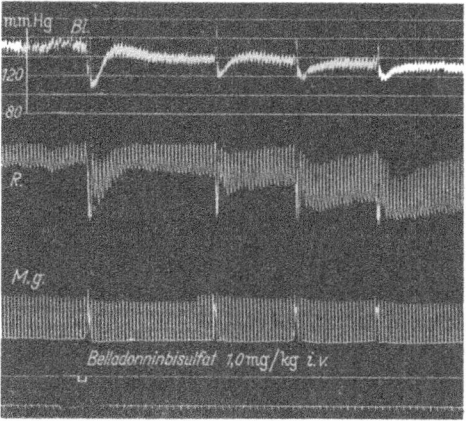

Abb. 60. Belladonninbisulfat-Wirkung an der decerebrierten Katze. Beeinflussung des Blutdruckes (Bl.), des gekreuzten Extensorenreflexes und der Decerebrierungsstarre an der rechten hinteren Extremität (R.) und des Myogramms des indirekt elektrisch gereizten M. gastrocnemius sin. (M. g.). Jede Blutdrucksteigerung bedeutet Erbrechen (Würgen). Zeit: Minutenschreibung. (Nach HOTOVY)

Banthin ist eine quarternäre Ammoniumbase mit anticholinergischer Wirkung. In seinem Einfluß auf Sekretionen, Hypermotilität, Augen und Kreislauf wirkt dieses *atropinartig, ganglienblockierend* und in höherer Dosis auch *curarisierend*. Es fehlt ihm die zentrale Stimulation, die dem Atropin eigen ist; es wirkt mehr sedativ. Bei Erkrankung der Prostata kann Harnsperre auftreten. Vorsicht bei Glaukom!

e) Die Nicotingruppe

Columbus sah im Jahre 1492 zigarrenrauchende Indianer auf der Insel Guanahani. Auf dem gesamten neuentdeckten Erdteil wurde der Tabak damals angepflanzt und von Mann und Weib geraucht. Ein Jahrhundert später wurde der Tabakgenuß durch Seeleute nach Europa und von dort in die ganze Welt verschleppt. Friedrich der Große gründete ausgedehnte Tabakpflanzungen in der Uckermark. Ein zunehmender Anteil des deutschen Eigenbedarfs wird heute von den Tabakgebieten Süddeutschlands, besonders Badens, gedeckt (Bundesanstalt in Forchheim).

Es gibt Völker, die sich gegen andere Genußgifte verschließen. Nur der Tabak ist überall eingedrungen. Er wird geraucht, geschnupft, gekaut. Eine merkwürdige Abart dieses Vergnügens beschreibt HAUER aus dem ostafrikanischen Feldzug: Die schwarzen Träger ließen Tabakbrühe in die Nasenlöcher laufen und verschlossen diese durch eine Wäscheklammer. Um die entblätterten Stengel der Tabakpflanzen, die von den Feldern abgeräumt wurden, sind unter Kriegsgefangenen heftige Streitigkeiten entstanden; die Stengel lassen sich aussaugen.

Der Nicotingehalt des Tabaks. Das wirksame Alkaloid im Tabak ist Nicotin, ein Pyridinabkömmling, eine flüssige, mit Wasserdampf destillierbare Base, die in den Blättern als Malonat enthalten ist. Nicotin wurde 1828 von den damaligen Studenten POSSELT und REIMANN in Heidelberg entdeckt. Außerdem sind im Tabak *l*-Nornicotin und andere Nebenalkaloide enthalten.

Der durchschnittliche Gehalt der trockenen Blätter beträgt ungefähr 1,2 bis 1,5%, doch werden auch noch nicotinreichere (bis zu 8%), nicotinarme (weniger als 0,6—0,8%) und nicotinfreie [weniger als 0,1 (—0,2%)] Tabaksorten verarbeitet. Die Züchtung praktisch nicotinfreier Tabaksorten ist auch in Deutschland gelungen. Der Nicotingehalt hat nichts zu tun mit der Farbe, die im Gegenteil durch chemische Vorgänge bei der Fermentation des Tabaks entsteht, und ebensowenig mit dem Preise, der hauptsächlich durch das *Aroma* bedingt ist. Dieses wird durch Mischung der verschiedensten Tabaksorten erzeugt.

Der Nicotingehalt in der üblichen Zigarette beträgt bei einem Gewicht von 1 g 12—15 mg, bei nicotinarmen Sorten weniger als 6—8 mg, bei nicotinfreien weniger als 1 mg. Die entsprechenden Werte für Zigarren sind bei einem Gewicht von 10 g 120—150 mg, bei nicotinarmen Sorten weniger als 60—80 mg, bei nicotinfreien weniger als 10—20 mg. Da wenige Zentigramme genügen, um in kurzer Zeit einen Erwachsenen zu töten, so findet sich die tödliche Dosis in 1—2 Zigarren, bei nicotinreichen Sorten sogar in $1/3$ Zigarre. In ein Infus von Zigarren oder Zigaretten geht praktisch der gesamte Nicotingehalt über, so daß es gefährlich ist, eine Abkochung zu trinken oder rectal zu verabfolgen. Auch nach versehentlichem Verschlucken von Kautabak ist ein Todesfall bei einem 15 jährigen Knaben mitgeteilt worden.

Das Schicksal des Nicotins beim Rauchen. Wird Tabak dagegen geraucht, so wird zunächst ein Teil des Nicotins in der Glimmzone verbrannt. Der übrigbleibende Anteil des Alkaloids wird in der *Verdampfungszone* der Zigarre mit Wasserdampf überdestilliert und kondensiert sich zusammen mit dem Wasser im Zigarrenstummel. Dieser kann 80—90% des Gesamtnicotins enthalten. Die *Kondensationsfähigkeit* ist in dicken Zigarren besser als in dünnen, beim langsamen Rauchen besser als beim schnellen. Auch Zugvolumen, Zugzeit, Zughäufigkeit u. a. spielen eine Rolle.

Der größte Teil des verdampften Nicotins geht unmittelbar in die Luft über, so daß z. B. in stark rauchigen Lokalen Intoxikationen des Bedienungspersonals auftreten können. Dem Tabakrauch, der eingesogen wird, läßt sich ein nicht unwesentlicher Teil des Nicotins durch Adsorption des *Nicotins im Tabak*, z. B. mit Kieselwolframsäure, entziehen, andererseits auch durch besondere Filterung *des Rauches*. Nicotin kann auf katalytischem Wege zersetzt werden, z. B. durch Eisenchloridwatte oder eisenhaltige Kohle, die in der Zigarettenspitze oder im Pfeifenrohr vorgelegt wird. Bei solchen „im Rauch nicotinarmen" Erzeugnissen soll die Herabsetzung mindestens 50% betragen, bei „im Rauch nicotinfreien" soll ein Wert von weniger als 0,05% erreicht werden.

Die Nicotinmengen, die beim Rauchen in die Atemwege übergehen, werden gewöhnlich auf $1/3$ des Gesamtnicotingehaltes bei Zigaretten, mit 10—15% bei Zigarren veranschlagt, sie wechseln aber erheblich, auch bei gleichem Tabak. Der größte Teil des in die Atemwege übergehenden Nicotins wird resorbiert: etwa 90%, wenn inhaliert wird, etwa 30—60%, wenn man das nicht tut. Nicotin geht unter Umständen auch durch die Haut hindurch, so daß auch bei nichtrauchenden Tabakarbeitern und sogar bei Tabakschmugglern, die Blätter auf dem Leib trugen, Vergiftungen beobachtet worden sind. Die Hautresorption ist weiter in Rechnung zu stellen beim Umgehen mit nicotinhaltigen Schädlingsbekämpfungsmitteln, auch beim Zerstäuben derselben, wobei allerdings in erster Linie die Einatmung gefährlich wird.

Das Nicotin geht rasch ins Blut über und kann dort nach FÜHNER durch Blutegel nachgewiesen werden, die bei starken Rauchern kurze Zeit, nachdem sie sich angesaugt haben, tot abfallen. Das Fehlen akuter Vergiftungssymptome beim Rauchen von Tabak ist auf die schnelle Entgiftung des Nicotins zurückzuführen. Etwa 5% finden sich im Harn wieder.

Die Nebenbestandteile des Tabakrauchs. Neben dem Nicotin als Hauptbestandteil des Tabakrauches sind viele andere Stoffe darin nachgewiesen worden, wie Blausäure, Ammoniak, Methylalkohol, nicht unbedeutende Mengen von Kohlenoxyd und die *nebelartigen Rauchpartikel*, darunter solche von *teerartigem Charakter* (Pyridin und Trimethylpyridin = Collidin), die sich durch besonders hohe Haftfestigkeit an Kleidern, Haaren, Möbeln auszeichnen.

Bei der akuten Giftwirkung des Tabaks treten diese Nebenprodukte gegen das Nicotin völlig in den Hintergrund mit Ausnahme des Kohlenoxyds, das bei starken Rauchern bis zu 10% CO-Hämoglobin bilden kann. Bei der chronischen Giftwirkung dagegen sind sie zu berücksichtigen, insbesondere die *örtliche Reizwirkung* auf Mund, Atemwege und Magen (Ulcus ventriculi). Das Glycerin des Zigarettenpapiers geht bei Erhitzung in Acrolein über. Als Ersatz bzw. Streckung des Tabaks sind eine Anzahl anderer Kräuter und Blätter benutzt oder behördlich zugelassen worden, wie die der Süß- und Sauerkirsche, der Roßkastanie, Brennessel, Eibisch, Huflattich, Runkelrübe, Kartoffelkraut, daneben Lavendel, Thymian und Rosenblüten. Auch hat man solche Blätter zuerst mit Tabaklauge behandelt.

Pharmakologie. In der minimal wirksamen Dosis führt Nicotin an der Katze zu einer *Erregung bestimmter Reflexe* im Rückenmark. Die *autonomen Ganglien werden erregt*, und zwar zunächst die parasympathischen, dann die sympathischen Ganglien; die ermüdete autonome Ganglienzelle antwortet besonders frühzeitig mit einer Erregung. Auch der *Sinus caroticus* ist ziemlich empfindlich gegen Nicotin. Auffallend ist eine *Ausschüttung von Adrenalin aus den Nebennieren*; darauf beruhen wohl die tonisierende Wirkung des Nicotins bei Kreislaufschwäche, der gelegentliche Nutzen der Zigarette bei Asthmaanfällen oder die *Hemmung der Magenbewegungen* nach Genuß einer Zigarre. Sehr frühzeitig tritt eine *Diuresehemmung* auf, entstehend durch Nicotinwirkung auf den HHL (BURN). In Fällen von Diabetes insipidus kann nach einer einzigen Zigarette Diuresehemmung auftreten, was zur Diagnose dieser Erkrankung verwendet werden kann.

Die Blutdrucksteigerung ist besonders auffällig bei Personen mit labilem Gefäßsystem sowie bei Hypertonikern. Schon nach Rauchen einer einzigen Zigarette kann die Hauttemperatur an den Fingerspitzen um 3—7,5° absinken (WRIGHT und MOFFEL). Nach Rauchen von zwei amerikanischen Zigaretten wird unter Umständen eine auffällige *Herzbeschleunigung* um 30—40 Schläge sichtbar. Nach höheren Dosen charakteristisch ist das *Verschwinden des Depressorreflexes* (W. STRAUB). Bei noch höheren Dosen treten unter Umständen *Krämpfe* durch Reizung der motorischen Zentren sowie zentrale Lähmungen auf.

Nicotin besitzt eine gewisse *analeptische* und *euphorische* Wirkung, deren Ursache nicht ganz geklärt ist. Offensichtlich kann beim einzelnen Erwachsenen Arbeitsfreudigkeit und auch das schöpferische Gestalten durch Tabakgenuß vermehrt werden. Andere Personen empfinden genau das Gegenteil, und die sportlichen Leistungen der Jugend werden regelmäßig verschlechtert. Bei den meisten Menschen sind auch die starken Suggestivwirkungen des Rauchens mit im Spiel. Auch bilden sich rasch „bedingte Reflexe", die ohne irgendwelche Gedankentätigkeit einem krampfhaften inneren Zwang zu entspringen scheinen. Tabakgenuß kann so zum Bedürfnis werden, besonders bei Willensschwachen. Die Gier nach Tabak kann bei hungernden Menschen beängstigend sein.

Toxikologie. Durch die Einführung von Roh- und Reinnicotin und hochprozentiger Nicotinmittel zur Besprritzung gegen Schädlinge ist das Nicotin in die Reihe der praktisch gefährlichen Gifte eingerückt. Die Herausgabe behördlicher Vorsichtsmaßregeln beim Umgehen mit solchen nicotinhaltigen Pflanzenschutzmitteln ist dadurch ebenso notwendig geworden, wie solche gegen arsenhaltige Mittel, die im Garten-, Wein- und Obstbau verwendet werden. *Gegenmittel* sind *Parpanit* und andere Curare-ähnliche Stoffe.

Tödlicher Verlauf wird beim Rauchen von Zigaretten und Zigarren sehr selten beobachtet, da man bei den rasch einsetzenden Vergiftungserscheinungen von selbst aufhört, weiter zu rauchen; Infuse hingegen sind lebensgefährlich. Da Nicotin auch in die Muttermilch übergeht, so kann auch der Säugling dadurch geschädigt werden; er erholt sich rasch, wenn die Mutter das Rauchen aufgibt. — Die tödliche Dosis für Nicotin wird mit 20—50 bis 100 mg angegeben, für Tabak mit 4—12 g.

Die Gewöhnung an Nicotin. Während bei Versuchspersonen, die nicht an Nicotin gewöhnt sind, bereits nach 1—4 mg Nicotin schwere Vergiftungserscheinungen auftreten, gleichgültig, ob das Nicotin durch Mund, Nase oder Haut in den Körper gelangt, läßt sich bei chronischer Zufuhr eine gewisse Gewöhnung feststellen. Übelkeit, Erbrechen und andere Vergiftungssymptome, die zu Beginn des Tabakgenusses häufig auftreten, kommen später nicht mehr vor. Auch bei Tieren läßt sich allmählich eine raschere Zerstörung des Alkaloids nachweisen (DIXON). Es ist indessen durchaus unentschieden, ob die gefürchteten chronischen Folgen des Nicotingenusses durch weitere Gewöhnung überwunden oder gemildert werden. Im Einzelfall wird man besonders berücksichtigen, daß pathologisch veränderte Organe und Gewebe gegen autonome Gifte *überempfindlich* sein können. Jedes autonom regulierte Organ kann daher unter Umständen auf Nicotin ansprechen.

Die chronischen Nicotinschäden. Besonders auffällig sind die *Herzstörungen*, die sich bei jungen Leuten in einer mangelnden Leistungsfähigkeit beim Sport äußern, aber auch zu Veränderungen im Herzrhythmus führen können, besonders zu Extrasystolen und zu *Angina pectoris* (Nicotinherz). Ein häufiges Symptom des Tabakgenusses ist weiter die *Tabakamblyopie*, eine Sehschwäche in der Mitte des Gesichtsfeldes, die sich nach vorliegenden Untersuchungen bei 10% der Tabakarbeiter nachweisen ließ, darunter auch bei Nichtrauchern. *Angioskotome* wurden schon nach einer Zigarette, Störungen der *Dunkeladaptation* regelmäßig nach 2 Zigaretten beobachtet. Hierbei spielen *Gefäßkrämpfe* eine Rolle (s. S. 301). Wichtig ist, daß die Augenveränderungen beim Aussetzen des Tabakgenusses oder nach Berufswechsel vollständig zurückgehen können, in anderen Fällen aber eine dauernde Sehschwäche zur Folge haben. Bei solchen Arbeitern sind weiter schwere *Neuritiden* beschrieben worden. Im Tierexperiment wurde nach hohen Nicotindosen eine Störung der Spermiogenese nachgewiesen (LOESER u. a.). Sichere Beziehungen bestehen zur *Thrombangiitis obliterans*, da in einem beträchtlichen Teil der Fälle eine Überempfindlichkeit gegen Tabak im Hauttest nachgewiesen wurde, sowie zum *intermittierenden* Hinken. Tabak-Abstinenz kann auch bei anderen Kreislaufstörungen, weiterhin bei Ulcus pepticum u. a. günstig wirken.

Die toxische Wirkung der Nebenprodukte. Von den Nebenprodukten des Tabakrauchs werden in neuester Zeit die teerartigen Stoffe in Beziehung zu *Lebererkrankungen*, letzten Endes zur *Lebercirrhose* gebracht, die sich im Experiment durch Teer erzeugen läßt. Bei starken Rauchern sind Vergrößerungen der Leber mit Druckempfindlichkeit beschrieben worden, die bei Rauchverbot häufig schnell zurückgehen (KÜLBS). Hauptsächlich in den teerartigen Produkten finden sich auch *carcinogene Stoffe*, die mit dem Lippen- und Lungenkrebs der Pfeifenraucher und mit dem Carcinom der Atemwege bei Zigarettenrauchern in Verbindung gebracht werden.

Die Bekämpfung der Tabaksucht. Im ganzen gesehen ist durch die moderne industrielle Entwicklung und infolge von vielen anderen Nebenumständen eine gewaltige Steigerung des Tabakkonsums eingetreten, so daß die verhältnismäßig günstigen Erfahrungen der früheren Zeit kaum noch beweiskräftig sind. Es ist aber wichtig, daß *keine Abstinenzerscheinungen* auftreten und daß man mit Hilfe des Arztes, der Ehefrau oder eines guten Freundes rasch und völlig vom Tabak loskommen kann; es genügen Willensstärke, Ablenkung und gutes Beispiel (ROST). Eine einfache technische Hilfe besteht im Spülen, eventuell Pinseln der Mundhöhle mit schwachen Lösungen von Kupfersulfat oder Silbernitrat. Eine besondere Warnung vor den Gefahren des Tabaks ist bei Jugendlichen und bei Frauen notwendig.

Nicotinähnlich wirkende Stoffe sind enthalten im Goldregen (Cytisus laburnum), dessen Hauptalkaloid *Cytisin* in allen peripheren Wirkungen nicotinähnlich ist, ja sogar die Gewöhnung des Tabakrauchens erstreckt sich auch auf Cytisuszigaretten (FÜHNER). Pharmakologisch nahe verwandt ist auch das *Coniin* (Propylpiperidin, LADENBURG 1888) aus dem gefleckten Schierling (Conium maculatum), wenngleich hier curareähnliche Symptome, verursacht durch Lähmung der motorischen Nervenendigungen, Paraesthesien durch periphere sensible Lähmung und eine aufsteigende Lähmung des Zentralnervensystems

Tabelle 3. *Autonome Gifte*

Angriffspunkt	Agonisten	Antagonisten
Sensible Nervenendigungen	Schmerzstoffe (K-Ionen und Veratrin)	Lokalanaesthetica Calciumsalze
Cholinergische Synapsen a) Parasympathische Nerven-endigungen	Acetylcholin und Muscarin-ähnliche Stoffe	Atropingruppe
b) Autonome Ganglienzellen	Acetylcholin und Nicotin-artige Stoffe	Ganglioplegische Stoffe
c) Muskelendplatten und Neben-nierenmark	Acetylcholin und Nicotin-artige Stoffe	Curarisierende Stoffe
d) Zentrale Synapsen	Acetylcholin ?	Interneuronengifte Phenothiazin-Derivate Viele Analgetica Opiate
Adrenergische Synapsen: Sympathische Nervenendi-gungen	Adrenalin und Sympatho-mimetica	Sympatholytica
Glatte Muskulatur	HHL-Extrakte, Histamin, Bariumsalze	Spasmolytica der Papa-verin-Gruppe, Nitrite u. a.
Capillarepithel	Histamin und Acetylcholin	Antihistaminica

hinzutreten. Coniinähnlich wirkt ferner das *Spartein* aus dem Besenginster (Spartium scoparium). Auch *Lobelin* hat nicotinähnliche Wirkung. Zum Nicotin gehört pharmakologisch noch die Gruppe der *quarternären Ammoniumbasen* und das Acetylcholin selbst.

Zum Abschluß wird noch einmal eine zusammenfassende Übersicht über die Pharmakologie der glattmuskeligen Organe gegeben (s. Tab. 3).

Schrifttum

Autonomes Nervensystem

BOVET, D. u. F. BOVET-NITTI: Médicaments du système nerveux végétatif. Basel 1948. — BERGER, F. M.: Spinal cord depressant drugs. Pharmacological Reviews, 1, 243 (1949). — CHEYMOL, J.: Curares Naturels et Curares de Synthèse. Actualités pharmacologiques. Paris 1949. — CLAUDE BERNARD: Leçons sur les effets des substances toxiques et médicamenteuses. Paris 1857. Leçons sur les phénomènes de la vie. Paris 1879. — CUSHNY, A. R.: Die Atropingruppe. Handbuch der experimentellen Pharmakologie, Bd. 2¹, S. 599. Berlin 1924. — DALE, H. H.: Transmission of nervous effects by acetylcholine. Harvey Lectures, **32**, 229 (1936). — FAUST, E. ST.: Pilzgifte. Handbuch der experimentellen Pharmakologie, Bd. 2¹, S. 1677. Berlin 1924. — FRÖHLICH, A.: Pharmakologie des vegetativen (autonomen) Nervensystems. Handbuch der normalen und pathologischen Physiologie, Bd. 10, S. 1095. Berlin 1927. — GRAFE, E.: Pharmakologische Wirkungen auf Iris und Ciliarmuskel. Handbuch der normalen und pathologischen Physiologie, Bd. 12, 1. Hälfte, S. 196. Berlin 1929. — HOFMANN, H.: Das Pfeilgift Curare und seine Anwendung in der Medizin. Pharmazie **3**, 485 (1948). — LANGLEY, J. N.: The Autonomic Nervous System. London 1921. — OETTINGEN, W. F. v.: Die Atropingruppe. Handbuch der experimentellen Pharmakologie, Erg.-Werk, Bd. 3, S. 1. Berlin 1937. — RIESSER, O.: Muskelpharmakologie und ihre Anwendung in der Therapie der Muskelkrankheiten. Bern 1950. — Uhthoff, W.: Die Sehgifte und die Pharmakologie des Sehens. Handbuch der normalen und pathologischen Physiologie, Bd. 12, 2. Hälfte, S. 812. Berlin 1931.

IV. Blutkreislauf

Allgemeines. Das isolierte Säugetierherz setzt bei Durchspülung mit Blut oder geeigneten Salzlösungen wie Tyrodelösung seine rhythmische Tätigkeit fort. Der Anstoß dazu geht normalerweise vom Sinusknoten aus. Er ist der Schrittmacher des Herzens, dessen Rhythmus auf Änderungen der Bluttemperatur, aber auch auf sympathische und parasympathische Impulse reagiert. Man spricht dann von nomotoper Reizbildung, im Gegensatz zur heterotopen, wenn die Reizbildung von anderen Stellen des Herzens aus erfolgt.

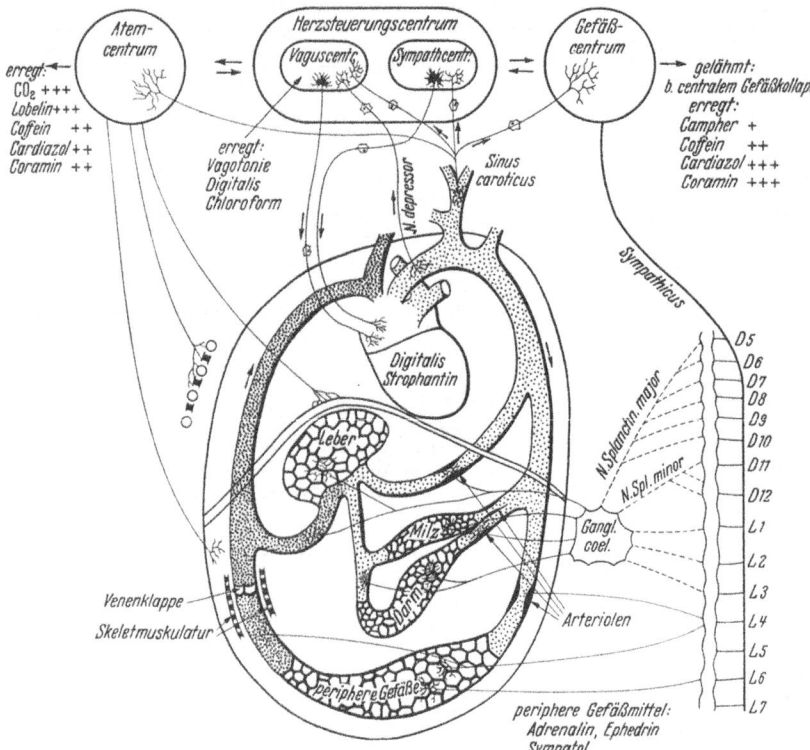

Abb. 61. Kreislaufschema (unter Benutzung der Bilder von Starling, Broemser u. a.)

Von hier aus durchläuft die Erregung zunächst den Vorhof, geht dann auf den Aschoff-Tawaraschen Knoten und zuletzt durch die beiden Schenkel des Hisschen Bündels auf die Kammermuskulatur über.

Bei jeder Kontraktion des Herzens wird die gesamte zur Zeit aufgespeicherte energieliefernde Substanz aufgebraucht (Alles-oder-Nichts-Gesetz). Daher folgt auf jede Kontraktion zunächst eine Phase der völligen Unerregbarkeit, dann der Untererregbarkeit (absolutes und relatives Refraktärstadium).

Extrasystolen sind Zeichen einer Übererregbarkeit und entstehen gewöhnlich als ventrikuläre Extrasystolen (z. B. nach Anoxie, Adrenalin, Nicotin, Digitaliskörpern u. a.); doch können sie auch vom Sinusknoten, dem Vorhof, dem A.V.-Knoten ausgehen; sie werden gefolgt von der *kompensatorischen Pause.*

Herzblock kann auftreten als einfache Verlängerung der Überleitungszeit; eine charakteristische Erscheinung sind dann die Wenckebachschen *Perioden* und der *Halbrhythmus* (2:1-Block). Solche Erscheinungen können ausgelöst werden durch O_2-Mangel, weiterhin durch Digitaliskörper, Morphin, HHL-Extrakt, Physostigmin u. a. *Totaler Herzblock* oder gar ADAMS-STOKES*sche Anfälle* ebenso wie ein sog. *Schenkelblock* sind nach Arzneistoffen und Giften ungewöhnlich. Eine Verbesserung der Überleitung erreicht man mit Adrenalin, Ephedrin, Sympatol u. a. aber auch mit dem hochwirksamen Aludrin (15 mg sublingual alle 2—6 Std.); entsteht der Herzblock durch Vaguserregung, so ist auch Atropin wirksam.

Allgemeines über die Selbststeuerung des Kreislaufs. *Herz und Gefäße* sind durch die verschiedensten Einrichtungen miteinander verknüpft. Man spricht von der *Selbststeuerung des Kreislaufes*, die bei jeder Mehranforderung an die Herztätigkeit, z. B. bei Arbeitsleistung, bei Blutverlusten, Kreislauferkrankungen u. a., ins Spiel kommt. Die folgenden Faktoren sind an dieser Selbststeuerung beteiligt: die „Windkessel"funktion der großen Arterien; die Presso- und Chemoreceptoren, Herznerven und Herzzentrum, Gefäßnerven und Gefäßzentrum, das zirkulierende Blut, die Atmung, Hormone und Gewebshormone (Abb. 61).

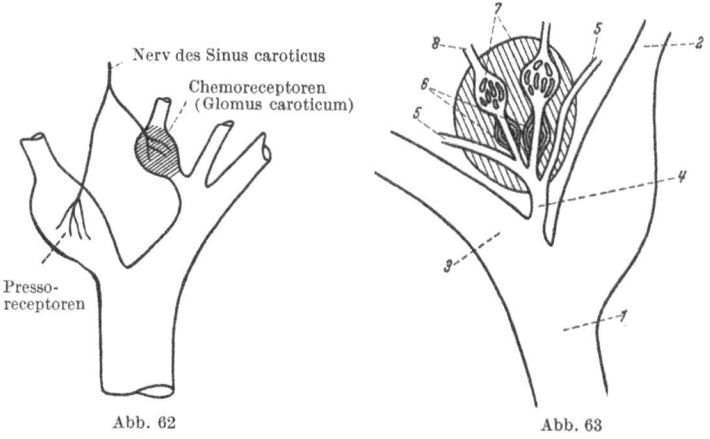

Abb. 62.   Abb. 63

Abb. 62. Schema der Lokalisation der Pressoreceptoren und Chemoreceptoren im Sinus caroticus
(Nach C. HEYMANS)

Abb. 63. Feinbau der Chemoreceptoren im Glomus caroticum. *1.* Arteria carotis communis; *2.* Carotis interna; *3* Carotis externa; *4* Arteria occipitalis, die das Glomus caroticum versorgt; *5* Äste der Arteria occipitalis; *6* Muskelkissen um die Äste der Arteria occipitalis; *7* Gewebe des Glomus caroticum; *8* Efferente Blutgefäße.
(Nach C. HEYMANS 1948)

Die Wirkung der autonomen Nerven. Wie jedes andere autonome Organ steht das Herz unter dem Einfluß von Vagus und Sympathicus (Accelerans). Eine *Erregung des Sympathicus* wird in Gang gesetzt, wenn an das Herz eine erhöhte Anforderung gestellt wird. Nebeneinander werden eine beschleunigte *Reizbildung* (positiv *chronotrope Wirkung*) und *Reizleitung* (positiv *dromotrope Wirkung*), eine Erhöhung der Anspruchsfähigkeit für Reize (positiv *bathmotrope Wirkung*) sowie eine Verstärkung der *systolischen* Kontraktionen nach Kraft und Umfang (positiv *inotrope Wirkung*) beobachtet. Gleichzeitig erfolgt eine *Erweiterung* der *Coronararterien*.

Die *Wirkungen des Vagus* sind *antagonistisch* zu denen des Sympathicus. Er gewinnt die Vorherrschaft, wenn das Herz geschont werden soll, wie z. B. im Schlafe (s. S. 252). Unter Vaguswirkung ist das Herz minderbefähigt zu plötzlichen Mehrleistungen. Daraus entstehen Schwächezustände des Kreislaufs.

Presso- und Chemoreceptoren. Seit langem ist der *Nervus depressor* bekannt, dessen sensible Endfasern auf Druckanstieg im Aortenbogen ansprechen. Reflektorisch kommt es dann über das Vaguszentrum hinweg zur Hemmung der Herztätigkeit. Eine besonders starke Regulierung ist notwendig, um die richtige Blutversorgung des Gehirns zu gewährleisten. Was würde ein genialer Erfinder tun, wenn er mit allen Mitteln dafür sorgen sollte, daß das Gehirn nicht zu wenig und nicht zu viel Blut, nicht zu wenig und nicht zu viel Sauerstoff und Kohlensäure erhält ? Er würde den *Sinus caroticus* vorschalten (Abb. 62 u. 63).

Dieses Empfangsorgan, an der Gabelung der Carotis gelegen, ist durch die *Pressoreceptoren* aufs feinste eingestellt auf Steigen und Fallen des Blutdrucks, den es über Herz-, Vasomotoren- und Atemzentrum ausreguliert (Abb. 64). Auch enthält es sauerstoff-, kohlensäure- und z. B. nicotinempfindliche *Chemoreceptoren*, die reflektorisch die Atembewegungen beeinflussen, längst bevor das Atemzentrum selbst auf solche Blutveränderungen reagiert (C. HEYMANS, LILJESTRAND). Es sind neben diesen *Carotissinusreflexen* auch viele andere Gefäß-, Herz- und Herzgefäßreflexe beschrieben worden.

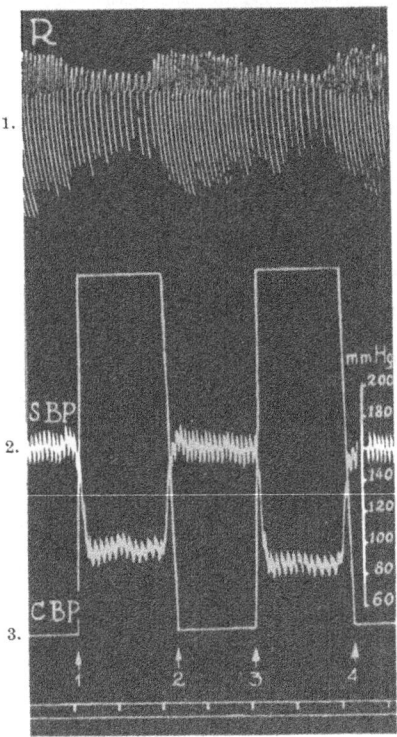

Abb. 64. Wirkung der Pressoreceptoren des Sinus caroticus auf Blutdruck und Atmung des Hundes. In Chloralosenarkose werden die Vagusnerven durchschnitten und es werden registriert: 1. Pneumogramm; 2. arterieller Blutdruck; 3. Druck im Sinus caroticus nach Ausschaltung der Chemoreceptoren. Man beobachte, wie infolge Druckveränderung im Sinus caroticus Blutdruck und Atmung ansprechen.
(Nach C. HEYMANS, Nobel-Preisvortrag 1946)

Wie machtvoll diese Carotissinusreflexe sind, hat C. F. SCHMIDT an einem eindrucksvollen Beispiel demonstriert. Intravenöse Injektion einer bestimmten Cyaniddosis beim Hunde führte zu epileptiformen Krämpfen und Bewußtlosigkeit, die ausschließlich auf das Eingreifen des Carotissinus zurückzuführen waren, da sie nach Denervierung dieses Sinus ausblieben. — Auch beim Menschen können vom Sinus caroticus her Zustände von Bewußtlosigkeit auftreten, so bei Einatmung von Sauerstoff nach lang anhaltender Anoxämie, was zuerst bei Fliegern beobachtet wurde.

Durch diese nervöse Selbststeuerung des Kreislaufs mit Hilfe der *Blutdruckzügler* können blutdruckwirksame Mittel wie Adrenalin beim gesunden Menschen fast völlig ausreguliert werden, wenn sie in niedrigen Dosen gegeben werden. Die Lähmung des Sinus caroticus andererseits kann *Kollaps* auslösen, und zwar durch Verminderung der sog. *Blutdruckreserve*.

Eine weitere wichtige Kreislaufregulation besteht in dem von JARISCH wiederentdeckten „BEZOLD-*Effekt*". Es handelt sich um Reflexe, deren Ursprungsgebiet der Herzmuskel selber ist, deren afferente Bahnen im Vagus verlaufen und deren efferente Bahnen den Reiz zum Herzen (Verlangsamung) und zu den peripheren Gefäßgebieten (Erweiterung) leiten.

Dieser Reflex wird ausgelöst durch die verschiedensten Herzgifte (*Veratrin, Aconitin*, auch durch den blutdrucksenkenden Stoff der Mistel u. a.). Er äußert sich darin, daß die mit starker Blutdrucksenkung einhergehenden, obigen Reflexwirkungen durch Blockade der Herzvagusfasern aufgehoben werden. Daher steigt in der Veratrinvergiftung nach Ausschaltung des Vagus der Blutdruck steil an (BEZOLD). Der BEZOLD-JARISCH-Effekt führt zu einer wohlgeordneten Kleinstellung des ganzen Kreislaufes und gleichzeitig zu einer korrelatorischen Bremsung des Gesamtstoffwechsels und sogar zu ausgesprochenen, von Zeichen der Müdigkeit begleiteten, psychomotorischen Hemmungen. Es handelt sich um eine

Schon- und Ruhestellung des gesamten Körpers und gleichzeitig um eine außerordentlich wirksame Schutzmaßnahme für das gefährdete Myokard. Die „vagovasale Synkope" des Menschen soll hauptsächlich durch einen BEZOLD-Effekt entstehen (JARISCH).

Der BEZOLD-JARISCH-Reflex, dessen klinische Bedeutung nicht ganz geklärt ist, läßt sich nach unseren Versuchen durch i. v. Injektion von lokalanästhetischen Mitteln unterdrücken (Endonarkose nach ZIPF).

Minutenvolumen des Herzens. Eine weitere Verknüpfung von Herz und Gefäßen erfolgt durch den *Blutstrom.* Das durch den Herzschlag zur Zirkulation gebrachte Blut wird in den großen und kleinen Arterien entsprechend der Differenz zwischen systolischem und diastolischem Druck sich rhythmisch fortbewegen. Infolge der Windkesselfunktion der großen Arterien wird dieser rhythmische Strom in einen konstanten Strom umgewandelt, der unter stetem Absinken des Drucks in Richtung des rechten Herzens sich fortbewegt, wo während der Diastole sogar ein geringer Unterdruck festzustellen ist. Die Funktion des Herzens drückt sich am exaktesten aus im *Minutenvolumen des vom Herzen ausgeworfenen Blutes.* Dieses ist wiederum abhängig von der *Menge des einströmenden Blutes*, das dem Herzen aus dem Venensystem zugeschoben wird (Abb. 61), exakter gesprochen, von der Dehnung der Herzmuskelfaser (FRANK und STARLING). Das normale Minutenvolumen des menschlichen Herzens beträgt in der Ruhe etwa 4 l bei 0,3 l Sauerstoffaufnahme und steigt bei schwerster körperlicher Arbeit bis auf 20 l bei 2,4 l Sauerstoffaufnahme (REIN).

Das Minutenvolumen des Herzens wird durch viele therapeutische Maßnahmen vermehrt; hierzu gehört u. a. die Infusion größerer Flüssigkeitsmengen (s. S. 455) oder das Einströmen des Gewebswassers in das Blut nach Anwendung von Salyrgan u. a. (s. S. 497). Dadurch kann eine schwere Belastung des Herzens erfolgen.

Die *Herzarbeit* entsteht dadurch, daß die geförderte Blutmenge gegen einen bestimmten Widerstand ausgeworfen wird. Sie ist um so größer, je größer das Minutenvolumen des vom Herzen ausgeworfenen Blutes, und je größer der periphere Widerstand, der hauptsächlich durch den Tonus der Arteriolen gesetzt wird. Der Blutdruck ist demnach die Resultante aus Minutenvolumen des Herzens und peripherem Widerstand.

Die zirkulierende Blutmenge. Die Menge des in das Herz einströmenden Blutes ist zunächst abhängig von der *Gesamtmenge des zirkulierenden Blutes.* Man nimmt an, daß normalerweise $^1/_3$ bis $^1/_2$ des Gesamtblutes in Capillaren und venösen Lacunen vollkommen von der Zirkulation abgeschlossen ist. Ein besonders großer Teil des Blutes ist — neben der Milz, den Darmgefäßen und dem venösen Plexus der Haut — in der *Leber* des Menschen deponiert. Diese normale Reserve wird mit rund 1,2 l angegeben. Beim Hunde ist die Milz das wichtigste Depot, so daß dort 25 % der gesamten roten Blutkörperchen als Reserve abgelagert sind; bei niedriger Außentemperatur, bei Eiweiß- und Kochsalz-armer Ernährung, weiterhin z. B. nach Digitaliskörpern findet sich eine *Verminderung der zirkulierenden Blutmenge*, unter Umständen auch bei sitzender und stehender Haltung. Extreme Werte kann die von der Zirkulation abgeschlossene Blutmenge im Kollaps und Schock erreichen. Dann kann unter Umständen die Hälfte des zirkulierenden Blutes in die Peripherie absacken. Man spricht etwas ungenau von *Verbluten ins Splanchnicusgebiet* (s. S. 312).

Physikalisches Auspressen der Gefäße erfolgt z. B. durch die hydrostatische Wirkung des Wassers im Vollbade und wird um so intensiver sein, je tiefer der Körper eintaucht und je höher das spezifische Gewicht des Wassers ist, das letztere besonders zu beachten in

Moorbädern sowie in den sog. Mutterlaugen, z. B. von Kreuznach und Dürkheim. Das Zusammenpressen von peripheren Gefäßen, Bauch- und Brusthöhle führt zum Anstieg des venösen Drucks, zur Vergrößerung der Herzamplitude, unter Umständen zu schwerer Belastung des Herzens und zu starker Verminderung der Reserveluft (s. S. 351). Pathologisches Abströmen von Blut in die Extremitäten und Bauchorgane läßt sich durch elastische Binden u. a. verhindern wie z. B. beim experimentellen Kollaps in der Unterdruckkammer.

Die Atmung als Reservemotor des Kreislaufs. Eine Mehrförderung von Blut erfolgt physiologisch durch jeden Atemzug, besonders bei *Zwerchfellatmung*. Bis zu 25% des normalen Minutenvolumens sollen durch die Saug- und Druckwirkung der Atmung geleistet werden (EPPINGER). Bei Anhalten des Atems, bei krampfhafter Atmung oder Atemstörungen wird das Herz diese zusätzliche Arbeit übernehmen müssen; eine Regulierung der Atmung bedeutet immer eine gewisse Entlastung des Herzens.

Von einer geregelten Atmung her erfolgen auch Impulse auf die örtliche Blutverteilung, z. B. auf Stauungszustände in den Bauchorganen. Aber auch durch die Muskelarbeit selbst, sowie durch den Tonus der glatten und quergestreiften Muskulatur wird die Blutbewegung beeinflußt, wobei die Venenklappen wesentlich beteiligt sind. — Die Beziehungen des Kreislaufs zum *peripheren Gefäßtonus* und zum *Vasomotorenzentrum* sind S. 311, der Einfluß von *Kollaps* und *Schock* S. 312 geschildert.

1. Vorbemerkungen über Dekompensation

Die Ursachen der Herzmuskelschwäche im Gegensatz zur allgemeinen Kreislaufschwäche (s. S. 312) lassen sich auch für den Menschen in die 3 Kategorien aufteilen, die sich aus den klassischen Versuchen von E. H. STARLING am Herz-Lungen-Präparat des Hundes ergeben hatten.

a) *Primäre Vermehrung des Blut-Einflusses* (Plethora) mit *sekundärer Herzmuskelschwäche*. Diese Art der Insuffizienz wird dem Kliniker am deutlichsten bei Transfusion exzessiver Flüssigkeitsmengen (s. S. 457); sie spielt weiterhin eine Rolle bei Thyreotoxikose, Anämie sowie bei arterio-venösen Anastomosen; sie wäre zu debattieren bei akuter Nephritis; auch der Herzkollaps bei sportlichen Höchstleistungen kann so entstehen.

Die primäre *Verminderung* des Blut-Einflusses ins Herz ist S. 312 dargestellt.

b) *Primäre Verminderung des Blut-Ausflusses* mit *sekundärer Vermehrung des Blutvolumens* (Plethora). Wie beim STARLING-Präparat kann hier entweder eine *Vermehrung des peripheren Widerstandes* (akute Lungenembolie, chronische Lungenveränderungen, Hypertension) oder ein *Versagen des Myokards* vorliegen. Im letzteren Falle kann der Anstoß erfolgen durch Störungen in Herzrhythmus und -frequenz (Asystolie, Bradykardie, Tachykardie); es kann sich um *Myokarderkrankungen* akuter Natur (Myokardinfarkt, Anoxämie, Infektionskrankheiten) oder chronischer Genese (Herzklappenfehler, Coronarerkrankungen, Fettsucht u. a.) handeln.

c) *Mechanische Behinderung der Herztätigkeit* mit sekundärer Vermehrung des Einflusses kann ins Spiel kommen bei einer Herztamponade (Panzerherz, Perikardödem, Perikardblutungen) sowie bei Stenosen der Mitralis und Tricuspidalis.

d) Daneben lassen sich *Mischformen* registrieren wie etwa der Herzkollaps in heißen Bädern oder in der Rekonvaleszenz bei übermäßiger körperlicher Anstrengung, wobei nebeneinander primäre Vermehrung des Einflusses und primäre Herzmuskelschädigung beteiligt sind, oder der Herzkollaps bei akutem Lungenödem, wobei neben vermehrtem Einfluß die Belastung des Herzens durch das eingedickte zähe Blut eine Rolle spielt. — Das Feld der ätiologischen Therapie der Herzinsuffizienz, das sich früher auf Schilddrüsenerkrankungen, Fettsucht und Lues beschränkte, hat heute durch die Fortschritte der Herzchirurgie eine gewisse Erweiterung erfahren. Das große Heer solcher Kranken verlangt weiterhin nach Herzglykosiden.

Akutes und *chronisches* Versagen des Herzmuskels entstehen wahrscheinlich durch die gleiche Funktionstörung der Muskelfaser, die eine *venöse Stauung* (Erhöhung des venösen Drucks, Kongestion der Lunge, Dyspnoe, Cyanose) zur Folge hat; der akuten Insuffizienz fehlen gewöhnlich alle *Initialsymptome* (Nykturie, Knöchelödem, verminderte Harnausscheidung) sowie alle Symptome der *chronischen Stauung* (aufsteigende Wassersucht, Ascites, Stauungsleber, -gastritis, -diarrhoe, -bronchitis u. a.), welche die chronische Dekompensation so eindrucksvoll machen können. Die beiden Formen sprechen auch auf die gleichen Arzneistoffe an und werden daher im folgenden gemeinsam behandelt.

Was die *akute Herzinsuffizienz* angeht, so ist die Diagnose, ob Herz- oder Gefäßkollaps, häufig nicht leicht, da auch der Gefäßkollaps mit venöser Stauung einhergehen kann (siehe Abb. 78); oft kann die Diagnose nur ex juvantibus gestellt werden. In solchen Zweifelsfällen ist es richtig, zuerst die Analeptica und nicht die eigentlichen Herzmittel zu versuchen. Die Wirkung all dieser Stoffe ist in schweren Fällen,

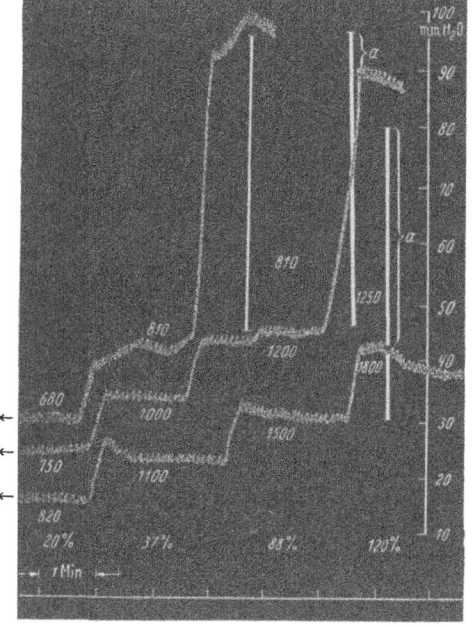

Abb. 65. Verbesserungsmöglichkeit des stark geschädigten Herzens durch Herzmittel nach KRAYER. Druck im rechten Vorhof bei gesundem und geschädigtem Herzen bei steigendem Blutangebot. Die Zahlen unter der Kurve bedeuten Minutenvolumen. Man sieht, daß das stark geschädigte Herz auf geringe Vermehrung des Blutzuflusses mit starker Druckerhöhung im Vorhof antwortet

besonders bei Vergiftungen, am Krankenbett abzuwarten, und je nach den Symptomen, die nach der Injektion auftreten und wieder vergehen, muß die Injektion wiederholt werden, vielleicht sogar unter Steigerung der Dosis und unter Berücksichtigung der *Herztätigkeit* (evtl. Strophanthin), der *Atemtätigkeit* (evtl. Sauerstoff, CO_2 und Lobelin), des *peripheren Gefäßtonus* (evtl. Stoffe der Adrenalingruppe) und, wenn nötig, unter Ausgleich der *Blut-*, *Wasser-* und *Kochsalz-*Verluste (s. S. 26).

Die *chronische Dekompensation* hat zur Folge, daß das Herz noch imstande ist, eine gewisse Menge Blut weiterzubefördern, daher oft in der Ruhe keine Dyspnoe auftritt; sobald dagegen das Blutangebot (durch Arbeit u. a.) erhöht wird, erfolgt eine *Dilatation des Herzens*, eine akute Erhöhung des *venösen Drucks* verbunden mit *Dyspnoe* (Abb. 65). Bei schwerer Dekompensation treten diese Erscheinungen auch in der Ruhe auf. — Die Erhöhung des venösen Drucks wird sich auf den Lungenkreislauf auswirken, wenn das linke Herz zuerst versagt,

wie das gewöhnlich der Fall ist; diese anfängliche *Links-Dekompensation* ist
gekennzeichnet durch vielseitige Formen der Dyskardie (auffallende nächtliche
Dyspnoe, hartnäckiger Husten, Muskelschwäche u. a.), ist auch unter Umständen
im Röntgenbild zu erkennen. *Rechts-Dekompensation* tritt gewöhnlich wohl
sekundär im Anschluß an eine vorhergehende L-Insuffizienz auf, wird aber auch
bei primärem Versagen des rechten Herzens beobachtet; sie wirkt sich vornehmlich auf den großen Kreislauf aus wie oben dargestellt. Von der Dilatation des
Herzens muß die *Herzhypertrophie* unterschieden werden; diese ist Folge der
chronischen Überdehnung des Herzmuskels.

Viele Experimentalarbeiten der letzten Jahre beschäftigen sich mit den *stoffwechsel-
chemischen Veränderungen* im insuffizienten Herzmuskel (WOLLENBERGER). Solange indessen
keine Einmütigkeit über den primären Energiespeicher der Herzarbeit besteht, solange man
nicht weiß, ob die Kontraktion oder Erschlaffung der Herzmuskelfaser Energie erfordert,
sind solche Erwägungen unbefriedigend. Sicher ist nur, daß extreme Dekompensation mit
Versagen der energieliefernden Reaktionen und daher mit Kaliumverlusten im Myokard
verbunden ist (s. S. 27). Für das Verständnis der Herzmittel ist wichtig, daß — um ein bestimmtes Minutenvolumen zu fördern — ein dilatiertes Herz unter Umständen eine 4mal
größere Arbeit auf sich nehmen muß als ein nicht-dilatiertes (BURCH u. a.).

Die in der Dynamik des Herzens vor sich gehenden Veränderungen können reflektorisch
oder humoral auch den übrigen Kreislauf in Mitleidenschaft ziehen. Hierher gehören Veränderungen der *zirkulierenden Blutmenge*. Bei akutem Herzversagen wird man eine Verminderung der zirkulierenden Blutmenge erwarten; bei mehr chronischem Verlauf kommt
es sekundär zu einer Vermehrung der zirkulierenden Blutmenge, die eine verstärkte diasto-
lische Füllung des Herzens und damit vermehrte Auswurfmenge zur Folge hat. E. WOLLHEIM
unterscheidet eine Plus- und eine Minusdekompensation, je nachdem sich zu viel oder zu
wenig Blut im Kreislauf befindet. Die Plusdekompensation reagiert besonders günstig auf
Digitaliskörper, da diese gleichzeitig die zirkulierende Blutmenge vermindern. Die Minusdekompensation, die sich besonders häufig nach Infekten findet, verlangt dagegen unter
Umständen die Anwendung peripherer Kreislaufmittel, durch die die Blutspeicher entleert
werden (s. S. 316). Weiterhin sind unter Umständen zu berücksichtigen *Veränderungen des
Blutdrucks*, der *Strömungsgeschwindigkeit* u. a.

Hierher gehört aber auch die *Ödembereitschaft* der Gewebe, die zum Teil mit der *Kochsalzzufuhr*, bzw. mit verminderter Natriumausscheidung durch die Niere zu tun hat, genauer
gesagt, mit verminderter Blutströmung und Glomerulusfiltration in der Niere und dadurch
erhöhter Na-Rückresorption in den Tubuluszellen. Die meisten Kranken schwemmen ihre
Ödeme aus, wenn sie täglich weniger als 1 g Kochsalz zu sich nehmen, unabhängig von der
zugeführten Wassermenge. Gewichtsanstieg als Zeichen der Kochsalzretention macht sich
früher bemerkbar als eine meßbare Erhöhung des Venendrucks. Die Ödembereitschaft
hat aber auch zum Teil zu tun mit *Blutstockungen*, d. h. *Anoxämie* in der Peripherie. Diät
und physikalische Behandlungsverfahren (CO_2-Bäder, Massage, rationelle Atemführung,
KNEIPPsche Kuren u. a.) können daher zu einer rationellen Unterstützung der Digitalistherapie gehören.

Für die Patienten besonders quälend ist die *Starre des Brustkorbes*, damit zusammenhängend, daß die *Reserveluft* beim dekompensierten Herzfehler *fast völlig fehlen kann*. Durch
die erschwerte Atmung aber erfolgt eine weitere Verschlechterung der Zirkulation und damit
ein zusätzlicher Anstieg des Drucks im rechten Vorhof. Es ist wichtig, daß auch im Vollbad,
besonders bei hohem spezifischen Gewicht, schon beim Gesunden eine ähnliche Einengung
der Reserveluft eintritt (KRAMER). Beim dekompensierten Herzfehler wird daher *im Vollbad*
sofort eine schwere Atemnot und damit eine akute *Verschlechterung der Zirkulation* einsetzen
(Abb. 89).

Cardiaca. Die *Behandlung der Wassersucht* gehört zu den dankbarsten Aufgaben des Arztes. Schon im alten Ägypten wurde die *Meerzwiebel* (Scilla maritima) zu diesem Zwecke benutzt. Im Mittelalter spielte in unserem Vaterlande
das *Maiglöckchen* (Convallaria majalis) eine große Rolle. Der wichtigste Fortschritt erfolgte durch die Einführung des *roten Fingerhutes* (Digitalis purpurea)

sowie des Strophanthins in die Therapie. Aber auch in vielen anderen Pflanzen wie *Oleander*, *Adonis* sind herzwirksame Glykoside gefunden worden.

Die Nichtdigitaliskörper dieser Reihe faßt man auch zusammen als „*Digitaloide*". Diese sind auch enthalten in *Antiaris toxicaria*, einem früher in Borneo gebrauchten Pfeilgift (Antiarin), auch in ausländischen Apocynumarten (Cymarin), ebenso in *Helleborus niger* (schwarze Nieswurz oder Christrose) und anderen Helleborusarten, in *Evonymus europaeus* (Pfaffenhütchen), auch in *Narzissen* u. a. Das Hautsekret der gemeinen Kröte (Bufo vulgaris) enthält *Bufotalin*.

Chemisch sind die Digitalisglykoside ebenso wie die Digitaloide Sterinabkömmlinge, und zwar nahe Verwandte der Gallensäuren.

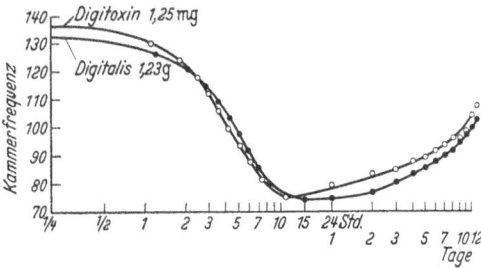

a) Digitalisglykoside

Die Digitalisblätter wurden von WITHERING in einem Teegemisch entdeckt, mit dem ein altes Kräuterweib Kuren gegen Wassersucht machte. Er beschrieb 1785 in klassischer, noch heute gültiger Form die klinischen Symptome der Digitaliswirkung. Benutzt werden Blätter, galenische Zubereitungen und Glykoside von Digitalis purpurea (Roter Fingerhut) sowie die Glykoside von Digitalis lanata (Wollhaariger Fingerhut).

Die wichtigsten Glykoside in *Digitalis purpurea* sind Digitoxin und Gitoxin (Bigitalin). Diese beiden chemisch definierten Glykoside spalten in wäßriger Lösung, z. B. als Infuse, und besonders schnell in warmer Jahreszeit und bei saurer Reaktion den Zucker Digitoxose ab und gehen dabei in die entsprechenden *Genine* wie Digitoxigenin u. a. über (SCHMIEDEBERG, CLOETTA, WINDAUS u. a.). Die Löslichkeit der Glykoside ist verschieden. Im Blatt und im Infus finden sie sich in sehr wechselndem Verhältnis, und es kommen Blätter ohne nennenswerten Digitoxingehalt vor; in die Tinktur geht hauptsächlich das alkohollösliche Digitoxin über. Von den Reinglykosiden ist Digitoxin (Digimerck) das wichtigste. 0,1 mg Digitoxin entspricht der Wirkung von etwa 0,1 g Folia Digitalis (Abb. 66).

Die meisterhafte chemische Erforschung der Glykoside von *Digitalis lanata* verdanken wir STOLL. Es finden sich darin zunächst die

Abb. 66. Vergleich von Digitoxin und Digitalis bei oraler Anwendung bei 9 Patienten mit Herzinsuffizienz und Vorhofflimmern. Rasche Digitalisierung mit einmaliger Dosis. Man beachte das Einsetzen der Wirkung in wenigen Stunden und das Anhalten der Wirkung über 12 Tage. (Nach GOLD 1946)

3 Nativglykoside, nämlich Digilanid A, B und C, deren Mischung als *Digilanid* im Handel ist; 0,4 mg dieses Präparats entsprechen 0,1 g von Folia Digitalis. Durch Acetyl- und Glucoseabspaltung entstehen daraus unter Auftreten von Zwischenprodukten die Glykoside Digitoxin, Gitoxin und Digoxin, aus diesen

wiederum durch Digitoxoseabspaltung die entsprechenden Genine. In Digitalis lanata sind so zusätzlich *Digoxin*, dazu dessen Nativverbindung (als *Cedilanid* im Handel) sowie Abbauprodukte enthalten.

Mit ähnlichen Glykosidmischungen muß man auch in den Digitaloiddrogen rechnen; so enthalten Nerium Oleander u. a. das Glykosid des Acetylgitoxigenins.

Außer den eigentlichen Herzglykosiden sind andere Stoffe im Blatt der Pflanze enthalten wie *Digitonin*, ein Saponin, das wegen seiner hämolytischen Wirkung aus allen Digitalispräparaten, die für intravenöse Injektion bestimmt sind, gewissenhaft entfernt werden muß, und wie gewisse *Schleimstoffe*, denen — mit Recht oder Unrecht — die verschiedensten günstigen Wirkungen nachgesagt werden. Noch in allerletzter Zeit ergab sich aus einer vergleichenden klinischen Untersuchung, daß das hierbei verwendete Digitalisblatt bei der Behandlung der chronischen Dekompensation an die Spitze aller Herzmittel zu stellen wäre; vielleicht liegt in der stärkeren Magenreizung der Folia digitalis im Vergleich zu den Reinglykosiden ein gewisser Sicherheitsfaktor, da eine etwaige Überdosierung durch den einsetzenden Brechakt leichter ausgeglichen wird. — Die Haltbarkeit der Blätter ist am besten in Ampullen (Folia Digitalis in ampullis DAB).

Physiologische Wertbestimmung. Obwohl in allen Fällen eine chemische Wertbestimmung des wirksamen Gehaltes einer Droge das Ziel sein sollte im Interesse der harmonischen Zusammenarbeit von Pharmazie und Medizin (STRAUB), ist es bis heute gebräuchlich, die Titration bestimmter Arzneistoffe — dazu zählen z. B. die Hypophysen-, die Schilddrüsen- und Ovarialpräparate, Mutterkorn, auch rohe strychninhaltige Extrakte — nicht allein mit chemischen Methoden durchzuführen, sondern diese durch das Tierexperiment zu ergänzen. Ein amtlicher, pharmakologisch ermittelter Wirkungswert ist allerdings in Deutschland nur für *Digitalisblätter* vorgesehen.

Allgemein vorgeschrieben in Deutschland ist die sog. zeitlose Methode, bei der Serien von Fröschen eine steigende Dosis von Digitalis erhalten. Die innerhalb von 4 Std. der Giftwirkung erlegenen Tiere werden zur Kontrolle der Todesursache seziert. Diese äußert sich in einer systolischen Kontraktur des Froschherzens. Diejenige Dosis wird als letal bezeichnet, nach der mehr als die Hälfte der Versuchstiere eingeht, also mindestens 4 von 6 Fröschen. Die Froschdosis wird auf 1 g Froschgewicht berechnet und beträgt z. B. für Digitoxin 3,65 γ, für Gitalin 6 γ. Der Vorteil einer solchen pharmakologischen Wertbestimmung ist die hohe Empfindlichkeit der Methode, die sich auch mit unreinem Material durchführen läßt, obwohl man z. B. von den Digitalisblättern zur Prüfung zunächst alkoholische Extrakte herstellt. 1 g Digitalisblatt soll etwa 2000 F.D. enthalten. Die endgültige Feststellung des Wirkungswertes erfolgt durch Vergleich des betreffenden Digitalispulvers mit einem internationalen Standardpräparat; der Wert des zu prüfenden Pulvers darf höchstens $\pm 25\%$ vom internationalen Standard abweichen. In anderen Ländern wird nach *internationalen Digitaliseinheiten* (I.D.E.) gerechnet. Eine I.D.E. entspricht dem Wirkungswert von 0,1 g internationalem Standard Digitalispulver. Auch ist nur ein bestimmter Wassergehalt erlaubt (höchstens 3%). Zu gewissen Zwecken ist es notwendig, andere tierexperimentelle Methoden hinzuzuziehen, besonders wird die von HATCHER-MAGNUS angegebene Methode an der Katze verwendet. Diese Tiere werden anästhesiert, dann wird ein Digitalisinfus langsam i.v. infundiert und so diejenige Dosis bestimmt, die nach $^1/_2$—1 Std. Infusionszeit Herzstillstand zur Folge hat. Auch andere Tierarten, Meerschweinchen, Tauben, eignen sich zur Auswertung der Digitalisglykoside.

Dabei ist zu erwägen, daß solche Auswertungen nur einen Anhalt für die parenterale Anwendung der Glykoside geben, dagegen nur sehr eingeschränkt für die übliche orale Therapie, für die neue Testierungsmethoden erst noch geschaffen werden müssen. Daß die bisher geläufige Art der Titrierung keine Allgemeingültigkeit besitzt, ergibt sich aus der fundamentalen Angabe von GOLD, daß man von Digitoxin 4 Katzeneinheiten (K.E.) von Digitalisblättern 20 K.E. und von Lanatosid C 40 K.E. peroral zuführen muß, um bei schwerem Vorhofs-

flimmern den Puls zu verlangsamen. Es ist zu hoffen, daß auch bei den galenischen Präparaten sehr bald *chemische Bestimmungsmethoden* an die Stelle der
unsicheren physiologischen Standardisierung treten werden, wie das für gereinigte
Digitalisglykoside, z. B. für Digitoxin, heute bereits zutrifft mit dem *Vorteil
einer exakteren Dosierung* und daher *verminderten toxischen Nebenwirkungen*.

Schicksal im Organismus. Die Aufnahme der Digitalisglykoside aus dem
Darmkanal erfolgt bei den einzelnen Stoffen mit verschiedener Geschwindigkeit
und mehr oder weniger vollständig (s. Tab. 4). Als Beispiel sei erwähnt, daß
die *perorale Resorption von Digitoxin nahezu vollständig* ist; hier setzen die
therapeutischen Wirkungen einer Einzeldosis, die zum Zwecke der prolongierten
Kur gegeben wird, nach etwa 6 Std. ein; bei rascher Digitalisierung sieht man
schon nach 2 Std. deutliche Wirkungen. Auch bei starker Kongestion der
Schleimhaut erfolgt sichere Resorption. — Von allen übrigen Digitalisglykosiden
wird nur etwa der 5. Teil resorbiert; diese Unterschiede verschwinden indessen
bei parenteraler Zufuhr.

Die Latenzzeit hängt auch damit zusammen, daß die Speicherung im Herzmuskel in einzelnen Stufen vor sich geht, nämlich zunächst als *physikalische
Adsorption*, dann als *chemische Fixierung*; aus dieser erst entwickelt sich die
Wirkungsphase. Zum *Wirkungsmechanismus* liegen zwar viele Experimente, aber
keine wohlfundierten Erklärungen vor. Nach i.v. Injektion von rasch wirkenden
Digitalisglykosiden wie Cedilanid oder Digoxin wird die erste Wirkung bereits
in etwa 15 min deutlich; auch in diesem Falle setzt die Wirkungsphase langsam
ein und ist erst nach mehreren Stunden vollständig (s. Tab. 4). Digitaliskörper
werden ungiftiger, je langsamer die Injektion erfolgt (HILDEBRANDT).

Versuche mit radioaktivem Digitoxin an der Katze haben u. a. gezeigt, daß die Speicherung im Herzmuskel etwa 20mal stärker ist als im Skeletmuskel, aber nur $^1/_3$—$^1/_6$ von der
in der Niere, die bei weitem am meisten speichert (GEILING u. a.). Auch beim Menschen
wird der Hauptteil von radioaktivem Digitoxin durch die Niere ausgeschieden, nicht durch
den Darm, davon etwa 8% als unzersetztes Digitoxin; noch 40 Tage nach einer einmaligen
Dosis wurden Spuren von radioaktivem Digitoxin im Harn gefunden.

Die Speicherung im Herzmuskel ist mehr oder weniger anhaltend. Der größte
Teil der Glykosidmenge wird im Körper langsam zerstört, und zwar mit ganz
bestimmter, für die einzelnen Glykoside verschiedener Geschwindigkeit. Diese
tägliche Aufbrauchdosis, auch Erhaltungsdosis genannt, beträgt z. B. bei Folia
Digitalis 0,05—0,1 g, während die *Sättigungsdosis* zur Erzielung einer vollen
Digitalisierung des kranken Herzens 1,25—1,5 g beträgt.

Mit der langsamen Ausscheidung hängt die *Kumulation der Digitalisglykoside*
zusammen. Gibt man eine Digitalisdosis, die größer ist als die tägliche Aufbrauchdosis, so tritt Kumulation auf. Doch handelt es sich hierbei möglicherweise nicht allein um *Kumulierung der Dosen*, sondern zusätzlich um *Kumulierung der Wirkungen*.

Es wird darüber debattiert, ob die nach unzweckmäßiger Digitaliskur plötzlich einsetzenden, auch lang anhaltenden *Kumulationserscheinungen* beim Menschen als Zeichen von
degenerativen Vorgängen in der Herzmuskelzelle angesehen werden müssen. An der digitalisierten Katze sieht man solche Degenerationserscheinungen nämlich regelmäßig (BAUER) und
die verminderte Leistungsfähigkeit des Katzenherzens im Stadium dieser toxischen Schädigung
kann im Experiment deutlich gemacht werden. Beim Menschen sind bisher indessen solche
histologischen Degenerationen im Herzmuskel nicht sicher gesehen worden — auch nicht
nach massiver Dosierung.

Tabelle 4. *Ungefähre Dosierung und Wirkungseintritt von Herzglykosiden bei Herzkranken.*
(Gemäß Angaben von SOLLMANN, GOLD, EVANS, EICHNA, New and Nonofficial Remedies 1948 u. a.)

Präparat	Sättigungsdosis bei rascher Digitalisierung		Resorption bei peroraler Gabe in %	Erhaltungsdosis pro Tag per os i.v.	Wirkungseintritt bei rascher Digitalisierung		Wirkungsdauer nach Sättigung in Tagen
	i.v.	peroral			i.v.	□ peroral ▽	
Stark kumulierende Stoffe:							
Folia Digitalis	—	1,25 (—2,0) g	20	0,1 g	—	2→6 Std.	7—14
Tinctura Digitalis	—	12 cm³	20—30	1,0 cm³	—	2→6 ,,	7—14
Digitoxin	1,25(—2,0) mg	1,25(—2,0) mg	100	0,1 mg (bis 0,2 mg)	5 min→6 Std.	2→6 ,,	14—21
Digilanid	1,5(—3,0) mg	7—8 mg	20	0,3 mg	½→4 ,,	2→4 ,,	4—5
Schwach kumulierende Stoffe:							
Gitalin	1,2—1,6 mg	4—6,5 mg	20	0,25—0,75 mg	1→4 ,,	2→5 ,,	2—3
Digoxin	0,75(—1,5) mg	2—3 mg	20	0,25—0,75 mg	¼→2 ,,	1→4 ,,	3—6
Scillaren	0,5(—1,75) mg	9—14 mg	13	0,8—1,6 mg	—	—	—
Lanatosid C	1,5 mg	10—15 mg	20	0,5—1,0 mg	¼→2 ,,	½→3 ,,	3—6
Nicht kumulierende Stoffe:							
K Strophanthin	0,7—1,0 mg	—	—	0,25—0,3 mg	5 min→1 ,,	—	1—2

□ Beginn der Wirkung ▽ Voller Effekt

Rasche Digitalisierung. Die volle perorale Sättigungsdosis ist nach EGGLESTON auf 12—24 Std. zu verteilen, da es Fälle gibt, die weniger als die Sättigungsdosis gebrauchen. Die *i.v.* Sättigungsdosis muß ebenso zweckmäßigerweise in Fraktionen gegeben werden; bei Strophanthin ist das unerläßlich.

Gewöhnliche kumulative Kur. Die Gesamtdosis setzt sich aus Sättigungsdosis und täglicher Erhaltungs-(Aufbrauch-)Dosis zusammen; jedoch wird nach der Wirkung dosiert, die unter Umständen erst nach vielen Tagen einsetzt!

Nachbehandlung. Im allgemeinen wird geraten, etwa ⅔ der Erhaltungsdosis zu geben.

Pharmakologische Wirkung. Alle Herzglykoside haben im großen und ganzen gesehen ähnliche pharmakologische Wirkungen. Die Hauptwirkungen, therapeutisch sichtbar an der Beeinflussung von Dekompensation und Vorhofsflimmern, sind praktisch die gleichen. Die Erfahrung hat gezeigt, daß alle Formen der Dekompensation mit beliebiger Herzfrequenz und beliebigem Herzrhythmus auch auf alle Glykoside ansprechen. Die Digitalisglykoside unterscheiden sich vielmehr ausschließlich durch die *Intensität der Wirkung* (s. Dosierung), durch die verschiedene *Resorptionsgröße* im Magen-Darm-Tractus, die bei Digitoxin vollständig, bei Cedilanid etwa 10%, bei Digoxin etwa 20%, bei Strophanthin und Convallamarin schlecht ist, die verschiedene *Latenzzeit der Wirkung*, die bei Strophanthin, Digoxin, Cedilanid am kürzesten, bei Digitoxin etwas länger ist, sowie durch die Geschwindigkeit von *Entgiftung und Ausscheidung*, die bei Digitoxin besonders langsam vor sich geht. Alle Herzglykoside haben in höherer Dosis toxische Wirkungen.

Wird die tägliche orale Aufbrauchdosis von 0,1 mg Digitoxin, 0,5 mg Digoxin, 1,0 mg Cedilanid auf das doppelte erhöht, so treten ziemlich unterschiedslos bei etwa 60 % der Patienten Nebenwirkungen auf (BATTERMAN und DE GRAFF); jedoch werden solche Nebenwirkungen bei kurzwirkenden Glykosiden rascher vorübergehen. Die therapeutische Dosis beim Menschen ist entsprechend einer allgemeinen Ansicht etwa $1/_3$ der tödlichen Dosis. Es muß daher scharf dosiert werden.

Im einzelnen zeigen sich am dekompensierten Herzen die folgenden *Wirkungen*. Die erste Wirkung ist die einer *verstärkten Systole* (Abb. 67); am dekompensierten Herzen hat dies zur Folge, daß das Restblut besser ausgeworfen wird und ein *erhöhtes Schlagvolumen* und *Herzminutenvolumen* nachzuweisen ist. Gleichzeitig findet sich *Verkleinerung der Herzsilhouette*; diese tritt in allen Fällen zutage und kann beim Menschen im Schockzustand verhängnisvoll wirken. Weiterhin findet sich ein *Abfall des Drucks* in der Pulmonalvene oder im rechten Vorhof und damit ein *verminderter Venendruck*; das Gewebswasser kann aus dem ödematösen Gewebe zurückströmen, das Blut wird verdünnt und die überschüssigen Flüssigkeitsmengen werden durch die Niere abgegeben. Als Zeichen der therapeutischen Herzmuskelwirkung tritt daher die *Diurese* ein. Allerdings mag die Vermehrung der Diurese zum Teil auch bewirkt werden durch eine Hemmung der Rückresorption in den Tubuli der Nieren (GREMELS). In etwa der Hälfte der Fälle ist die durch Digitalisierung erreichte Diurese ungenügend und muß durch *Diuretica* (s. S. 296) verstärkt werden.

Zur Entlastung des Herzens kann aber nebenher noch eine weitere Digitaliswirkung mithelfen, nämlich die *Vaguswirkung*. Wenn die Tachykardie eines dekompensierten Herzens korrelatorisch mit der Herzmuskelschwäche zusammenhängt, so verlangsamt sich der Herzschlag durch Vermittlung der Herzreflexe mit der verbesserten Muskeltätigkeit. In anderen Fällen ist aber eine unmittelbare, durch Digitalisglykoside ausgelöste, über den Sinusknoten verlaufende, durch Atropin aufhebbare Vaguswirkung im Spiel. Jedoch zeigen sich auch extravagale, durch Atropin nicht hemmbare Faktoren, z. B. Blockerscheinungen, die bei höherer Dosierung überwiegen. Digitalis führt zu einer *Verlangsamung des Herzens*, insbesondere zu einer Verlängerung der Diastole und einer *verlängerten Gesamtruhepause des Herzens* unter *Steigerung der restitutiven Vorgänge*. Im therapeutischen Stadium soll der Puls auf 60 sinken; andere Autoren brechen schon bei einem Puls von 70 die Digitalisierung ab (Abb. 68). Entsteht die Tachykardie durch Infektion oder als thyreotoxische Wirkung, so führt Digitalis nicht zur Pulsverlangsamung.

Eine weitere Entlastung des Herzens entsteht unter Umständen durch *Abnahme der zirkulierenden Blutmenge*. Dieses sind die wichtigsten Herzwirkungen, die bei der Therapie der Dekompensation ins Spiel kommen.

Bei der Bekämpfung des *Vorhofflimmerns* mit Herzglykosiden kommt aber noch ein weiterer Angriffspunkt ins Spiel, nämlich eine *Verlangsamung der Überleitung im Herzen* (s. S. 298).

Nebenwirkungen. Eine auffällige Nebenerscheinung des übererregten Herzens besteht im Auftreten von *ventrikulären, myogenen Extrasystolen*, und zwar unter Umständen bereits im therapeutischen Stadium; sie können zu *Bigeminie*

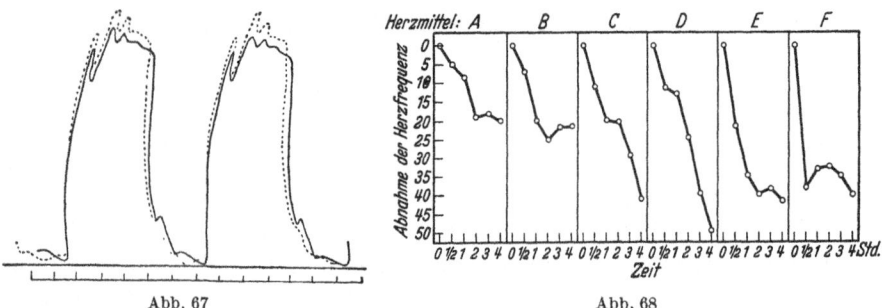

Abb. 67   Abb. 68

Abb. 67. Druck in der Herzkammer eines Herz-Lungen-Präparates normal (ausgezogene Linie) und nach Strophanthin (punktierte Linie). Zeit in $^1/_{25}$ Sekunden. (Nach BIJLSMA und ROESSINGH)
Abb. 68. Wiederholte rasche Digitalisierung bei einem 31jährigen Mann mit Mitralstenose und Vorhofsflimmern. A. Lanatosid C (3,0 mg per os). B. K-Strophanthosid (0,5 mg intravenös). C. Digitalin Nativelle entsprechend Digitoxin (2,0 mg per os). D. Digoxin (3,0 mg per os). E. Digitalin Nativelle (1,5 mg intravenös). F. Lanatosid C (1,5 mg intravenös). In dieser Versuchsserie ist bei A und B offensichtlich unterdosiert worden. (Nach W. EVANS et al. 1949)

führen. Extrasystolen können auch verschwinden, wenn sie der Ausdruck einer durch Digitalis reparierten Anoxie sind. Gehäufte Extrasystolen können gefährlich werden und zu Anfällen von paroxysmaler Tachykardie überleiten. Als Folge der Überdosierung kann auch eine *toxische "Vagusreizung"* auftreten mit Pulsverlangsamung auf 50—40—30, sogar auf 20; dadurch kann die Dekompensation ungünstig beeinflußt werden. Es gibt Fälle, in denen die Vagusendigungen scheinbar gelähmt werden und der Puls Digitalis-*Tachykardie* anzeigt; hier handelt es sich zumeist um das Einsetzen einer *heterotopen Reizbildung* und um *Vorhofflimmern*, gewöhnlich paroxysmaler Art; auch kann *partieller und totaler Herzblock* auftreten. Regelmäßige EKG-Befunde im therapeutischen Stadium sind Abschwächung und Inversion der T-Zacke, Depression der ST-Segmente; sie klingen mit der Digitaliswirkung ab; eine höhere Digitalisdosis kann am EKG jede beliebige Herzerkrankung imitieren. Die gewissenhafte Beobachtung des Pulses ist die beste Sicherheitsmaßnahme gegen Überdosierung, auch gegen den tödlichen Ausgang in Form von *Delirium cordis*.

Digitalisglykoside besitzen nebenher auch *vasoconstrictorische Eigenschaften*; gelegentlich tritt ein Spasmus der Nierengefäße auf, der ein Digitalisversagen vortäuschen kann, weil keine Diurese einsetzt. Der Spasmus löst sich beim Aussetzen von Digitalis und Bettruhe. Andere Symptome deuten auf *zentrale Wirkungen* der Digitaliskörper. Schon bei den ersten therapeutischen Dosen können sich *Sehstörungen* entwickeln. Anorexie und Erbrechen sind häufig, entweder verursacht durch leichte Magenreizung (in Schleim verabfolgen!) oder gewöhnlich durch *Erregung des Brechzentrums*, die — auch bei i.v. Zufuhr beobachtet — auf Überdosierung schließen läßt und durch Abwechseln des Präparates *nicht* beeinflußt werden kann. Gemäß neuen Statistiken tritt bei rationeller Dosierung nur in etwa 2% der Fälle Erbrechen ein. Nach hohen Digitalisdosen kommt es gelegentlich zu schmerzhaften *Durchfällen*, *Grün- und Gelbsehen*, auffallender tagelanger *Schlafsucht*, auch zu *Muskellähmungen*, ja zu *Delirien* und *Konvulsionen*; neuerdings wird eine leichte Neigung zu *Thrombenbildung* diskutiert. — *Antidot* gegen Digitalisarrhythmien, hingegen nicht gegen Blockerscheinungen, auch nicht sehr verläßlich, sind 2—5 g KCl in Milch neben Atropin, falls Vagussymptome vorliegen. Seine Verwendung stützt sich darauf, daß Digitalis bei niedrigem Kaliumspiegel (z. B. auch nach Mercurialien) zu Digitalis-Arrhythmien führt und daß außerdem der Herzmuskel bei schwerer Dekompensation an Kalium verarmt sein kann.

Im großen und ganzen gehören Erscheinungen wie „scheinbare" Lähmung der Vagusendigungen, Herzblock oder zentrale Lähmung zu den seltenen Vorkommnissen, da das vorher einsetzende gehäufte Erbrechen die Resorption weiterer Digitalismengen verhindert.

Eine *gefährliche Nebenwirkung* von Digitalis wird von BOWER und MENGLE beschrieben. Nach vorheriger Digitalisierung führte nämlich die Injektion von löslichen *Calciumsalzen* in der üblichen therapeutischen Dosis zu sofortigem Herztod, und diese erhöhte toxische Wirkung konnte auch im Tierversuch reproduziert werden; vor Adrenalin und Ephedrin, grundsätzlich auch vor Theophyllin wird gewarnt. Auch *Strophanthin* darf bekanntlich nach Digitalisierung des Herzens erst in entsprechend vorsichtig bemessenem Abstand gegeben werden.

Die *übliche prolongierte Digitaliskur* für Kranke zwischen 15 und 50 Jahren beträgt 3mal täglich 0,1 Folia Digitalis, also die dreifache tägliche Aufbrauchdosis bis zu einer Gesamtmenge von 1,5—2,0—3,0 g. Bei Arrhythmia perpetua, auch bei Fiebernden ist eine etwas höhere Dosierung gebräuchlich

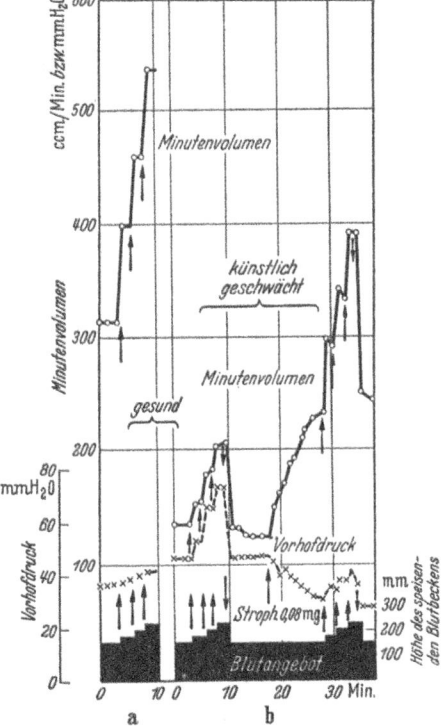

Abb. 69. Einfluß von Blutangebot auf die Herzleistung am gesunden und am künstlich geschwächten Herzen (Nach ANITSCHKOW und P. TRENDELENBURG)

(4mal täglich 0,1 g und mehr). Für die übrigen Lebensalter richtet man sich nach dem in der Klinik gebräuchlichen ROMBERGschen *Schema*.

Man nimmt an, daß bei dieser Dosierung die ersten Zeichen der verbesserten Herzarbeit nach 3—4—5 Tagen einsetzen. Diese können aber auch länger auf sich warten lassen. Man soll die Digitaliszufuhr fortsetzen bis zur erwarteten *Vollwirkung*, die erst nach einer individuell sehr verschiedenen Gesamtdosis zu erwarten ist; hierbei ist die einsetzende *Verlangsamung des Pulses* sowie unter Umständen die *Diurese* ein wichtiger Wegweiser, während *Bigeminie* oder Pulsverlangsamung auf etwa 60 Schläge als Zeichen drohender Vergiftung zu beachten wäre. Auch bei Nausea, Erbrechen oder Durchfall setzt man ab. Dem entspricht ungefähr die historische Vorschrift für Anwendung von Digitalis: *Man lasse sie so lange gebrauchen, bis sie auf die Nieren, den Magen, den Puls oder den Darm wirkt. Man lasse sie aussetzen, sobald die ersten Erscheinungen von irgendeiner dieser Wirkungen auftreten* (WITHERING), Darüber muß der Patient belehrt werden.

Neuerdings hat sich die *rasche Digitalisierung* mit hohen Digitalisdosen mehr und mehr durchgesetzt. Eine Dosis von 1,2—2,0 g Folia Digitalis oder 1,2 bis 2,0 mg Digitoxin wird auf einmal — besser aber in 6stündigem Abstand auf

19*

24 Std. verteilt, z. B. 0,6 mg, 0,4 mg, 0,2 mg Digitoxin oder noch besser in 2—3 Tagen — verabreicht, wobei die günstigen Digitaliswirkungen nach wenigen Stunden sichtbar werden und Nebenwirkungen sehr selten sind. Voraussetzung für die rasche Digitalisierung ist die zweifelsfreie Feststellung, daß in den letzten 3 Wochen keine Digitaliskörper zugeführt worden sind.

Nahezu alle Herzkranken müssen anschließend an die eigentliche Digitaliskur Folia Digitalis in der täglichen *Aufbrauchdosis* weiternehmen (0,05—0,1 g, 1 mal täglich, selten 2 mal).

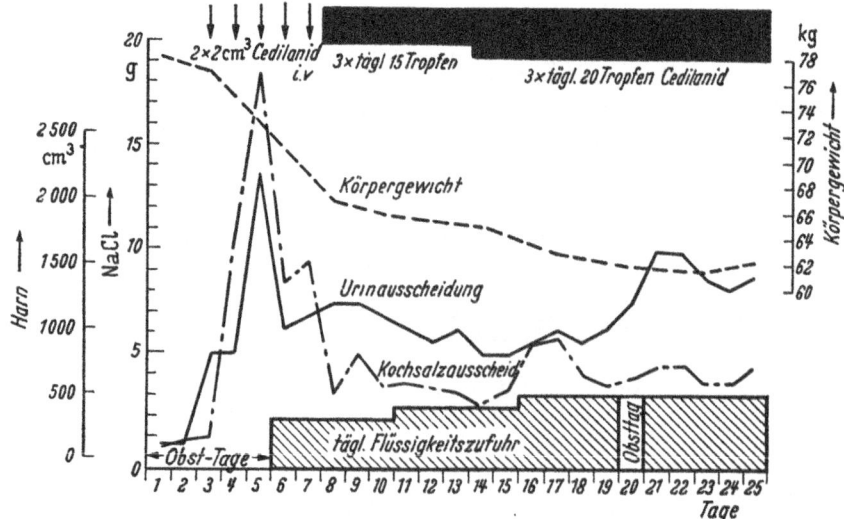

Abb. 70. Behandlung eines dekompensierten Herzens mit Cedilanid, (Nach NÜRNBERGER 1941)

Besonderheiten der ärztlichen Digitalisanwendung. Digitalis wird bei *Angina pectoris* meist schlechter vertragen als Strophanthin; doch kann die Neigung zu anginösen Anfällen gelegentlich auch durch Digitalis günstig beeinflußt werden, und zwar als Folge des wiedergeordneten Kreislaufs und wegen seiner Wirkung auf Stoffwechsellage und Ansprechbarkeit des Herzmuskels. Digitalis ist im allgemeinen nicht angezeigt, wenn atrioventrikuläre *Blockerscheinungen* im Vordergrund stehen, außer bei dekompensierter totaler Querdissoziation mit Ventrikelautomatie. EDENS vertritt auf Grund großer klinischer Erfahrung die Meinung, daß nur am *hypertrophischen* dekompensierten Herzen eine Wirkung entsteht, während der Strophanthineffekt nicht an diese Bedingung muskulärer Hypertrophie gebunden sei. Frisch entzündlich erkrankte Herzen *(Endo-, Myo-, Pankarditis)* und das Herz des *Basedowkranken* sprechen meist nicht oder ungenügend auf Digitalis an. *Extrasystolen, Vorhofflattern* und *-flimmern* können je nach den besonderen Zustandsbedingungen durch Digitalis sowohl beseitigt als auch hervorgerufen werden; die größten Erfolge sieht man, wenn die Dekompensation mit Vorhofflimmern verbunden ist. Bei nervösen Herzstörungen sind Schlafmittel und Baldrianpräparate eher angezeigt. Für die paroxysmale Sinustachykardie wird Atropin oder Chinidin bevorzugt empfohlen (s. S. 298); bei der paroxysmalen Ventrikeltachykardie ist Digitalis nur mit Vorsicht anzuwenden. Die *Lungenstauung* und damit die kardiopulmonalen Symptome der Mitralstenose ohne Vorhofflimmern bei noch kräftigem rechtem Ventrikel werden durch jede Herzpeitsche nur verschlimmert. Bei *arteriellem Hochdruck* ist unter Umständen eine gefäßkonstriktorische Wirkung in Rechnung zu stellen, indessen ist die Anwendung nicht von der Drucklage, sondern von der Gesamtverfassung des Kreislaufs abhängig zu machen.

Bei schwerer *Degeneration des Myokards* (Thyreotoxikose, Myxödem, schwere Fälle von Coronarthrombose und Diphtherie, toxische und rheumatische Myokarditis) kann schließlich jeder Digitaliserfolg ausbleiben, ja das Herz kann gegen die üblichen Dosen in besonderem Grade überempfindlich werden.

Aus diesen und anderen Tatsachen und Gesichtspunkten ergeben sich eine Reihe klinischer Sonderindikationen, welche aber nur bei einer verhältnismäßig kleinen Anzahl von Herz-Kreislaufkranken den übergeordneten Satz ausnahmsweise durchbrechen, daß *jeder dekompensierte Kreislaufzustand seiner individuellen Glykosiddosis dringend bedarf* (gemäß Besprechung mit OEHME).

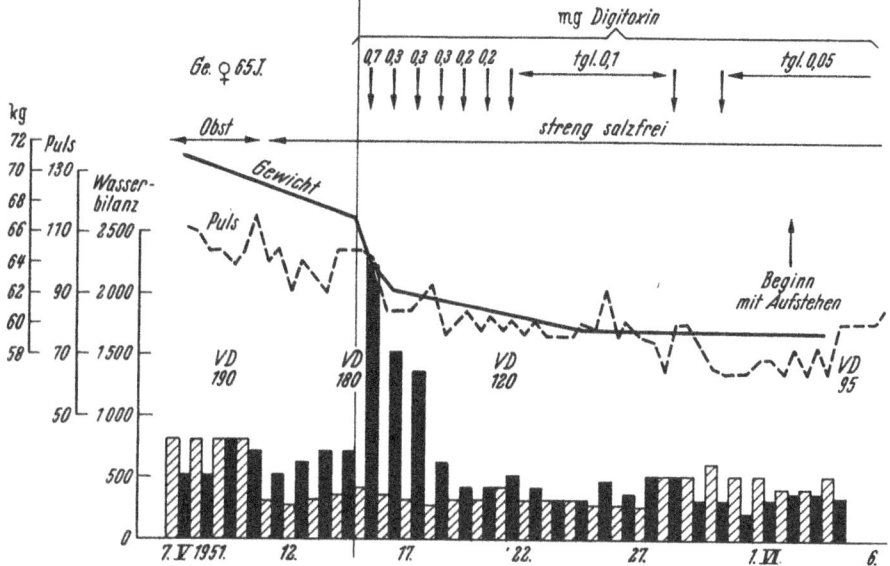

Abb. 71. Digitoxin-Behandlung einer Dekompensation. Wasserbilanz. Schraffierte Säulen: Einfuhr; schwarze Säulen: Ausfuhr. (Nach MOELLER und DORSCHEID)

b) Digitaloide

Strophanthin. Den größten Fortschritt in der Herztherapie nach WITHERING bildet die Einführung des *Strophanthins*. Es gibt verschiedene Arten von Strophanthus, die ursprünglich als Pfeilgifte verwendet wurden. FRASER wies 1850 die Herzwirkung dieser Pfeilgifte nach und führte sie in die Therapie ein. Seit A. FRAENKEL wird die intravenöse Injektion angewandt. EDENS lehrte die Anwendung bei Angina pectoris und Coronarinfarkt. Therapeutisch wichtig sind hauptsächlich *Strophanthus Kombé*, aus dem das amorphe K-Strophanthin, und *Strophanthus gratus*, aus dem ein noch wirksameres krystallisiertes Herzglykosid, das Gratus- oder g-Strophanthin des DAB. gewonnen wird, dessen Herzwirkung und toxische Wirkung etwas stärker und dessen Haltbarkeit etwas besser ist als die des K-Strophanthins. Das g-Strophanthin ist nicht ganz identisch mit dem *Ouabain*, das im Gegensatz zu den vorigen pharmakologisch testiert werden muß (Standardpräparat von TIFFENEAU).

Der gewaltige Fortschritt, den das Strophanthin uns gebracht hat, ergibt sich aus der Angabe, daß in der weiteren Umgebung der Ursprungsstätten der Strophanthintherapie — Heidelberg und Düsseldorf — fast jeder Landarzt seine Dekompensierten frei von Ödemen halten und meist auch die Schrecken der Angina pectoris bannen kann (Angabe von WEESE). Es hat den Vorteil, daß seine Dosierung genau bekannt ist.

Pharmakologie. Strophanthin besitzt gegenüber den Digitalisglykosiden den Nachteil der leichteren Zerstörbarkeit, so daß es bei oraler Anwendung nahezu unwirksam ist. Es besitzt aber den Vorteil der *etwas rascheren Wirkung.* Man pflegt es daher zu geben, wenn sofort wirksame Hilfe notwendig ist: bei akutem Herzkollaps oder bei schwerster Dekompensation mit Atemnot in der Ruhe, wenn man dem Patienten die zeitraubende Digitaliskur ersparen muß (s. Tab. 4).

Bei der üblichen Dosis des amorphen Strophanthins von 0,00025 intravenös (Strophanthin Boehringer in Ampullen zu $^1/_2$ mg, $^1/_2$ cm^3 in 1—2 min intravenös) — in schweren Fällen ist es zweckmäßig, mit 0,1 mg zu beginnen und die Injektion nach einigen Stunden zu wiederholen — zeigt sich nach einer möglichen initialen Verschlechterung infolge Verengerung der Coronararterien die *rasche therapeutische Wirkung* darin, daß der Patient nach etwa $^1/_2$ Std. die erste Erleichterung spürt; er „bekommt wieder Luft" als Zeichen des verbesserten Kreislaufs. Der Höhepunkt der Wirkung ist in 2—4 Std. erreicht. Nach 8—10 Std. klingt sie wieder ab.

Gleichzeitig können Sensationen in der Herzgegend, wie Druck und Herzklopfen, auftreten, während in anderen Fällen umgekehrt solche Sensationen nach Strophanthin verschwinden. Langsam werden dann auch die weiteren Wirkungen einsetzen, die man von der Digitaliskur kennt (Diurese, Vaguserregung, Verlangsamung der Überleitung u. a.). — Die Digitalis-Bradykardie tritt nach Strophanthin nur in mäßiger Form auf.

Dieser Vorteil des Strophanthins wird noch vergrößert dadurch, daß sich am Herzen die *sauerstoffsparende Wirkung des Strophanthins* bemerkbar macht, so daß für eine bestimmte Herzleistung ein *geringerer Blutbedarf des Herzmuskels* vorhanden ist; jedoch ließ sich eine Verbesserung des Coronarkreislaufs — außer bei Dekompensation — weder am Tier, noch am Menschen (BINZ) und auch nicht an 120 Patienten mit Angina pectoris (GOLD) nachweisen. Auch besitzt Strophanthin *keine Gefäßwirkung,* obwohl die Hypertension heute auch mit Digitalis behandelt wird.

Starke Unterschiede gegenüber den Digitalisglykosiden zeigt das Strophanthin in gewissen *toxischen Wirkungen.*

Bei der Digitalisüberdosierung erlebt man von Stufe zu Stufe die Zeichen der zunehmenden Vergiftung: Der Puls sinkt unter 60, Sehstörungen und Erbrechen treten auf, erst einzelne, dann gehäufte Extrasystolen, Bigeminie und vielleicht Vorhofflimmern zeigen die schweren Herzmuskelwirkungen an, blockartige Erscheinungen die Störung der Überleitung, zuletzt erfolgen Lähmungen der motorischen Zentren.

Ganz anders beim Strophanthin: Nach vorhergehenden *Herzarrhythmien* oder mit einem Schlage kann hier in seltenen Fällen das Herz versagen *(Sekundenherztod).*

Gewöhnlich handelt es sich hierbei um Kammerflimmern. In solchen Zuständen ist jede Hilfe vergebens. Es ist daher für den Praktiker zweckmäßig, auf die Dosis von 0,5 mg zu verzichten und lieber mehrmals kleinere Dosen im Abstand von 12—24 Std. zu geben. Auch wird das Strophanthin besser in Traubenzuckerlösung vertragen (0,25 mg in 20 cm^3 25%iger Traubenzuckerlösung), wobei die Wirkung manchmal schon innerhalb von 1 bis 2 min eintritt. An diesem rasch einsetzenden Erfolg ist allerdings die unmittelbare Wirkung des Traubenzuckers auf den Herzmuskel nicht unbeteiligt. Auch wird unter diesen Umständen das Strophanthin weniger rasch injiziert, denn erst bei einer ganz bestimmten Infusionsgeschwindigkeit zeigt sich — abgesehen von der geringeren Giftigkeit — die optimale Strophanthinwirkung (F. HILDEBRANDT). Infolge der starken Verdünnung durch die Traubenzuckerlösung wird zudem die Gefahr der paravenösen Injektion und der Absceßbildung geringer.

KREHL macht besonders aufmerksam auf die schlagartige Veränderung der Herzaktion nach hohen Strophanthindosen. Dadurch können Thromben aus dem Herzen losgelöst, infolge vermehrter Gerinnungsfähigkeit des Blutes auch neu gebildet werden und zu Embolien führen, die einen sofortigen chirurgischen Eingriff nötig machen.

Ganz besondere Vorsicht ist mit Strophanthin notwendig, wenn eine Digitaliskur vorausgegangen ist. In solchen Fällen soll man mindestens 2—3 Tage warten bis zur Strophanthininjektion. Auch das übererregte Herz (gehäufte Extrasystolen, Vorhofflimmern) wird besser

mit Digitalis behandelt, obwohl grundsätzlich sogar gegen die Behandlung der Arrhythmia
absoluta mit Strophanthin nichts einzuwenden ist (MARTINI). Dagegen wird häufig in schweren Fällen die Behandlung mit kleinsten, wiederholten Strophanthindosen von etwa 0,1 mg
intravenös begonnen und mit Digitalis fortgesetzt. In den meisten Strophanthinfällen aber
hat die gleiche Dosis, über Jahre gegeben, immer wieder die gleiche günstige Wirkung.

Die *intravenöse Herztherapie* hat letzthin an Boden verloren durch die Einführung der raschen Digitalisierung nach EGGLESTON, insbesondere aber durch
die Reindarstellung der Glykoside wie Digitoxin und Digoxin, die peroral beinahe ebenso rasch wirken wie i.v. verabfolgtes Strophanthin (s. Tab. 4). Sofern
rascheste Herzwirkung erforderlich ist, hat sich die i.v. Injektion von Cedilanid
wegen seiner geringen Nebenwirkungen als dem Strophanthin überlegen erwiesen.

Scilla maritima, die Meerzwiebel, enthält in wechselnden Mengen ein Gemisch
von digitalisähnlichen Herzglykosiden. Sie wird als Bulbus Scillae DAB. in
gleicher Dosierung wie Digitalisblätter verordnet. Das Hauptglykosid ist
Scillaren A (STOLL), das bei höherer Temperatur und bei unsachgemäßer Behandlung der Meerzwiebel besonders leicht in das weniger wirksame Aglykon
übergeht. Wichtig ist daher ein gut standardisiertes Handelspräparat wie *Scillaren*
(SANDOZ). 0,8 mg der Reinglykoside entsprechen ungefähr 0,1 g Folia Digitalis.

Verglichen mit den Digitalisglykosiden, erfolgt der Abbau im Tierkörper sehr viel
rascher. Die kumulierende Wirkung ist daher gering. In therapeutischer und toxischer
Hinsicht besitzt Scillaren die wichtigsten Eigenschaften der Digitalisglykoside. Es ist
gelegentlich noch wirksam, wenn Digitalis versagt. Es besitzt auch eine stärkere diuretische
Wirkung als Digitalis. Zu beachten sind die öfters eintretenden Magen-Darmstörungen.
Es wirkt expektorierend.

Folinerin. Auch das Reinglykosid des Oleanders (Nerium oleander) ist kry-
stallisiert und chemisch völlig aufgeklärt worden (FLURY und NEUMANN). Das
Aglycon dieses Glykosids ist ein Acetylgitoxigenin, also aufs engste verwandt
mit dem des Gitoxins. Folinerin ist stabil gegen Magensalzsäure. Da zudem
das Molekül kleiner ist als das der meisten anderen Herzglykoside, so wird
es peroral gut resorbiert und kommt schnell zur Wirkung. Es wirkt weniger
kumulierend als Digitoxin, indessen finden sich auch nach hohen Folinerindosen
die typischen histologischen Veränderungen am Herzmuskel. Nach HILDEBRANDT
ist Oleander am nächsten dem Strophanthin verwandt. Als besonderer Vorzug
wird von der Klinik angegeben, daß es stärker diuretisch wirkt als andere Herzglykoside. 0,2 mg Glykosid entsprechen 0,1 g Folia Digitalis.

Adonis vernalis (Frühlingsröschen), eine Ranunculacee, enthält im Adonis-
kraut (Herba Adonidis vernalis) ein Digitaloid, das langsamer, viel schwächer
und kürzer wirkt als die bisher erwähnten Herzglykoside. Die therapeutische
Einzeldosis beträgt 0,1—0,8 g. Spezialpräparate sind Adovern und auch Ado-
nigen. Ähnlich wie Adonis wirken Präparate aus Maiglöckchen *(Convallaria
majalis)*; doch sind sie peroral nur zu 2% resorbierbar. Solche Präparate eignen
sich nur für leichteste Fälle; sonst kann eine gefährliche Zeitvergeudung damit
verbunden sein, ebenso wie nach vielen homöopathischen Herzpräparaten.

Unterstützung der Digitalistherapie. Von Bedeutung dagegen ist der Zusammenhang von kardialen Ödemen mit Kochsalzzufuhr und die Ausschüttung
der Ödeme bei kochsalzarmer Ernährung (s. S. 501). Auch unter Digitaliswirkung
verlassen oft enorme Mengen von Kochsalz gleichzeitig mit dem Wasser den
Organismus.

Oft kann durch Digitalis keine Entleerung der Ödeme erzielt werden. Einfache diuretisch wirkende Mittel, wie Theophyllin, Harnstoff oder diuretische
Tees, können dann mithelfen (s. S. 499). Nach Versagen solcher milden Maßnahmen pflegt die heroische *Quecksilbertherapie* einzusetzen (s. S. 497), die unter
Umständen jahrelang durchgeführt wird (Abb. 72). Es wird angegeben, daß
Bettruhe mit Digitalisierung und Flüssigkeitsbeschränkung in 50% der Fälle
wirksam ist; sind dagegen Diuretica erforderlich, so wirken nach dieser Statistik
die Quecksilberverbindungen in 92%, Harnstoff in 83%, Purinkörper in 66%
der Fälle (HAYMAN).

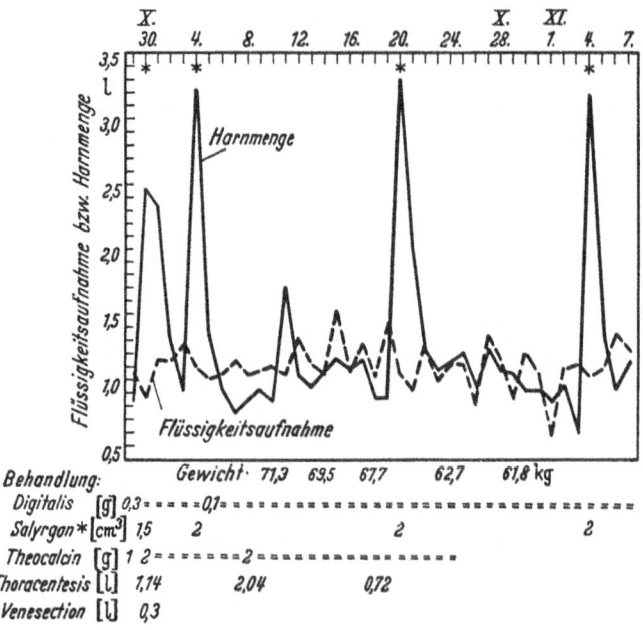

Abb. 72. Wirkung ableitender Maßnahmen bei einem herzdekompensierten älteren Mann. Die Diurese wird
durch gemeinsame Anwendung von Theocalcin und Salyrgan (Mersalyl) erzwungen. Man beachte die besonders starke Salyrganwirkung bei intravenöser Injektion (s. Text). Das Leben dieses Patienten wurde durch
gelegentliche Salyrgangaben erträglich gemacht und etwa 1 Jahr verlängert. Digitalisierung allein genügte nicht.
(Nach P. D. WHITE 1947)

In neuerer Zeit versucht man die Diurese auch mit Hilfe von Schilddrüse
(s. S. 68) oder von gallentreibenden Mitteln wie Dehydrocholsäure in Gang
zu bringen (Decholin in 5% Lösung, 3 Ampullen zu 10 cm³ zur i.v. Injektion,
Gesamtmenge 1,5 g Decholin). Im letzteren Fall ist auf die mögliche Blutdrucksenkung und Herzmuskelschwäche zu achten. Auch Kaliumsalze als Solutio
Kalii acetici (s. S. 28) können in Fällen von schwerer Dekompensation prompte
Diurese auslösen, weil nämlich das dekompensierte Herz nicht selten Kaliummangel aufweist. Ein wichtiger Fortschritt scheint in der Diureseförderung
durch *Cortison* (s. S. 85) und *Diamox* (s. S. 499) sowie durch *Ionen-Austauscher*
(s. S. 501) zu liegen.

2. Vorbemerkungen über Vorhofflattern und -flimmern

Vorhofflattern und -flimmern sind Zustände maximaler Beschleunigung des Vorhofs,
wobei die Kontraktionen entweder regelmäßig und vollständig sind mit einer Frequenz
von 200—400 in der Minute (Vorhofflattern) oder unregelmäßig und unvollständig mit

einer Frequenz von 400—600 (Vorhofflimmern). In beiden Fällen wird wegen des langen Refraktärstadiums der Überleitung nur ein Teil der Erregungen die Kammer erreichen. Bei Vorhofflattern kann die Tätigkeit der Kammer gelegentlich noch rhythmisch sein, so daß jeder zweite, dritte oder vierte Reiz von der Kammer beantwortet wird. Bei Vorhofflimmern ist auch die Kammertätigkeit immer unregelmäßig (Arrhythmia perpetua); nahe Beziehungen bestehen zur paroxysmalen Tachykardie.

Wichtig sind *Reflexe*, die — ausgehend von der Atmung, dem Rachen, der Speiseröhre, dem Sinus caroticus — auf das Herz einwirken, und die den Zustand der paroxysmalen Tachykardie günstig beeinflussen können (langsame, tiefe Atmung mit ausgebreiteten Armen, große Pillen, mit wenig Wasser hinuntergeschluckt, Auslösung des Brechreizes durch Reizung der Uvula, Kompression des rechten Vagus).

Andererseits müssen auch die *ätiologischen Faktoren* berücksichtigt werden (Dekompensation, akute Infektionen, nervöse Überreizung, dyspeptische Störungen, Aerophagie, Narkose, Adrenalin, Mißbrauch von Tee, Kaffee, Alkohol, Tabak). Liegt die Ursache in einer BASEDOWschen Krankheit, so werden neuerdings Thioharnstoffpräparate empfohlen. Daher kann die Therapie sehr verschiedenartig sein.

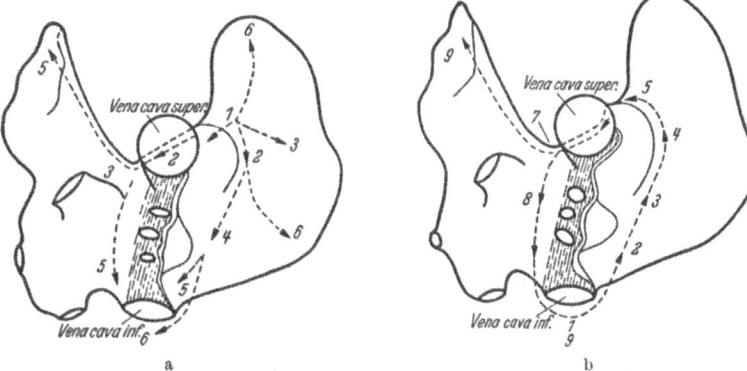

Abb. 73a u. b. Ablauf der Erregungen im Vorhof ausgehend vom Sinusknoten. a am normalen Hundeherzen, b bei Vorhofflimmern. Die Zahlen geben die relative Zeit an, nach der die Erregungswelle an den betreffenden Punkten eintraf. (Nach LEWIS)

Experimentell läßt sich Vorhof- und Kammerflimmern erzeugen, indem man eine umschriebene Stelle der Herzoberfläche mit Acetylcholin oder Aconitin behandelt; es entstehen dann schnell repetierende Entladungen (heterotope Reizbildung). Ähnliches läßt sich durch örtliche Anwendung einer elektrischen Reizung, z. B. am Vorhof und am Kammermuskel des Hundes erzielen.

Vorhof- und Kammerflimmern werden heute gewöhnlich als Folge von *heterotoper Reizbildung* aufgefaßt (ROTHBERGER und WINTERBERG). Eine große Reihe von Stoffen, die im Experiment am Hunde ein durch elektrische Reizung ausgelöstes Kammerflimmern unterdrücken (Chinin, Chinidin, Hydrochinin, Luminal, Novocain (s. S. 173), Procainamid u. a.), führen gleichzeitig zu einer Hemmung des heterotopen Rhythmus (VAN DONGEN). Von diesen Substanzen bedürfen Novocain (s. S. 245), Procainamid und Chinidin der näheren Besprechung.

Procainamid wird anstelle von Novocain (s. S. 245) bei Vorhofsarrhythmien (0,5 g peroral alle 4—6 Std.) oder bei drohendem Kammerflimmern (1,0 g, dann 0,5—1,0 g alle 4 Std. peroral) angewandt. Es wird weniger rasch hydrolysiert als Novocain und wirkt daher auch peroral. In gefährlichen Situationen kann 0,2—1,0 g sehr langsam in Kochsalzlösung infundiert werden unter Kontrolle durch das EKG; abrupte, aber gewöhnlich vorübergehende Blutdrucksenkung

kann auftreten. Procainamid kann wie Novocain und Chinidin die Herzstörungen
auslösen, gegen die es in der Therapie angewendet wird; auch tödliches Kammerflimmern ist aufgetreten; die zentrale Novocainerregung fehlt ihm; es hat aber
wie Novocain Antigenwirkungen.

Nach einer weiteren Theorie kann Vorhofflimmern auch entstehen durch kreisförmig
verlaufende Erregungswellen, die — infolge eines örtlichen Blocks, der sich der normalen
Ausbreitung der Erregungswelle entgegenstellt — zum Ausgangspunkt der Erregung zurückkehren, um dort — sofern das Refraktärstadium des Vorhofmuskels kurz genug ist — eine
neue Erregungswelle in Gang zu setzen (Abb. 73). Nach dieser Theorie sind zum Zustande-
kommen des Vorhofflimmerns zwei Grundbedingungen nötig: kurze Refraktärperiode und
lokaler Block.

Während Vorhofflattern unter Umständen mit dem Leben vereinbar ist, führt Kammerflimmern des Herzens fast regelmäßig zum Tod, sofern nicht in den ersten 5 min durch künstliche Atmung, intraarterielle Blutinjektion, *Herzmassage*, in seltenen Glücksfällen auch durch
eine intrakardiale Adrenalin-Injektion die normale Herztätigkeit wiederhergestellt werden
kann. Am isolierten Kaninchen- und Hundeherzen, das zum Kammerflimmern gebracht
wurde, war Acetylcholin das am sichersten wirksame Mittel (s. S. 255). Notwendig waren
Dosen, die einen vorübergehenden völligen diastolischen Herzstillstand bewirkten (R. FRÖH-
LICHER).

3. Chinidin

Digitalis und *Chinidin* wirken nun *in völlig verschiedener Weise: Digitalis*
beschleunigt die Repolarisation nach Erregung (Verkürzung der QT-Zeit und
Depression des ST-Abschnittes), *Chinidin* verlangsamt sie (verlängerte QT-Zeit,
T -Zacke wird flach und breit). *Digitalis* wirkt bei Vorhofflimmern durch *Verlangsamung der Überleitung* (s. S. 290) bei relativ geringem Einfluß auf das
Refraktärstadium und damit auf den Rhythmus des Vorhofs. Doch sind Fälle
von Vorhofflattern beschrieben worden, die unter Digitalistherapie in Vorhofflimmern übergingen und nach Aussetzen von Digitalis wieder in normalen
Rhythmus fielen.

Nach heutiger Meinung wirkt Digitalis bei Vorhofflimmern nur, wenn gleichzeitig
Dekompensationserscheinungen vorliegen; bei toxischer Ätiologie darf Digitalis nur mit
Vorsicht angewendet werden; es ist gefährlich bei Vorhofflimmern nach Diphtherie und
Thyreotoxikosen, zumal es selbst *Extrasystolen* und Tachykardien hervorrufen kann.

Chinidin ist ein Nebenalkaloid der Chinarinde und stereoisomer dem Chinin,
wie dieses ein *Protoplasmagift* und bei Malaria wirksam. Die Base ist besser
verträglich als das schwefelsaure Salz; sie ist schlecht wasserlöslich. Die früher
gelegentlich angewandte intravenöse Injektion von Chinidin, unter Zusatz von
Urethan als Lösungsvermittler, ist als unnötig verlassen worden, da es auch bei
oraler Gabe in Minuten resorbiert und auf Blut und Gewebe verteilt wird, zudem
rasch durch die Niere ausgeschieden wird. Bei der *Herzwirkung* des Chinidins
steht im Vordergrund eine *Verminderung der Muskelerregbarkeit* mit *verminderter
heterotoper Reizbildung* (Wirkung bei Extrasystolie) sowie eine *Verlängerung des
Refraktärstadiums des Vorhofs*. Zusätzlich findet sich eine *erschwerte Reizleitung*
im Vorhof, im HISschen Bündel sowie im Ventrikel. Alle diese Effekte lassen sich
zurückführen auf eine einzige Grundwirkung, nämlich Verlangsamung der Repolarisation. — Die Wirkung tritt nach peroraler Gabe in etwa 1—3 Std. ein
und hält etwa 3—4 Std. an.

Nach Chinidin soll der Vorhof selbst seinen normalen Rhythmus wieder-
gewinnen; oft geht das Vorhofflimmern zunächst in Vorhofflattern über und
erst dieses macht dann dem normalen Rhythmus Platz, vorausgesetzt allerdings,

daß die Herzarrhythmie nicht durch Dilatation des Herzens und Dekompensation kompliziert ist. Es wurde noch Regularisierung beobachtet in Fällen mit jahrelanger Arrhythmie, und die günstige Wirkung kann für lange Zeit anhalten ohne weitere Chinidingaben. — Neben Vorhofflattern und Vorhofflimmern bildet die *paroxysmale Tachykardie* ventrikulären Ursprungs, die besonders häufig nach Angina pectoris, Myokardinfarkt, Herzblock und Myokarditis auftritt, eine der wichtigsten Indikationen der Chinidintherapie; besonders frische Fälle von Tachykardie, die nicht älter als $^1/_2$ Jahr sind, sprechen häufig an; auch bei gehäuftem Auftreten von ventrikulären *Extrasystolen* soll es günstig wirken.

Perorale Kur mit Chinidinum purum in Dosen von 0,2—0,4 g 3mal täglich, höchstens 6 Tage lang, ist üblich. Andere Autoren, wie MARTINI, gehen im klinischen Betrieb gelegentlich auf Dosen von 1,2—1,5 g täglich, bis sie Regularisierung feststellen. — Die Chinidintherapie bedeutet in jedem Fall eine *zusätzliche Noxe*, die auf den Herzmuskel einwirkt; viele Herzen, die fibrillieren, haben bereits herabgesetzte Erregbarkeit; eine weitere Verzögerung der Repolarisierungsvorgänge kann daher die verschiedensten gefährlichen Symptome auslösen (Blockerscheinungen, Angina pectoris, Dekompensation, drohendes Kammerflimmern); genaueste Beobachtung des Kranken ist daher notwendig.

Solche Fälle sind besonders häufig bei *gleichzeitiger Digitaliskur*; diese Kombination hat sich auch im Tierexperiment als ungünstig erwiesen, so daß zunächst digitalisiert werden sollte, bevor man Chinidin anwendet. Weiterhin wird angegeben, daß beim Übergang in den normalen Rhythmus Embolien auftreten können; i.v. Injektion ist überflüssig und gefährlich; plötzliche Todesfälle sind vorgekommen.

Sonstige Nebenwirkungen von Chinidin bestehen in Schwindel, Ohrensausen, Übelkeit, Erbrechen, Diarrhöe *(Cinchonismus)*; sie kommen nicht selten vor. An allergische Reaktionen ist zu denken; eine einmalige Testdosis von 0,2 g wird empfohlen. Chinidin darf nie bei Dekompensation, bei Mitralstenose oder bei Block-Erscheinungen gegeben werden; beim Auftreten von Extrasystolie muß es abgesetzt werden; es wirkt verstärkt bei Gaben von Kaliumchlorid (1 g, 4mal täglich). In einigen Handelspräparaten war das toxische Dihydrochinidin nachweisbar. — Eine Chinidin-ähnliche Wirkung sieht man gelegentlich auch nach *Chinin*, z. B. bei ventrikulärer Tachykardie.

4. Vorbemerkungen über Coronarkreislauf, über örtliche und allgemeine Gefäßspasmen

a) Coronarkreislauf

Die Coronararterien versorgen das Herz mit Blut, eine Funktion, die besonders auch gesichert ist durch ausgedehnte Kollateralen und Anastomosen. Diese sind zwar beim akuten Verschluß nicht fähig, auch nur vorübergehend den Herzkreislauf aufrechtzuerhalten; bei mehr chronischem Verlauf indessen erweitern sie sich und übernehmen mehr und mehr die Blutversorgung der Herzmuskulatur.

Der *Coronarkreislauf* ist *abhängig von dem Aortendruck*, der unmittelbar auf die Coronararterien übertragen wird. Er ist aber auch abhängig von der *Herztätigkeit*. Auch die *Herznerven* sind an der Regulation beteiligt, obwohl nur äußerst schwach, so daß darüber diskutiert wird, ob die sympathischen oder die parasympathischen Nerven zur Dilatation der Coronargefäße führen.

Auf diesen beiden Wegen wirken auch *Reflexe*, die vom Sinus caroticus, dem Nervus depressor oder von sensiblen Nerven im Bereich des Sympathicus, Ischiadicus, Phrenicus u. a. ausgehen und die Weite der Coronararterien verändern. Offensichtlich reagieren diese auf jede Mehrtätigkeit der Organe und

Gewebe. Gefährlich können Reflexe sein, die vom geblähten Magen-Darm-Schlauch ausgehen (gastrokardialer Symptomenkomplex).

Der Coronarkreislauf wird in Anpassung an den örtlichen Energiebedarf auch *chemisch reguliert* durch bekannte gefäßerweiternde Stoffwechselprodukte, wie Kohlensäure, Milchsäure, Adenosin, Adenylsäure und Histamin. Besonders stark wirksam ist die akute Anoxämie durch Sauerstoffverarmung (Abb. 74).

Man stellt sich vor, daß die Lösung des akuten Anfalls von Angina pectoris automatisch vor sich geht, sobald ein bestimmtes Sauerstoffdefizit eingetreten ist. Die hierbei gebildeten wirksamen Stoffe sind noch unbekannt.

Der wichtigste pathologische Zustand im Gebiet der Coronararterien ist der *Coronarverschluß*. Er entsteht durch Thrombose oder Embolie, durch

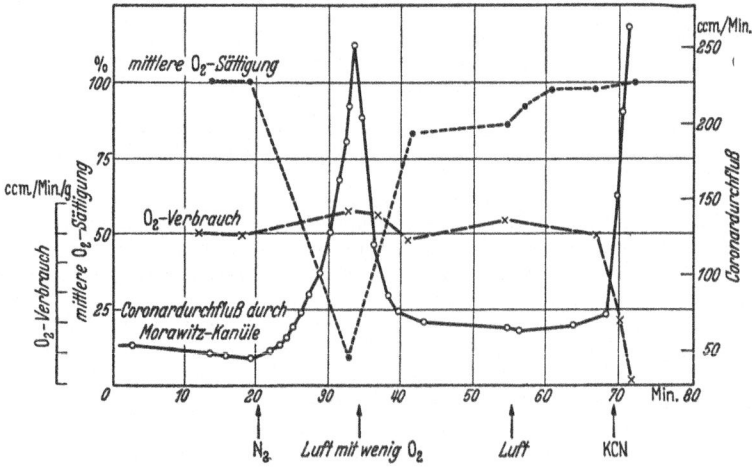

Abb. 74. Einfluß der Sauerstoffsättigung des Blutes auf Coronardurchfluß und Sauerstoffverbrauch des Herzens. (Nach HILTON und EICHHOLTZ)

Arteriosklerose, syphilitische Aortitis, oder auch durch Schwellung des Endothels oder durch Endarteriitis. Die Folge ist eine *lokale Ischämie* in der betroffenen Herzpartie mit schwersten anginösen Schmerzen, mit lokaler Lähmung oder auch Erregbarkeitssteigerung des Herzmuskels, mit lokalen Blocks, Störungen der Überleitung u. a., die unter Umständen durch das Elektrokardiogramm zu lokalisieren sind. Dadurch entsteht gleichzeitig eine schwere Belastung des von der Ischämie nicht betroffenen Herzmuskels und infolgedessen eine neue Gefahr. Diese Störungen können rasch zum Tode führen. Sie können aber auch teilweise oder vollständig kompensiert werden durch einen neugebildeten Kollateral-kreislauf. Häufiger entwickeln sich bei chronischem Verlauf infolge der Ischämie myokarditische Veränderungen, die sich im Laufe der nächsten Monate mehr und mehr verschlimmern und unaufhaltsam sind.

Angina pectoris entsteht aber gelegentlich ohne Okklusion bei vielen anderen Zuständen, bei denen der *Herzmuskel nicht genügend mit Sauerstoff versorgt wird*, so bei *akuter Überlastung des Herzens*, besonders bei gleichzeitigen Myokard-schäden, bei *Blutveränderungen*, die eine zu geringe Sauerstoffversorgung zur Folge haben (Höhenklima, Blutungsanämie, perniziöse Anämie u. a.), auch bei *spastischen Zuständen* im Gefolge von Arteriosklerose, aber auch bei völlig

normaler Struktur der Coronargefäße, so bei erhöhtem O_2-Verbrauch des Herzmuskels wie bei stark erhöhter Herzarbeit oder nach *Adrenalin* (s. S. 319).

Bei Dekompensation ist die Herzarbeit unökonomisch, ebenso in Fällen von Tachykardie:
es sind dann Anfälle von Angina pectoris leicht erklärlich. In solchen Fällen wird die Behandlung der Dekompensation oder der Tachykardie gleichzeitig die Angina pectoris beeinflussen.

Neuerdings hat man versucht, ein exzessives Einströmen von Adrenalin oder Nor-
Adrenalin — welche Stoffe aus den Nebennieren, den sympathischen Ganglien oder Nervenendigungen in Freiheit gesetzt würden — für den Anginaanfall verantwortlich zu machen;
demgemäß hat man zur Bekämpfung des Anfalls vorwiegend diejenigen Stoffe empfohlen,
welche die Adrenalinwirkung aufs Herz aufheben wie Nitrite, Sympatholytica oder Papaverin.

Die **Behandlung** solcher Zustände hat daher in erster Linie für möglichst
weitgehende allgemeine innere *Sauerstoffersparnis* zu sorgen (Ruhe, auch die
chemisch erzwungene Ruhe mit Schlafmitteln und eventuell mit Opiaten).

Ihrer Entstehungsgeschichte entsprechend verlangt aber die Angina pectoris
je nach den Umständen *zusätzliche Maßnahmen*. Weitaus am häufigsten sind die
spastischen Zustände der Coronararterien, mit und ohne arteriosklerotische Veränderungen. Sie bilden die Domäne der eigentlichen Angina-pectoris-Mittel
(Nitrite, Purinderivate, spasmolytische Schlafmittel, Papaverin, Organextrakte
s. S. 308). Zur Kritik dieser Arzneistoffe muß angeführt werden, daß 40%
der
ambulanten Patienten einer Statistik Besserung angaben, wenn sie Natriumbicarbonat oder Lactose bekamen (Placebo-Therapie). Da die Angina pectoris
häufig mit einer *Herzmuskelschwäche* einhergeht, so steht für solche Zwecke das
Strophanthin zur Verfügung, das außerdem — im Gegensatz zu Digitalis — am
Herzmuskel selbst eine sauerstoffsparende Wirkung entfaltet. Da zuletzt in
nicht so seltenen Fällen mit *Entzündungserscheinungen an den Coronargefäßen*
zu rechnen ist, begleitet von örtlichen ödematösen Schwellungen, so werden auch
ableitende Verfahren viel angewandt (starke Diuretica, intravenöse Injektion
hochprozentiger Traubenzuckerlösungen u. a.). Bekannt ist der Zusammenhang
von Angina pectoris mit Tabakabusus und mit Lues.

Der *Myokardinfarkt* verlangt die sofortige Ruhigstellung des Patienten mit Opiaten;
hierbei muß nach der Wirkung dosiert — „der Schmerz mit Morphin titriert" — werden,
wobei unter Umständen eine hohe Dosierung, auch intravenöse Zufuhr, erforderlich ist. Bei
Delir der Herzkranken wird neuerdings eine intramuskuläre Injektion von 3—6 cm³ Paraldehyd vorgezogen. Dauer-Infusionen von *Nor-Adrenalin* wirken besonders auch gegen die
Tachykardie (s. S. 319). Die Einführung der *Anticoagulantien* (s. S. 460) hat zu einer beträchtlichen Einschränkung der Mortalität geführt. Die Überempfindlichkeit des Herzens
gegen Digitalis, insbesondere gegen Strophanthin, muß in Rechnung gestellt werden; die
übliche prolongierte Digitaliskur hat indessen bei voller Wirkung auf die Dekompensation
zu keiner Verschlimmerung der anginösen Anfälle geführt. Betr. *Chinidin* s. S. 298; betr.
Papaverin s. S. 309.

b) Örtliche und allgemeine Gefäßspasmen

An die spastischen Zustände im Bereich der Coronararterien, die zur Angina
pectoris führen, schließen sich andere örtliche Gefäßspasmen an, die in den
betroffenen Gefäßgebieten zu schweren Störungen Anlaß geben können.

In erster Linie sind hier die *toxischen Gefäßspasmen* zu erwähnen. Diese entstehen im Tierexperiment z. B. nach hohen Dosen von *Adrenalin* oder anderen
sympathomimetischen Stoffen und werden dann wie beim Menschen durch
Nitrite antagonistisch beeinflußt. Ähnliches gilt für bestimmte *Secalealkaloide*
(s. S. 107); hier sind Fälle beschrieben worden, in denen Hände und Füße wie

abgestorben waren, und bei denen nach Einatmung von Amylnitrit die Haut sofort ihre normale Farbe bekam und die Extremitäten wieder warm wurden. Ähnliche Beobachtungen wurden auch bei der *Cocainvergiftung* gemacht, sofern starke Gefäßspasmen vorlagen. Bekannt sind auch die durch *Tabakabusus* entstehenden Gefäßspasmen (intermittierendes Hinken, Amblyopie) und die mannigfachen spastischen Zustände, die zum Bilde der chronischen Bleivergiftung gehören; auch diese reagieren auf *Nitrite*. Betr. Digitalis s. S. 290.

Dies leitet über zu den toxischen Gefäßspasmen, die im Gefolge von *Krankheiten* wie Diabetes, Urämie, Lues u. a. auftreten. In all diesen Fällen wirken die Nitrite und andere Spasmolytica der Gefäßmuskulatur antagonistisch. Eine große Bedeutung in der Praxis besitzen auch die *Gefäßspasmen*, die mit dem Auftreten von arteriosklerotischen Beschwerden, von Migräne und Epilepsie u. a. zusammenhängen. Auch sie reagieren mehr oder weniger auf die meisten Spasmolytica ebenso wie *Kälteschäden* (s. S. 213).

Andere periphere Spasmen wie die bei der symmetrischen RAYNAUDschen Krankheit (mit Spasmus der größeren Digitalarterien), bei der Akrocyanose (mit Beteiligung der Arteriolen), pflegen nicht auf Nitrite anzusprechen. Hier handelt es sich gewöhnlich um abnorm starke Reflexe, die über die autonomen Nerven verlaufen und die durch Lähmung vasoconstrictorischer Fasern (Novocainblock s. S. 243) oder durch Sympatholytica (s. S. 325) behoben werden. Die peripheren Spasmen, die sich besonders bei jungen Leuten in chronisch kalten Füßen und Händen äußern, reagieren auf Calcium und merkwürdigerweise häufig auch auf Lebertherapie oder Wechselbäder. Gefäßspasmen bei Migräne sprechen auch auf Coffein und andere Purinkörper, sowie auf Secalepräparate gelegentlich an.

c) Essentielle Hypertonie

Unsere heutigen Kenntnisse über *ätiologische* Faktoren bei der Entstehung der *klinischen Hypertension* sind sehr beschränkt. Sie kann in Zusammenhang stehen mit *Wasseraufnahme* und *Ernährung:* beim sog. Bierherz wird Hypertonie beobachtet, und ein entsprechender Mechanismus mag bei der Flüssigkeitsentziehung wirksam sein, die gelegentlich eine Besserung der Symptome zur Folge hat. Auch durch *übermäßige Kochsalzzufuhr*, dies sogar bei Kindern und gefährlich bei Nebennierenrinden-Tumor, erfolgt eine Blutdrucksteigerung und damit Belastung des Kreislaufs; kochsalzfreie Ernährung ist eine wichtige Maßnahme zur Behebung der Hypertension; auch ohne deutliche Blutdrucksenkung zeigt sich dann fast regelmäßig eine Erleichterung von Kopfschmerz, Schwindel und Herzstörungen.

Hypertonie entsteht auch bei *Überfunktion* der *Schilddrüse*, des Hypophysenvorderlappens, bei erhöhtem Hirndruck, bei Phäochromocytom (s. S. 80), bei *Nierenkrankheiten* (s. S. 493) und besonders bei *Fettsucht*; *Bleivergiftung* mag eine Rolle spielen (s. S. 447). Durch Behandlung dieser Grundübel sucht man den auslösenden Faktor der Hypertonie zu beseitigen.

Pressorische Reflexe. Eine reflektorische *Blutdrucksteigerung* kann vom Vasomotorenzentrum ausgehen, wenn es von ungewöhnlichen *Erregungen* bombardiert wird. Diese können aus *der Peripherie* kommen, und zwar durch Reizung sensibler Nervenendigungen und von Nervenbahnen, besonders auch durch Schmerz- und Kältereize. Rasch *vorübergehende* Blutdrucksteigerung findet sich z. B. auch bei Angina pectoris, bei tabischen Krisen, bei Bleikolik und im Experiment bei Reizung des Ischiadicusstumpfes.

Ungewöhnliche Erregungen, die auf das Gefäßzentrum einwirken, können aber auch von den *übergeordneten Gehirnteilen* stammen. Daher ist ein Zusammenhang der Hypertonie mit Gemütserschütterungen, schweren beruflichen Belastungen u. a. oft nachgewiesen worden, obwohl statistische Untersuchungen ergeben haben, daß in geistig arbeitenden

Berufen Hypertension nicht häufiger ist als bei Landarbeitern. Bei der eigentlichen chronischen Hypertension führen indessen diese zentralen Faktoren nur zu einer Verwicklung und Erschwerung des zugrunde liegenden Krankheitsbildes.

Essentielle Hypertonie. Im Gegensatz zu solchen toxisch, reflektorisch oder psychisch ausgelösten Hypertonien liegt der essentiellen Hypertonie eine Krankheit sui generis zugrunde. Hier hat das *Tierexperiment* uns sehr verschiedenartige Einsichten vermittelt, insofern, als sich hier scharf ein reflektorischer chronischer, letzten Endes durch Noradrenalin entstehender, *neurogener Hochdruck* von einem chronischen *renalen Hochdruck* abtrennen läßt. Der erstere entsteht durch chirurgisches Ausschalten aller Blutdruckzügler und bildet sich erst zurück nach Wiedereinwachsen der Nerven. Er hat ausschließlichen Reflexcharakter, kein weiterer humoraler Einfluß ist nachweisbar. Entscheidend hierbei ist die Dehnbarkeit der Gefäße im Sinus caroticus (C. HEYMANS), nicht hingegen der arterielle Druck und nicht die Kontraktion der Gefäße; bei Zunahme der Dehnbarkeit des Sinus caroticus tritt Hypertension auf.

Für das Entstehen des *renalen Hochdrucks* werden Gifte verantwortlich gemacht, die in der kranken Niere gebildet werden. *Renin* ist ein aus der Niere gewonnener blutdrucksteigernder Stoff (TIGERSTEDT und BERGMANN), der von VOLHARD und seinen Schülern (HESSEL) in Beziehung gesetzt wurde zum essentiellen Hochdruck; nach heutiger Ansicht ist Renin selbst unwirksam; es ist vielmehr ein Ferment, das auf das spezifische Serumglobulin, nämlich Hypertensinogen, einwirkt, so daß Hypertensin entsteht (HOUSSAY). *Nephrin* ist ein weiterer Stoff, der aus der Niere isoliert worden ist, und der sich auch bei renalem und essentiellem Hochdruck im Blute vorfindet. In reiner Form injiziert, führt es zu lang anhaltender Blutdrucksteigerung. Weiterhin werden *Sympathomimetica* debattiert (HOLTZ), obwohl im wesentlichen nur der Phäochromocytom-Hochdruck neben der Urämie (Retention von Catecholaminen) auf starke *Sympatholytica* wie Regitin anspricht. Zuletzt ist gezeigt worden, daß durch *partielles Abklemmen der Nierenarterie* ein chronischer Hochdruck zu erzeugen ist. Infolge der lokalen Anoxämie entsteht ein Gift, das Hypertension verursacht (HARTWICH, GOLDBLATT, VERNEY u. a.). In solchen Experimenten

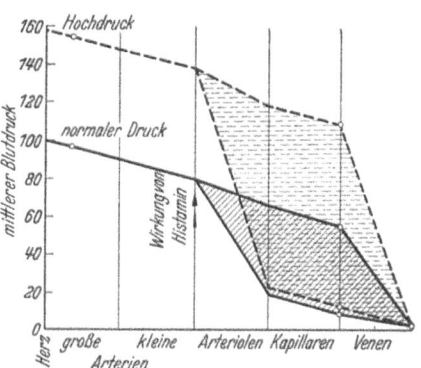

Abb. 75. Blutdruckabfall im Kreislauf bei Hypertension und bei gesunden Versuchspersonen. Die dunkelgezeichneten Flächen zeigen die Druckveränderungen in den Hautgefäßen nach Histamininjektion. Untere Grenzlinien vor Histamin, obere Grenzlinien nach Histamin. (Nach ELLIS u. WEISS)

an Affen steigt innerhalb von 8 Monaten der Blutdruck von 130 auf 300 mm. Auch bei der essentiellen Hypertonie des Menschen finden sich in der Niere besonders häufig entzündliche und arteriosklerotische Veränderungen, und das deutet auf einen ähnlichen Mechanismus, wie er dem nephritischen Hochdruck zugrunde liegt. Nach anderer Ansicht handelt es sich hierbei um Sekundärwirkungen des nervösen Hochdrucks auf die Niere; dafür spricht auch der häufige Übergang des *roten* in den *blassen* Hochdruck.

Allgemein entsteht der *Hochdruck durch erhöhten Widerstand in den Arteriolen* (Abb. 75). Entscheidend ist dabei die Beteiligung des Splanchnicusgebietes. Die grundlegende Frage ist nun die, ob dieser erhöhte Widerstand durch periphere oder zentrale Veränderungen entsteht. In neuerer Zeit legt man mehr Gewicht auf *periphere* Faktoren: *Neurogener* Hochdruck ist durch einfache Operationen am Sinus caroticus oder anderen Blutdruckzüglern zu erzeugen. Hypertonie entsteht durch chronische Zufuhr von Cholesterin (s. S. 41), Adrenalin (s. S. 316), NNRindenhormon (s. S. 84). Man erzielt dadurch unter Umständen arteriosklerotische Veränderungen. Eine *Rigidität der Gefäßwände* mag daher bei der Hypertension beteiligt sein.

Es mag aber auch das *Vasomotorenzentrum* selbst betroffen sein, was einen erhöhten Tonus der sympathischen Gefäßnerven zur Folge hat; hierfür spricht auch die Erfahrung der Versicherungsmedizin, daß die Krankheit bereits im jugendlichen Alter beginnen kann, hier sich äußernd in einer leichten emotionellen Beeinflußbarkeit von Puls und Blutdruck. Beim Älterwerden häufen sich diese Perioden von Blutdruckerhöhung immer mehr, bis die eigentliche Hypertension einsetzt. Die Ursache der *hypothetischen Erregbarkeitssteigerung des Vaso-motorenzentrums* wird von einigen Autoren in einer lokalen Anoxämie oder in degenerativen Vorgängen gesehen, durch die physiologische Hemmungen auf das Vasomotorenzentrum in Wegfall kommen. In der Tat hat man bei Hochdruck häufig arteriosklerotische Ver-änderungen in der Gegend des Vasomotorenzentrums gesehen; natürlich müssen auch solche zentralen Impulse auf dem Wege über die verschiedenen Stationen der sympathischen Gefäßnerven verlaufen.

Eine Stütze für diese zentrale Genese des Hochdruckes erblickt man besonders im häufigen Auftreten anderer Symptome, die mit Mittelhirn und Hirnstamm zusammen-hängen: wie Störungen der Schlaf-Wachfunktion, der Reizempfänglichkeit, des inneren Antriebs, die indessen Folgeerscheinungen des peripher erhöhten Blutdrucks sein mögen.

Somit ist bis heute nicht entschieden, ob und in welchen Fällen die essentielle Hypertonie zentralen oder peripheren Ursprungs ist. Merkwürdigerweise hat auch dasjenige Medikament, das bei dieser Erkrankung mit am verläßlichsten wirkt, das gleiche Doppelgesicht: Luminal wirkt zentral lähmend und peripher spasmolytisch (Luminaletten zu 0,015 g, 1—4mal täglich).

Eine Wendung bereitet sich vor durch neuere Arzneistoffe, die an den verschiedenen Stationen der sympathischen Bahnen angreifen; hierher gehören die *Ganglienblocker* (s. S. 266), die *Sympatholytica* (s. S. 325) sowie besonders Stoffe mit Angriff am Stammhirn wie bestimmte Dihydroverbindungen der Mutterkornalkaloide (s. S. 325) und Rauwolfia-Alkaloide (siehe S. 328). Hierunter ist wohl keine Substanz, die nicht auch den normalen Blutdruck senken würde. Unterschiede zwischen den verschiedenen Stoffen sind nicht sehr auffallend; $1/_3$ der Patienten (GOLD), nach anderen Angaben sogar bis 82% der Patienten (AYMAN) sollen auch auf Placebo-Therapie ansprechen. Besonders auffallend werden gewisse Begleitsymptome der Hypertension wie Kopfschmerz, Herzklopfen, Nervosität, Schwindel u. a. beeinflußt; ein Zusammenhang mit der Höhe des Blutdrucks ist hierbei selten festzustellen; es handelt sich wohl um psychogene Symptome.

Vergesellschaftet mit der Hypertonie ist häufig das *cerebrale Asthma cardiale*, das meistens in nächtlichen Anfällen auftritt. Hier kann die Druckerhöhung auf das zunächst versagende linke Herz übergreifen, bei guter Tätigkeit des rechten Herzens, so daß eine Stauung im Lungenkreislauf erfolgt. In solchen Fällen entsteht dann die Gefahr des kardialen Lungen-ödems, besonders bei gleichzeitiger Flüssigkeitszufuhr (VOLHARD) und nach nächtlicher Hyperpnoe infolge vermehrter Resorption extracellulärer Flüssigkeit, die sich während des Tages in den abhängigen Partien angesammelt hatte, so daß ein vermehrter venöser Zustrom zum Herzen erfolgt. Dieses Ödem reagiert prompt auf Nitrite, wenn sie möglichst frühzeitig, zu Beginn der ersten Symptome von Lungenödem, gegeben werden (SCHELLONG): Nitro-glycerinum solutum 1%, 4—5 Tropfen alle 2 Std., auch als Nitrolingual. In leichteren Fällen ist auch Diuretin 0,5 g, 2—3mal täglich, oder Luminal geeignet.— Das Asthma cardiale ist häufig mit Bronchialspasmen verbunden und reagiert dann ähnlich wie das Asthma bronchiale auf Euphyllin (HARRISON).

5. Die Nitritgruppe

Allgemeines über Nitrite. *Amylnitrit* wurde 1867 von L. BRUNTON zur Behandlung der Angina pectoris eingeführt. Später hat man festgestellt, daß auch Äthyl-nitrit, weiter einfache anorganische Nitrite, wie Kalium nitrosum (KNO_2) und Natrium nitrosum ($NaNO_2$), spasmolytisch wirksam sind, ebenso wie bestimmte organische Ester der Salpetersäure (Nitroglycerin und Erythroltetranitrat) (Abb. 76). Die Wirkung solcher Ester ist nach der herrschenden Lehre um so rascher, intensiver und kürzer, je leichter sie spaltbar sind; daher die besonders prompte Wirkung von Amylnitrit. Man nimmt an, daß die aus Nitroglycerin und Erythroltetranitrat abgespaltene Salpetersäure erst zu salpetriger Säure reduziert werden muß, z. B. durch Glutathion, bevor sie zur Wirkung kommt. Es mag aber auch der Alkaligehalt der Gewebssäfte genügen, um eine von ODDO angegebene Reaktion in Gang zu setzen: Nitroglycerin und Erythroltetranitrat spalten nämlich wie alle Nitrate von polyvalenten Alkoholen in Gegenwart von Alkali nicht Nitrat ab, sondern Nitrit. 30—40% der erwähnten Stoffe erscheinen im Harn als Nitrit oder Nitrat.

Die Nitrite wirken hauptsächlich durch direkten Angriff an der glatten Muskulatur der Gefäße. Doch ist beim Amylnitrit auch eine mittelbare Gefäß- wirkung, nämlich auf dem Umwege über eine Narkose des Gefäßzentrums, auf Grund seiner Lipoidlöslichkeit, nicht ganz von der Hand zu weisen. Bei den üblichen therapeutischen Dosen erfolgt eine *Erweiterung der Blutgefäße* (Arteriolen,

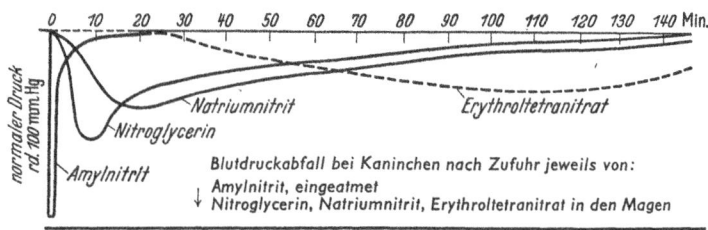

Abb. 76. Wirkung von Nitriten beim Kaninchen. (Nach BRADBURY)

Capillaren, Venen), zunächst *ohne gleichzeitige Blutdrucksenkung*, da an anderen Stellen, plethysmographisch nachweisbar, gleichzeitig eine Gefäßkonstriktion einsetzt. Besonders empfindlich sind dabei Gefäße, die sich in einem *spastischen Spannungszustand* befinden.

Daher beobachtet man z. B. bei *toxischen Gefäßspasmen* nach Einatmen von Amylnitrit oder nach Eingabe von anderen Nitriten eine besonders ausgesprochene spasmolytische Wirkung (s. S. 308).

Bei der Lösung des akuten Anfalls von *Angina pectoris* steht das Amylnitrit wegen seiner prompten Wirkung nach wenigen Atemzügen an erster Stelle. Aber auch Nitroglycerin wird zur Lösung des Anfalls verwendet. Seine Hauptbedeutung besitzt es bei der prophy- laktischen Anwendung. Hier kann man auch Erythroltetranitrat und Natrium nitrosum versuchen. Die Wirkung verläuft wahrscheinlich über Gefäßerweiterung, jedoch mag auch die Anti-Adrenalin-Wirkung hineinspielen (RAAB).

Rp. Amylii nitrosi, 3 Tropfen in Glasröhrchen, 10 Stück.
S. 1 Röhrchen im Taschentuch zerbrechen und einatmen.

Nitrite wirken aber besonders bei allen *arteriosklerotischen Spasmen* und damit gegen bestimmte cerebrale und periphere Symptome der Arteriosklerose. Bei Arteriosklerose der Gehirngefäße kann gelegentlich nach höheren Dosen eine zu starke Erweiterung der Arterien stattfinden, und es können dadurch, wie bei Jodismus, diapedetische Blutungen und lokale Ödeme des Gehirns mit den entsprechenden zentralen Symptomen ausgelöst werden.

Bei der Behandlung *epileptischer Symptome*, z. B. der Aura epileptica, mit Hilfe von Nitriten kommen zwei völlig verschiedene Wirkungsweisen dieser Stoffe ins Spiel. Sofern das Krankheitsbild durch Angiospasmus beherrscht wird, ist wohl die unmittelbare spasmo- lytische Wirkung der Nitrite im Spiel. Die Nitrite sind aber gleichzeitig auch Antagonisten bei zentralen Krämpfen der verschiedensten Art, wie sie durch die toxische Wirkung von Krampfgiften, z. B. durch Cocain, herbeigeführt werden, und zwar hängt diese krampf- lösende Wirkung zusammen mit der nach höheren Dosen von Nitriten einsetzenden allgemei- nen Blutdrucksenkung. Davon kann man z. B. bei Cocainvergiftung Gebrauch machen, da man nach Einatmung von Amylnitrit eine Milderung der Krämpfe sieht. Hierher ist auch die Nitritbehandlung von *Eklampsie, Schwangerschaftserbrechen, Keuchhusten, Migräne, Tabakamblyopie* u. a. zu rechnen.

Durch *höhere Dosen* werden immer weitere Gefäßgebiete entspannt; beson- ders kommen Gefäße des Splanchnicusgebietes sowie Hautvenen ins Spiel, so daß neben Frequenzsteigerung eine *Blutdrucksenkung* stattfindet; bei Hypertension erfolgt diese auch nach kleinen Dosen, z. B. nach 0,4 mg Nitroglycerin. Damit ist unter Umständen auch eine *Entlastung des Herzens* verbunden, das gegen einen geringeren Widerstand arbeiten muß; nur nach sehr hohen Dosen führen Nitrite zu einer gewissen Lähmung des Herzmuskels. Die Lösung eines Anfalls von Angina pectoris mag — abgesehen von der Erweiterung der Coronargefäße — auf dieser Entlastung des Herzens beruhen, wie denn auch das *Asthma cardiale* oder Aneurysmabeschwerden durch Nitrite günstig beeinflußt werden. Bei Coronarthrombose versagt die Nitrittherapie oder darf nur unter vorsichtigster Dosierung versuchsweise erfolgen. Als Folge der Gefäßerweiterung beobachtet man gelegentlich *Erhöhung des intracerebralen Drucks* (heftige Kopfschmerzen) und des *intraocularen Drucks* (Glaukomgefahr).

Die Wirkung der Nitrite richtet sich elektiv auf die Gefäßmuskulatur; indessen kann man eine geringgradige *Spasmolyse auch an anderen glatten Muskeln* beobachten. Deshalb versucht man gelegentlich die Nitrite bei *Spasmen der Bronchialmuskulatur*, wenn andere, sonst bessere Arzneistoffe versagen.

Auch die gelegentlich beobachtete spasmolytische Wirkung von Bismutum subnitricum bei Magen-Darm-Ulcus wird erklärt durch Freiwerden von Nitriten (s. S. 365). Eine bemerkenswerte Wirkung haben die Nitrite auch bei *Spasmen des Dickdarms*; hier sollen sie stärker wirken als z. B. Atropin. Weiterhin werden *Spasmen des Dünndarms* (Bleikolik), des ODDIschen Sphincters beeinflußt ebenso wie bestimmte Fälle von Gallen- und Uteruskolik. Nitrite können fortlaufend über Jahre genommen werden.

Ein Nachteil der Nitritanwendung ist die *Gewöhnung*; sie zeigt sich unter Umständen nach Tagen oder wenigen Wochen; Nitrite werden daher *beginnend mit der kleinsten wirksamen Dosis* und alternierend mit anderen Formen der Therapie (Purinkörper u. a.) angewendet. Durch kurze Unterbrechung der Therapie wird die Empfindlichkeit gegen Nitrite wiederhergestellt.

Das trifft auch für die Arbeiter in derartigen Fabriken zu, die beim Eintritt in die Fabrik unter heftigen Kopfschmerzen leiden, ebenso nach jeder längeren Unterbrechung der Arbeit; solche Männer halfen sich, indem sie in der Zwischenzeit Nitroglycerin in die Haut einrieben, um den heftigen Kopfschmerzen bei Wiederaufnahme der Arbeit zu entgehen (GOODMAN).

Amylnitrit. Nach Einatmung von 2—3 Tropfen dieser süßlich fruchtartig riechenden Flüssigkeit zeigt sich fast augenblicklich — unter gleichzeitiger Pulsbeschleunigung, die durch den Sinus caroticus vermittelt wird (LILJESTRAND) — eine Erweiterung der Blutgefäße von Kopf und Hals, ähnlich wie bei der Schamröte. Ist das der Fall, so darf man annehmen, daß auch andere nicht sichtbare Gefäße, wie die des Gehirns, der Gehirnhäute, besonders die Coronararterien sich ebenfalls erweitern, und daß diese Erweiterung sich später auch gemeinsam mit der Gesichtsröte wieder verliert, also nach etwa 5—10 min. Weitere Wirkungen s. o.

Spiritus aetheris nitrosi (versüßter Salpetergeist) wird gewonnen, indem man Salpetersäure mit Spiritus dilutus stehen läßt und daraus ein Destillat mit wirksamem Äthylnitrit gewinnt. Er wird häufiger verwendet als Lösungsmittel für Amylium nitrosum.

Nitroglycerin ist bekanntlich ein Sprengstoff, der außerordentlich explosibel ist und für praktische Zwecke erst verwandt werden kann, wenn er vorher mit Diatomeenerde versetzt wurde (Dynamit). Es ist billig und abgesehen von Amylnitrit das verläßlichste der Nitrite.

In der Apotheke ist die nicht explosible, 1%ige alkoholische Lösung vorrätig. Nitroglycerin wirkt langsamer als Amylnitrit, peroral in etwa 10 min.

Von der Mundschleimhaut jedoch wird die alkoholische Lösung von Nitroglycerin besonders rasch resorbiert, was z. B. zum Zwecke der Lösung eines Anfalls von Angina pectoris ausgenützt werden kann.

Es wurde früher peroral in Dosen von etwa 0,4—1,0 mg alle 2—4 Std. verordnet. Jedoch setzt dann die Wirkung langsam (in 10 min) ein und ist sehr schwach. Rascher, in 2—3 min, tritt die Wirkung nach sublingualer Einwirkung ein, auch in viel kleinerer Dosis, so daß heute Sublingual-Tabletten zu 0,2 mg oder offizinelles 1%iges Nitroglycerinum solutum in alkoholischer Lösung (4—5 Tropfen) verwendet werden, welche in etwa 90 sec den Anfall von Angina pectoris lösen und deren Wirkung etwa 2 Std. anhält. 95% der Fälle von Angina pectoris sollen auf Nitroglycerin reagieren. Nitroglycerin ist bei solchen Kranken 25 Jahre lang mit gleichbleibendem Erfolg gegeben worden und in extremen Fällen hat man 90 Tabletten zu 0,2 mg über den Tag verteilen müssen. Prophylaktisch wird die gleiche Dosis alle 2 Std. oder gar stündlich verordnet; im letzteren Falle ist man auch auf 0,1 mg zurückgegangen. — *Gewöhnung* wird beobachtet, geht aber zurück, wenn man einige Tage aussetzt.

Nitroglycerin hat eine *große therapeutische Breite*; verglichen mit der therapeutischen Dosis von 0,2—0,5 mg sind Selbstmordversuche mit Grammdosen (bis 18 g) überstanden worden. Die therapeutische Dosis kann indessen bei Überempfindlichkeit eine alarmierende Blutdrucksenkung mit allen Begleitsymptomen, weiterhin Urticaria und Asthmaanfälle auslösen. — Bei chronischer Anwendung führt Nitroglycerin im Tierversuch zu Veränderungen an Niere, Leber u. a. Beim Menschen sind Dyspnoe und Tachykardie, auch Erweiterung des Herzens beschrieben worden; nervöse Symptome wie Schwindel, Verwirrung, Erregungszustände u. a. können gerichtsmedizinisch Bedeutung erlangen. Das ist auch in Nitroglycerin-Betrieben zu berücksichtigen.

Rp. Nitroglycerini soluti 3,0 (= 30 mg)
    Massae pil. q. satis fiant pil. Nr. XXX.
    S. Alle 2—3 Std. 1—2 Pillen.

Erythroltetranitrat ist der nächste Verwandte des Nitroglycerins. Es entsteht durch Nitrierung des vierwertigen Alkohols Erythrit und besitzt eine besonders lang anhaltende Wirkung von etwa 3—4 Std., braucht demnach nicht so häufig gegeben zu werden wie Nitroglycerin, ist aber deutlich schwächer (Dosis 0,025—0,05 g). Ähnlich wirkt *Mannitolhexanitrat*. Einige Autoren nehmen an, daß diese Präparate nicht mehr leisten als Placebo-Therapie.

Natrium nitrosum ($NaNO_2$) ist das einzige anorganische Nitrit, das in der Therapie verwendet wird. Seine Resorptionsgeschwindigkeit ist sehr viel geringer als die des Nitroglycerins und dementsprechend setzt die Wirkung sehr langsam ein. Sie hält einige Stunden an. Es hat den Nachteil, daß bei vielen Patienten Magenstörungen auftreten. In genügenden Dosen führen auch die anorganischen Nitrite zur Bildung von *Methämoglobin* (s. S. 472). Im täglichen Leben sind sie gefährliche Gifte wegen der gelegentlichen Verwechslung mit Kochsalz; es sind viele Todesfälle vorgekommen.

Toxikologie. Mit dem sinkenden Blutdruck können *leichte und schwere Zirkulationsstörungen* sich entwickeln. Dieser Nitrit-Kollaps wird neuerdings betrachtet als Versagen des Venentonus. Höhere Nitritdosen werden in horizontaler Lage im allgemeinen gut vertragen; bei Übergang in aufrechte Haltung können dann die Zeichen eines Kollapses eintreten (Gähnen, Ruhelosigkeit, Schweißausbruch, aschfarbene Haut), beim Hinlegen tritt sofortige Erholung ein. Fälle mit Herzklopfen und Herzjagen sind hartnäckiger. Im Blut läßt sich *Methämoglobin* nachweisen; jedoch ist diese Gefahr in üblicher Dosierung ohne Bedeutung, außer bei Kleinkindern; größtes Aufsehen erregten neuerdings viele Todesfälle bei Ernährung mit verdünnter Kuhmilch, wenn das verwendete Brunnenwasser hohen Nitrat-Gehalt (mehr als 10 mg je Liter) besaß. Nach hohen Dosen von *Amylnitrit* macht sich dessen *narkotische Wirkung* bemerkbar (Schwindel, Rausch, Bewußtlosigkeit). *Chronische Nitrit-Wirkungen* wie Schwindel, Verwirrungszustände, auch Kreislaufstörungen sind beschrieben worden. Nach chronischer Einwirkung von *Nitroglykolen* zeigen sich Blutdrucksenkung und nervöse Symptome.

Die Salze der **Salpetersäure** (HNO_3), die *Nitrate*, sind an sich harmlos. Natriumnitrat z. B. wird im Pökelfleisch an Stelle von Kochsalz verwendet, wobei es teilweise in Nitrit, die eigentlich wirksame Substanz, übergeht, ja, mit Natriumnitrit läßt sich der Pökelprozeß in mehr exakter Weise durchführen. Unter gewissen Bedingungen indessen können auch im Körper die Nitrate in Nitrite übergehen, besonders beim Säugling (s. S. 307).

Bei Tieren mit Pansenmagen (Kühen, Schafen u. a.) unterliegt das Nitrat nach der Aufnahme so starken bakteriellen Reduktionsvorgängen, daß nach etwas höheren Nitratdosen tödliche Nitritvergiftungen beobachtet wurden. Auch beim *Erwachsenen* kann in seltenen Fällen eine Nitritbildung erfolgen. Dazu müssen bestimmte Voraussetzungen erfüllt sein (verlangsamte Exkretion der Nitrate durch Nierenschädigung, vermehrte Reduktion im Darmkanal, z. B. bei Obstipation, verlangsamte Resorption der Nitrate aus dem Darmkanal). In solchen Fällen, auch nach Bismut. subnitricum, kann *Methämoglobinbildung* auftreten.

Auch durch Erhitzung können die Nitrate teilweise zu Nitriten reduziert werden. Daher versucht man gelegentlich die Nitrate bei *Spasmen der Bronchialmuskulatur*, z. B. als Charta nitrata (¹/₄ Quartblatt zur Räucherung). Auch in sog. Räucherpulvern sind salpetersaure Salze enthalten (Fol. Stramonii nitrata, etwa 5,0 g zur Räucherung).

Khellin, aus der arabischen Droge „Khella", von ANREP eingeführt, gilt heute als allgemeines Spasmolyticum der glatten Muskulatur; besonders empfindlich sind die Coronararterien, die schon durch kleinste, im übrigen unwirksame Dosen erweitert werden; erst durch höhere Dosen wird der Herzmuskel gelähmt. An den Coronararterien wirkt es schwächer als Nitrite, bei anoxämischer Schädigung des Herzmuskels ist aber am EKG eine günstige Khellin-Wirkung nachweisbar. Bronchodilatation beim Menschen ist zweifelhaft. — Nebenwirkungen verschiedener Art (Nausea, Erbrechen, Allergie, u. a.) werden häufig beobachtet, seine praktische Bedeutung bei Angina pectoris ist ungeklärt.

Rhodanate. Diese besitzen nitritartige Wirkung auf die glatte Muskulatur und jodidartige Wirkung auf die Sekretionen. *Rhodankalium* wird gelegentlich an Stelle der Nitrite bei essentieller Hypertonie angewendet; der Rhodanspiegel im Blut soll hierbei auf eine Höhe von 8—14 mg-% einreguliert werden; die hierzu notwendige Dosis schwankt beträchtlich (0,3—1,0 g täglich). Wird der angegebene Blutspiegel überschritten, so treten sehr leicht vielseitige und gefährliche toxische Erscheinungen, unter Umständen auch Kropf auf. Hohe medizinische Gremien raten von der Anwendung ab.

Ergänzungsteil
Sonstige Spasmolytica

1. Stoffe mit Angriff an der Gefäßmuskulatur. Arzneimittel zur pharmakologischen Beeinflussung von örtlichen und allgemeinen Gefäßspasmen lassen sich den verschiedensten chemischen Reihen entnehmen, so den *Nitriten* (s. S. 304), den spasmolytischen *Barbitursäuren* (s. S. 200), den *parasympathisch erregenden Stoffen* (s. S. 254), den *Purinabkömmlingen* (s. S. 333), den *Geschlechtshormonen* (s. S. 98), den *sympatholytisch wirkenden Stoffen* (s. S. 325), den *gefäßerweiternden Stoffen der Gewebe* (s. S. 113); weiterhin zählen hierher viele einzelne Substanzen, darunter *Acetylsalicylsäure, Nicotinsäure, Chinin* und *Chinidin.* Hier sei auch die Blockade des Sympathicus (s. S. 243) angeführt (Abb. 77).

2. Stoffe mit Angriff an der übrigen glatten Muskulatur. Viele der eben erwähnten gefäßspasmolytischen Stoffe bleiben in ihrer Wirkung nicht beschränkt auf das Gefäßsystem, sondern greifen auf die glatte Muskulatur von Magen und Darm, von Gallenblase und Gallengängen, von Eileiter und Uterus, Harnleiter, Harnblase, Bronchien usw. über. Dieses ist insbesondere der Fall bei *Nitriten* und den *Purinabkömmlingen.* Andererseits wirken Stoffe, deren eindrucksvollste Leistung sich bei Koliken jeder Art äußert, wie etwa Papaverin und Eupaverin, nebenher auch auf die Gefäßmuskulatur.

Was den feineren Mechanismus dieser Stoffe angeht, so unterscheidet man eine *muskulotrope* Wirkung der spasmolytischen Stoffe, die man an der Bariumkontraktur auszuwerten pflegt — hier seien Nitrite, Papaverin und Eupaverin angeführt — eine rein *neurotrope Wirkung*, sichtbar gemacht am Antagonismus gegen Acetylcholin oder Adrenalin, und zuletzt eine *kombinierte neuro- und muskulotrope Wirkung*, wie man sie bei Atropin, Dolantin, Trasentin u. a. sieht.

Papaverin. Seine Verwandtschaft zu Morphin ist S. 224 dargestellt. Papaverin ist das Benzylderivat eines Isochinolinabkömmlings, und es scheint bemerkenswert, daß sowohl der Benzylgruppierung, z. B. im *Benzylalkohol* und dem *Benzylbenzoat*, wie der Isochinolingruppierung in *Emetin, Eupaverin, Perparin* u. a. spasmolytische Wirkung zukommt.

Papaverin ist infolge seiner muskulotropen Wirkung ein Lähmungsmittel der *gesamten* glatten Muskulatur; es wirkt bei allen Formen von Spasmen, mögen diese durch muskulotrope oder neurotrope Erregung herbeigeführt sein.

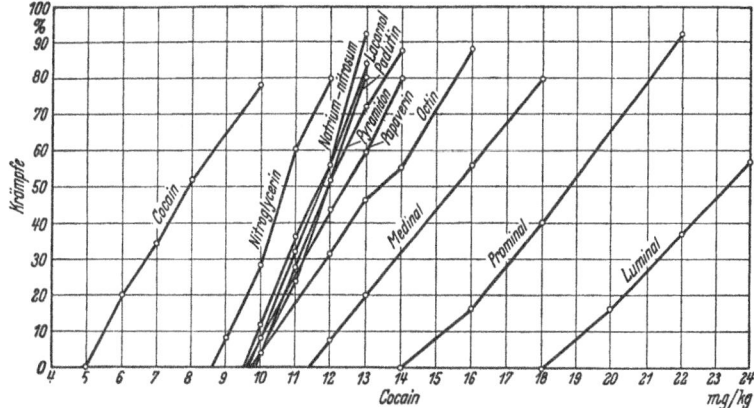

Abb. 77. Gefäßspasmolytisch wirksame Stoffe, gemessen an der Gegenwirkung gegen Cocainkrämpfe an Serien von je 25 Ratten. Man sieht z. B., daß 8 mg Cocain bei 50% der Tiere zu Krämpfen führen; nach Vorbehandlung mit Luminal sind 23 mg erforderlich. [Aus F. EICHHOLTZ und TH. KIRSCH: Naunyn-Schmiedebergs Arch. **184**, 675 (1937)]

Seine Wirkung betrifft alle Hohlorgane, darunter auch Schließmuskeln, Gallengänge, Bronchien, Cervix uteri u. a. Seine Hauptwirkung betrifft auch Spasmen der Arterien wie bei *embolischen Vorgängen* oder *Coronarspasmen*. Erzeugt man nach KATZ u. a. bei Hunden einen künstlichen Herzinfarkt, so läßt sich dieser mit dem gefäßerweiternden Papaverin ausgleichen. Papaverin kann gleichzeitig Extrasystolen beseitigen und besitzt bei solchen Herzstörungen eine große therapeutische Breite. Hierbei ist auch seine *leichte analgetische und sedative Wirkung* erwünscht (s. Morphinformel von AWE); in hohen Dosen ist es sogar ein Antiepilepticum; es wirkt *lokalanästhetisch*.

An dieser Stelle sei darauf hingewiesen, daß häufig Atonie des Darmes oder des Uterus u. a. mit Spasmen der Sphincteren verbunden ist. Hieraus leitet sich ab die öfters empfohlene Kombination von Peristaltik-fördernden Mitteln mit Papaverin, oder von wehenfördernden Mitteln mit Papaverin, z. B. bei gleichzeitigen Spasmen der Cervix uteri. Andererseits sind die Spasmolytica bei Neigung zu Gefäßkollaps nicht am Platze.

Papaverin hydrochloricum DAB ist entgegen früherer Ansicht oral gut wirksam (E.D. 0,1 g mehrmals täglich). Bei Zufuhr der Einzeldosis von 0,03 bis 0,1 g subcutan, von 0,03—0,05 g i.v. (auch wiederholt!) ist seine schlechte Wasserlöslichkeit (1:40) zu berücksichtigen und wäre wegen seiner Herzgiftigkeit sehr langsam zu injizieren.

Die *Giftigkeit* von Papaverin ist gering, insbesondere bei peroraler Zufuhr. Nach intravenöser Injektion höherer Dosen, besonders bei schneller Injektion, können jedoch Blockerscheinungen und Atmungslähmung auftreten. Weder Toleranz- noch Abstinenzerscheinungen wurden beschrieben, und es fehlt ihm die spezifisch atmungslähmende Wirkung des Morphins.

Eupaverin ist ein naher, synthetisch dargestellter Verwandter des Papaverins, ebenfalls ein Isochinolinabkömmling. Es besitzt auch ganz ähnliche pharmakologische Eigenschaften. Es hat sich besonders bewährt bei Embolie der verschiedensten Lokalisation und wirkt hierbei hauptsächlich auf die durch

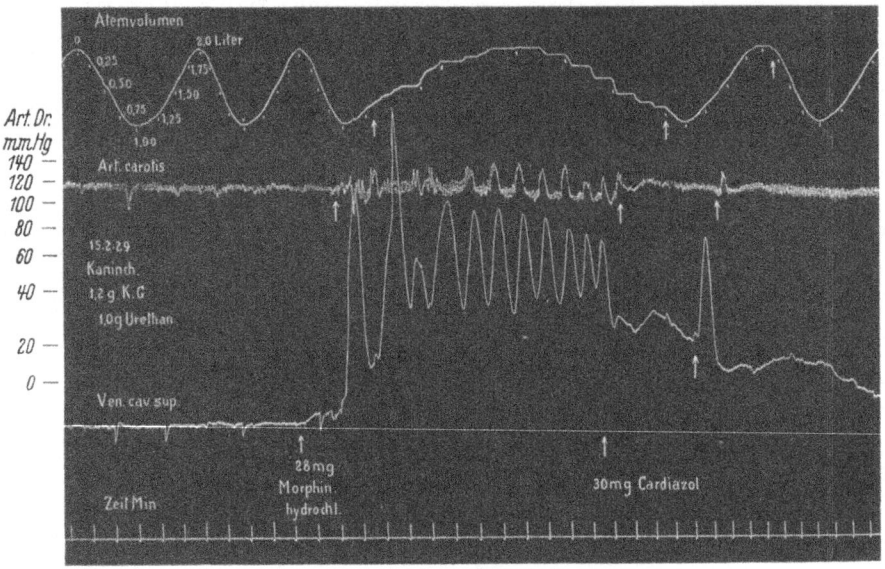

Abb. 78. Kaninchen 1,2 kg. 1,0 g Urethan. Morphinatemlähmung und sekundäre Herzinsuffizienz und Aufhebung durch Cardiazol. (Nach GREMELS)

den Reiz des Embolus spastisch kontrahierte Gefäßmuskulatur, welche die Undurchgängigkeit der Gefäße noch verschlimmern würde (2—6 cm³ Eupaverin i.v. zu 0,03 g im cm³, später alle 2—4 Std. 1—2 cm³; zum Teil sind noch höhere Dosen, bis 0,5 g notwendig). Das Präparat hat sich auch bei Gefäßkrämpfen des Auges, z. B. bei Methylalkohol- und Chininvergiftung, auch bei spastischem Ileus bewährt.

Ein weiterer synthetisch dargestellter Stoff der Papaverinreihe ist das bemerkenswerte *Perparin* (Diäthoxy-diäthoxybenzyl-isochinolin). Dieses Spasmolyticum ist auch per os wirksam und durch große therapeutische Breite ausgezeichnet. Durch starke musTkulotrope spasmolytische Wirkung sind auch die neueren Arzneistoffe *Jucundal* (Tri-n-butylacetamid), *Sestron* (Abkömmling des Tetrahydropapaverins) und *Atractyl* (Mandelsäure-Isoamylester) auffallend.

Durch *schwache spasmolytische Wirkung* ist weiter das *Pyramidon* ausgezeichnet (s. S. 218). In dieser Hinsicht aber sind auch die verschiedensten ätherischen Öle wirksam, insbesondere *Fenchel* (S. 537), *Kümmel* (S. 537), *Pfefferminze* (S. 525) und *Rettich*. Die lähmende Wirkung dieser Gruppe ist unabhängig vom autonomen Nervensystem und läßt sich an jedem beliebigen, isolierten oder in situ befindlichen glattmuskeligen Organ demonstrieren. Klinisch werden solche

Stoffe bei Spasmen der glatten Muskulatur angewandt, Pfefferminztee und Rettichsaft z. B. bei leichten Gallenkoliken.

Als weiteres Spasmolyticum sei *Octinum* aufgeführt. Octinum ist Methyloctenylamin, C_8H_{15}—NH—CH_3. Es setzt bei Krampfzuständen den Tonus der glatten Muskulatur herab und vermindert gleichzeitig durch Erregung des Sympathicus die durch Parasympathicusübererregung entstandenen Hypermotilitäten und -sekretionen im Darm und an anderen vegetativ innervierten Organen. Dieser doppelte Angriff hat zur Folge, daß es sich am Krankenbett gegenüber dem Papaverin oft als zuverlässiger erwiesen hat. Vorsicht ist geboten bei intravenöser Injektion wegen der dabei häufig auftretenden starken, sympathomimetischen Blutdrucksteigerung. E.D. von Octinum hydrochloricum 0,1 g.

Auch *Uzara*, eine in ihrer afrikanischen Heimat gegen Dysenterie und Dysmenorrhoe verwandte Droge, bildet wie Octinum einen Übergang zu den Stoffen der Adrenalingruppe. Sie enthält Glykoside, darunter Uzarigenin, dessen chemische Konstitution mit der des Digitoxigenins verwandt ist und das eine schwache digitalisähnliche Wirkung hat. Gleichzeitig entfaltet es sympathomimetische Wirkung, die sich an den Hohlorganen des Abdomens spasmolytisch äußert. Spasmolytisch wirkt auch das *Dolantin* (s. S. 235).

Hier wären weiter die wichtigen, über das autonome Nervensystem wirksamen Spasmolytica anzuführen. Die spasmolytische Wirkung von Stoffen wie Atropin, Adrenalin, Ergotamin u. a. hängt in hohem Maße davon ab, ob das periphere Erfolgsorgan auf Reizung des entsprechenden autonomen Nerven mit Erregung oder Lähmung anspricht. Für praktische Zwecke genügt es in dieser Hinsicht wohl zu wissen, daß Spasmen im Bereich des Magen-Darmtractus oft ausgezeichnet auf *Belladonnapräparate* antworten, Spasmen der Atemwege dagegen weniger gut, und Gefäßspasmen überhaupt nicht (s. S. 269). Es genügt weiter, wenn man die starke spasmolytische Wirkung des *Adrenalins* und anderer sympathomimetischer Stoffe auf die Bronchialmuskulatur kennt, während die gleichen Stoffe an den Gefäßen nicht Spasmolyse, sondern Spasmen selber herbeiführen, die dann ihrerseits durch Lähmung des Sympathicus, d. h. durch Zufuhr von Secalepräparaten unter Umständen gelöst werden können.

Ein naher Verwandter des Histamins ist das synthetische **Priscol** (Benzylimidazolin). Dieser Körper besitzt starke gefäßerweiternde und blutdrucksenkende Wirkung, führt auch zu verstärkter Magensaftsekretion, wahrscheinlich durch Freisetzung von Histamin, doch fehlt ihm dessen capillarschädigende Wirkung. Er ist ein starkes *Sympatholyticum* und bei peripheren Durchblutungsstörungen wirksam (25—75 mg alle 3—4 Std. per os). Priscol besitzt gleichzeitig sympathomimetische Wirkung (Tachykardie), parasympathische Wirkung (erhöhte Tätigkeit der Darmmuskulatur), Curare-artige Wirkung in hoher Dosierung.

6. Vorbemerkungen über Kollaps und Schock

Die **Regulierung des Gefäßtonus** erfolgt durch das *Vasomotorenzentrum* durch Vermittlung der vasomotorischen Nerven hauptsächlich mit Nor-Adrenalin als Transmitter; daneben sorgen *Gewebshormone* (s. S. 113) und Stoffwechselprodukte des tätigen Gewebes für erhöhten Durchfluß; unter Umständen greift auch das Nebennierenmark durch Ausschüttung von Adrenalin und Nor-Adrenalin in die Gefäßregulation ein (s. S. 79).

Schon unter physiologischen Bedingungen können vom Vasomotorenzentrum her auch die *Blutspeicher* entleert werden, z. B. bei schweren Anstrengungen. Dabei scheinen allerdings auch die Kohlensäureüberladung, die Senkung des Blutzuckers sowie das ausgeschüttete Adrenalin hineinzuspielen. So beruht der „second wind", die Überwindung des toten Punktes bei Sportsleuten, auf Entleerung der Blutdepots. Bei Blutverlusten und bei allen Erstickungserscheinungen durch Blut-, Herz- oder Atemgifte tritt der gleiche Mechanismus in Tätigkeit.

Das Vasomotorenzentrum übernimmt zuletzt die *Verteilung des Blutes* auf die einzelnen Gefäßprovinzen. Es verschiebt durch wechselnden Kontraktionszustand der Arteriolen das Blut dorthin, wo es gebraucht wird. Hierbei setzen Reflexe ein, die besonders am tätigen Herzen studiert sind, und u. a. eine Erweiterung oder Verengung der Coronararterien zur Folge haben.

Das Gefäßzentrum wirkt in erster Linie auf die *Arteriolen*, weniger auf Capillaren und Venen. Die Hauptursache für eine ungenügende Blutzufuhr im Gebiet der Arteriolen sind *Gefäßspasmen* und Gefäßretraktionen (s. S. 301); Bildung von Thromben, Kompression von außen her, Anhäufung von Blutplättchen spielen demgegenüber eine geringe Rolle.

Ungenügende Durchblutung der *Capillaren* beruht gewöhnlich auf Kompression von außen her; Anhäufung von Blutplättchen tritt in den Hintergrund; noch weniger bedeuten hier Gefäßkontraktion und Thrombenbildung.

Verlegung der *kleinen Venen* beruht gewöhnlich auf *Anhäufung von Blutplättchen*; doch ist auch die Kompression von außen her zu berücksichtigen; Spasmen der Gefäße spielen eine untergeordnete Rolle.

a) Kollaps

Hierunter sollen Zustände von Kreislaufschwäche verstanden sein, die durch *primäre Verminderung des Gefäßtonus* entstehen, was seinerseits eine sekundäre Verminderung des Blutangebots an das rechte Herz zur Folge hat. Liegt gleichzeitig eine *primäre Verminderung des Blutvolumens* vor, oder entwickelt sich dieser Verlust an Blutvolumen während des Kollapses, so zeigen sich die bekannten Übergangsformen zum Schockzustand.

Als Kollaps im engeren Sinne faßt man die folgenden Funktionsstörungen zusammen: a) Das *Versagen des Gefäßzentrums* führt zum Absacken des Blutes in die *Blutspeicher* (Splanchnicus-Gebiet, Milz, Leber, Lungen, subpapillärer Plexus der Haut), so daß weniger Blut in das rechte Herz einströmt, zu veränderter *Blutverteilung*, zu *Tonusverlust der Arteriolen* und damit zur *Blutdrucksenkung*. Hierher gehört das Krankheitsbild der *vago-vasalen Synkope*. b) *Störungen im Verlauf der sympathischen Gefäßnerven*, z. B. bei pathologischen Veränderungen im Rückenmark, der vorderen Wurzeln, am Grenzstrang u. a., weiterhin bei *Lumbal-, Epidural- und Grenzstrang-Anaesthesie*, auch unter der Einwirkung von *Ganglienblockern*, werden die gleichen Effekte zur Folge haben. c) *Tonusschwäche der Venen und Blutspeicher*, z. B. durch Versagen der Stehreflexe, bei varicösen Venen, sowie bei Atonie der quergestreiften Muskulatur, kann Kollapszustände bei aufrechter Haltung nach sich ziehen. d) Zuletzt verstehen wir unter Kollaps die *periphere Gefäßlähmung*, wie sie nach Histamin (s. S. 113), nach Nitriten (s. S. 304), bei Infektionskrankheiten auftreten kann, sowie die *periphere Capillarlähmung* unter der Wirkung von Capillargiften (Gold-, Silber- und anderen Schwermetallsalzen, weiterhin Arsen- und Antimonverbindungen, Emetin, Colchicin u. a.). In all diesen Fällen kann hinzutreten eine Verminderung der zirkulierenden Blutmenge und der Strömungsgeschwindigkeit wie auch Anstieg des venösen Drucks mit Ausgang in *Stauungsanoxie*; dieses aber kann sekundären Schock (s. S. 313) zur Folge haben. Durch mangelhafte Arterialisierung können auch die üblichen histologischen Veränderungen (s. S. 475) entstehen. Häufig sind solche Zustände bei Narkose und Schlafmitteln, nach anderen zentral wirkenden Giften, bei Lumbalanaesthesie (s. S. 243) sowie bei vielen Infektionskrankheiten.

Gegenmittel bei Lähmung des Gefäßzentrums sind *zentrale Analeptica* (Cardiazol, Coramin, Coffein, Strychnin, in geringerem Maße auch Campher).

Gegenmittel bei *peripherer Gefäßlähmung* sind die peripher wirksamen Stoffe der *Adrenalin-Ephedringruppe*. Betreffend HHLappenextrakte s. S. 103.

Auch bei peripherer Lähmung durch Gifte und Toxine steht die Gefäßmuskulatur noch unter dem Einfluß des Vasomotorenzentrums, kann daher auf *zentrale Analeptica* ansprechen. Bei schwerem Kollaps indessen wirken die peripheren Kreislaufmittel nicht selten sicherer als die zentralen Analeptica; hier wird vielfach eine Kombination von Weckmitteln und peripheren Kreislaufmitteln angewandt.

Periphere Kreislaufmittel sind gleichzeitig Antagonisten der gefäßlähmenden Gifte (Histamin, Nitrite u. a.). Da indessen die starken Sympathomimetica die Korrelationen des Körpers nicht intakt lassen, so sind bei Gefäßschwäche der Erwachsenen zunächst die zentralen Analeptica zu empfehlen, für die solche Bedenken nicht existieren.

Verminderung des Blutvolumens ist eine zweite Form von primärer Verminderung des Blutangebots an das rechte Herz und ist — auch aus therapeutischen Gründen — vom Kollaps im engeren Sinne abzutrennen. Ein solcher Zustand kann sich entwickeln durch Blutverluste (s. S. 451), durch innere Blut- und Flüssigkeitsverluste (s. Schock), durch äußere Flüssigkeitsverluste und verminderte Flüssigkeitsaufnahme (S. 491). Es ist offensichtlich, daß ein solcher Zustand weder auf Analeptica der Cardiazolgruppe noch auf Sympathomimetica ansprechen kann.

b) Schock

Als **primären Schock** bezeichnet man schlagartig auftretende Lähmungszustände, die durch sensible oder sensorische Einwirkung *(Schrecklähmung)* entstehen und die sich äußern unter dem Bilde eines *allgemeinen Vagotonus* unter *Abdrosselung des peripheren Kreislaufs* (hochgradige Blässe, relativ gute Herztätigkeit bei nur wenig vermindertem, vielleicht sogar erhöhtem Blutdruck, dazu Schweißausbruch, Erbrechen u. a.). Er tritt auf in Einzelfällen als *Nervenschock* oder bei schweren Verletzungen als *Wundschock*. Schwere Folgezustände sucht man dann durch *Schlafmittel* zur Beruhigung oder durch *Morphin* bei starken Schmerzen zu verhindern (s. S. 215). In anderen Fällen ist auch der primäre Schock von vornherein durch Lähmungserscheinungen ausgezeichnet.

Der sog. **sekundäre Schock**, der sich nach einem Intervall von 2—10 Std. nach schweren Traumen oder Operationen oder aus einem Kollaps entwickeln kann, geht gewöhnlich einher mit den Symptomen einer zunehmenden *Oligämie*. Die Patienten haben eine kalte, feuchte Haut, sie sind blaß durch Kontraktion der peripheren Gefäße, haben kleinen, gespannten, beschleunigten Puls und sind oft leicht cyanotisch. Sie leiden an Durst und gelegentlich an Erbrechen. Zu Beginn des Schocks sind sie bei erhaltenem Bewußtsein unruhig und ängstlich oder hochgradig erregt (erethisches Stadium); später erfolgt unter Umständen *Kollaps des Kreislaufs*. Im einzelnen findet sich dann ein stark — bis auf $^1/_{10}$ — *vermindertes Herzminutenvolumen*, eine stark *verminderte zirkulierende Blutmenge*, eine *Atonie der Capillaren* und kleinen Venen sowie ein *Spasmus der Arteriolen*; er verläuft unter auffälligen Allgemeinerscheinungen wie zunehmende Muskelschwäche, Analgesie, Reflexlähmung, Absinken der Körpertemperatur, Koma.

Ursache ist gewöhnlich eine *Anoxie des Gewebes*, die ihrerseits eine Capillaratonie mit allen Folgeerscheinungen auslöst (erhöhte Permeabilität der Capillarwände, Verlust von Plasma, insbesondere Plasmaeiweiß, Eindickung des Blutes,

Stase und Ödeme, evtl. petechiale Blutungen). Der entscheidende Faktor unter diesen Folgeerscheinungen ist der *Verlust von Plasmaeiweiß*.

Dem entspricht der bekannte Versuch, daß am gesunden Hunde nach mehrstündiger örtlicher Abdrosselung des Kreislaufs mit Hilfe der ESMARCHschen Blutleere die Öffnung der Binde einen Schockzustand mit tödlichem Ausgang zur Folge hat. Durch Ödembildung in der entsprechenden Extremität und weit darüber hinaus (infolge von Gefäßreflexen) können hierbei mehr als 3% des Körpergewichts an Plasma für den Kreislauf verlorengehen unter Anstieg des Hämoglobin-, Erythrocyten- und Hämatokritwertes sowie der Viscosität.

Beim Menschen findet sich der Zustand auch bei Peritonitis, sowie nach allen Eingriffen, die Anoxie des Gewebes und daher gefährliche Capillaratonie zur Folge haben. Gefährlich können Gewebstoxine (bei mechanischem, thermischem, chemischem Trauma) werden. Eine bakterielle Verseuchung des zertrümmerten Gewebes kann hineinspielen, da beim Hund der Schockzustand unter Umständen durch neuere Sulfonamide zu beeinflussen ist. Auf die Capillarschädigung durch Bakterientoxine und Capillargifte (s. S. 312) sei hingewiesen. Schock kann auch nach Acidosis und Exsiccosis auftreten; er muß von einer inneren Verblutung (s. S. 455) oder einer Fettembolie unterschieden werden.

Im Schock lebensrettend ist daher *Auffüllung des Kreislaufs*, entweder durch Übertragung von Blut oder Blutkonserven (s. S. 458), falls nämlich gleichzeitig schwere Anämie vorliegt, oder in Form von Blutersatzmitteln (s. S. 455), falls Zufuhr von weiteren Erythrocyten nicht notwendig oder gar unerwünscht ist.

Als Richtlinie wird angegeben, daß für je einen Punkt über 100 Hämoglobin nach SAHLI, oder für je 100000 Erythrocyten über 5 Mill. 50 cm³ Plasma, für jeden Hämatokritpunkt über 45 je 100 cm³ Plasma zugeführt werden sollen. Indessen gibt es traumatische Schockzustände ohne Bluteindickung, ja mit Blutverdünnung, und zwar infolge von inneren Blutverlusten an der Stelle des Traumas, so bei schweren Brandverletzungen.

Bei mildem Schock können 500 cm³ Blut oder Plasma genügen; bei größeren traumatischen Zerstörungen muß mindestens 1 l so schnell als möglich infundiert werden; in schwersten Schockzuständen muß man mit einem Defizit von 2 l und mehr der zirkulierenden Blutmenge rechnen. Die Infusion von Blut, Plasma oder Serum im Schock ist immer zu ergänzen durch die gleichen oder vielfachen Mengen von Salzlösung (s. unten), und zwar wegen „*innerer Natriumverluste*" an das traumatisierte oder anoxämische Gewebe.

Im sekundären Schock können indessen — abgesehen von den Plasmaverlusten — sog. **komplizierende Faktoren** auftreten.

Als Folge des Wundschmerzes oder eines Versagens der Atemregulation entsteht eine *Hyperventilation*, durch die der Körper an Kohlensäure verarmt (Abb. 79). Durch eine gekoppelte biologische Regulation muß nunmehr das Blutalkali in die Gewebe übergehen. Der Zustand ist daher gekennzeichnet durch Verlust an Kohlensäure bei gleichzeitiger Verminderung der Alkalireserve. Praktisch gesehen wird daher frühzeitige *Inhalation von Kohlensäure* zur Verhinderung des sekundären Schocks vorgeschlagen (s. S. 420). Bei *Hypoventilation* kann O_2-*Zufuhr* lebensrettend sein; die Gefahr der örtlichen und allgemeinen Sauerstoffverarmung mit Ausgang in *Gewebsnekrose* (s. S. 116) und Acidosis (s. S. 411) kann auch aus Kreislaufgründen sehr groß sein.

In solchen Schockzuständen finden sich gelegentlich, neben den oben erwähnten Ödemen und Exsudationen, auch eine Störung der Darmresorption und eine abnorme Durchlässigkeit der Schleimhautcapillaren, so daß riesige Flüssigkeitsmengen sich im Darmlumen ansammeln. In solchen Fällen entwickelt sich daher eine schwere *Störung des Wasserstoffwechsels*, verbunden mit *inneren Kochsalzverlusten*, die bei jeder schweren Stoffwechselstörung im Gewebe unvermeidlich sind.

Experimente an Hunden zeigen, daß ein durch Brandwunden oder durch Abschnürung der Beine herbeigeführter Schockzustand auf Kochsalzlösung besser anspricht als auf Plasma.

Es gibt Fälle von schwerer Verbrennung, die im Tierversuch auf perorale Gaben von Kochsalzlösung (ROSENTHAL), ebenso beim Menschen auf Verabreichung von 8—10 l in 24 Std. einer trinkbaren Kochsalz-Natriumbicarbonat-Lösung (5,5 g NaCl und 4 g $NaHCO_3$ je Liter Wasser) oder auf die rectale Dauerinfusion einer 0,9%igen Kochsalzlösung ausgezeichnet reagieren, so daß der initiale Schockzustand (s. S. 141) ebensogut überstanden wird wie bei anderen modernen Behandlungsverfahren, obwohl die Gesamtmortalität bei schweren Brandwunden sich praktisch durch keine Behandlungsart mit Sicherheit beeinflussen läßt. Besonders wirksam sind gelegentlich — neben der Blut- und Serumübertragung — auch intravenöse Infusionen oder Dauerinfusionen von isotonischen und hypertonischen Kochsalzlösungen (s. S. 415), auch unter Zusatz von alkalischen Lösungen zur Bekämpfung der oft vorliegenden *Acidose* (s. S. 401). Etwaige Mangelzustände im Hinblick auf *Blutzucker, Kalium* und *Calcium* wären vordringlich zu behandeln.

Beim Menschen von 70 kg mit einer Verbrennung von 50% der Körperoberfläche haben sich die folgenden Flüssigkeitsmengen als notwendig erwiesen: In den ersten 24 Std. 6 l Plasma und 3 l Kochsalzlösung mittels Infusion, in den ersten 48 Std. zusätzlich 1500 cm³ 0,9%ige Kochsalzlösung und 1500 cm³ 5—10%ige Glucoselösung zur Erzielung einer Diurese; weiterhin 3 l Wasser oder Glucoselösung peroral zum Ausgleich der unsichtbaren Wasserverluste; insgesamt waren in den ersten 48 Std. 15 l Flüssigkeit erforderlich. Bei alleiniger peroraler Salzbehandlung werden innerhalb der ersten 24 Std. 10% des Körpergewichts solcher Lösungen größtenteils oral, sonst i.v., zugeführt, in den zweiten 24 Std. 6% des Körpergewichts (K. MARKLEY et al. 1956). Das sicherste Zeichen dafür, daß die Exsiccose überwunden ist, besteht im Einsetzen der Harnsekretion mit einem Stundenharn von 50—200 cm³.

Eine weitere schwere Störung entwickelt sich durch das *Versagen des Sinus caroticus* (s. S. 279) und damit der physiologischen Regulatoren des

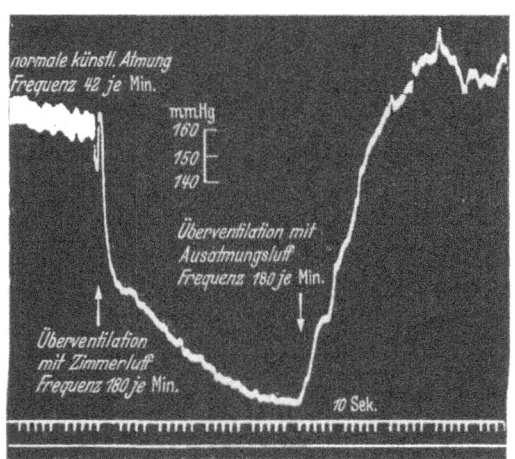

Abb. 79. Wirkung von Überventilation auf den Blutdruck der spinalen Katze. Abhängigkeit des Blutdrucks vom CO_2-Gehalt der Alveolargase. (Nach DALE und LOVATT EVANS)

Blutdrucks; in dieser Hinsicht besonders gefährlich sind größere Blutverluste, Anoxämie, Asphyxie, Muskeltraumen, Herzinsuffizienz, Transfusion von Citratblut, bestimmte Bakterientoxine, tiefe Narkose mit Chloroform, hohe Morphindosen u. a., *nicht* dagegen Stickoxydulnarkose, Evipan-Natrium- und Pentothal-Natrium-Narkose, Lokalanaesthesie, eingeschlossen die tiefe Lumbalanaesthesie, Übertragung von normalem oder heparinisiertem Blut, sowie Adrenalin und Ephedrin (C. HEYMANS).

Der *Tonusverlust der quergestreiften Muskulatur* und des *Herzmuskels* (akute Dekompensation z. B. nach Übertransfusion) kann das Krankheitsbild sehr erschweren. Die häufige letzte Todesursache bildet das *Versagen der Nierentätigkeit* unter dem histologischen Bilde der low nephron nephrosis, die beim Menschen gewöhnlich irreparabel ist; ein Spasmus der Nierengefäße, der im Tierexperiment leicht behoben werden kann, ist nach eigenen Untersuchungen für diese Nekrosen verantwortlich. Der Nierentätigkeit ist daher die größte Aufmerksamkeit zu schenken.

Weiterhin sind zu beachten die nahen Beziehungen des Schockzustandes zur *Leber* und zur *Nebennierenrinde*; unter anderem zeigt sich ein Abfall des Ascorbinsäure- und Cholesterin-

Gehalts im Serum. Der extreme Schockzustand ist gekennzeichnet durch *Anstieg der Blut-kaliumwerte* (s. S. 27) bis zur toxischen Grenze; über die Beteiligung von *Histamin* (s. S. 113) und *Adenosintriphosphorsäure* wird weiter debattiert. Durch Bewegung oder gar Massage des geschädigten Gewebes sind *gefährliche Kreislaufreflexe* auslösbar, die zum sofortigen Kollaps führen können. Interkurrente Infektionen spielen besonders bei Brandwunden eine oft entscheidende Rolle (s. Penicillin). Auf die *Kältebehandlung* (örtlich und allgemein) zur Beseitigung des Schockzustandes sei verwiesen (s. S. 213).

Bei der Behandlung solcher Kranken ist ferner zu bedenken, daß es weitere Faktoren gibt, die eine ausgesprochene Schockneigung herbeiführen, wie Kälte, Erschöpfung, Hunger, Durst, Angst und ängstliche Erwartung.

Digitaliskörper sind im Schockzustand gegenindiziert, da sie das Minutenvolumen des Herzens noch weiter vermindern würden. Zentrale Analeptica und Stoffe der Adrenalin-gruppe dürfen nicht verabfolgt werden, weil die Blutspeicher bereits entleert sind und um den Arteriolenspasmus, z. B. an der Niere, nicht noch zu verstärken. Über ganglioplegische (s. S. 266) und sympatholytische (s. S. 325) Stoffe wird debattiert.

7. Die Adrenalin-Ephedringruppe

a) Adrenalin und Nor-Adrenalin

Die Geschichte und Chemie sowie die allgemeine physiologische und pathologische Bedeutung des Adrenalins sind S. 78 geschildert worden. Die im natürlichen Geschehen aus den Nebennieren in das Blut übertretenden Adrenalinmengen sind Mittler eines in Wirkungen und Nebenwirkungen zweckgerichteten und daher optimalen biologischen Wirkungskomplexes. Bei der künstlichen Einführung von Adrenalinlösungen in den Organis-mus, die an anderer Stelle, in anderer Dosis und mit anderer Injektionsgeschwindigkeit und besonders bei nicht so sorgfältig abgewogener Indikation stattfindet, kann das Wir-kungsbild einen durchaus anderen Charakter besitzen. Es entbehrt nicht der toxischen Nebenerscheinungen verhängnisvoller Art, die im physiologischen Geschehen nur selten zur Beobachtung kommen.

Pharmakologie. Bei *örtlicher Injektion* oder beim Aufbringen von Adrenalin-lösungen auf Schleimhaut und Wunden erfolgt eine *Gefäßkonstriktion*, die am einfachsten am klassischen Objekt des LÄWEN-TRENDELENBURGschen Frosch-durchströmungspräparates, aber auch an isolierten Arterien- und Venenstücken des Warmblüters sowie an Einzelcapillaren beobachtet werden kann. Die Wirkung hält längere Zeit an, so daß z. B. entzündete Schleimhäute zum Abschwellen gebracht werden und nässende Ekzeme weniger sezernieren (Solutio Suprarenini 1 : 2000). Auch lokale Blutungen werden gestillt. Werden gleichzeitig andere Stoffe einfacher Natur, wie Milchzucker, oder pharmakologisch aktive Stoffe, wie Lokalanästhetica, zusammen mit Adrenalin injiziert, so werden diese durch die Anämie an Ort und Stelle festgehalten (s. S. 243). Dagegen schließt sich häufig an die Gefäßkonstriktion eine *Erweiterung* an: Es entsteht, besonders am Auge, die Gefahr von *Nachblutungen*.

Die am ganzen Tier nach Ausschwemmung hoher Adrenalinmengen aus den Nebennieren als Notfallreaktion einsetzenden Allgemeinerscheinungen (siehe S. 79) treten in ähnlicher Weise auch nach intravenöser Injektion von Adrenalin ein. Sie betreffen alle diejenigen Einzelorgane, die von sympathischen Nerven versorgt werden. Auch nach Isolierung dieser Organe, die in geeigneten Nähr-lösungen lange Zeit überleben können, tritt an ihnen die charakteristische Adrenalinreaktion auf.

Therapie. Lokal werden Adrenalinlösungen angewandt zur Stillung von Blutungen, zur *Infiltration bei Gewebsdurchtrennung* (1 : 500000), zur Behandlung von *Schleimhautschwellungen* und *Magenblutungen* auch zum Zweck der *Inhalation* (wenige Tropfen der 1%igen Lösung in exakt dosierenden Spezialzerstäuber). Wichtiger ist der Adrenalinzusatz bei der Lokalanästhesie (s. S. 243).

Allgemeinwirkungen von Adrenalin können als „Notfallreaktion" gedeutet werden (s. S. 79); seine Wirkung auf den intakten Gesamtkreislauf hängt von der Dosierung und der Ausgangslage ab. Kleine Adrenalinmengen (bis $0,2\,\gamma/\mathrm{kg}$ i.v.) führen gewöhnlich nur zu geringer Steigerung des systolischen und Senkung des diastolischen Drucks; Herzfrequenz, Schlag- und Minutenvolumen nehmen zu, der periphere Widerstand sinkt infolge Erweiterung einzelner Gefäßgebiete (Muskulatur, Leber); die Herzarbeit wird vermehrt. Modifizierende Einflüsse auf die Adrenalinwirkung können Sauerstoff- und Kohlensäuregehalt des Blutes ausüben (H. REIN). Erst bei höheren intravenösen Dosen überwiegen die vaso-konstriktorischen Effekte von Adrenalin; sie zeigen sich auch an der *Entleerung des Blutdepots*. Adrenalin-spasmen der Nierengefäße, z. B. im Schockzustand, werden durch Anoxie po-tenziert.

Bei *subcutaner Injektion* der üblichen Dosis von 0,2—0,3 cm³ der käuflichen Suprareninlösung 1:1000 zeigen sich solche sympa-thischen Reizerscheinungen nur bei niedriger Ausgangs-lage des Gesamtkreislaufs, z. B. in Kollapszuständen;

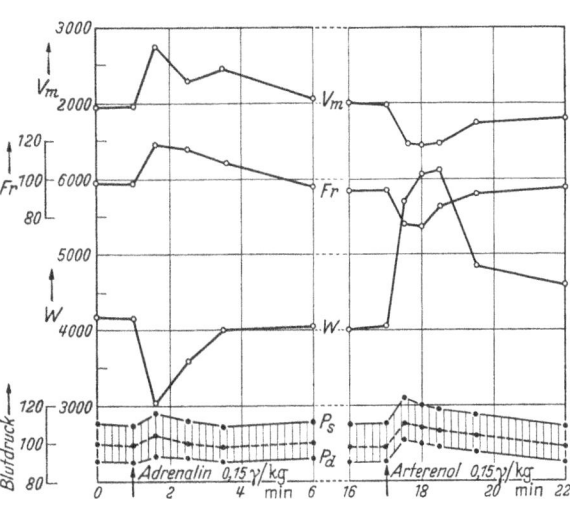

Abb. 80. Wirkung von $0,15\,\gamma$ Adrenalin, bzw. Nor-Adrenalin je Kilo-gramm am wachen Hund nach SCHROEDER. Kreislaufanalysen nach WEZLER-BÖGER. Vm Minutenvolumen [cm³]; Fr Herzfrequenz/Minute; W peripherer Gefäßwiderstand [dyn · sec · cm⁻¹]; Ps systolischer, Pd diastolischer Blutdruck [mm Hg]. (Nach TAUGNER und SCHMID)

bei sonst normalem Kreis-lauf treten sie nicht auf; es erfolgt hier keine Beschleunigung des Herzens und keine Erhöhung des Blutdrucks außer bei Basedowscher Krankheit; es erfolgt hier vielmehr gewöhnlich Senkung des diastolischen Druckes und Verlagerung des Blutes in sich erweiternde Gefäßgebiete, und die nach kleinen Adrenalindosen gelegentlich beobachteten Gefäßstörungen und Kol-lapszustände werden dadurch verständlich. Dagegen führt die subcutane Injektion von Adrenalin regelmäßig zu einer *Erhöhung des Blutzuckers;* der dabei mobilisierte Traubenzucker entstammt den Glykogendepots in Leber und Muskulatur. In seltenen Fällen tritt auf Adrenalininjektion keine Blutzucker-erhöhung ein (Glykogenspeicherkrankheit). Es findet sich weiter eine *Steigerung des Stoffwechsels* bis zu 30% nach der üblichen subcutanen Dosis sowie eine Erhöhung des Kaliumspiegels im Plasma unter Umständen um mehr als 200% (s. S. 28). Bei *allergischen Krankheiten*, besonders bei schweren Anfällen von Asthma bronchiale oder im „Serumschock" kann Adrenalin lebensrettend wirken (s. S. 148). Bei Desensibilisierungsversuchen, bei QUINCKESchem Ödem, schweren Arznei-Allergien sowie z. B. bei den nitroiden Krisen der Arsenikalien sollte die Adrenalinspritze immer bereit liegen. Man sollte möglichst frühzeitig injizieren, da später höhere Dosen erforderlich sind. Ein Frühsymptom ist das *Absinken der Hauttemperatur*, besonders an den Fingern, infolge Gefäßkonstriktion. Die gleiche obige Dosis ist auch bei ADAMS-STOKESSchen *Anfällen* wirksam, auch alle 20 bis 30 min.

Mit *sicheren sympathischen Erregungserscheinungen* kann man nach *subcutaner* Zufuhr nur rechnen bei erniedrigtem Tonus der Gefäße (Kollaps) oder bei schlechter Herztätigkeit; oft aber erhält man eine Wirkung erst bei *intravenöser Zufuhr von Adrenalin.*

Intravenöse Injektion der üblichen Dosis von 0,2—0,5 cm³ der 10fach verdünnten Handelslösung hält in ihrer Wirkung nur wenige Minuten an (Abb. 81) Anschließend kann sogar eine noch stärkere Blutdrucksenkung erfolgen. Eine gewisse vorübergehende Blutdruckwirkung kann auch die *intramuskuläre* Injektion herbeiführen. Um eine Dauerwirkung zu

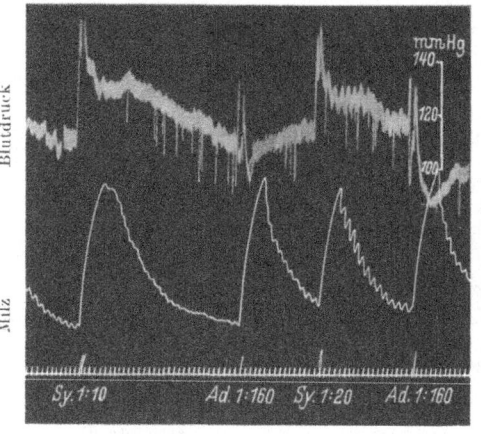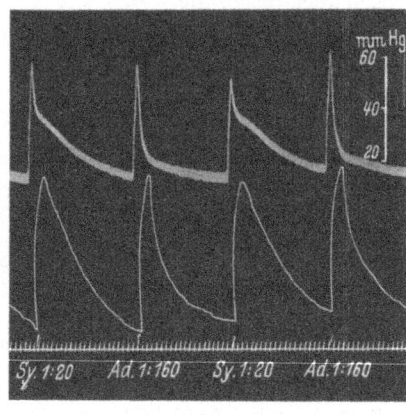

a   b

Abb. 81a u. b. Wirkung von Adrenalin und Sympatol. a an Katze mit hohem Blutdruck; b am dekapitierten Tier. Man sieht, daß bei hohem Blutdruck nach Adrenalin Kreislaufreflexe einsetzen, die nach Sympatol fehlen trotz annähernd gleicher Milzwirkung. Die Zahlen unten bedeuten die entsprechende Verdünnung der Handelslösungen.
(Nach RIECHERT und SCHMIEDER) *Sy.* Sympatol. *Ad.* Adrenalin. Zeit: 1 min

erreichen, sind *Dauerinfusionen* nötig. Dadurch läßt sich der Blutdruck im Experiment am darniederliegenden Kreislauf bei Verwendung geeigneter Suprareninkonzentrationen mit fast maschinenmäßiger Sicherheit auf jede gewünschte Höhe einstellen. Für solche Zwecke wird heute Nor-Adrenalin vorgezogen (Dosis 0,2γ je Kilogramm je Minute); eine solche Dauerinfusion wurde in einem extremen Fall von Perforation des Magens bei einem 73jährigen Mann über 38 Std. mit Erfolg durchgeführt. Auf die Nierenfunktion ist zu achten.

Die gleiche Adrenalindosis, die am darniederliegenden Kreislauf bei Tier und Mensch ihre günstigen Wirkungen ausübt, kann bei nicht pathologisch herabgesetztem Blutdruck eine geradezu *gefährliche Reaktion* auslösen. Unter diesen Umständen wird nämlich die einsetzende Blutdrucksteigerung nahezu augenblicklich ausreguliert durch außerordentlich starke Gefäß-Herzreflexe, die hauptsächlich über den Nervus depressor und den Sinus caroticus verlaufen. Dadurch kann eine solche Herzschädigung eintreten, daß an Stelle der erwarteten Blutdruckerhöhung eine abrupte Blutdrucksenkung mit starken Vaguspulsen und anderen Herzerscheinungen sowie starker Verlangsamung der Blutströmung auftritt. Auch bei Schockzuständen ist kein Vorteil zu erwarten, da die Blutspeicher bereits entleert, die Arterien spastisch kontrahiert sind, und Adrenalin kann gefährlich sein, falls vorher bereits ein hoher Kaliumspiegel bestände.

Die früher befürwortete, aber ungemein gefährliche intrakardiale Injektion von Adrenalin bei stillstehendem Herzen erübrigt sich, seitdem man weiß, daß bei künstlicher Atmung das Blut trotz anscheinend völligem Herzstillstand noch weiter bewegt wird, so daß auch in diesem Falle eine intravenöse Injektion noch ins Herz gelangen kann. Im Notfall kommen nach THIEL höchstens 1 bis 2 Tropfen der Suprareninlösung 1:1000 mit Blut verdünnt für intrakardiale Injektion in Betracht. Jedoch ist manuelle Herzmassage wesentlich sicherer.

Toxikologie. Hohe Adrenalindosen wirken in erster Linie toxisch auf Herz und Gefäße. Leichte Symptome bestehen in Ängstlichkeit, innerer Spannung, Schlaflosigkeit, Tremor, Schwächezuständen, Herzklopfen, Labilität des Gefäßsystems, Ohnmacht; überempfindlich gegenüber der üblichen therapeutischen Dosis sind Basedowkranke, Frauen in der Menopause und Patienten mit Hypertension; bei älteren Personen ist mit weiteren Folgen der Blutdrucksteigerung (Hemiplegie u. a.) zu rechnen. Durch die zunehmende Vergiftung wird besonders das Herz betroffen, das unter Adrenalinwirkung einen erhöhten Sauerstoffbedarf besitzt (s. S. 23), zu dessen Deckung die geringe Coronar-Erweiterung nicht ausreicht. Es kommt zu *anginösen Anfällen.* — Diese schwere Nebenwirkung ist — nach WENCKEBACH in naiver Weise — sogar als diagnostische Probe auf Angina pectoris angewandt worden. Die Patienten bekommen nämlich sofort einen „typischen" Anfall.

In einem solchen Fall löste die subcutane Injektion von 1 cm³ Epinephrinlösung einen heftigen Anfall von Brustschmerzen von über 8 Std. Dauer aus sowie Kollaps, Bewußtlosigkeit, Pulslosigkeit, Atemstillstand, Bradykardie und Blutdrucksenkung von 170/115 auf 80/60 mm. Ein ähnlicher Anfall trat bei einem Assistenten WENCKEBACHs, einem vollkommen gesunden Mann, im Selbstversuch nach einer etwas größeren Dosis ein; auch Coronarthrombose, zusammenhängend mit einer Beschleunigung der Blutgerinnung, die für Adrenalin typisch ist, wurde beschrieben. — *Antidote* sind gefäßerweiternde Mittel, insbesondere *Nitrite* (s. S. 304), die auch bei schwerster Adrenalinvergiftung noch zuverlässig wirken (K. O. MØLLER). An starke *Sympatholytica* wäre zu denken (s. S. 325).

Für Adrenalin spezifisch ist weiter die *Neigung zu heterotoper Reizbildung*, eventuell mit Ausgang in *Kammerflimmern.* Diese Gefahr ist besonders groß bei geschädigtem Herzen, bei bestimmten Narkosearten (s. S. 165), bei Basedowkranken, bei Coronarsklerose und bei allen Erschöpfungszuständen des Herzens, wie nach Infektionskrankheiten, am digitalisierten Herzen sowie im Schock. Hier sollte man ganz auf Adrenalin verzichten. Die Gefahr ist auch vorhanden bei subcutaner Injektion von Adrenalin. Nach 1 cm³ 1:1000 kann man vor dem Röntgenschirm eine deutliche Schwächung der Herztätigkeit feststellen, d. h. die Belastung des Herzens ist stärker als die mögliche Besserung der Herzleistung. Man ist daher grundsätzlich auf eine Dosis von 0,2—0,3 cm³ 1:1000 zurückgegangen. Nach hohen toxischen Dosen wird auch *Lungenödem* beobachtet. *Arteriosklerotische Veränderungen* als Folge chronischer Adrenalinzufuhr werden debattiert.

Die *intravenöse Injektion der Handelslösung* 1:1000 ist *lebensgefährlich*. In solchen Fällen hat man eine plötzliche Blutdrucksteigerung auf 300—350 mm beobachtet mit Ausgang in Kammerflimmern oder Hemiplegie. Kreislaufgesunde Personen können diese Belastung überstehen oder nicht.

Nor-Adrenalin, das demethylierte Adrenalin in seiner l-Form, ist der Hauptüberträger an sympathischen Nervenendigungen. Im Gegensatz zu Adrenalin führt es am Kreislauf zu Vasoconstriction, und zwar ohne Vermehrung des Minutenvolumens des Herzens, ohne Steigerung des O_2-Verbrauchs und ohne wesentliche Wirkung auf Blutzucker und Glykogen; an Stelle von Tachykardie — wie nach Adrenalin — tritt Bradykardie auf, daher auch seine Anwendung bei Tachykardien, z. B. bei Myokardinfarkt in Form von Dauerinfusionen (0,2γ/kg je Minute). Nor-Adrenalin besitzt eine schwächere Wirkung auf die Bronchialmuskulatur, die Iris und die Blase; nach subcutaner Injektion fehlt ihm die extreme Gewebsblässe, die Adrenalin auslöst; die Wirkung auf den Magen und Darm ist adrenalinähnlich (s. Abb. 80).

Nor-Adrenalin ist weniger toxisch im Vergleich zu Adrenalin, bewirkt keine Angstzustände, vermindert im Gegenteil die Herzarbeit. Auch in der geringen Dosierung, wie sie bei der Lokalanaesthesie üblich ist, können *Schilddrüsen-*

schwellung und Hinterhauptkopfschmerz auftreten, z. B. in der Praxis des Zahn-
arztes; es verhält sich hier ähnlich wie Corbasil.

b) Weitere sympathomimetische Stoffe

Angesichts der vielen unliebsamen und oft gefährlichen Begleiterscheinungen des schlagartig wirkenden Adrenalins entstand der Wunsch nach besseren Arzneistoffen von ähnlicher
Wirkung. Von diesen sind bis heute bereits zahlreiche im Handel erschienen und haben
das Adrenalin aus vielen Gebieten verdrängt, in denen es früher Alleinherrscher war. — Dabei
verstehen wir unter *Sympathomimetica* solche Stoffe, die ähnliche Funktionsänderungen
auslösen wie die Reizung der adrenergischen postganglionären Fasern des Sympathicus.

Chemie. Das optimale Kohlenstoffskelet für die sympathomimetische
Wirkung besteht aus einem Benzolkern mit zwei Kohlenstoffatomen in der Seiten-
kette (BARGER und DALE). Adrenalin, Nor-Adrenalin, Corbasil und Aludrin sind
Abkömmlinge des Brenzcatechins, — Sympatol, m-Oxynorephedrin, Suprifen,
Veritol tragen noch eine einzige OH-Gruppe am Benzolkern; sie sind Phenol-
abkömmlinge —, Ephedrin, Benzedrin, Pervitin besitzen auch diese nicht mehr.

Es hat sich herausgestellt, daß der Tierkörper um so schneller mit solchen Stoffen
fertig wird, je mehr OH-Gruppen sich am Benzolkern befinden. Daher die kurzdauernde Wirkung von Adrenalin und Corbasil, die über viele Stunden sich
erstreckende von Benzedrin und Pervitin, während das Ephedrin, das wenigstens
in der Seitenkette noch eine OH-Gruppe trägt, mehr den Stoffen mittlerer
Wirkungsdauer zugerechnet werden muß. Mit der Zersetzlichkeit hängt auch die
perorale Wirksamkeit, die den Brenzcatechinabkömmlingen völlig abgeht,
zusammen. Mit dem Verlust der OH-Gruppen verlieren sich zunehmend auch
gewisse Nebenwirkungen des Adrenalins (Blutzuckererhöhung, ketogene Wirkung,
Arteriosklerose, Lungenödem). In letzter Zeit ist nachgewiesen worden, daß durch
Einführung einer Isopropylgruppe *(Aludrin)* eine verstärkte broncholytische
Wirkung erzielt wird (KONZETT).

Typisch für Adrenalin und Nor-Adrenalin ist eine erhöhte Wirksamkeit am
entsprechenden Erfolgsorgan nach *Denervierung* und gleichzeitig ein *Synergismus
mit Cocain*, der als Denervierungseffekt gedeutet werden kann. Mißt man das
Zusammenwirken von Cocain mit sympathomimetischen Stoffen an der Nickhaut

der Katze, so läßt sich dieser Synergismus nur für Brenzcatechin-Derivate nachweisen, nicht hingegen für Phenol- und Benzol-Abkömmlinge dieser Reihe. Brenzcatechin-Derivate wirken offenbar direkt am sympathisch innervierten Erfolgsorgan; andere Sympathomimetica wie Veritol, Benzedrin, Pervitin wirken hingegen unter Zwischenschaltung der sympathischen Nervenendigungen *(Neuro-Sympathomimetica)*; durch Denervierung bzw. Cocainisierung wird die Wirkung der Neuro-Sympathomimetica sehr stark abgeschwächt.

In chemischer Hinsicht besonders bemerkenswert ist die Häufung von Stimulantien unter denjenigen Benzolabkömmlingen, die nur noch eine OH-Gruppe enthalten, bzw. wo diese überhaupt fehlt (Ephedrin, Catin, Pervitin, Benzedrin, auch Mescalin). Neuerdings sind sympathomimetische Stoffe auch in ganz anderen chemischen Reihen gefunden worden, so z. B. das *Privin*, ein Imidazol-Abkömmling, der eine lang anhaltende Kontraktion der Schwellkörper der Nase verursacht.

Pharmakologie. Im Vordergrund des Interesses steht die *Kreislaufwirkung des sympathomimetischen Stoffes*. Hier muß auf einen grundsätzlichen, in der Praxis viel zu wenig beachteten Unterschied hingewiesen werden; während nämlich der kollabierte Kreislauf auch schlagartig und intensiv wirkende Kreislaufmittel verträgt und oft benötigt, treten am normalen oder gar bereits überspannten Kreislauf mehr oder weniger starke, gelegentlich verhängnisvolle Kreislauf- und Herzreflexe auf. Diese sind um so eher zu erwarten, je Adrenalinähnlicher die Stoffe sind. Beim milden *Sympatol* sind sie wenig zu befürchten (Abb. 81).

Durch alle Sympathomimetica wird *Entleerung der Blutspeicher* herbeigeführt; in anderer Hinsicht indessen bestehen größte Unterschiede; bei den einen steht die *Herzwirkung* mit allen Nachteilen im Vordergrund (Adrenalin), bei anderen die *Erhöhung des peripheren Widerstandes* bei abgeschwächter Herzwirkung (Nor-Adrenalin, Sympatol, Ephedrin); eine zusätzliche *Erregung des Gefäßzentrums* zeigt sich bei Ephedrin, Benzedrin und Pervitin. Wird die Aminogruppe statt mit einem Methylrest mit längeren Radikalen substituiert, so entstehen Verbindungen, die nicht mehr vasokonstriktorisch, sondern erweiternd wirken (Aludrin, Butylsympatol).

Von den übrigen Haupteigenschaften des Adrenalins verliert sich die *Stoffwechselwirkung* (Blutzuckererhöhung, d. h. Antagonismus zum Insulin, ketogene Wirkung) mit dem Verlust des Brenzcatechincharakters, ist also bereits beim Sympatol nicht mehr nachzuweisen. *Antiallergische* und *spasmolytische Wirkung* des Adrenalins auf die Bronchialmuskulatur finden sich in geringerem Maße bei den anderen sympathomimetischen Stoffen, besonders bei Ephedrin (s. S. 345). Bei allen Stoffen dieser Reihe muß die *Stillegung des Magen-Darm-Schlauchs* bei kreislaufwirksamen Dosen (eventuell mit Ausgang in Appetitlosigkeit und Obstipation) sowie die mögliche Veränderung der Verdauungssekrete in Rechnung gestellt werden.

Die meisten Verwandten des Adrenalins zeigen im Tierexperiment nach wiederholter Injektion eine abgeschwächte oder sogar umgekehrte Wirkung *(Tachyphylaxie)*. Beim Menschen scheint diese Gefahr weniger zu bestehen.

α) Sonderwirkungen einzelner Stoffe der Adrenalin-Ephedringruppe

Chemisch und pharmakologisch am nächsten mit Nor-Adrenalin verwandt ist **Corbasil** (Brenzcatechin-propanolamin-chlorhydrat). Es ist neben Nor-Adrenalin der einzige Stoff dieser Reihe, der Adrenalin als Zusatz zu örtlich betäubenden Lösungen ersetzen kann. Es hat sich besonders in der Zahnheilkunde eingeführt, wo schon die geringen, zur Nervenstammanästhesie mitverwendeten *Suprarenin*mengen gelegentlich Herzstörungen und Kollaps herbeiführen können.

In dieser Hinsicht ist Corbasil sehr viel weniger toxisch. Für alle anderen Zwecke kommt Corbasil kaum in Frage, da gelegentlich, auch schon von Zahnärzten beobachtet, eine eigenartige, nach kurzer Zeit vorübergehende, schon für Nor-Adrenalin beschriebene, akute *Schilddrüsenschwellung* auftritt, deren Ursache nicht ganz geklärt ist. Hals freimachen!

Aludrin ist das schwefelsaure Salz des Dioxyphenyläthanolisopropylamins. Es unterscheidet sich vom Adrenalin dadurch, daß anstelle der Methylgruppe die Isopropylgruppe getreten ist. Es wirkt bei experimentellen Bronchialkrämpfen, die durch Pilocarpin, Histamin oder Reizung des Lungenvagus erzeugt wurden, zehnmal stärker als Adrenalin. Es wirkt meist blutdrucksenkend, macht Herzklopfen und Tachycardie und in seltenen Fällen Kollaps durch starke Gefäßerweiterung; sogar Angina pectoris ist beschrieben worden. Nach i.v. Injektion traten vereinzelte Todesfälle auf. Im Handel ist es in Form von Tabletten zu 0,02 g, die perlingual angewendet werden, auch z. B. bei Herzblock (s. S. 278). Zur Inhalierung ist eine 1%ige Lösung im Handel.

Ephedrin wurde 1887 durch NAGAI und zwei Jahre später unabhängig davon von MERCK aus Ephedra equisetina isoliert, einer uralten chinesischen Droge, die sich dort seit Jahrtausenden eines hohen Ansehens als Asthmamittel erfreute. Die Klinik wurde auf den Stoff aufmerksam, als CHEN und SCHMIDT 1926 die nahe pharmakologische Verwandtschaft zu Adrenalin nachwiesen. Ephedrin wird heute als 1-Phenyl-2-methylamino-propanol auch synthetisch dargestellt, zum Teil in der natürlichen linksdrehenden Form (als *Ephedrin. hydrochloricum* im Handel), zum Teil als Racemat von nahezu gleicher pharmakologischer Wirksamkeit *(Ephetonin, Racedrin)*.

Ephedrin ist im Gegensatz zum Adrenalin, das schon im Darm zersetzt wird, auch bei *peroraler und rectaler Zufuhr* voll wirksam. Auch wirkt es *viel anhaltender* als Adrenalin. Die übliche Dosis von Ephedrinum hydrochloricum (0,025—0,05 g) wirkt bei peroraler oder rectaler Verabreichung über 3—4 Std. Es besitzt eine gute, aber oft schon nach einigen Wochen aussetzende *spasmolytische* und *antiallergische* Wirkung bei Heufieber, Asthma bronchiale und anderen allergischen Erkrankungen. Es ähnelt in seiner *Kreislaufwirkung* weitgehend dem Nor-Adrenalin, führt zu *Gefäßkonstriktion* und zu lang anhaltender *Blutdrucksteigerung*. Im Gegensatz zu Adrenalin fehlt ihm die reaktive Gefäßerweiterung, so daß keine sekundären Kongestionen auftreten. Betr. Lumbalanästhesie s. S. 242. Ephedrin führt unter Umständen zu Rhythmusstörungen und Herzblock, in hoher Dosis zu Chinidin-artiger Herzlähmung. Es besitzt starke *zentral-analeptische Wirkung* (s. S. 324), eine gewisse stimulierende Wirkung auf die quergestreifte Muskulatur (s. S. 260); bei Nierenkolik soll es gelegentlich stärker wirken als Morphin-Atropin; bei Kindern wirkt es gegen Bettnässen. Es ist ein *Mydriaticum* (s. S. 272).

Toxische Nebenwirkungen bestehen im Auftreten von *Angstzuständen*, auch tritt häufig lästiges Herzklopfen auf; bei alten Männern werden Miktionsbeschwerden beobachtet. Kleinkinder sind hochempfindlich! Mit Novocain verursacht Ephedrin keine Gefäßverengerung. Es macht Tachyphylaxie.

Ephedrin und andere Schnupfenmittel. Bei akuter Rhinitis bewirkt Ephedrin in 10%iger Salbe ein Abschwellen der Schwellkörper der Nase (Ephetonin-Schnupfensalbe); im Gegensatz zu den meisten Schnupfensalben läßt es dabei die Cilientätigkeit intakt. Es unterscheidet sich auch hier in günstiger Weise von Adrenalin, das zwar auch zunächst ein Abschwellen, dann aber eine verstärkte Schwellung zur Folge hat und gelegentlich schwere Kongestionen verursachen kann; es wird aber von neueren Stoffen, wie z. B. von *Privin* (in 1%-Lösung eingeträufelt) und von *Benzedrinbase* (inhaliert) weit übertroffen.

Ephetonin ist auch enthalten in der SEE-Mischung, die dadurch u. a. eine starke anti-allergische (Serumkrankheit!) und broncholytische Wirkung erhält (s. S. 234).

Sympatol, 1930 von P. TRENDELENBURG in die Therapie eingeführt, wirkt nicht so stürmisch wie Adrenalin; in therapeutischer Dosis erhöht es das *Schlag-und Minutenvolumen* des Herzens; es fehlt ihm die Neigung zu heterotoper Reizbildung und zu Stauung im kleinen Kreislauf. Im Gegensatz zu Adrenalin führt Sympatol zu einer sehr viel langsamer eintretenden und weniger starken Steigerung der Oxydationen, zu deren Deckung die begleitende Coronarerweiterung völlig ausreicht (GREMELS); daher macht Sympatol zwar Tachykardie und Hypertension, Anfälle von Angina pectoris sind dagegen fast unbekannt. Auch läßt sich feststellen, daß unter der milden Wirkung des Sympatols die bei der Adrenalinanwendung so gefährlichen Gefäß- und Herzreflexe fast ausbleiben (Abb. 81). Es ist das einzige Mittel dieser Gruppe, dessen Anwendung auch bei weniger stark gesenktem Blutdruck und zu prophylaktischen Zwecken pharmakologisch vertretbar ist; jedoch wirkt es nur kurz und, peroral angewendet, im Gegensatz zu Ephedrin und Veritol höchst unsicher. Bei der starken Blutdrucksenkung in Lumbalanästhesie kann es andere stärkere Stoffe wie Ephedrin oder Veritol nicht ersetzen. Bei der Behandlung der paroxysmalen Tachykardie ist es von Digitoxin, Procainamid u. a. verdrängt worden. Sympatol wird subcutan, intravenös oder intramuskulär angewandt (in Ampullen zu 0,06, 3—5 mal täglich 1 Ampulle, auch mehr).

Adrianol (m. Sympatol) hat eine intensivere, Nor-Adrenalin-artige Wirkung; es wird in den USA als Neosynephrine viel verwendet.

Effortil (N-Äthyl-Adrianol) wurde neuerdings in die Therapie eingeführt; die Wirkung ist Sympatol-ähnlich, aber intensiver und hält länger an; es wurde z. B. für Zentralisationszustände des Kreislaufs vorgeschlagen.

Veritol (p-oxy-Ephedrin mit fehlender OH-Gruppe in der Seitenkette) ist ein weiterer sympathomimetischer Stoff, der, pharmakologisch gesehen, in der Mitte zwischen Adrenalin und Ephedrin steht. Seine Kreislaufwirkung ist energischer als die des Ephedrins mit allen daraus sich ergebenden Vor- und Nachteilen; sie entsteht hauptsächlich durch Herzwirkung. Verglichen mit dem Adrenalin hebt es sich hervor durch das lange Anhalten dieser Kreislaufwirkung über etwa 2 Std. Bei oraler Anwendung wirkt Veritol weniger zuverlässig. Es wird daher gewöhnlich parenteral gegeben (0,5 cm³, in schweren Fällen 1 cm³ der 2%igen Lösung subcutan, auch intravenös). Als Nebenwirkung nach i.v. Injektion kann Angina pectoris auftreten. Betr. *Mydriasis* s. S. 272.

β) Die Benzedrin-Pervitingruppe

Ein merkwürdiges Doppelgesicht besitzen die Stoffe der Benzedrin-Pervitingruppe. In ihrer Kreislaufwirkung gehören sie zu den sympathomimetischen Stoffen und enger gefaßt ähneln sie etwa dem Ephedrin. Diese Grundwirkung wird aber gewöhnlich überdeckt von einer eindrucksvollen zentralen Erregung. Man bezeichnet sie nach dieser auffälligen Eigenschaft auch als *Weckamine*: ihre Wirkung bei narkotisierten Tieren und Menschen ist in geeigneter Dosierung oft eindrucksvoller als die der Weckmittel Cardiazol und Coramin; hierbei kommen auch die erwähnten Kreislaufeffekte ins Spiel. Zusammen mit Coffein, das allerdings in dieser Hinsicht sehr viel milder wirkt als die Benzedringruppe, gehören sie zu den *Leistungsstimulantien* (s. S. 268).

Auch *Ephedra vulgaris* bzw. *Ephedrin* besitzt bereits eine solche psychisch stimulierende Wirkung. Es ist durchaus möglich, daß diese Eigenschaft schon in alter Zeit bekannt war und zu seiner Verwendung als Rauschmittel und schlafvertreibendes Mittel führte. Sicher nachgewiesen ist das für eine ganz nahe verwandte Droge, „Cat" genannt, die in bestimmten Gegenden Arabiens solchen Zwecken dient, und die einen ephedrinähnlichen Wirkstoff enthält. Für die heutige Medizin beginnt die eigentliche Geschichte der Weckamine, als O. JAROTA 1930 nachwies, daß die krankhafte Schlafsucht oder Narkolepsie — ein Krankheitsbild, das bis dahin jeder Therapie, auch hohen Coffeindosen, getrotzt hatte —, durch Ephedrin beeinflußt wird. Damit war der Maßstab gegeben für weitere Versuche auf diesem Gebiet, und in kürzester Zeit erwies sich, daß *Benzedrin* bei Narkolepsie 3mal stärker wirkt als Ephedrin, und wenig später wurde durch HAUSCHILD auch der Zwillingsbruder des *Benzedrins* bekannt, nämlich *Pervitin*. Pharmakologisch ist bemerkenswert, daß sich die Pervitinerregung — ähnlich wie die nach Morphin, Atropin, Harmin, Bulbocapnin — auch an der großhirnlosen Katze zeigt und daher mit Funktionen des Hirnstammes verknüpft ist (GIRNDT).

Von der Weckwirkung wird Gebrauch gemacht bei Barbitursäurevergiftung; hier ist Pervitin eines der wirksamsten Antidote (Pervitin in Ampullen zu 0,05 g [1 cm³], 1—3 Ampullen langsam i.v., je nach Reaktion des Patienten ½stündlich wiederholt, auch als Tropfinfusion). Besonders günstig wirkt hierbei auch eine Vermehrung des Blutdurchflusses im Gehirn.

Benzedrin (1-Phenyl-2-amino-Propan als d, l-Racemat) stellt eine flüchtige Base dar, die bei Gebrauch des üblichen Tascheninhalators Bruchteile eines Milligramms an die Atemluft abgibt. Gebrauch bei allergischer Rhinitis (s. S. 322) u. a. Empfindliche Personen können auch auf Inhalation mit Kreislauferscheinungen reagieren wie anhaltender Blutdrucksteigerung, auch mit Trockenheit im Munde, Erweiterung der Pupille und mit zentraler Erregung; sogar Suchterscheinungen wurden beobachtet. Benzedrinsulfat wird hauptsächlich als Stimulans verordnet, z. B. bei Narkolepsie (Dosis 10—20 mg, 3—5mal täglich); es kann auch gegen Seekrankheit wirken. Das d-Isomere (Dexedrin) ist etwa doppelt so stark wie das Racemat.

Pervitin (1-Phenyl-2-methylamino-Propan) wird als Stimulans und Weckmittel angewendet (Dosis 3—6 mg).

Im Vordergrund steht bei der üblichen Dosierung (z. B. 1—2 Tabletten Pervitin zu je 3 mg) die zentralstimulierende Wirkung der Benzedrin-Pervitingruppe. Wie Coffein *erhöhen sie Tempo und Sinnenwachheit, vermindern* die *Ermüdbarkeit* und können auch einen tiefen Schlaf durchbrechen. Indessen führen sie zu Euphorie und haben sogar *Suchterscheinungen* veranlaßt. Eine *Erschöpfung* können sie nicht beheben.

Die Heftigkeit ihrer zentralen Wirkung hat zur Folge, daß sie bei der gleichen Versuchsperson in gleicher Dosis je nach dem geistig-seelischen und nervösen Spannungszustand ganz verschiedene Wirkungen entfalten. Bei stärkster Ermüdung kann durch Pervitin der Zustand des Nichtermüdetseins vorgetäuscht werden. Am Nichtermüdeten muß eine Überspannung eintreten, und bei bereits Überspannten eine vielleicht gefährliche Überspannung, so daß schwerste Aufregungszustände, Desorientiertheit und Sinnestäuschungen die Folge sein können; auch die peripheren vegetativen Funktionen werden betroffen. Ein erheblicher Prozentsatz derer, die in nicht ermüdetem oder wenig ermüdetem Zustand Pervitin versuchen, reagiert daher mit Anstieg des *Blutdrucks* und des *Liquordrucks*, sowie mit gefährlichen *Kreislaufreflexen* (s. S. 318). Wegen des langanhaltenden *Appetitverlustes* werden solche Stoffe auch als Entfettungsmittel verwendet (5—10 mg Dexedrin morgens gegen 11 Uhr und nachmittags gegen 16 Uhr); diese Wirkung ist aber vorübergehend, da Gewöhnung eintritt.

Bei *Giftdosen* setzt neben schwersten Aufregungszuständen und einer tagelang anhaltenden, äußerst quälenden *Schlaflosigkeit*, ein nauseaähnlicher Zustand mit *Tachykardie*, Schweißausbruch, Atemnot, Erbrechen, unter Umständen auch ein akuter Kollaps ein, was für längere Zeit eine allgemeine und Kreislaufschwäche, sowie Störungen der Herztätigkeit hinterlassen kann. Immerhin sind Dosen bis zu 200 mg Pervitin vertragen worden.

Therapeutisch gesehen braucht man gewöhnlich *entweder* eine periphere sympatho-mimetische Wirkung — wobei gleichzeitig die Kranken Ruhe und einen ungestörten Nacht-schlaf nötig haben, was durch den Gebrauch auch der therapeutischen Dosis der Weck-amine in Frage gestellt wird, *oder* man braucht eine zentralstimulierende Wirkung — wobei man die lang anhaltenden sympathomimetischen Nebenwirkungen wie Kreislauf-reflexe, Appetitverlust, Obstipation u. a. gern vermissen wird, die zudem nach rein zentralen Stimulantien wie Coffein auch nicht beobachtet werden. Die in der Benzedrin-Pervitingruppe vorliegende Kombination von zentralstimulierender und lang anhaltender sympatho-mimetischer Wirkung kann daher nur für besondere Ausnahmefälle als zweckmäßig gelten.

Die Weckamine haben außer bei Narkolepsie eine gewisse Bedeutung für die Behandlung von Geisteskrankheiten, besonders bei depressiven Zuständen und bei postencephalitischen Störungen. Cave Hypertension und Kreislaufkrankheiten! Fälle von Petit mal werden nach allgemeiner Erfahrung gebessert durch erhöhte Frische und Aktivität; in diesem Sinne kann Benzedrin auch antikonvulsiv wirken.

Wegen der vielfachen — auch gefährlichen — Nebenwirkungen der Benzedrin-Pervitingruppe sind diese Stoffe *den Bestimmungen des Opiumgesetzes* und der *Btm.-V.-V. unterstellt worden.* Bei *Entziehung* treten keine Abstinenzerscheinun-gen auf, abgesehen von Erschöpfungszuständen.

8. Sympatholytica

Sympatholytisch nennt man Stoffe, welche die Wirkung einer elektrischen Reizung sympathischer Nerven, z. B. des N. accelerans, aufheben. Sie können gleichzeitig auch injiziertes Adrenalin oder Nor-Adrenalin unwirksam machen oder wenigstens teilweise unterdrücken; man spricht dann von *adrenolytischer* oder *nor-adrenolytischer Wirkung.* Diese drei Effekte brauchen nicht parallel zu gehen.

Sympatholytische Wirkung wurde zuerst am Ergotoxin gesehen (DALE 1905) und zeigte sich erwartungsgemäß dann auch beim Ergotamin (s. S. 106). Seitdem sind viele andere *schwache Sympatholytica* bekannt geworden, so Yohimbin (s. S. 96), Priscol (s. S. 311) u. a. Zur Reihe der *starken Sympatholytica* gehören hydrierte Mutterkorn-Alkaloide, Dibenamin, bestimmte Stoffe der Phenothiazin-Reihe, Regitin.

Stoffe wie Priscol wirken ausschließlich bei Durchblutungsstörungen der peripheren Gefäße (RAYNAUDsche Krankheit, arteriosklerotische Gefäßspasmen u. a.). Starke Sympatholytica wirken außerdem bei Angina pectoris und anderen Rhythmusstörungen des Herzens, sofern diese auf erhöhten sympathischen Tonus zurückzuführen sind, bei Kausalgie, Megacolon sowie bei Hochdruck infolge Phäochromocytom. Bei der essentiellen Hypertonie genügt die einfache Sym-patholyse nicht; hier werden spezifische Effekte der Sympatholytica auf das Stammhirn verlangt (Hydergin, Rauwolfia-Alkaloide).

Ergotamin. Das pharmakologische Gesamtbild, in dessen Rahmen die sym-patholytische Wirkung vielleicht nur von untergeordneter Bedeutung ist, da sie nämlich erst bei hohen Dosen auftritt, wurde S. 106 dargestellt. Die sym-patholytische Wirkung erstreckt sich in der Hauptsache auf die fördernden Fasern des Sympathicus, weniger auf die hemmenden. Durch Vorbereitung mit hohen Ergotamindosen werden die Adrenalinwirkungen auf Blutdruck und Blut-zucker unterdrückt. Das Adrenalinlungenödem und der Adrenalintod werden verhindert. Ein wichtiger Effekt von Ergotamin ist die sog. *Adrenalinumkehr,* so daß am narkotisierten Tier statt Blutdrucksteigerung -senkung eintritt. *Beim Menschen* führt Ergotamin nach subcutaner oder i.m. Anwendung in einer Dosis von 0,25—0,5 mg mit ziemlicher Sicherheit zur Beendigung des *Migräneanfalls*; dabei ist ungeklärt, ob dieser Effekt mit der sympatholytischen Wirkung zu tun hat. Man beginne mit der kleinstmöglichen Dosis; es wirkt besser bei Coffein-Zusatz; peroral ist Ergotamin (Anfangsdosis 5 mg, Gesamtdosis höchstens 10 mg) erst nach stundenlanger Latenz und sehr schwach wirksam. Beim Menschen sieht man auch verminderte Adrenalineffekte auf Stoffwechsel und Blutzucker; sonstige sympatholytische Wirkungen beim Menschen sind kaum zu erwarten; bei Coronarsklerose ist es gegenindiziert, da Myokard-Infarkt auftreten kann. Nausea und Erbrechen sind bei den obigen Dosen häufig.

Sättigt man die Doppelbindung in der Lysergsäure, die dem Molekül der Secale-Alkaloide zugrunde liegt, durch Wasserstoffanlagerung ab, so entstehen Stoffe, die die üblichen Secaleeigenschaften (s. S. 105), insbesondere die Wirkung auf die glatte Muskulatur und die nervösen Zentren und damit verbunden auch die Toxicität, weitgehend verloren haben, während die sympatholytische Wirkung erhalten ist (E. ROTHLIN).

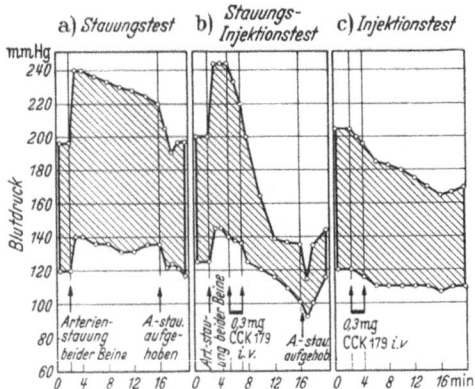

Abb. 82. Stauungstest, Stauungs-Injektionstest mit Hydergin und Injektionstest mit Hydergin bei essentieller Hypertonie. R. N., ♀, 1901. Essentielle Hypertonie. a) Nach plötzlicher arterieller Stauung an beiden Oberschenkeln starker Anstieg des systolischen und diastolischen Blutdrucks (reflektorische Vasokonstriktion in den nicht abgeschnürten Gefäßgebieten). Nach Stauungslösung Druckabfall (Stauungstest). b) Nach erneuter Stauung wieder starker Blutdruckanstieg. Durch intravenöse Injektion von 0,3 mg Hydergin intensiver Druckabfall ausgelöst (akute Gefäßerweiterung im Splanchnicusgebiet). Nach Stauungslösung weitere Blutdrucksenkung infolge Einschaltung des Gefäßgebietes der unteren Extremitäten in die Zirkulation (Stauungs-Injektionstest). c) Nach intravenöser Injektion von 0,3 mg Hydergin viel geringerer Blutdruckabfall (Injektionstest). (Nach A. KAPPERT und Mitarbeiter 1948)

Dihydroergotamin ist als Sympatholyticum etwa $^1/_2$ mal so stark wie Ergotamin, bei auf $^1/_{10}$ verminderter Toxicität; es besitzt keine Uteruswirkung oder gangräneszierende Wirkung. Bei der Migräne (1 mg i. v.) werden die Nebenwirkungen des Ergotamin nicht beobachtet. Die sympatholytische Wirkung zeigt sich u. a. in der Unterdrückung von Herzirregularitäten und von Kammerflimmern, die in Cyclopropannarkose durch Adrenalin herbeigeführt werden (s. S. 177). Am Cervix uteri führt es unter der Geburt zu Relaxation (0,25 mg subcutan). Nausea ist häufig.

Hydergin ist ein Gemisch von Dihydroverbindungen verschiedener Secalealkaloide der Ergotoxingruppe (Ergocornin, Ergocristin und Ergokryptin). Dihydro-Ergocornin ist das stärkste Sympatholyticum dieser Reihe. Diese erweitert die Gefäße und senkt den Blutdruck im Gegensatz zu den nichthydrierten Alkaloiden; der Effekt ist zentraler Natur, da sympatholytische Wirkungen am Kreislauf in therapeutischen Dosen nicht nachweisbar sind; bei peripheren Gefäßstörungen wirkt es daher unsicher.

Toxikologie. Dihydroverbindungen der Mutterkornalkaloide wirken lähmend auf das Myokard (Bradykardie). Von seiten des Zentralnervensystems können sich frühzeitig Nausea, Erbrechen und allgemeine Schwäche, bei höherer Dosierung auch Somnolenz einstellen. Die therapeutische Breite ist sehr gering.

Dibenamin. Dibenzyl-β-Chloräthylamin, von GOODMAN 1947 eingeführt, ein dem Stickstoff-Lost ähnlicher chemischer Körper, besitzt die typische, schwere örtliche Reizwirkung dieser Gruppe, so daß es ausschließlich intravenös anwendbar ist. Es ist im Handel in Ampullen zu 500 mg, gelöst in Propylenglykol, die ihrerseits wegen Thrombosegefahr reich-

lich in 1000 cm³ physiologischer Kochsalzlösung zu verdünnen sind. Die Dosis beträgt nach
O. Eichler 4—6 mg/kg, tropfenweise über 1—1¹/₂ Std. zu infundieren.

Nach einer Latenzzeit von etwa 2 Std. erfolgt zunächst *vorübergehende Sympathicusreizung*
dann — langfristig über 4—5 Tage — die *Sympathicusblockade*; das auffälligste Symptom ist
die verstärkte Durchblutung der Haut mit Steigerung der Hauttemperatur; die gestörte
Blutdruckregulation äußert sich in einer Kollapsneigung. Die übliche Blutdrucksteigerung auf Kältereiz,
CO_2-Einatmung, Sympatolinjektion wird unterdrückt.

Toxische Nebenwirkungen, auch schwerster Natur,
sind in obiger Dosierung häufig. Dibenamin hat als
Wegbereiter für die heutigen starken Sympatholytica
zu gelten.

Regitin (Phentolamin-Methansulfonat CIBA) ist ein starker Antagonist gegen Adrenalin,
weniger gegen Nor-Adrenalin. In einer Dosierung von 5 mg intravenös dient es zur wenig
zuverlässigen Diagnose des Hochdrucks, sofern dieser auf ein Phäochromocytom zurückgeht;
andere Formen von Hochdruck sprechen nicht an, obwohl Regitin beim Menschen stärker
sympatholytisch wirkt als die hydrierten Mutterkorn-Alkaloide. Nebenwirkungen (Schwindel,
Durchfall u. a.) sind häufig.

Largactil, auch als Megaphen im Handel, ist wie Diparcol und Phenergan ein
Phenothiazinderivat und eines der sichersten *Sympatholytica* (s. S. 151); es
lähmt gleichzeitig autonome Ganglien, führt daher zu Blutdrucksenkung; ähnlich

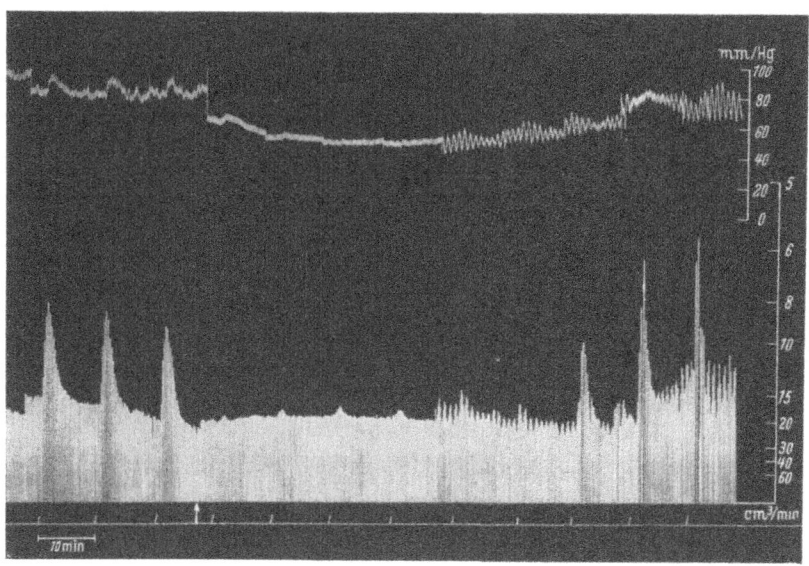

Abb. 83. Wirkung von Megaphen auf Gefäßspasmen der Niere, erzeugt durch elektrische Reizung des Plexus
renalis einer Katze. Oben: Blutdruck. Unten: Nierendurchblutung. Anstieg der Kurve bedeutet Vasokonstriktion der Niere. Beim Signal jeweils elektrische Reizung des Plexus renalis für 30 sec. ↑ = Intravenöse
Injektion von 1,0 mg Megaphen/kg. Man beachte die Auslöschung der Gefäßspasmen durch Megaphen.
(Nach V. Bubnoff)

wie Phenergan und Diparcol besitzt es starke Wirkung auf das Stammhirn
(Beseitigung von Schmerzzuständen und motorischen Hirnstamm-Symptomen)
und auf das Großhirn (Dämpfung von Unruhe, Angst, motorischer Erregung,
Beseitigung von Depressionen u. a.); es erlaubt eine sog. „potenzierte Narkose",
d. h. es führt zu Einsparung von Äther, Morphin u. a. In Kombination mit Dolantin bewirkt es eine eigentümliche Störung der Wärmeregulation, nämlich Unterdrückung des Kältezitterns und spielt daher eine Rolle bei der sog. „Hiber-

nation", jedoch wird das Gehirn unter Megaphen-Wirkung überempfindlich gegenüber anoxämischer Schädigung, und es zeigt sich eine Labilität der neuro-vegetativen Regulationen. Internat. propon. Name: *Chlorpromazine*.

Megaphen ist im Handel in Tabletten zu 25 mg, in Ampullen zu 10 und 50 mg. Große Dosen können mehrere Tage im Körper bleiben, die übliche Dosis wirkt etwa 6 Std. Als *antiemetisches Mittel* ist es ziemlich frei von Nebenwirkungen. Nach hoher Dosierung sind Parkinson-Symptome und Leberschäden aufgetreten.

Rauwolfia serpentina. In der indischen Volksmedizin wird die sedativ-hyp-notische Wirkung der Droge seit langem, besonders bei psychiatrischen Erkran-kungen, ausgenutzt. Die neuerdings durch Chopra bekannt gewordene blut-drucksenkende Wirkung, von der man zur Behandlung des Hochdrucks Gebrauch macht, ist zum Teil peripher ausgelöst (sympatholytische, adrenolytische und arterenolytische Wirkung), beruht aber wesentlich auf zentraler Hemmung vaso-motorischer Reflexe. Die Droge selber (Dosis 0,1—1,0 g) oder Gesamtextrakte der Droge sind unsicher in der Wirkung wegen der verschiedenen Herkunft und weil verläßliche Testverfahren nicht vorhanden sind.

Von den zahlreichen Einzelalkaloiden ist das sedative *Reserpin* besonders interessant: Es wird angegeben, daß die übliche Dosis von 0,1—0,3 mg täglich, auch peroral gegeben, nach einer mehrstündigen Latenzzeit zu einer oft tagelang anhaltenden Blutdrucksenkung führen kann. Die pharmakologische Analyse ergab hier weder einen Antagonismus gegen Sympathomimetica, noch einen gangliopegischen Effekt; dagegen werden zentral vermittelte, reflektorische Blutdrucksteigerungen (Carotissinus-Reflex, Reizung des zentralen Vagus- oder Ischiadicus-Stumpfes) unterdrückt; es handelt sich also um eine Hemmung zentraler Abschnitte des sympathischen Systems als Folge der allgemein-sedativen Wirkung (s. S. 184). Bei Schizophrenen verhält es sich wie Megaphen; als Nebenwirkungen werden Atmungslähmung, Miosis und Durchfälle beschrie-ben; nach chronischer Anwendung wurde wie nach Megaphen Parkinson gesehen.

9. Zentral erregende Mittel

Der Tod erfolgt letzten Endes durch Stillstand von Herz und Atmung; er kann sich sekundär anschließen an *periphere Funktionsstörungen*, wie bei Wasser-Kochsalz-Eiweiß-Blutverlusten, beim Versagen von Leber, Nieren und von innersekretorischen Organen, bei Herz- oder Gefäßkollaps u. a.

Oft dagegen liegt ein *primäres Versagen des Zentralnervensystems* vor. Davon können besonders betroffen sein *Großhirnrinde, Gefäßzentrum* und *Atmungszentrum*. *In schweren Fällen ist* O_2-*Reatmung immer am sichersten*. Die Mortalität der Schlafmittelvergiftung in Dänemark ist durch konsequente O_2-Behandlung von 24% auf 2,2% gesenkt worden (s. S. 369).

Das **Versagen der Großhirnrinde** erfolgt unter den Erscheinungen zunehmender *Schwäche und Apathie*. Die nächste Stufe ist ein *nachweisbarer Tonusverlust der quergestreiften Muskulatur* und damit zusammenhängend eine Störung des venösen Rückstromes; diesem erst schließen sich *Gefäß-* und *Atmungskollaps* an. Das höchste, was man von zentralerregenden Mitteln erwarten kann, ist die Weckwirkung bei tiefer Bewußtlosigkeit. Man verlangt von solchen **Weckmitteln,** daß sie Tiere aus der Narkose, aus einer schweren Schlafmittelvergiftung auf-wecken. Als Test für solche Stoffe dient gewöhnlich die Avertin- oder Veronal-narkose. Man erreicht hier eine Analepsis (= Wiedergeburt) nur mit höchsten

Dosen solcher Weckmittel, so daß gleichzeitig eine Erregung von Atmungs- und Gefäßzentrum erwartet werden kann; der Wirkungserfolg hängt davon ab, daß Analepticum und Narkoticum in ihren Angriffspunkten möglichst gut überein- stimmen (F. HAHN).

Zu diesen Weckmitteln sind in erster Linie zu rechnen *Cardiazol* und *Coramin*, Pervitin, Pikrotoxin u. a., sofern sie hoch dosiert werden. Je tiefer die Narkose, um so höhere Dosen sind erforderlich, um eine Weckwirkung zu erzielen (s. S. 16).

Weckmittel wie Coramin, Benzedrin, Pervitin, daneben auch Coffein und Campher haben bei der schweren Barbiturat-Vergiftung unter Umständen gefährliche lähmende Wirkun- gen, die die beiden, für diesen Fall spezifischen Weckmittel Cardiazol und Pikrotoxin nicht besitzen (F. HAHN).

Beim Menschen sieht man nach Anwendung dieser Weckmittel häufig eine Rückkehr des Bewußtseins nicht nur bei schweren narkotischen Vergiftungen, sondern auch bei anderen, durch Intoxikation und Autointoxikation oder sonstwie herbeigeführten Formen der tiefen Bewußtlosigkeit. Bei der CO-, Opiat- und Cocainvergiftung müssen alle Analeptica, auch Cardiazol und Pikrotoxin vor- sichtig dosiert werden, da bei diesen Vergiftungen die Krampfschwelle nicht, wie bei Schlafmittelvergiftung, gehoben, sondern sogar gesenkt ist.

Während der Name *Weckmittel* jenen Stoffen vorbehalten bleiben sollte, mit deren Hilfe es gelingt, Tier oder Mensch aus tiefer Bewußtlosigkeit aufzuwecken, gibt es andere *zentral- stimulierende Stoffe (Belebungsmittel)*, die nur *bei leichtem Schlaf* und bei leichten Lähmungs- zuständen des Zentralnervensystems als Antagonisten wirken. Zu diesen zählen Ephedrin (s. S. 322), weiter *Coffein, Cocain, Strychnin* u. a. Eine schwache Wirkung in dieser Hinsicht erzielt man auch durch Reizung der sensiblen Trigeminusendigungen mit Hilfe von Äther, Hoffmannstropfen, Hirschhornsalz (Ammonium carbonicum), Essigester (Aether aceticus) u. a. *Riechmittel*n.

Das **Versagen des Vasomotorenzentrums** schließt sich häufig an einem pri- mären Versagen der Großhirnrinde oder des Atmungszentrums. Es kann aber auch von vornherein der *zentrale Gefäßkollaps* das Bild bestimmen wie bei den Infektionskrankheiten (s. S. 311).

Die wichtigsten *Analeptica des Gefäßzentrums* sind Coffein, Strychnin, *Cardia- zol, Coramin*.

Das **Versagen des Atmungszentrums** führt zu *Asphyxie* durch mangelhafte Ventilation der Lungen. Die Folgen dieser Asphyxie sind Kreislaufstörungen wie Anstieg des venösen Drucks, Herzstörungen und in schwersten Fällen die gleichen *irreparablen histologischen Veränderungen* wie beim Kreislaufkollaps. Eine weitere regelmäßige Folge schwerer Atemstörungen ist das Auftreten von *Atelektasen*, die ihrerseits zu Sekretstockung, lokalen Infektionen und zu Broncho- pneumonien führen können. Die wichtigste Maßnahme bei Versagen des Atmungs- apparates ist O_2-Beatmung; *Analeptica der Atmung* sind *Kohlensäure* (CO_2), *Lobelin, Cardiazol* und *Coramin*.

In vielen Fällen sind Lähmungszustände von Großhirnrinde, Gefäß- und Atemzentrum miteinander vergesellschaftet. Eins zieht das andere nach sich. Auch kann eine rein periphere Funktionsstörung hinzutreten, wie Myokard- schäden des *Herzens* (bei Diphtherie, Gelenkrheumatismus und Endokarditis), aber auch ein Versagen der Leber oder der Niere. Oder es erfolgen schwere Eiweiß-, Wasser- und Kochsalzverluste durch Schwitzen, Erbrechen und Diar- rhoe. Besonders bei asphyktischen Zuständen ist daher oft eine gewisse *Poly- pragmasie* notwendig.

Einfache Verfahren zur Anregung des Zentralnervensystems sind auch aus dem Volksbrauch bekannt. L. BALNER beschreibt die Behandlung eines reichen chinesischen Händlers:

„Viele Zeichen sprachen eindringlich für den Ernst seines Zustandes. Ein altes Weib massierte seine Sohlen und hauchte darauf, um ihm neues Leben einzuflößen. Ein Nachbar zwickte seine Hautschwarte und erzeugte blutunterlaufene Flecke. Einer der Verwandten schleuderte schreiend Hände voll Reis durch den Raum, um den Tod zu verscheuchen. In der Hand hatte der Kranke eine Banknote, das war vor allem ein verzweifeltes Symptom, ein Zeichen, daß man das Ärgste befürchtete. Die Banknote sollte die fluchtbereite Seele bei den Annehmlichkeiten des irdischen Daseins zurückhalten."

Das wichtigste Rüstzeug des heutigen Arztes beim Versagen der zentralen Funktionen umfaßt auch bestimmte technische Verfahren (s. S. 368).

a) Coffein

Durch die scharfen Sinne der primitiven Völker sind die coffeinhaltigen Drogen frühzeitig entdeckt worden: Der Kaffee in Abessinien, Persien oder Arabien, der Tee in China oder Japan, der Paraguaytee oder Maté in Südamerika, die Colanuß in Westafrika und einige weitere Pflanzen von untergeordneter Bedeutung.

Die Art ihrer Entdeckung wird in Sagen und Legenden geschildert. So streitet man darüber, ob es ein armer Derwisch war im Tale Yemen, oder ein persischer Hirt, der an seinen Ziegen, als sie abends von der Weide heimkehrten, eine auffallende Munterkeit bemerkte. Wie dem auch sei, er schlich ihnen nach und bemerkte, daß sie sich die Blätter, Blüten und Früchte des Kaffeebaumes wohl schmecken ließen. Er machte dann das Experiment an sich selbst (VON BIBRA).

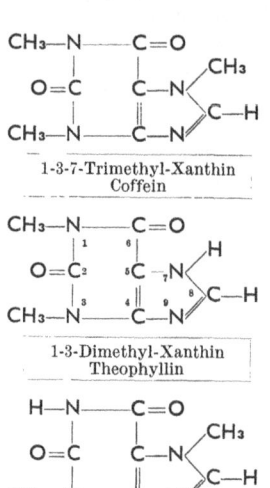

1-3-7-Trimethyl-Xanthin
Coffein

1-3-Dimethyl-Xanthin
Theophyllin

3-7-Dimethyl-Xanthin
Theobromin

Die ersten historischen Nachrichten über den Kaffee, dessen Urheimat Abessinien ist, stammen aus Persien (875). Damals waren im Fernen Osten bereits große Kulturen mit dem Teegenuß verknüpft. Zur Zeit der Tangdynastie (8. Jahrh.) pflegte der Kaiser seine Minister als Dank für hervorragende Dienste mit seltenen Rezepten der Teeblätterbereitung zu belohnen.

Die Einführung der coffeinhaltigen Getränke in das tägliche Leben der europäischen Völker hat eine tiefgreifende Veränderung der Sitten zur Folge gehabt. Kaffee und Tee waren besser verträglich mit einer schönen und würdigen Form der menschlichen und gesellschaftlichen Beziehungen als der bis dahin alles beherrschende Alkoholgenuß. „Man brauche ihm nur Kaffee einzuschenken", sagt Jean Paul, „um Sachen zu schreiben, worüber die ganze Christenheit sich entzücke."

Die Kaffeebohne aus Coffea arabica wird bekanntlich bei höherer Temperatur geröstet. Der *Coffein*gehalt beträgt dann im Durchschnitt 1,2%, wovon ungefähr 80% in das Getränk übergehen. Das bedeutet, daß die gewöhnliche therapeutische Dosis von 0,1 g Coffein in ungefähr 8—10 g Kaffeebohnen enthalten ist.

Neben diesem Hauptbestandteil sind die verschiedensten *Röstprodukte* im Kaffee enthalten. Sie entstehen hauptsächlich aus den Kohlenhydraten des Kaffees, und ganz ähnliche Röstprodukte sind auch im coffeinfreien Kaffee und im Malzkaffee enthalten. Sie bedingen den Wohlgeschmack, sind starke Säurelocker für die Magensäure, scheinen indessen auch eine geringe Wirkung auf das Gehirn auszuüben.

In der Kaffeebohne findet sich eine gerbstoffähnliche Substanz, die *Chlorogensäure*. Nach den Untersuchungen SCHÜBELs besitzt diese keine gerbenden Eigenschaften und kann als harmlos angesehen werden. Zudem wird die Chlorogensäure größtenteils durch den Röstprozeß zerstört.

Das *Kaffeeöl* (etwa 13%) hat keine besondere ärztliche Bedeutung; es sei aber auf die leicht abführende Wirkung des Kaffees hingewiesen.

Die Dosis Kaffee je Tasse ($^1/_6$ l) ist verschieden je nach dem Zweck, den man damit verbindet. Als Hausgetränk für die Familie sollen 3—5 g je Tasse verwendet werden (Reichsgesundheitsamt). Die Dosis für Soldaten beträgt 8 g, bei besonderen Gelegenheiten 16 g je Tasse. Das liegt noch im Bereich der ärztlichen Coffeindosen. Als Hausgetränk sind solche Dosen viel zu hoch. Jeder kennt das Bild des Menschen nach starkem Kaffeegenuß mit hochrotem Kopf, zitternden Händen, auffallend durch Geschwätzigkeit und Ideenflucht. In den letzten Jahrzehnten hat eine gewaltige Ausbreitung des nach verschiedenen Verfahren coffeinfrei gemachten Kaffees eingesetzt. Der durch das heutige Leben überreizte Mensch empfindet offensichtlich eine zusätzliche Reizung oft als unangenehm, besonders wenn sie sich in Erregungszuständen, Schlaflosigkeit, Tachykardie u. a. äußert. In seltensten Fällen kann nach Coffein auch eine depressive Phase eintreten. Für solche Menschen kann coffeinfreier Kaffee (Coffeingehalt unter 0,08%) offenbar ein gewisses Bedürfnis werden. Andererseits fließt das der Kaffeebohne entzogene Coffein in Form coffeinhaltiger Limonaden, coffeinhaltiger Schokolade u. a. wieder in den Handel (W. STRAUB).

Auch der *Tee* (Teeblätter aus Thea sinensis) wird zum Teil geröstet (grüner Tee), zum Teil fermentiert und getrocknet (schwarzer Tee) und oft mit würzenden und duftenden Zutaten versetzt. Der durchschnittliche Gehalt an Coffein beträgt 2% und mehr. Daneben sind andere pharmakologisch aktive Purinderivate wie Theophyllin und Adenin darin enthalten. Die Coffeinwirkung scheint dadurch etwas gemildert zu werden. Neben den Röstprodukten ist der hohe Tanningehalt (bis 20%) bemerkenswert, der zwar nur zu geringen Teilen in das Infus, wohl aber in ein Dekokt übergeht (s. S. 142). Aus dem gleichen Grunde kann starker Tee gelegentlich eine stopfende Wirkung entfalten.

Der Gehalt an Ölen ist beim Tee gering (1%). Die vom Reichsgesundheitsamt empfohlene Dosis des Tees als Hausgetränk beträgt 0,5—1 g je Tasse (etwa $^1/_3$—$^2/_3$ Teelöffel, entsprechend 0,01—0,02 Coffein).

Als Ersatz für Tee sind viele andere getrocknete Blätter zu verwenden; während der Kriegszeit wurde z. B. eine Mischung aus $^2/_5$ Erdbeer-, $^2/_5$ Brombeer- und $^1/_5$ Huflattichblättern empfohlen.

Der Coffeingehalt von *Maté* aus Ilex paraguayensis beträgt 0,8—1,5%, der der *Colanuß* 1,5—3,5%. — Den höchsten Gehalt haben *Guaranasamen* (4—6%), die in der Form der Guaranapaste trocken gekaut werden. — Im *Kakao*, aus Theobroma Cacao (Mexiko), ist neben Spuren von Coffein in überwiegender Menge das nahe verwandte Theobromin (etwa 1,6%) enthalten, dessen analeptische Wirkung jedoch gering ist. Zudem ist die untere wirksame Dosis von Theobromin (0,25 g) bei der üblichen Menge von 5 g Kakao je Tasse erst in mehreren Tassen enthalten. Durch Kakaogenuß treten daher nie Erregungszustände auf. Auch besitzt der Kakao als einziges dieser Genußmittel infolge seines

Fettgehaltes (Butyrum Cacao) einen gewissen Nährwert, der durch Milchzusatz entsprechend erhöht wird.

Coffein, 1820 von FERDINAND RUNGE in Kaffeebohnen aufgefunden, ist ein bitter schmeckendes Trimethylxanthin und wurde von EMIL FISCHER synthetisch dargestellt (Normdosis 0,1 g). Die durch Erhitzen hergestellte 10%ige Lösung, die notwendig wäre, um durch Injektion genügende Coffeinmengen zuzuführen, kristallisiert beim Stehenlassen langsam aus. Aus diesem Grunde macht man Gebrauch von den leichter löslichen Doppelsalzen Coffein-Natriumsalicylat (Normdosis 0,2 g) und -Natriumbenzoat (Normdosis 0,25 g) sowie -Natriumcitrat. Ähnliche Doppelsalze werden von den Dimethylxanthinen Theophyllin und Theobromin hergestellt.

Coffein wird vom Verdauungskanal aus sehr rasch resorbiert. Bereits in 15 min ist der Höhepunkt der Wirkung erreicht. Weniger rasch geht die Resorption der Doppelsalze im Magen-Darm-Kanal vor sich; auch die erregende Wirkung

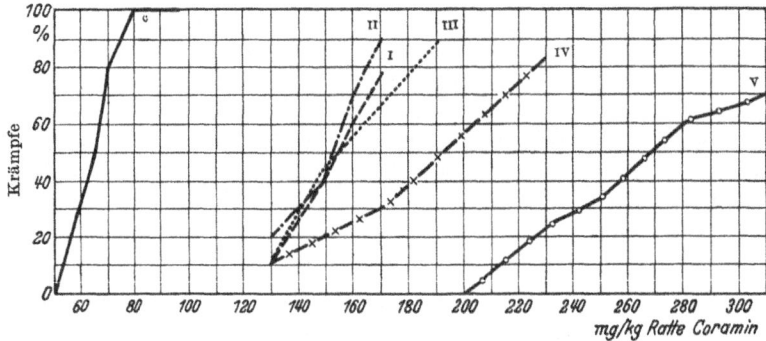

Abb. 84. Antagonistische Wirkung von Coffein 2% (I); Theophyllin 2% (II); Theobromin 4% (III); Medinal (IV); Luminal (V) gegen Coramin (C). Man sieht, daß eine Dosis von etwa 65 mg Coramin erforderlich ist, um bei 50% der Ratten Krämpfe zu erzeugen; nach Vorbereitung der Tiere mit Purinkörpern sind etwa 155 mg Coramin hierzu erforderlich. (EICHHOLTZ und VEIGEL)

ist bei ihnen abgeschwächt (SCHÜLLER). Coffein wird im Körper des Menschen verhältnismäßig langsam abgebaut, und zwar werden als Zwischenstufen Dimethyl- und Monomethylxanthine durchlaufen. Coffein wird demnach entmethyliert; der größte Teil geht letzten Endes in Harnstoff über, nicht in Harnsäure, wie man erwarten sollte; nur geringe Mengen von Coffein erscheinen im Harn; es geht auch in die Muttermilch über (E. SCHILF). Der Hauptabbau geht in etwa 5—6 Std. vor sich, und in dieser Zeit wird auch die größte Coffeinmenge ausgeschieden, der Rest hingegen erst nach 24 Std. Dementsprechend hält auch die psychische Coffeinwirkung gewöhnlich 5—6 Std. an.

Die Hauptwirkung des Coffeins betrifft die *Großhirnrinde.* Der Kaffee heitert auf und entfaltet dabei eine leicht euphorische Komponente. In dieser Hinsicht sind Kaffee und Tee die Konkurrenten der alkoholischen Getränke, haben diese bereits aus vielen Bereichen des täglichen Lebens verdrängt, und darin liegt einer der Hauptvorteile des Kaffeegenusses überhaupt. Coffein gehört zu den *Leistungsstimulantien* (s. S. 268), bei Ermüdeten wirkt es stärker und in geringerer Dosis (W. STRAUB).

Für bestimmte Erfordernisse dieses Lebens ist Coffein als Leistungs-Stimulans offensichtlich noch zu mild. Als Notbehelf dienen dann bei strengster Indikation die Stoffe der

Benzedrin-Pervitingruppe oder auch die Analeptica der Coramin-Cardiazolgruppe. Nach den vorliegenden psychologischen Proben wäre z. B. Coramin indiziert bei körperlicher Ermüdung, Pervitin bei psychischer Ermüdung, während Coffein bei beiden Zuständen wirksam ist (PELMONT).

Nach Coffein werden das Erleben reichhaltiger, die Ideen rascher kombiniert, es bewirkt eine eigentümliche Gedankenwachheit, möglicherweise unter Schwächung der Willenssphäre (EICHLER). An Tieren, die Schwellendosen leichter Schlafmittel, wie Paraldehyd, erhalten haben, wirkt Coffein aufweckend; andererseits wird auch die Stimulation mit Coffein durch Schlafmittel beeinträchtigt. Bei tiefem Schlaf, z. B. nach hohen Alkoholdosen, ist es in dieser Hinsicht unbrauchbar, es kann im Gegenteil Schlaf und Narkose noch vertiefen. Eine ähnliche, die schmerzstillende Wirkung verstärkende Eigenschaft entfaltet Coffein fast regelmäßig in den vielen analgetischen Mischpulvern (s. S. 216). Seine eigene *schmerzstillende Wirkung* beruht hauptsächlich auf Erweiterung der Hirngefäße und äußert sich besonders bei gewissen Formen der Migräne. Doch mag auch eine weitere, bisher völlig übersehene Coffeinwirkung hier hineinspielen: obwohl selber in höchsten Dosen ein Krampfgift, ist es nach unseren neuesten Untersuchungen ein starker Antagonist anderer Krampfgifte (Cocain, Cardiazol, Coramin); dies hängt zusammen mit der *gefäßspasmolytischen Wirkung* der Purinkörper (Abb. 85). Diese allgemeine *antikonvulsive Wirkung* hat Bedeutung bei der Behandlung der Epilepsie mit Hilfe von Luminal-Coffein oder Prominal-Coffein (Abb. 84). Es ergeben sich daraus ähnliche Indikationen wie nach Nitriten (s. S. 304). Die Intensität der Wirkung von Coffein: Theophyllin: Theobromin entspricht hier dem Verhältnis von 2:2:1. Ein ähnliches Wirkungs-

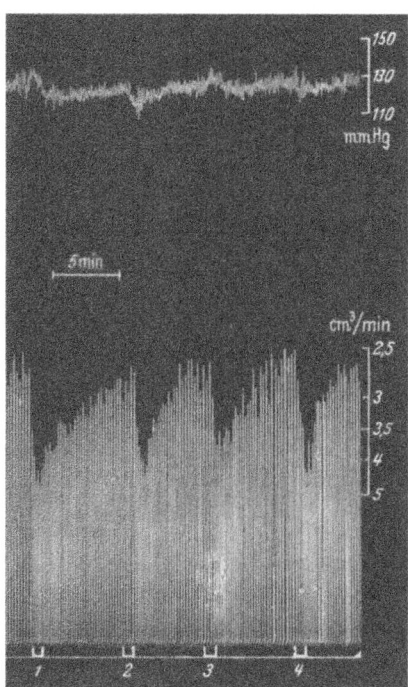

Abb. 85. Wirkung von Theophyllin, Coffein und Theobromin auf die Gehirndurchblutung. Katze, 2,6 kg. Urethan-Chloralose-Narkose. Oben: Blutdruck; unten: Gehirndurchblutung. Abfall der Kurve bedeutet Mehrdurchblutung. Bei 1: Injektion von 0,8 mg Theophyllin/kg. Bei 2 und 4: Injektion von 0,8 mg Coffein/kg. Bei 3: Injektion von 0,8 mg Theobromin/kg. Alle Injektionen erfolgten in die A. vertebralis. (Nach VON BUBNOFF)

verhältnis findet sich bei der praktischen Anwendung dieser Purinkörper.

Die tiefer gelegenen Zentren des Zentralnervensystems werden mäßig oder unbedeutend erregt. Von der *Erregung des Vasomotorenzentrums* macht man bei Kreislaufkollaps, von der des *Atemzentrums* bei Atemstörungen Gebrauch. Damit verbunden sind eine allgemeine *Erhöhung des Stoffwechsels* und gleichzeitig unter Erweiterung der peripheren Gefäße, z. B. der Muskulatur, eine *Beschleunigung des Kreislaufs.*

Die *Herzwirkung* des Coffeins ist komplexer Natur. Auf den *Herzmuskel* wirkt es in schwachem Maße *digitalisartig*, eine Eigenschaft, die besonders bei geschädigtem Herzen zutage tritt und sich z. B. in einer Verlangsamung des Herzens und in einer geringen Zunahme des Herzminutenvolumens äußern kann (ROESS-LER). Die bekannte *Tachykardie* nach Coffein ist dagegen gewöhnlich zentral ausgelöst, allerdings unter Beteiligung einer erhöhten Erregbarkeit des Herzmuskels. Ähnlich auf den Herzmuskel wirken Theobromin und Theophyllin. Die Purinkörper werden daher bei Herzmuskelschwäche verwendet, auch in Mischung mit Digitalis, wobei die Wirkungen auf die Reizleitung sich kompensieren.

> **Rp.** Coffeini 0,1
> Fol. Digit. 0,1
> Sacch. alb. 0,5
> M. f. p. Dent. tal. Dos. Nr. XII.
> S. 3mal täglich ein Pulver mit Wasser zu nehmen.

Eine ähnlich erregende Wirkung des Coffeins findet sich auch am *quergestreiften Muskel*, der nach hohen, mit dem Leben nicht vereinbaren Dosen in die sog. Coffeinkontraktur verfällt. Sie ist als toxische Erscheinung zu werten, ähnlich der Chloroform-, Chinin-, Veratrin-, Bariumkontraktur. Die verbesserte Muskelarbeit nach therapeutischen Coffeindosen ist im wesentlichen als Folge des zentralen Angriffs zu deuten; jedoch ist auch eine unmittelbare Wirkung auf die quergestreifte Muskulatur letzthin sicher nachgewiesen.

Auf die *Coronararterien* wirkt Coffein schwach erweiternd. Die psychische Erregung, die Widerstandserhöhung in der Peripherie, auch die Tachykardie nach Coffein sprechen indessen dagegen, es bei Angina pectoris anzuwenden; *Theophyllin* und *Theobromin* sind in dieser Hinsicht weniger belastet und entspannen die Coronarien wohl besser. Die experimentelle Angina pectoris, die beim Menschen durch Einatmung von 10% O_2 ausgelöst wird, läßt sich durch Purinkörper verhindern; bei Patienten mit Angina pectoris ist die Wirkung jedoch umstritten, solche Patienten konnten nicht unterscheiden, ob sie Aminophyllin oder Zucker erhalten hatten (GOLD u. a.).

Die *gefäßspasmolytische* Wirkung der Purinkörper zeigt sich auch an anderen Gefäßgebieten, z. B. an den Muskel- und Nierengefäßen; bei Coffein werden diese Effekte jedoch unter Umständen durch zentrale vasokonstriktorische Impulse überlagert. Die bereits erwähnte Wirkung auf die Gehirngefäße wird in der Literatur nicht einheitlich beurteilt.

Weitere Purinkörper. Während beim Coffein die zentralerregenden und muskelstimulierenden Wirkungen der Purinkörper im Vordergrund stehen, sind Theophyllin und Theobromin in ihren herzstimulierenden, diuretischen und peripher spasmolytischen Eigenschaften dem Coffein deutlich überlegen. Dadurch haben sich einige Spezialindikationen für Theophyllin und Theobromin herausgebildet.

Als *Diureticum* ist Coffein am wenigsten wirksam. Stärker sind Theobromin und Theobromin-Natrio-salicylicum (Diuretin) in Normdosen von 0,4 bzw. 0,8 g mehrmals täglich sowie Theophyllin (Normdosis 0,1 g), besonders in Form von Theophyllinum Natrio-aceticum (Normdosis 0,2 g 2—4mal täglich, bei Kindern 0,03—0,05 g, s. S. 496).

Theophyllin. Wichtige Handelspräparate, die sich durch gute Wasserlöslichkeit auszeichnen, sind *Euphyllin*, das Theophyllin zusammen mit dem Lösungsvermittler Äthylendiamin enthält (Normdosis 0,2 g, in Suppositorien 0,36 g) und *Deriphyllin*, in dem Diäthanolamin den gleichen Dienst leistet (Normdosis 0,4 g). Während Äthylendiamin stark pharmakologisch aktiv ist und die gefäßentspannende und herzbeschleunigende Wirkung von Theophyllin verstärkt, ist Diäthanolamin pharmakologisch nahezu indifferent.

Euphyllin (Aminophyllin) wirkt bei parenteraler oder rectaler Gabe zusätzlich auch allgemein spasmolytisch, was zur Behandlung des Asthma bronchiale, des Status asthmaticus und von Gallenkoliken, indessen nicht von Magen- und Darmkoliken ausgenutzt wird. In einer Dosierung von 0,12—0,24 g intravenös ist Euphyllin das zur Zeit wichtigste Mittel bei der Sofortbehandlung cerebraler Spasmen und damit von cerebralen Hemiplegien (MAINZER).

Die *wasserlöslichen Theophyllin-Präparate Cordalin* (Oxyaethyltheophyllin) und *DHT* (Dihydroxypropyltheophyllin) besitzen zwar geringere Toxicität als Theophyllin; ihre therapeutischen Wirkungen sind aber ebenfalls auf die Hälfte bzw. $^1/_5$ abgeschwächt; sie müßten daher zur Erzielung gleicher Effekte nach der Wirkungsstärke dosiert werden und nicht nach dem Theophyllin-Gehalt, wie das in der Praxis häufig geschieht.

Theobromin. Die derzeitige Zurücksetzung von Theobromin gegenüber anderen Purinderivaten beruht wohl auf seiner geringen Wasserlöslichkeit; es ist zur Zeit noch nicht in parenteral einwandfreier Form im Handel; es besitzt in doppelter Dosis nahezu alle Eigenschaften des Theophyllins mit dem Vorteil der weitgehenden Ungiftigkeit; u. a. ist seine diuretische Wirkung zwar weniger intensiv, aber länger andauernd.

Die **Nebenwirkungen,** die bei therapeutischer Verwendung von **Coffein** auftreten können, sind bemerkenswert gering. Nach den üblichen Dosen kann Schlaflosigkeit, selten auch eine depressive Phase auftreten. Empfindliche Personen reagieren mitunter mit Herzklopfen oder Vorhofs-Tachykardie, was besonders bei Basedowfällen zu berücksichtigen ist. Bei Herzkranken sind Anfälle von Angina pectoris beobachtet worden. Im allgemeinen indessen treten ernstliche Symptome erst bei extrem hohen Dosen von etwa 2,0 g Coffein auf: die zentrale Erregung kann dann auf die Sinneszentren überspringen und

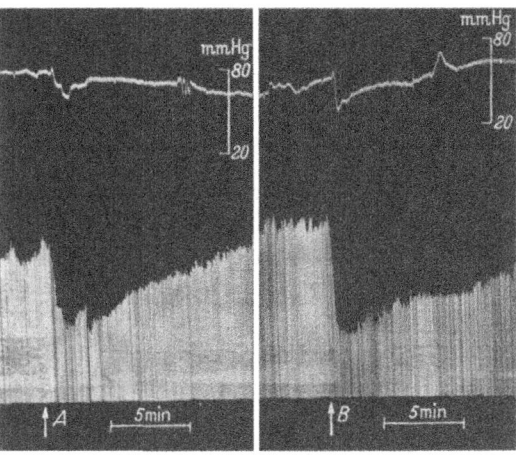

Abb. 86. Katze, 2,4 kg, decapitiert mit zerstörtem Rückenmark. Oben: Blutdruck; unten: Bronchialweite. Abfall der Kurve bedeutet Bronchialerweiterung. Zustand bei Infusion von Pilocarpin. A: iv. Injektion von 10 mg Theophyllin/kg. B: iv. Injektion von 20 mg Theobromin/kg beide als β-Oxypropyl-Derivate

zu Halluzinationen, aber auch zu psychischer Verwirrung führen. Bei *lang anhaltendem Mißbrauch* (z. B. täglich 2—6 Tassen übermäßig starken Kaffees mit einem Gehalt entsprechend mehr als 15 g Kaffeebohnen je Tasse) können Magen-Darm-Störungen, Nervosität und sogar Verminderung der geistigen Leistungen hinzutreten. An dieser Stelle ist auf eine im gerösteten Kaffee vorkommende brechenerregende Substanz hinzuweisen (BEHRENS).

Die *Magenreizung* durch Purinkörper, wodurch deren ärztliche Anwendung stark eingeschränkt wird, ist bei Coffein und Theophyllin annähernd gleich unangenehm; doch sollen die Doppelsalze des Theophyllins in bezug auf Nebenwirkungen wie Übelkeit, Erbrechen u. a. günstiger sein. Die geringste Reizwirkung zeigt sich nach Theobromin (s. S. 496).

Die wesentlichen Nebenwirkungen des **Theobromins** bei medizinischer Anwendung bestehen in schweren Kopfschmerzen, ,,als ob eine Eisenmaske auf dem Kopf säße'' (CLOETTA). Die zentrale Erregung tritt bei diesem sehr schwachen Krampfgift so in den Hintergrund, daß viele Versuchspersonen auch höchste Theobromindosen (bis zu 7 g) ohne Störung vertrugen. Nach **Theophyllin** setzen gelegentlich Übelkeit und Erbrechen als Vorboten einer unerwünschten *zentralen Erregung* ein; es kann schon in geringerer Dosis als Coffein epileptiforme Krämpfe verursachen, in seltensten Fällen schon nach Dosen von 0,5 g, auch durch

Kumulation. Es ist daher im Gegensatz zu Theobromin rezeptpflichtig. An der Niere kann anstatt der erwarteten Diurese Diuresehemmung, seltener Albuminurie und Hämaturie auftreten.

b) Strychnin

Pharmakologie. *Strychnin* und *Brucin* sind chemisch und pharmakologisch nahe verwandte Alkaloide aus *Strychnos nux vomica.* Nach der ursprünglichen Ansicht von MAGENDIE sollte der Angriffspunkt des Strychnins ausschließlich im *Rückenmark* liegen; der Tetanus bleibt nämlich bestehen, wenn man einen mit Strychnin vergifteten Frosch dekapitiert. Die Ursache liegt hauptsächlich in einer erhöhten Erregbarkeit der Hinterhornzellen, die verstärkt antworten auf die aus der Peripherie einlaufenden sensiblen Impulse. Daher läßt sich der Krampfzustand durch Cocainisierung der Körperoberfläche des Frosches (POULS-SON), bei der Katze durch Durchschneidung der hinteren Wurzeln bei gleichzeitiger Abtragung des Gehirns verhindern.

Dabei sind es besonders *taktile Reize,* die den Krampf auslösen; eine leichte Erschütterung, ein auf den Vorderarm fallender Wassertropfen kann dazu hinreichen. Die Tiefensensibilität der Muskeln und Gelenke, die bei jeder veränderten Lage des Skelets in Tätigkeit versetzt wird, trägt dann zur Verlängerung des Krampfzustandes bei. Auch von höheren Zentren aus kann der Tetanus ausgelöst werden, z. B. durch Geräusche, Lichteindrücke usw.

Neben den *Zentren des Rückenmarks* reagieren bestimmte Gehirnzentren mit vermehrter Erregbarkeit; so sieht man bereits nach 1—3 mg eine *Verstärkung des Patellarreflexes* u. a. Spinalreflexe, daneben Erregung der *Sinneszentren (Seh-, Hör-, Geschmacks-, Tastsinn).* Nach 3—5 mg sieht man Erregung des *Atmungszentrums* (Anwendung bei zentraler Atmungsstörung), des *Vasomotoren-zentrums* (Anwendung zwecks Erhöhung des Gefäßtonus), der Zentren des *Muskeltonus* (Anwendung bei asthenischen Zuständen sowie bei Kollaps). Strychnin besitzt auch eine *Weckwirkung,* z. B. bei Vergiftung mit Barbitursäuren, hierbei sind allerdings nach ausländischen Angaben höchste Dosen erforderlich, z. B. stündlich 10 mg intravenös injiziert bis zum Auftreten der Strychninkontrakturen (Kieferstarre u. a.). In einem solchen Fall waren innerhalb von 4 Tagen insgesamt 171 mg Strychnin und 1200 mg Ephedrin notwendig (WEISS).

Im Gegensatz zur ursprünglichen Lehre sind inzwischen auch periphere Wirkungen am Tier, *nicht* am Menschen nachgewiesen worden, so eine *erhöhte Erregbarkeit der peripheren Nervengeflechte,* insbesondere im Darmtractus, eine unmittelbare *Steigerung der Muskelerregbarkeit* (E. FREY 1923) sowie eine *curareartige Wirkung* in höchsten Dosen.

Die Wirkung auch kleinerer Dosen kann wegen der langsamen Ausscheidungsgeschwindigkeit mehrere Tage anhalten. Jede Behandlung ist abzubrechen, sobald Steife in den Nacken- oder Kaumuskeln eintritt.

Die **Strychninvergiftung** beim Menschen besteht in zunächst klonischen, dann tetanischen Konvulsionen mit Opisthotonus, geschlossenem Kiefer, Spasmen der Facialmuskulatur (Risus sardonicus) und geballten Fäusten, und zwar bei völlig erhaltenem Bewußtsein. Bis zu 10 Krampfanfälle sind bei geeigneter Behandlung überstanden worden. Der Tod erfolgt durch tonischen Krampf der Atemmuskulatur und Erstickung. Minimal letale Dosis 0,03 g, sicher tödlich 0,2 g. Der Strychnintetanus wird nach eigenen Untersuchungen wesentlich verstärkt durch hohen CO_2-Gehalt des Blutes, so daß ein Bruchteil der sonst wirksamen Strychnindosis jetzt schon Krämpfe auslöst. Darauf mag wohl die früher oft beschriebene *Strychninkumulation* beruhen. *Künstliche Atmung* unter Zusatz von *Sauerstoff* ist daher die wichtigste Gegenmaßnahme und wirkt oft lebensrettend, da hierdurch gleichzeitig auch die CO_2 abventiliert wird. Chemische Gegenmittel sind Narkotica und Schlafmittel, insbesondere i.v. injizierbare Barbitursäuren (s. S. 180); noch 2—5 g wurden überlebt.

Anhang: **Tonica.** In angelsächsischen Ländern genießt Strychnin in Mixturen mit anderen Stoffen eine große Beliebtheit als *Tonicum* und leichtes *Euphoricum.*

Der Begriff des Tonicums wird auch in unserem Lande gebräuchlicher, was nicht zu begrüßen ist. Hinter unbestimmten Schwächezuständen können sich gefährliche Krankheiten verbergen: Angeborene Schwäche und endokrine Erkrankungen (Nebennierenschwäche, Myxödem), Unterernährung, eventuell Überernährung und Stoffwechselkrankheiten, allgemeine, örtliche und Fokalinfektionen, Avitaminosen, Blutkrankheiten, Vergiftungen, meteorologische und klimatische Noxen, auch Mißverhältnis zwischen Arbeit und Ruhe. Die leichtfertige Verordnung eines Tonicums würde dann einer besseren ätiologischen Therapie nur den Weg versperren.

In der Praxis ist allerdings das Desiderium einer Arznei bei unbestimmten Schwäche- und Ermüdungszuständen, bei abnorm leichter Ermüdbarkeit so zwingend, daß die pharmazeutische Industrie sich mit Macht, wenn auch mit wenig neuen Ideen dieser Frage angenommen hat. Hierbei wird regelmäßig die Unbestimmtheit und Vielseitigkeit der Ätiologie in Rechnung gestellt, auch die häufige Verwechslung von *atonischer* und *reizbarer Schwäche,* so daß die bekanntesten derartigen Tonica aus Mischungen der verschiedensten Stoffe bestehen.

Die wichtigsten immer wiederkehrenden Bestandteile sind neben vielen Nährmitteln die folgenden Arzneimittel: Strychnin, Coffein und coffeinhaltige Drogen, Chinarinde, Gewürze, Vitamine — von anorganischen Stoffen Eisen, Arsenpräparate, phosphorsaure, hydro- und hypophosphorsaure Salze.

c) Campher

Der natürliche d-Campher wurde ursprünglich gewonnen aus Holz und Blättern des Campherbaums, Cinnamomum Camphora (Formosa) mittels Wasserdampfdestillation. Chemisch gehört er zu den ätherischen Ölen und ist ein naher Verwandter des Pinens im Terpentinöl und des Menthols. Er wird heute synthetisch dargestellt (DAB.).

Campher ist ein fester Körper, der beim Stehen an der Luft sich verflüchtigt. Das Pulver wird daher in Wachspapier (Charta cerata) eingepackt. Die Löslichkeit in Wasser ist gering (1:600). Sie kann erhöht werden durch Zusatz moderner Lösungsvermittler, wie Gallensäure, Diäthylacetamid u. a. Es entstehen dann rasch wirkende Handelspräparate, wie Cadechol und Camphogen. Gut löslich ist der Campher in Ölen (Oleum camphoratum 10%, Oleum camphoratum forte 20%, intramuskulär, nicht subcutan). Campher wird im Stoffwechsel oxydiert und als Campherolglucuronsäure mit dem Harn ausgeschieden.

Pharmakologie. Campher hat eine starke *lokale Reizwirkung.* Er dient zur Erzeugung einer lokalen Hyperämie, z. B. in Form von Spiritus camphoratus (Campherspiritus), oder als Linimentum ammoniato-camphoratum bzw. saponato-camphoratum (Opodeldok).

Die schwache *stimulierende Wirkung* von Campher nach der üblichen *intramuskulären* Injektion betrifft hauptsächlich die *Großhirnrinde*; jedoch sieht man auch eine gewisse Verbesserung an *Kreislauf* und *Atmung.* In der Peripherie (Herz- und Gefäßmuskulatur, Magen-Darm-Kanal) wirkt Campher rein lähmend; hier zeigt sich seine nahe chemische Verwandtschaft zu Menthol und ätherischen Ölen (s. S. 535).

Die *Nebenwirkungen* des Camphers nach oraler Zufuhr betreffen in erster Linie das *Zentralnervensystem.* Auf Dosen von 0,5 g Campher treten Schwindel, Kopfschmerz, Rötung des Gesichts und Wärmegefühl auf. Bei höheren Dosen finden sich *Erregungszustände* wie nach Alkohol mit Bewegungstrieb und subjektivem Kraftgefühl; alle Bewegungen werden ungemein erleichtert. Nach Dosen von 2,5 g tritt eine Trübung des Bewußtseins auf, auch übergehend in *epileptiforme Krämpfe.* Diese sind beim Erwachsenen harmlos und sind schon vor langer Zeit (SIMMONS 1784) bei psychischen Erkrankungen therapeutisch benutzt worden. Letale Dosis 10—20 g peroral, 6 g injiziert; bei Kindern indessen sind schon nach 0,75 g Todesfälle beobachtet worden. — Nach subcutaner Injektion können Abscesse auftreten.

d) Cardiazol

von Schmidt und Hildebrandt 1925 eingeführt, besitzt — chemisch gesehen — nicht mehr die geringste Verwandtschaft zum Campher. Das pharmakologische Bild indessen ist campherähnlich. Dabei zeigt es den großen Vorzug der Wasser-löslichkeit und der guten lokalen und allgemeinen Verträglichkeit, so daß es in der handelsfertigen 10%igen Lösung nicht nur intra-venös, sondern auch subcutan injiziert werden kann. Die *Resorption* vom Magen her, auch die *Elimination* erfolgen sehr rasch; die Wirkung ist daher prompt, aber kurzdauernd.

Cardiazol als *rein zentrales Analepticum* besitzt entsprechend den Tierversuchen auch beim Menschen (1—2 cm³ 10%ige Lösung, subcutan) starke Wirkung auf *Kreislauf* und *Atmung*. In heroischer Dosis (5 cm³ intravenös, auch in 15 min Abstand öfters wiederholt) tritt eine starke *Weckwirkung* durch Erregung der Großhirnrinde hinzu; in dieser Hinsicht ist es ein starker Antagonist der Schlafmittel. Diese Gegen-wirkung zeigt sich auch an den motorischen Rücken-markszentren (Abb. 87). Für schwere Veronal-Ver-giftung ist charakteristisch, daß Cardiazol allein weniger wirksam ist als in Kombination mit Ephedrin oder Veritol; auch darf man hier nicht bis zur Weck-wirkung dosieren, sondern nur bis zum Wiederauf-treten der Reflexe u. a. Mit Weckdosen ist man nahe der *Krampfdosis*, so daß auf etwaigen Spasmus der Kaumuskulatur u. a. geachtet werden muß. Die *klonischen Cardiazolkrämpfe* werden zur Behandlung der Schizophrenie angewandt. In nicht konvulsiven Dosen ist es neuerdings bei arteriosklerotischen Alterspsychosen angewendet worden.

Sonstige *Nebenwirkungen*. Die kleinste intravenöse krampferregende Dosis wird mit 0,1—0,3 g Cardiazol angegeben; besonders empfindlich sind Epileptiker sowie CO-Vergiftete. Als tödliche Dosis sind beim wachen Menschen 1 g/50 kg angegeben worden. In der Narkose, besonders durch Barbiturate, können Krampfdosis und tödliche Dosis, je nach der Narkosen-tiefe, um ein Mehrfaches ansteigen. Bei peroraler Gabe beträgt die tödliche Dosis etwa 6 g. Nach hohen Dosen zeigt sich eine Reizung des Sympathicus, in seltensten Fällen auch Lungenödem; nach Krampfdosen setzt zunächst eine quälende Aura ein; gibt man aus Versehen subkonvulsive Dosen, so können schwere Angstzustände über 48 Std. auftreten; solche Zustände fehlen beim Elektroschock. Nach Cardiazol-Krämpfen wurden Knochen- und Wirbelbrüche, ein Aufflammen latenter Tuberkulose und bleibende Gehirnschäden beobachtet.

Eine unmittelbare Herzwirkung besitzt die Substanz beim Warmblüter nicht; eine etwa notwendige O_2-Beatmung oder eine Bluttransfusion können durch Cardiazol nicht ersetzt, auch nicht verbessert werden.

e) Coramin

Coramin, von Uhlmann 1924 eingeführt, entstammt wiederum einer völlig anderen chemischen Reihe. Es ist nämlich ein Pyridincarbonsäure-diäthylamid, ein naher Verwandter des Nicotinsäureamids; es ist auch als *Cormed* im Handel. Seine 25%ige Lösung wird subcutan und intravenös angewandt.

Campher

Hexeton

Cardiazol

Die übliche therapeutische Dosis von 1—2 cm³ besitzt ähnliche analeptische Wirkung auf Atmung und Kreislauf wie Cardiazol. Allerdings bestehen auch gewisse Unterschiede. Der Angriffspunkt von Coramin soll mehr am Sinus

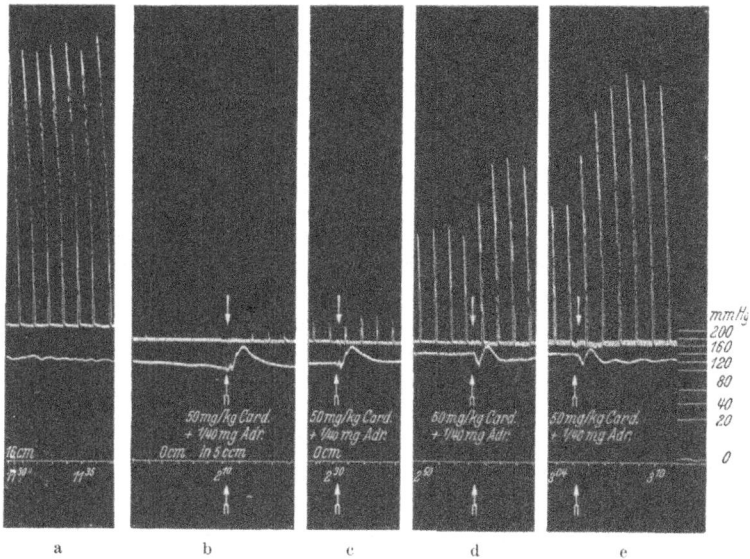

a   b   c   d   e

Abb. 87. Wirkung der Narkose auf die Reflextätigkeit der dekapitierten Katze und antagonistische Wirkung von Cardiazol. Versuch vom 28. 4. 33. Katze 3,0 kg, Decerebrierung. Rückenmarksdurchschneidung. Oben: Beugereflex des linken Hinterbeines, Hebelübertragung vergrößernd 2:3, Belastung des Beines 100 g. Mitte: Blutdruck. Unten: Markierung der Reize am linken N. peroneus. Intervall: 1 min, Reizdauer 2 sec. RA: in der Vorperiode (a) 16 cm, im Weckversuch (b—e) 0 cm. a: Vorperiode. Zwischen a und b: 1,15 g/kg Äthylurethan. b: Beginn des Weckversuchs. Zwischen b und c: Um 2³⁰ Uhr 50 mg/kg Cardiazol. Zwischen c und d: Um 2⁵⁰ Uhr 50 mg/kg Cardiazol. (Lineare Verkleinerung: ⁴/₁₀ des Originals.) (Nach W. KOLL)

caroticus als am Atemzentrum liegen (C. HEYMANS). Die atemanaleptische Wirkung ist zudem etwas größer als die des Cardiazols, weshalb das Coramin bei der Morphinvergiftung verwendet wurde; es wird heute durch N-allyl-normorphin abgelöst. In heroischer Dosis (5 cm³ intra-venös und gleichzeitig 5 cm³ intramuskulär) besitzt es zwar eine gewisse Weckwirkung, die zuerst bei der Aver-tinnarkose beobachtet wurde (KILLIAN). Indessen ist infolge seiner größeren Rückenmarksaffinität (HAHN) bei tieferen Narkosegraden die Weckwirkung schwächer als beim Cardiazol, das stärker an höheren Abschnitten des Zentralnervensystems angreift. Bei Barbituratvergiftungen sind Kollapserscheinungen beobachtet worden. Diese können durch eine stärkere Reizwirkung auf depressorische Zentren (HAHN) bedingt sein.

Als *Nebenwirkung* von Coramin zeigt sich ein erhöhter Tonus des Parasympathicus (Speichelfluß, Bronchialsekretion); die tödliche Dosis beträgt etwa das 2—3fache der Krampf-dosis (F. HAHN). Nach Vorbereitung mit Prostigmin ist Coramin ein Stimulans der Muskel-tätigkeit; es wirkt andererseits synergistisch mit d-Tubocurarin.

f) Weitere zentrale Analeptica

Eine große Reihe solcher Mittel mit Cardiazol-Coramin-ähnlichen Eigen-schaften ist in der Zwischenzeit in die Therapie eingeführt worden; die folgenden seien erwähnt, auch wenn keine besonderen Vorteile bisher zu erkennen sind.

Hexeton, von SCHULEMANN als erstes der synthetischen Analeptica eingeführt (1922); es ist ein naher Verwandter von Campher und diesem auch pharmakologisch sehr ähnlich. Die für Hexeton gesammelten pharmakologischen und klinischen Erfahrungen bildeten die Grundlage für die spätere Entwicklung stärkerer Analeptica.

Azoman, ein Triazolabkömmling; beim Menschen verursacht es bereits in einer Dosis von 0,7—2,5 cm³ der 5%igen Lösung i.v. nach einer Latenzzeit von 5 min allgemeine Krämpfe; es wird wohl ausschließlich zur Behandlung der Schizophrenie verwendet, ist dabei etwas angenehmer für den Patienten als das Tetrazolprodukt Cardiazol, macht keine Verödung der Venen und kann in doppelter Dosis auch i. m. gegeben werden.

Cycliton, ein Oxazolabkömmling, der chemisch mehr dem Coramin verwandt ist, wie dieses in 25%iger Lösung in den Handel kommt, dient hauptsächlich als Atmungs- und Kreislaufmittel.

Neospiran, ein Phthalsäurederivat, ebenfalls ähnlich dem Coramin aufgebaut und mit ähnlichen Eigenschaften; es besitzt Weckwirkung.

Megimid (Methyl-äthyl-glutarimid) ist ein sehr wirksamer Antagonist der Barbiturate (SHAW et al.), der sich im Tierversuch nach Gabe letaler Dosen dieser Schlafmittel den andern Analepticis überlegen erwies (HAHN).

Zuletzt seien noch einige Kombinationspräparate erwähnt, in denen die Wirkung eines zentralen Analepticums mit der eines sympathomimetischen Kreislaufmittels vereint ist, so *Veriazol* (aus Cardiazol und Veritol), *Sympatol-Azoman* u. a.

g) Lobelin

ist das Hauptalkaloid von Lobelia inflata (HERMANN und HEINRICH WIELAND 1921). Lobelin ist pharmakologisch dem Nicotin an die Seite zu stellen; es ist ein Krampfgift, das in therapeutischer Dosis (in Ampullen zu 0,01 g für subcutane, zu 0,003 g für intravenöse Injektion) zu einer *spezifischen Erregung des*

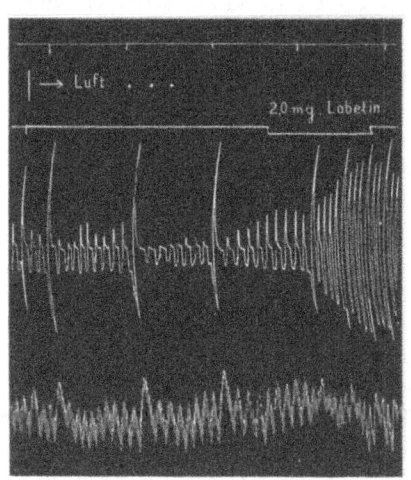

Abb. 88. Wirkung von Lobelin bei der CO-Vergiftung der Katze. a Zeit in 30 sec; b Atmung; c Blutdruck. (Nach BEHRENS und PULEWKA 1924)

Atmungszentrums führt (Abb. 88). Seine Wirkung wird erklärt durch *Reflexe vom Sinus caroticus* und durch gleichzeitige *Ausschüttung von Adrenalin aus den Nebennieren.* Eine Weckwirkung besitzt das Lobelin nicht, und es ist in dieser Hinsicht mit Cardiazol und Coramin nicht zu vergleichen. Auch bei Narkosezwischenfällen ist es im allgemeinen wenig brauchbar. Dagegen eignet es sich vorzüglich zum ersten Anstoß des gelähmten Atmungszentrums (bei Stickgasen, Unfällen jeder Art wie Ertrinken, Verschüttung, Scheintod durch Blitzschlag oder elektrischen Strom sowie bei Asphyxia neonatorum; im letzten Falle 1 [—2] mg subcutan). Lobelin wird außerordentlich rasch abgebaut. Die Wirkung einer intravenösen Injektion geht nach 1—2 min vorüber. Bei subcutaner Injektion wirkt Lobelin erheblich schwächer, aber 10 min lang.

Wegen seiner oft lebensrettenden Wirkung bei Unglücksfällen, bei der die künstliche Atmung allein nicht ausreicht, ist Lobelin auch dem Sanitätspersonal in gasgefährdeten Betrieben zur subcutanen Injektion in die Hand gegeben worden. Der Arzt pflegt die intravenöse Injektion anzuwenden. Erbrechen und Diarrhöe sind übliche Nebenwirkungen. Wie Nicotin wirkt es auf die autonomen Ganglien und stimuliert die quergestreifte Muskulatur, führt auch zu Pleuraschmerz und zu Hustenanfällen. Bei Überdosierung wirkt Lobelin auf das *Vasomotorenzentrum* (Pulsverlangsamung, Blutdrucksenkung) und besonders auf das Herz. Lobelin kann zu Reizleitungsstörungen, zu Extrasystolen und auch zum Herztod führen.

h) Pikrotoxin

ein stickstofffreies Krampfgift aus den Kokkelskörnern (Früchte von Anamirta cocculus), wird in anderen Ländern als *Analepticum* benutzt. Dort ist es früher in kleinsten Mengen wegen seines bitteren Geschmacks dem Biere statt Hopfen zugesetzt worden. Ursprünglich dienten die Kokkelskörner zum Fischfang (in Deutschland verboten!).

Pikrotoxin ist ein Hirnstamm-Analepticum und führt in kleinen Dosen zu einer Erregung der parasympathischen Zentren (Herzverlangsamung u. a.), zur Erregung der spinalen Schweißzentren und besitzt eine Einwirkung auf die Temperaturzentren (Abfall der Körpertemperatur!). Nach hohen Dosen treten allgemeine *tonisch-klonische Krämpfe* auf. Im Auslande wird es als *Weckmittel* empfohlen. Die Krämpfe sind indessen weitaus gefährlicher als die der gebräuchlichen Analeptica. Therapeutische Dosis etwa 3 mg in Form der 1 $^0/_{00}$igen Lösung; als Gesamtmenge bei schwerster Schlafmittelvergiftung sind 5—500 mg allmählich i.v. infundiert worden mit einer Geschwindigkeit von 1 mg/min bis zur Zunahme der Atmung oder bis zum Wiederauftreten des Patellar-Reflexes oder bis Muskelzuckungen auftraten, nie bis zur Weckwirkung. Schwierigkeiten entstehen durch die auffallende Latenzperiode von 10—30 min, so daß Konvulsionen oft nicht zu vermeiden sind.

Eine pharmakologisch verwandte Giftpflanze ist der *Wasserschierling*, Cicuta virosa, dessen Hauptalkaloid, Cicutoxin (BOEHM), epileptiforme Krämpfe ähnlich dem Pikrotoxin auslöst. Cicuta ist eine der gefährlichsten Giftpflanzen Deutschlands.

Schrifttum

Kreislauf

ALLEN, E. V.: Peripheral Vascular Diseases. Philadelphia 1949. — BARCROFT, I.: Die Stellung der Milz im Kreislaufsystem. Erg. Physiol. **25**, 818 (1926). — EICHLER, O.: Kaffee und Coffein. Berlin 1938. — EULER, U. S. VON: The nature of adrenergic nerve mediators. Pharmacolog. Reviews **3**, 247 (1951). — FRÖHLICH, A.: Pharmakologie des Zentralnervensystems. Handbuch der normalen und pathologischen Physiologie, Bd. 10, S. 1018. Berlin 1927. — HERING, H. E.: Die Carotissinusreflexe. Dresden 1927. — HEUBNER, W.: Allobiose und Kumulation. Bericht über den I. internat. Kongreß der Therapeut. Union in Bern 1937. — HEYMANS, C.: Sur le rôle des Presso- et des Chimio-Recepteurs. Les Prix Nobel. Stockholm 1946. — HILDEBRANDT, F.: Cardiazol—Coramin. Handbuch der experimentellen Pharmakologie, Erg.-Bd. V. 1937. — KATZ, LOUIS N., and J. STAMLER: Experimental Atherosclerosis. Springfield 1953. — KISCH, B.: Pharmakologie des Herzens. Handbuch der normalen und pathologischen Physiologie, Bd. 7, 1. Hälfte, S. 712. Berlin 1926. — KISCH, B. u. a.: Kreislauf (Zusammenwirken von Herz und Gefäßen). Handbuch der normalen und pathologischen Physiologie, Bd. 7, 2. Hälfte, S. 1161. Berlin 1927. — KRAYER, O.: Die Physiologie der Coronardurchblutung. Verh. dtsch. Ges. inn. Med. **43**, 237 (1931). — Zur Pharmakotherapie der Herzinsuffizienz. Erkrankungen des Herzmuskels und der Herzklappen, S. 84. Bad Oeynhausen 1933. — KROGH, A.: Anatomie und Physiologie der Kapillaren. Berlin 1929. — LENDLE, L.: Digitaliskörper und verwandte herzwirksame Glykoside (Digitaloide). Handbuch der experimentellen Pharmakologie, Erg.-Bd. 1, S. 11. Berlin 1935. — POULSSON, E.: Strychningruppe. Handbuch der experimentellen Pharmakologie Bd. II, S. 322. 1920. — RAAB, WILLIAM: Hormonal and Neurogenic Cardio-vascular Disorders. Baltimore 1953. — ROTHLIN, E., u. R. BIRCHER: Pharmakodynamische Grundlagen der Therapie mit herzwirksamen Glykosiden. Erg. inn. Med. **5** (1954). — STOLL, A.: The cardiac glycosides. London 1937. — STRAUB, H.: Die Dynamik des Herzens. Handbuch der normalen und pathologischen Physiologie: Bd. 7/1. — WEESE, H.: Digitalis. Leipzig 1936.

V. Atemwege

1. Vorbemerkungen über die Atmung

Die Luft, die wir atmen, hat das ärztliche Denken seit ältesten Zeiten beschäftigt. Über eine gesunde Luft bestehen auch in Laienkreisen durchaus richtige Vorstellungen (s. S. 472). In zunehmendem Maße sind die Menschen gezwungen, eine Luft zu atmen, die krankmachende Eigenschaften besitzen kann (s. S. 353).

Einatmung und *Ausatmung* sind Funktionen, die an sich unwillkürlich verlaufen, die aber unter dem Einfluß von Sitten und Gebräuchen, von Forderungen des Berufs, von schlechter Körperpflege und Körperhaltung, von Krankheiten und Gebrechen zu ärztlichen Bedenken Anlaß geben müssen.

Die Atmungstätigkeit greift tief ein in den Funktionszustand, sogar in den anatomischen Bau des *Atmungsapparates*. Sie entfaltet oder verschließt die Luftwege von den Nebenhöhlen der Nase angefangen bis zum Alveolargebiet (s. S. 351). Sie bildet den *Reservemotor des Kreislaufs* (s. S. 282) und ist beteiligt an der Funktion der Bauchorgane. Eine zweckmäßig veränderte Atmung kann eine andere *Verteilung des Körpergewichts* zur Folge haben, dadurch zur Entlastung bestimmter Muskeln, Knochen und Gelenke führen. Zuletzt greift die Atmung durch *Beeinflussung des NNmarks* (s. S. 421) und wahrscheinlich anderer innersekretorischer Drüsen tief in die autonomen Funktionen ein. Gerade das Beispiel der Atmung zeigt, wie im menschlichen Organismus nahezu alles mit allem in Beziehung steht.

Dyspnoe oder Atemnot ist der Zwang, stärker zu atmen, als der Höhe des Stoffwechsels entspricht; sie kann mit Ermüdung der Atmungsmuskulatur einhergehen (s. Prostigmin). Sie hat in klinischen Fällen gewöhnlich sehr komplexe Genese. Maßgebend sind *chemische Faktoren* wie Veränderung der Blutgase (Sauerstoff s. S. 477; Kohlensäure s. S. 420) und der Blutreaktion (s. S. 411); während eine Anoxämie durch Reizung chemosensibler Receptoren, aber auch durch unmittelbare Beeinflussung des Atmungszentrums bei vielen klinischen Zustandsbildern ins Spiel kommt, wird die physiologische Bedeutung des meist nur geringfügig erhöhten CO_2-Gehalts des Blutes oft überschätzt. Von *neurogenen Faktoren* sind anzuführen die physiologischen Atmungsreflexe (HERING-BREUER-Reflexe, Reflexe von seiten der Luftwege, der gestauten Lungencapillaren, des Herzens, des Carotissinus, weiterhin Reflexe, die von Muskulatur und Gelenken in Tätigkeit gesetzt werden). Weitere Ursachen einer Dyspnoe sind *Verlegung der Luftwege*, Fieber, Großhirn-bedingte Hyperventilation (Angst, Schmerz, Hysterie, somatische Großhirnaffektionen), zuletzt viele Arzneistoffe und Gifte. Die letzteren wirken zum Teil über Chemoreceptoren (Lobelin, Nicotin, Cyanid, Cholinderivate, Papaverin, Theophyllin, Coramin), zum Teil unmittelbar auf die Zentren (Cardiazol, Pikrotoxin, Coffein, Benzedrin).

Die Lunge besteht aus den *Luftkanälen* (Trachea, Bronchialbaum bis zu den Endbronchiolen), dem *Alveolarteil* (respiratorische Bronchiolen, Alveolargänge, Alveolarsäcke und Alveolen) und dem *interstitiellen elastischen Gewebe*, das gleichzeitig Gefäße und Nerven enthält.

Die *Luftkanäle* haben keine respiratorische Funktion. Sie gehören zusammen mit den Lufträumen in Kopf und Hals zum sog. toten Raum (140 cm³). In den oberen Teilen sind sie von Knorpelringen umgeben, die sich bei der Verästelung allmählich verlieren. Dann besteht ihre Wand aus elastischem Gewebe, das innen mit *Schleimhaut* bekleidet ist und das eine *Ringmuskulatur* enthält. Diese ist besonders stark entwickelt in den *Endbronchiolen*. Sie steht unter dem Einfluß von Vagus und Sympathicus. Sie kontrahiert sich unter dem Einfluß von Pilocarpin und Histamin und erschlafft durch Atropin, Adrenalin und seine Verwandten. Ein schlecht gelüftetes Krankenzimmer führt oft zur Schwellung der Schleimhäute und eventuell zu Spasmen der Ringmuskulatur (Frischluftbehandlung der kindlichen Pneumonie).

Eine *spezifische Behandlung* bei Erkrankungen der Atemwege ist nur in seltenen Fällen möglich (Lues, Malaria, Stauungsbronchitis, Penicillin-Fälle, Allergie u. a.). Große Anstrengungen werden zur Zeit unternommen, um mit Hilfe von *bactericiden Nebeln* die Übertragung von Infektionskrankheiten durch die Luft zu verhindern (s. S. 507). Im allgemeinen ist nur eine symptomatische Behandlung möglich; diese soll nach Möglichkeit den physiologischen und pathologischen Voraussetzungen Rechnung tragen.

Dem physiologischen Schutz der Luftwege durch Herausbeförderung von Staub, Gasen, Fremdkörpern, Schleim und Exsudaten dienen die *Abwehrreflexe der Atmung* (s. S. 162), insbesondere der *Hustenreflex*. Auch die Schleimhaut der Bronchien mit ihrer *Schleimbildung* stellt einen natürlichen Schutz gegen eingedrungene Schädlichkeiten dar. Eine ungenügende Schleimbildung kann außerdem den Ablauf der Entzündung aufhalten. Die Schleimdrüsen stehen unter dem Einfluß des autonomen Nervensystems (s. S. 252).

Einen weiteren Schutz der Luftwege bedeuten die *Cilien*, die die Oberfläche der Schleimhaut bedecken und durch ihren Cilienschlag Schleim und Fremdkörper nach außen befördern. Cilien besitzen keine nervöse Regulation, sind auch im allgemeinen sehr resistent gegen Gifte jeder Art. So ist die Flimmerbewegung auch noch in Chloroform- und Äthernarkose sowie nach Einatmung vieler giftiger Dämpfe erhalten. Sie werden aber beinahe spezifisch gelähmt durch die Opiate, mit Ausnahme von Codein (s. S. 231). An dieser Stelle muß an die Tätigkeit der *Staubzellen* sowie an die *Lymphabfuhr* erinnert werden *(Selbstreinigung der Lunge)*.

Die *Ringmuskulatur* der Bronchiolen weist rhythmische Tonusschwankungen auf. Ihr Lumen erweitert sich während der Inspiration und verengert sich während der Exspiration, was im wesentlichen als Kompression anzusehen ist. Diese ist besonders auffällig beim Hustenstoß.

Unter dem Dehnungsreiz des Schleims, der sich im Lumen staut, entstehen möglicherweise auch *peristaltische Bewegungen*, die ebenfalls Schleim und grobe Materien in der Richtung der Trachea fortbewegen sollen. Die Peristaltik soll sich bei Darstellung des Bronchialbaums durch Lipiodol im Röntgenbild verfolgen lassen. Sie fehlt völlig, wenn sich eine lokale Degeneration von Ringmuskulatur und elastischem Gewebe entwickelt hat, wie bei der Bronchiektasie. Sie wird herabgesetzt durch Morphin, gefördert durch die Expectorantia. So läßt sich nach Morphininjektion beobachten, daß das in den Bronchialbaum injizierte Lipiodol unverändert an der gleichen Stelle liegen bleibt, ohne wie gewöhnlich fortbewegt zu werden. Andere Autoren nehmen an, daß diese Beobachtungen allein durch die Tätigkeit der Cilien oder die verminderte oder vermehrte Atmung erklärt werden können. Die Ringmuskulatur kontrahiert sich unter der Einwirkung von Lungenreizstoffen, was ebenfalls als Abwehrreflex gedeutet werden kann (s. S. 162).

Erkrankungen des Bronchialbaums können entzündlicher oder spastischer Natur sein. Häufig ist auch das gleichzeitige Auftreten beider Vorgänge bei Bronchitiden, besonders bei chronischen Bronchitiden auf allergischer Grundlage. Experimentell werden solche Spasmen durch Einatmung verstäubter Histaminlösungen erzeugt.

Diesen Vorbemerkungen entsprechend, kann eine unspezifische, symptomatische Behandlung darin bestehen, die *Kardinalsymptome der Entzündung* und *Allergie* zu beeinflussen, und zwar unter Beachtung des Flimmerepithels; sie kann zum Ziel haben, etwaige *Spasmen der Bronchialmuskulatur* zu lösen oder die *Tätigkeit der Schleimdrüsen* und anderer Sekretionen zu steigern oder abzuschwächen. Sie kann zuletzt das Ziel haben, den *Hustenreflex* zu bekämpfen.

2. Die wichtigsten Arzneimittel bei Erkrankungen der Atemwege

a) Stoffe, die in den Entzündungsvorgang eingreifen

Die Aufgabe des Arztes kann darin bestehen, die Kardinalsymptome der Entzündung geschlossen oder einzeln zu bekämpfen. Die Arzneistoffe mit allgemein antiphlogistischer Wirkung sind S. 126ff. aufgeführt. Die Wirkung der *Mucilaginosa* ist besonders deutlich bei Kindern; bei diesen geht der Hustenreflex häufig vom trockenen oder entzündeten Pharynx oder von anderen Stellen des oberen Verdauungstractus aus; die Wirkung der *schleimhaltigen Drogen* besteht dann darin, die entzündete Schleimhaut mit einer Schutzschicht zu bedecken und dadurch die *Reizung der bloßliegenden Nervenendigungen zu verhindern*. Andererseits können die schleimhaltigen Drogen bei exzessiv gesteigerter Schleimsekretion auch zu einer *Verminderung der Bronchialsekretion* führen. Werden solche Stoffe in Form warmer Tees zugeführt, so ist wahrscheinlich auch die örtliche und reflektorische Wärmehyperämie beteiligt.

Besonders häufig benutzt werden die Eibischpräparate (s. S. 117) sowie die Species pectorales (s. S. 117). Von der antiphlogistischen Wirkung der Öle und Paraffine wird nur bei Entzündungen der Nasenschleimhaut Gebrauch gemacht (s. S. 121). Die Kamille (s. S. 126) wird hauptsächlich in Form der Inhalation angewandt und wirkt dabei gleichzeitig spasmolytisch, ähnlich wie andere *ätherische Öle* (s. S. 533). *Dampfinhalationen* (s. S. 350) sind gebräuchlich.

Von den Kardinalsymptomen der Entzündung läßt sich unter Umständen einzeln beeinflussen die Hyperämie, und zwar durch gefäßkontrahierende Mittel. Eine sichere Wirkung wird hier nur bei Inhalation erzielt, z. B. durch zerstäubte Lösungen von Adrenalin (s. S. 316), von Ephedrin (s. S. 322), von Cocain (s. S. 346), auch durch Einatmung von Benzedrindämpfen (s. S. 324). O_2-*Zufuhr* und Tracheotomie können nötig werden.

Der *entzündliche Tumor* läßt sich außerdem beeinflussen mit diuretisch wirkenden Mitteln; unter diesen steht Salmiak in Form der Mixtura solvens (s. S. 442) an erster Stelle. Hier sei auch auf die ableitenden Verfahren (s. S. 128) hingewiesen, durch die die Blutüberfüllung im entzündeten Gebiete günstig beeinflußt werden kann. Allergische Ödeme reagieren auf antiallergische Mittel (s. S. 148); hierdurch werden nicht nur die Schwellung der Bronchialschleimhaut, sondern auch etwaige allergische Hypersekretionen beeinflußt. *Infektiös entzündliche Vorgänge*, z. B. chronische Fälle von Asthma, Bronchiektasie und Emphysem bedürfen unter Umständen der antibiotischen Therapie, vorzugsweise mit *Penicillin*, auch als Aerosol.

Auch die mit der Entzündung verbundenen *Schmerzen* bedürfen unter Umständen der Behandlung. In dieser Beziehung sei auf die Notwendigkeit des Aushustens und des tiefen Durchatmens (s. S. 168), fernerhin auf die unmittelbaren Beziehungen zwischen Entzündung und Analgesie hingewiesen (s. S. 116).

Als *Desodorantien* bei chronischer Bronchitis werden Menthol-Alkohol zur Dampfinhalation oder Kreosot-Carbonat (s. S. 532) neben *ätherischen Ölen* (s. S. 533) und *Gewürzen* (s. S. 365) angewandt.

b) Mittel zur Bekämpfung von Bronchialspasmen

Entzündliche Veränderungen der Bronchialschleimhaut sind oft mit spastischen Zuständen vergesellschaftet. Extrem gesteigert sind solche Spasmen beim *Asthma bronchiale*, und hier läßt sich die medikamentöse Beeinflussung der Bronchialspasmen am deutlichsten demonstrieren.

Der Anfall von Asthma bronchiale ist bekanntlich begleitet von Eosinophilie und von einer *exspiratorischen Dyspnoe*, da aus unbekannten Gründen der Bronchialspasmus die Exspiration mehr als die Inspiration beeinträchtigt. Dadurch entsteht die *Inspirationsstellung des Brustkorbes* und die Lungenblähung. Die Auslösung des Bronchialspasmus kann *reflektorisch* erfolgen, z. B. von der Rachen- und Nasenschleimhaut her. Gewöhnlich indessen handelt es sich um eine *allergische Reaktionsbereitschaft* gegen spezifische Eiweißkörper, Arzneistoffe oder Gifte.

Die wichtigsten im Asthmaanfall (s. S. 146) auftretenden Veränderungen (Bronchospasmen, Ödembildung, Steigerung der Sekretionen) lassen sich möglicherweise zum Teil auf Histamin zurückführen; so erklärt sich eine gewisse Wirkung der *Antihistaminkörper* (s. S. 149), jedoch stehen bessere Arzneistoffe zur Verfügung.

Physiologisch ist wichtig, daß jede vermehrte Atmung zu einer Erweiterung der Luftwege führt. Von einer *geregelten Atmung* her, besonders wenn sie — wegen der zentralen Bedingtheit des Anfalls — mit *Entspannungsübungen* verbunden ist, werden gleichzeitig die Bronchiolen beeinflußt. Auch durch die Behandlung einer vorliegenden Bronchitis, eines Emphysems oder einer Tuberkulose sind Asthmaanfälle oft günstig zu beeinflussen. Im gleichen Sinne wirkt auch die *Einatmung* von *Kohlensäure*, wobei noch ein lokaler spasmolytischer Effekt auf die Bronchialmuskulatur und möglicherweise eine stärkere Ionisierung von Calcium hinzutreten; beim Abrauchen von CO_2 tritt Bronchialspasmus ein.

Bei einem Asthmakranken, der nach Luft ringt, ist die subcutane *Adrenalininjektion* (0,2—0,3 cm³ 1:1000) das sicherste Verfahren — auch als Inhalation oder in Form von Asthmolysin und Asthmatrin (s. S. 104). Sehr stark wirksam ist das *Aludrin* (s. S. 322) bei *Inhalation* oder perlingualer Anwendung. Neuerdings wird *Theophyllin*-Äthylendiamin (s. S. 334) auch rectal empfohlen. In solchen schwersten Fällen kann man auch von der starken spasmolytischen Wirkung des Papaverins Gebrauch machen (1 cm³ der 4%igen Lösung i.v.), während die Anwendung von *Opiaten* als *Kunstfehler* anzusehen ist und zu Todesfällen geführt hat. — Bei mehr *chronischen Zuständen* macht man Gebrauch von der starken antiallergischen Wirkung von *Cortison* (s. S. 84) bzw. von *ACTH* (10 mg alle 6 Std.). Diese Präparate sind häufig noch wirksam nach Versagen von Adrenalin und Theophyllin. Im *Status asthmaticus* muß unter Umständen ein chemischer Schlaf erzwungen werden, z. B. mit *Paraldehyd* (s. S. 195). *Cave Opiate!*

Für *leichtere Fälle* eignet sich neben *Aludrin* das *Ephedrin*, das bei peroraler Zufuhr nicht nur broncholytische, sondern auch antiödematöse und antiallergische Wirkung entfaltet. Daher die Beliebtheit des Ephedrin in Hustenmixturen. Es sind auch Fälle beschrieben worden, in denen eine Tasse starken schwarzen Kaffees oder eine Zigarette genützt hat, die möglicherweise auf dem Umwege über eine Mobilisierung von Adrenalin ihre Wirkung entfalten. Betr. *Kaliumjodid* s. S. 75. Auch die *Nitrite* wirken bei Einatmung, sogar bei peroraler Zufuhr (s. S. 306) unter Umständen spasmolytisch. Das schwach wirksame *Atropin* kann manchmal nützlich sein (s. S. 271). Bei Spasmen, die durch

Lungenreizstoffe entstehen, können einige Tropfen *Chloroform*, eingeatmet, augenblicklich die Atemnot beseitigen. Bedauerlicherweise nützen die meisten dieser Mittel oft nur für kurze Zeit. Die physiologischen Verfahren sind daher, wenn immer möglich, vorzuziehen.

Oft entwickeln sich auf der nächsten Stufe des Asthmaleidens *zusätzliche Veränderungen im autonomen Nervensystem* und im Chemismus des Blutes. Es entsteht eine *Vagotonie*. Gleichzeitig wird im Blut eine Verschiebung des Ionengleichgewichts *zuungunsten des Blutkalks* und eine Veränderung des Säure-Basen-Haushalts im Sinne einer *Alkalosis* sichtbar. In diesem Stadium kann *auch ohne Antigen der Asthmaanfall* ausgelöst werden. Als Zeichen dessen kann jetzt die Methode der Desensibilisierung völlig versagen.

Der Anfall ist fast regelmäßig verbunden mit einem akuten *Ödem der Schleimhaut* und der Sekretion eines zähen Schleims (CURSCHMANNsche Spiralen). Im tödlich verlaufenden Anfall finden sich schleimig zähe Pfropfen im Bronchiallumen, daneben Ödem der Schleimhaut und stark vergrößerte Schleimdrüsen. Die Schleimhautschwellung reagiert auf Inhalation *zerstäubter Adrenalinlösung*. Für den gleichen Zweck ist früher auch *Cocain* viel benutzt worden. Es befindet sich in vielen alten Patentmedizinen (z. B. im Asthmamittel Tuckers) und wird ebenfalls mit dem Zerstäubungsapparat zugeführt. Hierbei sind die genauen Bestimmungen des Betäubungsmittelgesetzes zu berücksichtigen, wonach das Verschreiben von 10 cm^3 einer 1%igen Cocainlösung mit 0,1% Atropinsulfat zur Vernebelung zulässig ist.

Zuletzt wird das Asthma bronchiale besonders leicht *psychisch überlagert*. Der Anfall wird in solchen Fällen schon durch die Furcht oder als „bedingter Reflex" ausgelöst. Daher können auch *sedativ wirkende* Stoffe, wie Bromide, gute Asthmamittel sein.

Die im Asthmaanfall wirksamen therapeutischen Verfahren gelten mehr oder weniger auch für alle anderen spastischen Zustände der Bronchialmuskulatur, z. B. unter der Einwirkung von Reizstoffen oder im Gefolge entzündlicher Bronchialerkrankungen, sowie bei Emphysem.

c) Mittel zur Lähmung der Hustenreflexe

Der *Hustenreflex* entsteht durch mechanische oder entzündliche Reizung sensibler Nervenendigungen in der Mucosa von Pharynx und Larynx mit Ausnahme der Stimmbänder, sowie der Trachea bis etwa zum Abgang des Oberlappenbronchus (E. STUTZ), aber auch z. B. durch Pleurareizung. Der Hustenreflex kann gestört sein bei zentraler Lähmung, auch bei somnolenten Kranken und besonders in der Narkose. Dann können Schleim und Exsudate sich in gefährlicher Weise ansammeln (s. S. 168). Die frühere Medizin hat bei solchen Zuständen auch Brechmittel verordnet, durch die man eine brüske Entleerung nicht nur des Magens, sondern auch der Luftwege erzielen kann. Wichtiger ist, daß bei abundantem Sputum der Hustenreflex nicht gestört werden darf, daher ist Codein hier ärztlich nicht erlaubt. Nur *nutzloser Husten* bedarf unter Umständen der Behandlung.

Auf der anderen Seite kann ein übertrieben starker oder lang anhaltender *Hustenreflex unerwünschte Folgen* haben, so bei unergiebigem Husten, durch den weder Schleim noch Exsudat ausgeworfen wird. Sind die Bronchiolen durch Spasmus oder durch zähen Schleim verschlossen, so kann bei Hustenstößen eine Ventilwirkung eintreten, so daß eine abnorme Druckerhöhung in den Alveolen und ein Bruch der Alveolarwände eintreten kann mit Ausgang in *Emphysem*. Auch hat man durch Lipiodolinjektion in einzelnen Fällen nachweisen können, daß bei exzessivem Husten *Fremdkörper* und damit Bakterien aus den Bronchiolen *in die Alveolen eingesaugt* werden, statt sich in Richtung zur Trachea fortzubewegen; die Infektion kann dann auf die andere Lungenseite oder auf die Nebenhöhlen der Nase übergreifen, kann eine zum Stillstand gebrachte Lungenblutung wieder in Gang setzen oder einen Lungenabsceß zur Ruptur veranlassen. Auch der Hustenstoß, der bei erkrankten Kindern vom Pharynx, bei erkrankten Erwachsenen von der Pleura ausgehen kann, ist nutzlos und daher unter Umständen schädlich. Zuletzt werden durch andauernden Husten nicht nur Ruhe und Schlaf und damit das allgemeine Wohlbefinden des Patienten empfindlich gestört, es kann vielmehr gleichzeitig eine schwere *Belastung des Herzens* und des Gefäßsystems erfolgen. Bei chronischem Husten hypertrophiert gelegentlich der rechte Ventrikel (STÄHELIN); es treten *Bronchiektasien* auf; auch Hirnhämorrhagien sind beobachtet worden.

Unter solchen Umständen ist der Gebrauch der hustenreizstillenden Mittel vom Typ des Codeins genügend begründet (s. S. 233), z. B. in Form der Pilulae contra tussim; hier schiebt sich auch Narcotin ein. Das Hustenzentrum wird zudem gelähmt durch Morphin und seine Spielarten (s. S. 226), doch sind diese Stoffe nur in seltensten Fällen ärztlich erlaubt. Allen Hustenmitteln sollte man die *Warnung mitgeben*, daß anhaltender Husten Zeichen einer schweren Erkrankung sein kann.

An dieser Stelle sind auch die *Keuchhustenmittel* zu erörtern, deren Wirkungsweise wenig geklärt ist. Das trifft besonders zu für *Thymianpräparate* (s. S. 536) und verwandte *ätherische Öle* (s. S. 533). Das früher viel verwendete *Bromoform* (s. S. 174) wird heute mehr und mehr verlassen. Die *Mucilaginosa* (s. S. 117) sind nur in leichtesten Fällen wirksam, aber durchaus rationell. Betr. *Antibiotica* s. S. 572.

d) Expectorantia

Die entzündlichen Bronchialerkrankungen sind das Hauptfeld der *Expectorantia*. Diese lassen sich in zwei große Gruppen einteilen: in die der *schleimtreibenden* Mittel (Salmiak, Ipecacuanha u. a.), deren Wirkung auch als sedativ bezeichnet wird, und in die der *entzündungserregenden* Mittel (inhalierte Mineralsalze, Kreosotgruppe, Terpentin), die im Gegensatz zu der ersten Gruppe bei starker Bildung von Schleim und Exsudaten zu einer Verminderung des Sputums führen. Es gibt auch schleimtreibende und gleichzeitig entzündungserregende Mittel wie Kaliumjodid. Auch kann eine *Lösung etwaiger spastischer* oder örtlich *allergischer Zustände* mit Hilfe von *Ephedrin* (s. S. 322) die Expektoration noch erleichtern.

Schleimtreibende Expectorantia. Die örtlich beruhigende Wirkung, die der Arzt in den oberen Luftwegen mit Hilfe der schleimhaltigen Drogen wie Radix Althaeae ausüben kann, erzielt der Organismus selber in den tieferen Luftwegen durch die Tätigkeit der Schleimdrüsen. Setzt bei einer akuten Bronchitis die Schleimsekretion genügend rasch ein, so sind alle schleimtreibenden Mittel sinnlos. Hält indessen das Frühstadium der Bronchitis — mit starker Kongestion der Schleimhaut, wenig Sputum und Reizhusten — anstatt wenige Stunden einige Tage an, entwickelt sich daraus ein anhaltender trockener Husten mit wenig zähem Sputum und läßt das Heilungsstadium, in dem das Sputum reichlicher und der Husten lockerer wird, auf sich warten, so sind die schleimtreibenden Mittel am Platze. Auch bei chronischen Bronchitiden sowie bei spastischen Zuständen, die durch zähen Schleim verschlimmert werden, ist eine Verflüssigung der Sekrete oft angebracht.

Luftwege und oberer Teil des Verdauungstractus, die entwicklungsgeschichtlich aus der gleichen Uranlage hervorgehen, gehören später dem Verteilungsgebiet der gleichen Nerven an und sind durch *Reflexe* miteinander verbunden. Solche *Reflexe* treten z. B. im Nauseastadium der Seekrankheit vor dem Erbrechen in Tätigkeit. *Alle brechenerregenden Stoffe* wirken *in kleinen Dosen* ($\frac{1}{10}$ der Brechdosis) *expektorierend*. Die wichtigsten hierher gehörenden Arzneistoffe sind

Radix Ipecacuanhae (DAB.), die durch Reizung der Magennerven, und *Apomorphin*, das durch Erregung des Brechzentrums expektorierend wirkt (siehe S. 370).

> **Rp.** Apomorphini hydrochlor. 0,03
> Acid. hydrochlor. dil. 1,0
> Aq. destill. ad 200,0.
> M.D. ad vitrum nigr. S. 3 stdl. 1 Eßlöffel. — NB. Expectorans (HEUBNER).

Radix Ipecacuanhae, aus Uragoga Ipecacuanha gewonnen, ein altes brasilianisches *Ruhrmittel*, ist seit 1649 in Europa bekannt. Die Hauptbestandteile der Droge sind die Alkaloide *Emetin* und *Cephaelin*, beides Abkömmlinge des Isochinolins, und zwar schwankt der Gehalt der Wurzel am Hauptalkaloid Emetin zwischen 1 und 1,7%. Emetin ist eines der wirksamsten *Amöbenruhrmittel* (s. S. 557).

Emetin und ähnlich das Cephaelin besitzen starke *lokale Reizwirkung*. Beim Pulverisieren von Radix Ipecacuanhae können stark juckende Entzündungen und sogar Pusteln entstehen, die schlecht ausheilen. Auch sind gefährliche Augenentzündungen und Reizung der Atemwege beobachtet worden. Das Ipecacuanha-Asthma der Apotheker ist neben dem Pferdeasthma wohl am längsten bekannt. Von der *Magenschleimhaut* her erfolgt bei hohen Dosen eine *Brechwirkung*. In Form von *Sirupus Ipecacuanhae* ist es eines der sichersten Brechmittel für die Kinderpraxis, z. B. zur Bekämpfung des Laryngospasmus (Dosis $1/4 - 1/2$ Teelöffel). Bei Erwachsenen wird es bei paroxysmaler Tachykardie angewendet (3—4 Eßlöffel). Im Gegensatz zu Apomorphin ist eine unmittelbare Erregung des Brechzentrums nicht beteiligt, so daß parenteral verabfolgtes Emetin nur in toxischen Dosen zum Erbrechen führt; es handelt sich vielmehr um eine schwere örtliche Reizung; es ist ein *Capillargift* ähnlich dem Arsenik.

Nebenwirkungen. Emetin führt dementsprechend — ebenso wie Radix Ipecacuanhae — in hohen Dosen auch zu *Entzündung der Magen-* und *Darmschleimhaut*, oder zu bluthaltigen Darmentleerungen, auch unter Geschwürsbildung. Emetin *kumuliert sehr stark*; die Einzeldosis ist auch in einem Monat nicht vollständig ausgeschieden; die tödliche Dosis wirkt oft erst nach 5 Tagen; dann zeigt sich beim Tier eine *schwere Nieren-* und *Leberschädigung*. Daneben finden sich *Gehirnsymptome* (Kau-, Schluck-, Sprechstörungen) und *Kreislaufstörungen*, insbesondere Herzmuskelschwäche, gelegentlich mit vorausgehender Herzarrhythmie; Blutdrucksenkung ist das früheste Zeichen der Vergiftung; doch kommen solche Allgemeinwirkungen bei dem Gebrauch von Radix Ipecacuanhae als Expectorans nicht vor.

Wie alle anderen Brechmittel führt auch Radix Ipecacuanhae in $1/10$ der Brechdosis, und zwar hauptsächlich durch seinen Emetingehalt, zu Mehrsekretion und *Verflüssigung* von *Bronchialschleim*. Offizinell sind Tinctura Ipecacuanhae (10%ig) und Sirupus Ipecacuanhae (1%ig). Die Wurzel wird häufig auch als Infus verordnet. Am therapeutischen Effekt ist möglicherweise die *spasmolytische Wirkung* des Emetins auf die glatte Muskulatur beteiligt.

> **Rp.** Infus. Rad. Ipec. 0,5/175,0
> Liquor. Ammonii anis. 5,0
> Sirup. simpl. ad 200,0.
> S. 1 Eßlöffel alle 2—3 Std. — NB. Infus. Ipecac. R.F.

Es ist besonders beliebt in Mischung mit Opium, z. B. als Pulvis Ipecacuanhae opiatus (Pulvis Doveri), das dem Betäubungsmittelgesetz unterliegt. Man verordne vom offizinellen Pulver (Opium 1, Radix Ipec. 1, Saccharum lactis 8 Teile) 0,1—0,5 mehrmals täglich. Wegen des Opiumgehaltes soll es Säuglingen gar nicht, Kleinkindern nur mit großer Vorsicht gegeben werden. In den Expec-

torans-comp.-Kompretten (MBK.) ist neben Radix Ipecacuanhae noch Codein
u. a. enthalten.

Wahrscheinlich wirken auch die *Kochsalzquellen* sowie das vielgebrauchte *Emser Salz*
mit seinem Gehalt an Bicarbonaten bei innerlicher Verabreichung expektorierend durch
Reizung der Magenschleimhaut, die reflektorisch die Bronchialdrüsen zur Schleimbildung
veranlaßt; bei Inhalation der zerstäubten Lösung treten ganz andere Effekte auf (s. unten).
Gleichzeitig sind beteiligt eine Verflüssigung des Sekrets durch die aufgenommenen Wassermengen, sowie die schleimlösende Wirkung des Natriumbicarbonats. Eine starke Wirkung
in dieser Reihe der anorganischen Verbindungen entfalten die Ammoniumsalze, besonders
Salmiak (s. S. 442) sowie Kaliumjodid (s. S. 75), und zwar infolge zusätzlicher Eigenschaften;
im Tierexperiment sieht man z. B. nach Salmiak eine Steigerung der Bronchialsekretion auf
das 2—3 fache, die nach Durchtrennung der Magennerven nicht mehr auftritt. Der Gebrauch
von Tartarus stibiatus (Brechweinstein) als Expectorans ist obsolet.

Der gleiche Mechanismus der *reflektorischen Schleimsekretion* wird wahrscheinlich in Gang gesetzt durch Reizung des Pharynx und der Magenschleimhaut mit Hilfe der *saponinhaltigen Drogen*; andere Autoren nehmen eine Re-
sorptivwirkung der Saponine an (s. S. 42). Ihre Wirkung auf die Bronchialsekretion ist wenig sicher (BOYD).

Radix Senegae, von Polygala Senega, enthält das Saponin Senegin und Polygalasäure.
Die Droge (Normdosis 1,0 g) ist auch als Fluidextrakt (Senegae extr. fluid. 10,0. S. 2stdl.
10—15 Tropfen, bei Kindern entsprechend weniger) und als Sirupus Senegae als Zusatz
zu Expectorantien im Handel.

Rp. Decoct. Rad. Senegae 10,0/175,0
    Liquor. ammonii anisati 5,0
    Sirup. simpl. ad 200,0.
    S. 2stdl. 1 Eßlöffel. — NB. Auch als „Decoct. Senegae R.F." kurz zu verschreiben.

Cortex Quillajae, von Quillaja saponaria, und *Radix Sarsaparillae* (von verschiedenen
Smilaxarten) waren in der früheren Medizin recht beliebt, die letztere Droge auch als Anti-
lueticum [enthalten im ZITTMANNschen Decoct des DAB. neben Zinnober (HgS) und
Calomel].

Radix Primulae, von Primula officinalis, wird vielfach an Stelle von Senega verwendet.
Zweckmäßig ist die Anwendung von Primulae extr. fluidum (15—20 Tropfen 2stdl.). Die
Droge ist auch in vielen Spezialitäten wie Primulatum fluidum (aus gleichen Teilen von
Primel- und Veilchenwurzel [Radix Violae] hergestellt), und wie im Tussipect (mit Zusatz
von Ephedrin) u. a. enthalten.

Weitere Expectorantien finden sich unter den *ätherischen Ölen* (s. S. 533) sowie unter
den Erregungsmitteln des Parasympathicus (s. S. 257).

Entzündungserregende Expectorantien. Ihre Anwendung im akuten Stadium
einer Schleimhautentzündung der oberen Luftwege, besonders beim Vorliegen
einer starken spastischen Komponente, ist nicht ohne Gefahr, da der Entzündungsvorgang möglicherweise verstärkt wird. Dagegen ist die Behandlung *chronisch
entzündlicher* Vorgänge durch entzündungserregende Mittel ein Allgemeingut
der Medizin (s. S. 127). Die Wirkung einer solchen Entzündungstherapie äußert
sich bei Bronchitis, wenn trotz reichlicher Schleimsekretion keine Abheilung
erfolgen will, sowie bei Bronchiektasien. In diesen Fällen kann eine rasche
Verminderung von Schleim und Exsudaten eintreten.

Einen Entzündungsreiz setzt man in besonders wirksamer Form durch
Inhalation von *Mineralsalzlösungen*, wozu auch einige Quellsalze wie Emser,
Kreuznacher, Heidelberger und Nauheimer Salz in etwa 2%iger Lösung geeignet
sind.

Wesentlich für die Art ihrer Wirkung ist die *Tropfengröße* der zerstäubten Lösung.
Dicke Tröpfchen werden in Nase und Pharynx abgelagert, mittelgroße gelangen bis in die
großen Bronchien, bei feinster Zerstäubung lassen sich solche Medikamente bis in die

Alveolen bringen. Darauf muß beim Einkauf und bei der Bedienung der Zerstäubungsapparate geachtet werden. Wichtig ist weiter das *Vorwärmen* der Lösung vor der Zerstäubung, um nicht einen durch Verdunsten abgekühlten Nebel zur Inhalation zu bringen, sowie das Vermeiden von Erkältungen.

Im gleichen Sinne wirken die Stoffe der *Kreosotgruppe*, die bei innerlicher Verabreichung zum Teil durch die Bronchialschleimhaut ausgeschieden werden und dort eine heilsame Entzündung setzen. Die dadurch veranlaßte Verminderung von Schleim und Exsudaten ist oft besonders auffällig bei Bronchiektasie und bei Lungenabsceß. Unter dieser Therapie soll sich gelegentlich auch der unangenehme Geruch und Geschmack des Sputums verlieren (s. S. 344). Auch ätherische Öle, wie Terpentin- und Eucalyptusöl, wirken im gleichen Sinne (s. S. 130). Diese werden häufig mit Hilfe des *Bronchitiskessels* (STIEFENHOFER, München) zugeführt (1—2mal täglich, eventuell öfters, neben dem Bett stehen lassen, bis Füllung aufgebraucht, d. h. 1—2 Std., unter Zusatz von einigen Tropfen Eucalyptus- oder Terpentinöl). Eucalyptusöl wird auch peroral oder intramuskulär angewandt (1 cm³ mehrmals täglich intramuskulär, s. S. 130). Nebenher zeigt sich vermehrte Schleimsekretion (BOYD).

Eine Mittelstellung zwischen den schleimtreibenden und den entzündungserregenden Mitteln nimmt *Kaliumjodid* ein (s. S. 75). Es eignet sich daher nicht für die Behandlung akuter Bronchitiden. Wohl aber reagieren ältere Prozesse häufig günstig auf Jodsalze (0,3 g alle 3 Std.), besonders bei spastischer oder allergischer Komponente und wenn zähe Schleimpfropfen zu lösen sind; im Bronchialsekret treten nämlich auch nach peroraler Gabe Jodverbindungen auf, die den Schleim verflüssigen; hier zeigt sich unter anderem die Reizwirkung auf die Atemwege. Dagegen führt *Kaliumjodid* bei *Tuberkulose der Lungen* oft zu einer Verschlimmerung. Auch sind die nicht seltenen Fälle von Allergie gegen Jodsalze zu berücksichtigen. Spastische Zustände reagieren häufig auch auf Sympathomimetica, wie *Ephedrin, Ephetonin* u. a.

3. Alveolarraum (Physiologie und Toxikologie)

Die *Atemluft*, die in der Ruhe bei einem Atemzug ein- und ausgeatmet wird, beträgt etwa 450—500 cm³. Dem entspricht unter Berücksichtigung der Atemfrequenz ein Minutenvolumen der Atmung von $4^1/_2$—6 l, ein O_2-Verbrauch von 250 cm³, eine CO_2-Ausscheidung von 200 cm³, ein respiratorischer Quotient von 0,8. Nur ein kleiner Teil der gesamten Alveolarfläche von rund 90 qm beteiligt sich bei ruhiger Atmung am Gasaustausch, besonders diejenigen Schichten, die nahe der Pleura liegen. Die Lunge ist der große Abzug, durch den die flüchtigen Stoffe abgedunstet und abgeraucht werden. Kräftiges Atmen kann oft als Abwehrreaktion aufgefaßt werden, z. B. zur beschleunigten Entfernung solcher Stoffe.

Bei extremer Einatmung kann *außer der Atemluft* noch eine weitere Luftmenge in die Alveolen aufgenommen werden, die sog. *Komplementärluft*. Sie beträgt ungefähr $1^1/_2$ l. Bei extremer Ausatmung dagegen wird außer der Atemluft auch noch die *Reserveluft* ausgeatmet (ungefähr $1^1/_2$ l).

Die gesamte Luft, die, beginnend mit einer extremen Ausatmung, bei maximaler Einatmung von den Lungen aufgenommen wird, bezeichnet man als *Vitalkapazität*. Diese besteht demnach aus Atemluft, Komplementär- und Reserveluft. Auch bei extremer Ausatmung bleibt noch eine gewisse Menge von Luft in der Lunge zurück, die sog. *Residualluft* (1—$1^1/_2$ l). Darin ist eingeschlossen der ,,Schädliche Raum" von rund 140 cm³. In der Reserve- und Residualluft werden mit der Atmung eindringende giftige Gase und Dämpfe im Verhältnis von etwa 1:8 verdünnt; damit ist ein gewisser Schutz der Lunge verbunden.

Die Bestimmung der Vitalkapazität und Reserveluft ist ein wichtiges Verfahren, um den Funktionszustand von Lunge und Herz sowie die allgemeine körperliche Leistungsfähigkeit kennenzulernen. Sie eignet sich aber auch zur Beurteilung bestimmter therapeutischer Verfahren, z. B. der Digitaliskur. Es muß aber betont werden, daß eine große Reihe von Veränderungen in Brust- und Bauchhöhle die Vitalkapazität beeinflussen kann (Abb. 89).

Pneumonie. Die lobären und Bronchopneumonien werden heute therapeutisch nicht mehr unterschieden nach anatomischen Gesichtspunkten, sondern nach der Natur der Erreger (Pneumokokken, Streptokokken, Staphylokokken, Viruspneumonien u. a.). In schweren Fällen können die Lungenveränderungen gering sein, weil die Folgen der Allgemeininfektion überwiegen, daher Herzmuskelschwäche und Cyanosis das klinische Bild beherrschen. Die Gesamtmortalität an Pneumonie fiel mit Hilfe der Sulfonamide auf 12%, mit Penicillin auf 5%, mit Aureomycin auf 2%. Aber gute Pflege des Kranken ist weiter vordringlich (Bettruhe, viel Flüssigkeit, geeignete Diät, Vermeiden von Zugluft u. a.). — Ähnliche ätiologische Grundsätze gelten für die *Pleuritis*.

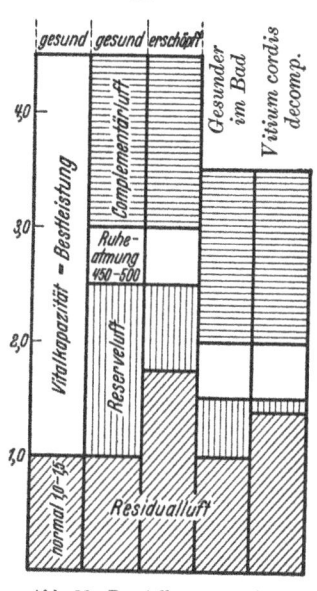

Abb. 89. Darstellung von spirometrisch erhobenen Werten. (Modifikation nach HOFBAUER)

Atelektasen. Bei *Atmungsstörungen* (Narkose, Bauchbandagen, Pleuraexsudate, Verlegung der Bronchien und Bronchiolen durch zähen Schleim, Exsudate sowie Fremdkörper) oder bei starken Spasmen der Ringmuskulatur kann ein größerer oder kleinerer Teil der Lunge längere Zeit vom Luftwechsel abgeschlossen werden. Die darin befindlichen Alveolargase gehen dann langsam ins Blut über, das Lungengewebe fällt zusammen und es entsteht eine *Atelektase wechselnder Größe*, bestehend in kleinen oder größeren einzelnen oder multiplen Herden. Es können aber auch ganze Lungenlappen und Lungenflügel betroffen sein; im letzteren Fall entwickelt sich der akute, massive Lungenkollaps; infolge des starken elastischen Zuges, den ein solcher atelektatischer Lungenflügel entwickelt, kommt es zum Einsinken der betreffenden Thoraxseite, zur Verlagerung des Mediastinums, des Herzens und der Bauchorgane. Solche schweren Zustände lassen sich oft nur durch Absaugen der Sekrete oder durch Entfernen des Fremdkörpers überwinden.

Hält die Atelektase längere Zeit an, so entwickeln sich infolge der Sekretstockung leicht eine *Infektion der Bronchialschleimhaut und lokale Pneumonien*. Bei größeren atelektatischen Herden wirkt der starke elastische Zug des kollabierten Lungenteils auch auf die Bronchien, und es entsteht die Gefahr *bronchiektatischer Veränderungen*. *Die genügende Entfaltung der Alveolarräume durch häufiges Umbetten, Atemübungen oder Kohlensäurezufuhr kann demnach von größter Bedeutung werden.* Nach Operationen sind Schlafmittel zu vermeiden; *Spasmolytica* wie Ephedrin, weiterhin *Sulfonamide* und *Antibiotica* sind bereitzuhalten. Betr. *Pneumonie* s. S. 569.

Lungenödem. Dieses kann entstehen aus *hydrodynamischen Gründen* wie in fortgeschrittenen Fällen von Hochdruck. Durch Versagen des Klappenapparates im dilatierten Herzen oder durch mangelnde Koordination vom rechten und linken Herzen kann in solchen Fällen eine akute Stauung im Lungenkreislauf eintreten, durch die rein mechanisch das Blutplasma in die Alveolarräume ausgepreßt wird. Auf Nitrittherapie ist ein solches Lungenödem oft schnell reversibel. Im Tierexperiment kann man z. B. durch Krampfgifte wie Cocain oder Cardiazol ein Lungenödem schwerster Art hervorrufen, das sich innerhalb von 6—8 Std. restlos zurückbildet. *Hydrodynamische Faktoren* sind indessen auch *bei den anderen Formen des Lungenödems* zu berücksichtigen; auch das toxische Lungenödem läßt sich durch *Überdruckatmung* (3—6 mm Wassersäule) verhindern (BARACH u. a.). Immer muß peinlichst jede Maßnahme vermieden werden, durch die eine Erhöhung des allgemeinen Blutdrucks gesetzt wird. Nach Vergiftung mit Lungenreizstoffen z. B. muß jede Bewegung unterbleiben, auch während der Stunden des symptomlosen Intervalls.

Die häufigste Ursache des Lungenödems sind *entzündliche und toxische Veränderungen* der Alveolar- bzw. Capillarwände, wie bei der Pneumonie oder bei Vergiftung mit Lungenreizstoffen; es tritt indessen gelegentlich auch auf nach Vergiftungen, z. B. mit Alkohol, Barbitursäuren, Opiaten, Jod u. a.

In extremen Fällen hängen die Lungenflügel wie schwere, prall mit Flüssigkeit gefüllte, brüchige Säcke in der Brusthöhle. Künstliche Atmung kann ein sofortiges Zerreißen der Lunge zur Folge haben. Die gebildete Ödemflüssigkeit kann tagelang durch die Trachea ablaufen.

Der Übertritt der oft gewaltigen Flüssigkeits- und Kochsalzmengen in die Alveolarräume führt zu einer Eindickung des Blutes: Die Erythrocytenzahl steigt an, die Viscosität erhöht sich, in schweren Fällen kann das Blut so dickflüssig werden, daß es beim üblichen Aderlaß nicht mehr aus den Venen fließt.

Das *Auswerfen des stark viscösen Blutes* und der erhöhte Widerstand im kleinen Kreislauf bedeuten eine erhebliche Belastung des Herzens, dessen Arbeit sich vervielfacht. Auch mag die unmittelbare toxische Wirkung — der Anoxämie, der Toxine oder des resorbierten Anteils der Lungenreizstoffe — auf den bereits überlasteten Herzmuskel hinzutreten. Die Folge ist ein *Versagen des Herzens*, verbunden mit Dilatation und Stauung im kleinen und großen Kreislauf; das Aufrichten des Patienten zum Zwecke einer physikalischen Lungenuntersuchung kann dann den plötzlichen Herztod zur Folge haben. Gleichzeitig entwickeln sich *schwerste Erscheinungen der Anoxämie* (s. S. 474). Dementsprechend sind bei der Behandlung drei Faktoren zu berücksichtigen: *allgemeine Anoxämie, versagender Herzmuskel, eingedicktes Blut* und zusätzlich *etwaige Infektion*.

Die *Behandlung der Anoxämie* erfolgt durch innere *Sauerstoffersparnis* (Ruhe, Wärme, Sprechverbot, s. S. 116) und in jedem Falle durch *Sauerstoffzufuhr* (s. S. 477). Bei starken Reizerscheinungen von seiten der Atemwege kann man den Sauerstoff vorher durch 5%igen Mentholspiritus streichen lassen.

Da die Hauptgefahr bei Lungenödem von seiten des *Herzens* zu erwarten ist, so ist bei Verschlimmerung der Cyanose vor jeder weiteren Therapie eine *Strophanthininjektion* ($^1/_4$ mg g-Strophantin bzw. $^1/_2$ mg Kombetin intravenös) notwendig. Erst nach einer solchen vorherigen Stützung des Herzmuskels und nicht früher als 20 min nach der Strophanthininjektion soll ein *Aderlaß* (mindestens 500 cm³, gewöhnlich 800—1000 cm³) angeschlossen werden. In Fällen von *grauer Cyanose*, d. h. von Kreislaufkollaps, ist dieser Aderlaß natürlich nicht am Platze.

Der *Aderlaß* stellt das wirksamste Verfahren dar zur Entlastung des kleinen Kreislaufs. Lungenstauung und Herzerweiterung können nach diesem Eingriff fast augenblicklich zurückgehen; die Atemnot bessert sich. Der Aderlaß hat weiterhin zur Folge, daß eiweißhaltige Gewebsflüssigkeit aus den ödematösen Lungen, aber auch infolge Verminderung des Venendrucks aus anderen Geweben zurückströmt, und daß so eine *Verdünnung des Blutes* stattfindet.

Eine völlig falsche Maßnahme wäre die Infusion von Kochsalz- oder RINGER-Lösung zur Verdünnung des Blutes. Schon im gesunden Organismus tritt eine solche nicht kolloidhaltige Lösung innerhalb von 10 min in die Gewebe über. Bei Lungenödem würde die Infusionsflüssigkeit in kürzester Zeit durch die geschädigten Lungencapillaren abströmen und das Lungenödem verstärken. Dagegen wird die gewünschte Blutverdünnung außer durch den Aderlaß erfahrungsgemäß auch durch *Schwitzprozeduren* herbeigeführt, die bei Massenandrang, z. B. bei toxischem Lungenödem, empfohlen werden (s. S. 211).

Bei starken Erregungszuständen, die nicht durch O_2-Atmung zu bessern sind, kann die *Ruhe auch chemisch erzwungen werden.*

Vorzugsweise stehen für diesen Zweck Schlafmittel von kurzer Wirkungsdauer wie Evipan zur Verfügung, da jederzeit der Übergang des blauen in die graue Cyanose erfolgen, und da die Kollapsgefahr in solchen Fällen durch langwirkende Schlafmittel verstärkt werden könnte. Erlaubt sind auch Codein, codeinhaltige Mischpulver verschiedener Art, und letzten Endes, sofern der Erregungszustand auf anderem Wege nicht zu beeinflussen, auch Morphin in vorsichtiger Dosierung (0,005 Morphin, d. h. $^1/_2$ cm³ der 1%igen Lösung) (s. S. 228). Bei Reizerscheinungen von seiten der Atemwege kann auch der Bronchitiskessel unter Zusatz von Kamillen oder Terpentin angewendet werden.

Tritt statt der gewöhnlichen asphyktischen Erregung eine zentrale Lähmung auf, übergehend in Kollaps von Kreislauf und Atmung, nämlich die gefürchtete *graue Cyanose*, so werden in solchen Ausnahmefällen neben Strophanthin auch Analeptica (s. S. 328) sowie Schockbehandlung nötig werden; freigiebige Sauerstoffzufuhr ist wichtig, um die drohenden irreparablen Veränderungen im Zentralnervensystem aufzuhalten. Auch empfiehlt sich die Infusion von hochprozentigen Traubenzuckerlösungen als ableitendes Verfahren (bis 50 cm³ einer 25 %igen Lösung). Penicillin-Prophylaxe wird empfohlen.

Anhang
Schädliche Gase und Dämpfe

Auch in Friedenszeiten nehmen die Vergiftungen durch Einatmung von gasförmigen Stoffen, giftigen Dämpfen und Nebeln an Zahl ungeheuer zu und haben bereits das Mehrfache der Vergiftungen durch den Magen erreicht. Im folgenden können nur die wichtigsten gewerblichen Erkrankungen berücksichtigt werden, die durch chemische Schädlichkeiten in der Atmungsluft entstehen.

1. Schädlicher Staub. Unter den Staubkrankheiten ist die *Silicosis* (ähnlich Asbestosis) durch ihren fast unausweichlichen, schicksalhaften Ablauf weitaus die wichtigste und, da Arbeiten am Schleifstein allgemein gebräuchlich, vielleicht auch die älteste der Berufskrankheiten. Je reicher eine Staubart an freier Kieselsäure (SiO_2) ist, desto gefährlicher ist sie, und desto charakteristischer ist das Krankheitsbild in den Lungen. Besonders gefährdet sind Arbeiter am Sandstrahlgebläse und am Schleifstein. Als sehr gefährlich gilt der *Sericit* (= Kalium-Aluminiumsilicat), ein faseriges Mineral, dessen charakteristische Nadeln von vielen Autoren in Silicosislungen gefunden wurden. Asbest besitzt carcinogene Wirkung.

Unter der Einwirkung der Silicate erfolgt eine Lähmung der physiologischen Staubabfuhr durch die ,,Staubzellen", dann stellt sich langsam eine entzündliche Lungenfibrose ein, in der sich außerordentlich häufig die Lungentuberkulose einnistet. Ein erschreckender Prozentsatz der Betroffenen geht unter den Erscheinungen der Lungentuberkulose zugrunde. Eine Rückbildung der Fibrose erfolgt nicht. Die Diagnose ergibt sich aus den charakteristischen Röntgenbildern. Zur Behandlung wurde Inhalation von *metallischem Aluminiumstaub* empfohlen, wodurch indessen ebenfalls eine Verdichtung des Lungengewebes mit zunehmender Atemnot entstehen kann.

Andere Staubarten dagegen wie die von Kohle, Kalk, Zement, auch Tabakstaub, führen nicht zu silicoseähnlichen Krankheitsbildern. Nach Einatmung von *Thomasschlacke-*,

Mangandioxyd-, *Berylliumstaub* werden häufiger Fälle von Pneumonie, besser Pneumonitis beobachtet. Örtlich stark reizend sind weiter der Rauch von Cadmiumoxyd, Osmiumtetroxyd, Vanadiumoxyd. *Blei* und *Arsen* können in toxischen Mengen im Staub vorkommen; die Gefahr des Staubs ist abhängig von der Teilchengröße.

Als Staubkrankheit, und zwar durch Einatmung bestimmter chemischer Stoffe, kann auch das *Lungencarcinom* entstehen. Diese Gewerbekrankheit wird herbeigeführt durch *radioaktiven* Gesteinsstaub (Schneeberger Lungenkrebs), durch Vermahlen und Reinigen von *Chromaten*, möglicherweise durch arsenhaltigen Gesteinsstaub und durch *organische carcinogene Stoffe*, die sich in Teer, Pech, Ruß, Paraffinen und Mineralölen, auch in Zigarettenrauch nachweisen lassen, sowie durch *Nickelcarbonyl*.

2. Gase und Dämpfe mit örtlicher Reizwirkung. Herkömmlicherweise unterscheidet man unter den Gasen mit örtlicher Reizwirkung die sog. Augenreizstoffe, Nasen- und Rachenreizstoffe, Lungenreizstoffe, Haut- und Lungenreizstoffe. Von diesen sind in Friedenszeiten in erster Linie die Lungenreizstoffe von Bedeutung. Indessen ist eine streng auf die Lungen lokalisierte Giftwirkung äußerst selten und viele sog. Lungenreizstoffe rufen gleichzeitig einen starken Augenreiz u. a. hervor. Das Auge ist eben besonders empfindlich, was sich z. B. auch in der Latenzzeit der Giftwirkung ausdrückt, die am Auge am kürzesten ist und in der Reihenfolge: Auge — Nase — Rachen — Lungen — Haut — zunimmt. Betr. *Abwehrreflexe der Atmung* s. S. 162.

Die Wirkung der Lungenreizstoffe ist abhängig von der Konzentration (*c*) und von der Dauer der Einwirkung (*t*). Eine einfache Orientierung über die Giftigkeit solcher Stoffe verschafft man sich durch Bestimmung des $c \cdot t$-Produktes (FERDINAND FLURY). Doch gelten solche Zahlen nur für bestimmte Tierarten, verlieren auch ihre Geltung bei kleinen Giftkonzentrationen, können daher nicht ohne weiteres auf den Menschen übertragen werden. Die $c \cdot t$-Werte bilden daher nur einen, wenn auch praktisch sehr wichtigen Anhaltspunkt für die Beurteilung der Giftwirkung.

Die $c \cdot t$-Werte der Atemgifte sind nur gültig für Ruheatmung, bei 5fach vermehrter Atmung z. B. sind die meisten dieser Stoffe rund 5mal giftiger. Außer den Gasen mit örtlicher Reizwirkung folgen auch die Stickgase und die resorptiv wirkenden Gase und Dämpfe weitgehend dieser Regel.

Der übliche, gut verpaßte Atemschützer mit Spezialfiltern schützt Gesicht und Atemwege gegen alle bekannten Atmungsgifte, mit Ausnahme von Kohlenoxyd; es gibt indessen besondere Gasmasken und Einsätze, in denen das Kohlenoxyd auf katalytischem Wege zu Kohlensäure oxydiert wird. Die Gasmaske schützt auch nicht gegen die Asphyxie, die infolge Verdrängung des Luftsauerstoffes durch hohe Gaskonzentrationen — z. B. von Kohlensäure und Phosgen — oder durch Verbrauch des Luftsauerstoffes durch chemische und biologische Vorgänge, z. B. in Brunnengasen, bei Grubenkatastrophen u. a. zu befürchten ist. In solchen Fällen ist der Gebrauch von Sauerstoffapparaten oder Frischluftgeräten notwendig. — Der Arzt sollte nicht vergessen, die Sonderverordnungen über den Schutz gegen gewerbliche Gifte in den einzelnen Betrieben einzusehen und auf Vollständigkeit und Zweckmäßigkeit zu kontrollieren.

Die *Behandlung* solcher Vergiftungen ist ausschließlich symptomatisch (siehe S. 344ff.); die Grundsätze der Behandlung eines etwaigen *Lungenödems* sind S. 352 dargestellt. Bei allen Giften, die das *Auge* treffen, kann es notwendig werden, mit reichlichen Mengen von reinem kühlem Wasser, auch mit geringem (2 m) Überdruck zu spülen. Auch kann 3%iges Borwasser, bei sauren und säureentwickelnden Stoffen (Phosphor) Borsäure-Borax-Pufferlösung oder 3%iges Natriumbicarbonat angewandt werden. Zur Nachbehandlung wird alkalische Augensalbe (s. S. 435) empfohlen. Für schwere Fälle kommt eine Anästhesierung, bei Beteiligung der Iris eine 1%ige Atropinlösung (tropfenweise) und eventuell Nachbehandlung mit Targesinlösung (3%ig) in Betracht.

Die eigentlichen **Lungengifte** zeichnen sich dadurch aus, daß sie bei Einatmung einer unter Umständen schon tödlichen Grenzkonzentration noch keine oder nur geringe Abwehrreflexe auslösen und erst nach einem mehr oder weniger symptomlosen Intervall zu den Erscheinungen des toxischen Lungenödems führen; in höherer Konzentration dagegen können sie sofortige Erstickung bewirken. Zu ihnen gehören *Chlor* und *Fluor* (s. S. 514). *Nitrose Gase* ($NO + NO_2$) bilden sich bei der Einwirkung von Salpetersäure auf organische Stoffe. Bei höherem Gehalt an NO tritt mehr zentrale Lähmung und Methämoglobinbildung, an NO_2 mehr Alveolarreizung auf. *Phosgen* entsteht auch aus Chloroform, Chloräthyl und Tetrachlorkohlenstoff durch chemische Umsetzung in der offenen Flamme. Es zersetzt sich schon in feuchter Luft, aber auch nach Eindringen des Phosgens innerhalb der lebenden Zelle (Bronchialschleimhaut, Lungenalveolen) unter Bildung von freier Salzsäure.

Da diese heimtückischen Vergiftungserscheinungen erst nach einem Intervall eintreten, müssen auch sog. „Beobachtungsfälle" so versorgt werden, als ob es sich um schwere Giftwirkung handelte (vollkommene Ruhe für 6—12 Std.).

3. Resorptiv wirkende Gase und Dämpfe. Während die vorerwähnten schädlichen Gase vorwiegend in der Lunge selber ihren Angriffspunkt haben, entfalten andere gewerbliche Gifte ihre Wirkung erst nach Übergang in das Blut. Sie haben ihren Angriffspunkt zum Teil im *Blutfarbstoff*; man spricht dann von *Blutgiften*, wie Kohlenoxyd, Arsenwasserstoff, Phosphorwasserstoff, aromatische Nitroverbindungen (s. S. 472). Sie können aber Atemwege und Blut völlig intakt lassen und finden dann ihren Angriffspunkt in den verschiedenen Organen, Geweben und zuletzt Fermenten u. a.; *allgemeine Fermentgifte* sind Blausäure (s. S. 482), Schwefelwasserstoff (s. S. 482). Weiter sind zu erwähnen die *Gehirn- und Nervengifte*, so Schwefelkohlenstoff (s. S. 483), Tetraäthylblei (s. S. 448), Trichloracetylen, Tetrachlorkohlenstoff, Chlormethyl, Brommethyl; auch Benzol (s. S. 209) und Alkohol (s. S. 202) sind in dieser Gruppe aufzuführen. Es können weiter die *Leber- und Nierengifte* abgetrennt werden, so vornehmlich der Tetrachlorkohlenstoff. Zuletzt sei erwähnt, daß die gewerbehygienisch wichtigen *Schwermetalle* auch in Form von Metallnebeln und -dämpfen zur Resorption gelangen und von den Atemwegen aus ihre allgemeine Giftwirkung entfalten können, so Blei (s. S. 447), Quecksilber (s. S. 519), Mangan (s. S. 549). An dieser Stelle sei darauf hingewiesen, daß infolge der fortschreitenden Industrialisierung die *allergischen Reaktionen der Atemwege* immer häufiger beobachtet werden. Sie äußern sich in Anfällen von Asthma bronchiale oder in chronischer allergischer Bronchitis; es können indessen auch andere allergische Reaktionen nach Resorption auftreten (s. S. 145).

Anhang

Phosphor

Die *akute Phosphorvergiftung* kann beim Kinde schon nach wenigen Milligramm gelben Phosphors, der in Form von Phosphorlebertran zugeführt wird, tödlich verlaufen. In früherer Zeit spielte der Phosphor, der in Form der heute in allen Kulturländern verbotenen Phosphorzündhölzchen leicht zugänglich war, als Abortivum eine gefährliche Rolle. Tödliche Dosis 0,05 g. Im letzten Weltkrieg sind Vergiftungen auch nach Verwundung mit phosphorhaltigen „Leuchtspurgeschossen" vorgekommen. Phosphorbrandwunden sind nicht ungefährlich; doch kommen sie äußerst selten vor und heilen wie andere Brandwunden.

Die erste Wirkung des gelben Phosphors erstreckt sich nach oraler Zufuhr auf den Magen-Darm-Kanal (Erbrechen von im Dunkeln leuchtenden Massen mit knoblauchartigem Geruch). Darauf folgt ein Intervall von einigen Tagen, ohne irgendwelche beunruhigende Symptome. Dann erst treten mehr oder weniger stürmisch die Zeichen der akuten gelben Leberatrophie auf, beim Kinde mit frühzeitiger Somnolenz.

Die *Behandlung der akuten Phosphorvergiftung* erfolgt durch sofortige Entleerung des Magens mit Hilfe von Brechmitteln, am besten durch Kupfersulfat. Der Arzt wird die üblichen Entgiftungsmaßnahmen einleiten (s. S. 368) unter Zusatz von Kaliumpermanganat zum Spülwasser. Auch wird empfohlen, täglich einige Kubikzentimeter altes Terpentinöl per os zu geben, wodurch eine Oxydation des Phosphors erfolgen soll. Gegen die zu befürchtende Leberschädigung sollte möglichst frühzeitig die Leberschutztherapie eingeleitet werden (s. S. 375).

Phosphorbrandwunden müssen mit Pinzette und Holzstäbchen peinlichst von Phosphor gesäubert werden. Unter Umständen wird Abspülen der Wunde mit dem scharfen Wasserstrahl zweckdienlich sein. Da in der Wunde zurückbleibende Phosphorreste, abgesehen von ihrer Brandwirkung, zur ätzenden Phosphorsäure oxydiert werden, so sind Umschläge und Bäder mit einer 3—5%igen Lösung von Natriumbicarbonat angebracht. W. STRAUB empfiehlt 2%ige Kupfersulfatlösung. Betr. Behandlung der Augen s. S. 425.

Bei der *gewerblichen chronischen Phosphorvergiftung* in Phosphorbetrieben ist das auffälligste Zeichen das Übergreifen von an sich harmlosen cariösen Infektionsvorgängen auf den Unterkiefer *(Kiefernekrose)*. Dem pflegt man durch regelmäßige Zahnbehandlung und Röntgenkontrollen des Kiefers vorzubeugen. Bei fortschreitender Vergiftung zeigt sich eine allgemeine *Osteoporose* mit Aufhellung der langen Röhrenknochen und Auftreten von Frakturen.

Schrifttum

Atmung

BUCHER, K.: Reflektorische Beeinflußbarkeit der Lungenatmung. Wien 1952. — GORDONOFF, T.: Physiologie und Pharmakologie des Expektorationsvorgangs. Erg. Physiol. 40, 53 (1938). — HESS, W. R.: Die Regulierung der Atmung. Leipzig 1931. — HEUBNER, W.: Über Inhalation zerstäubter Flüssigkeiten. Z. exper. Med. 10, 269 (1920). — HOFBAUER, L.: Pathologische Physiologie der Atmung. Handbuch der normalen und pathologischen Physiologie, Bd. 2, S. 337. Berlin 1925. — LILJESTRAND, G.: Chemismus des Lungengaswechsels. Handbuch der normalen und pathologischen Physiologie, Bd. 2, S. 190. — HENDERSON, Y.: Atmung, Erstickung, Wiederbelebung. Übersetzt von O. KLIMMER. Leipzig 1941.

VI. Verdauung

1. Vorbemerkungen

Der Verdauungsvorgang beginnt mit dem Kauakt und mit dem Einspeicheln der Nahrung und endigt mit der Defäkation. Alle Teile des Verdauungstractus sind miteinander koordiniert. Ein Versagen des Kauaktes oder der Speichelsekretion wird auch die Magenfunktion beeinflussen. Erkrankt der Magen, so können Dünndarm und Dickdarm in Mitleidenschaft gezogen werden, wie andererseits in aufsteigender Richtung eine Krankheit die andere nachziehen kann. Auch die Verdauungsdrüsen, besonders Leber und Pankreas, beteiligen sich oft bei Störungen im geordneten Ablauf des Verdauungsvorganges. Daraus ergibt sich, abgesehen von anderen schwerwiegenden Folgen der Gebißerkrankungen, die große Bedeutung einer geordneten Zahnpflege, durch die ein ausreichender Kauakt garantiert wird.

Speicheldrüsen. Je nach der physikalischen und chemischen Beschaffenheit der Nahrung wird ein anderer, zweckmäßig zusammengesetzter Speichel sezerniert. Bei lokaler Reizung durch Säuren, Alkalien und andere chemische Reizstoffe ist er stark mucinhaltig. Dadurch werden solche Stoffe abgestumpft.

Die Regulation erfolgt über den Parasympathicus, in geringem Maße auch über den Sympathicus. Im physiologischen Geschehen sind Reflexe von der Mundhöhle die auslösende Ursache. Pathologisch gesteigert ist die Speichelsekretion gelegentlich bei Neurosen, Helminthiasis und anderen Erkrankungen sowie bei Gravidität. Zu den *Sialagoga* zählen z. B. die Gerbstoffe und stark gerbstoffhaltige Drogen wie Schlehen. Die Speicheldrüsen reagieren aber auch auf die Mittel der erregenden Pilocarpingruppe einerseits und der lähmenden Atropingruppe andererseits. Der Speichel ist auch vermindert nach Opiaten, nach Nicotin und Ptomainen. Der Speichel besitzt im *Ptyalin* ein wichtiges Ferment des Kohlenhydratstoffwechsels. Physiologisch ist der *Rhodangehalt* des Speichels (10 mg-%). Dieser ist genügend hoch, um im Reagenzglase pathogene Keime avirulent zu halten. Im Magen entsteht daraus die besonders stark desinfizierende Rhodanwasserstoffsäure. Auch *Nitrite* sind im Speichel vorhanden.

Durch den Speichel werden einige Gifte ausgeschieden, von denen besonders *Jodide* und *Quecksilbersalze* zu erwähnen sind. Nach Jodiden nimmt der Speichel einen bitteren Geschmack an, nach Quecksilber einen metallischen, nach *Phosphor* einen knoblauchähnlichen. Bei Quecksilberstomatitis kann durch reflektorische und toxische Reizung der sekretorischen Drüsen ein enormer Speichelfluß einsetzen *(Ptyalismus)*. Es sind bis zu 10 l täglich gemessen worden. Durch den Speichel ausgeschieden werden auch Kaliumchlorat, Blei, Wismut u. a.

2. Magen

a) Physiologie und Pathologie

Im Magen tritt die Speise in Beziehung zum *Magensaft* und damit zur *Salzsäure*, zu den *Hauptfermenten* (Pepsin, Labferment) und zu den Fermenten von untergeordneter Bedeutung, wie der Magenlipase. Daneben finden sich im Magensaft größere oder kleinere Mengen von *Mucin*. Die tägliche Gesamtproduktion beträgt 1,2—1,5 l Magensaft.

Im ruhenden Magen, z. B. während der Nacht, wird offenbar wenig oder gar kein Magensaft gebildet *(Basale Sekretion)*. Die Sekretion wird vielmehr in Gang gesetzt auf nervösem Wege *(Appetitsaft)*; dabei ist der Parasympathicus in erster Linie durch Sekretion von Wasser, Salzen und Säuren beteiligt und der Sympathicus durch Bildung von Fermenten und von Magenschleim. Eine präganglionäre Sympathektomie ist dabei ohne Einfluß auf den Magensaft im Gegensatz zur Exstirpation des Ganglion coeliacum und anderer Bauchganglien, was wäßrige, auch blutige Diarrhoen sowie Magengeschwüre zur Folge hat (betr. Ganglienblocker s. S. 266). Der Fluß des Appetitsaftes, durch Hypoglykämie u. a. ausgelöst, hält ungefähr 15 min, höchstens 45 min an.

Die *weitere Produktion* von Magensaft wird *hormonal* ausgelöst, auch nach völliger Denervierung, und zwar unter dem Einfluß von Magensaftlockern, wie Natriumbicarbonat, Magnesia usta, Fleischextrakten, Peptonen, Gewürzen, Alkohol usw. Dieses Hormon, welches in der Pylorus-Gegend gebildet wird, wurde mit „*Gastrin*" bezeichnet; es ist nicht identisch mit *Histamin*, welches wegen seiner rein sekretorischen Magenwirkung (subcutane Injektion von 0,25—0,3 mg) zur Magendiagnostik dient; die Wirkung zeigt sich nach 20—30 min. Bei Nebenerscheinungen (Kopfschmerz, Schwindel, Gesichtsrötung, Urticaria) ist zur Verlangsamung der Histaminresorption der Arm abzubinden. Die schwersten Formen der Achylia gastrica sind bekanntlich histaminrefraktär. Im Experiment erhält man eine völlige Zerstörung der Magendrüsen und damit eine histaminrefraktäre Achylie durch Eingießen von heißem Wasser oder von starken Säuren. Ähnlich wie Histamin verhält sich *Priscol* (s. S. 311).

Neuerdings ist ein die Magensaftsekretion und Magenmotilität hemmendes Ferment *(Enterogastron)* aus der Dünndarmschleimhaut isoliert worden (Ivy).

Es entsteht unter der Einwirkung von Salzsäure, von Fetten und von Zucker. Im Harn tritt es anscheinend als Urogastron auf. Über die praktische Bedeutung wird debattiert.

Die **Bildung der Salzsäure** (s. S. 427) erfolgt in den *Belegzellen der Fundusdrüsen*. In der Pylorusgegend wird keine Salzsäure gebildet. Das Gebiet der Belegzellen entspricht ungefähr dem Magenanteil, der bei der BILLROTH-Operation entfernt wird. Die Salzsäure entsteht aus dem *Kochsalz* des Blutes, und zwar durch aktive Sekretion von H^+-Ionen in das Mageninnere und unter Entstehung von $NaHCO_3$, welches in das Blut abwandert; hierbei soll u. a. der Vitamin B-Komplex beteiligt sein, da 50% der Pellagra-Kranken an Anacidität leiden; auch im Fieber und z. B. im Schwitzkabinett tritt Anacidität auf.

Wichtig ist, daß bei großen Verlusten an Magensaft, z. B. *bei unstillbarem Erbrechen*, das Blut an Kochsalz verarmt (s. S. 26). Das gilt besonders für Fälle von hoch sitzendem Ulcus. Bei tiefem Dünndarmverschluß genügt diese Erklärung nicht, dann ist auch Kochsalz häufig wirkungslos. Man denkt hierbei an die zusätzliche Wirkung von Fäulnisgiften.

Die Salzsäure ist im Magensaft in freier und gebundener Form vorhanden. Die Konzentration an freier Salzsäure beträgt 0,05−0,15% nach einem Probefrühstück, 0,3% nach einer Hauptmahlzeit, 0,4−0,5% nach Histamininjektion. Dieser letzte Wert entspricht dem Säuregehalt des reinen Magensaftes, der von den Schleimhautdrüsen geliefert wird, solange er nicht durch Speisebrei verdünnt ist. Das p_H des Magensaftes schwankt zwischen 1,3 und 2,5. Die Gesamtmenge bei einer Hauptmahlzeit beträgt ungefähr 500 cm³ einer 0,3- bis 0,4%igen, d. h. einer etwa $^n/_{10}$ Salzsäure. Nur ein Bruchteil dieser Menge kann bei Achylie in Salzsäuremixturen zugeführt werden. In solchen wird gewöhnlich Acidum hydrochloricum dilutum (12%) verwendet.

Rp. Acidi hydrochlor. dil. 5,0
    Sirup. Rubi Idaei 30,0
    Aqu. dest. ad 150,0.
    S. 3mal täglich 1 Eßlöffel während der Mahlzeiten.
Rp. Acidi hydrochlor. dil. 20,0.
    S. 15—20 Tropfen und mehr auf 1 Glas Wasser. — NB. Bei chronischer Ruhr.

Die Funktionen der Magensalzsäure sind mannigfacher Art. Sie bildet den *Säureschutz* gegen eindringende Bakterien. Bei Choleraepidemien z. B. kann der Säuremangel des Magens verhängnisvoll sein. Säuren haben eine *appetitanregende Wirkung*, die sich als Freßlust bei Tieren äußert; sie führen zu einer feinflockigen *Caseinfällung*; sie aktivieren das *Pepsin* und stehen daher in Zusammenhang mit dem Eiweißabbau. Sie sind wesentlich beteiligt an der *Resorption des Eisens*. Sie regulieren die Tätigkeit des *Pylorus*: Sobald der salzsäurehaltige Speisebrei in das Duodenum eindringt, schließt sich der Pförtner. Dieser bleibt geschlossen, solange sich hohe Salzsäurekonzentrationen im Magen befinden, wie oft bei Ulcus ventriculi. Fehlt die Salzsäure, wie bei der Achylie, so bleibt der Pylorus offen stehen, die Speisen durchwandern schlecht verdaut und rascher als sonst den Magen *(gastrogene Diarrhoe)*. Ferner führt die Salzsäure zu einer Aktivierung des *Prosekretins* in der Duodenalschleimhaut und hängt dadurch mit der Tätigkeit von Leber und Pankreas zusammen. Gleichzeitig wird Enterogastron gebildet; in der Freisetzung solcher gastro-intestinalen Hormone ist wohl die wichtigste therapeutische Wirkung der Salzsäure zu suchen. Die Enteritis sowie chronische Darmstörungen nach Ruhr sprechen oft in überraschender Weise auf Salzsäure an.

In all diesen Wirkungen kann die Salzsäure völlig ersetzt werden durch andere anorganische und organische Säuren (s. S. 465), ebenso durch Salzsäure in organischer Bindung, wie z. B. in salzsaurem Betain (Acidol) mit 24% Salzsäure in Pastillen zu 0,5 g, und wie im *Glutaminsäurehydrochlorid*, das in Dosen von 0,3 g nicht weniger als 0,6 cm³ verdünnte Salzsäure entwickelt. Bekannte Kombinationspräparate sind *Acidolpepsin* und *Citropepsin*. An Citronensaft sei erinnert.

Pepsin ist ein Ferment des Eiweißabbaus. Es entsteht aus Propepsin, das in den Funduszellen gebildet und durch Salzsäure aktiviert wird. Es spaltet die Eiweißkörper zu Albumosen und Peptonen, wirkt aber auch auf Mucoide, Knochen und Knorpel. Das käufliche Pepsin wird aus getrocknetem Schweine-, Schaf- oder Kalbsmagen gewonnen. 0,1 g der Substanz soll in salzsaurer Lösung bei 45° 10 g gekochtes Hühnereiweiß in 3 Std. abbauen. Es wird bei mangelnder Sekretion von Magensaft angewandt, wie z. B. bei Infektionskrankheiten und bei Achylia gastrica, gewöhnlich zusammen mit Salzsäure. Ein solches Rezept soll manchmal die Symptome der gastrogenen Diarrhöe schlagartig beseitigen (Normdosis 0,5 g). *Pepsin-inaktivierende Mittel* finden sich unter den modernen Waschmitteln, darunter Natrium-Alkylsulfat und Natrium-Laurylsulfat; ihr praktischer Wert bei Ulcuskranken ist nicht erwiesen.

Rp. Pepsini 5,0
  Acidi hydrochlor. dil. 2,0
  Tincturae Aurantii 5,0
  Sirup. simpl. 20,0
  Aqu. dest. ad 200,0
  M.D.S. 2stündlich 1 Eßlöffel. — NB. Bei Dyspepsie nach dem Essen.

Das *Labferment* dient der Milchgerinnung. Es fällt Casein als Caseinkalk. Das Optimum der Reaktion liegt bei p_H 6,0—6,5. In dem wenig säuernden Kindermagen ist es gut wirksam. Später wird die Produktion von Labferment langsam eingestellt. Sie kann aber durch Gewöhnung an Milch wieder in Gang gesetzt werden. Betr. CASTLEsches *Ferment* s. S. 462.

Das *Mucin des Magens* wird in seiner Bedeutung vielfach unterschätzt. Bezeichnend sind die oft erheblichen Mengen von Magenschleim, die bei akuter Gastritis gebildet werden. Das Mucin ist ganz besonders geeignet, um den Schutz der Magenwand gegen mechanisch und chemisch reizende Partikel, vor allem auch gegen Salzsäure, zu übernehmen. Durch Anwendung der mit Recht beliebten Pflanzenschleime, wie Hafer-, Radix Althaeae-, Traganth- und Salepschleim, läßt sich ein vollwertiger Ersatz des natürlichen Magenmucins nicht erreichen (s. S. 117).

Die einhüllende Wirkung der Schleimstoffe wird in schöner Weise durch den Fall eines 16jährigen Knaben mit vollständigem Oesophagusverschluß und künstlicher Magenfistel demonstriert. Dieser empfand warme, in den Magen eingegossene Milch als „weich und sanft", gleiche Mengen warmen Wassers dagegen als „schwer und hart". (Fall von H. QUINCKE.)

Das **Magenmucin**, ein Glykoprotein, das aus Schweinemagen im großen hergestellt werden kann, besitzt ein sehr hohes Säurebindungsvermögen. Zur Neutralisation von 600 cm³ einer 0,3%igen HCl-Lösung wären 24 g der Trockensubstanz erforderlich. Im Mucin ist Mucoidinschwefelsäure enthalten, die dem Magenmucin gleichzeitig antipeptische Eigenschaften verleiht (BABKIN). Die Handelspräparate dienen zur Behandlung von Magengeschwüren; jedoch ist die Wirksamkeit umstritten. — Auch der *Speichel* besitzt antiacide Wirkung.

An dieser Stelle muß erwähnt werden, daß der Magen auch exkretorische Funktionen besitzt. Dies läßt sich am deutlichsten demonstrieren, wenn man 5 cm³ einer 1%igen Lösung von *Neutralrot* intravenös injiziert. Der Farbstoff wird dann im Magen wiedergefunden, nicht dagegen bei schwerstem Drüsenschwund. Bekannte Substanzen, die zum Teil durch die Magenschleimhaut ausgeschieden werden, sind *Morphin* und *Jodide.*

Gastritis bzw. Gastroenteritis kann entstehen durch *Infektion* (Fleischvergiftung) oder *Bakterientoxine*; eine häufige Ursache sind *antigene Nahrungsmittel*, alkoholische Getränke und scharfe Gewürze. Von *Arzneistoffen* und *Giften* sind besonders zu erwähnen: Jodide, Bromide, Salmiak, Salicylate, Arsen-, Blei-, Cadmium- und Quecksilbersalze, weiterhin Digitalis, Chinin, Colchicin, Kreosot, Sulfonamide sowie ein Heer von Arzneistoffen, falls Allergie besteht. Der wichtigste Schritt zur Therapie ist die Erkennung der ursächlichen Noxe.

Die **Hyperacidität** setzt häufig nach einer akuten Überladung des Magens ein. Sie kann auch reflektorisch ausgelöst werden von der Leber her oder von anderen Teilen des Darmtractus. Sie kann aber auch der Ausdruck einer allgemeinen Vagotonie sein, oder im Gefolge von Gemütsverstimmung auftreten. Sie beruht *nicht* auf einer erhöhten Salzsäurekonzentration des Magensaftes. Dieser kann dagegen *mengenmäßig vermehrt* sein. Man hat auch die *mangelnde Bildung von Magenschleim* zu berücksichtigen. *Entscheidend* aber ist die *mangelnde Neutralisation des Magensaftes* durch zu geringes Einströmen von Alkali aus dem Duodenum bzw. die mangelnde Bildung von Enterogastron.

Mit der Hyperacidität sind auch *motorische Störungen* verbunden, die die Magenfunktion und ihre Koordination mit den übrigen Teilen des Verdauungstractus beeinträchtigen und zu Magenschmerzen führen.

Die größte Gefahr der *chronischen Hyperacidität* ist das Entstehen eines **Magen-Duodenal-Ulcus.** Letzten Endes wird die betroffene Schleimhautstelle durch die Einwirkung von *Salzsäure und Pepsin* verdaut *(Ulcus pepticum),* und zwar unter Mitwirkung von mechanisch reizenden, unverdaulichen, harten Partikeln des Chymus, die infolge der motorischen Koordination besonders regelmäßig auf eine umschriebene Stelle der Schleimhaut auftreffen. Die bekannte Lokalisation des Ulcus im Bulbus duodeni ist durch solche mechanische Faktoren zu erklären.

Der Nachweis, daß die Magensalzsäure den entscheidenden Faktor solcher peptischen Geschwüre darstellt, läßt sich im Experiment dadurch erbringen, daß man beim Hund durch lang fortgesetzten HCl-Tropfeneinlauf in den Magen Ulcus erzeugen kann, daß andererseits nach Neutralisation des Magensaftes mit Hilfe von Alkalien solche Geschwüre nicht oder in vermindertem Umfange auftreten (s. S. 364).

Es ist aber fraglich, ob *Magengewebe mit normaler Vitalität* von den Verdauungssäften angegriffen werden kann; dafür spricht zwar die experimentelle Erfahrung, daß allein durch *Ableiten der neutralisierenden Säfte* aus *Duodenum* oder Galle oder Pankreas ein Ulcus zu erzeugen ist (MANN). Die erhöhte *Konzentration an freier Salzsäure* ist auch ausschlaggebend für die Entstehung des Ulcus durch *Histamininjektion* oder wenn Histamin vermehrt im Blute auftritt (traumatischer Schock, starke Verbrennungen).

Die überwältigende Erfahrung spricht jedoch dafür, daß beim Menschen das gesunde Magengewebe durch Antifermente geschützt ist und daß im allgemeinen erst eine *Schwächung der Gewebsvitalität* den Angriff der Verdauungssäfte möglich macht. Offensichtlich können die *verschiedensten Ursachen die Gewebsvitalität herabsetzen.*

Diese können *allgemeiner Natur* sein. Ulcus läßt sich erzeugen durch *Fleisch* nach Erhitzung im Autoklaven, durch Mangel an bestimmten Aminosäuren, wie *Histidin,* durch *Mangel an Vitamin C,* durch Entfernen der *Nebennieren und Parathyreoiddrüsen,* aber auch

bei Überproduktion von NN-Rindenhormon (Stress-Ulcera), durch die verschiedensten
Arzneimittel und Gifte, darunter Cortison, ACTH, Butazolidin u. a. Es mögen auch allergische Reaktionen hineinspielen; dabei sei an *Milcheiweiß* und Aspirin erinnert. Ulcusbildung kann mit Läsionen im *Hypothalamus* (CUSHING) zusammenhängen. Betroffen werden
vor allem Vagotoniker und darunter besonders leicht erregbare, ehrgeizige, mit zu großer
Verantwortung belastete Männer, außerdem Schichtarbeiter.

Ebenso wichtig sollen *örtliche Veränderungen* sein, die die Vitalität des Gewebes an
der Stelle der Ulcusbildung vermindern. Auf VIRCHOW geht die Theorie zurück, daß *lokale
Thrombosen und Embolien* das Ulcus erzeugen. Es können auch andere lokale Kreislaufstörungen, z. B. die Bildung von Varicen bei cirrhotischer Leber, den Prozeß auslösen.
Ulcera entstehen im Experiment durch Unterbindung von Gefäßen, aber auch durch bakterielle Embolien, z. B. durch spezifische gastrotrope Streptokokken in den Versuchen von
ROSENOW. Nach KLEBS sind *lokale spastische und atonische Zustände der Muskulatur*
verantwortlich. Auch *trophische* Ursachen können beteiligt sein: Ulcus ventriculi ist erzeugt
worden infolge Durchschneidung von Vagus oder Sympathicus, durch lang anhaltende
elektrische Reizung dieser Nerven, durch Exstirpation der beteiligten autonomen Ganglien,
durch sympathisch und parasympathisch wirkende Arzneimittel; es ist auch geheilt worden
durch Durchtrennung des Vagus (DRAGSTEDT).

Die erste Forderung an die Therapie ist die Berücksichtigung der möglichen
ätiologischen Faktoren, die sich aus solchen Tierversuchen und Erfahrungen am
Menschen ergeben haben, eingeschlossen die etwaige Entziehung von Alkohol
und Coffein. Sollte jedoch der ätiologische Faktor unbekannt bleiben, so steht
neben den verschiedenen Ulcusdiäten die symptomatische Therapie zur Verfügung, nämlich *Neutralisation der Säure* mit antiaciden Mitteln und Schleimstoffen, *Hemmung der vegetativen Impulse* mit anticholinergischen oder ganglio-
plegischen Stoffen, die *Mehrerzeugung von Enterogastron* z. B. mit fetthaltigen
Speisen, sowie *Succus liquiritiae.*

b) Alkalitherapie

Alkalien werden *zur Neutralisation des Magensaftes* bei Hyperacidität (besser
,,Hypersekretion" genannt) und Ulcus angewandt. Neben dieser Hauptwirkung
sind erwünscht eine *Unterdrückung des Ulcusschmerzes*, eine *Lösung der Spasmen*
(besonders des Pylorospasmus), *Schutz des Ulcus gegen Verdauung und Korrosion.*
Fast alle Alkalien haben *unerwünschte Nebenwirkungen*; besondere Vorsicht ist
bei Nieren-, Herz- und Leberkranken geboten; zudem ist äußerst umstritten,
ob die *Ulcusheilung* unter Alkalitherapie schneller vor sich geht oder ob sonst
erhebliche Vorteile gegenüber der rein diätetischen Behandlung nachweisbar sind.

Der *Ulcusschmerz* wird bekanntlich ausgelöst, wenn man 300 cm³ einer 0,5%igen
HCl-Lösung in den Magen einfüllt. Dabei ist nicht eine unmittelbare Reizung der freiliegenden Nervenendigungen durch die Salzsäure im Spiele, vielmehr verändert sich der
Magentonus und damit werden reflektorisch Pylorus und Duodenum beeinflußt, die mit
spastischen Kontraktionen und daher mit Schmerz antworten. — Alle Alkalien andererseits sind erst dann genügend dosiert, *wenn der Ulcus-Patient schmerzfrei ist*; dieses Ziel
ist erreicht, wenn der Magensaft eine Acidität von p_H 4,0—5,5, nach anderen Autoren 3,0 bis
4,0 besitzt; später kann man mit der Dosis langsam zurückgehen.

Führt man dem Magen Speisen zu oder gibt man kleine Mengen von Natriumbicarbonat, so erfolgt in vielen Fällen unmittelbar nach der Einnahme ein Aussetzen des *Ulcusschmerzes.* Diese Reaktion ist so prompt, daß sie wahrscheinlich
nichts mit der Neutralisation des Magensaftes zu tun hat, wozu sehr viel höhere
Dosen nötig wären. Sie entsteht vielmehr durch akute Dehnung der Magenwand
durch den Speisebrei oder durch die rasche Gasentwicklung aus Natriumbicarbonat unter *reflektorischer Lösung der Spasmen*; diese prompte Schmerz-

linderung zeigt sich indessen auch bei Achylie und beruht daher nur zum Teil auf dem Freiwerden der carminativ wirkenden CO_2. In dieser Hinsicht nimmt *Natriumbicarbonat* eine *Sonderstellung unter den übrigen Alkalien* ein.

Natriumbicarbonat, doppeltkohlensaures Natron, ist ein weißes, in Wasser mäßig lösliches Pulver. Beim Kochen wird Kohlensäure abgegeben und das Salz geht in das Natriumcarbonat (Soda) über, d. h. die Lösung wird stärker alkalisch. Die örtliche Wirkung von $NaHCO_3$ ist S. 435 beschrieben.

Bei Einführung in den *Magen* (z. B. 1 Teelöffel $NaHCO_3$ auf $^1/_2$ Glas Wasser) entfaltet Natriumbicarbonat neben seiner schleimlösenden, sedativen und carminativen Wirkung eine Beschleunigung der Entleerungszeit, daneben aber auch eine gewisse *Reizwirkung*, so daß reichliche Verordnung von Natriumbicarbonat eine Gastritis, sogar des gesunden Magens, herbeiführen kann. Diese wird häufig verkannt, da man in erster Linie von der erwünschten prompten Linderung des Ulcusschmerzes beeindruckt wird. Auch die Sippykur wird aus dem gleichen Grunde von einzelnen Autoren abgelehnt (KATSCH). $NaHCO_3$ neutralisiert je Gramm 120 cm^3 0,1 n Salzsäure; es ist in hohen Dosen — über 1,0 g — ein *Magensaftlocker*. Im Tierexperiment findet sich weiter nach Speisesoda eine verminderte Tätigkeit von Speicheldrüsen, Labdrüsen und Pankreas (PAWLOW).

Ähnlich wie Natriumbicarbonat verhalten sich Natrium bzw. Kalium citricum sowie die entsprechenden Lactate und Acetate; doch entwickeln diese in der Magensalzsäure kein Gas. Nur diese erste Gruppe der löslichen, leichtresorbierbaren antiaciden Mittel führt bei übertriebener Anwendung unter Umständen zu *Alkalosis* (s. S. 412); die Gefahr ist begreiflicherweise besonders groß, wenn der Magen salzsäurefrei oder -arm ist, z. B. vor den Mahlzeiten.

Milch besitzt einen hohen Gehalt an säurebindenden Alkalien und Kolloiden; 100 cm^3 Milch neutralisieren die Säure von etwa 100 cm^3 Magensaft; auch die antiaciden Mittel werden häufig in Milch verordnet. — Milch ist eines der schwächsten Stimulantien von Magen- und Pankreassaft; sie besitzt zudem als Nahrungsmittel einen hohen biologischen Wert (s. S. 34). Gelegentlich wird *Milchallergie* beobachtet. — Ähnlich wie Milch verhält sich Sahne.

Die übrigen antiaciden Arzneistoffe lassen sich in drei Gruppen einteilen. *Die erste dieser Gruppen* besteht aus Magnesia usta, Magnesiumcarbonat, Di- und Trinatriumphosphat. Verordnet man diese Stoffe in kleinerer Dosis, etwa bis zu 1,0 g, so wird eine äquivalente Menge von Magensalzsäure dadurch neutralisiert. Der Magensaft wird weniger sauer. Bei größeren Dosen dagegen entsteht eine *alkalische Reaktion im Magen*. Diese wiederum ist wie nach $NaHCO_3$ die Ursache eines verstärkten *Magensaftflusses*. Es ist daher unzweckmäßig, größere Einzeldosen als 1,0 g zu verordnen.

Magnesia usta, Magnesium oxydatum (MgO), ein sehr leichtes Pulver (1 Teelöffel = 0,5 g), das in kaltem Wasser unlöslich ist, dagegen in warmem Wasser in das gallertige Hydroxyd ($Mg(OH)_2$) übergeht, bildet mit der Magensalzsäure $MgCl_2$, und zwar ohne Gasentwicklung. 1 g MgO neutralisiert 432 cm^3 0,1 n Salzsäure. In der alkalischen Reaktion des Darmes geht es in das Bicarbonat ($Mg(HCO_3)_2$) über. Eine ähnliche Umsetzung macht auch *Magnesium carbonicum* ($MgCO_3$) durch. Beide Verbindungen besitzen gleichzeitig eine *milde Abführwirkung*, vor allem bei Kindern. Besonders empfohlen wird auch das *Magnesiumperoxyd* MgO_2. Dieses ist neben der Alkaliwirkung ausgezeichnet durch die

Bildung von nascierendem Sauerstoff, der die Säurebildung des Magens dämpfen soll (DIENST). Resorptive Wirkungen besitzen diese Mg-Salze nicht.

Die *zweite Gruppe der Alkalien* besteht aus Calciumcarbonat und Di- und Tricalciumphosphat, $Ca_3(PO_4)_2$. Calciumcarbonat darf nur als Schlämmkreide, Calcium carbonicum praecipitatum, verordnet werden, nicht als gemahlene Kreide, weil diese die Magenschleimhaut mechanisch reizen kann. 1 g neutralisiert 175 cm³ 0,1 n Salzsäure. Die Mittel dieser zweiten Gruppe führen auch im Überschuß seltener zu einer alkalischen Reaktion des Magens. Sie sind infolgedessen keine *Magensaftlocker*. Sie sind als *potentielle Alkalien* bezeichnet worden, die zwar die überschüssige Säure binden, deren Wirkung indessen aufhört, sobald der Magensaft neutral ist. Der dabei nicht aufgebrauchte Teil wird mit dem Kot ausgeschieden. Calciumcarbonat (E.D. 2—4 g stündlich) ist neben Mg-Carbonat (E.D. 2 g) eines der sichersten Mittel, um ein p_H von 4,0 zu erzielen. *Calciumcarbonat* und *-phosphat* wirken im Gegensatz zu den abführenden Mg-Salzen *obstipierend*; nach Calciumcarbonat ist auch Alkalosis beschrieben worden, die sich jedoch durch gleichzeitige Gaben von Kochsalz (3—15 g NaCl täglich) vermeiden läßt.

Die große Reihe der Alkalien ist willkommen, um je nach dem besonderen Bedürfnis der einzelnen Kranken die richtige Verordnung zusammenzustellen. Vergleicht man die antiacide Wirkung dieser Stoffe, so sind die folgenden Mengen zur Neutralisation von 600 cm³ einer 0,3 %igen HCl-Lösung erforderlich: 1 g MgO, 2,5 g $MgCO_3$, 3,0 g $CaCO_3$, 4,0 g $NaHCO_3$. Natriumbicarbonat, das wirksamste dieser Mittel bei *Ulcusschmerz*, wird besser vertragen in Mischpulvern. Gegen Ulcusschmerz:

Rp. Natrii bicarbonici 8,0
Natrii phosphorici 4,0
Natrii sulfurici 2,0
M. f. p.
S. Auflösen in 1 l kalten Wassers und langsam trinken bis zur Erleichterung.

Bei der *Sippykur* wird daher je nach Bedarf mit Calcium-, Magnesium- und Wismutsalzen abgewechselt. 1. Pulver: Natriumbicarbonat 0,5, Magnesia usta 0,5. 2. Pulver: Natriumbicarbonat 0,5, Calcium carbonicum bzw. Bismutum subcarbonicum 0,5.

Auch bei der Sippykur sind schwerste Gastritiden beschrieben worden (WESTPHAL u. a.), ja, es hat sich ergeben, daß bei peptischem Magenulcus zwar durch Zufuhr von Schlämmkreide eine gewisse Hemmung des ulcerösen Vorgangs festgestellt werden kann, daß aber bei höheren Dosen auch im Tierexperiment wie nach Natriumbicarbonat Magenreizung, sogar Ulcusbildung gelegentlich auftritt. Es entspricht der allgemeinen pharmakologischen Erfahrung, daß solche Giftwirkungen der Einzelstoffe in geeigneten Ionenmischungen weitgehend gemildert oder aufgehoben sind. Daher ist es zweckmäßig, durch Mischungen der verschiedenen Alkalisierungsmittel eine bessere Verträglichkeit zu gewährleisten.

Auch während der Mahlzeit wird kein Alkali gegeben, um nicht den Verdauungsvorgang zu stören.

Rp. Natrii bicarbonici, Magnesiae ustae, Calcii carbonici āā 20,0
M. f. p.
S. ¹/₂ Messerspitze alle 1—2 Std., beginnend 1—2 Std. nach den Mahlzeiten.

Mißt man die oberflächlichen und tiefgehenden Ulcerationen im Magen einer Katze, die 10 Tage lang täglich eine subcutan injizierte hohe Dosis von Phenylchinolincarbonsäure erhalten hat, so läßt sich ein quantitatives Bild der Gewebszerstörungen gewinnen. In Reihenversuchen wurden nun solche Tiere gleichzeitig mit Schlämmkreide und Alkalimischung behandelt (s. Abb. 90).

Nebenher sei erwähnt, daß man auch nach bestimmten natürlichen Heilwässern, die in Form der Trinkkuren zugeführt werden (z. B. morgens 1—2 Becher Mergentheimer Karlsquelle oder Karlsbader Mühlbrunn), gelegentlich eine gewisse Heilwirkung beobachtet.

Kieselsäure-Gele gehören zur 3. Gruppe der wasserunlöslichen Antacida, wirken daher rein örtlich; *sie wirken durch Adsorption der H⁺-Ionen*. Wegen ihrer gelatinisierenden Beschaffenheit überziehen sie das offenliegende Ulcus mit einer Schutzschicht, wirken dadurch schmerzlindernd und sollen auch die Heilung fördern. Ein Nachteil dieser Kieselsäure-Gele besteht darin, daß sie obstipierend wirken können, so daß sie zweckmäßigerweise mit abführenden Magnesiumsalzen oder Paraffinum liquidum kombiniert werden. Ein weiterer Nachteil

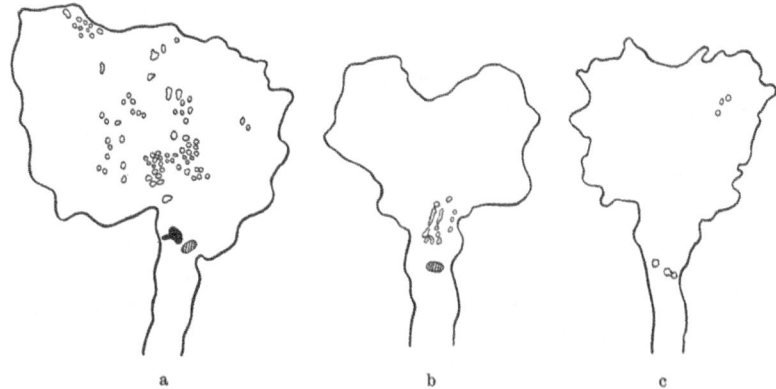

a   b   c

Abb. 90. a Ulcusbildung bei einem mit Phenylchinolincarbonsäure behandelten Kontrolltier (Katze). b Verhinderung dieser Ulcusbildung durch Schlämmkreide. c Verhinderung dieser Ulcusbildung durch Alkaligemisch. (Nach WILKE) (Siehe vorstehendes Rezept)

⟡ flaches Ulcus; ⬤ tiefes Ulcus; ⬤ Perforation

besteht in der Adsorption von Phosphat-Ionen. Durch bestimmte Fabrikationsmethoden läßt sich eine große Oberflächenentwicklung und damit hohes Adsorptionsvermögen erzielen. Ein wichtiges Präparat ist *Gastro-Sil*, ein Calciumsilikatgel, das sich durch langanhaltendes Säurebindungsvermögen auszeichnet, und das ebenso wie *Neutralon*, ein Aluminium-Natriumsilikat, kein sekundärer Magensaftlocker ist. Ähnlich verhält sich das kolloide *Magnesium-Trisilikat*; es neutralisiert pro Gramm 140—160 cm³ 0,1 n Salzsäure in 4 Std.

Kolloides Aluminiumhydroxyd, $Al(OH)_3$, — von CLOETTA eingeführt — gehört ebenso zu den kolloiden, wasserunlöslichen Antacida. Es vereinigt starkes Säurebindungsvermögen ohne Gasentwicklung mit schleimartig-gelatinösen Eigenschaften (s. oben). Die im Magensaft in Spuren freiwerdenden Al-Ionen haben leicht adstringierende Wirkung und führen z. B. zur Fällung von Pepsin; sie wirken durch Förderung der Blutgerinnung blutstillend; Aluminiumhydroxyd soll besonders in Form des Tropfeinlaufs bei Magenblutungen eine verbesserte Mortalitätsstatistik ergeben. Daneben wirkt es leicht obstipierend (s. oben); Kotsteine sind beobachtet worden. Wegen des etwaigen Verlustes von Phosphationen mit dem Kot ist letzthin die Anwendung von Aluminiumphosphaten vorgezogen worden. Aluminiumhydroxyd entfaltet auch adsorptive Wirkungen auf Toxine und Bakterien. Es wird von vielen Sachverständigen heute als das optimale Mittel dieser Reihe betrachtet. Es neutralisiert nicht weiter als p_H 4,0. Mittlere E.D. 0,6 g. Diese Dosis wäre alle 1—4 Std. zu verabreichen, um das gewünschte p_H von 4,0—5,5 im Magensaft zu erzielen. — *Aluminium-phosphat-Gel* hat alle Eigenschaften von Al(OH)$_3$; nur führt es nicht zu Phosphat-verarmung. Es neutralisiert pro Gramm Trockensubstanz ungefähr 125 cm³ 0,1 n Salzsäure.

In neuerer Zeit haben sich *Aminosäuren* in hoher Dosierung bei der Behandlung des Magengeschwürs als wirksam erwiesen; sie haben den Vorteil, daß nicht nur neutralisiert, sondern gleichzeitig auch Ersatz für verlorengegangenes Eiweiß angeboten wird (Ko Tui u. a.).

Bismutum subcarbonicum (Chemie, s. S. 548) und *subnitricum* sind nicht zur Neutralisation von Salzsäure geeignet; infolge der leicht *adstringierenden Wirkung* wird aber die Magensaftsekretion eingeschränkt, auch ist eine *adsorbierende* und *umstimmende Wirkung* vorhanden. So erklärt sich z. B. die vielseitige Ver-wendung von Wismutsalzen in Magenpulvern. Die reinste Wismutwirkung besitzt *Bismutum subcarbonicum*. Das viel für die Behandlung von Magen-Darmkrankheiten verwendete *Bismutum subnitricum* kann unter der Ein-wirkung von Fäulnis- und Darmbakterien Nitrit bilden. Dadurch können typische Nitritwirkungen wie Senkung des Blutdruckes, Spasmolyse u. a. (siehe S. 304) entstehen.

> **Rp.** Bismuti subcarbonici, Magnesiae ustae aa 10,0
> M.D. ad scatulam.
> S. 3mal täglich 1 Messerspitze.

Eine solche Vorschrift kann besonders bei Magenspasmus und Pylorospasmus ergänzt werden durch eine exakte Nitrit-, Atropin- oder Papaverintherapie. Auch Belladonna, deren Wirkung ab Atophanulcus sichergestellt wurde, wird zweckmäßigerweise nicht den Misch-pulvern zugesetzt, sondern gesondert verordnet (s. S. 270).

Hohe Dosen von Bismutum subcarbonicum bzw. subnitricum (1 g mehrmals täglich) sind früher auch zur Behandlung von akutem und chronischem Darmkatarrh benutzt worden. In Gegenwart von Fruchtsäuren und -säften geht Wismut vermehrt in Lösung (Vergiftungsgefahr). Bei der innerlichen Verabreichung von Wismutsalzen entsteht durch chemische Reaktion mit dem Schwefelwasserstoff der Darmfäulnis unlösliches Wismutsulfid, das eine Schwarzfärbung des Kotes zur Folge hat und eine Darmblutung vortäuschen kann. Gefährliche Obstipation und Bildung von Darmsteinen wird beobachtet. Letale Dosen von Bismut. subnitr. bei Kindern 3—4 g, bei Erwachsenen 8 g. Zur weiteren *Toxikologie* des Wismuts s. S. 548.

Succus Liquiritiae (Lakritzen, aus Süßholzsaft gewonnen) enthält das wirksame Glykosid Glyzyrrhizin. Holländische Forscher haben angenommen, daß Lakritzen bei Magen-geschwüren in einer täglichen Dosierung von 20—25 g stark wirksam sind. Das Präparat erinnert in seiner Wirkung an das NN Rindenhormon DOCA, dem es auch chemisch ähnelt, d. h. es führt zur Ausschwemmung von Kalium und zur Retention von Natrium und Chloriden. In etwa ¼ der Fälle treten bei der obigen Dosierung Störungen im Wasser- und Salzstoff-wechsel mit allgemeinen Ödemen, selten auch Herzasthma auf; kochsalzarme Diät ist daher angezeigt. Die Therapie ist umstritten.

Sonstige Beeinflussung der Magensekretionen. Zustände von *Hypo- und Achlorhydrie* des Magensaftes finden sich bei vielen akuten Infektionskrankheiten, bei Anämien, besonders bei perniciöser Anämie sowie bei *Achylie* aus anderen Ursachen. Neben den ätiologischen Maßnahmen kommt ein Ersatz des fehlenden Magensaftes durch *Salzsäure-Pepsinmixturen* in Betracht.

Bittermittel. Kein anderer Magensaftlocker kann sich in quantitativer wie qualitativer Hinsicht messen mit dem leidenschaftlichen Verlangen nach Speise (Pawlow), ja wir müssen annehmen, daß die geregelte Tätigkeit des gesamten Verdauungstractus vom Appetit beherrscht wird. Ohne Appetitsaft kommt die sekretorische Funktion des Magens nur langsam in Fluß, die Nahrung bleibt

im Verdauungskanal länger als notwendig, gerät beim Mangel an Verdauungssäften in Gärung, reizt in solchen Zuständen die Darmschleimhaut und ruft
Erkrankungen derselben hervor.

Für die diätetische Behandlung der sekretorischen Magenschwäche ist wesentlich —
abgesehen von den chemischen Säurelockern, die in der Nahrung enthalten sein mögen (Fleischextrakt u. a., s. oben) —, daß eine Nahrung, die vom Versuchstier in kleinen Portionen
genossen wurde, zu einer viel stärkeren Saftabsonderung führt, als wenn man sie auf einmal gibt.

Andererseits kann der fehlende Appetit durch schmackhafte Zubereitung der Speise,
durch eine gewisse Eßkultur sowie durch *Appetitmittel* angeregt werden. Alle vier Ge-
schmacksqualitäten süß, sauer, bitter, salzig können appetitanregend wirken, daneben
auch der „gewürzhafte" und der scharfe, brennende Geschmack (s. S. 130). Die wichtigsten Appetitmittel sind *Bittermittel, Gewürze* und *Säuren.*

Bittermittel und Gewürze können ihre Hauptwirkung nur ausüben, wenn sie wirk-
lich den Appetit anregen; bringt man dagegen z. B. Bittermittel unter Umgehung des Geschmacks unmittelbar in den Magen, so tritt kein Appetitsaft auf (JODL-BAUER). Andererseits können

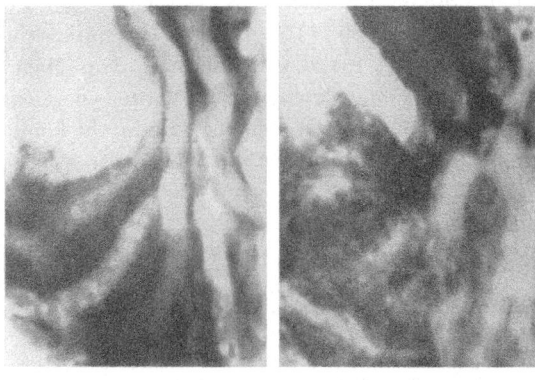

a   b

Abb. 91. a Sinusreliefteilansicht des orthotonischen Langmagens.
b Dasselbe nach örtlicher Einwirkung von Gentianaextrakt (20 min):
neben Faltenverbreiterung durch Schummerungsphänomen gekenn-
zeichnete gewaltige Schleimabsonderung, teilweise die Faltentäler
ausfüllend. (Nach INVANČEVIC und KADRNKA)

solche Bittermittel bei gesunden Hunden total unwirksam
sein, während sie bei anderen,
die durch Blutentziehung in
einen kachektischen Zustand gebracht worden waren, die gesuchte Wirkung durchaus entfalten (MOORHEAD). Beim Menschen ist auch eine unmittelbare Wirkung der
Bittermittel auf die Magenschleimhaut nachzuweisen. Es zeigt sich nämlich bei
der Röntgendarstellung der Schleimhaut nach Extractum Gentianae eine Schwellung der Schleimhautfalten und eine starke Sekretion von Magenschleim (Abb. 91).
Daneben zeigt sich eine *verbesserte Motorik des Magens.*

Wegen der Schwierigkeiten, die therapeutische Wirkung der Bittermittel nachzuweisen,
was auch für Gewürze zutrifft, sind diese jahrzehntelang in Verruf gewesen, wurden als
Quacksalbereien verschrien, während vorher Generationen von Ärzten in allen Ländern
sich Mühe gegeben hatten, die mannigfachen, an sich vielleicht geringfügig scheinenden,
dyspeptischen Symptome einzeln zu bekämpfen. Gegen übelriechenden Atem z. B. verordnete man Kauen von Gewürznelken, Zimt, Vanille, gegen Aufstoßen Zitwerwurzel,
Galange, gegen Magengeräusche Muskatnüsse, Essig sollte die „Magenhitz stillen und
löschen" u. a. Diese Dinge pflegen die heutigen Ärzte mehr zu vernachlässigen.

Die pharmakologische Wirkung der Bittermittel wird verständlich, wenn
man sich die Funktionen des Appetitsaftes und der Salzsäure vor Augen hält.
Therapeutisch werden sie verordnet $1/4 - 1/2$ Std. vor dem Essen; während der
Mahlzeiten genossen, können sie verminderte Saftsekretion zur Folge haben.

Die wichtigsten Bittermittel enthalten glykosidische Wirkstoffe. Unter ihnen
steht an erster Stelle *Radix Gentianae*, die Wurzel des gelben Enzians, mit ihrem
Bitterstoff, dem Gentiopikrin, gewöhnlich verordnet als *Extractum Gentianae*

oder als *Tinctura Gentianae* DAB. 6. Die volkstümlichen Bitterstoffdrogen Tausendgüldenkraut, Bitterklee, Bitterdistel, Löwenzahn (mit dem Bitterstoff Taraxacin) geben den Bitterstoff in wäßrige Lösung ab und werden daher auch als Tees verordnet.

POULSSON trennt von den reinen Bittermitteln *(Amara pura)* ab die gleichzeitig schleimhaltigen Bittermittel *(Amara mucilaginosa)*, deren wichtigster Vertreter die *Radix Colombo* ist, weiter die *Amara aromatica*, in denen neben dem gewöhnlich glykosidartigen Bitterstoff noch Aromatica, d. h. ätherische Öle, enthalten sind wie in *Condurangorinde, Hopfen, Wermut, Pomeranzenschalen.* Doch unterscheiden sich diese verschiedenen Drogen zwar durch ihren Geschmack, nicht aber durch ihre pharmakologische Wirkung, abgesehen von *Radix Colombo,* ein *adstringierendes Bittermittel,* das durch seinen Gehalt an Gerbsäure bei Diarrhoen eine stopfende Wirkung entfaltet, auch bei chronischer Gastritis angewendet wird (als 5—10%iges Dekokt, 1 Eßlöffel 4mal täglich).

Cortex Condurango ist wegen ihres aromatischen Beigeschmacks beliebt. Sie wird im Arzneibuch aufgeführt als *Extractum Condurango fluidum* DAB. 6 und als *Vinum Condurango.* Besonders zu erwähnen ist auch die Pomeranzenschalentinktur, *Tinctura Aurantii* DAB. 6.

Den reinen Bittermitteln sind einige Stoffe anzugliedern, die, abgesehen von ihrer durchaus andersartigen Hauptwirkung, einen bitteren Nebengeschmack aufweisen, insofern auch als Bittermittel verwendet werden. Dazu gehören die beiden Alkaloide *Chinin* und *Strychnin,* die in der geringen zur Erzielung eines bitteren Geschmacks erforderlichen Dosierung ihre sonstigen bekannten Wirkungen nicht entfalten können. Chinin wird als Bittermittel am besten verordnet als *Tinctura Chinae,* oder in Mischung mit anderen Bittermitteln und Aromaticis als *Tinctura Chinae composita* DAB. 6, Strychnin als *Tinctura Strychni.*

Einen bitteren Nebengeschmack haben auch die *Tinctura Aloes* und die *Tinctura Rhei vinosa,* die gelegentlich zur Appetitanregung verwendet werden.

Da der Appetitverlust oft mit einer Anämie zusammenhängt oder während der Rekonvaleszenz auftritt, so kombiniert man häufig *Bittermittel mit Eisensalzen,* z. B. in Form von Eisenpillen, die in der Pillenmasse Extractum Gentianae enthalten sind. Auch lassen sich die *Bittermittel mit abführenden Drogen* der Anthrachinonreihe wie Rhizoma Rhei oder Aloe kombinieren, z. B. als Tinctura Aloes composita DAB. 50,0, S. ½—1 Teelöffel als Stomachicum vor den Mahlzeiten mit leicht abführender Wirkung. Als Nebenwirkung einzelner Bitterstoffe (Schafgarbe [Achillea millefolium], gelber Enzian [Gentiana lutea] u. a.) findet sich eine Erregbarkeitssteigerung des Sympathicus.

Die Bittermittel werden auch gern miteinander kombiniert, so in Form der *Tinctura amara* DAB., hergestellt aus Enzianwurzel, Tausendgüldenkraut, Pomeranzenschalen, unreifen Pomeranzen und Zitwerwurzel. Man verordnet von der bitter aromatisch schmeckenden Flüssigkeit 20 Tropfen, in einem Weinglas Wasser vor der Mahlzeit zu nehmen. Solche Appetitmittel werden auch unter Zusatz von eigentlichen Gewürzen angefertigt, d. h. von Drogen, die aromatisch schmeckende bzw. riechende ätherische Öle enthalten wie Zimt, Ingwer, Gewürznelken u. a., z. B. als offizinelle *Tinctura aromatica.* Die wichtigsten **Gewürze** sind Fenchel, Kümmel, Majoran, Wacholderbeeren, Thymian, Salbei, Dill, Estragon, Petersilie, Basilicum, Zwiebel, Knoblauch, Rettich, Schnittlauch, Liebstöckel, Citrone, Senf, Pfeffer, Nelken, Vanille, Zimt, Ingwer, Maggiwürze und schließlich auch Süßmittel, Essig und andere organische Säuren.

Die Beeinflussung der Motilität des Magens. Die *Motilität des Magens* kann gesteigert sein (Spasmen, Pylorospasmus, Erbrechen u. a.) oder *herabgesetzt* (Atonie, akute Magenerweiterung, postoperative Magen-Darm-Paralyse u. a.). Spastische Zustände können funktionell oder morphologisch bedingt sein. Funktionell aufs *innigste verknüpft sind Magen und Gallenwege.*

Spasmen des Magens, des Pylorus, der Gallenblase reagieren oft auf einfache Mittel, wie *Pfefferminztee, Rettichsaft*, Kamillen- und Fencheltee. Die darin wirksamen *ätherischen Öle* besitzen eine leichte spasmolytische Wirkung auf die glatte Muskulatur (s. S. 537). Bei akuter Gastritis infolge Überladung des Magens gibt es kein besseres Mittel als Hungern und Pfefferminztee. Auch die Dehnung der Magenwand durch Natriumbicarbonat wirkt reflektorisch auf solche spastische Beschwerden. Ebenso können Nitrite wie z. B. Inhalation von Amylnitrit oder größere Dosen von *Bismutum subnitricum* gelegentlich wirksam sein. Bei zentraler Genese solcher spastischer Zustände ist Luminal in Form der *Luminaletten* oft ausgezeichnet wirksam. Für stärkere Beschwerden sind *Atropin, Papaverin* und gelegentlich sogar die Morphininjektion nicht zu entbehren.

Erbrechen entsteht gewöhnlich durch *Reizung der Magenschleimhaut* oder *reflektorisch* von anderen Teilen des Verdauungstractus, auch von der Leber, dem Herzen und sogar den Atmungsorganen her. Es kann aber auch ein Zeichen einer allgemeinen *Vergiftung* sein (bei Schwangerschaft, Acetonämie und bei anderen Intoxikationen). Es kann von allen Teilen des *Zentralnervensystems* ausgelöst werden, besonders auch vom *inneren Ohr* wie bei der See- oder Luftkrankheit. Als Folgen anhaltenden Erbrechens können *Hungeracidosis* (s. S. 40), *Tetanie* (s. S. 77), *Salzmangelurämie* (s. S. 26), *Exsiccose* (s. S. 491), evtl. weitere Mangelkrankheiten auftreten und Behandlung erfordern.

In allen Fällen erfolgt die Koordination des Brechaktes durch das Brechzentrum in der Medulla oblongata. Dem eigentlichen Brechakt gehen die Erscheinungen der Schiffskrankheit voraus (Nausea), und zwar zunächst Vermehrung der Speichel- und Schleimsekretion, später Übelkeit u. a. Die Brechmittel wirken daher gleichzeitig in vorsichtiger Dosierung ($^1/_{10}$ der Brechdosis) expektorierend. Betr. *Radix Ipecacuanhae* s. S. 348.

c) Brechmittel

Eine Entleerung des Magens ist in allererster Linie bei Vergiftung durch den Magen notwendig. Auch bei gewissen Magenkrankheiten, wie z. B. bei Magenatonie, ist sie zweckmäßig, vielleicht lebensrettend. Brechmittel werden aber auch bei Kindern angewandt, um Schleim oder Diphtheriemembranen, die durch Husten nicht entleert werden, durch Brechbewegungen zu entfernen.

Die *schnellste* Methode zur Entleerung des Magens ist die Rachenreizung mit dem Finger, einer Feder usw. Sie kann im Notfall lebensrettend sein. Sie ist besonders zweckmäßig bei *vollem Magen*, auch wenn Gifte (Pilze u. a.) in ganzen Stücken verschluckt wurden, daher mit Verstopfung des Magenschlauches zu rechnen ist. Man hat auch empfohlen, anschließend warmes Wasser, Seifenwasser u. a. zu trinken, erneut den Rachen zu reizen und dieses zu wiederholen — so eine Art von Magenspülung zu improvisieren.

Die *wirksamste* Methode zur Entleerung des Magens ist die Anwendung des Magenschlauches, der sich gleichzeitig zur Magenspülung — bei nach unten gelagertem Oberkörper — mit 2—10—40 l körperwarmen Wassers eignet. (*Magenschlauch-Trichter* von 20—25 cm Randdurchmesser, ein $1^1/_2$ m langer Gummischlauch 2 cm dick, *Glasansatzstück* zur Verbindung mit Magenschlauch, *Kieferklammer, Kugelzange*.)

Die erste Aufgabe des Arztes bei Vergiftungen besteht daher in der *Entfernung des Giftes aus dem Magen*, immer ergänzt durch Carbo medicinalis sowie durch *Anwendung von Abführmitteln* (s. u.) und, falls angezeigt, durch diuretische Verfahren; oft ist indessen nur ein Teil des Giftes auf diese Weise zu entfernen.

Zur Spülflüssigkeit können Zusätze von Kaliumpermanganat (nur in vorsichtiger Dosis bis zur Rotfärbung) bei Alkaloidvergiftung, von Milch, Eiweiß und Sulfur depuratum bei Schwermetallvergiftung, von Sulfaten bei Blei- und Bariumvergiftung, von Kalkwasser bei Kleesalz- und Fluorvergiftung, von Natriumthiosulfat bei Jod- und Chlorvergiftung, von Kupfersulfat oder Kaliumpermanganat bei Phosphorvergiftung gemacht werden. Bei allen Vergiftungen, besonders auch bei Arsenvergiftung, ist aber anschließend an die Spülung die stark adsorbierende Carbo medicinalis (DAB.) einzuführen (bis 50 g in ein Glas Wasser), meist unter Zusatz eines salinischen Abführmittels, wie Natrium- bzw. Magnesiumsulfat (2 Eßlöffel), zur Entfernung des Giftes aus dem Darmkanal. Von solchen Sulfaten soll man hypertonische Lösungen geben, so daß der Diffusionsstrom vom Gewebe ins Darmlumen läuft (ZANGGER), jedoch ist es wohl besser, zunächst mit isotonischer Lösung eine Entleerung herbeizuführen (s. S. 387). Bei starker Reiz- und Ätzwirkung der Gifte auf die Schleimhaut bedient man sich häufig der Schlämmkreide (s. S. 363) sowie der Schleimstoffe (Stärke-, Hafer- oder Leinsamenschleim), auch der Öle.

Die *zweite Aufgabe* des Arztes besteht dann darin, den Rest des Giftes unschädlich zu machen; dieses erfolgt falls möglich durch *chemische Gegengifte (Antidote)*, z. B. durch Fällungsmittel, die in seltenen Fällen auch gegen die im Blute kreisenden Giftmengen i.v. gegeben werden. Ein allgemein anwendbares Verfahren ist die *physikalische Adsorption* (s. S. 118). Zuletzt bleibt die Möglichkeit, *pharmakologische Antagonisten* des Giftes anzuwenden, *symptomatische Behandlung* einzuleiten — d. h. die Veränderungen an Atmung, Kreislauf, *Wasser-, Mineral-* und *Kohlenhydrat*haushalt, weiterhin Abkühlung, Schmerz, Krämpfe, Lähmung, Schock u. a. zu bekämpfen — und insbesondere für *beschleunigte Ausscheidung des Giftes* zu sorgen.

Bei stark ätzenden Stoffen ist die Einführung des Magenschlauches mit Perforationsgefahr verbunden. Auch steht nicht in jeder Situation die oben erwähnte Vorrichtung zur Verfügung. In solchen Fällen müssen *Brechmittel* angewandt werden. Ein gutes Brechmittel soll ein möglichst kurzes Nauseastadium auslösen. Der mit dem Erbrechen zusammenhängende Kollapszustand soll möglichst milde sein. Dieser Forderung entspricht in erster Linie das *Apomorphinum hydrochloricum.*

In der Praxis wird oft Erbrechen hervorgerufen, wo es gänzlich sinnlos ist, so z. B. nach Inhalation von gasförmigen Giften, sofern, wie so häufig, Erbrechen auftritt. Dies verleitet den Arzt allzu leicht dazu, eine Vergiftung durch den Magen anzunehmen. Die Gefahr besteht dann darin, daß die eigentliche Vergiftung, z. B. durch Kohlenoxyd, unbehandelt bleibt. Eine *Gegenindikation* gegen die Anwendung von Brechmitteln liegt auch vor, wenn plötzlich starke Druckschwankungen in der Bauchhöhle schwere Folgen haben können, wie bei Gravidität, bei Hernien, Aneurysmen, Arteriosklerose, Verätzungen u. a. Ebenso ist bei alten und dekrepiten Personen Vorsicht geboten, da durch die Anstrengung des Brechaktes das Herz versagen kann.

Die nordische Methode der Behandlung von *Barbitursäure-Vergiftungen* (KNUD O. MØLLER) unterläßt die Magenspülung, da im günstigsten Falle nur geringe Giftmengen dadurch entfernt werden; sie begnügt sich mit Aspiration des Mageninhalts und verzichtet auf Aktivkohle. Der Patient wird einige Tage lang nach TRENDELENBURG gelagert, um Aspiration durch die Lunge zu vermeiden. Tagelang wird auch Sauerstoff zugeführt, entweder durch Tracheal-Tubus oder durch eine hohle Zungenklammer. Der Patient wird alle 3 Std. umgelagert, der Brustkorb abgeklatscht und die Bronchialsekretionen abgesaugt. Hinzu treten die Prophylaxe von Infektionen (Penicillin), von Störungen des Wasser-, Natrium- und Kaliumhaushaltes, die Behandlung des beginnenden Schockzustandes (s. S. 313), die Verhinderung von Nekrosen durch den Tracheal-Tubus (täglich neu einlegen). Von Weckaminen wird ausschließlich Amphetamin benutzt. Der Erfolg dieser Behandlungsmethode ist überaus eindrucksvoll (s. S. 329). Mit Hämodialyse sind Barbitursäuren 20—30 mal rascher aus dem Körper zu entfernen als durch Diurese.

Apomorphin entsteht aus Morphin durch H- und O-Abspaltung. Es ist kein Morphin mehr. Die wäßrige Lösung ist wenig beständig und nimmt durch Oxydation rasch eine *dunkelgrüne* Farbe an, was durch Zusatz von wenig Salzsäure zu vermeiden ist. Gefärbte Lösungen können *schweren Kollaps* auslösen und sind daher nicht mehr zu verwenden. Der Apotheker darf nur farblose oder nur sehr wenig gefärbte Lösungen abgeben. In kleinster Dosierung (1—2 mg) oder im Anschluß an das Erbrechen führt Apomorphin zu *morphinähnlicher Beruhigung*, aber ohne Analgesie.

Nach einer therapeutischen Dosis von *Apomorphinum hydrochloricum* (0,5 bis 1,0 der frisch bereiteten 1%igen Lösung subcutan) tritt die Wirkung in 5—10 min ein. Sie beruht auf einer unmittelbaren *Erregung des Brechzentrums;* bei Versagen der ersten Dosis kann die Injektion nach 15 min wiederholt werden. In tiefer Narkose und bei komatösen Zuständen spricht das Brechzentrum auf Apomorphin nicht an, auch auf andere Brechmittel nicht. Dann muß man, wenn notwendig, auf die Magenspülung zurückgreifen. Gelegentlich bei der therapeutischen Dosis, häufiger bei höheren Dosen, springt die Erregung auf weitere Hirngebiete über. Es können dann bei Tier und Mensch schwere *Erregungserscheinungen* auftreten, anschließend auch *zentrale Lähmungen:* man berichtet über Lähmungserscheinungen schon nach 0,02—0,03 Apomorphin. Im allgemeinen besitzt Apomorphin eine große therapeutische Breite, jedoch sollte man die Gegenindikationen (s. o.) wie bei allen Brechmitteln genau erwägen; bei *Überdosierung* kann das Erbrechen mehrere Stunden anhalten (Gegenmittel Megaphen) und sekundär zu Kollaps führen.

Ein weiteres einfaches, aber sicher wirkendes Mittel zur Auslösung des Brechaktes ist *Cuprum sulfuricum (Kupfervitriol)* in 1%iger Lösung teelöffelweise bis zum Erbrechen. Es wirkt durch Reizung und gelinde Ätzung der Magenschleimhaut, ist aber in dieser Dosierung ein völlig unschädliches Mittel, ausgenommen bei Kleinkindern. Zincum sulfuricum in $^1/_2$%iger Lösung wirkt ähnlich und ist in dieser Dosierung fast ebenso unschädlich wie Kupfersulfat. Tartarus emeticus (Brechweinstein) ist heute so gut wie verlassen.

Von *einfachen Maßnahmen* seien erwähnt: das Trinken von lauwarmem Seifenwasser, von konzentrierter Kochsalzlösung (1 Glas), von etwa 10 g (1 Teelöffel) schwarzem Senf in warmem, nicht heißem Wasser oder von anderen Übelkeit und Brechreiz erregenden Flüssigkeiten. Wenn die emetische Wirkung ausbleibt, muß mit Magenschlauch entleert werden.

d) Antiemetische Mittel

Man muß sich vorstellen, daß der Brechakt auf den verschiedensten Nervenbahnen in Gang gesetzt wird, daher auch im Einzelfalle durch die verschiedensten Eingriffe und Gegenmittel beeinflußt wird.

So z. B. wird das Erbrechen, das im Tierexperiment durch Strophanthin oder Pilocarpin ausgelöst wird, durch Atropin verhindert. Das Apomorphinerbrechen indessen spricht nicht auf Atropin, sondern auf Ergotoxin, also nicht auf ein Lähmungsmittel des Vagus, sondern des Sympathicus an. Ebenso auffällig ist die Beobachtung, daß die Brechwirkung einer großen Brechweinsteindosis, die in den Magen gebracht wird, durch Atropin aufgehoben wird; dagegen nicht, wenn diese gleiche Dosis vom Duodenum aus Erbrechen erregt (HANSLIK).

Erbrechen, das durch lokale Reizung des oberen Verdauungstractus ausgelöst wird, schwindet oft durch *einfache Maßnahmen*, wie auf ein Glas voll Wasser, auf Schlucken von Eisstücken, von Mentholbonbons oder von 1 bis 2 Tropfen Jodtinktur in Wasser, auch mit Aqua chloroformii (Erg. B.) u. a. 0,5%ig, teelöffelweise, auch durch Senfpflaster auf die Magengegend. In anderen Fällen läßt sich durch lokalanästhetisch wirkende Stoffe, wie *Anästhesinbonbons*, eine Wirkung erzielen. Auch *Magnesiumperoxyd* wird empfohlen.

Selten wirkt Atropin durch Lähmung des motorischen *Parasympathicus*. Gewöhnlich ist es unwirksam, da die am Brechakt beteiligte Atemmuskulatur und die Bauchpresse nicht auf Atropin ansprechen. Letzten Endes ist auch eine *Narkose des Brechzentrums* möglich, z. B. durch *Scopolamin*, durch spezifische Schlafmittel *(Chloreton, Veronal)* und durch auf das Brechzentrum gerichtete Antihistaminkörper wie *Benadryl* (s. S. 151) und besonders *Megaphen* (s. S. 327).

Die narkotische Wirkung auf das Brechzentrum wird häufig gesteigert durch Coffein oder Theophyllin; eine zweckmäßige Kombination Chloreton-Coffein ist als Nautisan im Handel. Eine sehr bekannte Mischung ist die von Benadryl und Theophyllin *(Dramamine)*. Zweckmäßig kann es auch sein, Antiemetica mit verschiedenem pharmakologischen Angriffspunkt zu kombinieren, wie dies bei *Vasano* (Hyoscyamin und Scopolamin) der Fall ist. Erwähnenswert ist weiter das fast unlösliche, kolloidale *Ceroxalat* (Peremesin E.D. 0,1 g), dessen Wirkungsmechanismus unbekannt ist, sowie das sedativ wirkende Vitamin B_6 (Hexobion).

Seekrankheit läßt sich erklären durch Ermüdung der Progressiv-Reaktionen, die dann über das innere Ohr auf das Brechzentrum einwirken (MAGNUS); es wird so verständlich, daß zentrale Stimulantien wie *Campher* und *Benzedrin* antiemetische Wirkung haben können.

Einem jungen gesunden Menschen wird man mit solchen Stoffen keinen Dienst leisten, da man durch narkotisch wirkende Seekrankheitsmittel die notwendige rasche Gewöhnung der betroffenen Zentren an die Schiffsbewegungen verhindert und dem Betroffenen die Freude an der bewegten See nimmt. Bei Kranken, besonders Herzkranken, sowie bei Schwangeren und älteren Personen sind Antiemetica oft notwendig. Gelegentlich ist sogar *Scopolamin*, z. B. als Vasano, auch als Injektion nicht zu vermeiden. Antiemetica werden vielfach auch als *Suppositorien* angewendet, eine zweckmäßige Form, weil der Magen sich oft weigert, Medikamente aufzunehmen.

Ist das Erbrechen verknüpft mit zentralen Gefäßspasmen wie bei azetonämischem und Schwangerschaftserbrechen, so finden sich wirksame Mittel unter den *Nitriten* (s. S. 304), den *Purinderivaten* (s. S. 330) und insbesondere im *Luminal* (s. S. 200). An Traubenzucker (s. S. 38) sei erinnert.

Anhang
Magenatonie und ihre Behandlung

Leichtere Formen der Magenatonie können ohne auffallende Störungen des Verdauungsvorganges verlaufen, da entweder das Antrum pylori voll funktionsfähig ist und die Speisen in geordnetem Rhythmus zum Pylorus weitergibt, oder aber weil der Pylorus selbst einen entsprechend verringerten Tonus besitzt. *Stärkere atonische* Zustände, die oft mit allgemeiner Ernährungsstörung, Tuberkulose, chronischem Fieber und mit Anämien verbunden sind, können Beschwerden auslösen, bestehend in stark verminderten Hungerbewegungen, in Völle und Druckgefühl nach der Mahlzeit, oft vergesellschaftet mit Sekretionsstörungen des Magens und mit Veränderungen der Darmtätigkeit. Bei solchen

Zuständen steht neben der Allgemeinbehandlung die geeignete Diät im Vordergrund; daneben können Salzsäure und Pepsin und auch der Gebrauch von Bittermitteln angezeigt sein.

Ein bedrohliches, oft tödlich verlaufendes Krankheitsbild bietet die *akute Magenerweiterung*, die mit einer vollständigen Lähmung des Magen-Darm-Kanals endigen kann.

Dieser Zustand entwickelt sich oft nach Operationen, gelegentlich nach Allgemeinnarkose, bei dekrepiten Personen aber auch ohne auffällige Ursache. Der Magen ist dann extrem gebläht, er ist angefüllt mit Flüssigkeit und liegt regungslos und ohne peristaltische Bewegung im Abdomen; der Innendruck des Magens ist stark erhöht. Es entwickelt sich dann ein schweres Krankheitsbild: Erbrechen, Kreislaufkollaps, Schockzustand. In der Tat ist dieses Krankheitsbild — da gleichzeitig auch Störungen der Herztätigkeit auftreten — oft schwer zu unterscheiden von einem akuten Verschluß der Coronararterien, der mit den gleichen Magen-, Herz- und Kreislaufsymptomen einhergehen kann. Die Ursache dieser akuten Magenerweiterung kann in anatomischen Verhältnissen begründet sein (akute Darmverlegung); häufiger werden funktionelle Faktoren den Zustand auslösen (primäre Atonie, abnorme Flüssigkeitssekretion, Aerophagie).

Die Behandlung dieses Zustandes erfolgt durch sofortige *Magenentleerung* und *-leerhaltung*, eine Maßnahme, die oft genügt, um die überdehnte Magenwand zur Kontraktion zu bringen. In 24 Std. können bis zu 30 l Magen-Duodenalsaft entleert werden (KATSCH). Gleichzeitig müssen *Exsiccose* und *Kochsalzverluste* behoben werden. Für hartnäckige Fälle stehen stark wirksame Arzneistoffe wie *Prostigmin* und *Hypophysenhinterlappenextrakt* zur Verfügung. Nach Tierversuchen ist Morphin gegenindiziert, ja mag gelegentlich den Zustand mit auslösen.

3. Leber

a) Allgemeines

Die Leber spielt eine wichtige Rolle bei der *Blutzirkulation*; beim Menschen ist sie der wichtigste *Blutspeicher*. Die Leber beherrscht gleichzeitig den *intermediären Stoffwechsel* der Kohlenhydrate, Eiweißkörper und Fette. Sie bildet ein *Depot für Vitamine*, Antiperniciosafaktor und die lebensnotwendigen Schwermetalle. Sie besorgt die Bildung der *Blutproteine*, darunter Fibrinogen, Prothrombin und Antithrombin.

Sie ist ein wichtiges *Wasser- und Mineralsalzdepot*. Von der Leber aus können Zustände von Anurie und sogar von Urämie entstehen. Die KUPFFERschen Sternzellen der Leber haben phagocytäre Eigenschaften. Viele *Entgiftungsvorgänge*, wie die Synthese des Ammoniaks zu Harnstoff, die Paarung giftiger Stoffe mit Glucuronsäure oder Schwefelsäure, laufen zum Teil in diesem Organ ab, es sind aber noch andere Organe beteiligt. Zuletzt nimmt sie durch *Sekretion von Galle* teil an der Ausscheidung körperfremder Stoffe und an den Verdauungsvorgängen (Neutralisation von Magensaft, Aktivierung des Prosekretins und der Pankreaslipase, Emulgierung der Fette u. a. m.).

b) Leberstoffwechsel

Infolge ihrer Beziehung zum Kohlenhydratstoffwechsel stellt die Leber das wichtigste *Glykogendepot* dar. Ein hoher Glykogengehalt ist von größter Bedeutung für die Resistenz der Leber gegen Infektionen und Gifte, aber auch für alle entgiftenden Funktionen der Leber.

Das sicherste Mittel, um Glykogen in der Leber anzureichern, sind hohe, auch *intravenöse Traubenzuckergaben*, daneben *kohlenhydratreiche Ernährung*. „Zucker ist Digitalis für die Leber"; neuerdings wird *Lävulose* bevorzugt empfohlen. Hierbei beteiligt ist das *NNRindenhormon* (s. S. 84), in geringerem Maße das Inselhormon (s. S. 86). Vitamin B_1 hat eine glykogenstabilisierende Wirkung.

Leberglykogen entsteht auch aus der Blutmilchsäure, aus Galaktose, Lävulose, Glycerin, bestimmten Aminosäuren, ebenfalls unter dem Einfluß des NNRindenhormons. Man hat Milchsäure empfohlen zum raschen Leberschutz; die nach Leberexstirpation auftretende Hypoglykämie wird indessen durch Milchsäure nicht beeinflußt, wohl aber durch Traubenzucker, Mannose, Maltose, Glykogen und Stärke; das Koma in den Endstadien der Leberzerstörung durch Tetrachlorkohlenstoff läßt sich durch Milchsäureinfusion nicht mehr beeinflussen (WILKE).

Bei gewissen *Parenchymerkrankungen der Leber* ist die *Glykogensynthese gestört*. Aus diesem Grunde wird die Belastung mit Kohlenhydraten zur Diagnose solcher Schäden benutzt. Vor allem die *Galaktoseprobe* nach BAUER leistet gute Dienste zur Erkennung eines Parenchymschadens.

40 g Galaktose werden in $^1/_2$ l Wasser nüchtern gegeben. Die Ausscheidung von mehr als 3,0 g im Harn (durch optische Drehung bestimmt) gilt als pathologisch.

Dagegen ist die *Lävuloseprobe* nicht so spezifisch, da schon das Darmepithel aus der Lävulose den leichter assimilierbaren Traubenzucker herstellen kann, während die Galaktose unverändert vom Darm zur Leber gelangt und allein in der Leberzelle weiter verwertet wird.

Die Leber steht auch zum *Eiweißstoffwechsel* in Beziehung; hier erfolgen die Desaminierung der Aminosäuren unter Bildung von Harnstoff und die Zerstörung der Harnsäure. Die Leber beherrscht die Bildung von Albuminen und Globulinen, so daß bei Störung der Leberfunktion beträchtliche Veränderungen in den Eiweißfraktionen des Serums gemessen werden, insbesondere eine Verminderung der Albumine und eine Erhöhung der Gamma-Globuline. Die Beurteilung der Eiweißzufuhr bei Leberkrankheiten hat sich grundlegend geändert, seitdem man weiß, daß sie häufig mit *Hypoproteinämie* einhergehen (s. S. 34). Eiweiß wirkt — neben Cholin und Methionin — stärker gegen Störungen des Fettstoffwechsels als Kohlenhydrate; indessen ist Vorsicht geboten (s. S. 36).

Die Prüfung der Desaminierung erfolgt durch den Gelatinetrunk (50 g Gelatine in $^1/_2$ l Wasser) und den Nachweis des Aminostickstoffs im Harn. Ein Abbauprodukt des Tyrosins, nämlich p-Oxyphenylbrenztraubensäure, wurde von K. FELIX neuerdings zur Funktionsprüfung in Vorschlag gebracht. Betr. Hemeralopie s. S. 47.

Der intermediäre *Fettstoffwechsel* verläuft größtenteils in der Leber. Durch selektive Retention ungesättigter Fettsäuren (DRUMMOND) ist die Leber besonders reich an solchen Stoffen. Die *Ablagerung der Fette* in der Leber steht unter dem Einfluß des *Cholins*. Viele Formen der experimentellen Leberverfettung lassen sich durch Cholin beheben. Man spricht von einer „*lipotropen Wirkung*"; auch Betain und Methionin sowie andere Methyldonatoren, auch Vitamin B_{12} besitzen diese Eigenschaft, die sich unter anderem äußert in der Synthese von *Lecithin*, der „Transportform" der Fette.

Der *Abbau der Fette* erfolgt nach dem KNOOPschen Schema der β-Oxydation. Mit dem Fettabbau hängt wohl mehr oder weniger der *Cholesterinstoffwechsel* zusammen. Die Synthese der Cholesterinester erfolgt in der Leber. Daher findet sich der bekannte *Estersturz* bei Leberkranken; die Leber erfüllt wichtige *Entgiftungsfunktionen*. Betr. *Lebergalle* s. S. 377.

Akute Parenchymschäden. Seröse Hepatitis. Diese entsteht durch Transsudation von Plasma durch die geschädigte Capillarwand in die DISSEschen Räume. Sie bildet häufig das Anfangsstadium von schwereren Leberveränderungen. Sie läßt sich im Experiment erzeugen durch intravenöse Injektion von Histamin (s. S. 113) und histaminhaltigem Pepton. Die dadurch entstehenden Plasmaverluste können beim Menschen bis zu 400 und 500 cm³ betragen. Die seröse Hepatitis bedeutet daher gleichzeitig eine Ödembereitschaft der Leber.

Auch die anaphylaktische Reaktion beruht auf Freiwerden von H.-Stoffen (s. S. 149). Sie kann als örtliche allergische Reaktion im Lebergewebe selbst entstehen, da das vom Darmkanal resorbierte Antigen zunächst die Leber trifft. Auch die allgemeine anaphylaktische Reaktion kann von einer lokalen Reaktion der Leber begleitet sein. Solche Veränderungen finden sich gelegentlich bei der Proteinkörper- und Vaccinetherapie, auch bei schweren Brandverletzungen.

Die seröse Hepatitis entsteht aber auch vom Darmkanal her durch Überbelastung mit bestimmten Aminosäuren (EPPINGER), durch Eiweißfäulnisstoffe und wird nach verdorbenem Fleisch beobachtet (alimentäre Intoxikation). Sie zeigt sich häufig nach akuter Gastroenteritis, bei der man wegen der Möglichkeit der Resorption solcher Lebergifte mit Opiaten und anderen Stopfmitteln vorsichtig sein muß (EPPINGER). Sie tritt aber auch bei vielen Infektionskrankheiten auf wie bei Tuberkulose, infektiöser Hepatitis, Paratyphus, Malaria, Lues, auch Eklampsie. Sie findet sich gelegentlich nach Arznei- und Giftstoffen (Schlafmittel, Acid. tannicum, Toxine), aber auch nach Erstickungszuständen sowie bei Thyreotoxikosen. Zu beobachten ist ferner, daß mit der Transsudation in die DISSEschen Räume eine „Transmineralisation" einhergeht. Im serösen Transsudat reichert sich Na an, während K, PO$_4$ vermehrt ausgeschieden werden (EPPINGER). Eine *Abdichtung der Gefäßcapillaren* der Leber wird in erster Linie dem *Nicotinsäureamid*, nebenher aber auch dem Lactoflavin zugeschrieben. Auch Pyramidon soll wirksam sein.

Bevor der eigentliche Ikterus auftritt, läßt sich der Anstieg des Bilirubins in Blut und Geweben in der Histaminquaddel nachweisen: 20 min nach der Injektion tritt eine Gelbfärbung im Bereich der Quaddel auf. Auch vermag die kranke Leber das ihr vom Darm her angebotene Urobilinogen nicht mehr zu verarbeiten, so daß es in den Urin übergeht. Eigentümlich ist der sog. Foetor hepaticus, der nach neuerer Meinung ein Pyridingeruch ist.

Ikterus kann auftreten bei allen Leber- und Gallenwegerkrankungen, bei Untergang von roten Blutkörperchen (Icterus neonatorum u. a.), auch bei Erythroblastosis foetalis (s. S. 459).

Der Ikterus darf nicht verwechselt werden mit anderen Gelbfärbungen der Haut und Skleren, die z. B. durch Arzneistoffe, wie Trypaflavin, Atebrin, Fluorescein, Carotin und durch Gewerbegifte, wie Pikrinsäure (Trinitrophenol), Martiusgelb oder Einatmung von Safrandämpfen ausgelöst werden. Es sei auch an die Xanthosis diabetica erinnert.

Leberverfettung. Parenchymschäden der Leber zeigen häufig das mikroskopische Bild der sog. *fettigen Degeneration*. Diese bedeutet nach heutiger Auffassung zunächst eine Einlagerung von Fett aus den Fettdepots in die in ihrer Funktion beeinträchtigte Leberzelle; später erst setzen die cellulären Degenerationserscheinungen und unter Umständen die Fibrosis ein; ein hoher Fettgehalt der Nahrung ist die häufige Ursache. *Fettarme Ernährung bei allen Leberkrankheiten ist vordringlich.*

Leichte Formen von fettiger Degeneration der Leberzellen lassen sich im Experiment erzielen durch Mangel an *lipotropen Faktoren* (Cholin, Methionin, Betain, Phytol u. a.) — in weniger auffallender Weise auch bei Mangel an Nicotin-säureamid, Vitamin B_2, B_6, B_{12} — und solche Mangelerkrankungen können durch Zulage des Fehlenden beeinflußt werden.

Schwere Formen, auch übergehend in akute gelbe Leberatrophie, finden sich besonders nach Lebergiften wie Phosphor, Chloroform, Tetrachlorkohlenstoff, Phenylchinolincarbonsäure, Tannin, Megaphen, Arsenikalien, nach Filixpräpa-raten und Oleum Chenopodii, auch nach Sulfonamiden und Pilzgiften. Von gewerblichen Lebergiften sind Arsenwasserstoff, Dinitrobenzol und Trinitro-toluol zu erwähnen. Auch die anorganischen Salze von Arsen, Selen, Antimon und Quecksilber sind nicht gleichgültig für die Leber. Experimentell viel studiert ist auch die Leberwirkung von Phenylhydrazin, Toluylendiamin, Kaliumchlorat, sowie die fettige Degeneration durch Exstirpation des Pankreas und des HVorder-lappens. Von Infektionskrankheiten heben sich hervor Paratyphus, Lues, WEIL-sche und BANGsche Krankheit.

Zuletzt können alle Zustände von Gallenstauung durch Druck auf das Leber-parenchym zur allgemeinen Zellschädigung führen.

Hepatitis epidemica, auch als katarrhalischer Ikterus bezeichnet und nahe verwandt mit der Serum-Gelbsucht und ähnlichen Viruserkrankungen, ist aus-gezeichnet durch Degenerationserscheinungen im Zentrum der Leberläppchen und Leukocyteninfiltration am Rande der Läppchen. Die gewöhnlich nicht ernste Erkrankung wird wie andere Leberkrankheiten behandelt. Besonders gewarnt wird vor alkoholischen Getränken. Betr. Gamma-Globulin s. S. 152.

Epidemische Hepatitis entsteht gelegentlich auch durch Blutübertragung (s. S. 460), nach Serumtherapie insbesondere nach Rekonvaleszentenserum (s. S. 153), weiterhin auch bei Gebrauch schlecht sterilisierter, nur ausgekochter Injektionsspritzen, z. B. nach Salvarsan- und Wismutinjektion (s. S. 544). Bei solchen Epidemien wird nicht selten eine hohe Mortalität beobachtet.

Leberatrophie. Alle diese Parenchymschäden können ohne bleibende Ver-änderungen ausheilen; sie können aber auch rasch fortschreiten und in die akute Leberatrophie (gelbe oder rote) übergehen, die bei jedem auftretenden Ikterus mehr oder weniger zu befürchten ist. Das Leberparenchym bricht zusammen und verfällt der Autolyse, bis zuletzt im Stadium der roten Atrophie fast nur mehr der Gefäß- und Capillarapparat erhalten bleibt.

Die akute gelbe Leberatrophie wird begünstigt durch Alkoholismus, schlechte Ernährung, Schwangerschaft; sie verläuft unter den Symptomen der *Hypoglykämie*, bzw. als *Cholämie*; sie ist gewöhnlich kompliziert durch Acidosis, Exsiccosis und auch durch Schock; das hepato-renale Syndrom kann auftreten (s. S. 377).

Die **Behandlung der Parenchymerkrankung der Leber** beginnt mit der Er-kennung und Ausschaltung der ursächlichen Noxe (s. oben). Sofern diese vom Magen-Darm-Kanal aus wirkt, wird von praktischer Seite immer wieder auf das *Calomel* hingewiesen, das nicht nur für eine schnelle *Entfernung des Giftes sorgt*, vielmehr gleichzeitig als *ableitendes Verfahren* die Leberschwellung beeinflussen kann. Demnächst ist die wichtigste Behandlung die diätetische, gewöhnlich salz-arme Ernährung, unter reichlicher Verwendung von Eiweiß und Zucker, auch von NNRindenhormon mit dem Ziel einer Auffüllung des Glykogendepots der Leber. Daneben werden zum Schutz der Leberzellen Vitamin B_1 und Lactoflavin, zum

Schutz der Lebercapillaren Nicotinsäureamid empfohlen. Weiterhin läßt sich mit
Calciumsalzen ein gewisser Leberschutz erzielen (s. S. 406).

Viele Formen der Parenchymschädigung reagieren auf Cholin und andere
„lipotrope" Stoffe (s. oben); jedoch gibt es auch cholinunempfindliche Leberkrankheiten. Die Wirkung des Cholins (2—5 g tägl.) wird verstärkt durch
Beigabe von *Cystin* (2 g täglich), über Monate verabreicht. Der gleiche Effekt
ist mit *Methionin* (2—5 g täglich) zu erreichen. Dabei wirkt Cholin im Experiment mehr gegen die Cirrhose, Cystin mehr gegen die Nekrose, Methionin
sowohl gegen Nekrose wie Cirrhose.

Auch der hohe Lecithingehalt der gesunden Leber scheint daher vor Degeneration zu
schützen. Das cirrhotische Organ andererseits ist demgegenüber an Lecithin verarmt, wodurch die Resistenz gegen Gifte zusätzlich vermindert wird. Die Anwendung des Lecithins
zum Leberschutz hat so eine gewisse wissenschaftliche Grundlage erhalten. Preiswert ist
die Verordnung von Eigelb (4—6 Stück tägl.), doch kann man auch Lecithin selber verordnen.

Rp. Lecithini 20,0
    Vitelli ovi I
    Ol. Menthae pip. gtt. I
    Sirup. simpl. 40,0
    Aquae dest. ad 150,0.
    D.S. 3mal täglich 1 Eßlöffel — NB. nach FRANCK.

Chronische Lebererkrankungen. Die Abheilung der akuten serösen Hepatitis
oder die der akuten gelben Leberatrophie kann trotz richtiger Behandlung sehr
langsam erfolgen, und sich über Monate und Jahre hinziehen, oder es erfolgt ein
langsamer Übergang in *Lebercirrhose*, oft erst nach vielen Jahren. Daher findet
sich in der Anamnese von Kranken mit Lebercirrhose gelegentlich ein über-
standener katarrhalischer Ikterus oder eine abgeheilte subakute gelbe Leberatrophie.

Im Tierexperiment ist Lebercirrhose erzeugt worden durch diätetische Faktoren, besonders
Cholin-, Methionin- und Caseinarmut der Nahrung, durch Tetrachlorkohlenstoff, Teerstoffe,
bakterielle Infektionen, durch Phosphor und Kombinationen desselben. Alkohol allein tut
es im Tierexperiment nicht. Am besten untersucht ist der Tetrachlorkohlenstoff (MANN
und BOLLMANN), der bei wöchentlich 2—5maliger Zuführung nach 2—6 Monaten zu einer
typischen LAËNNECschen Cirrhose mit Bilirubinämie und Ascites führte. Trotzdem trat
in jedem Falle völlige funktionelle Erholung ein, wenn man den Tetrachlorkohlenstoff
absetzte. Die anatomischen Veränderungen blieben zurück.

Bei allen Lebererkrankungen, die zum Untergang von Leberzellen führten,
muß die starke Regenerationsfähigkeit der Leber berücksichtigt werden. Nach
Exstirpation von 80% der Gesamtleber hatte das Organ nach 6 Wochen wieder
die ursprüngliche Größe (PONFICK). Andererseits wird diese Regeneration durch
toxische Schädigung, durch Behinderung des Gallenabflusses, durch Durchblutungsstörungen im Pfortadergebiet wesentlich beeinträchtigt.

Die **menschliche Lebercirrhose** wird heute angesehen als komplexe Mangel-
erkrankung, die nur ausnahmsweise auf ungenügende Versorgung mit einem
einzelnen lebensnotwendigen Stoff (Cholin, Methionin, B-Vitamine wie besonders
B_1 und B_{12}) beruht. *Methionin* und *Cholin* haben sich bei der alkoholischen
Cirrhose und bei Leberverfettung als nützlich erwiesen; ihre Wirkung bei anderen
Cirrhosisformen ist umstritten. Eine genügende Versorgung mit *Vitaminen der
B-Gruppe*, auch in Form parenteral injizierter Leber- und B_{12}-Präparate, ist
immer vordringlich. Die häufige *Hypoproteinämie* (s. S. 34) und *Lipämie* bedürfen
der Behandlung. Erscheinungen wie Hemeralopie, Osteoporose, Verlängerung

der Prothrombinzeit, sofern sie bei Cirrhose auftreten, reagieren entgegen der Erwartung gewöhnlich nicht auf die Vitamine A, D, und K. *Leberstauung* und *Ascites* bedürfen der Behandlung mit diuretischen Verfahren (s. S. 497), auch durch *kochsalzarme Kost*.

Auf gute Entleerung der Gallenblase und des Darms (Calomel, Bittersalzlösung, Trinkkuren mit Karlsbader und Mergentheimer Wasser) wird vielfach Wert gelegt.

Das bei der fortgeschrittenen Lebercirrhose gefürchtete Coma hepaticum scheint gelegentlich auf Traubenzuckerinfusionen mit den üblichen medikamentösen Zusätzen (s. o.) anzusprechen. Angeraten werden hypertonische Lösungen, die gleichzeitig bestehende Stauungsvorgänge günstig beeinflussen.

Die **hepatogene Urämie**, — auch als hepatorenales Syndrom bezeichnet — entsteht häufig im Gefolge von Leberschäden. Verantwortlich sind in erster Linie Krankheiten und Gifte, die akute gelbe Leberatrophie zur Folge haben (s. o.). Doch muß man damit rechnen, daß auch Glykogen-mobilisierende Mittel wie Salyrgan, Schlafmittel u. a. zu ähnlichen Erscheinungen führen können. Bei der hepatogenen Urämie soll auch Harnstoff (Urea 20—30 g täglich) gut wirken (NONNENBRUCH).

c) Pharmakologie der Galle und der Gallenwege

Die Leberzellen sind die Bildungsstätten der Galle, die durch die Gallengänge abgeführt wird. Die Gallenblase ist ein Reservoir, in dem die Galle auf $^1/_{10}$ des ursprünglichen Volumens eingedickt werden kann. Beim Menschen unterscheidet man daher die dünnflüssige, wenig gefärbte Lebergalle und die dickflüssige, dunkel gefärbte Blasengalle. Die täglich produzierte Gallenmenge wird auf 600 cm^3 geschätzt. Gewisse Säugetiere, wie das Pferd, besitzen keine Gallenblase.

Die wichtigsten physiologischen Bestandteile der Galle sind die Gallensäuren, die Gallenfarbstoffe, Cholesterin, Mucin und Kalksalze. Die Leber ist auch das Exkretionsorgan von Stoffwechselendprodukten und von vielen körperfremden und giftigen Stoffen (Tetrajodphenolphthalein, Hexamethylentetramin, Salicylate, *Sulfonamide*). Solche in die Galle übergehenden Stoffe können unter Umständen zur Desinfektion der Gallenwege benützt werden (s. S. 559).

Die *Gallensäuren* sind, chemisch gesehen, nahe Verwandte des Cholesterins. Sie sind die physiologisch *gallentreibenden Mittel* und zwar dadurch, daß sie nach der Ausscheidung im Darm der Rückresorption unterliegen, nunmehr auf die Leberzellen einwirken und den Gallenfluß in Gang halten. Wird z. B. durch starke Diarrhöe die Rückresorption der Gallensäuren verhindert, so kommt es gleichzeitig zur Stockung der Gallensekretion. Gallensäuren finden daher Anwendung bei Cholecystitis und Cholelithiasis; sie besitzen weiterhin eine starke *diuretische* Wirkung, insbesondere bei Ödemen, die auf veränderte Lebertätigkeit zurückgeführt werden müssen, aber auch bei gewissen kardialen Ödemen (s. S. 296). Zuletzt wirkt Galle *abführend*, z. B. nach Spezialvorschrift, auch bei akutem Ileus. E.D. von getrockneter Galle 0,5 g.

In hoher Konzentration machen sie *Hämolyse* und Cytolyse. Sie besitzen eine *depressive Wirkung* auf das Zentralnervensystem. Sie führen zur *Hypotension* und *Bradykardie* zum Teil durch zentrale Vaguswirkung, zum Teil durch unmittelbare Herzwirkung.

Die durch den Ductus choledochus in das Duodenum ausgeschütteten und in der Papilla Vateri innigst mit dem Pankreassaft vermischten Gallensäuren stehen in Beziehung zur *Fettverdauung*. Sie emulgieren die Fette, bilden nach dem Choleinsäureprinzip wasserlösliche Molekülverbindungen mit den Fettsäuren und *aktivieren die Pankreaslipase.* Durch Verlegung des Ductus choledochus treten Fettstühle auf. Die Gallensäuren stehen aber auch in Zusammenhang mit der Resorption und daher mit der Wirkung anderer fettähnlicher Körper, so der Vitamine A, D, E und K (s. S. 44). Sogar gewisse Öle wie Ricinusöl, und Harze wie Aloe, wirken nur, wenn Galle zugegen ist; die Wirkung solcher Abführmittel wird durch Gallensäuren verstärkt. Die Gallensäuren stehen weiter in Zusammenhang mit der Bildung des *Sekretins* und dadurch mit dem Fluß des Pankreassaftes, dieses wichtigsten Verdauungssekretes. Beim Fehlen von Gallensäuren im Darmkanal kann daher die therapeutische Zufuhr geboten sein, auch für die Verdauung der Eiweißkörper und Kohlenhydrate.

> **Rp.** Fellis tauri depurat. sicc. 15,0
> Mass. pil q. s. f. pil. Nr. XXX.
> S. 3mal täglich 1 Pille. — NB. Statt dessen Decholin *in Tabletten* zu 0,25.

Dehydrocholsäure, als Decholin (Tabletten zu 0,25 g) im Handel, nach den Mahlzeiten zu nehmen, besitzt den stärksten choleretischen Effekt unter den Gallensäuren, liefert eine besonders verdünnte und reichliche Galle. Sie hat dabei die schwächste hämolytische Wirkung, kann daher auch intravenös gegeben werden (5—10 cm³ der 5%igen Lösung) und die geringste Giftwirkung.

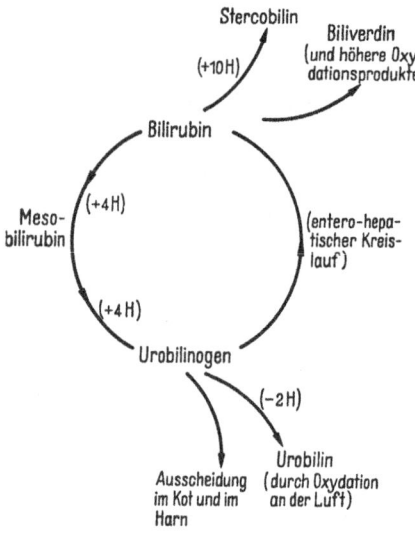

Abb. 92. Stoffwechsel des Bilirubins nach LEHNARTZ

Gallenfarbstoffe. Die Bildung des *Bilirubins* erfolgt im Retikuloendothel, und zwar besonders im Knochenmark, aber auch in Milz und Leber. Die Gallenfarbstoffe sind Stoffwechselschlacken des Hämoglobins, besitzen aber gleichzeitig eine fördernde Wirkung auf die Erythropoese. Der Gehalt des Blutes an Bilirubin wird bestimmt durch die Produktion von Gallenfarbstoff einerseits, durch die Ausscheidung andererseits. Der normale Gehalt des Blutes beträgt 0,1—0,5 mg-%. Bei über 2,0 mg-% tritt Gelbsucht ein. Bei einem Lebergesunden verschwindet intravenös injiziertes Bilirubin sehr schnell aus dem Blute (50 mg in 3—4 Std.). Bei Leberkranken ist der Bilirubingehalt nach dieser Zeit noch wesentlich erhöht (v. BERGMANN).

Die tägliche Produktion an Gallenfarbstoff beträgt 100—400 mg. Der letzte Wert entspricht ¹/₄₀ des gesamten Blutfarbstoffs, welcher Bruchteil täglich zugrunde gehen kann. Beim hämolytischen Ikterus werden sehr viel größere Mengen zerstört (s. S. 459). Auch bei anderen Formen der Hämolyse und bei inneren Blutungen ist die Bildung des Gallenfarbstoffes entsprechend erhöht.

Die *Ausscheidung* der Gallenfarbstoffe wird gestört durch krankhafte *Veränderungen der sezernierenden Leberzellen* (s. S. 375) oder *Verlegung der Gallenwege* durch Entzündung, Spasmen, Gallensteine, Parasiten und Tumoren. In diesen Fällen kann Bilirubin in den Urin übertreten. Gallensäuren wirken nicht auf die Sekretion der Gallenfarbstoffe.

Im Stoffwechsel erfährt Bilirubin verschiedene Umsetzungen. Schon beim Passieren der Leber verändert es sich durch Abgabe des Globinanteils (direkte und indirekte Reaktion nach VAN DEN BERGH). In Galle und Darm aber wird es reduziert, und zwar unter Mitwirkung der Bakterienflora. Das entstehende Urobilinogen wird zum größten Teil zusammen mit weiteren Abbauprodukten durch den Kot ausgeschieden. Ein anderer Teil, ungefähr $1/3$ des in der Leber ausgeschiedenen Farbstoffs, wird erneut resorbiert, passiert abermals die Leber und wird jetzt zum zweiten Male zu Bilirubin oxydiert und wieder durch die Galle ausgeschieden. Bei Verlegung der Gallenwege und bei bestimmten Erkrankungen der Leberzellen häuft Bilirubin sich im Blut an und wird jetzt durch die Nieren abfiltriert. Durch Oxydation an der Luft geht es dann in Urobilin über (Abb. 92).

α) Choleretica und Cholokinetica

Die gallentreibenden Mittel (**Cholagoga**) wirken entweder durch *Mehrsekretion der Galle* im Leberparenchym (**Choleretica**) oder durch *Entleerung der Gallenblase* (**Cholokinetica**). Je nachdem wird dünnflüssige Lebergalle oder dickflüssige Blasengalle oder eine gemischte Galle in das Duodenum abgegeben. *Choleretisch* durch Mehrtätigkeit des Leberparenchyms wirken in erster Linie die natürlichen *Gallensäuren,* oder Dehydrocholsäure (s. oben); eine cholokinetische Wirkung besitzen sie nicht; sie eignen sich mehr zur Durchspülung der Gallenwege, nicht der Gallenblase. Gallensäuren sind in vielen Spezialpräparaten enthalten (Felamin, Bilival, Agobilin u. a.).

> **Rp.** Decholin in 5%iger Lösung.
> 3 Ampullen zu je 10,0 cm³.
> S. z. II. des Arztes. —
> NB. 10 cm³ langsam intravenös.

Zu den Stoffen, die durch unmittelbare Wirkung auf das Leberparenchym choleretisch wirken, gehören auch Salicylsäure, Histamin, ölsaures Natrium, sowie nach neueren Untersuchungen das *p-Tolylmethylcarbinol* aus dem ätherischen Öl von Curcuma domestica (auch im Curry enthalten).

Ein natürlicher Gallenfluß bei gleichzeitiger Ausschüttung von Pankreassaft kann auch auf indirektem Wege durch *Sekretin* herbeigeführt werden sowie durch alle Stoffe, die eine starke Bildung von Sekretin zur Folge haben, wie Säuren, Fette, Seifen, Eiweiß, Peptone und Aminosäuren sowie Galle selber. Zu diesen rechnet SCHWIEGK auch Magnesiumsulfat. Kohlenhydrate und Alkalien sind in dieser Hinsicht nicht wirksam. Es ist fraglich, ob es andere Medikamente mit choleretischer Wirkung gibt. Von bestimmten ätherischen Ölen (Pfefferminzöl, Kümmelöl, Anisöl, Rettichsaft), von Podophyllin und z. B. von Karlsbader Wasser wird es behauptet.

Eine bekannte Spezialität ist *Chologen* Nr. 1. Es enthält neben Podophyllin zusätzlich Kalomel u. a.

Eine andere Gruppe wirkt cholagog durch *Entleerung der Gallenblase,* deren Tonus reguliert wird durch *nervöse Reflexe* einerseits und durch ein sekretinähnliches Hormon *(Cholecystokinin)* andererseits. Daneben ist auch das darmwirksame Hormon des *Hypophysenhinterlappens* beteiligt. Hypophysin (9—12 V.E. intramuskulär) entleert prompt die Gallenblase, was zur Gewinnung von Galle mittels der Duodenalsonde benutzt wird und den Vorteil hat, daß die Galle nicht weiter verunreinigt wird. Auch mag die Peristaltik des Darmes in der Gegend der Papilla Vateri melkende Bewegungen auf den Ductus choledochus ausüben.

Eine besonders heftige Gallenblasenentleerung erhält man durch *Eigelb, Sahne, Peptone, Fette* und *Öle* (Abb. 93). Die Eidottermahlzeit z. B. kann wertvolle diagnostische Hilfe leisten bei der Kontrastdarstellung der Gallenblase vor dem Röntgenschirm. Auch *Olivenöl* (20 cm³ körperwarm mittels der Duodenalsonde zugeführt) und *Ricinusöl* sind stark wirksam; doch besitzen auch *Sulfate*

(z. B. 40 cm³ einer 40%igen Lösung von Bittersalz zur Einführung mit der Duodenalsonde) und vielleicht *Sulfatwässer* die gleiche Eigenschaft. Letzthin wurde *Mannit* (20 g oral) sowie Trinken von *Paprikapreßsaft* (12—15 cm³) empfohlen. Bei *Spasmen des* Oddi*schen Sphincters* haben auch Nitrite und andere Spasmolytica cholagoge Wirkung.

Spasmen der Gallenwege. Sie gehen hauptsächlich vom Sphincter Oddi aus und entstehen aus pathologischer Ursache, indessen auch unter der Wirkung von Morphin und anderen Opiaten. Solche Spasmen reagieren wenig auf Atropin, stark hingegen auf Nitrite und Papaverin; auch Theophyllin ist wirksam.

β) Gallensteine

Von den Bestandteilen der Galle zeichnen sich drei durch *schlechte Wasserlöslichkeit* aus: *Cholesterin*, *Bilirubin* und *Kalksalze*. Bei starker Eindickung, bei Stauungszuständen, bei entzündlichen Veränderungen in der Wand der Gallengänge und der Gallenblase — sofern gleichzeitig der Stoffwechsel gestört ist — haben sie die Tendenz auszufallen und Gallensteine zu bilden.

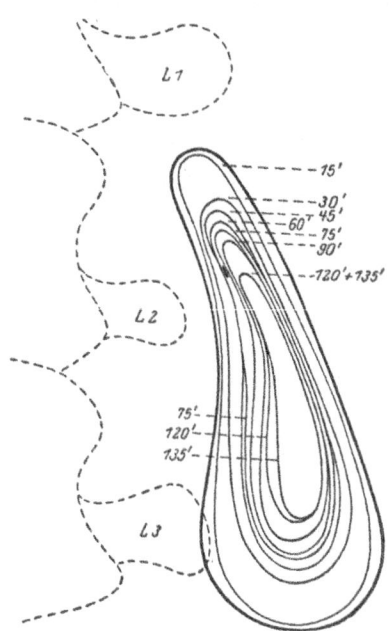

Der häufigste Gallenstein enthält alle drei Stoffe gleichzeitig; es gibt aber auch reine Cholesterin-, reine Bilirubin- und reine Calciumcarbonatsteine sowie alle möglichen Mischungen. Die Wirkung dieser Gallensteine wird ganz verschieden sein, je nachdem sie in der Gallenblase, im Ductus cysticus, in den feineren Gallenwegen oder im gemeinsamen Ductus choledochus liegen. Bis heute besteht keine Möglichkeit, solche Gallensteine im Körper wieder aufzulösen.

Eine *Verlegung der Gallenwege* ist häufig verbunden mit kolikartigen Schmerzen, mit allgemeiner Dyspepsie, Stauungsleber und gelegentlich mit Auftreten von Ikterus. Gleichzeitig können *autonome Reflexe* einsetzen, die durch Dehnung von Gallenblase und Gallenwegen entstehen, und sekretorische und motorische Veränderungen in Magen, Pylorus und Darmtractus nach sich ziehen. Auch ist mit *Reflexen* auf die Head*sche Zone* zu rechnen, die sich in motorischen Erscheinungen an Bauchdecken und Zwerchfell und in Schmerzen äußern, die in die rechte Schulter ausstrahlen können (s. S. 128).

Abb. 93. Vergleichende Aufzeichnung der aufeinanderfolgenden Schatten einer menschlichen Gallenblase. Die stark gezeichnete äußere Linie ist der Schatten der Gallenblase vor der Mahlzeit aus rohem Eigelb und rund ¼ l Rahm. *L 1, 2* und *3* die transversalen Fortsätze der Lumbalwirbelsäule. Zeichnung in natürlicher Größe. (Nach Boyden)

Dieser Zustand entsteht nicht nur durch die Anwesenheit von *Gallensteinen*. Es kann vielmehr ein rein funktioneller *Spasmus* vorliegen, der von der Großhirnrinde, vom Hypothalamus, von peripheren Reflexen oder auch durch Opiate ausgelöst wird und der gewöhnlich den Oddi*schen* Sphincter betrifft. Außer einem lokalen Spasmus der Gallenwege kann aber auch ein *verminderter Tonus der Gallenblase* an der Stauung schuld sein.

Solche spastische Zustände reagieren, abgesehen von der entsprechenden Diät, auf spasmolytische Therapie (Pfefferminztee, Rettichsaft, Nitrite, Theophyllin, Papaverin), auf *gallentreibende* und *gallenblasenentleerende* Mittel, auf *periphere Reflexe*, die etwa durch Natriumbicarbonat ausgelöst werden, sowie gelegentlich auf Sedativa und auf Luminal (Luminaletten) oder Bromide. Häufig liegt gleichzeitig eine spastische Obstipation vor, durch die der Spasmus der Gallenwege ausgelöst oder verstärkt werden kann. Der gleichzeitige Gebrauch von einfachen Abführmitteln ist daher oft notwendig (Milchzucker, Olivenöl usw.).

Der *Gallensteinanfall*, der oft mit entzündlichen Erscheinungen vergesellschaftet ist, verlangt die sofortige Ruhigstellung des gesamten Verdauungstractus, am besten durch eine 2—3tägige Fastenkur. Als Getränk eignet sich der spasmolytisch wirksame Pfefferminz- oder Kamillentee. Der durch einen Stein ausgelöste lokale Krampf der glatten Muskulatur kann nur symptomatisch behandelt werden mit analgetischen und spasmolytischen Mitteln.

> **Rp.** Morphini hydrochlor. 0,2
> Atropini sulfur. 0,01
> Aqu. dest. ad 10,0
> Da ad vitrum cum collo amplo. Sterilisa!
> S. 1 cm³ subcutan beim Anfall. Vom Arzt zu injizieren! — NB. Rezeptformalitäten
> s. S. 232.

Zum *Austreiben der Gallensteine* ist seit langem die Ölkur gebräuchlich (morgens nüchtern 100—200 cm³ bestes Olivenöl 3 Tage lang). Sie darf nur unter ganz bestimmten Voraussetzungen durchgeführt werden. Es sollen besonders keine akut entzündlichen Erscheinungen vorliegen. Üblich ist die Unterstützung solcher Kuren mit warmem Karlsbader Wasser bzw. mit einer Lösung von künstlichem Karlsbader Salz oder mit Gallensäuren.

γ) Infektionen der Gallenwege

Bei Gallenkoliken kann auch eine *Infektion der Gallenwege* vorliegen, die gewöhnlich mit entzündlichen und spastischen Zuständen (s. oben) verbunden ist.

Diese kann auf dem Blutwege entstehen, z. B. bei fokaler Infektion. Häufig jedoch wird sie von einer primären Infektion des Darms ausgehen und durch den Ductus choledochus aufsteigen. Bei der diätetischen Behandlung solcher entzündlicher Vorgänge ist daher auch der primäre Darminfekt zu berücksichtigen (Beeinflussung der Darmflora und Regelung der Darmtätigkeit).

Medikamentös können solche Desinfektionsmittel wirksam sein, die in wirksamer Form und in genügender Konzentration in die Gallenwege und die Gallenblase übergehen. Am sichersten erhält man die notwendig hohe Konzentration durch intravenöse Injektion von Hexamethylentetramin (5 cm³ der 40%igen Lösung mehrmals täglich i.v. bzw. 5 g täglich peroral). Dabei ist zu berücksichtigen, daß zwar die Lebergalle einen p_H-Wert von 8,20 und mehr besitzt, daß die Reaktion aber nach der Eindickung in der Gallenblase sauer wird (p_H 5,18 bis 6,00). Ein weiteres derartiges Mittel ist *Salicylsäure* in hoher Dosierung, vorzugsweise rectal angewandt. Betr. *Sulfonamide* s. S. 559. Betr. *Antibiotica* s. S. 572. Durch erhöhten Gallenfluß, z. B. mit Hilfe von *Decholin*, läßt sich ebenfalls ein subakuter oder chronischer Infekt der Gallenwege beeinflussen.

4. Darm

a) Obstipation

Die Darmbewegungen besorgen die physiologische Durchmischung und die Weiterbeförderung des Darminhalts zum Zwecke der fermentativen Aufschließung, der Resorption und Eindickung.

Die *Durchmischung* erfolgt hauptsächlich durch Pendelbewegung und rhythmische Kontraktionen der Ringmuskulatur, die beim Menschen eine Frequenz von etwa 10 in der Minute besitzen. Der *Weiterbeförderung* dienen peristaltische Schübe, die sehr viel seltener, etwa alle 3—4 min auftreten. Auch setzt gelegentlich eine gegenläufige peristaltische Bewegung ein. Diese Bewegungen werden ausgelöst durch lokale Reflexe. Sie sind aber von den autonomen Ganglien der Darmwand (AUERBACHscher und MEISSNERscher Plexus), von übergeordneten Reflexen (Koordination mit Magen, Gallenblase, Blinddarm, Beckenorganen u. a.), vom Mittelhirn sowie von der Psyche abhängig.

Die wichtigste Ursache für die Auslösung dieser lokalen Reflexe ist die *Füllung des Darmkanals*. Je stärker der Darm gefüllt ist, um so lebhafter sind die Reflexe, die ausgelöst werden. „Ein starker Esser ist nie verstopft." Beim Menschen setzt nach Zufuhr von etwa 300 cm³ Flüssigkeit die Peristaltik ein. Aber auch jede Zustandsänderung im Reflexbogen selbst oder in den übergeordneten Zentren kann die physiologische Darmbewegung verändern.

Der *Inhalt des Darms* setzt sich zusammen aus Nahrungsbestandteilen und Verdauungssäften. Im Dickdarm treten große Mengen von lebenden und toten Bakterien hinzu, so daß rund 25% der Trockensubstanz des Kotes aus Bakterien bestehen; daneben finden sich die Rückstände der Nahrung und der Verdauungssäfte. Auch werden einige Stoffwechselendprodukte und viele Gifte in den Darm ausgeschieden.

Literweise ergießen sich die Verdauungssäfte von Speicheldrüsen, Magen, Leber, Pankreas und die der LIEBERKÜHNschen Drüsen in den Darmschlauch. Die Gesamtsekretion wird auf täglich 4 l geschätzt, doch kann sie erheblich größer sein. 30—50% des Gesamtwassers werden bereits im Dünndarm resorbiert. Die endgültige Eindickung erfolgt jedoch im Dickdarm. Sie ist nicht nur notwendig, um eine normale Konsistenz des Kotes herbeizuführen; aus dem eingedickten Kot werden vielmehr auch die Stoffwechselprodukte der Bakterientätigkeit weniger rasch resorbiert. Eine verstärkte Resorption solcher Gifte findet sich daher bei jeder Diarrhoe, daneben werden unter Umständen wertvolle Stoffe dem Körper entzogen (s. S. 395); dieses ist bei Anwendung von Abführmitteln und beim häufigen Auftreten von Nebenwirkungen (Dyspepsie, Blähungen u. a.) zu bedenken.

Im normalen Geschehen sind die Wassermengen, die mit der Nahrung und den Verdauungssäften in den Darmschlauch hineingebracht werden, und andererseits diejenigen Mengen, die der Rückresorption unterliegen, aufs feinste gegeneinander einreguliert. Genügende *Wasserzufuhr* ist bei Verstopfung *vordringlich*.

Bei Exsiccosis jeder Art wird eine vermehrte Wasserresorption aus dem Rectum zu erwarten sein, daher die gewöhnliche Obstipation bei Fieberzuständen u. a. Die Vorbedingung für eine regelrechte Kotentleerung ist in solchen Fällen eine genügende Wasserzufuhr; Abführmittel sollte man daher in Zweifelsfällen in viel Wasser oder als Tee, z. B. als Sennesblättertee, verabreichen.

Die *Resorption* erfolgt unter Mitwirkung der Darmbewegungen und Verdauungssäfte, zum Teil durch rein physikalische Diffusion. Zum anderen Teil aber sind biologische Faktoren beteiligt, wie die aktiven Pumpbewegungen der Dünndarmzotten oder die Phosphorylierung des Zuckers. Tritt eine Diarrhoe ein, so wird auch die Aufsaugung der Nahrungsbestandteile herabgesetzt. Die Abführmittel spielen daher auch bei Entfettungskuren eine große Rolle (Marienbader und Mergentheimer Wasser u. a.). Die *endgültige Koteindickung* erfolgt im distalen Ende des Dickdarms (Colon pelvicum) und — bei unvollständiger Rectumentleerung — bis zur pathologischen Konsistenz im Rectum. Insgesamt brauchen die Speisen 4—6 Tage, um den Darmkanal zu passieren.

Für den Arzt ist wichtig die Farbe des Kotes: er ist *schwarz* nach Tierkohle, Wismut, Eisen, auch nach Rotwein, Heidelbeeren, Brombeeren, Schokolade, Kaffee, Caramel u. a. sowie *pechschwarz* nach Blut. Er ist *gelbbraun* bis rot nach Senna, Rheum, Santonin; er ist *grün* nach Calomel, *weiß* nach Bolus und Barium, hat *Tonfarbe* bei Ikterus. Beim Menschen existiert nach Ausweis des Röntgenverfahrens eine Verstopfung des Dünndarms nur bei Strikturenbildung. Sonst ist entweder der Dickdarm, und zwar vornehmlich im Bereich des Colon pelvicum (atonische und spastische Obstipation) oder der Enddarm (Dyschezie) verstopft.

Dyschezie. Darunter versteht man eine unvollständige Rectumentleerung, entstanden infolge fehlerhafter Lebensgewohnheiten, so daß sich allmählich immer größere Residuen im Enddarm anhäufen — bei normaler Dünndarm- und Dickdarmzeit. Sie ist häufig unter Jugendlichen — Schulkindern, Berufstätigen —, die an eine bestimmte Uhrzeit gebunden sind, so daß das notwendige Geschäft der Darmentleerung zu kurz kommt.

Die Entleerung des Enddarms ist bekanntlich in erster Linie von den Gewohnheiten, dann auch vom Willen abhängig; es ist aber zu berücksichtigen, daß die Füllung des Enddarms normalerweise erst kurz vor der Entleerung erfolgt, und zwar mit Hilfe des sog. Gastro-Colonreflexes. Dieser bedingte Reflex bildet sich durch die *Erziehung* und bleibt in voller Stärke erhalten, solange die durch Erziehung geschaffenen Gewohnheiten nicht gestört werden. Da die Betätigung des Gastro-Colonreflexes etwas Zeit gebraucht, möchte WALTER STRAUB die Darmentleerung erst nach dem Frühstück anraten unter Gebrauch von Kaffee und Tee, die durch ihren Gehalt an Coffein Wecker des AUERBACH-schen Plexus sind und unter Benutzung des stimulierenden Einflusses des Nicotins auf die autonomen Ganglien (s. S. 275). Doch sind solche komplizierten Vorbereitungen wohl nur in seltensten Fällen erforderlich. Am besten soll der Stuhlgang vor dem morgendlichen Waschen erfolgen, und zwar mit der Regelmäßigkeit eines Uhrwerks. Kleine Hilfen, wie Massage, Zimmergymnastik oder ein Glas kaltes Wasser sofort nach dem Aufstehen, können genügen (Gastro-Colonreflex). Die wichtigste Ursache der Verstopfung ist eine für den Betroffenen unzweckmäßige Diät einschließlich Flüssigkeitsmangel, die immer der Regelung bedürfen (alimentäre Obstipation). Gelegentlich kann auch die Atonie des Enddarms durch ungeeignete anatomische Verhältnisse (Schwäche der Bauchdecken) und durch Atrophie der Colon-Muskulatur verschlimmert werden.

Atonische bzw. hypokinetische Obstipation ist verursacht durch Schwäche der Muskulatur des betreffenden Darmabschnittes, so daß der Dehnungsreiz zur Auslösung der Peristaltik durch die gewöhnliche Füllung nicht erreicht wird; sie hängt zusammen mit allgemeiner Körperschwäche bei Senilität, auch mit schwerer Anoxämie (Pneumonie) sowie mit schwerem Kalium- und Natriummangel, weiterhin mit Unterfunktion der Schilddrüse und Nebennierenrinde und mit Lähmungszuständen des Zentralnervensystems. Häufiger findet sie sich bei vitaminarmer Ernährung, wobei das Fehlen des B-Komplexes und das der Ascorbinsäure besonders beschuldigt wird.

Stärker verbreitet ist die **spastische bzw. dyskinetische Obstipation.** Sie ist meist zentralnervösen Ursprungs und vergesellschaftet mit anderen Symptomen der Vagotonie; diese ist häufig zurückzuführen auf eine Allergie gegen bestimmte Nahrungsmittel (s. S. 145). Bleivergiftung, Porphyrinurie und Urämie können eine Rolle spielen; sie kann aber auch rein psychisch entstehen. Ebenso wichtig sind Reflexe, die von erkrankten Bauchorganen ausgehen (Spasmen der Gallen-

blase, des Blinddarms, der Beckenorgane, der Genitalien u. a.). Bei solchen
Zuständen sind häufig lokaler Spasmus und lokale Atonie vereinigt.

Eine besonders schwere Form der Obstipation ist mit der HIRSCHSPRUNGschen Krankheit
(Megacolon) verbunden (s. S. 325). Auch dem angeborenen Megacolon liegt eine Störung
der autonomen Regulation zugrunde, wobei die einen Autoren mehr eine Unterfunktion des
Parasympathicus, die anderen mehr eine Überfunktion des Sympathicus annehmen. In
der Tat kann in solchen Fällen durch die Spinalanästhesie eine fast unmittelbare Entleerung
des Enddarms eintreten. Besonders schwere Fälle sind neuerdings durch Exstirpation der
zugehörigen sympathischen Ganglienzellen behandelt worden.

Folgen der Obstipation. Die Folgen der chronischen Obstipation sind dys-
peptische Beschwerden der mannigfachsten Art. Die eine Richtung sucht die
Ursache der Beschwerden in toxischen Stoffen, die durch die Tätigkeit der
Darmbakterien gebildet werden *(Autointoxikation)*. Man bezeichnete den
Dickdarm als den „größten Feind" des Körpers oder als den „Abfalleimer",
der unter Umständen exstirpiert werden müßte. Solche Ansichten bedeuten
eine gründliche Verkennung der wichtigen Funktionen dieses Organs. In der
Tat ist es außerordentlich fraglich, ob die beschuldigten Stoffwechselprodukte
(Indol, Histamin, Cholin u. a.) überhaupt eine chronische Giftwirkung besitzen,
obwohl andererseits in pathologischen Fällen Bakterien und Bakterientoxine
vom Darm aus in Blut- und Lymphgefäße übergehen können, besonders dann,
wenn die Bakterien in den Dünndarm hochsteigen. In solchen Fällen läßt sich
eine Umstimmung der Darmflora mit Hilfe von Milchzucker, Joghurt u. a.
erzielen.

Eine andere Richtung (ALVAREZ) ist der Ansicht, daß die *dyspeptischen
Beschwerden* durch *Dehnung des Darmrohrs* entstehen. Sie lassen sich experimentell durch Einführen von Watte in das Rectum erzeugen und erklären sich
zum Teil durch den *Meteorismus*, der häufig zur Obstipation hinzutritt. Eine
bestimmte Menge von Darmgasen ist zwar physiologisch vorhanden. Man
schätzt sie auf durchschnittlich 1 l täglich. Durch die abnorme Gärung und
Fäulnis bei Obstipation aber kann diese Menge erheblich steigen. Die Analyse
solcher Darmgase hat ergeben, daß sie hauptsächlich aus Stickstoff bestehen
und daher auf Aerophagie zurückzuführen sind. Bei dyspeptischen Beschwerden
können enorme Mengen von Luft auf diese Weise in den Darmkanal gelangen.
Dann setzen Reflexe ein, die sich nicht nur auf den Verdauungsapparat, sondern
auch auf Herz und Blutdruck auswirken können. — Das sicherste Mittel zur
Bekämpfung des Meteorismus sowie der postoperativen Darmparalyse ist
Prostigmin (s. S. 259).

b) Abführmittel

α) Allgemeine Einteilung

Eine Abführwirkung kann nach alledem auf den verschiedensten Wegen
zustande kommen. In der alten Medizin wurden nach Zahl und Beschaffenheit
der Darmentleerung unterschieden: die *Laxantia* (vermehrte Stühle ohne
physikalische Veränderung), *Purgativa* (dünnflüssige Stühle), *Hydragoga* (wasser-
ähnliche Stühle), *Drastica* (Abführwirkung durch schwere entzündliche Reizung).
Diese Bezeichnungen sind noch heute zweckmäßig, um die zunehmende Intensität
der Wirkung der Abführmittel in der obigen Reihenfolge zu charakterisieren.
Indessen handelt es sich dabei nicht um wesentliche Kennzeichen der einzelnen
Abführmittel, sondern größtenteils um eine Dosierungsfrage.

Dem heutigen Stande der Wissenschaft entspricht es, wenn irgend zulässig, zunächst diätetische Maßnahmen einzuleiten (s. S. 387). Eine besondere *Warnung* sollte allen Abführmitteln mitgegeben werden, um zu verhindern, daß sie bei Appendicitis angewendet werden (s. S. 395). Sofern aber Abführmittel notwendig werden, sollte man — von bestimmten Ausnahmefällen wie Vergiftungen abgesehen — nach Möglichkeit nur laxieren.

Auch erscheint es zweckmäßiger, die Abführmittel nach anderen Gesichtspunkten einzuteilen, nämlich in *Dünndarmmittel* und *Dickdarmmittel.* Die ersteren müssen besonders hervorgehoben werden, da Dünndarmmittel oft gleichzeitig auf die großen Verdauungsdrüsen wirken, die diesem Teil des Darmes angehängt sind, insbesondere auf Leber und Galle. So sei erinnert an die Entleerung der Gallenblase unter Einwirkung der Sulfate oder des Ricinusöls und an die ableitende Wirkung des Kalomels, von der man bei Hepatitiden und anderen Lebererkrankungen Gebrauch macht.

Die *Dickdarmmittel* besitzen die obenerwähnten Nebenwirkungen auf die großen Verdauungsdrüsen nicht. Sofern ihre Wirkung auf die Nachbarorgane überspringt, werden nicht Leber oder Gallenblase betroffen, sondern die Beckenorgane, was unerwünscht ist, z. B. durch Verstärkung der Menstruationsblutungen und bei einzelnen, wie Aloe, in der Gravidität geradezu gefährlich werden kann. Die Dickdarmmittel erfüllen aber eine in praktischer Hinsicht besonders wichtige Aufgabe: Die chronische Obstipation geht nämlich, wie wir heute wissen, häufig vom Dickdarm aus, und sollte dementsprechend hauptsächlich mit Dickdarmmitteln behandelt werden, sofern man nicht die diätetische Bekämpfung dieses Leidens vorzieht.

Zu den Dickdarmmitteln zählen die anthrachinonhaltigen Abführmittel, weiter Phenolphthalein und Paraffin. An dieser Stelle müssen aber auch die *abführenden Klistiere* erwähnt werden (Kochsalz, Glycerin, Öle usw.); ihr eigentliches Anwendungsgebiet ist die Dyschezie.

Leider läßt sich die Einteilung in Dünndarm- und Dickdarmmittel nicht scharf durchführen; so z. B. wirkt Ricinusöl, das man früher für ein reines Dünndarmmittel hielt, nach neueren Untersuchungen auch auf den Dickdarm. Auch das Dünndarmmittel Calomel wirkt auf den Dickdarm, sofern dort — infolge von Spasmen oder von Atonie — die Sperre in der Vorwärtsbewegung der Ingesta und damit die Stagnation des Calomels bestanden hat ‚unter örtlichem Freiwerden von entzündungserregenden Quecksilberionen.

Auch die übrigen Dünndarmmittel wirken auf irgendeinem Wege immer auch auf den Dickdarm, wie die Dickdarmmittel ihrerseits auch auf den Enddarm wirken, da sonst keine Entleerung eintreten würde. Diese Wirkung kann erfolgen nach genau denselben Prinzipien wie beim Dünndarm, nämlich entweder durch den Füllungsreiz infolge der rascheren Entleerung des Dünndarms, oder durch Reizung der sensiblen Nervenendigungen der Dickdarmschleimhaut. (Gemäß Besprechung mit O. EICHLER.)

Die durch höchstgradige Entzündungserregung wirkenden *Drastica* sind ätherische Öle und Harze wie Crotonöl, Podophyllin u. a. und wirken auf die ganze Länge des Magen-Darm-Kanals.

β) Dünndarmmittel

Infolge schlechter Resorption wirksame Stoffe. Der physiologischen Darmentleerung am nächsten verwandt ist die Wirkung derjenigen Abführmittel, die bei völliger Reizlosigkeit durch stärkere Füllung des Darms die Peristaltik anregen. Das ist nur mit Stoffen möglich, die sich der Resorption widersetzen.

Zu den *schlecht resorbierbaren Stoffen* gehören die Salze der 2- und 3 basischen Säuren: der Prototyp dieser Gruppe ist das **Bittersalz** ($MgSO_4 + 7\ H_2O$). Sein aufdringlicher bitterer Geschmack läßt sich durch Auflösen in kohlensäurehaltigem Wasser (z. B. mit Hilfe des Tischsyphons herzustellen) überdecken. Seine Wirkung beruht auf der schlechten Diffusionsfähigkeit. Das Sulfation besitzt nämlich eine besonders große elektrische Ladung, die dazu führt, daß es sich mit Wasser in Form von mehr oder minder festgehaltenen Wasserschalen um den Ionenkern herum belädt *(Hydratation)*. Zwar werden kleine Dosen (bis 5,0 g) im Darm restlos aufgesaugt, werden durch die Nieren ausgeschieden und wirken leicht diuretisch, ohne die geringste Abführwirkung zu entfalten, es sei denn auf psychischem Wege. Größere Dosen dagegen (10—20—30 g) verbleiben größtenteils im Darminnern. Dabei halten sie durch osmotische Wirkung die entsprechenden Wassermengen fest, so daß die physiologische Eindickung des

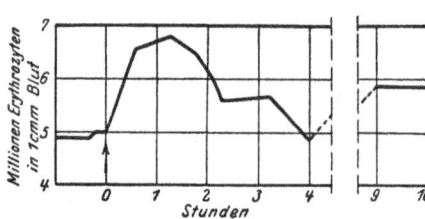

Abb. 94. Schwankungen der Erythrocytenzahlen beim Menschen nach 21 g Na_2SO_4 in 25%iger Lösung. (Nach HAY)

Darminhalts im Dünndarm und Dickdarm verhindert wird. Der vermehrte Darminhalt hat Beschleunigung der Peristaltik und damit Abführwirkung zur Folge.

Die gleiche Dosis *Bittersalz* wirkt völlig verschieden, je nachdem sie in konzentrierter Lösung (etwa $^1/_4$ l Wasser) oder in verdünnter Lösung (etwa $^3/_4$ l Wasser) verabreicht wird.

Gibt man Bittersalz mit wenig Wasser, so ist die Lösung im Darmkanal hypertonisch. Sie hat das Bestreben, aus Blut und Gewebssäften Wasser anzuziehen. Im Blut läßt sich in der Tat nach hohen Sulfatdosen eine Eindickung nachweisen (erhöhte Zahl von roten Blutkörperchen im mm^3 Blut) (Abb. 94). Dieses Einströmen von Blut- und Gewebswasser in den Darmkanal geht sehr langsam vor sich, so daß die Abführwirkung einer hypertonischen Sulfatlösung erst nach 8—10 Std. eintritt. Mit etwaiger Exsiccosis ist zu rechnen (s. S. 491).

Diese Art der Anwendung eignet sich besonders auch zur *Austrocknung von ödematösen Geweben*. Für solche Fälle ist Bittersalz wegen seiner fast völlig fehlenden Reizwirkung auf die Darmschleimhaut den vegetabilen Abführmitteln weit überlegen.

Gibt man dagegen die gleiche Dosis in viel Wasser, am besten in nahezu isotonischer Lösung (Bittersalz = 3,4%, Glaubersalz = 1,8%), so braucht ein Ausgleich des osmotischen Druckes nicht mehr zu erfolgen. Da das Bittersalz schlecht resorbierbar ist, bleibt auch die gleichzeitig eingeführte Wassermenge im Darminnern liegen, das infolgedessen von Anfang an stärker gefüllt ist. Daher erfolgt bei einer isotonischen Lösung, z. B. nach 15 g Bittersalz in $^1/_2$ l Wasser, die Abführwirkung bereits nach 1—1$^1/_2$ Std. In den deutschen Bitterwässern (Mergentheim, Friedrichshall u. a.) liegt eine $^1/_2$- bis 1%ige Lösung vor.

Die Wirkung setzt um so sicherer ein, je höher die Sulfatdosen sind. In Vergiftungsfällen oder bei Wurmkuren soll man von vornherein hohe oder höchste Sulfatdosen in viel Wasser verabreichen (20—30 g).

Es wird vielfach angenommen, daß bei der Abführwirkung der Mineralsalze neben dem osmotischen Faktoren andere chemische Faktoren eine Rolle spielen. Man weist darauf hin, daß alle abführenden Mineralsalze Fällungsmittel für Calcium sind. Durch Calciumfällung in den oberflächigen Schleimhautschichten soll eine erhöhte Reflexerregbarkeit eintreten. Indessen ist auch Kochsalz ein rasch, nach $\frac{1}{2}$ Std. zu wäßriger Entleerung führendes Abführmittel, wenn man es in isotonischer Lösung gibt (1—1$\frac{1}{2}$ l).

Für die Sulfate ist eine Reduktion durch Darmbakterien nachgewiesen worden, die zur Bildung von H_2S führt, was möglicherweise die osmotische Abführwirkung verstärkt.

Eine Nebenwirkung des Magnesiumsulfats ist seine *gallentreibende Wirkung* bei Injektion von 30—40 cm³ der 30%igen Lösung ins Duodenum. Ähnliches erreicht man durch 5 g Bittersalz morgens nüchtern, eventuell unter Zusatz von 2 g Pepton. Man nimmt an, daß auch die günstige Wirkung der Sulfatwässer bei Gallenerkrankungen auf diesem Mechanismus beruht. Die *spasmolytische* Wirkung der Mg-Salze (s. S. 441) zeigt sich z. B. in der bekannten Kombination von Sennesblättern mit Magnesiumsulfat. Betr. *Sulfatdiurese* s. S. 497.

Bei 30 g Bittersalz ist mit leichten *Vergiftungserscheinungen* zu rechnen, wenn das Salz länger im Darmschlauch liegen bleibt, z. B. beim Versagen der Nieren (s. S. 441). Die ersten Symptome sind heftiger Durst und Hitzegefühl; besonders Kinder sind durch narkotische Wirkungen und Urämie gefährdet. (Gegenmittel: Calciumsalze.) Letale Dosis etwa 50 g. Bei allen salinischen Abführmitteln muß bedacht werden, daß sie bei wiederholtem Gebrauch leicht ihre Wirksamkeit einbüßen. Betr. Sulfhämoglobinbildung s. S. 473. Bei hartnäckiger chronischer Obstipation sind daher Dickdarmmittel wie Aloe weit überlegen.

Ähnlich dem Magnesiumsulfat verhalten sich andere **Salze der 2- und 3-basischen Säuren.** Allgemein ist vorauszuschicken, daß alle diese Salze, dazu die Fruchtsäuren und schwer resorbierbaren Zucker, letzten Endes durch ihren osmotischen Lösungsdruck Peristaltik auslösen und daher ungefähr in der gleichen Dosis gegeben werden müssen wie Bittersalz. In erster Linie ist *Natriumsulfat* oder *Glaubersalz* ($Na_2SO_4 + 10\ H_2O$) aufzuführen (E.D. 15,0 g). Dieses ist gegenüber Bittersalz weniger giftig, läßt aber die günstigen Magnesiumwirkungen vermissen, weist im Gegenteil die zusätzlichen Wirkungen des Natriumions auf. So z. B. wird die Auslösung bzw. Verstärkung allergischer Symptome durch Glaubersalz beschrieben (DELBET). Von abführenden *Carbonaten* ist besonders *Magnesium carbonicum* (E.D. 8,0 g) zu erwähnen. Diese Verbindung bildet sich im Darm auch aus Magnesia usta und Magnesiumperhydrol, die somit als milde Abführmittel zu gelten haben, sofern sie genügend hoch dosiert werden. Die *Phosphate* liefern als Abführmittel das sekundäre Natriumphosphat (*Natrium phosphoricum* $Na_2HPO_4 + 12\ H_2O$). Dieses ist in auffallend geringer Dosis, z. B. von 2—4 g, auch über den Tag verteilt, noch wirksam. Von den *Tartraten* sei das früher sehr viel verwendete *Seignettesalz*, Kalium-Natriumtartrat, angeführt. Die abführende Dosis dieser Verbindung beträgt 10—15 g, während schon nach 20 g Vergiftungssymptome (Erbrechen, Herzkollaps u. a.) auftreten können. Aus diesen Gründen wird die obige wirksame Dosis kaum noch verwendet. Ein besonders wichtiges Abführmittel entstammt den *Citraten*, nämlich das *Magnesium citricum effervescens*, eine nach Art von Brausepulver grobkörnige Mischung von Magnesium carbonicum, Acidum citricum, Natrium bicarbonicum und Zucker, die mit der Magnesiumwirkung die günstigen, bis heute noch nicht völlig geklärten Wirkungen der Citronensäure vereinigt (s. S. 431). Durch den Gehalt an *Fruchtsäuren* abführend wirken auch das *Tamarindenmus* (Pulpa Tamarindorum), das Pflaumenmus, die Feigen u. a. Die meisten erwähnten Abführmittel machen wäßrige Stühle und milde Kolikschmerzen.

Schlecht resorbierbar und durch Anziehen von Lösungswasser peristaltikanregend sind auch einige *Zuckerarten*. Von diesen wird hauptsächlich der *Milch-*

zucker in der Kinderpraxis angewendet (s. S. 39). Dieser wird besonders bei Blinddarmreizung empfohlen (5—10%ige Lösung, teelöffelweise). Das Arzneibuch führt *Manna* auf; dieser eingetrocknete Saft der Mannaesche enthält den schlecht resorbierbaren Zucker Mannit. Manna ist wegen ihres süßen Geschmackes besonders in der Kinderpraxis beliebt (Sirupus Mannae DAB.). Mannit selbst wirkt in Dosen von 15 g abführend, hat zudem eine Entleerung der Gallenblase zur Folge (7—10 g, am besten in lauwarmer Milch 1—2mal täglich). Durch den Zuckergehalt abführend wirken auch Honig u. a.

> **Rp.** Mannae 15,0
> Aqu. Foeniculi ad 75,0
> M.D.S. 2stündlich 1 Kinderlöffel voll bis zur Wirkung. — NB. Dosierung für Kinder.

In Ergänzung der vorerwähnten schwer resorbierbaren, durch osmotischen Lösungsdruck zur Füllung des Dünndarms führenden Stoffe, sind einige Abführmittel zu erwähnen, die sich durch *starke Quellfähigkeit* im Dünndarm auszeichnen und auf diesem Wege den peristaltischen Reflex in Gang setzen; K. O. MØLLER bezeichnet sie als ,,*raumfüllende*'' Mittel. An die Spitze dieser Stoffe ist *Agar-Agar* (E.D. 4,0 g) zu stellen, ein stark quellbares unverdauliches Kohlenhydrat, das aus japanischen Meeralgen gewonnen wird und in einigen Spezialpräparaten, wie *Regulin* (Agar-Agar mit Extract. Cascar. sagrad. aquos.) und *Agarol* (Paraffin-Agar mit wirksamem Zusatz von Phenolphthalein) enthalten ist. Quellend wirken auch *Pectine*, die aus Apfelrückständen hergestellt wurden. Hier sei auch an die abführende Wirkung des *Leinsamens* erinnert, bei dem möglicherweise der Ölgehalt ins Spiel kommt (s. S. 120), sowie an die *Kleie*, die durch vermehrte Darmfüllung wirkt. Alle raumfüllenden Mittel müssen in 1—2 Glas Wasser gegeben werden, da sie im trockenen Zustande zur Verlegung des Oesophagus geführt haben; nach Kleie sind sogar Darmverlegungen entstanden. Ein neueres Mittel ist *Methylcellulose* (2 Teelöffel = 6 g abends in 1—2 Glas Wasser); 10 g/Tag verdoppelte die Stuhlmenge (TAINTER); gelegentlich ist 1 g wirksam.

Infolge Reizwirkung auf die Darmschleimhaut wirksame Dünndarmmittel. Diese Gruppe umfaßt auf der einen Seite das *Ricinusöl* und den *Schwefel*, die eine Reizwirkung auf die Darmschleimhaut ausüben bei nur milder oder gar völlig fehlender Entzündungserregung. Im Gegenteil wird z. B. Ricinusöl auch bei entzündetem Darm empfohlen. Auf der anderen Seite steht *Kalomel* als stärker entzündungserregendes Abführmittel.

Oleum Ricini ist ein Pflanzenöl, das aus dem Samen der Ricinusstaude durch Abpressen gewonnen wird. In den Rückständen findet sich das giftige Ricin, ein Stoff, der in der Immunitätsliteratur vielfach erwähnt wird. Lassen sich doch Tiere durch tägliche kleine und steigende Mengen von Ricin allmählich unempfindlich machen; in deren Blut tritt dann der Antikörper, das Antiricin, auf. Auch für den Menschen ist das Ricin sehr giftig, sah man doch nach 20 Samen den Tod eintreten (SCHMIEDEBERG). Ricinusöl dagegen ist völlig frei von Ricin und ungiftig.

Ricinusöl hat eine ölige, klebrige Konsistenz und einen brecherregenden Geschmack, der durch Anwärmen, z. B. in Kaffee, Bier, Weinbrand erträglicher wird. FÜHNER empfiehlt einen Zusatz von 0,5 g Chloroform bei Verwendung zu Wurmkuren. Bei empfindlichen Personen wird es in Kapseln verabfolgt.

Wie andere Fette und Öle wird Ricinusöl unter Mitwirkung von Galle und Pankreassaft emulgiert und verseift. Es wirkt daher nur, wenn die Fettverdauung intakt ist. Dabei bildet sich die freie Ricinolsäure, die eine milde Reizung der Schleimhaut zur Folge hat. Wie andere Öle bewirkt es eine brüske Entleerung der Gallenblase.

Die Dosis für Erwachsene beträgt 1—2 Eßlöffel. Will man — z. B. bei Vergiftungen — des Erfolges völlig sicher sein, so gibt man besser die höhere Dosis. Säuglinge erhalten $^1/_2$ Teelöffel. Die Wirkung erfolgt nach $1^1/_2$ Std., bei relativ kleinen Dosen oft erst 8 Std. nach der Einnahme. Es entstehen weiche, selten wäßrige Stühle. Da nur milde Koliken auftreten, ist Ricinusöl das beste Mittel bei Kindern und bei Schwangerschaft. Doch können sich bei den obigen Dosen dyspeptische Zustände anschließen. Bei chronischer Obstipation der Erwachsenen sucht man daher mit weniger, z. B. 1 Teelöffel, auszukommen. Der hungernde Mensch braucht oft mehr als 2 Eßlöffel.

Schwefel (s. S. 443) kommt zu Abführzwecken als gereinigte Schwefelblüte (Sulfur depuratum) in grobzerteilter Form, in Dosen von 0,5—1,0 g, zur Anwendung. Unter Schwefelwirkung nimmt der Kot eine *breiartige Konsistenz* an, was z. B. bei der Behandlung der Hämorrhoiden wichtig ist.

Niemals darf der feinzerteilte *präzipitierte Schwefel* als Abführmittel benutzt werden, der infolge stürmischer Entwicklung von H_2S zu schweren Kolikschmerzen und zu Allgemeinvergiftung führen kann.

1,0 g Sulfur depuratum entwickelt nach Messungen von ZÖRCKENDÖRFER im Darmkanal — unter Mitwirkung der Darmflora und der Darmschleimhaut — in der Stunde gegen 3 mg Schwefelwasserstoff. Dieser ist als das eigentliche Prinzip zur Förderung der Darmperistaltik anzusehen, da sogar die 5fache laxierende Dosis Schwefel nicht mehr wirkt, wenn gleichzeitig zum Abfangen des gebildeten Schwefelwasserstoffs $2 \times 0,5$ g Ferrichlorid gegeben wurden. Neben H_2S bilden sich auch Sulfate und Polythionsäuren.

Sulfur depuratum ist auch ein Bestandteil in zusammengesetzten Abführmitteln wie im KURELLAschen Brustpulver (s. S. 391) und im Pulvis haemorrhoidalis R.F. Es wird auch bei Hautkrankheiten verordnet, die mit einer veränderten Darmtätigkeit zusammenhängen mögen (Acne vulgaris, Furunkulose).

Kalomel (Hg_2Cl_2) ist eine nahezu unlösliche Quecksilberverbindung, die im Darmkanal unter der Einwirkung von NaCl und $NaHCO_3$, aber auch von organischen Stoffen unter Bildung löslicher Mercurikomplexsalze langsam ionisiertes Quecksilber abgibt, das sich toxikologisch verhält wie Sublimat ($HgCl_2$). Bei Undurchgängigkeit des Darms kann es daher zu einer akuten Sublimatvergiftung kommen (s. S. 521). Gefährlich ist auch die gleichzeitige Verordnung von Jodiden.

Das ionisierte Quecksilber wirkt entzündungserregend auf die Darmschleimhaut. Die Stärke der Entzündung regelt sich selbst, je nach dem Grade der Obstipation. Bei leichter Verstopfung wird nur eine geringe Reizung nötig sein, um den Darm zu entleeren und damit gleichzeitig den Überschuß an Kalomel herauszuschaffen. Bei starker Verstopfung dagegen bleibt die Substanz länger im Darmrohr liegen, eine größere Menge von Quecksilber geht in Lösung und erzeugt eine dementsprechend stärkere Entzündung.

In früherer Zeit wurde es viel verwandt bei der *Sommerdiarrhöe von Kindern.* Man schrieb ihm eine darmdesinfizierende Wirkung zu. In der Tat verschwinden nach der üblichen Dosis von 0,05 g gewisse Darmfäulnisstoffe wie Indican und Phenole aus dem Urin. Entgegen der früheren Annahme erfolgt hier keine Verminderung der Darmfäulnisvorgänge, vielmehr ist die Nierenwirkung des Kalomels dafür verantwortlich. Die Ausscheidung solcher Darmfäulniskörper wird durch Nierengifte besonders frühzeitig betroffen. Nach Möglichkeit sollte man bei Kindern ganz auf Kalomel verzichten, z. B. in *Wurmpulvern,* um so mehr als die einmalige übliche Gabe die *Feersche Krankheit (Akrocyanose,* Speichelfluß, Kollaps u. a.) hervorbringen kann, auch eine toxische Wirkung auf den wachsenden Zahn nicht abzulehnen ist. Als im Weltkrieg im Beginn leichter Ruhrfälle sehr oft Kalomel gegeben wurde, hat man einige Male erhebliche Quecksilbervergiftungen gesehen (KATSCH). Aus ähnlichen

Gründen wird dem Kalomel routinemäßig in zweistündigem Abstand ein salinisches Abführmittel angeschlossen, um die noch verbleibenden Kalomelreste herauszutreiben.

Kalomel verdankt seine frühere Beliebtheit der völligen Geschmacklosigkeit. Auch ist die Abführwirkung (0,2—0,4 g bei Erwachsenen, 0,05 g bei Kindern) ziemlich mild, aber sicher. Es scheint bei Leberstauungen, Hepatitis und Cholangitis besonders stark auf den Darm abzuleiten. Das zeigt die eigentümliche grüne, durch nicht-oxydiertes Biliverdin verursachte Farbe des Kalomelkotes (s. S. 378).

γ) Dickdarmmittel

Es müssen ganz bestimmte Lösungs- und Resorptionsbedingungen erfüllt sein, damit ein in den Magen gegebener Stoff den Dünndarm unbeeinflußt läßt und erst im Dickdarm zur Wirkung gelangt. Diese Forderung trifft für die Abführmittel der Anthrachinongruppe zu. Zu dieser sind zu zählen *Cortex Frangulae* = Faulbaumrinde von Rhamnus frangula, *Fructus Rhamni catharticae* = Kreuzdornbeeren, *Cascara Sagrada* von amerikanischen Rhamnusarten, *Folia Sennae* = Sennesblätter, *Aloe*, der eingedickte Saft der Blätter von Aloearten, *Rhizoma Rhei*, der Wurzelstock des tibetanischen Rhabarbers.

Darunter finden sich uralte Drogen wie Rhizoma Rhei, das in China längst vor Beginn unserer Zeitrechnung in Gebrauch war, oder Aloe, die schon von den alten Babyloniern und Ägyptern benutzt wurde. Diese Gruppe von Abführmitteln ist dadurch ausgezeichnet, daß nur *selten Gewöhnung* eintritt.

Diese Drogen enthalten als wirksame Bestandteile in wechselnden Mengen Glykoside von Emodinen, d. h. von Anthrachinonabkömmlingen, neben freien Emodinen. Nach neueren Untersuchungen sind die *Anthrachinonglykoside* wegen ihrer guten Wasserlöslichkeit, Resorbierbarkeit, auch ihrer Latenzzeit von etwa 8 Std., die erwünschten Stoffe in den Drogen, die *Emodine*, wegen ihrer Neigung Erbrechen und Koliken herbeizuführen, die unerwünschten Bestandteile.

Für die Kreuzdornbeere wurde letzthin nachgewiesen, daß die Glykoside bei der Reifung der Beere, aber auch z. B. bei ungeeigneten Trockenverfahren durch Fermentwirkung gespalten werden (A. GRAHLE). Die Fermente können in diesem Falle auch noch im Darm freie Emodine abspalten. Die Glykoside werden als solche rasch in das Blut übergehen; sie entfalten ihre Hauptwirkung, die Steigerung des peristaltischen Reflexes, vom Blute aus; die *Emodine* dagegen sind in der sauren Reaktion des Magens unlöslich. Sie gehen vielmehr erst in der alkalischen Reaktion des Darmes in Lösung. Auch die Galle trägt zu ihrer Löslichkeit bei, so daß ihre *örtliche Wirkung* erst in den tiefer gelegenen Darmabschnitten einsetzen kann. Es wirken z. B. auch synthetisch dargestellte Stoffe, wie das 1,8-Dioxyanthrachinon offiz. (Istizin).

Sowohl Emodine wie Glykoside gehen zum Teil als Chrysophansäuren in den Urin über. Auf Zusatz von Alkali wird dann der Urin blutigrot, besonders nach Rhabarber und Senna, was bei Unkundigen oft zu Verwechslung mit Blutungen in den Harnwegen geführt hat.

Genauso verhält sich der Santoninharn (s. S. 403). Schüttelt man indessen die sauren Harn mit Äther, so gehen nur die Emodinabkömmlinge in diesen über und färben ihn gelb, nach Alkalizusatz rot. Der Farbstoff des Santoninharns geht nicht in den Äther über.

Emodin

Die Hauptwirkung der Emodine ist eine Reizung der Dickdarmschleimhaut. Die Glykoside dagegen wirken nach Resorption auch unmittelbar auf die Darmmuskulatur. Bestimmte Handelsformen dieser Glykoside, wie Peristaltin aus

Cascara Sagrada und das entharzte Stoffgemisch Sennatin aus Folia Sennae, werden daher auch für die subcutane und die intravenöse Injektion empfohlen, die in seltenen Fällen indiziert ist.

Aus dem Vorausgehenden erklärt es sich auch, daß nach allen Stoffen der Anthrachinongruppe, stärker allerdings nach freien Emodinen, kolikartige Schmerzen entstehen können. Anschließend an eine starke Abführwirkung kommt es außerdem häufig zu atonischen Zuständen der Darmmuskulatur mit Flatulenz und dyspeptischen Beschwerden. Die Stoffe dieser Gruppe werden daher öfters mit karminativ wirkenden Mitteln, Fenchel, Ingwer oder mit dem spasmolytisch wirkenden Bittersalz, auch mit Atropin kombiniert.

Die heimische Droge dieser Gruppe ist **Cortex Frangulae,** die abgelagerte Rinde des Faulbaums (Rhamnus frangula). Sie ist auch als Fluidextrakt beliebt (DAB.). E.D. 10—40 Tropfen. Die unreifen, noch grünen Steinfrüchte liefern vollwertigen Ersatz (JARETZKY).

> **Rp.** Decoct. Cort. Frangulae 15,0:180,0
> Sirup. Rhei ad 200,0
> M.D.S. 1—3 Eßlöffel abends zu nehmen.

Abführende Emodinderivate finden sich auch in anderen Rhamnusarten, so in Rhamnus cathartica (Kreuzdorn), und zwar auch in den Beeren. Der aus *Kreuzdornbeeren* (Fructus Rhamni catharticae E.D. 0,3 g) hergestellte *Sirupus Rhamni catharticae* (E.D. 10,0 cm³) ist in Deutschland offizinell. Von ausländischen Rhamnusarten ist der amerikanische Faulbaum (Rhamnus Purshiana) zu erwähnen, aus dessen Rinde ein als *Cascara Sagrada* bezeichnetes Extrakt hergestellt wird. Die wirksame Dosis dieses Extraktes beträgt 0,3 g. Gewöhnlich wird es als Fluidextrakt (E.D. 1 cm³) verschrieben.

> **Rp.** Extract. Cascarae Sagradae fluid.
> Sirup. Aurantii
> Aqu. dest. āā 15,0
> S. 1—2 Teelöffel abends.

Von ausländischen Drogen der Anthrachinongruppe werden besonders Sennesblätter **(Folia Sennae)** von Cassia angustifolia und C. acutifolia verwandt (Normdosis 2,0 g). Diese enthalten eine langsam (in etwa 8 Std.) und eine schnell (in 1—2 Std.) wirkende Fraktion von Anthrachinonglykosiden, die im Dünndarm resorbiert und unter Auftreten des wirksamen Emodins im Dickdarm wieder ausgeschieden werden (STRAUB). Die gereinigten Sennoside sind z. B. enthalten im *Sennatin*, das zur i.m. Injektion verwendet werden kann. 1,0 cm³ entspricht 0,5 g Folia Sennae; E.D. 3—5 cm³ bei postoperativer Darmlähmung. Zur Herstellung eines abführenden Tees nehme man 1 Eßlöffel Blätter auf 1 Tasse Wasser und brühe kurz auf. Gerade Sennesblätter führen leicht zu *kolikartigen Schmerzen*, werden daher besonders gern kombiniert, um solche Spasmen zu verhindern, was schon durch einfache Zugabe von Bittersalz gelingt. Sennesblätter sind auch in vielen offizinellen Zubereitungen enthalten, so im *Infusum Sennae compositum* (Wiener Trank) DAB. (bestehend aus Fol. Sennae, Tartarus natronatus, Natrium carbonicum, Manna und Spiritus Vini (teelöffelweise bei Kindern, eßlöffelweise bei Erwachsenen; der Trank ist nach amtlicher Vorschrift in Fläschchen luftdicht abzufüllen), im *Sirupus Sennae* (E.D. 10 cm³), im *Electuarium Sennae DAB.* (Sennalatwerge, die Sennesblätter in Tamarindenmus und Zuckersirup aufgenommen enthält; ½—1 Teelöffel bei Kindern); im *Pulvis Liquiritiae compositus* DAB. (KURELLAsches Brustpulver), das neben Sennesblättern auch Fenchel, gereinigten Schwefel, Süßholz und Zucker enthält. (1 Messerspitze bei Kindern, 1—2 Eßlöffel bei Erwachsenen.)

Ein beliebtes Abführmittel ist auch **Aloe**, der durch Kochen eingedickte Saft der Kap-Aloe (A. ferox u. a.); es wirkt durch seinen Aloingehalt. In kleinen Gaben (0,01—0,05 g) wirkt Aloe als Bittermittel. Wegen seiner reinen Dickdarmwirkung entfernt Aloe (E. D. abends 0,05—0,3 g in Pillen) immer nur den schon eingedickten Kot, hat also eine rein laxative Wirkung; außerdem hat Aloe den Vorzug, daß eine Gewöhnung meist auch bei längerem Gebrauch nicht eintritt, was zu seiner Verarbeitung in vielen Geheimmitteln beigetragen hat. Bei Gallenverschluß soll Aloe unwirksam sein, solange die Entleerungen tonfarbig sind, als Zeichen, daß die Lösung des wirksamen Glykosids erst unter dem Einfluß der Gallensäuren vor sich geht. Dieser Stoff ist etwas stärker reizend als die übrigen Abführmittel dieser Gruppe, sogar örtlich entzündungserregend und führt zu besonders starker Blutüberfüllung im kleinen Becken (cave Schwangerschaft, Hämorrhoiden und alle entzündlichen Zustände der Bauchhöhle und der Nieren). Rp.: *Pilulae aloeticae ferratae* DAB. (eisenhaltige Aloepillen), 3 mal täglich 1—3 Pillen, auch bei Amenorrhoe, die im Gefolge von Krankheiten, nicht durch Schwangerschaft, entstanden ist. Aloe ist auch in verschiedenen offizinellen Zubereitungen, z. B. in den *Pilulae laxantes*, enthalten. Letale Dosis von Aloe etwa 8—10 g.

Eine besondere Wirkung besitzt **Rhizoma Rhei,** der Wurzelstock des tibetanischen Rhabarbers, der heute auch in Deutschland angebaut wird. Er enthält Anthrachinonglykoside und Gerbsäureglykoside. Daher wirkt er in kleinen Dosen bei Gastritis und dyspeptischen Beschwerden adstringierend, wirkt auch als Stomachicum und bei leichten Diarrhöen stopfend (Dosis 0,1—0,3 g).

Rp. Bismut. subnitric.
Rhizom. Rhei a̅a̅ 5,0
Natr. bicarbon. 20,0
M.D.S. 3mal täglich eine Messerspitze. — NB. Auch kurz als ,,*Pulvis stomachicus* RF.'' zu verordnen.

In großen Dosen (0,5—1,0—2,0 g) ist er ein mildes Abführmittel. Wegen des Gerbstoffgehaltes ist er als solches etwas unsicher.

Rp. Rhizom. Rhei pulv. 6,0
Glycerini 2,0
Mass. pil. q. s. f. pil. Nr. XXX
S. Abends 2—4 Pillen.

Phenolphthalein, der bekannte Farbstoffindicator, ein in Wasser fast unlösliches, daher geschmackloses Pulver, löst sich unter Mitwirkung der Gallensäuren in der Alkalescenz des Darmes und entfaltet nach etwa 6 Std. durch milde Entzündungserregung seine abführende Wirkung. Gelegentlich wurden Nierenreizung, aber keine Verstärkung einer bestehenden Albuminurie beobachtet; in den USA gilt es als die gewöhnlichste Ursache einer Arzneimittel-Allergie (FEINBERG); dem Patienten sollte die Warnung mitgegeben werden, daß er sofort absetzen muß, falls Hautausschläge auftreten; es bei Verdacht auf Appendicitis anzuwenden, ist ein Kunstfehler wie bei allen anderen Abführmitteln (s. S. 395); bei empfindlichen Personen kann exzessive Darmentleerung und Kolik auftreten. Es ist als *Purgen* im Handel, aber auch in einer ganzen Reihe von Spezialpräparaten enthalten, worauf wegen der möglichen Nebenwirkungen zu achten ist (E.D. 0,06 g). — *Isazen* (Diaethyldioxyphenylisatin) ist ein Abkömmling des Phenolphthaleins und 17 mal wirksamer als dieses.

Abkömmlinge von Phenolphthalein werden vielfach zu diagnostischen Zwecken verwendet, so das Jodderivat zur Cholecystographie (s. S. 76), Phenolsulfophthalein (E.D.

6 mg als Na-Salz i.v. oder i.m.) zur Nierenfunktionsprüfung, Bromphthalein zur Leberfunktionsprüfung.

Paraffinum liquidum (Paraffinöl) besitzt laxierende Wirkung (1—3 Eßlöffel) durch Emulgierung im Darminhalt; es verhindert dadurch ein Festwerden des Kotes bei seiner Eindickung im Dickdarm. Auch können die feinen Paraffintröpfchen an der Oberfläche der Kotballen als *Gleitmittel* dienen; es kann andererseits durch den geschlossenen Anus hindurchsickern. Wie die pflanzlichen und tierischen Fette und Öle besitzt auch Paraffinöl ausgesprochen *reizmildernde* (s. S. 123), daher spasmolytische Eigenschaften, was bei bestimmten, mit örtlichen Entzündungsvorgängen einhergehenden Formen der spastischen Obstipation von Wichtigkeit sein kann. Es ist auch enthalten in *Paraffinum aromaticum* R. F., Mitilax u. a. (eßlöffelweise mehrmals täglich). Die Angabe, daß die Resorption von Vitamin A und von anderen fettlöslichen Vitaminen durch Paraffine gehindert wird, trifft nach neuen Untersuchungen nur für Carotin zu. Dagegen kann Paraffin einzelne giftige lipoidlösliche Stoffe wie Kresol in sich aufnehmen und dadurch unschädlich machen.

Phenolphthalein

Anhang

Abführende Klistiere finden in der Praxis weiteste Anwendung. Ihr Hauptanwendungsgebiet ist die *Dyschezie* (s. S. 383). Die üblichen Klysmata sind auch harmlos, teils wegen der Indifferenz der zugeführten Stoffe, teils aber, weil nur der kleinste Teil des Darmschlauches überhaupt in Mitleidenschaft gezogen wird.

Zum Zwecke der Darmspülung kommt nur der einfache *Wassereinlauf* mit angewärmtem Brunnenwasser in Frage. Zusatz von etwas Seife kann erwünscht sein, da hierdurch die Darmwand leicht gereizt und die Kotballen schlüpfrig gemacht werden; stärkere Seifenlösung kann beträchtliche Reizwirkung entfalten. Abkochung von *Kamillenblüten* wird angewandt, sofern bereits ein entzündlicher Vorgang im Enddarm vorliegt. Bei stärkerer Verstopfung ist der *Öleinlauf* besser wirksam ($^1/_2$ l Olivenöl, Rüböl u. a. als Klysma), und zwar wegen der stärkeren Schmierwirkung. Von chirurgischer Seite wird auch ein *Kochsalzeinlauf* empfohlen: 200 cm³ einer 15%igen Kochsalzlösung, hoch in den Mastdarm eingeführt, wirken in 2—5 min, spätestens in 15 min abführend, ausgenommen bei Darmverschluß. Dieses Verfahren besitzt gleichfalls auch *starke* örtliche Reizwirkung. Stärker reizen soll der *Glycerineinlauf* (2—5 cm³ in Suppositorien oder als Klysma), der infolge der starken örtlichen Wasserentziehung auf die Darmschleimhaut einwirkt und Peristaltik auslöst. Für den gleichen Zweck werden bei Kindern auch *Seifesuppositorien* (mit Sapo medicatus) empfohlen; sie sind wegen beträchtlicher Reizwirkung nur kurzfristig anzuwenden. Neuerdings sind beachtenswerte CO₂-entwickelnde Suppositorien im Handel.

An dieser Stelle sei erwähnt, daß die einzigen Nahrungsmittel, die in den unteren Darmpartien resorbiert werden, dargestellt werden durch *Aminosäuren, einfache Zucker, Alkohol.*

δ) Drastica und andere seltener gebrauchte Abführmittel

Eine letzte Gruppe enthält die stark **entzündungserregenden Abführmittel.** Zwar findet sich eine ganze Skala mit steigender Wirkungsintensität, angefangen mit mild, durch Reizung der sensiblen Nerven wirkenden Stoffen (Schwefel und Ricinusöl) zu den mittelstarken (Kalomel, anthrachinonhaltige Drogen, Phenolphthalein), die schon unangenehmere, entzündliche Wirkungen haben können, bis zu den drastisch wirkenden Stoffen.

Doch erst diese letzte Gruppe wirkt allein durch ihre entzündungserregende Eigenschaft, und es können durch sie höchste Grade der Darmentzündung mit Kolikschmerzen, Hyperämie, wäßrigen Entleerungen u. a. herbeigeführt werden. Die Stoffe dieser Gruppe sind daher besonders vorsichtig zu dosieren. Um Schmerzen vorzubeugen, werden die Mittel oft mit Belladonna kombiniert.

Die *drastisch wirkenden Abführmittel Crotonöl* (E.D. $^1/_5$ Tropfen $= 0,01$ g) *Tubera Jalapae* (E.D. 0,5 g), *Podophyllinum* (E.D. 0,01—0,05 g) und *Extractum Colocynthidis* (E.D. 0,015 g) können in seltenen, besonders hartnäckigen Fällen von Nutzen sein. In Kombination mit anderen Abführmitteln findet sich das eine oder andere in Präparaten, wie Pilulae laxantes R.F. und Pilulae laxantes fortes R.F. oder wie *Chologen* (s. S. 379).

Die Tätigkeit des Darmes ist im besonderen Maße abhängig vom Zustand des Parasympathicus. Zu den häufigen Symptomen der Vagotonie gehört auch die *spastische Obstipation*; ihr spezifisches Medikament ist Extractum Belladonnae, entweder allein oder besser in Kombination mit den eigentlichen Abführmitteln. Es ist, am besten in Form von Zäpfchen, auch bei *Tenesmen* wirksam (Dosis 0,05, s. S. 270).

Merkwürdigerweise hat Belladonna auch eine gewisse Wirkung bei atonischer Obstipation, und zwar durch Erregung des autonomen AUERBACHschen Plexus. Wirksamer bei Atonie sind indessen *Prostigmin* (s. S. 259) sowie *HHL-Präparate* (s. S. 103); sie können in üblicher Dosis miteinander kombiniert werden; sie sind auch beim Meteorismus wirksam (s. aber S. 260).

ε) Anwendung der Abführmittel

Das Hauptanwendungsgebiet der Abführmittel ist die akute und chronische Obstipation. Man benützt sie indessen auch bei vielen anderen Zuständen, so bei Kongestionen der Leber und der Gallenblase. Hier spielen die Sulfate eine besondere Rolle, da sie nicht nur die Gallenblase reflektorisch entleeren, sondern gleichzeitig durch verstärkte Tätigkeit des Duodenums den Widerstand des ODDIschen Sphincters vermindern.

Abführmittel dienen weiter zur Unterstützung der Entfettungskuren, zur Entleerung des Darms bei beginnenden Darminfektionen, zum Herausbefördern von Giften, Fäulnisprodukten, Darmgasen, sowie von tierischen Parasiten zur Unterstützung der Anthelminthica. Die Obstipation kann auch Hämorrhoidalbeschwerden auslösen oder verschlimmern. (Pulvis haemorrhoidalis R.F., das hauptsächlich Schwefel und Sennesblätter bzw. Faulbaumrinde enthält.) Eine erschwerte Defäkation kann bei Herz- und Gefäßerkrankung gefährlich sein.

Nach alter ärztlicher Erfahrung läßt sich auch im Beginn von Allgemeininfektionen, wie bei der Angina, durch Ableitung auf den Darm gelegentlich eine günstige Wirkung erzielen. Für Kinder und Jugendliche wird hier Magnesium citricum effervescens DAB. 6 besonders empfohlen, das unklare cerebrale Erscheinungen schnell beseitigen kann (KRECKE). Ödeme können auf den Darm abgeleitet werden. Andererseits können *schwere Wasserverluste* u. a. auftreten; die Milchsekretion kann zum Stillstand kommen. Die *Resorption der Nahrungsmittel* im Darmkanal, aber auch die Resorption von Calcium, Eisen, Vitaminen u. a. kann beträchtlich gestört werden, was zu Abmagerungskuren verwendet worden ist; in einem extremen Fall hat man sogar Hypoproteinämie beobachtet (SALTER).

Bei allen stärker wirkenden Abführmitteln muß man mit *Nebenwirkungen* rechnen. Die erhöhte Darmtätigkeit ist fast regelmäßig gefolgt von einer Parese des physiologischen Darmtonus, besonders im Gebiet des Colons. Sie kann 2—3 Tage anhalten und ist häufig mit Flatulenz, Meteorismus und dyspeptischen Beschwerden verbunden. In dieser Hinsicht muß auf eine amerikanische

Statistik verwiesen werden, derzufolge die Operationsmortalität bei akuter Appendicitis durch Verordnung von Abführmitteln erheblich verschlechtert wurde. Bei Nichtgebrauch von Abführmitteln ereignete sich 1 Todesfall auf 96 Appendektomien; nach einem Abführmittel stieg die Mortalität auf 1:11 und nach mehreren Abführmitteln auf 1:4. Dabei ist gleichzeitig zu berücksichtigen, daß beim Warten auf die Abführwirkung wertvolle Zeit verlorengeht.

Daher sollte allen Abführmitteln die *Warnung* mitgegeben werden: Nicht anwenden bei Bauchschmerzen (Magenschmerz, Krämpfe, Koliken), Nausea und Erbrechen oder wenn andere Zeichen von Appendicitis vorliegen!

Chronischer Gebrauch der Abführmittel hat zunehmende *Darmträgheit* und *Angewöhnung* zur Folge. Auch gibt es Abführmittel mit besonderen Gefahren: Anthrachinonderivate und besonders die Drastica können zu schweren entzündlichen Veränderungen führen, die reflektorisch auf die benachbarten Beckenorgane überspringen (cave Schwangerschaft). Bei Undurchgängigkeit des Darms kann durch Kalomel eine akute, bei wiederholtem Gebrauch eine chronische Sublimatvergiftung gesetzt werden. Nach längerem Gebrauch von Atropin sind Fälle von Megacolon beschrieben worden. Phenolphthalein besitzt in seltenen Fällen eine toxische Nierenwirkung. Wegen der angerichteten Schäden hat die Pharmakopoe der USA Crotonöl und Coloquinten nicht mehr aufgenommen.

c) Stopfmittel

Die akute und chronische Diarrhoe entsteht gelegentlich allein durch *Störung der Motilität*. Auch isolierte Störungen der *Darmsekretion* und der *Resorptionsvorgänge* können vorliegen. Am häufigsten sind alle drei Faktoren gleichzeitig mehr oder minder beteiligt.

Die Ursache der Diarrhoe kann in einer falschen *Ernährung* liegen. Extreme Zustände dieser Art sind die Fettdiarrhöen bei Sprue und bei der HERTERschen Krankheit des Kindes (s. S. 461). Eine Diarrhoe kann hormonal bedingt sein wie bei BASEDOW und ADDISON und in gewissem Sinne auch bei der perniziösen Anämie. Auch gibt es eine *nervöse* Form der Diarrhoe.

Häufig entsteht die Diarrhoe durch *entzündungserregende chemische Stoffe*. Diese können sich bei Störungen der Verdauung bilden *(gastrogene Diarrhoe)*; die Diarrhoe kann dann auf Salzsäure reagieren. Sie kann andererseits durch *Hyperacidität* entstehen. Auch können *entzündungserregende* anorganische und organische Gifte mit der Nahrung eingeschleppt werden. Am häufigsten ist jedoch die durch *Bakterien* und *Bakterientoxine* herbeigeführte Diarrhoe.

Die Diarrhoe kann in vielen Fällen als ein zweckmäßiger Vorgang zur Ausscheidung der eingedrungenen oder im Darm selber entstandenen, von den alten Ärzten als Materia peccans bezeichneten Schädlichkeiten aufgefaßt werden; solange sie in mäßigen Grenzen bleibt, kann es unzweckmäßig sein, sie zu bekämpfen. Bei akuten und entzündlichen Darminfektionen werden sogar häufig Abführmittel gegeben, um die bestehende Diarrhoe noch zu verstärken und die Schädlichkeit schneller herauszubefördern. Die Hauptgefahr bei schwerer Diarrhoe besteht im *Verlust* von *Wasser*, Na^+-, K^+-, Cl^-- und HCO_3^--Ionen (siehe S. 26). Die einsetzende Stoffwechselstörung äußert sich neben *Exsiccose* im Auftreten von intermediär gebildeten Fettsäuren und in schwerer *Acidosis*, die mit Hilfe von Traubenzucker und Insulin bekämpft werden kann. Anhaltenden Diarrhoen können sich weitere Folgen wie *Unterernährung* und wie *mangelnde*

Resorption lebenswichtiger Stoffe, z. B. von Gallensäuren, Vitaminen, Eisen, Kalk u. a. anschließen. Besonders bei Sprue und Cöliakie beobachtet man Diarrhoen mit erheblichen Kalkverlusten, da sich unlösliche Calciumsalze der Fettsäuren bilden, was zum Absinken des Blutkalks und zu Tetanie führen kann.

Die zweckmäßige Behandlung einer Diarrhoe ist offensichtlich ganz verschieden, je nach der *Ätiologie.* Liegt die Ursache in Ernährungsstörungen, in hormonalen oder nervösen Einflüssen, handelt es sich um gastrogene Diarrhoen oder um die Folgen einer schweren Verstopfung, aus der sich eine Schleimhautentzündung entwickelt, so sind die entsprechenden ätiologischen Maßnahmen angebracht. Auch hängen die diätetischen Maßnahmen davon ab, ob eine Gärungs- oder eine Fäulnisdiarrhoe vorliegt.

Wegen der Häufigkeit bakterieller Infektionen reagiert die Diarrhoe in der überwiegenden Mehrzahl der Fälle auf *Sulfonamide* vom Typus des Sulfapyrimidins (s. S. 560) oder auf *Antibiotica* (s. S. 572). Bei einzelnen Protozoenerkrankungen des Darmes ist gleichfalls eine ätiologische Therapie angebracht, so bei der Amöbenruhr (*Emetin, Resochin, Yatren,* Spirocid u. a.).

Häufig ist eine ätiologische Behandlung der Infektion nicht möglich. Hier muß man sich nach anderen Verfahren umsehen, um die Bakterien, die entzündungserregenden Bakterientoxine und abnormen Fäulnis- und Gärungsprodukte unschädlich zu machen. Hierzu steht neben der *Diättherapie* die *Adsorptionstherapie* mit Hilfe von *Kohle* und *Bolus alba* (s. S. 118) zur Verfügung.

Die symptomatische Behandlung der Diarrhoe erfolgt mit *Schleimstoffen* (s. S. 117), Kalkpräparaten (s. S. 563), *Gerbstoffen* (s. S. 449) oder *Wismutsalzen* (s. S. 365). Bei gesteigerter Motorik können Belladonnaalkaloide (s. S. 269) und Spasmolytica wie Papaverin (s. S. 309) indiziert sein. Die sicherste Ruhigstellung erzielt man, sofern ärztlich begründet, mit *Opium* (s. S. 228).

Rp. Extract. Opii 0,025
     Extract. Belladonnae 0,015
     Ol. Cacao q. s. f. supp.
     Dent. tal. Dos. Nr. V.
     S. bei Schmerzen 1—2 Stuhlzäpfchen einzuführen. — NB. Wichtige Formalitäten
     s. S. 232.

Ergänzungsteil
Pankreaspräparate

Die Verdauungssäfte der Pankreas- oder Bauchspeicheldrüse werden bekanntlich durch zwei Ausführungsgänge abgegeben (Ductus Wirsungi et Santorini). Die Gesamtmenge wird auf 1000—1500 cm³ geschätzt. Die Sekretion ist von nervösen Einflüssen abhängig, steht aber hauptsächlich unter dem hormonalen Einfluß des Sekretins. Nach bestimmten Gewürzen, wie Senf, und nach Alkohol tritt ebenfalls vermehrter Saftfluß ein.

Pankreassaft enthält Lipase, Ptyalin, Trypsin und andere Fermente von untergeordneter Bedeutung. Die Produktion dieser Enzyme wird reguliert durch das *Pankreozymin,* ein Hormon der Duodenalschleimhaut. Diese Einzelfermente werden durch die Enterokinase der LIEBERKÜHNschen und BRUNNERschen Drüsen aktiviert. Bei Verlegung eines der beiden Ausführungsgänge erfolgt eine Mehrförderung durch den anderen. Eine schwere Verdauungsstörung ist daher nur bei Verlegung beider Gänge und bei der chronischen Pankreatitis und der Pankreasfibrose zu erwarten. In solchen Fällen werden 30—70% der Proteine und 40—60% der Fette nicht verdaut, während die Stärkeverdauung weiterhin nahezu vollständig vor sich geht.

Bei Pankreas-Insuffizienz ist außer dem Verlust an Eiweiß, Kohlenhydraten und Fetten der Verlust an Vitaminen (A, D, E, K) und an Calciumsalzen mit entsprechenden Mineralverlusten im Knochensystem zu berücksichtigen. Dieses und die gewöhnlich einsetzende Diarrhoe erinnern an Sprue.

Die Behandlung der Pankreasinsuffizienz erfolgt durch Zufuhr der fehlenden Pankreasfermente, die sich aber nur z. T. durch *Festal, Pankreon* u. a. ersetzen lassen; Pankreaspräparate sind andererseits durchaus zweckmäßig zur Vorverdauung von Proteinen und Fetten, z. B. bei Achylie und bei Verdauungsstörungen nach schwer verdaulicher und blähender Kost, auch bei Meteorismus. In saurem Medium sind sie bekanntlich unwirksam, ja die eiweißhaltigen Fermente werden im sauren Magensaft teilweise zerstört und müssen daher geschützt werden (durch besondere Überzüge, durch Geloduratkapseln, durch Tanninzusatz u. a.).

Die heute im Handel befindlichen Pankreaspräparate sind meistenteils nach Fermenteinheiten standardisiert. So enthält z. B. das verbesserte Pankreon 5 Lipase-, 18 Amylase- und 28 Trypsineinheiten nach WILLSTÄTTER.

Festal, ein Enzympräparat mit festem Gehalt an Pankreas — Lipase — Amylase — Protease neben Hemicellulase, wird in Dragées verabreicht (3 mal täglich 1 Dragée unzerkaut unmittelbar nach den Mahlzeiten).

Pankreon enthält die Hauptfermente des Pankreassaftes unter Zusatz von Tannin zur Erhöhung der Haltbarkeit gegen die Magensäfte (2,5 mg je Tablette). Man verabfolgt 3 mal täglich 3 Tabletten zu 0,25 g bzw. Pankreon-Dragées nach den Mahlzeiten.

d) Wurmmittel (Anthelminthica)

α) Allgemeines

Die Infektion mit Eingeweidewürmern ist sehr weit verbreitet und hängt zusammen mit Lebens- und Ernährungsgewohnheiten.

Die Entstehung der Wurminfektionen. Ursache im weiteren Sinne der landläufigen Wurminfektionen bildet eine *ungekochte oder nicht genügend gekochte Nahrung* — Fleisch bei bestimmten Bandwürmern und bei Trichinosis — Fisch bei Fischbandwurm (Dibothriocephalus latus) und bei Infektion mit Katzenleberegeln (Opisthorchis) sowie chinesischen Leberegeln (Clonorchis) — Salate, Erdbeeren und andere möglicherweise mit menschlichem Kot verunreinigte Nahrungsmittel bei Ascariden, Oxyuren, Hundebandwurm und Peitschenwürmern. Ein Spezialfall ist der Hundebandwurm, der als Finne (Echinococcus) bei innigem Kontakt mit Hunden auf den Menschen übergehen kann.

Bei einigen tropischen Wurmkrankheiten, die gleichzeitig mit bestimmten Klimaeigenschaften zusammenhängen, kommt die Infektion dadurch zustande, daß sich die Wurmlarven aktiv in die Haut des Menschen einbohren. Das ist besonders der Fall bei den Hakenwürmern (Ankylostoma, Necator), bei Strongyloides und bei den Bilharzien. Beim Medinawurm, sowie gelegentlich bei Bilharzien, erfolgt die Infektion durch das Trinkwasser.

Auch eine *qualitativ unzureichende Ernährung*, wie in Kriegszeiten, kann zu einer erhöhten Anfälligkeit gegen Wurminfektionen führen, wobei man besonders Mangel an Vitamin A und B$_1$ beschuldigt. Umgekehrt beruht wohl die anthelminthische Wirkung des ersten Weideganges im Frühjahr bei der Magenwurmseuche der Schafe auf verstärkter Vitaminzufuhr. Auch beim Menschen kann eine plötzliche Umstellung der Ernährung, z. B. auf vegetarische Kost bestimmter Zusammensetzung, massenhaft Ascariden abtreiben. Bei vielen Wurminfektionen sind *Immunitätsvorgänge* nachweisbar.

In allen Fällen sind die Wurminfektionen mit *mangelhaften hygienischen Zuständen* verbunden. Bei jeder Wurmbekämpfung zu berücksichtigen sind daher: die Art der Düngung, die Bauart und die Lage der Latrinen, die Verteilung der Abwässer, der Zustand des Schuhwerks bei Infektionen, die durch die Haut erfolgen, Sauberkeit der Analgegend bei Oxyureninfektion. Entscheidende hygienische Bedeutung hat die *Vernichtung der Wurmeier*; diese kann nicht durch Desinfektionsmittel, wohl aber durch Erhitzung auf über 55° erreicht werden.

Wahl des Wurmmittels. Da wir zwar spezifische Mittel gegen einzelne Wurmarten, nicht dagegen ein universelles Wurmmittel besitzen, so ist Ausgangspunkt jeder Wurmbehandlung die *Diagnose der Parasiten*, entweder an abgegangenen Exemplaren oder Stücken von ihnen, oder häufiger durch Diagnose der Wurmeier. Auch sind in jedem Falle der Sitz der Infektion, die Lebensgewohnheiten dieser Parasiten u. a. zu berücksichtigen, wenn eine Reinfektion vermieden werden soll.

Wegen der Spezifität der gebräuchlichen Wurmmittel, die nur gegen ganz bestimmte Parasiten wirksam sind, spielt die *Wahl des geeigneten Wurmmittels* und des dazugehörigen *Abführmittels* eine ausschlaggebende Rolle. Ebenso wichtig aber ist die richtige *Vorbereitung des Patienten* zur Wurmkur, die genaue *Kenntnis der Dosis* sowie die Berücksichtigung der *Nebenwirkungen* und *Gegenindikationen* des Wurmmittels.

Bei größeren Darmwürmern läßt sich der handgreifliche Erfolg einer Wurmkur leicht feststellen. Es ist daher nicht verwunderlich, wenn die heute gebräuchlichen Wurmmittel zum Teil zum ältesten Menschheitsbesitz gehören, ja, es gibt z. B. in Ostafrika Völkerschaften, die über Dutzende der verschiedensten anthelminthischen Pflanzen verfügen, deren wissenschaftliche Auswertung noch gar nicht begonnen hat. Es gibt zum Abtreiben von lockersitzenden Würmern einige weitgehend harmlose oder völlig unschädliche Mittel, die von alter Zeit her bekannt sind wie Karotten, rohe Zwiebeln, Kürbiskerne. Erst in allerletzter Zeit sind weitgehend harmlose synthetische Wurmmittel (Egressin, Piperazin, Atebrin u. a.) bekannt geworden.

Den Beginn einer *naturwissenschaftlichen Prüfung der Wurmmittel* stellt eine Arbeit aus dem BUCHHEIMschen Institut in Dorpat dar, in der die Wirksamkeit der Farnkrautwurzel bei der Tänieninfektion der Hauskatze beschrieben wird (CARLBLOM 1866). Leider ist dieser rationelle Weg der Forschung wieder verlassen worden, und man hat sich jahrzehntelang damit begnügt, an Schweineascariden, die man aus dem Schlachthof holte, oder an kleinen Fischen, Strudelwürmern, Wasserflöhen u. a. die Wurmmittel zu testieren. Für bestimmte Zwecke kann das wichtig sein; die vermifuge Wirkung des Santonins z. B. läßt sich ausgezeichnet am Regenwurm demonstrieren. Eigentliche Fortschritte indessen wurden erst erzielt, als nordamerikanische Forscher die Methoden der Chemotherapie auf die Darmparasiten übertrugen (HALL, LAMSON, FAUST u. a.). Aus solchen Versuchen wird die Spezifität der Wirkung der verschiedenen Wurmmittel klar ersichtlich. Besondere Verdienste in dieser Hinsicht hat ERHARDT.

Beim heutigen Stande der Wissenschaft läßt sich der Wert eines Wurmmittels ermessen an seiner *chemotherapeutischen Breite*, wobei etwa Werte von 1:10 bis 1:20 oder mehr als Zeichen eines guten Wurmmittels gelten können, während Stoffe, die eine geringere therapeutische Breite besitzen, mehr als Notbehelf zu beurteilen sind oder wie Atebrin mit Duodenalsonde appliziert werden. Jedoch muß in jedem Fall die *Giftwirkung beim Menschen als vordringlich* berücksichtigt werden. Daher empfehlen sich z. B. Hexylresorcin bei Ascarideninfektion, Filixextrakt bzw. Atebrin bei Tänieninfektion. Bei Ankylostomiasis sind alle bisher auf dem Markt befindlichen Wurmmittel als unzureichend anzusehen, da sie wegen ihrer Toxicität nicht genügend hoch dosiert werden können, um eine 100%ige Abtötung der Hakenwürmer herbeizuführen. Auch für Oxyureninfektionen des Menschen ist das Optimum noch nicht völlig erreicht.

Die Giftigkeit der Wurmmittel. Bei allen Wurmmitteln muß die drohende Vergiftungsgefahr berücksichtigt werden. Nicht jeder Wurmträger ist ein Kranker. Oft hat sich der Organismus so an seinen parasitischen Gast gewöhnt, daß keine Krankheitszeichen auftreten. Es kann besser sein, die Parasiten unbehandelt zu lassen, als das Risiko einer Wurmkur auf sich zu nehmen. Besonders Schwächezustände bei alten und dekrepiten Personen oder bei Kindern verbieten häufig eine Wurmkur. Auch die Schwangerschaft ist nicht die richtige Zeit, um Eingeweidewürmer auszutreiben, wenn dies nicht mit wenig eingreifenden Verfahren möglich ist.

Die *Toxicität* wird *stark* erhöht durch gleichzeitigen *Fettgenuß*, da alle Wurmmittel in Gegenwart von Milch, Fetten und Ölen rascher resorbiert werden; eine ähnliche Rolle spielt der *Alkoholgenuß*; viele Todesfälle der Literatur sind auf gleichzeitigen Alkoholgenuß zurückzuführen, besonders nach Filix und Tetrachlorkohlenstoff. Die Toxicität wird durch Verordnung von Abführmitteln in hoher Dosis und zur richtigen Zeit erniedrigt. Der früher vor der Wurmkur eingeschobene Hungertag ist wegen der erhöhten Vergiftungsgefahr nicht zu empfehlen, knappe Ernährung jedoch nützlich.

Die Bedeutung des Abführmittels. Bei den gebräuchlichen Wurmmitteln liegt die therapeutische Dosis hart an der toxischen Grenze, man muß daher nicht nur alle Nebenumstände berücksichtigen, die die *antiparasitäre Wirkung* verbessern, sondern man muß gleichzeitig bestrebt sein, die *Toxicität zu verringern.* In beiden Richtungen ist die Wahl des Abführmittels von höchster Bedeutung. Man sollte aus dem gleichen doppelten Grunde auch die Maßnahmen beim Versagen des Abführmittels vorher genau ins Auge fassen (mechanische Entleerung

Tabelle 5. *Vergleichende Übersicht über die chemotherapeutische Breite der gebräuchlichen Wurmmittel bei der Hakenwurm-, Spulwurm- und Bandwurm-infektion der Katze und der Oxyureninfektion des Kaninchens*

Sämtliche Wurmmittel wurden mit der Schlundsonde einmal per os gegeben. Die Dosen beziehen sich auf 1 kg Lebendgewicht des Versuchstieres. ? = das Mittel wirkt in der angegebenen Dosis nur bei einem Teil der Versuchstiere zu 100%; — = das Mittel wurde nicht untersucht. (Nach EICHHOLTZ und ERHARDT)

Wurmmittel	Tödliche Dosis für die Katze	Bandwurm wirksame Dosis	Bandwurm Breite	Spulwurm wirksame Dosis	Spulwurm Breite	Hakenwurm wirksame Dosis	Hakenwurm Breite	Tödliche Dosis für das Kaninchen cm³	Oxyuren wirksame Dosis cm³	Oxyuren Breite
Filmaronöl (10%ige Lösung)	3,0—10,0cm³	0,25 cm³	1:12—1:40	unwirksam	1:0	1,5 cm³	1:2—1:6,6	3,0	1,5 ?	1:2
Santonin	0,1—1,0 g	unwirksam	1:0	0,025 g ?	1:4—1:40	unwirksam	1:0	0,5	unw.	1:0
Ascaridol „Bayer" (Substanz)	0,2 cm³	unwirksam	1:0	0,005cm³	1:40	0,1 cm³	1:2	0,3	0,2	1:1,5
Thymol	0,05—0,1 g	0,05g ?	1:1—1:2	0,025g ?	1:4	0,05 g ?	1:2	2,5	0,05	1:5
Tetrachlorkohlenstoff	0,33—1,0cm³	unwirksam	1:0	0,17 cm³ ?	1:2—1:6	0,33—1,0cm³	1:1—1:2	—	—	—
Tetrachloräthylen	0,2—0,3cm³	0,1 cm³	1:2—1:3	0,025 cm³	1:8—1:12	0,1—0,2cm³	1:1—1:2	—	—	—
Hexylresorcin	0,2—0,3 g	0,1 g	1:1—1:3	0,025 g	1:4—1:12	0,1—0,2 g ?	1:1—1:3	—	—	—
Egressinsubstanz	> 20 g	10—20 g	> 1	0,4—1,0 g	1:20—1:40	10—20 g	1	> 2g	0,1	>1:20
Atebrin u. Acaprin	0,2 g	0,2 g	1:1	0,2 g	1:1	0,2 g	1:1	0,8	0,1	1:8
Piperazinhydrat	wird erbrochen	unwirksam	—	0,2 g	1:1	unwirksam	1:1	1,3g	0,2g	1:6

mit Hilfe von Klistieren u. a.), da die Erhaltung des Lebens von der rechtzeitigen
Entleerung des Darmes abhängen kann. Abführmittel sind auch deshalb
erforderlich, weil durch die Verdauung toter Würmer (Ascariden, Hakenwürmer)
Gifte frei werden.

Alle Wurmmittel werden, wenn auch langsam, resorbiert; die Einwirkung auf
die Parasiten dauert daher nur wenige Stunden. Nach dieser Zeit besteht die
Gefahr, daß die noch lebenden Eingeweidewürmer sich von der Vergiftung
wieder erholen. In anderen Fällen, wie beim Santonin, erfolgt überhaupt keine
Lähmung der Würmer, auch nicht bei sehr hohen Dosen; wohl aber versucht
der Wurm, vor dem Gifte zu fliehen und gelangt so in den Dickdarm. Bei
vermifugen wie bei vermiziden Mitteln muß daher die Behandlung so geleitet
werden, daß anschließend an die Wirkung des Wurmmittels der Parasit auch
herausbefördert wird.

Das geschieht am besten durch Na_2SO_4 (20—30 g in doppelt isotonischer
$3^1/_2\%$iger Lösung, z. B. in $^1/_2$ l Wasser), und zwar nach Anwendung von Tetrachlorkohlenstoff, Tetrachloräthylen, Extractum filicis, Santonin, Thymol, *oder*
durch Ricinusöl (2 Eßlöffel), und zwar nach Anwendung von Oleum Chenopodii,
nicht dagegen nach den vorher erwähnten Wurmmitteln, bei Erwachsenen auch
durch hohe Gaben von Kalomel (0,5 g); bei Kindern verwendet man keinesfalls
Kalomel, vielmehr zweckmäßig das KURELLAsche Brustpulver (Pulvis Liquiritiae comp. DAB. 1 Teelöffel). Durch diese Entleerung des Darms wird gleichzeitig die Resorption des Wurmmittels vermindert. Bei einigen Wurmmitteln,
wie bei Oleum Chenopodii, kann eine mangelhafte Entleerung des Darms, wenn
das überschüssige Wurmmittel nicht entfernt wird, mit Lebensgefahr verbunden
sein. Erst nach dem Durchfall sollte man den Behandelten essen lassen.

Ganz besondere Sorgsamkeit erfordert weiter die *Nachbehandlung*, um
Reinfektionen zu verhindern. Diese Nachbehandlung ist z. B. bei einer Oxyuren-
kur ebenso wichtig wie die Behandlung selber. In anderen Fällen muß der
Wurmträger über die Entstehung seiner Wurmkrankheit aufgeklärt werden, um
erneute Infektionen zu vermeiden.

β) Die verschiedenen Wurmkrankheiten und ihre Behandlung

Infektionen mit Madenwürmern (**Oxyuris vermicularis**) sind häufig. Diese
leben im Dünn- und Dickdarm. Zur Eiablage wandern die Weibchen aus,
besonders nachts, und legen die Eier am äußeren Anus ab, wo sie starken Juckreiz
verursachen. Unter den Fingernägeln der infizierten Kinder finden sich dann
massenweise Wurmeier. Von da gelangen sie wieder in den Mund, werden verschluckt; der Kreislauf der Infektion beginnt von neuem; wird dieser unterbrochen, so erlischt die Infektion von selbst nach wenigen Wochen. Reinfektion
entsteht auch durch *Rückwandern* der aus den Eiern am Anus ausgeschlüpften
Larven (SCHÜFFNER) sowie durch *Einatmen* eihaltigen Staubs, z. B. in Schul-
räumen.

Man bekämpft die Oxyuren mit Einläufen, die man durch Zusatz von Kochsalz (1—3%, also etwa 1 Kaffeelöffel Küchensalz auf $^1/_2$ l Wasser), durch Zusatz
von Seife, durch einen Eßlöffel Speiseessig, durch essigsaure Tonerde oder durch
Knoblauchmaceration wirksamer machen kann. Die Wirkung aller dieser Stoffe
ist annähernd die gleiche (HOEN); am ehesten zu empfehlen ist Seifenlösung.
Dem früher empfohlenen Einlauf mit Tabakabkochung ist wegen Lebensgefahr

zu widerraten. Es wird auch empfohlen, warme Klistiere möglichst lange im Darm zu lassen (1%ige Kochsalzlösung, $^1/_2$ l, 45—47°, 3mal wöchentlich $^1/_2$ Std. lang); doch scheint uns der hohe Wärmegrad durchaus überflüssig.

Diese örtliche Therapie läßt sich nach Angabe vieler Autoren durch perorale Darreichung von Aluminiumsalzen [z. B. Aluminium acetobenzoicum = Oxymors, das in Form einer Kurpackung im Handel zu haben ist], oder von Helminal (Merck), das aus einer Rotalge hergestellt wird, unterstützen; diese Angabe entsteht wohl ausschließlich dadurch, daß auf den Nachweis der abgetriebenen Oxyuren im Kot verzichtet wird, mit der seltsamen Motivierung, die Oxyuren würden eben sofort nach dem Absterben im Darm aufgelöst; am Kaninchen, das mit Oxyuren infiziert ist, sind diese Stoffe wirkungslos.

Chemotherapeutische Oxyurenmittel sind solche Stoffe, die ihre Wirksamkeit am infizierten Tier erwiesen haben und deren therapeutische Breite bekannt ist.

Gentianaviolett, der bekannte Farbstoff (s. S. 539), wird in Form einer Kur (für Kinder 0,015 pro Lebensjahr täglich, auf 3 Dosen verteilt, bei Erwachsenen 0,18 g täglich 10 Tage lang) verabfolgt. Die Kur wird unter Umständen nach einem Intervall von 8 Tagen wiederholt. Bei gleichzeitiger Anwesenheit von Ascariden sind diese zuerst zu entfernen. Strongyloides stercoralis wird gemäß besonderer Vorschrift ausgetrieben. Gegenindikationen sind Leber und Nierenkrankheit, Herzaffektion und Darmkrankheiten. Vergiftungserscheinungen wie Kopfschmerz, Erbrechen u. a. hören nach Aussetzen der Zufuhr schnell auf. Todesfälle sind nicht beschrieben.

Eine 6mal größere therapeutische Breite an der Kaninchenoxyuriasis als das Farbsalz besitzt die Carbinolbase des Gentianaviolett, das *Atrimon* (Asta-Werke). In Verbindung mit einem magenschwerlöslichen und dünndarmleichtlöslichen Spezialüberzug hat dieses Präparat sich auch klinisch als besser verträglich erwiesen, so daß es höher und wirksamer dosiert werden kann.

Egressin, N-Isoamylcarbaminsäure-3-methyl-6-isopropylphenylester, ist ein neues, gut verträgliches und chemotherapeutisch stark wirksames Oxyurenmittel. Die Dosierung für Kinder beträgt 3mal täglich 1 Tablette (2 Tage lang zu 1,0 g). Am 3. Tage wird mit 5 Tabletten Istizin abgeführt. Man läßt die Egressin-Tabletten nicht lutschen, sondern zerbrochen zu kleinen Stückchen schlucken mit etwas Milch, Pudding, Marmelade oder Fruchteis. Für Erwachsene rechnet man die doppelte Menge Egressin-Tabletten (12). Bei der Anwendung von Egressin muß die gleichzeitige Aufnahme von alkoholischen Getränken und fetthaltiger Nahrung gemieden werden.

Piperazin wird heute in Form von Piperazin-hydrat, -adipat oder -citrat als *Oxyurenmittel* angewendet. Handelspräparate von Piperazinhydrat und -citrat werden für Kinder in Syrupform zurechtgemacht. Piperazinadipat ist in doppelter Dosierung wirksam, besitzt jedoch größere therapeutische Breite. Die Anwendung erfolgt in Form einer Kur (1 g 2mal täglich 7 Tage lang), die nach einem Intervall von 8 Tagen wiederholt wird; Kinder erhalten entsprechend weniger. — Bei *Ascarideninfektion* ist die Substanz nach Aussage des Tierversuchs etwas weniger wirksam. Die obige Dosis wird an 4—5 aufeinanderfolgenden Tagen verabreicht, wobei Abführmittel unnötig sind. Für seine Anwendung als Ascaridenmittel spricht aber die große Ungiftigkeit.

Die tödliche Dosis bei Kaninchen beträgt 1,3 g/kg, d. h. die 6fache wirksame Dosis; von der Maus werden gar 11 g/kg vertragen, von der Katze wird die Substanz häufig erbrochen. Als *Nebenwirkungen* beim Menschen sind bisher Durchfall und Urticaria beschrieben worden.

Terramycin (s. S. 580) wird bei Kindern in einer täglichen Dosis von 1 g (unter 5 Jahren) oder 1,5 g (5—10 Jahre), bei Erwachsenen von 2 g, 4—7 Tage lang, gegen Oxyuren angewendet.

Wichtig ist die Nachbehandlung. Zur Verhinderung einer fortwährenden Neuinfektion wird der Anus öfters mit Seife gut gewaschen; am besten soll das Kind dauernd ein Badehöschen tragen, damit die Eier durch das Kratzen nicht verschleppt werden. Hände, Nägel und bei Mädchen das Perineum sind besonders sauber zu halten. Auch sollte man alle infizierten Angehörigen, Kinder und Erwachsene, immer mitbehandeln.

Infektionen mit **Ascaris lumbricoides** treten oft seuchenartig auf. Seine Eier können in den Darm gelangen mit Gemüsen, Salaten u. a., die mit Menschenkot oder z. B. auch mit Abwässern gedüngt werden. Durch Kochen werden alle Wurmeier abgetötet. Neben Menschenkot kann auch der Kot von Haustieren, mit Ausnahme von Pferden, Rindern und Nagetieren, Wurminfektionen verursachen.

Ascariden haben einen komplizierten Werdegang. Die Larven schlüpfen im Magen aus, durchwandern die Magenwand, gelangen in die Blutbahn und von dort in die Lunge, wo bereits nach 11 verschluckten Wurmeiern Verschattungen *(eosinophile Infiltrate)*, unter Umständen mit Ausgang in gefährliche Pneumonitis gesehen wurden. Nach Durchwandern der Lunge gelangen sie in die Atemwege, von wo aus sie wieder verschluckt werden und sich dann erst im Darmkanal zu geschlechtsreifen Tieren entwickeln. Von dort aus können sie gelegentlich in den Magen und sogar in die Speiseröhre (Mund) wandern. Aus diesem Werdegang erklärt sich, daß bei Masseninfektionen schwere Lungenerscheinungen auftreten können. Das ist in Selbstversuchen japanischer Forscher nachgewiesen worden. Man vermutet, daß in stark wurmverseuchten Gegenden dadurch auch Pneumonien entstehen können und daß möglicherweise die Lungentuberkulose verschlimmert wird. Bei massiven Infektionen kann es durch Zusammenballen der Würmer zu Ileus kommen, besonders bei Wurmkuren. Solche Knäuelbildung wird leicht veranlaßt durch Tetrachlorkohlenstoff und Tetrachloräthylen, nicht dagegen durch Santonin oder Ascaridol (LAMSON).

Ascariden sind gewöhnlich leicht abzutreiben. Ein einfaches Mittel besteht darin, $1/_2$ kg Karotten roh zu essen. Im Volke nimmt man auch rohes Sauerkraut in großen Mengen, eventuell unter Ausschluß aller übrigen Nahrung über 24 Std. Überhaupt scheint oft eine plötzliche Umstellung der Ernährung oder das harmlose Helminal (Merck) schon Erfolg zu haben. Die klassischen, aber giftigen Ascariden-Mittel Oleum Chenopodii und Santonin treten gegenüber modernen Arzneistoffen wie Hexylresorcin, Piperazin, Keratinase immer mehr in den Hintergrund; sie werden in naher Zukunft keine Daseinsberechtigung mehr haben.

Oleum Chenopodii anthelminthici, Wurmsamenöl, zur Zeit des Columbus schon in Amerika bekannt, wird durch Wasserdampf-Destillation der ganzen Pflanze (Chenopodium anthelminthicum) gewonnen. Durch Fraktionierung wird es in die unwirksame Terpenfraktion und in die wirksame Ascaridolfraktion — letztere 60% des Gesamtöls — zerlegt. Der resorbierte Anteil wird im Organismus nur sehr langsam zersetzt, daher darf die Kur innerhalb der nächsten 2—3 Wochen nicht wiederholt werden. Oleum Chenopodii ist nach genauer ärztlicher Gebrauchsanweisung einzunehmen. Bei Kindern gibt man soviel Tropfen, als das Kind Jahre zählt, maximal 12 Tropfen; wegen der lokalen Reizwirkung gibt man es in Gelatinekapseln, aber auch in Mischung mit Oleum Ricini. Die Dosis soll nicht verzettelt, sondern auf einmal gegeben werden, weil die erste Dosis unvermeidlich eine an der Grenze der Entzündung sich bewegende Hyperämie des Darmkanals hervorruft, so daß die zweite Dosis leichter resorbiert würde. Die wirksame Dosis bei Erwachsenen hingegen wird öfters der Sicherheit halber nicht auf einmal gegeben, sondern auf 2—3 Portionen verteilt. Üblich sind 2mal je 8 Tropfen im Abstand von 2 Stunden, so daß bei Vergiftungserscheinungen die 2. Dosis unterbleibt. Unter allen Umständen muß eine *Abführwirkung erzwungen* *werden*, da die meisten Todesfälle durch Versagen des Abführmittels entstanden. In allen Fällen, auch für das synthetische Ascaridol, ist *genau- este Gebrauchsanweisung* erforderlich, wie bei allen stark wirken- den Arzneistoffen. M.E.D. 0,5 g! M.T.D. 1,0 g!

> **Rp.** Ol. Chenopodii gtts. VI
>
> Ol. Ricini 6,0
>
> M.D.S. auf einmal zu nehmen; 1 Std. später 1 Teelöffel voll KUREL- LAsches Brustpulver (bzw. 1 Eßlöffel Glaubersalz). — NB. für ein 6jähriges Kind.

Toxikologie. Besonders Kinder sind empfindlich (hier tödliche Dosis unter 1 g) und bei schlechtem Ernährungszustand sollte man sie nicht mit Oleum Chenopodii behandeln, da dann die therapeutische Breite sehr gering ist. Betroffen wird neben der *Schleimhaut* (blutiges Erbrechen nicht selten!) das *Zentralnervensystem*, beginnend mit Ohrensausen, als Warnung vor weiteren Gaben des Präparates. Dann zeigen sich nicht selten Erscheinungen von Taubheit, Benommenheit, Muskelschwäche, Verwirrtheit und Koordinationsstörungen, ausgehend in Lähmung oder Krämpfe. Krämpfe können 24—48 Std. andauern und enden gewöhnlich tödlich. Auch kann Oleum Chenopodii in zu hoher Dosierung als *Drüsengift* wirken (Degeneration von Leber und Niere); Hämaturie und *irreparable Taubheit* werden beobachtet. Früher ist das Oleum Chenopodii öfters grammweise gegeben worden, gewöhnlich wegen ungenügender Signatur des Rezeptes. Dabei wurden viele Todesfälle beobachtet.

Santonin wird gewonnen aus den Flores Cinae (Artemisia maritima s. cina), die vor mehreren hundert Jahren durch Kreuzfahrer aus Turkestan zum erstenmal nach Mitteleuropa gebracht wurden. Die erste Veröffentlichung über Santonin erfolgte 1838 durch ROBERT MAYER, den Entdecker des Gesetzes von der Erhal- tung der Energie. Santonin, ein Lakton der Santoninsäure, ist in wäßrig-saurer Lösung schwer löslich, wird in der Reaktion des Darmkanals dagegen leichter löslich. Es wird im Urin ausgeschieden, der dabei gelb wird und bei Zusatz von Alkali in Rot umschlägt; hierbei handelt es sich um Oxydationsprodukte des Santonins (s. S. 390). Santonin soll im Gegensatz zu anderen Wurmmitteln nicht auf leeren Magen gegeben werden. Es veranlaßt die Ascariden zu Flucht- bewegungen *(vermifuge Wirkung)*. Sie fliehen vor dem vordringenden Gift in den Dickdarm und werden dann lebend durch Abführmittel ausgetrieben.

Santonin ist für die Darmschleimhaut nicht indifferent, be- sitzt vielmehr eine *lokale Reizwirkung* und kann daher zu Erbrechen und Diarrhoen, auch zu Schmerzen beim Wasserlassen führen. Wichtiger sind die Nebenwirkungen auf das *Zentralnervensystem*. Schon frühzeitig kann *Gelbsehen* eintreten, das nicht etwa durch die gelbe Farbe des Santonins veranlaßt wird, sondern durch Störung der Farbempfindung. Bezeichnend sind auch rascher Puls und auffällig kleine Pupillen. Höhere Dosen führen zu Kollaps, später unter Umständen zu schweren *Krämpfen*. Psychotische Zustände und Sehverlust sind beschrieben worden. Santonin ist rezeptpflichtig, ausgenommen in Pastillen, Tabletten und anderen gebrauchsfertig dosierten Arzneiformen, die nicht mehr als je 0,05 g Substanz enthalten. Es wird bei Kindern in Dosen von 0,005 g je Lebensjahr, maximal 0,05 g bei 12jährigen, ver- ordnet, doch niemals bei Kindern unter 1 Jahr. Erwachsene bedürfen täglich 0,075—0,1 g, 2—3 Tage lang, anschließend in allen Fällen Glaubersalz. Auch sind Fälle von Idiosynkrasie beobachtet worden, so daß man zweckmäßigerweise mit der Hälfte der wirksamen Dosis anfängt. Untere tödliche Dosis 0,12 g.

26*

Eine Reihe der neuen Ascaridenmittel streiten sich um das Prädikat, als sicherste und ungiftigste Substanz zu gelten, nämlich *Hexylresorcin, Piperazin* (s. oben), *Keratinase.*

Hexylresorcin, Lansom 1931, gilt in den USA als das derzeit optimale Ascaridenmittel; es wirkt auch gegen Ankylostoma, Trichocephalus und Fasceolopsis Buski. Wegen stärkster örtlicher Ätzwirkung werden unzerkaubare Tabletten mit magensaftresistentem Überzug geliefert; sonst tritt Verätzung der Mundschleimhaut und des Magens ein. Im Speisebrei wird es unwirksam; am Abend vorher ist nur eine leichte fettfreie Mahlzeit erlaubt; nach Eingabe in den nüchternen Magen am nächsten Morgen (Erwachsene 10 Pillen zu 0,1 g, Kind 0,1 g pro Lebensjahr, höchstens 1,0 g) darf weitere 6—8 Std. nichts gegessen werden. 2—4 Std. nach der Eingabe wird salinisches Abführmittel gegeben.

Bei exakter Dosierung sind Nebenwirkungen (dyspeptische Beschwerden u. a.) selten, der therapeutische Erfolg vorzüglich (Heilung von 80% der Patienten durch erste Kur, bis 98% durch zweite Kur). — *Nekrosen* im oberen Dünndarm, auch Leber- und Herzschäden sind in seltenen Fällen beobachtet worden.

Ein altes Ascaridenmittel, das auf besonders merkwürdige Weise seine Wirkung entfaltet, ist ein mexikanischer Feigensaft, *Lèche de Higueron*; er besitzt verdauende Eigenschaften, so daß Ascariden in 1%iger Lösung innerhalb von 2 Std. aufgelöst werden. Der natürliche Saft zersetzt sich leicht; in letzter Zeit ist es aber gelungen, das wirksame proteolytische Ferment Ficin zu stabilisieren.

Keratinase. Auf der Feststellung Flurys (1912) fußend, daß die Nematoden durch den Keratingehalt der Cuticula vor den normalen Verdauungsfermenten geschützt sind, entwickelte Ammon eine aktivierte Ficin-artige Keratinase aus Papain, welche diese Schutzhülle zerstört, so daß die normalen Darmfermente eindringen können. *Nematolyt* wirkt außer bei Ascariden und Oxyuren auch bei Trichocephalen und ist vollkommen ungiftig selbst für Kleinstkinder, für werdende und stillende Mütter sowie bei Magen- und Lebererkrankungen. Eintageskur — Durchschnittsdosis 7,5—10 g oral auf einmal, oder in dosi refracta. Bei starkem Wurmbefall zusätzlich Klistiere mit einer Aufschwemmung von Nematolytpulver.

Den Rundwürmern gehört weiter der Peitschenwurm **Trichocephalus dispar** an. Er gilt im allgemeinen als harmlos, doch können bei massiver Infektion gelegentlich Krankheitserscheinungen, wie blutige Durchfälle u. a., auftreten. Die Behandlung, sofern eine solche überhaupt nötig ist, erfolgt mit Hilfe von Keratinase, Piperazin oder Hexylresorcin.

Besonders gefährlich ist die Infektion mit **Trichinella spiralis.** Diese lebt bekanntlich enzystiert im Muskelfleisch („Muskeltrichine") aller bekannten Haustiere und kann auch im Wildfleisch und im Fleisch von Tieren, die in zoologischen Gärten gehalten werden, vorkommen.

Am häufigsten ist die Infektion mit Schweinefleisch. Aus dem trichinösen Fleisch werden die Trichinen durch Verdauung freigemacht und entwickeln sich im Darm rasch zur Geschlechtsreife („Darmtrichinen"). Die Larven der Darmtrichinen durchbohren die Darmwand und wandern in die Muskulatur. Dann treten nach etwa 14 Tagen schweres Fieber, Eosinophilie, Muskelsteifigkeit und Ödeme der Augenlider, gelegentlich auch schwere Benommenheit auf. Todesfälle durch Trichinella spiralis sind durch die obligatorische, auch Bärenfleisch umfassende Beschau und die Warnung vor ungekochtem, nur geräuchertem oder eingepökeltem Fleisch selten geworden. In anderen Ländern sind bis zur Hälfte aller Leichen trichinös. Ein Arzneimittel zur Behandlung der Trichinose, die meist gehäuft auftritt, ist unbekannt. Sofern die Trichinen sich noch im Darminnern befinden, erscheint eine Behandlung mit Oleum Chenopodii durchaus richtig.

Hakenwurmerkrankungen (**Ankylostoma duodenale** und Necator americanus) können sich überall dort seuchenartig entwickeln, wo eine ungenügende Beseitigung der Exkremente vorliegt und wo gleichzeitig eine Temperatur über 25° herrscht: in Deutschland z. B. in Bergwerken, in Ziegeleien und beim Tunnelbau, in den Tropen besonders dort, wo Menschen in großen Massen zusammenleben, wie auf Plantagen. In bestimmten Gegenden sind bis zu 100% der Eingeborenen infiziert, und die Krankheit hat dort auch große wirtschaftliche Bedeutung. Die Hakenwürmer leben als Blutsauger im Darmschlauch. Die Infektion erfolgt durch ungenügende Beseitigung des Kots. In der warmen Feuchtigkeit oder in Pfützen entwickelt sich aus dem Ei die Larve, die sich in die ungenügend geschützte Haut des Menschen einbohrt und einen Wanderungsweg ähnlich dem der Ascariden durchmacht. Der beste Schutz gegen die Infektion in verseuchten Gegenden ist ein gutes Schuhwerk. Unter primitiven Verhältnissen und wenn die Leute barfuß zu arbeiten haben, ist der Schutz oft sehr schwierig, so daß immer wieder Neuinfektionen eintreten. Nicht jeder Träger von Hakenwürmern hat auch als krank zu gelten; bis zu 50 Würmer sind fast immer harmlos, für andere Distrikte sind 500 Würmer als obere Grenze für die Gesundheit bezeichnet worden.

Nach BRUMPT eignet sich die experimentelle Ankylostomiasis des Menschen zur Behandlung von Krankheiten, bei denen chronische Blutverluste erwünscht sind, wie Polycythaemia rubra. Die Infektion erfolgt durch 400—700 Larven, die man durch die Haut einwandern läßt.

Für *chemotherapeutische Versuche* eignet sich der Hakenwurm des Hundes *(Ankylostoma caninum)*, oder besser der nicht so leicht abzutreibende Hakenwurm der Katze, der derselben Spezies angehört, denn beim Hunde kann schon eine einfache Umstellung der Ernährung diese wenig festsitzenden Hakenwürmer abtreiben. Dieser Parasit kommt z. B. in bestimmten Dörfern der Rheinebene bei nahezu sämtlichen Katzen vor; seine Larven dringen auch in die menschliche Haut ein, gehen indessen wahrscheinlich sofort nach dem Eindringen zugrunde. Mit Hilfe der heutigen chemotherapeutischen Methoden sind große Fortschritte in der Behandlung der Hakenwurmkrankheit erzielt worden und noch größere zu erwarten. Man muß bedenken, daß die besten heute in der Praxis durchgeführten Behandlungsverfahren nur 95% der Parasiten abtreiben, 5% bleiben zurück und führen allmählich zur Reinfektion einer ganzen Gegend.

Da die massive Infektion beim Menschen *schwerste Blutverluste* zur Folge hat und auch eine mildere Infektion in Jahren und Jahrzehnten mit gefährlichen *chronischen Blutverlusten* verbunden ist, so können auch die schweren Folgeerscheinungen der Anämie (Entwicklungsstörung der Kinder, Herzstörungen, toxische Ödeme, allgemeine Kachexie, ja Schädigung ganzer Völker in körperlicher und geistiger Hinsicht) durch Wurmkuren beseitigt werden. In schweren Fällen ist gleichzeitig eine Allgemeinbehandlung notwendig, wobei besonders an hohe Eisendosen erinnert sei. Da die Ankylostomiasis in einzelnen Gegenden eine Mortalität von 10% besitzt, so darf eine erfolgreiche Behandlung mit wirksamen Hakenwurmmitteln (Tetrachloräthylen u. a.) als lebensrettend bezeichnet werden.

Bei der Bekämpfung der Ankylostomiasis hat sich das Rockefeller-Institut in New York durch Einrichtung von Stationen in gefährdeten Gebieten besondere Verdienste erworben.

Tetrachlorkohlenstoff, CCl_4, von HALL 1921 eingeführt, ist der nächste Verwandte des Chloroforms, $CHCl_3$, das ebenfalls in früherer Zeit als Wurmmittel bei Oxyuren, Hakenwürmern u. a. angewandt worden ist, gewöhnlich in Mischung mit Ricinusöl, und das noch heute gern tropfenweise einem Abführmittel zugemischt wird. Tetrachlorkohlenstoff hat eine sehr geringe Reizwirkung und wird, sofern er zur Resorption kommt, hauptsächlich mit der Atmungsluft ausgeschieden (bis 96%). Die therapeutische Dosis beträgt 2,5 cm³, am besten in Gelatinekapseln als besonders gereinigter Tetrachlorkohlenstoff (Seretin); gewöhnlich gibt man 1—2 Std. später Na_2SO_4 als Abführmittel. Die Heilungsziffer bei Infektion mit Hakenwürmern beträgt 95—98%. In Ägypten sind in 3 Jahren 1,6 Millionen Menschen damit behandelt worden. Es wurden dazu 11 000 kg CCl_4 verbraucht; insgesamt 19 Todesfälle sind dabei beschrieben worden. Ursache war öfters das Versagen des Laxans bei Ascaridenknäueln; daher wird eine Kombination von CCl_4 mit Ascaridenmitteln empfohlen.

Die **Giftwirkungen des Tetrachlorkohlenstoffes** entsprechen durchaus nicht den optimistischen Angaben der Literatur. Zwar trifft die Angabe zu, daß Hunde im allgemeinen Riesendosen vertragen (10—20 g je Kilogramm). Wir selber aber beobachteten z. B. einen jungen Hund, der nach 0,1 cm³ je Kilogramm unter den typischen Vergiftungserscheinungen zugrunde ging, und zwar nach einem besonders gut gereinigten Präparat. Es ist ja typisch für alle Lebergifte, daß die tödliche Dosis außerordentlich schwankt.

Die *nahe Verwandtschaft zum Chloroform* äußert sich in *narkotischen Wirkungen* oft erst nach mehreren Stunden, da der Tetrachlorkohlenstoff nur langsam resorbiert wird. Auch sind rauschähnliche Zustände beobachtet worden, ja er ist sogar vereinzelt als Rauschgift mißbraucht worden. Gelegentlich zeigen sich *Abdominalerscheinungen* (heftige Schmerzen, gespannte Bauchdecken, Erbrechen), die eine chirurgische Baucherkrankung vortäuschen können.

Gefürchtet ist die *Nieren-* und *Leberwirkung* des Tetrachlorkohlenstoffs. Viele Todesfälle sind bei gleichzeitigem Alkoholgenuß eingetreten, auch bei Alkoholikern, die keinen Alkohol erhalten hatten. Leberkranke sollen auf keinen Fall damit behandelt werden. Nach anderen Autoren soll auch gleichzeitige Darreichung von Milch oder von Fetten und Ölen die Giftigkeit erhöhen, infolge der beschleunigten Resorption des Giftes. Betr. Leberschutz (s. S. 375).

Als besonders gefährdet gelten Fälle *mit niedrigem Blutkalkspiegel.* Hunde, die calciumarm ernährt wurden, waren überempfindlich gegen Tetrachlorkohlenstoff. Dementsprechend hat man bei Vergiftungsfällen Calciumzufuhr empfohlen (bis zu 100 cm³ einer 10%igen Calciumgluconatlösung per os). Die bei schwerer Vergiftung auftretenden Konvulsionen sind tetanischer Natur und werden durch Calciuminjektionen verhindert oder gelindert, der tödliche Ausgang wird dagegen im Tierexperiment nicht aufgehalten. Unter ungünstigen Bedingungen kann schon eine Einzeldosis von 1,5—3,0 cm³ beim Erwachsenen, von 1 cm³ beim Kind eine tödliche Wirkung haben.

Sofern die Kur hingegen unter allen Vorsichtsmaßregeln (2—3 Tage vorher kohlenhydrat- und eiweißreiche, fettarme, calciumreiche Kost, Verbot von Alkohol und Milch, gutes Präparat, genaue Kontrolle der Abführwirkung, Eßerlaubnis erst nach Entleerung des Darms) durchgeführt wird, scheinen Todesfälle selten zu sein, nach amerikanischen Statistiken vielleicht 1:50000. Die Wiederholung einer solchen Kur soll wegen der Kumulationsgefahr nicht vor 3 Wochen erfolgen.

Tetrachloräthylen ($CCl_2 = CCl_2$), von HALL eingeführt, wird heute bevorzugt angewandt; es kann sich in der Wärme unter Bildung von Phosgen zersetzen. Es hat am Ankylostoma-infizierten Tier die gleiche therapeutische Breite wie CCl_4 (s. Tab. 5); mit leichter narkotischer Wirkung (Schwindel, Kopfschmerz) muß daher gerechnet werden, es hinterläßt indessen auch bei chronischer Fütterung am Hund keinen bleibenden Leberschaden und ist daher bei Massenbehandlung sicherer. Wie beim Hexylresorcin beschrieben, wird die Wirkung von Tetrachloräthylen im Speisebrei abgeschwächt; am Abend vorher ist daher nur eine leichte Mahlzeit erlaubt; das Wurmmittel wird auch auf nüchternen Magen gegeben (Dosis 0,2 cm³ pro Lebensjahr bei Kindern, höchstens 1,5 cm³, nämlich die Dosis für Erwachsene); Speisen sind erst erlaubt, wenn das Abführmittel (2 Std. später zu geben) eine abundante Entleerung ausgelöst hat. Bettruhe ist wünschenswert. Tetrachloräthylen darf nicht gegeben werden, bevor etwaige Ascariden abgetrieben wurden, da sonst Darmverlegung, Perforation u. a. durch die wandernden Würmer eintreten kann.

Eine Substanz mit Wirkung gegen Ascariden und Ankylostoma ist *Thymol* (BOZZOLO 1881, s. S. 536).

Bei der Oxyureninfektion des Kaninchens besitzt es die größte therapeutische Breite unter allen Wurmmitteln. Wie aus der Tabelle 5 hervorgeht, erklärt sich seine Vorzugsstellung ausschließlich aus der ausnahmsweise guten Verträglichkeit beim Kaninchen (s. S. 399).

Die **Bandwurm- oder Cestodenerkrankungen** haben durch die Fleischbeschau und durch die Abkehr vom Genuß rohen Fleisches in den letzten Jahren erheblich abgenommen.

Das gilt besonders für *Taenia saginata* (aus der Rinderfinne), deren Gegenwart mehr einen harmlosen Schönheitsfehler darstellt, aber auch für *Taenia solium* (aus der Schweinefinne), die nicht nur geschlechtsreif im Darm des Menschen vorkommt, sondern auch als *Finne* gefährlich wird (Cysticercus cellulosae). Aus Mecklenburg ist für das Auftreten der *Echinokokken* (aus *Taenia echinococcus*) eine Statistik bekannt, nach der bei rund 2% aller zur Sektion kommenden Fälle Echinokokkenblasen gefunden wurden. Diese Infektion entsteht wohl hauptsächlich durch das enge Zusammenleben von Mensch und Haushund. Die Echinokokkenblasen können nur chirurgisch behandelt werden.

Eine besondere Bedeutung für den Osten unseres Vaterlandes besitzt die Infektion mit dem *Fischbandwurm (Dibothriocephalus latus)*. Verantwortlich für die Infektion ist gewöhnlich ungenügend gekochter oder gebratener Fisch, häufiger indessen Genuß von rohem Fischsalat — ähnlich dem Tartarenbeefsteak. Als 2. Zwischenwirt und damit als Überträger auf den Menschen kommen in Europa hauptsächlich Hechte und Quappen in Betracht.

Wirksam bei allen Bandwurminfektionen sind oft schon einfache Maßnahmen, wie Darreichung von frischen Kürbiskernen oder $^1/_2$ l Wasser als Verweilklistier mit 1%igem Kochsalzzusatz, 3mal wöchentlich. Auch Cocosnüsse (Fleisch und Milchsaft gleichzeitig auf den nüchternen Magen gegeben) sollen gewisse Bandwürmer abtreiben. Im allgemeinen jedoch, besonders beim Fischbandwurm, kommt man mit solchen einfachen Verfahren nicht aus. Hier muß man zu den phloroglucinhaltigen Drogen (Rhizoma Filix u. a.), zu Atebrin oder zu Cortex Granati greifen. An Lebertherapie sei erinnert (s. S. 462).

Aspidium filix mas, Wurmfarn, das historische Bandwurmmittel und älteste bekannte Wurmmittel überhaupt, wurde bereits von griechischen Ärzten des Altertums verwendet. Seine Kenntnis ging im Mittelalter verloren. Friedrich der Große kaufte ein filixhaltiges Geheimrezept und ließ es publizieren. Wirksam ist das *Rhizom*, aus dem ätherische Extrakte hergestellt werden. Diese enthalten eine Reihe nahe verwandter chemischer Stoffe, hauptsächlich komplizierter Ester von Phloroglucin und Buttersäure. Die wirksamen Stoffe sind nicht unbegrenzt haltbar, und z. B. in den Tropen werden Filixpräparate rasch unwirksam.

Der gegen Bandwürmer wirksame Grundkörper ist das *Aspidinol*, dessen nächster Verwandter das hochwirksame *Albaspidin* darstellt. Das erstere ist in öliger Lösung im Filmaron enthalten, und zwar so dosiert, daß 1 g Öllösung die wirksame Substanz aus 1 g Extractum Filicis enthält. Normdosis 4,0 g. Extract. Filicis (M.D. 10,0!) und Aspidinolfilicinöl (M.D. 20,0!) sind rezeptpflichtig.

Aspidinol   Albaspidin

Bei der Behandlung verfährt man gern nach dem bewährten Schema: Einen Tag vorher leichte flüssige Diät, abends einen Hering geben, von dem man vermutet, daß er vermizide Stoffe enthält, am nächsten Morgen nur eine Tasse Kaffee erlauben und evtl., um Schwächezustände zu vermeiden, ein Brötchen; man verordne dann Extractum Filicis DAB., etwa 4 g für Erwachsene, für Kinder — nicht unter 3—4 Jahren — entsprechend dem Körpergewicht bzw.

0,5 g je Lebensjahr, höchstens 4,0 g. 1 Std. nach der Einnahme wird ein rasch
wirkendes Abführmittel, am besten 20—30 g Magnesiumsulfat, verabreicht.
Eine beliebte Kur ist auch die mit dem Helfenberger Bandwurmmittel in Kapseln
(enthaltend Filixextrakt einerseits, Ricinusöl andererseits). Filmaronöl wird
wie Extractum Filicis dosiert. Filix wird heute auch mit Duodenalsonde gegeben;
erst nach abundanter Entleerung ist Essen erlaubt.

Die überaus spezifische Wirkung von **Filixextrakt** gegen Bandwürmer geht aus der
Tabelle hervor. Die Wirkung soll darauf beruhen, daß Filixextrakt ganz allgemein die glatte
Muskulatur der wirbellosen Tiere lähmt, was beim Bandwurm dazu führt, daß er nicht
mehr an der Darmschleimhaut festhaften kann. Es wird angegeben, daß der Bandwurmkopf
gelegentlich so tief in den Schleimhautfalten des Darmes versteckt ist, daß er von dem
Wurmmittel nicht erreicht wird, ja, daß er gelegentlich durch reflektorisch ausgelöste
spastische Kontraktionen der Darmschleimhaut geschützt wird. Für den letzteren Fall
hat man an einen Zusatz von Atropin zur Wurmkur gedacht.

Filixextrakt hat indessen nicht nur eine örtlich antiparasitäre Wirkung. Auch nach dem
Übergang ins Blut und vom Gewebe her übt es noch eine Wirkung aus, z. B. bei der Leber-
egelinfektion der Schafe, für die eine ganze Reihe von filixhaltigen Spezialmedizinen (Distol,
Distomasan) empfohlen wird. Es ist fraglich, ob diese vom Blut ausgehende Filixwirkung
auch beim Abtreiben der Bandwürmer eine Rolle spielt.

Toxikologie. Die Resorption von Filixextrakt erfolgt vornehmlich im Darm, weil die wirksamen Stoffe sich erst in alkalischer Reaktion lösen und daher wirksam werden. Der Abbau
zu unwirksamen Phloroglucinverbindungen erfolgt im Verlauf mehrerer Tage; man muß
daher unter Umständen mit *Kumulation* und lang anhaltenden Vergiftungserscheinungen
rechnen; die Kur sollte vor Ablauf mehrerer Wochen nicht wiederholt werden.

Leider besitzt Extractum Filicis beim Menschen nicht die große therapeutische Breite,
wie etwa bei der Bandwurminfektion der Hauskatze. Während bei richtiger Anwendung
auch nach 8—10 g selten Vergiftungserscheinungen beobachtet werden, kann bei unzweckmäßiger Verordnung, besonders bei gleichzeitigem Alkoholgenuß, eine ganze Reihe der verschiedensten Nebenwirkungen auftreten; es handelt sich hier zunächst um Folgen der
örtlichen Reizwirkung, besonders um schwere *Gastroenteritis* (Übelkeit, Erbrechen, eventuell
von blutigen und galligen Massen, Koliken und anhaltende Diarrhoen). Das Gehirn ist ein
zweiter Angriffspunkt; nach Vorboten wie Schwindel, Erregung, Sehstörungen, Verwirrtheit
können besonders bei Kindern *Krämpfe* auftreten, gelegentlich rasch übergehend in schweren
Kollaps. Zuletzt ist Filixextrakt ein *Drüsengift* (Leberschädigung mit Gelbsucht, Nierenschädigung, eventuell Hämaturie). Gefürchtet war früher die *Neuritis optica*, die in seltenen
Fällen zu dauernder Erblindung geführt hat, heute indessen aus unbekannten Gründen
nicht mehr beobachtet wird. Die Filixkur ist daher ein anstrengendes Verfahren, das man
nur kräftigen Personen zumuten sollte. Schwangere, Alkoholiker, Dekrepite sowie Herz-
und Leberkranke sind auszuschließen. Überhaupt sollte man lieber eine Kur mit Kürbiskernen oder mit einer Kombination von Kürbiskernen und Filix versuchen.

Flores Koso von Hagenia abyssinica (Einzeldosis 20,0) und **Kamala,** der haarige Überzug
der Früchte von Mallotus philippinensis (Einzeldosis 10,0, bei Kindern 2—5 g) enthalten
ebenfalls wirksame Phloroglucinabkömmlinge (Kosotoxin bzw. Rottlerin), die aber bei uns
verhältnismäßig wenig ärztlich verwendet werden. Beim Lagern verlieren sie ihre Wirksamkeit in wenigen Monaten.

Cortex Granati, von Punica granatum, besitzt dagegen als wirksamen Bestandteil nicht
ein Phloroglucin-, sondern ein Piperidinderivat, nämlich 0,4% Pelletierine ($C_8H_{15}ON$), toxikologisch gesehen Krampfgifte, die später zu allgemeiner zentraler Lähmung führen. Als
Frühsymptom der Vergiftung treten häufig Sehstörungen, Schwindel und Erbrechen auf.
Dosis 30—100—180 g in Form von Dekokten. Infolge des Gerbstoffgehaltes kann Obstipation auftreten. Auch die Pelletierine selbst, in Form der schwerlöslichen Tannate, werden
gelegentlich verwendet.

Semen Cucurbitae, Kürbissamen. Die reifen Samen enthalten eine noch
unbekannte Substanz, die die Haftfähigkeit des Bandwurmkopfes vermindert.
Die notwendige Dosis für das Kind beträgt 200—400 g, für Erwachsene 400
bis 700 g der ungeschälten Samen, die nach der Schälung und mit Fruchtmus

vermischt gegeben werden. 4 Std. später führt man ab, am besten mit Ricinusöl. Die Samen sind wenig giftig, so daß im Gegensatz zu den toxisch wirkenden Wurmmitteln (besonders Filix und Oleum Chenopodii) die Kur sofort wiederholt werden darf. Kürbissamen eignen sich auch zur Unterstützung der Filixkur.

Atebrin (s. S. 555) hat sich wegen seiner einfachen, allgemein bekannten Handhabung und wegen seiner Ungiftigkeit als Mittel gegen Taenia saginata und Dibothriocephalus latus, weniger gegen Taenia solium immer mehr durchgesetzt. Nach leichter Mahlzeit am Vorabend erhält der Patient morgens nüchtern 1 g Atebrin, gefolgt von 1 Teelöffel NaHCO₃ in 1 Glas Wasser. Der wichtigste Nachteil ist die Brechwirkung der hohen Dosis; bei Zufuhr mit der Duodenalsonde (0,8 g in 100 cm³ Wasser) soll kein Versagen mehr auftreten. Zwei Stunden später wird Glaubersalz gegeben. Der abgehende Wurm ist gelb gefärbt; der Erfolg kommt der Filix-Kur nahe. Die Kur kann nach einigen Monaten wiederholt werden.

Seltener verwendete Wurmmittel. *Chloroform* (s. S. 172); die Dosis bei Ascariden-infektion beträgt 3—4 g in Ricinusöl (s. S. 388), Leberschutz ist notwendig (s. S. 375). *β-Naphthol* (s. S. 530); die Dosis bei Ascarideninfektion beträgt 0,3—0,6 g, am besten in Stärkekapseln zu geben. In der ausländischen Literatur werden Tabletten zu 0,3 g β-Naphthol und 0,18 g Phenolphthalein empfohlen. Wenige Gramm können tödlich wirken. *Naphthalin* (s. S. 531); die Dosis bei Ascarideninfektion beträgt 0,5—0,8 g, am besten in Stärkekapseln zu geben. Schon 0,5 g können giftig wirken, daher muß wie nach β-Naphthol auf exakte Darmentleerung geachtet werden, zweckmäßigerweise mit Hilfe salinischer Abführmittel. Nach weniger als 2 g wurde beim Kind ein Todesfall beobachtet. *Bismutum subcarbonicum* (s. S. 365); die Dosis bei Ascarideninfektion beträgt 0,6—2,0 g. *Herba Tanaceti*; sie ent-halten im ätherischen Öl das Thujon (s. S. 108), die Dosis für Erwachsene beträgt 1,0—1,5 g der fein gepulverten Droge 3mal täglich, die Wirkung ist sehr unsicher.

Die **Filarieninfektionen** der wärmeren Gegenden werden mehr und mehr der modernen Therapie zugänglich. Herzfilarien des Hundes wurden als erste mit dreiwertigen Antimon-präparaten im Tier abgetötet; bei Filarien des Menschen hat sich *Neostibosan* als bisher optimale Verbindung bewährt. Während die Strongyloiden des Darms auf Hexylresorcin und Gentianaviolett ansprechen, ist neuerdings auch gegen die Wanderlarven im Trichlor-acetamid ein stark wirksamer Stoff gefunden worden.

Hetrazan, ein Piperazin-Derivat, ist zur Zeit das wichtigste Mittel gegen Mikrofilarien wie Wuchereria Bancrofti, Loa Loa u. a. Gegen erwachsene Würmer wirkt es weniger gut; es besitzt eine sehr große therapeutische Breite. Bei rascher Resorption vom Darm her oder auch vom Peritoneum her verläuft seine Wirkung über den Blutweg.

Im Gegensatz zu Piperazin ist es bei Oxyuren wirkungslos. Auch Taenien- und Ankylo-stoma-Infektionen sprechen nicht an. Bei Ascaridosis des Menschen wird es verschieden beurteilt, an der infizierten Katze wirkt es sehr schwach; gegen seine Anwendung würde sprechen, daß es rasch resorbiert wird, jedoch muß die große therapeutische Breite in Rech-nung gestellt werden.

Nebenerscheinungen zeigen sich in Kopfschmerz, Hinfälligkeit, Gelenkschmerzen, Erbrechen u. a. Weitere Symptome gehen von den abgetöteten Microfilarien aus z. B. im Lymphknoten.

Schließlich sei noch kurz auf die durch **Saugwürmer** oder **Trematoden** hervor-gerufenen Krankheiten eingegangen, die hierzulande nicht oder nur selten vorkommen.

Zunächst seien die *Bilharziosis* und ihre drei verschiedenen Formen erwähnt. (Blasen-bilharziosis-Erreger: *Bilharzia (Schistosoma) haematobia* — Afrika, besonders Ägypten, Vorderasien und Südeuropa; Darmbilharziosis-Erreger: *Bilharzia mansoni* — Afrika und Südamerika, sowie die ebenfalls auf den Darm beschränkte Bilharziosis japonica oder Katayamakrankheit — Erreger: *Bilharzia japonica* — Ostasien, besonders Japan und China). Diese Erkrankungen reagieren auf *Antimonpräparate* (s. S. 545) sowie auf *Emetin* (s. S. 557). Emetin wirkt auch gegen Fasciola hepatica und gegen den Lungenegel Paragonimus Wester-manni. Die neueste chemische Entwicklung auf diesem Gebiet führte zum *Miracil D* (KIKUTH), eine bemerkenswerte Substanz, die an Schistosomen eine spezifische Mitosehemmung der Gonaden hervorruft; es wirkt vor allem gegen S. Haematobium, weniger gegen S. Mansoni und gar nicht gegen S. Japonicum. An bestimmten Stellen Ostpreußens kommen Infek-tionen mit dem *Katzenleberegel (Opisthorchis felineus)* auch beim Menschen vor. In Rußland besitzt diese Opisthorchiasis eine große Bedeutung, während sie in China vertreten wird durch die nahe verwandte *Clonorchiasis* (Infektion mit *Clonorchis sinensis*). Sofern überhaupt eine Behandlung notwendig oder erwünscht ist, wird auf Grund der tierexperimentellen Erfahrungen dreiwertiges Antimon (Fuadin) verwandt, obwohl seine Wirkung beim Menschen nicht zufriedenstellend ist. Dasselbe gilt auch von der Goldtherapie, die im Tierversuch der Fuadinkur weit unterlegen ist.

An dieser Stelle seien noch einige weitere Infektionen des Menschen durch tierische Parasiten *(Protozoen)* angeführt: Die *Lamblienruhr*, die zwar kosmopolitisch, aber besonders häufig in den Tropen vorkommt, ist mit *Neosalvarsan* behandelt worden (einmal 0,6 g intravenös). Neuerdings hat sich das harmlosere Malariamittel Atebrin als wirksam erwiesen (3mal 0,1 Atebrin, 3—5 Tage lang). Auch *Terramycin* wird verwendet. Die ebenfalls weitverbreitete *Balantidienruhr* reagiert ähnlich der Amöbenruhr auf Yatren und Emetin (s. S. 557).

Schrifttum

Verdauung

CRAIG, C. F. und E. C. FAUST: Clinical Parasitology, 5. Auflage, Philadelphia 1951. — EPPINGER, H., H. KAUNITZ u. H. POPPER: Die seröse Entzündung. Eine Permeabilitäts-Pathologie. Wien 1935. — FREY, W. V.: Untersuchungen über Ileus und Fäulnisgifte. Z. exper. Med. 82, 278 (1932). — KOHLSTAEDT, E.: Choleretica, Cholekinetica und Cholagoga. Die Pharmazie 2, 529 (1947). — MAGNUS, R.: Abführmittel. Handbuch der experimentellen Pharmakologie, Bd. II$_2$, S. 1592. 1924. — MAREK, J. u. a.: Pathologie der Verdauungsvorgänge. Handbuch der normalen und pathologischen Physiologie, Bd. 3, S. 1045. Berlin 1927. — SZIDAT, L. u. R. WIGAND: Leitfaden der einheimischen Wurmkrankheiten des Menschen. Leipzig 1934. — STRAUB, W.: Die Filixgruppe. Handbuch der experimentellen Pharmakologie, Bd. 2/1, S. 1548. Berlin 1924. — TRENDELENBURG, P.: Bewegungen des Darmes. Handbuch der normalen und pathologischen Physiologie, Bd. 3. Berlin 1927. — VERZÁR, F. u. a.: Resorption und Ablagerung. Handbuch der normalen und pathologischen Physiologie, Bd. 4, S. 3. Berlin 1929. — BRUMPT, E.: Précis de Parasitologie, 5. Aufl. Paris 1936. — OELKERS, H. A.: Pharmakologische Grundlagen der Behandlung von Wurmkrankheiten. 3. Aufl. Leipzig 1949. — BRUMPT, E. u. M. NEVEU-LEMAIRE: Parasitologie des Menschen. Übersetzt von A. ERHARDT. 2. Aufl. Berlin 1951.

VII. Blut und Gewebe

Erster Teil

1. Allgemeine Übersicht

a) Säure-Basenhaushalt

Die Körpersäfte besitzen einen ganz bestimmten p_H-Wert (Abb. 95). Die normale Reaktion des Blutes liegt zwischen p_H 7,30 und 7,45. Jede stärkere Abweichung von diesem Wert (Acidosis und Alkalosis) muß zu schweren Allgemeinerscheinungen führen.

Die H^+-Ionen-Konzentration des Blutes entsteht dadurch, daß gleichzeitig Basen (Bicarbonate, alkalische Phosphate, alkalische Gruppen der Eiweißkörper, Oxyhämoglobin u.a.) und Säuren (Kohlensäure, saure Phosphate, saure Gruppen der Eiweißkörper, reduziertes Hämoglobin u. a.) vorhanden sind, die nach dem Massenwirkungsgesetz miteinander reagieren. Auch die bei Muskeltätigkeit entstehende Milchsäure und Brenztraubensäure oder die im intermediären Stoffwechsel entstehenden Ketokörper (β-Oxybuttersäure und Acetessigsäure) greifen in die Reaktion ein. An der Regulation des Säure-Basenhaushalts des Blutes beteiligen sich auch die roten Blutkörperchen, indem sie durch Verschiebung von Chlorionen, die in den Blutkörperchen ein- und auswandern, dem Blute je nach Bedarf Säuren oder Basen zur Verfügung stellen. Ein ähnlicher Austausch geht auch zwischen Blut und Gewebe vor sich.

Da im Blut nebeneinander große Mengen von Stoffen enthalten sind, die je nach Bedarf Säuren oder Alkalien aufnehmen, so spricht man auch von *Puffersystemen*, z. B.

$$\frac{CO_2}{NaHCO_3}\,; \qquad \frac{NaH_2PO_4}{Na_2HPO_4}\ \text{u. a.}$$

Die weitaus stärkste Wirkung in dieser Hinsicht besitzt das System $\dfrac{CO_2}{NaHCO_3}$.

Die Puffersysteme im menschlichen Organismus erlauben es, eine Menge von 1000 cm³ einer 1 n Säure einzuführen bei einer p_H-Verschiebung im Serum von 7,4 auf 7,0; davon fallen etwa 65% auf das Bicarbonat-System, 30% auf das Hämoglobin-System, 5% auf Plasmaproteine, Phosphate u. a.

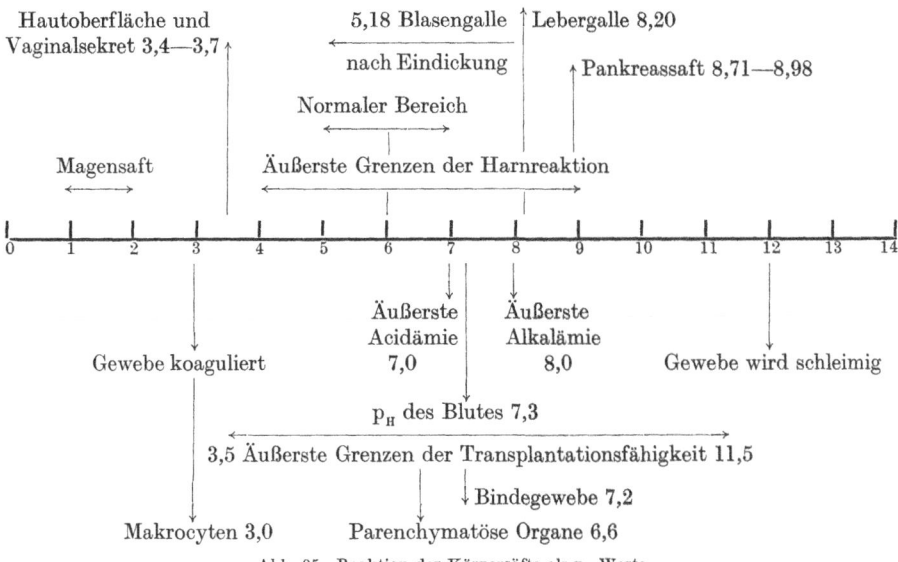

Abb. 95. Reaktion der Körpersäfte als p_H-Werte

Acidosis entsteht durch Anhäufung von Säuren oder Verlust an Alkali. Sofern dies ohne meßbare Veränderungen der Blutreaktion vor sich geht, spricht man von *kompensierter Acidosis*, sofern gleichzeitig die Blutreaktion sich verschiebt, von *unkompensierter Acidosis* oder *Acidämie*. Es lassen sich unterscheiden: 1. die *diabetische Acidosis* (Ketosis); die Ketosäuren schleppen dann die zugehörigen Basen mit in den Harn (Diabetes, Hunger, postnarkotische Acidosis); 2. die *nephritische Acidosis*, entstehend durch Retention von Phosphorsäure, Schwefelsäure, Milchsäure u. a.; infolge des dadurch erhöhten osmotischen Drucks im Blut wird vermehrt $NaHCO_3$ ausgeschieden (interstitielle und Glomerulo-Nephritis, Schwangerschaftsnephritis, Nahrungsintoxikation der Kinder); 3. die *anhydrämische Acidosis*, entstehend durch Erhöhung des osmotischen Drucks, daher Mehrausscheidung von $NaHCO_3$ (schwere Diarrhoe, Infusion von Kochsalzlösung); 4. die *Milchsäure-Acidosis* (Leberkrankheiten, schwere Verbrennungen, extreme Erschöpfung, Dekompensation des Herzens, Vergiftung mit Methylalkohol); 5. die *Mineralsäure-Acidosis* nach Zufuhr von Mineralsäuren, sauren Mineralsalzen, Salmiak u. a.; 6. die *Alkali-Mangel-Acidosis* (schwere Diarrhoe und andere Alkaliverluste, im sekundären Schock, nach Kochsalz- und Traubenzucker-Infusionen, nach Diamox (s. S. 499) und bestimmten Kationen-Austauschern).

Frühsymptome der *Acidosis* sind zu erwarten, sobald der p_H-Wert des Harns etwa 5,5 oder weniger beträgt (Harn wird mit wenigen Tropfen Methylrot rot gefärbt). Die klinischen Erscheinungen bestehen in Müdigkeit, Appetitlosigkeit, Kopfschmerz, Schwindel und *Erbrechen*, sowie von seiten der Harnwege: Harndrang, Miktionsbeschwerden, *Hämaturie*. Später kann durch Dehydratation der Kolloide eine heftige *Polyurie* einsetzen, die zu Erscheinungen der Anhydrämie führt, wie Muskel- und Leibschmerzen. Die Atmung ist von Beginn an vermehrt. Zuletzt tritt schwerer Lufthunger (große KUSSMAULsche Atmung) auf, übergehend in das *acidotische Koma* (s. S. 90). Lähmungszustände können mit schweren Kaliumverlusten der Zelle zusammenhängen. Die wichtigsten Mittel zum *Ansäuern des Körpers* sind S. 427 aufgeführt — Acidosis höheren Grades verlangt außer *Alkalisierung* die Anwendung von *Sedativa* und eventuell *Sauerstoff*.

Alkalosis entsteht dementsprechend durch Verlust von *Säuren* (Hyperventilation, Erbrechen von Magen-Salzsäure, Chlorid-Verluste nach Salyrgan u. a.), oder durch Anhäufung bzw. Verabreichung von Alkalien. Je nachdem, ob die Blutreaktion gleichbleibt oder sich meßbar verändert, spricht man von *kompensierter* oder unkompensierter *Alkalosis (bzw. Alkalämie)*. Erhöhte Alkalireserve des Blutes und Verminderung der Blutchloride sind die wichtigsten Befunde des Laboratoriums.

Frühsymptome der Alkalosis sind Appetitlosigkeit, Kopfschmerz, Schwindel und Erbrechen neben allgemeiner psychischer Abgeschlagenheit und einer eigentümlichen *Veränderung des Charakters*. Der Patient wird schwierig, reizbar, seltener delirös. Es tritt *Conjunctivitis* auf. Infolge der alkalischen Reaktion wird das Blutcalcium entionisiert, und es setzen leichte *Tetanie*-Symptome und Muskelschmerzen besonders in den Beinen ein; auch kann eine schwere *Schädigung der Niere* eintreten, die sich frühzeitig äußert in einer Erhöhung des notwendig zu untersuchenden *Reststickstoffs* mit Auftreten von *Harneiweiß* und später in *Anurie* mit degenerativen Veränderungen des Tubulusepithels. Neigung zu Phosphatsteinen wird beobachtet. Zuletzt erfolgt eine zunehmende Lähmung der lebenswichtigen Zentren mit Kollapserscheinungen und Lähmung der Atmung, übergehend in *alkalotisches Koma*. — *Gegenmittel* sind Natriumchlorid in hohen Dosen (z. B. 3mal täglich 15 g), auch intravenös zu geben, im Notfall *säuernde Stoffe* (s. S. 427).

Die Alkalisierung des Körpers darf nicht bedenkenlos erfolgen, sondern richtet sich nach der Ätiologie der Acidosis. Bei Anhydrämie wäre Infusion von 5%iger Dextrose angezeigt; bei Diabetes ist Insulin spezifisch, bei allen übrigen Formen der Acidosis ist es öfters geraten, Alkalien zu verordnen. Zur Verfügung stehen *Natriumbicarbonat, Natriumacetat, Natriumlactat, Natriumcitrat*.

Eine leichte Alkalisierung läßt sich am einfachsten durch Diät oder durch kleine perorale Gaben von $NaHCO_3$ (grammweise) erzielen. In therapeutischer Hinsicht ist bemerkenswert, daß Natriumbicarbonat bei der Claudicatio intermittens wirksam ist (LEWIS). Man stellt sich vor, daß örtlich entstehende saure Stoffwechselprodukte neutralisiert werden. In neuerer Zeit wird auch angegeben, daß Alkali bei starken sportlichen Anstrengungen die Ermüdung hinauszögert. Alkalosis wird als Nebenwirkung beobachtet bei der Ulcuskur.

Die *schädliche Wirkung* von Natrium bicarbonicum nach kleinen Dosen von 0,5—1,0 g, mehrmals täglich z. B. bei der *Ulcuskur* äußert sich nur in seltenen Fällen, und zwar etwa 1—2 Wochen nach Beginn der Kur.

Die Neigung zu dieser schweren Intoxikation muß besonders bei Nierenkrankheiten und bei Labilität des Säurebasengleichgewichts (wiederholtes Erbrechen, Pylorospasmus, Darmstenose u. a.) berücksichtigt werden. In solchen Fällen ist $NaHCO_3$ nicht angebracht, oder es muß eine regelmäßige Kontrolle der Alkalireserve erfolgen. Werden die bedrohlichen Symptome der Alkalosis frühzeitig genug erkannt, so verschwinden diese beim Aussetzen der Alkalitherapie oder bei hohen Kochsalzgaben von selbst.

Zur sicheren *Alkalisierung des Harns* genügen solche NaHCO₃-Dosen nicht. Injiziert man z. B. intravenös 3,75 g NaHCO₃ in 100 cm³ Wasser gelöst, zweimal täglich, so kann man damit die Krystallurie nach Sulfathiazol u. a. nicht verhindern. Es ist eine Menge von 7,8 g in 100 cm³ Wasser, zweimal täglich, erforderlich. Erst bei dieser Dosis wird der Harn in 30 min alkalisch; die entsprechende Dosis von NaHCO₃ bei peroraler Zufuhr beträgt 12—22 g (PENNA). Ähnliche Alkalimengen sind erforderlich, um bei *hämolytischen Vorgängen* die Bildung von Thromben zu verhüten.

Bei intravenöser Anwendung von NaHCO₃ ist zu bedenken, daß eine Sterilisation der Lösung nicht ohne Zersetzung zu Soda möglich ist; daher wird das NaHCO₃-Pulver als solches sterilisiert und dem sterilisierten Wasser zugesetzt.

Eine sehr viel stärkere Alkalizufuhr ist notwendig, wenn sich abnorme Säuren im Körper angehäuft haben. Die bei der *Alkalibehandlung des Coma diabeticum* gebräuchlichen Dosen von 30—60 g NaHCO₃ und mehr in Form der 1,5%igen sterilen Lösung intravenös können lebensgefährlich sein, wenn sie ohne Kontrolle der Alkalireserve oder bei gestörter Nierenfunktion zugeführt werden; einzelne Autoren warnen daher dringend vor dieser Behandlung. Sodalösung ist nicht erlaubt.

Vom gesunden Menschen können solche Alkalimengen überhaupt nicht neutralisiert werden. So gingen von 7 Personen, die je 78 g NaHCO₃ rectal erhalten hatten, 4 zugrunde, und zwar zeigten sich bei dieser akuten Vergiftung Tachykardie, Leibschmerzen, profuse Schweiße, Hyperpyrexie. Als Frühsymptom trat Tetanie auf (HEALY, s. S. 362).

Um bei der Behandlung einer Säurevergiftung die Gefahr einer unkompensierten Alkalosis zu vermeiden, sind bei Zufuhr hoher Alkalidosen häufige Bestimmungen der Alkalireserve des Blutes — die auf 40—50% erhöht werden soll — oder eine dauernde Kontrolle des Harns — der auf einen p_H-Wert von 7,0 einreguliert, indessen niemals alkalisch werden sollte gegen Phenolphthalein (p_H 7,8) — erforderlich. Die Gesamtmenge an NaHCO₃, die hier erforderlich ist, schwankt in weiten Grenzen, z. B. bei der Behandlung der *Methylalkoholacidosis* zwischen 12 und 100 g NaHCO₃. Infundiert werden Einzeldosen von 250 cm³ einer 5%igen Lösung von NaHCO₃, 1—4 derartige Infusionen in 24 Std., daneben werden alle 15 min bis zur Erzielung der gewünschten Alkalireserve je 4 g NaHCO₃ peroral verabreicht.

Eine weniger stürmische Art, eine Alkalosis herbeizuführen und dabei unkompensierte Alkalosis zu vermeiden, ist die Anwendung der Natriumsalze verbrennbarer organischer Säuren, z. B. von *Natrium-r-Lactat* in ¹/₆ molarer Lösung. Diese wird hergestellt, indem man 160 cm³ einer Mol/1-Stammlösung auf 1 l Flüssigkeit mit RINGER-Lösung auffüllt; sie läßt sich im Gegensatz zur NaHCO₃-Lösung ohne Zersetzung sterilisieren.

Die erste Infusionsmenge richtet sich nach dem Blutbefund. Der Durchschnittsverbrauch betrug in den behandelten Fällen von schwerer *Methylalkoholvergiftung* 290 cm³, der Höchstbetrag 640 cm³ in 24 Std. auf 4 Infusionen verteilt, sofern gleichzeitig 4 g NaHCO₃, alle 15 min, eventuell mit Magenschlauch bis zur Erreichung der gewünschten Alkalireserve gegeben wurden. Neuerdings wird auch die *Blei-* und *Uranvergiftung* mit Alkalitherapie, und zwar mit Lösungen von *Natriumcitrat* behandelt, letzteres auch zur Behandlung der Enuresis nocturna, falls Harn sehr stark sauer.

Das Krankheitsbild der Acidosis höheren Grades ist gewöhnlich mit Acidämie, Alkalosis höheren Grades mit Alkalämie verbunden. Beide Zustände aber können andererseits durch biologische Gegenregulationen weitgehend *kompensiert* werden, so daß sie — wie bei der Akklimatisation — symptomlos verlaufen.

Verändert sich z. B. die Reaktion des Blutes nach der sauren Seite, so versucht der Organismus dem entgegenzusteuern, und zwar hauptsächlich durch Erregung des Atmungszentrums, so daß ein zusätzlicher Teil der Blutkohlensäure abgeraucht wird. Aber auch die Niere beteiligt sich durch stärkere Ausscheidung von H^+-Ionen, besonders in Form des sauren Natriumphosphats NaH_2PO_4. Gleichzeitig kann sich der Körper durch Bildung von Ammoniak aus Harnstoff zusätzliches Alkali verschaffen, obwohl NH_4-Salze auch ohne eigentliche Säurevergiftung im Harn auftreten können.

Wird die Reaktion des Blutes nach der alkalischen Seite verschoben, so kommen entgegengesetzte Regulationen ins Spiel, die den Zustand der Alkalosis völlig kompensieren können.

Calciumphosphatsteine lösen sich in saurem Harn, *Harnsäure-* und *Cystinsteine* lösen sich im alkalischen Harn, *Calciumoxalatsteine* lösen sich sowohl sauer wie alkalisch.

b) Mineralstoffwechsel

Mineralsalze. Treffen Säuren und Basen aufeinander, so enstehen die entsprechenden Salze. Die anorganischen Salze zeichnen sich dadurch aus, daß sie einen starken *osmotischen Druck* entwickeln. Dieser entsteht bekanntlich dadurch, daß bestimmte semipermeable Membranen zwar für Wasser, nicht aber für die osmotisch wirkenden Stoffe durchgängig sind. Dann entsteht infolge der Bewegung der Moleküle und Ionen ein einseitiger Druck auf die Grenzfläche. Semipermeable Membranen finden sich im Körper an vielen Stellen, in weißen und roten Blutkörperchen, in Gewebszellen u. a. Der osmotische Druck des Blutes und der Gewebssäfte entspricht beim Säugetier dem einer 0,9%igen Kochsalzlösung. Dementsprechend enthält die physiologische NaCl-Lösung des DAB. 9 g Kochsalz im Liter. *Isotonisch* ist z. B. auch eine Lösung von 1,14% KCl, von 2% $NaHCO_3$, von 1,8% Natriumsulfat, von 3,4% Magnesiumsulfat, von 3,8% Natriumcitrat, von 5% Traubenzucker, von 2% Borsäure.

Kochsalz und *Natriumbicarbonat* sind die wichtigsten Salze, die den osmotischen Druck im Blute bestimmen; diese vertreten sich auch gegenseitig, so daß z. B. bei Kochsalz-Verlusten Alkalosis im Blut auftritt; infundiert man andererseits eine physiologische Kochsalzlösung, so wird $NaHCO_3$ aus dem Blute verdrängt mit Ausgang in Acidosis; wird hingegen $NaHCO_3$ infundiert, so vermindert sich der Kochsalzgehalt im Plasma. Ähnliche *Verdrängungserscheinungen* zeigen sich auch nach Infusion von Traubenzuckerlösung, nach Natriumsulfat u. a.

Im gleichen Sinne spricht man von *hypotonischen* und *hypertonischen* Lösungen. Bringt man *rote Blutkörperchen* in hypotonische Lösungen, so quellen sie auf, und es erfolgt Hämolyse. In hypertonischen Lösungen schrumpfen sie und werden stechapfelförmig. In isotonischen Lösungen behalten sie ihre Form und Größe. Auch die *Blutplättchen* machen diese Veränderungen mit. In hypertonischen Lösungen, z. B. von Kochsalz oder $CaCl_2$, geben sie Thrombokinase ab, was zur Beschleunigung der Blutgerinnung führt (s. S. 452).

Ebenso verhalten sich die *Gewebszellen*, die durch Injektion nicht isotonischer Lösungen zur Quellung oder Schrumpfung gebracht werden. Damit ist ein intensives Schmerzgefühl verbunden; hypotonische Lösungen führen zur Trübung der Cornea. Man pflegt daher nach Möglichkeit alle Lösungen, die zur subcutanen Injektion bestimmt sind, durch Zusatz von Kochsalz oder von anderen Stoffen isotonisch zu machen. Aus dem gleichen Grunde sollte man solche Lösungen möglichst auf einen p_H-Wert von 7,3 einstellen, obwohl das aus Gründen der Haltbarkeit nicht immer möglich ist. Auf Wunden läßt sich mit Hilfe hypertonischer Lösungen Entzündung und starke Exsudation erzeugen, die reinigend wirken kann (s. S. 139); hypertonische Harnstofflösungen (15%) lösen außerdem

Eiweiß, nekrotische Wundpartien u. a.; Zusatz örtlich betäubender Stoffe wie Novocain ist wegen der Reizwirkung oft notwendig.

Störungen des osmotischen Drucks im Blut und in der interstitiellen Flüssigkeit führen letzten Endes entweder zu Dursttod oder zu Wasservergiftung. Dabei ist zu bedenken, daß auch bei Infusion von physiologischer Kochsalzlösung bereits Erhöhung des osmotischen Drucks eintreten muß wegen der Perspiratio insensibilis, die etwa 1 l je Tag beträgt. Wasserintoxikation kann auch auftreten, wenn große Mengen von Zuckerlösung infundiert werden, wegen der Verbrennung des Zuckers, so daß Wasser zurückbleibt. Voraussetzung für eine Wasservergiftung ist allerdings gewöhnlich, daß die Niere ihre Funktion der Regulierung des osmotischen Drucks nicht mehr ausüben kann oder, wie beim Trinken von Meerwasser, die Grenze der Konzentrierungsarbeit überschritten ist.

Lösungen von unphysiologischem osmotischem Druck wirken in erster Linie auf die Verschiebung von Wasser innerhalb und außerhalb der Zellen. *Isotonische* Kochsalzlösungen vermehren das extracelluläre Wasser in Kreislauf und Interstitium ohne Veränderung des intracellulären Wassers; *hypertonische* Lösungen führen zu einer Dehydratation der Zelle unter gleichzeitiger Vermehrung des extracellulären Wassers; *hypotonische* Lösungen bzw. Kochsalz- und Natriumverluste im Plasma führen zu einer Hydratation der Zelle unter gleichzeitiger Verminderung des extracellulären Wassers (s. S. 26). Isotonische, hypotonische und hypertonische Kochsalzlösung haben daher ihre besonderen Indikationen (Abb. 96). — Eine solche vereinfachte Darstellung läßt allerdings außer acht, daß die Verschiebung von Na^+- und K^+-Ionen zwischen Zelle und Extracellularraum durch Stoffwechselvorgänge beherrscht wird; durch Anfachen energieliefernder Reaktionen tritt Kalium vermehrt in die Zelle ein, Natrium wird vermehrt abgepumpt.

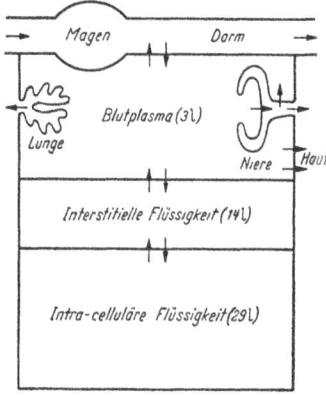

Abb. 96. Schema der Wasserverteilung im Körper. Die Zahlenangaben in Liter sind berechnet für einen Menschen von 70 kg Gewicht, dessen Gesamtwassermenge ²/₃ des Körpergewichts beträgt. (Nach GAMBLE-MACLEOD 1941)

α) Osmotherapie

Infundiert oder injiziert man größere Mengen einer hypertonischen Lösung (z. B. ½ bis 1 l einer 1,5%igen NaCl-Lösung — auch unter Zusatz von 5% Traubenzucker oder Calorose — bzw. 100—300 cm³ einer 5%igen NaCl-Lösung, bzw. 20 cm³ einer 20%igen NaCl-Lösung, bzw. eine physiologisch ausbalancierte hypertonische Lösung von 13,5 g NaCl, 0,45 g $CaCl_2$ + 6 H_2O, 0,7 g KCl auf 1 l Wasser) ins Blut, so setzt ein Diffusionsstrom aus den Geweben ins Blut ein, und es erfolgt eine *Auffüllung des Kreislaufs* (s. S. 455). Die Dauer dieser Wirkung ist kurz bei Krystalloiden, da diese schnell in das Gewebe eindringen, wodurch die osmotische Druckdifferenz sich rasch ausgleicht; sie ist langanhaltend nach Serumalbumin und anderen derartigen Kolloiden, da diese länger in der Blutbahn bleiben. Von einer 40%igen Traubenzuckerlösung genügen 30 cm³, um für kurze Zeit eine Blutverdünnung von ungefähr 500 cm³ Flüssigkeit zu bewirken. Man hat bis zu 100 cm³ einer 50%igen Lösung einmalig injiziert; bei Herzkranken geht man indessen nicht über eine 20%ige Lösung hinaus; der Nachschub von Flüssigkeit erfolgt zunächst aus dem interstitiellen Raum, dessen Wassergehalt in weiten Grenzen schwanken kann ohne Auftreten beunruhigender Symptome; in zweiter Linie erst wird die Zelle selbst getroffen, z. B. als sichtbare *Schrumpfung des Gehirns* mit Drucksenkung der Cerebrospinalflüssigkeit; man machte davon Gebrauch bei Gehirnoperationen (s. S. 492), sowie bei Hirnödemen verschiedener Genese. Der *intraokulare Druck* wird erniedrigt. *Örtliche und allgemeine Ödeme* werden auf das Blut abgeleitet. Durch Schrumpfung der willkürlichen Muskulatur entsteht Neigung zu Kontrakturen (Wadenkrämpfe). Es zeigt sich auch eine *Verminderung der Sekretionen* (Speichel, Magensaft, Milch, Schweiß). Da der injizierte Traubenzucker sehr rasch durch die Nieren ausgeschieden wird, setzt eine starke Diurese ein (s. S. 496).

Eine bei der therapeutischen Anwendung in Rechnung zu stellende Nebenwirkung ist die Erhöhung des venösen Drucks sowie des Capillardrucks (s. S. 38), übergehend in akute Dekompensation des Herzens, die dann auf Strophanthin u. a. anspricht *(Übertransfusion).*

Nach höchsten Mengen von hypertonischen Lösungen können auch Allgemeinerscheinungen auftreten, die vom Zentralnervensystem ausgehen: anfangs Erregung, später Lähmung. Unrationelle Anwendung kann außerdem zu *allgemeinen Ödemen* und zu *Lungenödem* führen; bei allen *Kreislaufstörungen* ist besondere Vorsicht geboten; hypertonische Kochsalzlösung kann Coronarinsuffizienz zur Folge haben. *Hypotonische Lösungen* führen zu einer *Hirnschwellung.*

Der osmotisch am stärksten wirksame Stoff im Serum ist das *Serumalbumin.* Dieses wird mit Vorliebe in hypertonischer Lösung gegeben, z. B. 25 g in 100 cm³ Flüssigkeit. Dies entspricht der Wirkung von 500 cm³ Citratplasma. Man erhält ein schnelles Einströmen von Gewebsflüssigkeit in die Zirkulation, so daß sogar periphere Ödeme zum Verschwinden gebracht werden.

Neuerdings werden große Mengen von *hypotonischen Lösungen* (z. B. 0,48% NaCl oder 0,38% NaCl + 0,11% NaHCO₃) zur Wasseranreicherung im Gewebe angewendet.

Diese gesamten, durch Osmose entstehenden Wirkungen bezeichnet man auch als deren „*Salzwirkungen*". Diese sind um so deutlicher, je weniger chemische Wirkungen des Moleküls gleichzeitig hineinspielen. Als Beispiel seien die Sulfate oder die hypertonischen Traubenzuckerlösungen angeführt: Die hierdurch herbeigeführten Funktionsänderungen beruhen sehr wesentlich auf osmotischen Wirkungen.

Den Angriffspunkt der Salz- und Ionenwirkungen bilden in erster Linie die Kolloide der Zelle und der Zellmembranen.

β) Lyotrope Reihen

Nach der Darstellung von O. EICHLER spielen bei der Wirkung anorganischer Salze die HOFMEISTERschen oder lyotropen Reihen eine gewisse Rolle. Diese Reihen ordnen die Anionen und Kationen in der Folge, nach der sie bestimmte physikochemische Eigenschaften unbelebter Systeme beeinflussen. Sie wurden von HOFMEISTER bei der Quellung von Gelatine gefunden.

Wurden Gelatinescheiben in Salzlösungen gleicher Konzentration gebracht (z. B. ⁿ/₂ NaCl, NaBr, NaJ usw.), bei denen das Kation gleich blieb und das Anion wechselte, dann ergab sich bei manchen Anionen eine stärkere Wasseraufnahme als bei anderen. Die Reihe in einfachster Form zeigt nach Begünstigung der Quellung folgende Anordnung: $SO_4'' < Cl' < Br' < NO_3' < J' < SCN'$, d. h. J' und SCN' wirken stärker quellend als Cl' und Br', während z. B. SO_4'' noch schwächer wirkt, ja unter bestimmten Bedingungen sogar zur Entquellung, d. h. Schrumpfung, Anlaß geben kann. Das ist die Anionenreihe, in die auf der linken Seite Fluorid, Citrat, Acetat, Ferrocyanid, Phosphat, auf der rechten Chlorat, Perchlorat, Bromat, Jodat und viele andere einzuordnen sind. Nun beschränkt sich diese Anordnung nicht nur auf die Quellung; man findet z. B. bei J' und SCN' nicht nur ausschließliche Quellung, sondern auch eine Auflösung der Gelatine, d. h. eine Peptisation. Diese Peptisation findet auch therapeutische Anwendung, da es möglich ist, auf leicht zugänglichen Schleimhäuten festhaftenden zähen Schleim aufzulösen und eingeschlossene Krankheitskeime einem beigefügten Desinfektionsmittel zugänglich zu machen (Mucidan). Zu solchem Effekt bedarf es aber höherer Konzentrationen. Deshalb ist es nicht ausreichend, die Wirkung dieser Anionen im Organismus auf die Formel Quellung und Entquellung bringen zu wollen. Hier stehen noch eine Reihe anderer physikochemischer Eigenschaften der Anionen als Möglichkeit der Einwirkung zur Verfügung.

Zwei Punkte sind bei der Anwendung der lyotropen Eigenschaften der Ionen zu beachten, nämlich die Schwierigkeit, den einen oder anderen physiologischen Effekt mit einer physikalischen Eigenschaft zu identifizieren, und vor allem die Unmöglichkeit, die lyotropen Eigenschaften ausschließlich für den Effekt in vivo verantwortlich zu machen. So werden SCN' und J' zwar peptisieren, aber man wird schwerlich die Wirkung bei Arteriosklerose darauf exakt zurückführen können. Auch im unbelebten kolloidalen System spielt die *Ladung* für manche Vorgänge eine Rolle (Cl', SO_4'', [Fe(CN)₆]''''). In vivo aber treten *chemische Eigenschaften* an die Spitze: Ca-Fällung durch Phosphat oder Fluorid, Oxydationswirkung von ClO_3', Oxydierbarkeit von J' und damit Leichtigkeit, es in organische Bindung (Thyroxin) einzufügen, Komplexbildung mit Schwermetallen (F', SCN') usw.

Wenn schon bei der Reihe der Anionen solche Faktoren hervortreten und die Einfachheit der Betrachtung trüben, dann wird das noch deutlicher bei der Reihe der Kationen, die etwa in entsprechender Weise mit

$$Ca^{\cdot\cdot} > Mg^{\cdot\cdot} > NH_4^{\cdot} > Rb^{\cdot} > K^{\cdot} > Na^{\cdot}$$

beschrieben werden kann, mit außerordentlich häufigen Abweichungen. Wie wenig hier lyotrope Eigenschaften für die Pharmakologie in Frage kommen, ist aus dem großen Unterschied der physiologischen Bedeutung von K$^{\cdot}$ und Na$^{\cdot}$ ohne weiteres ersichtlich (nach O. EICHLER).

Bei Zufuhr hoher Jodiddosen sind neben der spezifischen Wirkung der Jodionen auch die *allgemeinen Salzwirkungen* nicht zu vernachlässigen (s. S. 415). In gewissen Punkten ähneln die Jodide daher den Chloriden oder Bromiden (Mehrsekretion von Bronchialschleim, Verflüssigung des Schleimes, Diurese u. a.). Doch scheint sich in diesen Einzelwirkungen immer auch der spezifische Einfluß der Jodionen geltend zu machen.

Der Mineralstoffwechsel ist abhängig von der Ernährung (s. S. 26ff.); er steht u. a. unter dem Einfluß der Verdauung (s. S. 395), der Atmung (s. S. 420); er wird reguliert durch viele innersekretorische Drüsen (s. S. 65ff.), sowie durch Leber (s. S. 372) und Nieren (s. S. 490).

c) Kolloide

Als Kolloide oder „leimähnliche" Stoffe bezeichnet man jene Bestandteile, die beim Dialysieren durch eine Pergamentmembran oder beim Ultrafiltrieren durch ein Kollodium- oder Cellophanfilter von den leichtbeweglichen niedermolekularen Kristalloiden getrennt werden. Zu den Kolloiden gehören Eiweißkörper, Fette, hochmolekulare Kohlenhydrate u. a. Es handelt sich hier um große Moleküle mit starken Oberflächenkräften, die dazu neigen, sich je nach den Bedingungen zu größeren Partikeln zusammenzulagern (grobdisperse Form) oder in feinere Teilstücke auseinanderzufallen (feindisperse Form). In vielen pathologischen Zuständen besitzen die Eiweißkörper eine erhöhte Tendenz, in grobdisperse Form überzugehen. Man spricht dann von einer „erhöhten Labilität der Serumeiweißkörper". Sie äußert sich u. a. in der SACHS-GEORGIschen Reaktion.

Solche Kolloide sind häufig sehr empfindlich gegen geringe *Änderungen des* p_H. Geringste Mengen von Säuren oder Alkalien können genügen, um sie zum Quellen oder Schrumpfen zu bringen. Darauf beruht z. B. die Polyurie, die nach Zufuhr von Mineralsäuren oder von Salmiak eintritt.

Auch wird der Dispersitätszustand bestimmt durch die *Anwesenheit der Mineralsalze.* So führt das Natriumion zu einer erhöhten Dispersität der Eiweißmoleküle. Damit ist eine Aufquellung verbunden (hydropigene Wirkung von Kochsalz). Auf der anderen Seite verursacht Calcium eine Zusammenlagerung der Moleküle: Die entzündungswidrige Wirkung von Calcium wird auf diese Kolloidverfestigung zurückgeführt. Über die HOFMEISTERschen Reihen s. S. 416.

Auch durch bestimmte intravenös verabfolgte *Arzneistoffe und Gifte* wird der physikalische Zustand der Eiweißkörper verändert *(anaphylaktoide Zustände).* Es gibt auch *irreparable Veränderungen* der Kolloidstruktur von Haut und Schleimhäuten, wie die Ausfällung der Eiweißkörper mit Hilfe von *Gerb- und Ätzmitteln* (siehe S. 446).

Die Kolloide in Blut und Geweben besitzen einen *osmotischen Druck,* der indessen wegen der relativ geringen Zahl der Moleküle sehr viel kleiner ist als bei Kristalloiden. Im Serum ist er zuerst von STARLING mit 25—30 mm Hg gemessen worden. Da die Glomeruluskapsel der Niere eine semipermeable Membran nicht für Kristalloide, wohl aber für die Serumkolloide darstellt, so muß bei einem Blutdruck von 40 mm die gesamte im Blut vorhandene Wassermenge osmotisch gebunden sein (Abb. 97). Unterhalb dieses Wertes kann also kein Urin mehr ultrafiltriert werden. Ist der osmotische Druck der

Serumkolloide, z. B. bei schweren Nierenkrankheiten, vermindert, so bilden sich *Ödeme* (s. S. 492); diese sind aber vor allem durch den Kochsalzgehalt der Nahrung hervorgerufen, so daß man mit extrem salzarmer Kost auch bei ausgesprochener Hypoproteinämie die Ödementwicklung über lange Zeit verhindern konnte. Die Kolloide sind auch für den *Blutersatz* wichtig (s. S. 455).

Der Abtransport von körperfremden Kolloidteilchen, die ins Blut gelangen, erfolgt durch die Phagocytose der Leukocyten. Ein anderer Teil, besonders die negativ geladenen Kolloide, wird vom Reticuloendothel aufgenommen und gespeichert. Injizierte Farbstoffe, wie Kongorot oder chinesische Tusche, werden in den KUPFFERschen Sternzellen der Leber, dem Reticuloendothel der Milz und in den Lymphdrüsen wiedergefunden. Sie können sich dort in so hohen Mengen anhäufen, daß eine „Blockade" des Reticuloendothels erfolgt. Mit solchen Versuchen kann man nachweisen, daß das Reticuloendothel mit der Bildung von Antikörpern zu tun hat (ASCHOFF).

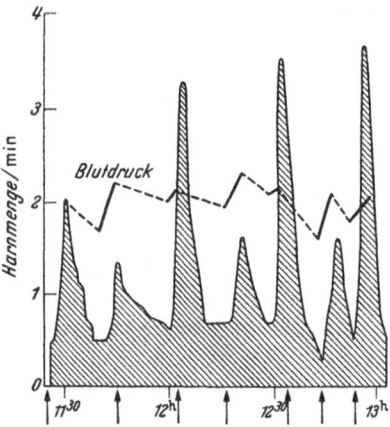

Abb. 97. Harnausscheidung nach intravenöser Injektion von Kochsalzlösung mit und ohne Gelatinezusatz. Man sieht die Abhängigkeit der Diurese vom osmotischen Druck der in der Blutbahn befindlichen Kolloide (Nach KNOWLTON)

d) Redoxsysteme

Unter Redoxsystemen versteht man Stoffe, die in wäßriger Lösung bei bestimmtem p_H ein reversibles Gleichgewicht zwischen oxydierter und reduzierter Form aufweisen.

Redoxsysteme einfachster Art sind Metallionen, die in verschiedenen Wertigkeiten nebeneinander vorkommen. Mischt man von solchen Redoxsystemen gleiche Mengen von oxydierter und reduzierter Form, so bildet sich gegenüber einer Normalwasserstoffelektrode ein bestimmtes elektrisches Potential, das typisch für die verschiedenen Redoxsysteme ist. Bei den anorganischen Redoxsystemen wie Fe^{+++}/Fe^{++}, Cu^{++}/Cu^+, Hg^{++}/Hg^+ stellt diese Potentialdifferenz nichts anderes dar als die bekannte Spannungsreihe der Elemente. Ähnlich liegen die Verhältnisse auch bei organischen Redoxsystemen, deren Potential gegen die Normalwasserstoffelektrode positiver oder negativer Natur sein kann.

Ordnet man solche Redoxsysteme auf Grund der Potentialdifferenz, so wirken Stoffe mit stärker positivem Potential oxydierend, mit stärker negativem Potential reduzierend auf die übrige Reihe. Diese Umsetzungen werden so lange weitergehen, bis ein Potential erreicht ist, das allen Redoxsystemen genügt, oder — anders ausgedrückt — bei einem bestimmten Potential werden im Reagenzglase die verschiedenen Redoxsysteme in einem ganz bestimmten, jedesmal verschiedenen Mischungsverhältnis von oxydierter und reduzierter Form nebeneinander existieren. Da sich die Redoxlage des Körpers verschieben läßt, z. B. mit Hilfe von Ascorbinsäure oder Cystein, so wird gleichzeitig auch das Verhältnis von Fe^{II}/Fe^{III}, Cu^I/Cu^{II}, von oxydiertem zu reduziertem Lactoflavin, Cytochrom, Oxytocin und anderen physiologischen Redoxsystemen sich ändern können. Daraus ergibt sich die große praktische Bedeutung der Redoxsysteme.

Im lebenden Körper pendeln die Redoxsysteme zwischen der oxydierten und der reduzierten Stufe hin und her — unter Beteiligung des wechselnden Sauerstoffdruckes —, so daß katalytische Wirkungen entstehen können. Auch werden die verschiedenen Redoxsysteme gegeneinander geschützt, so daß von einem zum anderen Energiegefälle entstehen. Das Potential der physiologischen Redoxsysteme im lebenden Gewebe ist daher nicht genau bekannt.

Tabelle 6. *Redoxpotentiale in Volt bei Mischung gleicher Mengen von oxydierter und reduzierter Form ($p_H = 7,0$)*

2,6 Dichlorphenolindophenol	+0,271	Methylenblau	+0,011
Hämoglobin	+0,152	Gelbes Ferment	—0,06
Cytochrom	+0,123	Ascorbinsäure	—0,081
Cystein	+0,078	Lactoflavin	—0,18

Man weiß indessen, daß es Redoxsysteme mit hohem positiven Potential, also mit stark oxydierenden Eigenschaften gibt, wie z. B. Hämoglobin:Oxyhämoglobin oder Cytochrome, andere mit mittlerem oder stark negativem Potential wie Ascorbinsäure, Cystein, red. Glutathion. Zu den letzteren gehört auch das besonders stark reduzierende Lactoflavin (Vitamin B_2), so daß WAGNER-V. JAUREGG diese Substanz auch als das „Methylenblau des Organismus" bezeichnet. Bei Kuppelung des Lactoflavins mit der entsprechenden Eiweißkomponente zum WARBURGschen gelben Ferment wird das Potential erheblich positiver; auch bestimmte Redoxwirkungen des Tocopherols können durch Methylenblau im Tier imitiert werden (s. S. 60).

Man nimmt an, daß das Energiegefälle zwischen den einzelnen Redoxsystemen eine Quelle der Arbeitsleistungen im lebenden Organismus ist, insofern, als durch das Hin- und Herpendeln zwischen oxydierter und reduzierter Form Reduktionen und Oxydationen zustande gebracht werden (HEINR. WIELAND und WARBURG). Auch können sich Redoxsysteme mit gleichem Potential in bestimmten physiologischen Funktionen vertreten, so daß z. B. gewisse Leistungen des Sauerstoffes auch mit Farbstoffen wie Methylenblau zu erzielen sind.

Methylenblau hat dementsprechend eine spezifische Wirkung auf bestimmte Redoxsysteme. Es ist ein Methämoglobinbildner und dieses ist die Ursache für die bekannte *Entgiftung* der *Blausäure*; das Anlagerungsprodukt der Blausäure an Methämoglobin ist nämlich ungiftig. Andererseits wirkt Methylenblau der *Methämoglobinbildung* entgegen (HAUSCHILD). Bei Vergiftung mit Nitrophenol oder Sulfonamiden sieht man auf die übliche Dosis von Methylenblau (10—40 cm³ einer 1%igen Lösung i.v.) einen schnellen Rückgang der Blutveränderung in etwa 15—30 min; wirksam sind auch perorale Gaben von etwa 0,5 g. Bei anderen Formen der Anoxämie ist Methylenblau wirkungslos. Der Farbstoff wirkt bemerkenswerterweise z. B. in 1%iger Lösung auf Wunden und Verätzungen auch *analgetisch* und die Schmerzen treten wieder auf, wenn Methylenblau farblos wird. Die Wirkung hängt daher offensichtlich mit dem Redoxpotential zusammen. Bei der idiopathischen, familiären Methämoglobinämie hat noch ein weiterer starker Redoxstoff eine gewisse Wirkung, nämlich Ascorbinsäure in hohen Dosen von 400—500 mg täglich.

Der Körper versucht die mittlere Redoxlage des Blutes ähnlich festzuhalten wie die anderen physikalischen Konstanten. Bei gewissen Krankheiten, wie Beriberi, geht die Fähigkeit zur Reduktion von Methylenblau verloren (KOLLATH).

Im Gegensatz zum Blut ist die mittlere Redoxlage der verschiedenen inneren Organe durchaus verschieden. So haben Versuche mit den Redoxfarbstoffen *Alizarinblau* und *Indophenol* den Beweis erbracht, daß die Reduktionsleistungen — kenntlich an der Entfärbung der Farbstoffe zu Leukoverbindungen — besonders auffallend sind in Leber, Niere und Lunge, während z. B. der Herzmuskel wesentlich weniger reduziert. Dieser Unterschied zeigt sich z. B. auch beim Übergang von fünfwertigem Arsen in die dreiwertige Form, was im Blut sehr schnell vor sich geht, so daß bei intravenöser Injektion die beiden Stoffe annähernd gleich toxisch sind. Im Froschherzen dagegen ist die dreiwertige Form 300mal giftiger, weil die Reduktionsvorgänge in diesem Organ sehr schwach sind (JOACHIMOGLU).

Die Redoxlage läßt sich z. B. durch Zufuhr von Cystein, Glutathion und Ascorbinsäure verändern. So erklärt sich am besten die gemeinsame Wirkung dieser drei Körper bei der

Entgiftung von Diphtherietoxin und bei der Aufhellung der unbekannten Farbstoffe, die bei der ADDISONschen Krankheit in der Haut abgelagert werden.

Redox-Katalysatoren. Physikalisch-chemisch ist das Redoxpotential ein Maß für die freie Energie des Redoxsystems, und zwar kann die oxydierte Stufe nur die hydrierte Stufe aller negativeren Systeme oxydieren, die hydrierte Stufe umgekehrt nur die oxydierte positiverer Systeme hydrieren. Die Bedingungen für das Reagieren zweier Redoxsysteme sind aber nicht nur durch ihren Energieunterschied gegeben, sondern auch durch die Reaktionsgeschwindigkeit der einzelnen Komponenten. Die Reaktionsgeschwindigkeit von reinstem Cystein und reinstem Sauerstoff ist z. B. so klein, daß trotz des viel höheren Redoxpotentials des Oxydationsmittels keine Oxydation stattfindet. Fügt man aber Spuren eines weiteren geeigneten Redoxsystems hinzu, dessen Potential zwischen demjenigen von Sauerstoff und Cystin/Cystein liegt, z. B. Cu··/Cu·, so findet die Reaktion mit großer Geschwindigkeit statt, da innerhalb des gebildeten Komplexsalzes sowohl Cu·· mit Cystein rasch zu Cu· und Cystin reagiert, als auch Cu· rasch mit Sauerstoff zu Cu·· zurückoxydiert wird. Das System Cu··/Cu· übt also einen katalytischen Einfluß aus und trägt deshalb die Bezeichnung Redoxkatalysator.

Die biologische Bedeutung der Redoxkatalysatoren erstreckt sich auf die ganze Stufenfolge der Oxydationen und Wasserstoffverschiebungen. An diesen Katalysatoren greifen auch viele *Fermentgifte* an, die Blausäure z. B. an der Cytochrom-Oxydase (s. S. 482), die meisten Schmerzstoffe an den Dehydrasen.

2. Spezielle Kapitel

a) Säuren und Alkalien

Kohlensäure (CO₂) ist die wichtigste Säure zur Einstellung der Blutreaktion. Der Kohlensäuregehalt des Blutes wird reguliert durch Chemoreceptoren des Sinus caroticus und durch das *Atmungszentrum*, wodurch geringste Schwankungen der Kohlensäurekonzentration im Blut mit vermehrter oder verminderter Atmung beantwortet werden (C. HEYMANS). Die H-Ionen in Blut und Gewebe sind letzten Endes die auslösende Ursache (H. WINTERSTEIN).

Akapnie. Willkürliche *Überventilation* oder erhöhte Erregbarkeit des Atmungszentrums (Anoxämie, Schmerzzustände, psychische Erregung) führen zum Abrauchen von CO₂ und damit zu einer Anlähmung des Atmungszentrums, unter Umständen ausgehend in Apnoe. Auch das *Gefäßzentrum* verliert seinen Tonus und kann ein bedrohliches Absinken des Blutdrucks nach sich ziehen. Durch Einatmen der physiologisch-alveolären Kohlensäuremischung erholt sich dann der Blutdruck fast augenblicklich (Abb. 79). Auch gewisse Formen des *sekundären Schocks* reagieren auf Zufuhr von Kohlensäure.

Auch die meisten Organe, besonders das Herz und die Niere, letzten Endes aber auch das gesamte Fermentsystem des Körpers, bedürfen einer bestimmten Kohlensäurekonzentration. Gleichzeitig verändert sich die *Ionisierung des Blutkalks* (s. S. 74). Bei der Überventilation wandert gleichzeitig die Alkalireserve des Blutes in die Gewebe ab, so daß eine Neigung zu acidotischen Zuständen entsteht.

Dem entsprechen die pharmakologischen Wirkungen der zugeführten Kohlensäure. Das *Atemvolumen* läßt sich mit Hilfe von Kohlensäure-Sauerstoffmischungen auf jede gewünschte Größe einstellen (Abb. 98). Hierbei ist zu berücksichtigen, daß der Gesunde schon bei 4% CO₂ anfängt schwerer zu atmen.

Für praktische Zwecke kommt eine Mischung von Luft oder Sauerstoff mit
5—7% Kohlensäure in Frage. Bei gesunden Personen beträgt dann die Atmungs-
steigerung gegen 400—600%. Das narkotisierte Atmungszentrum indessen
spricht sehr viel schwächer auf Kohlensäure an; in solchen Fällen muß nach der
Wirkung dosiert werden. Bei der Asphyxie der Neugeborenen war es gelegentlich
notwendig, die Konzentration der Kohlensäure erheblich zu steigern, ehe der
erste Atemzug ausgelöst wurde; so beschreibt Y. HENDERSON einen unter

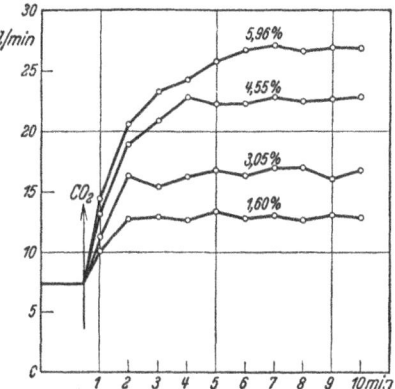

Abb. 98. Zunahme der Ventilationsgröße infolge Beimi-
schung von Kohlensäure zur Atmungsluft. Die Stärke der
Steigerung geht dem Kohlensäuregehalt parallel. Die ganze
Umstellung beansprucht je nach der Konzentration
2—7 min (Aus PADGET 1928) (Nach W. R. HESS)

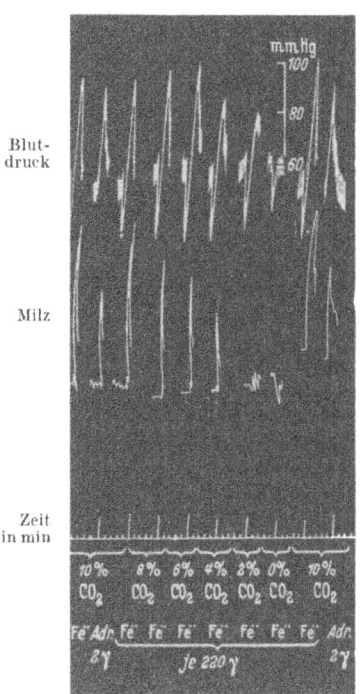

Abb. 99. Wirkung von CO_2 auf die Adrenalin-
Ausschüttung durch Eisensalze. Dekapitierte
Katze. (Nach WILKE und CONRATH)

Morphinwirkung stehenden Neugeborenen, der erst durch 20%ige CO_2 zum
Atmen zu bringen war. Man hat sogar
konzentrierte Kohlensäure für kurze Zeit
in die Atemwege eingeblasen; die Zufuhr
muß jedoch beim ersten tiefen Atemzug
sofort eingestellt werden. Im allgemeinen
wird angeraten, bei Narkotisierten nicht
über die 7%ige Kohlensäure hinauszu-
gehen, da bei dieser Konzentration schon eine Lähmung der Atmung beobachtet
worden ist (KILLIAN), besonders bei Gegenwart von Schlafmitteln. CO_2 wird
auch bei Zwerchfellkrampf *(Singultus)* verwendet.

In Notfällen kann man CO_2 gewinnen aus Sodawasser, das unter der Nase des Bewußtlosen ausgegossen wird, oder aus einem Tischsiphon, der auf den Kopf gestellt wird, und
den man mit Hilfe eines Gummischlauches in Nase oder Trachea abblasen läßt.

Eine weitere Wirkung der Kohlensäure ist die *Erregung des Gefäßzentrums.* Sie führt
zur *Entleerung der Blutspeicher* und zu vermehrtem Angebot von Blut an das Herz. Beinahe
spezifisch hierbei ist die Wirkung der Kohlensäure auf den Venendruck und damit auf
den venösen Rückstrom zum Herzen (Y. HENDERSON); jedoch wird dieser Effekt heute
als Herzmuskelschädigung, d. h. als beginnende Dekompensation aufgefaßt; sie findet
sich unter Umständen schon bei 5%iger CO_2. Die Dosierung der Kohlensäure im Operationsschock erfolgt nach Maßgabe der besseren Venenfüllung und des wiederauftretenden
Venenpulses in der Jugularis. Das *Minutenvolumen des Herzens* wird infolgedessen vermehrt, bei gleichzeitiger Mehrdurchblutung der Coronararterien. Gleichzeitig steigt auch
der *Blutdruck.*

Diesen *Sofortwirkungen* der Kohlensäure sind die *Spätwirkungen* anzufügen. Dazu gehört eine *Kontraktion der Milz*, eine Neigung zu *Adrenalinausschüttung* (Abb. 99) sowie eine *erhöhte Alkalireserve*, zuletzt *Diurese*, auch bei Zufuhr von kohlensäurehaltigen Getränken.

Die *lokale Wirkung der Kohlensäure* zeigt sich z. B. in Kohlensäuregas oder in Kohlensäurebädern, die zu einer *Erweiterung der Hautcapillaren* mit Prickeln und Wärmegefühl und zu einem verbesserten Flüssigkeitsaustausch im Gewebe führt. Das ist besonders bei örtlichen Stockungen des Kreislaufes und bei örtlichen Ödemen — wie in Fällen von Dekompensation — von praktischer Bedeutung. Kohlensäureschnee, 1 min aufgelegt, dient als Ätzmittel, z. B. bei Lupus, Lepromen u. a. Auch im Magen zeigt sich eine Wirkung kohlensäurehaltiger Getränke (Hyperämie, Wärmegefühl, erhöhte Sekretion der Magendrüsen, beschleunigte Resorption anderer Stoffe).

Die *Toxicität der Kohlensäure* macht sich bei gesunden Personen bei etwa 4% bemerkbar. Es zeigen sich Kopfschmerzen, Kongestionsgefühle, Herzklopfen u. a. Bei 8—10% CO_2 erlischt die brennende Kerze, und beim sonst normalen Menschen tritt schnell — unter Schwindel, Angstgefühlen, Muskelspasmen, evtl. Konvulsionen — Bewußtlosigkeit ein, übergehend bei Konzentrationen über 18% in tiefe Narkose und in Tod; bei Gegenwart von O_2 werden sehr viel höhere Konzentrationen, z. B. 30%, vertragen.

Erfolgt durch hohe Kohlensäurekonzentration wie in Gärkellern, in Silos, in Schlagwettern u. a. eine akute Erstickung, die längere Zeit anhält, so können die entsprechenden histologischen Zerstörungen im Zentralnervensystem und damit die üblichen Nachkrankheiten eintreten (s. S. 475).

Anorganische und organische Säuren. Die Grundwirkungen der anorganischen und organischen Säuren sind abhängig vom Grade der Dissoziation. Die starken Mineralsäuren wie *Salzsäure* HCl, *Schwefelsäure* H_2SO_4, *schweflige Säure* H_2SO_3, *Salpetersäure* HNO_3, *rauchende Salpetersäure* (Lösung von NO_2 in HNO_3), *Phosphorsäure* H_3PO_4 und *Chromsäure* (CrO_3 in wäßriger Lösung) sind fast vollständig dissoziiert. Eine schwache anorganische Säure ist die *Borsäure* H_3BO_3.

Die *organischen Säuren* sind *weniger dissoziiert*. Indessen unterscheidet man die *stärkeren Säuren* wie Oxalsäure $(COOH)_2$, Trichloressigsäure ($CCl_3 \cdot COOH$), Weinsäure ($HOOC \cdot CHOH \cdot CHOH \cdot COOH$), Citronensäure ($HOOC \cdot CH_2 \cdot COH$ (COOH) $\cdot CH_2 \cdot COOH$), Ameisensäure (HCOOH), *schwächer dissoziierte Säuren* wie Milchsäure ($CH_3 \cdot CH(OH) \cdot COOH$), Essigsäure ($CH_3 \cdot COOH$), Propionsäure ($C_2H_5 \cdot COOH$), Oxybuttersäure ($CH_3 \cdot CH(OH) \cdot CH_2 \cdot COOH$), Acetessigsäure ($CH_3 \cdot CO \cdot CH_2 \cdot COOH$), Mandelsäure ($C_6H_5 \cdot CH(OH) \cdot COOH$), Salicylsäure ($C_6H_4(OH) \cdot COOH$), und ausgesprochen *schwach dissoziierte Säuren* wie die Benzoesäure ($C_6H_5 \cdot COOH$).

Für die **örtliche Wirkung** der Säuren ist außer der *Dissoziation* die *Konzentration* maßgebend. Auch die *Lipoidlöslichkeit* der Säuren muß berücksichtigt werden, da lipoidlösliche Stoffe wie Salpetersäure, Trichloressigsäure, Milchsäure und auch die Borsäure leichter in lipoidgeschützte Gewebe eindringen. Dabei sind die folgenden örtlichen Wirkungen zu bedenken:

Säuren haben eine starke *antiseptische Wirkung*, die hauptsächlich entsteht durch die abdissoziierten H-Ionen, d. h. daß die meisten Säuren bei Neutralisation unwirksam werden. Die Abhängigkeit der Desinfektionswirkung vom p_H-Wert im Kulturmedium für die wichtigsten pathogenen Keime geht aus der Abb. 100 hervor.

Indessen gibt es Säuren, die gleichzeitig als Molekül wirksam sind; so z. B. wirken Salicylsäure und Propionsäure stark gegen Schimmelpilze, so Benzoesäure, Borsäure, Ameisensäure gegen bestimmte Fäulnisbakterien, schweflige Säure gegen Gärungserreger. Von dieser desinfizierenden Fähigkeit macht man, soweit zulässig, Gebrauch bei der Konservierung von Lebensmitteln, und zwar benutzt

man, vorwiegend auf Grund der E. Rostschen Arbeiten, die schweflige Säure
(weil sie schon im Darmkanal größtenteils in die ungiftigen Sulfate übergeht),
die Benzoesäure (weil sie im Körper sehr rasch durch Kuppelung an Glykokoll
unschädlich gemacht wird) sowie die Ameisensäure, Propion- und Sorbinsäure,
die im Körper verbrannt werden (s. S. 507).

Solange die Säuren nicht neutralisiert sind, besitzen sie auch im Tierkörper
eine *bactericide Wirkung*. So spricht man vom physiologischen *Säureschutz der
Hautoberfläche* (p_H 3,4), des Magens (p_H 1,0—2,0), der Vagina (p_H 3,7). Bekanntlich lassen sich nur bei
Achylie lebende Bakte-
rien aus dem Duodenum
isolieren, nicht bei nor-
maler Magensäuerung.
Versagt dieser natür-
liche Schutz, dann kann
man die erforderlichen
Säuremengen von außen
her zuführen, z. B. in
Form von Säurelimona-
den als Schutz gegen
drohende Infektionen
des Magen-Darm-
Schlauches. Auch die
Vagina wird durch den
natürlichen Milchsäure-
gehalt gegen die ein-

Art der Kleinlebewesen:	p_H-Wert
Bact. Coli	4,0
Bact. Paratyphus A	4,0
Bact. Typhosum	4,0
Staphylococcus albus	4,5
Bact. Pyocyaneum	5,0
Bact. Dysenteriae Shiga	5,5
" " Flexner	5,6
Streptococcus haemolytic.	5,7
Vibrio Cholerae	5,8
Bact. Diphtheriae	6,0
Brucella abortus Bang	6,2
Gonococcus	6,5

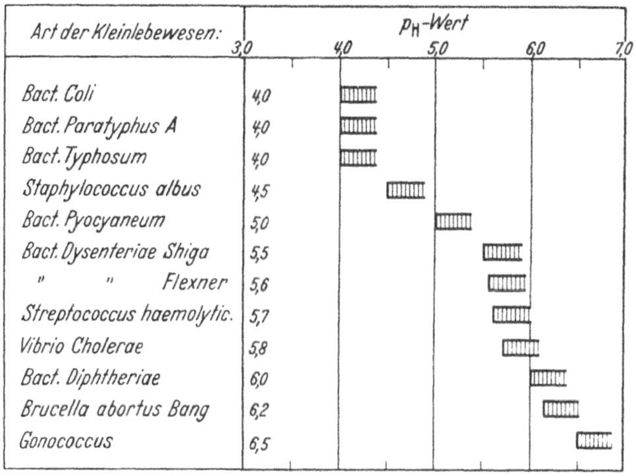

Abb. 100. Wachstumsgrenze der wichtigsten pathogenen Bakterien

dringenden Bakterien geschützt; als Ersatz dient Vaginalspülung über 2 Wochen
mit Milchsäure oder 1%iger Citronensäure. Ein künstlicher Säureschutz der
Haut läßt sich durch Aufbringen von sauren Salben (s. S. 123) erzielen, nicht
dagegen durch Borsalbe oder Aufstäuben von Borsäure, deren Säurewirkung
ja verschwindend gering ist (s. S. 428). Oft genügt es, dem Waschwasser Essig,
etwa 1:10, Citronensäure u. a. bis zu stark saurem Geschmack zuzusetzen.

Rp. Acid. lactici 150,0
S. Zu Spülung ¹/₂ Eßlöffel auf 1 l Wasser, Vorsicht! — NB. Bei Fluor albus.

Auch die *örtliche Verträglichkeit* der Säuren ist zum Teil abhängig vom
p_H-Wert der Lösung. Es gibt indessen Säuren, die bei bestimmtem p_H-Wert
fast reizlos sind, wie z. B. Milchsäure, Citronensäure, Äpfelsäure, während
andere Säuren bei gleichem p_H-Wert mehr oder weniger stark örtlich reizen
wie Essigsäure und besonders Ameisensäure. Die letzteren Säuren sind nach
Neutralisierung reizlos, weil sie keine Säuren mehr sind. Die stark örtlich
reizende schweflige Säure bildet in Obst und Weinen mit den anwesenden
Aldehyden (Acetaldehyd, Traubenzucker u. a.) reizlose Komplexverbindungen.

Auch die starken Mineralsäuren sind in hohen Verdünnungen in ihrer örtlichen Wirkung weitgehend unschädlich. Die übliche Dosierung von 10 bis
20 Tropfen 25%iger Salzsäure (Acidum hydrochloricum) oder entsprechende
Mengen der 12,5%igen Salzsäure (Acidum hydrochloricum dilutum) auf ¹/₈ bis
¹/₄ l Wasser bedeutet für die Magenwand eine physiologische Säurekonzentration

(bei Salzsäuremangel, Appetitlosigkeit, gastrogenen Durchfällen, Phosphaturie u. a. anzuwenden). Phosphorsäure wird in erfrischenden Limonaden benutzt. Auch Milchsäure (Acidum lacticum als 90%ige Säure) und Citronensäure werden in entsprechender Verdünnung in der Kinderpraxis bei Dyspepsie verordnet (s. S. 431). Bestimmte Schleimhäute, wie etwa die Conjunctiva, aber auch die Mundschleimhaut, sind empfindlicher *(oberflächliche Eiweißfällung* und *Adstringierung)*. Um den Schmelz der Zähne zu schützen, läßt man konzentriertere Säuren auch mit Glasröhrchen trinken; bei chronischer Einwirkung von Salzsäuredämpfen in Gewerbebetrieben können gesunde Zähne bis zu kurzen Zahnstümpfen zerstört werden.

Für die *Wirkung verdünnter Säuren im Magen-Darm-Kanal* ist weniger der p_H-Wert maßgebend als vielmehr die Menge der eingeführten Säure. Schon für den *Säuregeschmack* ist durchaus nicht der p_H-Wert der Lösung entscheidend, vielmehr besitzt eine bestimmte Konzentration von Salzsäure, obwohl diese völlig in Ionen gespalten ist, einen geringeren Säuregeschmack als Citronensäure und Weinsäure in gleicher molarer Konzentration, obwohl diese sehr viel weniger H-Ionen abdissoziieren. Auch bei anderen physiologischen Säurewirkungen ist die Abhängigkeit vom p_H-Wert durchaus verschleiert, weil nämlich die Säure Gelegenheit hat, sich mit den anwesenden Alkalien umzusetzen, besonders mit der Alkalireserve des Gewebes und der Gewebssäfte. In solchen Fällen kann die Konzentration der Säure eine wesentlich größere Bedeutung besitzen als die Stärke der Säure.

Wenn der Säuregeschmack eine biologische Bedeutung haben soll, und daran ist wohl nicht zu zweifeln, so stellt er eine Vorprobe dar für den biologischen Wert der Säuren, d. h. zunächst für die Säurewirkung im Magen-Darm-Tractus. Aus vielen bisher schon vorliegenden Erfahrungen ergibt sich, daß gewisse physiologische Funktionen der starken Salzsäure (s. S. 358) auch mit Hilfe von schwächeren organischen Säuren wie Milchsäure, Citronensäure, Essigsäure u. a. erzielt werden können. Der starke Instinkt, der die kleinen Kinder zu bestimmten sauren Speisen, wie zu saurer Milch oder rohem Sauerkraut treibt, ist damit von der Physiologie wohl begründet gefunden worden.

Saure Getränke, an Ratten und andere Tiere an Stelle des Trinkwassers verfüttert, können schwere Zerstörungen der Molaren zur Folge haben, indessen ist die Übertragbarkeit dieses Befundes auf den Menschen durchaus fraglich.

Die Ätzwirkung der Säuren. In hohen Konzentrationen sind die starken Säuren Ätzgifte. Am gefährlichsten in dieser Hinsicht ist die *rauchende Salpetersäure*, die immer hochprozentig vorliegt. Ihre Sonderstellung ist auch dadurch gegeben, daß diese Säure, abgesehen von der starken Dissoziation, infolge ihrer Lipoidlöslichkeit besonders rasch in die Tiefe dringt und gleichzeitig oxydierend wirkt. Bei Unglücksfällen mit rauchender Salpetersäure stehen nur 1—2 sec zur Verfügung, um das Gift mit reichlich Wasser von der Haut abzuspülen. Obwohl nach dieser Zeit auch alle Gegenmittel nicht mehr viel nützen, sollte man zur Sicherheit die letzten Säurereste abspülen und Salbe auflegen. Man sollte besonders, wenn die Gefahr einer Verätzung mit starken Säuren besteht, sich vorher überlegen, welche nächste Wasserstelle für das Abspülen geeignet ist. Obwohl man bei anderen ätzenden Säuren nicht an die gleichen 1—2 sec gebunden ist, eine Behandlung vielmehr auch nach dieser Zeit noch erfolgversprechend ist, sollte man auch in solchen Fällen jeden Zeitverlust vermeiden. Das gilt besonders für die *konzentrierte Schwefelsäure*, bei der außer der eigentlichen Ätzwirkung die starke *Hitzeentwicklung* zu berücksichtigen ist, die beim Zusammentreffen mit zu wenig Wasser vor sich geht. Zur Ätzung kann dann eine Verbrennung hinzutreten. Auch *Phosphorpentoxyd* (P_2O_5) und Fluorwasserstoff (HF) sind sehr gefährlich. Die übrigen starken Säuren, wie *Salzsäure, Essigsäure, Ameisensäure*, führen auf der Haut zu weniger

starken, obwohl gelegentlich auch noch bedenklichen Verätzungen. Ameisensäure zieht auf der Haut Blasen.

Das einfachste allgemeine Entgiftungsverfahren, wie bei allen Giften, die die Haut
treffen, ist neben dem einfachen Abspülen das Bürsten mit Seife und Wasser.

Geraten indessen Säuren irgendwelcher Art oder andere Gifte infolge eines Unfalls ins
Auge, so hat man sich an den einfachen Grundsatz zu halten, *daß es kein Gift gibt, weder
anorganischer noch organischer Natur, das sich nicht mit reichlichen Mengen von kühlem,
reinem Leitungs- oder Brunnenwasser — möglichst unter leichtem (2 m) Überdruck — aus
dem Auge entfernen ließe.* Man darf damit rechnen, daß durch 5 min langes Spülen auch die
letzten Reste der Säuren, wenn sie noch nicht tiefer gedrungen sind, auch vielleicht schon
gebundene Säure, beseitigt werden (s. S. 354).

In der *Magen-Darm-Wand* dagegen entstehen nach genügenden Mengen dieser
konzentrierten Säuren *schwere Koagulationsnekrosen* der betroffenen Stellen, die
unter den Erscheinungen des *Schocks* zum schnellen Tode führen (tödliche Dosis
ungefähr 4—5 g dieser konzentrierten Säuren) oder aber durch Bildung von
tiefgreifenden, oft perforierenden *Ätzungen* und von *Strikturen* das Leben
bedrohen. Durch Aspiration können auch die Atemwege betroffen werden.

Die *Behandlung solcher Säureverätzungen* erfolgt nicht durch Magenspülung, da der
Magenschlauch zu Perforationen führen kann. Auch die gasentwickelnden Alkalien wie
Natriumbicarbonat dürfen nur vorsichtig angewandt werden, da eine stürmische Entwicklung von Kohlensäure gelegentlich eine Magenruptur verursacht. Die geeigneten Gegenmittel
sind vielmehr sofortige Verdünnung der Säure mit Wasser bzw. mit dem nächst greifbaren
Getränk, später auch Magnesia usta (eßlöffelweise in Wasser zu nehmen), Milch, Schleimstoffe
und im Notfalle Seifenwasser, geschabte Kreide und geschlagenes Eiweiß. Gegen Schmerzen
empfiehlt sich Schlucken von Eisstückchen, auch Anaesthesin u. a. Notwendig ist oft eine
umfassende Schockbekämpfung. Zur Verhütung der Strikturen wird frühzeitige Sonden-
behandlung empfohlen.

Ätzmittel. Die wichtigsten therapeutisch benutzten *Ätzmittel* unter den
Säuren sind *rauchende Salpetersäure, Chromsäure, Essigsäure* (Acidum aceticum
concentratum 96%ig) und *Trichloressigsäure* (in Substanz oder als 50%ige
Lösung). Beim Aufbringen eines Tröpfchens von Acidum nitricum fumans auf
die Haut (Warzen u. a.) bildet sich nach wenigen Sekunden eine scharfe, tiefe,
begrenzte Ätzung unter Auftreten der gelbgefärbten Nitroeiweißkörper. Dabei
ist es zweckmäßig, das gesunde Gewebe mit Vaseline abzudecken.

In einem Taschenbuch für Arzneiverordnungen findet sich die Angabe, man solle wegen
des Wundschmerzes mit Phenol liquefactum nachtupfen. Jedoch treten hierbei unter
Feuer- und Rauchentwicklung kleine Explosionen auf, wie in den meisten Fällen, wenn
organische Stoffe mit stark oxydierenden Mitteln zusammentreten. Man müßte schon
die restliche Salpetersäure vor Auftupfen von Phenol abwaschen.

Die **Chromsäure** (CrO_3), besser Chromtrioxyd genannt, bildet tiefrot gefärbte Kristalle,
die als solche nach Anschmelzen an eine Sonde zur Ätzung bei Nasenbluten, in 5%iger
Lösung zur Ätzung der Schleimhäute, in konzentrierter Lösung zur Ätzung der Haut verwendet werden. Sie wirkt dabei gleichzeitig stark oxydierend, indem sie zu grünem Chrom-
oxyd Cr_2O_3 reduziert wird unter Freisetzen von Sauerstoff. Der Ätzschorf wird wie nach
Salpetersäure in 6—8 Tagen abgestoßen. Doch ist die Zerstörung weniger scharf lokalisiert
als bei der Salpetersäure. In 5%iger Lösung wird sie zur Behandlung von Fußschweiß
verwandt (einmal wöchentlich mit Pinsel auftragen). Letale Dosis 1—2 g CrO_3.

Der in Gewerbebetrieben eingeatmete Staub von Chromverbindungen führt wie auch
andere Staubarten, z. B. bei Arsenikarbeitern, leicht zu schwerer Entzündung der Nasenschleimhaut und zur Perforation der Nasenscheidewand. Auch sind Fälle von Lungencarcinom beschrieben worden. Nach der Resorption sind die Chromate schwere Nierengifte.

Außer dem *Eisessig* eignet sich besonders die **Trichloressigsäure** wegen ihrer
Lipoidlöslichkeit zu tiefer reichender Ätzung. Zu diesem Zwecke bringt man

einen der leicht zerfließenden und scharf riechenden Kristalle mit einem Metallstäbchen oder dgl. durch Erwärmen zum Schmelzen und legt die geschmolzene Masse auf die zu ätzende Stelle. Man kann die Säure auch mit wenig Wasser verflüssigen und mit Glasstab auftragen.

Ein wichtiges Ätzmittel, das elektiv am pathologisch veränderten Gewebe angreift, wie etwa bei Tuberkulose des Kehlkopfes und bei Lupus, ist die *20- bis 50% ige* **Milchsäure.** Sie zeichnet sich dadurch aus, daß sie das gesunde Gewebe weitgehend intakt läßt. Durch allmähliche Steigerung der Konzentration läßt sich (evtl. unter Lokalanaesthesie) jeder beliebige Grad der Ätzung erreichen.

In der Zahnheilkunde dient die 50%ige Schwefelsäure und die 10—30%ige Salzsäure, tröpfchenweise eingeführt, zur Erweiterung der Wurzelkanäle.

Weitere *Ätzmittel,* z. B. bei Behandlung von Lupus vulgaris u. a., sind Acid. salicyl. (s. S. 219), Pyrogallol (s. S. 531), Chrysarobin (s. S. 531), Hg-Salze (s. S. 520), Argentum nitricum (s. S. 523), Cuprum sulfuricum (s. S. 524), CO_2-Schnee (s. S. 422).

Die **Allgemeinwirkung der Säuren** ist zum Teil Folge der lokalen Ätzwirkung. Nach der Resorption indessen verhalten sich die Säuren durchaus verschieden. Herauszuheben ist nämlich zunächst eine Gruppe von Säuren, die im Körper mehr oder weniger vollständig abgebaut werden, wie Ameisensäure, Essigsäure, Propionsäure, Milchsäure, Citronensäure, Äpfelsäure u. a. Diese Säuren führen daher zu keiner Anhäufung von Säureradikalen im Körper. Sie sind nach der Resorption als mehr oder weniger harmlos anzusehen.

Die meisten anderen oben erwähnten Säuren hingegen, darunter besonders die starken Mineralsäuren, werden im Körper nicht abgebaut. Gelangen von solchen Säuren — auch ohne Ätzwirkung — größere Mengen in das Blut, so erfolgt dort zunächst durch chemische Umsetzung eine Verminderung der Alkalireserve mit gleichzeitiger Verschiebung der Blutreaktion nach der sauren Seite. Daraus können sich alle Stufen der zunehmenden Acidosis entwickeln bis hin zur acidotischen Dyspnoe und zum acidotischen Koma (s. S. 90).

Die Folgen der Reaktionsänderung in Blut und Gewebe machen sich bemerkbar in *Diurese, Exsiccose* der Gewebe und *Ionisierung des Blutkalks.* Man sieht nach Säurezufuhr mehr oder weniger deutliche *Calciumwirkungen* (s. S. 440). Daher haben auch alle Säuren gleichzeitig *antitetanische Wirkung* wie auch Ammonium chloratum (s. S. 442). Die erhöhte Ionisierung des Blutkalks bei gleichzeitiger Verminderung des kolloidalen Anteils führt zu einer erhöhten Ausscheidung von Kalk im Urin; der Nachschub erfolgt aus den Kalkreserven des Knochensystems, endigend in *Osteomalacie,* abnormer Biegsamkeit und Brüchigkeit des Knochens, Gebißschädigung.

Man hat diese Tatsache dazu benutzt, um bei rachitischen Verkrümmungen die Knochen durch Salmiak weich und plastisch zu machen, sie nunmehr durch Streckverbände und Bandagen in die gewünschte Form zu bringen und sie dann unter Zufuhr von Kalkphosphat und vitaminhaltigem Lebertran neu zu verkalken.

Unzweifelhaft können infolge einer chronischen Säuerung des Organismus auch andere Funktionen schwer geschädigt werden. Die *Wärmebildung* der Tiere z. B. ist nach Säurezufuhr stark erhöht (Möllgart). Nach übertriebenem Essiggenuß ist Lebercirrhose beschrieben worden.

Der Hauptanteil der Säuren kreist im Blut in Form der Natriumsalze. Gleichzeitig erfolgt als Antwort auf den gestörten Säure-Basenhaushalt des

Blutes eine biologische Gegenreaktion, die eine *vermehrte Ausscheidung von saurem Natriumphosphat im Harn* zur Folge hat. Nach Zufuhr aller Säuren, die nicht im Stoffwechsel verbrannt werden, wird demnach der Harn sauer. Ein zweiter Sicherheitsmechanismus ist Ammoniakbildung aus Harnstoff.

Die aufgenommenen Säuren werden zum Teil als solche durch die Niere ausgeschieden. Sie können dort bei genügender Konzentration zu schweren Ätzwirkungen führen. Alle im Körper nicht abgebauten oder durch Koppelung nicht entgifteten Säuren in *hohen Dosen und Konzentrationen verursachen* daher *Nierenschädigung*, auch Hämaturie und Blasentenesmen.

Säuerung des Harns. Für praktische Zwecke stehen zur Harnsäuerung besonders die *Phosphorsäure*, das *saure Natriumphosphat* oder Natrium phosphoricum monobasicum (NaH_2PO_4 E.D. 4,0 g) und das *Ammoniumchlorid* (NH_4Cl) zur Verfügung.

Rp. Acidi phosphorici 1,0/200,0. S. eßlöffelweise. — NB. Auch 1—$1^1/_2$%ig.
Rp. Natr. biphosphor. 30,0. Da ad scatulam.
   S. 2—5 Messerspitzen täglich.

Die säuernde Wirkung von *Ammoniumchlorid* (Salmiak) entsteht dadurch, daß Ammoniak in der Leber zu Harnstoff aufgebaut wird, so daß die dadurch in Freiheit gesetzte Salzsäure (HCl) in den Stoffwechsel gelangt (s. S. 442). Ähnlich verhalten sich die Chlorhydrate von *Betain* (*Acidol* mit 24% HCl in Pastillen zu 0,5 g) und *Glutamin*, deren basische Bestandteile im Organismus ebenfalls abgebaut werden. — Soll gleichzeitig eine chloridarme Ernährung durchgeführt werden, so ist statt Salmiak auch *Ammoniumnitrat* (NH_4NO_3) anwendbar, das etwas besser schmeckt und ebensogut wirksam ist. Von organischen Säuren wird die *Gluconsäure* benutzt (10—20 g täglich in 3%iger Lösung). Auch eine Auflösung von Phosphatsteinen soll dadurch möglich sein.

Bei jeder starken Säuerung des Körpers tritt *Polyurie* auf, und ein solcher *Diuresestoß* ist besonders nützlich zur Verstärkung der Salyrganwirkung (s. S. 498). Praktisch werden zu diesem Zweck in $2^1/_2$—3 Tagen vor Injektion des Quecksilberpräparates etwa 12—15 g NH_4Cl oder 15—20 g NH_4NO_3 in 300 g Wasser verordnet. Kleine, verzettelte Dosen der beiden Salze sind in dieser Hinsicht wenig wirksam. Auch *Liquor Calcii chlorati* wirkt vom Magen-Darm her säuernd und diuretisch. In alkalischer Reaktion geht nämlich der größere Calciumanteil in unlösliches Calciumcarbonat über, so daß hauptsächlich die zugehörige Salzsäure neben wenig Calciumionen zur Resorption kommt. Diese Art der Harnsäuerung ist indessen weniger zuverlässig. Um die diuretische Calciumwirkung zu erhalten, wären z. B. 15—30 g $CaCl_2$ notwendig.

Die Säuerung des Harns ist von größter Bedeutung bei der Therapie mit Hexamethylentetramin *(Urotropin)* und *Mandelsäure* (s. S. 432). Dabei muß man eine etwa beginnende *Säurevergiftung* beachten (Dyspnoe u. a.).

Sonderwirkung weiterer praktisch wichtiger Säuren

Salzsäure scheint auf den ersten Blick eine besondere Verwandtschaft zum Körper zu besitzen. Findet sie sich doch als physiologischer Bestandteil im Magensaft von Tier und Mensch in nicht unbeträchtlichen Mengen, ohne daß durch Resorption dieser Magensalzsäure irgendwelche Vergiftungserscheinungen auftreten. Es ist aber zu bedenken, daß diese Magensalzsäure sezerniert und in gleichen Mengen auch rückresorbiert wird, so daß der Gesamtbesitz des Körpers an Säureradikalen sich nicht verändert. Bei Zufuhr von Salzsäure mit der Nahrung dagegen dringen zusätzliche Säureradikale von außen her in den Körper ein und wirken hier entsprechend ihrer Säurenatur (s. S. 410). Bei Vergiftung ist der Ätzschorf ebenso wie nach Schwefelsäure oft schwarz gefärbt, und zwar durch Hämatinbildung. Tödliche Menge 4 cm³ (ein Schluck!).

Schwefelsäure hat ebenfalls nicht als körperfremd zu gelten. Sie findet sich in nicht unbeträchtlichen Mengen in Form der Sulfate in Blut und Geweben, erscheint auch als ein Endprodukt des Eiweißstoffwechsels im Harn. Ein gewisser Unterschied zwischen ihr und der Salzsäure besteht darin, daß sie im Darm weniger gut aufgesaugt wird. Bildet sie doch z. B. mit dem anwesenden Kalk eine schwerlösliche Verbindung, die mit dem Kot ausgeschieden wird. Es wird angegeben, daß die Störung des Säurebasenhaushalts etwas geringer ist als bei Salzsäure, eine Wirkung, die sie mit der Phosphorsäure teilt.

Phosphorsäure (H_3PO_4) hat zahlreiche wichtige Stoffwechselfunktionen. Phosphorylierungen spielen im Auf- und Abbau von Eiweiß, Fetten, Kohlenhydraten und von Fermenten eine große Rolle. Sie hängt in Form von Zucker-Phosphorsäuren, als Kreatinphosphorsäure und Adenosin-tri-phosphorsäure (ATP) zusammen mit dem Muskelstoffwechsel, als *Lecithin* besonders mit dem Leberstoffwechsel. Sie tritt in Berührung mit den Vitaminen B_1 *und* B_2. Sie gehört zu den *Puffersubstanzen* des Blutes und tritt in Form der Nucleinsäuren des Zellkerns in Beziehung zu den Wachstumsvorgängen. Sie ist vor allem beteiligt am Aufbau des *Knochensystems*, am *Mineralhaushalt* und an der Regulierung der *Harnreaktion*.

Diese vielfachen Beziehungen haben frühzeitig auch zu therapeutischen Versuchen geführt. Natrium biphosphoricum (NaH_2PO_4) soll bei *Muskelermüdung* nützlich sein, wobei die einen an veränderten Muskelchemismus, die anderen an eine zentral-analeptische Wirkung denken; wieder andere nehmen wohl richtig an, daß eine reine Suggestivwirkung vorliegt.

Die Phosphorsäureester von Kreatin und Adenosin zeichnen sich durch besonders hohen Energiegehalt aus und dienen als Energiespeicher bei der Muskeltätigkeit sowie als Überträger von Phosphat auf Zwischenprodukte des Kohlenhydratabbaues zum Zweck der Synthese energiereicher Verbindungen.

Der ernährungsbedingte seltene *Phosphatmangel* ist S. 30 beschrieben worden. Darüber hinaus sind allein die Regulierung der Harnreaktion mit Hilfe von Phosphorsäure sowie die abführende Wirkung (s. S. 387) von praktischer Bedeutung.

Borsäure (Acidum boricum H_3BO_3) bildet farblose, sich fettig anfühlende Kristalle, die gepulvert bei Zimmertemperatur bis zu 4% wasserlöslich sind. Sie besitzt wegen ihrer schwachen Dissoziation in der üblichen Verdünnung *keine lokale Reizwirkung*, führt vielmehr zu einer *Beruhigung der Entzündungserscheinungen*. Erst bei lang fortgesetzter Anwendung von Borsäure, z. B. in den Mundspülversuchen von ROESE u. a., haben sich leichte örtliche Reizwirkungen ergeben. 3%iges Borwasser wird bei Hautentzündungen angewandt, bei Conjunctivitis wird die 1—2%ige Lösung vorgezogen. Wegen der geringen Löslichkeit der Borsäure kann diese auch in Substanz oder als etwa 10%iger Puder aufgestäubt werden an Stellen, wo der physiologische Säureschutz der Haut leicht versagt, wie in den Achselhöhlen. Sie wird vielfach auch bei Otitis media und bei Fluor albus eingestäubt. Man sei sich aber klar darüber, daß die *Desinfektion* durch Borsäure nicht durch das Abdissoziieren von H-Ionen zustande kommt, also keine eigentliche Säurewirkung darstellt, sondern dem Borsäuremolekül zugesprochen werden muß. Zum Schutz der Haut oder von Wunden kann auch die 10%ige offizinelle Borsalbe benützt werden. Es wird angegeben, daß Borsäure besonders bei Pyocyaneusinfektion der Wunde wirksam ist. In Mischung mit Glycerin gewinnt die Borsäure die Eigenschaft einer stärkeren Säure (Glycerinborsäure) und vermag dadurch Kohlensäure auszutreiben, wozu die

Borsäure allein zu schwach ist. Mehr als 2%ige Borsäure führt zur Hemmung der Phagocytosis.

Schon bei Spülung von Empyemen, bei Blasenspülung, sogar nach Behandlung von Ekzemen mit Borsalbe können tödliche Mengen zur Resorption kommen. Peroral ist sie in kleinen Dosen (0,5—1,0 g) als Entfettungsmittel angepriesen worden. Bei ihrer Verwendung ist eine ärztliche Überwachung notwendig. Tödliche Menge über 5 g.

Entsteht doch diese entfettende Wirkung, abgesehen von einer allmählich zunehmenden *Gastroenteritis,* durch eine *toxische Stoffwechselwirkung,* wodurch eine vermehrte *Fetteinschmelzung* und eine *erhöhte Wasserabgabe* herbeigeführt wird. Die *akute Vergiftung äußert sich in Aufregungszuständen* und kann in schweren *Kollaps* übergehen oder kann *Nierenschädigung* hinterlassen. Bei *chronischer Zufuhr* muß man auch mit *typischen Haut-* und Schleimhauterscheinungen, Haarausfall und anderen Zeichen einer toxischen Stoffwechselwirkung rechnen.

Borax ($Na_2B_4O_7 \cdot 10\ H_2O$), auch als Natrium biboracicum bezeichnet, war schon im Altertum als Reinigungsmittel bekannt. Er löst sich in Wasser zu 4% mit stark alkalischer Reaktion, leichter unter Zusatz von Glycerin. Er dient zur lokalen Behandlung von Soor, sofern dieser zu Dysphagie und zu brennenden Schmerzen führt, die nach Boraxbehandlung vergehen. Die Wirkung des Borax ist in keiner Weise spezifisch. Die Entwicklung von Soor kann gelegentlich schon durch Schlucken von Rotwein verhindert werden (A. GIGON). Auch wirkt z. B. die Pinselung mit einer 1%igen Gentianaviolett- oder 2%igen Trypaflavinlösung günstig.

Die Empfehlung von Borsäure, Borax bzw. von Tartarus boraxatus als Antiepilepticum ist durchaus ungesichert. Im übrigen gilt das von Borsäure Gesagte. Borax muß unterschieden werden von dem sauerstoffentwickelnden, auch in Waschmitteln enthaltenen Natriumperborat (s. S. 513), das besonders häufig chronische Reizzustände in der Mundhöhle zur Folge hat.

Rp. Boracis 2,5
    Glycerini ad 10,0
    M.D.S. Zur Bepinselung der Mundschleimhaut. — NB. Bei Soor.

Ameisensäure, nach ihr Essigsäure und Propionsäure, bilden die Anfangsglieder der Fettsäurereihe. Alle drei sind flüchtige Stoffe, die in die Luft übergehen und, sofern die Konzentration hoch genug gehalten wird, eine wirksame Desinfektion der Luft herbeiführen. Sie empfehlen sich nebenher zur Konservierung von Lebensmitteln, da sie im Organismus fast restlos abgebaut werden, daher eine kumulative Schädigung bei den üblichen Mengen nicht zu befürchten ist (s. S. 507). Unter ihnen besitzt Ameisensäure die stärkste örtliche Reizwirkung (s. S. 127); sie dient in 5%iger Lösung oder als *Spiritus formicarum* zu Einreibungen und Waschungen. Ameisensaure Salze werden zur unspezifischen Reiztherapie verwendet.

Essig wurde schon von HIPPOKRATES als Arznei verwendet. In Form des Potus, als Essiglimonade, bildete er das Erfrischungsgetränk der altrömischen Soldaten. Der *Essig* (acetum) des DAB. enthält 6% Essigsäure. Verdünnte Essigsäure darf im Handel nicht als Essig bezeichnet werden. **Essigsäure** kommt als solche (96%ig) und als 30%ige verdünnte Essigsäure (Acidum aceticum dilutum) in den Handel.

Der verdünnte Essig wird gelegentlich bei Vergiftung mit Alkalien verwendet. Seine Wirkung, sofern er nicht augenblicklich nach der Einnahme des Giftes angewandt wird, ist äußerst zweifelhaft.

Äußerlich wird Essig angewandt zur Behandlung der Nachtschweiße der Phthisiker, auch von Urticaria und Decubitus (mit der Hand einreiben). Hier wird die Essigsäure auch vertreten durch die nahe verwandte Ameisensäure, z. B. in Form von sog. Ameisenspiritus. Der rohe, braune *Holzessig*, der einen Geruch nach Essigsäure und nach Teer besitzt, wird verdünnt zu therapeutischen Scheidenspülungen verwendet (1—2 Eßlöffel auf 1 l Wasser). Betr. *Sabadillessig* s. S. 131.

Zur Bereitung von Haushaltessig dient vielfach die *Essigessenz* (50% bis über 80%), die infolge Verwechslung immer wieder zu tödlichen Vergiftungen geführt hat (Ätzung des Magen-Darm-Tractus, Bewußtseinsstörungen, Hämaturie durch Hämolyse, Nierenschädigung). Gemäß den behördlichen Vorschriften (seit 1908) darf Essigsäure in mehr als 15%iger Lösung im Kleinhandel nur in Flaschen bestimmten Formats und Aussehens abgegeben werden. Auch sollen diese Flaschen auf besonderem Schild die Warnung: Vorsicht! Unverdünnt genossen, lebensgefährlich! tragen und sollen mit einem Sicherheitsverschluß besonderer Konstruktion versehen sein, der in der Minute nicht mehr als 30—50 cm³ der Lösung ausfließen läßt. Tödliche Menge 10 g.

Propionsäure ist in der Lebensmittelchemie bekannt durch ihre fungistatische Wirkung; sie verhindert, gewöhnlich als Calciumpropionat zugesetzt, z. B. das Schimmeln des Brotes für einige Tage. Bei den Fungus-Erkrankungen des Menschen ist Propionsäure einigen höheren Fettsäuren deutlich unterlegen; von diesen werden vor allem *Caprylsäure* [$CH_3(CH_2)_6$ COOH] und *Undecylensäure* [$CH_2 = CH(CH_2)_8COOH$] angewendet, auch in Mischung mit den entsprechenden Zinksalben.

Milchsäure steht in Beziehung zum physiologischen Säureschutz des Körpers, wie oben dargestellt. Auch der von Mundbakterien und von der Bakterienflora des Darms entwickelten Milchsäure wird eine antiseptische Wirkung zugeschrieben. Im Stoffwechsel des Menschen nimmt die l-Milchsäure eine Schlüsselstellung ein. Die racemische Milchsäure, wie sie sich z. B. in saurer Milch findet, wird etwas langsamer verbrannt; sie wird indessen bei der Therapie bevorzugt.

Örtlich ist sie in mäßigen Konzentrationen völlig reizlos. Erst nach 7- bis 8%iger Lösung treten Durchfälle auf, in 20—50%iger Lösung ist Milchsäure als Ätzmittel zu bezeichnen (s. S. 424). Als Ersatz für Magensalzsäure dient eine 10%ige Lösung (15—20 Tropfen auf ein Glas Wasser).

Milchsäure wird heute wohl in allen Kinderkliniken der Welt angewandt in Form der *Säure-Milch-Ernährung* (MARRIOTT). Die übliche Dosierung ist $^1/_2$ bis 1 Teelöffel der 10%igen Lösung von Milchsäure auf 100—200 g Milch. Durch Zusatz der Milchsäure wird die Vollmilch vor Zersetzung, Fehlgärung sowie vor aufkommenden pathogenen Keimen geschützt. Durch den Säuregeschmack wird der Appetit der Kinder angeregt. Im Darm entfaltet die zugeführte Milchsäure antiseptische Wirkungen. So kann z. B. sogar beim Erwachsenen eine akute Dysenterie durch täglich 1 l der 1%igen Lösung von Milchsäure geheilt werden (NAGARA). Auch bei Kindern ist die antidiarrhoische Wirkung der Säure-Milch-Ernährung deutlich. Im Magen fällt aus solcher Milch ein feinflockiges Casein aus. Milchsäure ist auch ein wertvoller Energieträger und in dieser Hinsicht fast ebenso wertvoll wie Traubenzucker. Milchsäure erhöht auch die Widerstandsfähigkeit der Kinder bei Anfälligkeit gegen Erkältungen und Halsentzündungen (CZERNY-MORO). Anstatt der Milchsäure wird gelegentlich zur Säure-Milch-Ernährung auch Citronensäure empfohlen, besonders auch bei Ekzem und Asthma bei Kindern, die gegen Milcheiweiß überempfindlich sind.

Rp. Solutionis acidi lactici (10%), 200,0

S. 3mal täglich 1 Teelöffel auf ein kleines Weinglas voll Wasser — NB. Auch mit Himbeersaft.

Citronensäure ist eine besonders starke organische Säure mit intensivem Säuregeschmack. Die Bedeutung ihres physiologischen Vorkommens in der Milch ist noch unbekannt; indessen führt sog. „Citronensäuremilch" nicht zu Rachitis und 8—10 g Citronensäure täglich genügen, um eine floride Erkrankung in 3—6 Wochen zu heilen (ROMINGER). Der Saft einer großen Citrone enthält etwa 4,0 g Citronensäure (s. S. 29). Ähnlich der Oxalsäure besitzt die Citronensäure bzw. deren Natriumsalz (Natrium citricum) eine starke chemische Verwandtschaft zum *Blutkalk*. Es bildet sich eine wasserlösliche Komplexverbindung, in der das Calcium in nicht-ionisiertem Zustand vorliegt. Die Zugabe von 0,5% Natriumcitrat genügt zur *Verhinderung der Blutgerinnung*, z. B. zum Zweck der Bluttransfusion. Die einfachste Methode ist die, daß man 500 cm³ Blut vom Blutspender in besonderen Gefäßen entnimmt und mit 160 cm³ isotonischer 3,8%iger Natriumcitratlösung mischt. Die Endkonzentration des Natriumcitrats im Transfusionsblut beträgt bei diesem Vorgang 0,9%, und es bleibt ungerinnbar für etwa 14 Tage. 7 l Citratblut, innerhalb von 70 min einem 70 kg schweren Menschen infundiert, ist nach Aussage des Tierexperiments als tödlich anzusehen (GOODMAN und GILMAN). Lähmung des Sinus caroticus ist beschrieben worden (C. HEYMANS). Bei Anwendung auf Schleimhäuten ist ihre kennzeichnende Eigenschaft die *Reizlosigkeit*; neuerdings sind besondere Citratpufferlösungen zur Spülung des Nierenbeckens angegeben worden. Tödliche Menge über 30 g.

Natriumcitratblut kann bei zweckmäßiger Aufbewahrung bei 3—5° C 7 Tage lang benutzt werden. ACD-Blut wird hergestellt, indem man 15 cm³ der ACD-Lösung (0,8 g Citronensäure, 2,2 g Natriumcitrat, 2,45 g Dextrose (wasserfrei) ad 100,0 Aq. dest.) zu 100 cm³ sterilem Blut zusetzt; ein solches Blut ist bis zu 21 Tagen verwendungsfähig; bei ungenügendem Citratzusatz können Embolien auftreten. — *Nebenwirkungen* bestehen in Parästhesien wie Ameisenlaufen, bis zum Auftreten von Tetanie, akute Dekompensation des Herzens und Pupillenerweiterung. Gegenmittel ist Calciumgluconat (s. S. 441).

Oxalsäure (COOH)$_2$ hat im wesentlichen toxikologische Bedeutung. Als saures Kaliumsalz (Kleesalz) ist sie weiten Schichten der Bevölkerung zugänglich. Außer im Sauerklee kommt sie in größeren Mengen in anderen grünen Blättern vor, wie in Spinat und Rhabarberblättern. „Spinat" aus Rhabarberblättern ist gefährlich. Oxalsäure und Kleesalz fallen unter die Giftvorschriften. Tödliche Menge 2—30 g.

Oxalsäure und *Kleesalz* besitzen eine starke örtliche Ätzwirkung; nach dem Einnehmen finden sich als auffallendes Symptom heftige Magenschmerzen mit Erbrechen von schwärzlichen Massen. Oxalsäure ist eines der stärksten Fällungsmittel für Calciumsalze. Resorptiv beobachtet man daher Erscheinungen des Calciummangels, besonders tetanische Erscheinungen (erhöhte Reflexe, Trismus u. a.). In diesem Stadium läßt sich durch Zufuhr von Calciumpräparaten die Vergiftung noch aufhalten. Innerlich werden hohe Dosen von Zuckerkalk empfohlen, die indessen nur gegen die Giftmengen wirken können, die sich noch im Darmtractus befinden (s. S. 368). Die schon ins Blut eingedrungenen Giftmengen können nur durch intravenöse Injektion von Calciumsalzen bekämpft werden. Eventuell jede Viertelstunde zu wiederholen! Sofern hingegen die Oxalsäure bereits im Nervensystem und in den Organen verankert ist und infolgedessen die Erscheinungen der schwersten Vergiftung (tiefe Bewußtlosigkeit, Kreislaufkollaps) bereits eingetreten sind, so ist die in einem früheren Stadium der Vergiftung lebensrettende Calciumtherapie gewöhnlich erfolglos. Nach größeren Giftmengen können schon nach wenigen Minuten Bewußtseinsstörungen auftreten, und das Vergiftungsbild kann dem der Blausäure ähnlich sein.

Die *Ausscheidung der Oxalsäure* erfolgt durch die Nieren; dabei bildet sich in den Harnkanälchen ein Niederschlag von Calciumoxalat, der diese völlig verstopfen kann. Auch nach Überstehen der akuten Vergiftung können daher *schwere Nieren- und Allgemeinsymptome* auftreten (Strangurie, Nephritis, Urämie), so daß bei jeder Oxalatvergiftung für reichliche Flüssigkeitszufuhr zu sorgen ist.

Gewerbehygienisch ist wichtig, daß auch bestimmte technische Lösungsmittel wie Glykol, Glyoxylsäure u. a. im Stoffwechsel zu Oxalsäure oxydiert werden, so daß sich auch unter diesen Umständen chronische Formen der Oxalsäurevergiftung beobachten lassen (Gefühl der Abgeschlagenheit, Reizbarkeit, Anfälle von Nierenschmerzen und Tenesmen). Nach *Äthylenglykol* (= Glysantin) steht die schwere Gehirnwirkung (Hyperämie, Ödem, Blutungen), später unter Umständen die Urämie im Vordergrund; letale Dosis etwa 100 g.

β-Oxybuttersäure und Mandelsäure. Die Ketonkörper entstehen, wie anderswo (s. S. 40) dargestellt, im Stoffwechsel durch unvollkommenen Abbau von Fettsäuren und Aminosäuren und treten dann im Urin auf. Auch bei gesunden Menschen ist durch ketogene Diät Acidosis zu erzeugen, und unter solchen Bedingungen findet sich ein spezifischer Einfluß auf *Coliinfektionen der Harnwege*. Diese Desinfektionswirkung ist nur bei bestimmtem p_H-Wert des Urins nachzuweisen (unter p_H 5,3) und ist zurückzuführen auf die freie *β-Oxybuttersäure*. Als besser wirksam und gut verträglich hat sich eine aromatische Oxysäure, die *Mandelsäure*, erwiesen (ROSENHEIM) $C_6H_5 \cdot CH(OH) \cdot COOH$. Diese wird im Stoffwechsel nicht verändert, sie geht vielmehr als solche, bzw. bei alkalischer Reaktion als Natriumsalz, in den Harn über. Sie wirkt desinfizierend nur als freie Säure, so daß vor Beginn der Mandelsäuretherapie der p_H-Wert des Urins auf unter 5,5 einreguliert werden muß. Auch bei zu starker Diurese wird die Mandelsäure durch Verdünnung weniger wirksam. Die tägliche Flüssigkeitsaufnahme in Form von Getränken soll daher nicht mehr als $1^1/_4$ l betragen. Mandelsäure wird verabfolgt als Ammoniummandelat, das durch Harnstoffbildung in die freie Säure verwandelt wird. Die übliche therapeutische Dosis beträgt 3,0 g 4mal täglich. Sie soll bei den meisten bakteriellen Harninfektionen wirksam sein. Man soll indessen diese Therapie aufgeben, wenn innerhalb von 14 Tagen keine Heilung eingetreten ist, und zu Urotropin u. a. übergehen. Auch wird die Mandelsäure von einigen Patienten wegen schlechten Geschmacks oder wegen dyspeptischer Beschwerden abgelehnt; gelegentlich treten Hämaturie und Blasenkrampf auf. Bei gestörter Nierenfunktion, bei Herzinsuffizienz sowie bei dekrepiten Diabetikern darf Mandelsäure nicht verordnet werden (s. S. 567).

Benzoesäure ist als verhältnismäßig harmlos anzusehen, da der größte Teil im Organismus unter Koppelung an Glykokoll in die unwirksame Hippursäure übergeht, da zudem auch extrem hohe Dosen, über Monate an Versuchstiere verfüttert, keine bleibenden Schäden hinterließen. In seltenen Fällen hingegen können beim Menschen nach übertriebenem Genuß benzoesäurehaltiger Nahrungsmittel Reizung des Magen-Darm-Kanals und bei Idiosynkrasie gelegentlich auch Hauterscheinungen auftreten. Hier sei erwähnt, daß Benzoesäure und Natriumbenzoat nur in saurer Reaktion antiseptisch wirken; dies muß bei der Konservierung von Nahrungsmitteln (üblicher Gehalt $1^0/_{00}$) berücksichtigt werden. Bei Pilzinfektionen der Haut ist Benzoesäure ein mildes fungicides Mittel, besonders in Kombination mit Salicylsäure.

Die Benzoesäure ist ein ausgezeichnetes Beispiel, um den *Schwellenwert eines pharmakologischen Agens* deutlich zu machen. Bei Hunden von 6—10 kg ist 7 g eine Menge, die selbst monatelang wirkungslos vertragen wird. Wird die Menge überschritten, so stellt sich, bei einzelnen Tieren verschieden, nach 8, 9 und 10 g ein an die menschliche Epilepsie vielfach erinnernder Zustand von anfallsweise auftretenden klonischen Krämpfen ein.

Gelegentlich wird die Benzoesäure zur Desinfektion der Harnwege verordnet. Ihr Wert ist zweifelhaft, da nur ein kleiner Teil davon als Benzoesäure statt als Hippursäure in den Harn übergeht, wo sie auch nur bei saurer Reaktion wirksam wäre. Bei der heute obsoleten Anwendung der Benzoesäure als Expectorans ist zu berücksichtigen, daß die früher aus

Benzoeharz gewonnene Säure verschiedene wirksame Beimengungen enthielt, die in der Benzoesäure des DAB. und des Handels nicht mehr vorkommen.

Die große Bedeutung, die die Benzoesäure gewonnen hat, um Fehlgärungen, Fäulnis und Schimmelbildung nicht nur in bestimmten zu konservierenden Lebensmitteln, sondern auch z. B. in Pflanzenextrakten, pharmazeutischen Präparaten u. a. zu verhindern, hat zu weiterer chemischer Arbeit auf diesem Gebiete herausgefordert. Als gewisser Erfolg auf diesem Gebiete sind die von SABALITSCHKA hergestellten *Methyl-, Äthyl-, Propylester der Paraoxybenzoesäure* zu werten, die unter verschiedenen Namen (*Nipagin, Nipacombin* u. a.) im Handel sind. Verglichen mit der Benzoesäure besitzen diese an Bakterienkulturen eine unter Umständen bessere Desinfektionswirkung; auch ihre Verträglichkeit im Tierkörper ist nach den Untersuchungen von SCHÜBEL u. a. ausgezeichnet; sie wirken indessen lokalanästhetisch. Die als Desinfektionsmittel der Benzoesäure nahestehende Salicylsäure ist an anderer Stelle beschrieben worden (s. S. 219).

Um die im vorhergehenden abgehandelten, mit der Säurenatur der betreffenden Verbindung gekoppelten allgemeinen und speziellen Säurewirkungen stärker ins Licht zu rücken, sei zum Schluß noch einmal betont, daß bei einer Reihe von Säuren die Molekularwirkung so sehr in den Vordergrund tritt, daß demgegenüber die Wirkung der abdissoziierten H-Ionen mehr oder weniger bedeutungslos ist. Das trifft zu für die *salpetrige Säure* (s. S. 304), die *arsenige Säure* (s. S. 469) und die *Salicylsäure* (s. S. 219). An dieser Stelle muß aber noch einmal die besondere Molekulargiftwirkung der *Borsäure*, der *Chromsäure*, der *Oxalsäure* erwähnt werden.

Basen. Die Stärke der Basen wird durch den Gehalt an OH-Ionen bestimmt. Wiederum unterscheidet man stark und schwach dissoziierte Verbindungen.

Die stärksten Alkalien sind **Natronlauge und Kalilauge** (NaOH bzw. KOH in wäßriger Lösung). Mehr als 5%ige Kali- oder Natronlauge sind Gifte im Sinne der Giftverordnung. Schwächer ist das *Ammoniumhydroxyd* (NH_4OH), das in kleinen Mengen neben physikalisch gelöstem NH_3 im Salmiakgeist vorliegt. An letzter Stelle steht *Calciumhydroxyd* $Ca(OH)_2$, und zwar wegen seiner schlechten Löslichkeit in Wasser, neben anderen Basen (MgO, ZnO usw.). Zu den Alkalien rechnet auch *Wasserglas* (Kalium-Tetrasilicat); zwei kräftige Schlucke genügen, um Schock herbeizuführen.

Die gemeinsame biologische Wirkung der OH-*Ionen* besteht in der Reaktion mit Eiweißstoffen des Gewebes. Es bilden sich *gallertartige, leicht lösliche Alkalialbuminate*, wodurch rasch eine *Kolliquationsnekrose* herbeigeführt wird. In den aufgeweichten Massen dringen die Alkalien langsam in die Tiefe. Schon 1- bis 2%ige Lösung von Natronlauge wirkt bei öfterem *Gebrauch*, z. B. bei der Bekämpfung der Maul- und Klauenseuche, ätzend auf die Haut. Bei hohen Konzentrationen treten schwere Verätzungen ein, deren gesamter Umfang sich erst nach 2—3 Tagen abschätzen läßt. *Schwere Narbenbildung* (Striktur des Oesophagus) ist häufig. Die Laugenverätzungen sind daher besonders bösartig. Bei innerlicher Vergiftung mit Kali- oder Natronlauge genügen wenige Gramm der Lauge, um infolge der eintretenden schweren und tiefgreifenden Verätzung den Tod herbeizuführen. Die Symptome sind ähnlich denen anderer Ätzmittel. Gegengifte sind Wasser oder gut verträgliche und stark neutralisierende Säuren wie Milchsäure und Citronensäure (5—10 g in $^1/_2$ l Wasser), im Notfall aber auch stark verdünnte anorganische Säuren wie Salzsäure und organische wie Speiseessig. Eine Neutralisation der in die Tiefe vorgedrungenen Laugenmengen ist indessen nicht möglich. Zum Schutz der Schleimhäute sind weiter Schleimstoffe, Milch, rohes Hühnereiweiß, Olivenöl u. a. zweckmäßig. Magenspülung ist gefährlich.

Therapeutische Anwendung der Hydroxyde: Kali- und *Natronlauge* werden gelegentlich zu kleinen Ätzungen verwendet, z. B. zur Entfernung von Naevi und bei Behandlung der Pulpagangrän (20—50%ige Lösung). Der gesamte Pulpainhalt wird dadurch in eine weiche Masse verwandelt und kann nun auf einfache Weise entfernt werden. Wichtig ist die anschließende restlose Neutralisation der Lauge mit Hilfe von verdünnten Säuren. Alkalien sind auch Desinfektionsmittel bei bestimmten Virusinfektionen; NaOH oder KOH wird in 1%iger Lösung z. B. den Exkreten der Poliomyelitis-Kranken zugemischt.

Salmiakgeist ist eine 10%ige Lösung von Ammoniak (NH_3) in Wasser. Beim Stehen der Lösung ist das Ammoniakgas flüchtig. Es besitzt starke Reizwirkung auf die Luftwege und kann dort einen stechenden Schmerz auslösen. Betr. *Anistropfen* s. S. 442. Es dient als *Riechmittel* bei Kollapszuständen, ebenso wie das an der Luft sich langsam zersetzende Ammoniumcarbonat (Hirschhornsalz). Es ist auch ein geeignetes Gegenmittel bei Inhalation von Säuren, auch von Phosgen und Formaldehyd, mit denen es ungiftige Verbindungen eingeht. Indessen muß bei längerer Einwirkung von Ammoniak die Gefahr der Bronchitis und Pneumonie berücksichtigt werden. In hoher Konzentration, z. B. bei Einatmung konzentrierter Ammoniakdämpfe, kann ein einziger Atemzug akute Erstickung durch Laryngospasmus oder Glottisödem, auch Lungenödem bewirken. Auf die Haut aufgebracht führt Salmiakgeist zu örtlicher Entzündung und, in hoher Konzentration, zur Blasenbildung. Er wird zu hautreizenden Einreibungen verwendet, z. B. als Linimentum ammoniato-camphoratum. NH_3 entsteht auch aus Harnstoff durch die Einwirkung von Urease. Tödliche Menge von Salmiakgeist 20—30 g.

Ins Blut injiziert ist Ammoniak ein Krampfgift (s. S. 442). Die meisten Ammoniakvergiftungen äußern sich indessen nur in örtlichen Symptomen, da Ammoniak nach Resorption rasch in Harnstoff übergeführt wird.

Calciumoxyd (CaO) spielt im täglichen Leben eine große Rolle als gebrannter Kalk, in der Medizin als Calcaria usta. Es ist auch der Hauptbestandteil des Zements. Es wird außerdem als *Ätzkalk* in Ätzpulvern und Ätzpasten verwendet. Betreffs gewerblicher Augenverätzung s. S. 424.

Rp. Calcariae ustae 12,0
  Kalii caustici pulv. 10,0
  M. terendo fiat pulvis. D. ad ollam.
  S. Zum Bestreuen. — NB. Wiener Ätzpulver. Mit Spiritus angerührt als W. Ätzpaste.

Calciumoxyd bildet mit Zucker Zuckerkalk, der als Gegenmittel bei Oxalsäure- und Kleesalzvergiftungen angewendet wird, z. B. als Liquor Calcis saccharatus:

Rp. Calcar. ustae 10,0
  Sacchar. alb. 20,0
  Aqu. dest. ad 200,0
  M.D.S. alle 10 min 1 Eßlöffel.

Calciumhydroxyd oder Kalkmilch bildet sich bei der Einwirkung von Wasser auf gebrannten Kalk. Kalkmilch dient z. B. zur Desinfektion von Latrinen usw.

Zu diesem Zwecke wird frisch gebrannter Kalk (Vorsicht beim Verstreuen) unzerkleinert in ein geräumiges Gefäß gelegt und mit Wasser, etwa die halbe Menge des Kalks, gleichmäßig besprengt. Er zerfällt hierbei unter starker Erwärmung und unter Auflösung zu Kalkpulver. Zu je 1 l Kalkpulver werden unter starkem Rühren je 3 l Wasser zugesetzt.

Kalkwasser (Aqua Calcariae) ist Calciumhydroxyd in 0,16%iger Lösung; es wirkt säureabstumpfend, antiphlogistisch und gefäßabdichtend, wird aber als solches kaum noch benutzt; es ist enthalten im *Linimentum calcariae*, Kalkliniment, das zur Behandlung von Brandwunden dient und jedesmal frisch angesetzt werden muß (DAB).

Zu den Basen sind auch die **Carbonate** wie *Natriumcarbonat* (Na_2CO_3 = Soda), *Natriumbicarbonat* ($NaHCO_3$ = doppeltkohlensaures Natron), *Calciumcarbonat* ($CaCO_3$ = Kreide), ferner Oxyde wie *Magnesia usta* (MgO) sowie *alle Seifen* zu rechnen.

Natriumcarbonat ist in wäßriger Lösung stark hydrolysiert unter Abspaltung von OH-Ionen. Es schließt sich daher den eigentlichen Ätzalkalien an und führt konzentriert zur Bildung schleimiger Alkalialbuminate. Verhornte Hautschichten werden aufgelockert und Fette verseift, so daß der Lipoidschutz der Haut durchbrochen wird. Natriumcarbonat wirkt *örtlich analgetisch*, z. B. bei spröder Haut. Es dient auch in gesättigter Glycerinlösung als Desensibilisierungsmittel bei empfindlichen Zahnhälsen. In der ärztlichen Praxis wird es zu Reinigungszwecken und als Zusatz beim Sterilisieren chirurgischer Instrumente angewandt.

Natriumbicarbonat besitzt demgegenüber nur schwach alkalische Eigenschaften und ist fast *ohne Ätzwirkung*. Seine *innere Anwendung* ist S. 362 und S. 412 beschrieben. *Örtlich* führt es zu einer Auflockerung des Gewebes, mit Quellung der Eiweißkörper und Schleimstoffe und mit Verflüssigung der Sekrete. Es wird wegen seiner *reinigenden* und *schleimlösenden* Wirkung viel in Zahnpulvern verwendet. Es ist aber auch bei quälender Trockenheit des Mundes wirksam. Rp: Natr. bicarbonici 6,0, Glycerini 25,0, Aqu. 400,0 S. zum Mundspülen. Natriumbicarbonat ist enthalten in *Brausepulvern* und *Backpulvern*. Bei Reizerscheinungen an den Augen, z. B. durch Reizgase, wird viel verwendet die *alkalische Augensalbe*:

Rp. Boracis 1,0
　　Natr. bicarbon. 2,0
　　Adip. Lanae anhydr.
　　Aqu. dest. āā 10,0
　　Vaselini ad 100,0
　　M.D. Kruke mit festem Deckel. S. Vorsichtig ins Auge einzustreichen. — NB. Für
　　Einzelperson 20 g.

Seifen sind die Alkalisalze der höheren Fettsäuren. Unter ihnen besitzen die weichen *Kaliseifen* oder Schmierseifen (Sapo kalinus) noch ziemlich stark alkalische Eigenschaften, die verstärkt werden durch die gute Wasserlöslichkeit. Sie wirken daher stark desinfizierend, besonders bei Lösung mit Alkohol, keratolytisch und entzündungserregend, insbesondere reinigend bei schmutziger und überriechender Haut.

Diese Eigenschaften treten bei den harten neutralisierten und weniger gut löslichen *Natronseifen*, z. B. bei Sapo medicatus, in den Hintergrund. Diese wirken hauptsächlich — abgesehen von der Auflockerung des Epithels — durch Entwicklung von Seifenschaum, d. h. durch Adsorption und Verdrängung von Schmutzpartikeln und Bakterien. Besonders mild bei entzündeter Haut wirken die stark überfetteten Seifen, wie Rasierseife, Caseaseife u. a.; in anderen Fällen sind Spezialseifen mit arzneilichen Zusätzen, deren Schaum man auf der Haut eintrocknen läßt, wie Ichthyolseife (5 und 10%), Afridolseife (Hg-haltig), Pantoseptseife (chloraminhaltig), Schwefel-, Campher-, Perubalsamseife angebracht. Auch Seifen mit Zusatz von Teer, Schwefel, ätherischen Ölen, Salicylsäure u. a. sind im Handel; hierher gehört auch Liquor Kresoli saponatus bzw. Lysol (siehe S. 529). Seifenwasser ist ein leicht zu beschaffendes Brechmittel. In den Mastdarm gebracht, wirkt es rasch abführend (s. S. 393), tötet auch Oxyuren ab

28*

(s. S. 400); dabei ist seine örtliche Reizwirkung und Schleimsekretion zu bedenken. In den Uterus eingebracht, ist es ein gefährliches Nierengift (s. S. 108). Von der stark desinfizierenden Wirkung einer 20%igen Schmierseifenlösung hat man letzthin Gebrauch gemacht bei der *Notprophylaxe gegen Tollwut*-Bißwunden, sie wirkt auch wie alle Alkalien gegen sonstige Virusinfektionen. Gegen alle auf die *Haut auftreffenden Gifte* — und zwar ohne Ausnahme — gibt es kein besseres Mittel als sofortiges Waschen mit Seife und Wasser. *Weitere alkalisierende Mittel* s. S. 362. Betr. Wasch- und Netzmittel s. S. 533.

Calciumcarbonat (CaCO$_3$) **und Calciumphosphat** (Ca$_3$(PO$_4$)$_2$) geben wegen ihrer Schwerlöslichkeit in wäßriger Lösung sehr wenig OH-Ionen ab. Sie sind *potentielle Alkalien*, die ihre alkalische Natur erst beim Zusammentreffen mit Säuren äußern. *Calcium carbonicum praecipitatum* (Schlämmkreide und Creta praeparata) ist ein besonders fein zerteiltes Präparat, das als Hauptbestandteil in den meisten Zahnpulvern enthalten ist. Dabei ist zu beachten, daß keine grobgemahlene Kreide verwendet wird. Zahnpulver wird zweckmäßigerweise verordnet als *Pulvis dentifricius* DAB. oder als *Pulvis dentifricius cum Sapone* DAB., in denen neben Schlämmkreide noch Pfefferminzöl, im letzteren auch noch Seife enthalten ist.

Die *innere* Anwendung der basischen Stoffe ist S. 362 besprochen worden. Die *Alkalisierung des Körpers* mit Hilfe von anorganischen und organischen Alkaliträgern ist S. 412 beschrieben.

b) Mineralsalze

α) Die physiologisch wichtigen Alkali- und Erdalkalisalze

Der osmotische Druck des Blutes und der Gewebe wird hauptsächlich durch die Mineralsalze einreguliert, und zwar auf eine ganz bestimmte *Isotonie*, $\Delta = 0,526°$, entsprechend ungefähr 8 Atmosphären. Die wichtigsten Kationen des Blutes sind Natrium, Kalium, Calcium und Magnesium. Sie sind mengenmäßig im bestimmten Verhältnis, z. B. im Serum von 100:6:4:1, vorhanden *(Isoionie)*. Auch der Gehalt des Blutes an Anionen, von denen die wichtigsten Chlor und Bicarbonat sind, schwankt nur in einem engen physiologischen Bereich. Zusammen mit einer bestimmten H-Ionen-Konzentration *(Isohydrie)* (p$_H$ = 7,3) und zusammen mit einem bestimmten *Redoxpotential* sichern die Mineralsalze ein mit größter Zähigkeit festgehaltenes *physikalisches Milieu* für den Ablauf der chemischen Reaktionen.

Kochsalz. Die Erscheinungen des Kochsalzmangels sind früher (s. S. 26) dargestellt worden. Die pharmakologischen Eigenschaften des Natriumchlorids beruhen größtenteils auf seinen osmotischen Wirkungen, die um so stärker sind,

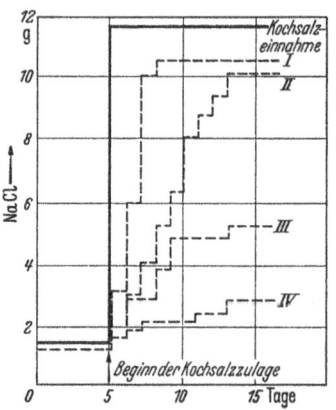

Abb. 101 Ausscheidung von Kochsalz bei kochsalzfreier Ernährung und bei Zulage von Kochsalz. *I* Gesunde Versuchsperson; *II—IV* leichte, schwere und schwerste Nierenfälle.
(Nach PASTEUR VALLERY-RADOT)

als das Kochsalz in wäßriger Lösung fast völlig dissoziiert ist. *Lokal in Form von Bädern* angewandt, unterscheiden sich hypotonische und isotonische Kochsalzwässer wenig von gewöhnlichem Badewasser gleicher Temperatur. In hypertonischen Lösungen dagegen erfolgt mit steigender Konzentration eine immer stärkere *Hautreizung* (s. S. 127). Bei der *lokalen Einwirkung auf Schleimhäute* tritt die *Reizwirkung* noch stärker hervor.

Innerlich gegeben führen hohe Konzentrationen zu Magenreizung und Erbrechen, während *Trinkkuren* mit hypotonischen und leicht hypertonischen Lösungen bei *chronischen Gastritiden* zur Anwendung kommen; es zeigt sich hier eine *Entzündung* von *therapeutischem Charakter*. Ähnliches erreicht man bei chronischen Entzündungen der oberen Atemwege und der Bronchien mit Inhalation einer 2%igen Kochsalzlösung. Den günstigen ärztlichen Erfahrungen entspricht die alte Angabe, daß Arbeiter in Salinenbetrieben äußerst selten mit Erkrankungen der *Atmungsorgane* zu tun haben.

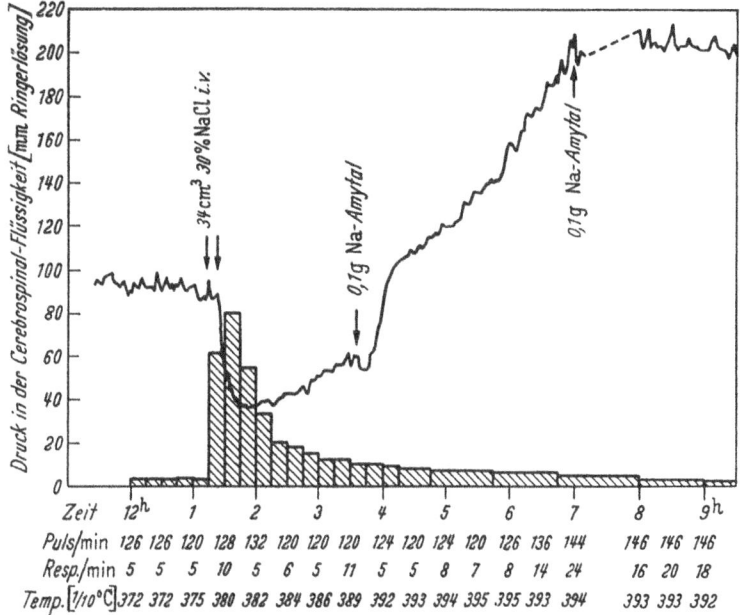

Abb. 102. Wirkung der intravenösen Injektion von hypertonischer Kochsalzlösung beim Hund. Man beobachte die rasch einsetzende Diurese, kurz darauf das abrupte Absinken des Liquordruckes als Zeichen der Dehydratation des Gehirns. Nach 2—3 Std. steigt der Liquordruck wieder an und erreicht exorbitant hohe Werte als Zeichen der sekundären Hirnschwellung, die ihrerseits zu einer Beschleunigung des Herzens und zur Erhöhung der Atmungsfrequenz führt. (Nach MACLEOD-BARD 1941)

Nach der Resorption geht Kochsalz rasch in das Interstitium, nicht in die Zellen über. Infolge seines osmotischen Druckes muß es dabei die entsprechenden Wassermengen mitschleppen, und zwar rund 1 l Wasser auf 6 g Kochsalz. Die Haut ist als Hauptdepot des Kochsalzes anzusehen. Dort kann Neigung zu *allgemeinen Ödemen* auftreten, besonders in lockeren Geweben wie unter den Augenlidern. Kochsalz häuft sich besonders leicht in pathologisch verändertem Gewebe an und kann dann *lokale Ödeme* zur Folge haben. Man spricht auch von der *hydropigenen* Wirkung des Kochsalzes; es ist dies eine *Natriumwirkung*, da auch andere Natriumsalze ($NaHCO_3$, $NaBr$) im gleichen Sinne wirken. Diese geht einher mit einer *Verstärkung der allgemeinen Entzündungsreaktion*, *Hautjucken*, Neigung zu *Hautkrankheiten* und zu *allergischen Reaktionen* (s. S. 146).

Jede perorale Zufuhr von Kochsalz, auch in Speisen, hat bei Gesunden und Kranken zunächst eine *Hemmung der Diurese* zur Folge. Die Ausscheidung der retinierten Wassermengen hängt davon ab, wie schnell die zugehörigen

Kochsalzmengen von der Niere abfiltriert werden. Erfolgt das ziemlich schnell, wie bei Gesunden, so wird ebenso schnell die Diurese nachgeholt, und es kann sogar eine Mehrausscheidung von Wasser stattfinden (Abb. 102). Indessen sind bei gesunden Menschen mindestens 24 Std., bei Nierenkranken und Herzkranken oft mehrere Tage notwendig, um größere Kochsalzmengen, wie sie hierzulande bei den üblichen Ernährungsformen in Stadt und Land aufgenommen werden, auszuscheiden. Damit wächst die Ödemgefahr (Abb. 101). Gleichzeitig erfolgt eine erhöhte Calciumausschwemmung mit Neigung zu Tetanie.

Die intravenöse Zufuhr isotonischer 0,9%iger Kochsalzlösung ist unter geeigneten Bedingungen ein wirkungsvolles *Blutersatzmittel* (s. S. 455). Ihre lebensrettende Wirkung bei schweren *Wasser- und Kochsalzverlusten*, insbesondere bei Brandwunden, ist S. 314 dargestellt. Die intravenöse Injektion von 5—10 cm³ 10%iger Kochsalzlösung führt zu einer *beschleunigten Blutgerinnung* (s. S. 454); dabei zeigt sich gleichzeitig eine vermehrte Darmperistaltik. Betr. *Ionenwirkungen* s. S. 28, betr. *Antagonismen* s. u.

Nach Infusion von Kochsalzlösungen ist durch RÖSSLE *trübe Schwellung* von *Leber* und *Nieren* beschrieben worden, so daß bei Erkrankungen dieser Drüsengewebe Vorsicht geboten ist; nach Infusion von 1200 cm³ physiologischer Kochsalzlösung hat man in einem vereinzelten Fall Lungenödem beobachtet. Bei *Hirnschwellung* hat man nach Kochsalzinfusion eine sofortige Verschlechterung gesehen. Eine bekannte Nebenwirkung der Kochsalzinfusion, besonders bei Kindern, ist das sog. *Kochsalzfieber*. Es ist als Kolloidwirkung zu erklären, da gleichzeitige Calciumgaben antagonistisch wirken (HEUBNER). Bei höheren Kochsalzmengen in der üblichen Nahrung ist auch mit *Wachstumsstörungen* zu rechnen. Per os zugeführte Giftdosen von Kochsalz rufen *schwere Gastroenteritis* hervor. In China wird es gelegentlich auch zu Selbstmordversuchen benutzt. Die tödliche Menge beträgt 250—500 g.

β) Physiologisch ausgewogene Salzlösungen

Die *schädlichen Wirkungen des Kochsalzes* sind besonders am isolierten Froschherzen studiert worden, später auch an den isolierten Organen des Warmblüters und zuletzt am Menschen. Dabei hat sich die Mischung von Kochsalz mit kleinen Mengen Kalium-, Calcium- und Magnesiumchlorid im ungefähren Verhältnis der Blutsalze als besonders günstig erwiesen. Zur Einstellung auf den p_H-Wert des Blutes ist außerdem ein Zusatz von Natriumbicarbonat gebräuchlich.

Durch eine solche Mischung der Mineralsalze wird ein bestimmter *Dispersitätszustand* der Kolloide (Eiweißkörper, Lecithin u. a.) hergestellt und damit ein bestimmtes *Wasserbindungsvermögen* sowie eine bestimmte *Permeabilität der Grenzmembranen*. Damit wiederum hängt der *Funktionszustand der Gewebe* zusammen, der durch Überwiegen einzelner Mineralsalze grundlegend verändert wird. Gegenüber dieser *statischen* Wirkung der Kationen darf ihre *dynamische* Wirkung, der Zusammenhang mit dem Stoffwechsel der Zelle und etwaigen Mangelerscheinungen (s. S. 28), nicht vergessen werden.

Der *Antagonismus der Ionen* zeigt sich besonders eindrucksvoll darin, daß die schädlichen Wirkungen eines hohen Kaliumgehalts im Blut durch Kochsalzgaben aufgehoben werden, z. B. bei ADDISON-Kranken; im gleichen Sinne wirken im Experiment auch Calciumgaben. Intravenöse Calciumgaben sind beim Menschen besonders gefährlich bei Kochsalzmangel. Die Magnesiumsulfat-Narkose wird unter Umständen durch Calciumsalze mit der Geschwindigkeit einer Ionenreaktion durchbrochen. Bestimmte unerwünschte Wirkungen von Natriumchlorid (Kochsalzfieber, Acidosis, histologische Degenerationserscheinungen) zeigen sich nicht mehr, wenn man das Salz in solchen Ionenmischungen verabreicht. Dem

Kochsalz mit seinen phlogistischen, Tetanie- und Allergie-fördernden, hydropigenen, Diurese-hemmenden Eigenschaften läßt sich der Calcium-Kalium-Magnesium-Komplex gegenüberstellen, der antiphlogistisch, antiallergisch, antitetanisch, entwässernd und diuretisch wirkt.

Die bekannteste physiologisch-äquilibrierte Mineralsalzlösung ist die RINGER-Lösung. Diese ist weiter fortentwickelt worden zu der einfacher zu handhabenden Normosal-Lösung (aus Trockenpulver herzustellen oder in gebrauchsfertigen Lösungen in Ampullen zu 500 cm³) und zur ähnlichen Tutofusin-Lösung. Auch solche physiologisch ausgewogenen Salzlösungen führen ebenso wie die physiologische Kochsalzlösung — sofern größere Mengen infundiert werden — unter Umständen zu toxischen Erscheinungen seitens des Zentralnervensystems u. a. (Schwäche, Verwirrung, Erbrechen), die wohl auf Hirnödem oder Ödem des Magens und Darmes beruhen; bei Kindern finden sich häufig Ödeme, insbesondere bei Neugeborenen, weil ihre Niere unfähig ist, einen hypertonischen Harn zu sezernieren; solche Ödeme zeigen sich dann auch in den lockeren Geweben der Hände, unter den Augen, am Scrotum; sie sind in Äthernarkose besonders stark ausgeprägt; man kann Kinder mit solchen Infusionen „ertränken". Die Ausscheidungsarbeit der Nieren bleibt bei solchen Ionenmischungen unverändert; man hat früher angenommen, daß diese Nierenarbeit kleiner wird, wenn man die Chlorionen durch andere Säurereste ersetzt; heute ist man mehr der Ansicht, daß die schädliche Wirkung der Na-Ionen im Vordergrund steht.

Rp. Natrii chlorati 4,0
Kalii chlorati 0,2
Liquoris Calcii chlorati 0,25
Aqu. dest. ad 500,0.
Sterilisa!
M.D.S. RINGER-Lösung; zur Infusion. NB. Auch als „Solut. phys. RINGER R. F."
zu verschreiben.

Kochsalzersatzpräparate. Cl-freie Kochsalzersatzpräparate sind Verbindungen von Na und Ca — auch von Na, Ca, K, Mg im physiologischen Mengenverhältnis — mit den sauren Valenzen organischer Säuren, z. B. von Fruchtsäuren: Citrofinal (aliphatische Carbon- und Oxycarbonsäuren), von Aminosäuren: Hosal, von sonstigen organischen Säuren: Titrosalz Spezial u. a. Der organische Bestandteil wird im Körper, evtl. nach Desamidierung, zu Kohlensäure verbrannt, die teils als freie Säure mit der Atmung, teils als Bicarbonat mit dem Harn ausgeschieden wird. Wegen ihres kochsalzähnlichen Geschmacks werden sie angewandt, wenn der kochsalzarm zu ernährende Patient auf den Salzgeschmack der Speisen nicht verzichten kann. Zwar sind solche Präparate chloridfrei, enthalten aber insbesondere Na-Ionen, die für die kranke Niere eine Belastung bedeuten können.

Die Na-freien Kochsalzpräparate sind bei Nierenerkrankungen u. a. unentbehrlich; sie enthalten z. B. 2 Teile Kaliumchlorid, 2 Teile Kaliumcitrat, 1 Teil Salmiak. Ein zweckmäßiges Handelspräparat von besonderer Zusammensetzung ist Co-Salt. Neben Kochsalz müssen natürlich auch Natriumbicarbonat und andere Natriumsalze vermieden werden. Treten indessen bei Nierenkrankheit infolge Polyurie u. a. große Kochsalzverluste auf, so ist Kochsalzentziehung nicht am Platze. — Ein weiteres äußerst wichtiges Kochsalzersatzmittel ist Glutaminsäure.

Kaliumsalze sind in ihren Wirkungen bereits S. 27 dargestellt.

Calcium gehört zu den Erdalkalien. Sein Gehalt im Blut beträgt rund 10 mg in 100 cm³. Calciumionen (etwa 60% des Gesamtbestandes) entstehen hauptsächlich durch Dissoziation des Calciumbicarbonats ($Ca(HCO_3)_2$). Ein anderer Teil ist in nicht ionisierter Form (molekulares $Ca(HCO_3)_2$, $CaHPO_4$) und in kolloidaler Form (kolloides Calciumphosphat, Calciumeiweißverbindungen u. a.)

vorhanden. Auch stehen das apatitähnliche Calciumphosphat sowie das Calcium-carbonat und Calciumcitrat des Knochensystems zum Nachschub von Blutcalcium zur Verfügung.

Die *Ionisierung des Blutkalks* wird hauptsächlich beherrscht von der *aktuellen Reaktion des Blutes* (s. S. 77), daneben von der Anwesenheit von Albuminen, Phosphaten u. a.

Der ernährungsbedingte *Calciummangel* und seine Behandlung sind bereits früher (s. S. 28) dargestellt worden. Bei *parenteraler Zufuhr* geeigneter Kalk-verbindungen treten neue *akute Allgemeinwirkungen* auf, die durch perorale Zufuhr nicht oder nur in geringem Maße ausgelöst werden.

Injiziertes Calcium erhöht zeitweise den Serum-Kalkgehalt, wird vorübergehend im Knochensystem abgelagert (s. Abb. 4) und verläßt den Körper hauptsächlich mit dem Harn.

Parenterale Calciumwirkung. Nach *langsamer* — in etwa 5 min durchgeführter — intravenöser Injektion von $5-10 cm^3$ einer 10%igen Lösung von $CaCl_2$. $6 H_2O$ bzw. der 20%igen Lösung von Liquor Calcii chlorati DAB. (Cave para-venöse Injektion!) tritt zunächst am Ort der Injektion, dann aber mit der Geschwindigkeit des Blutumlaufs, z. B. in der Mundhöhle, ein *intensives Wärme-gefühl* auf. Davon werden in besonders auffälliger Weise auch kalte Zehen und Fingerspitzen betroffen. Beim Auftreten von *Erbrechen* oder von Herzklopfen muß man mit der Injektion aufhören. Bei höchsten Dosen ist eine „Taumel-lähmung" durch Muskelschwäche beschrieben worden; über die angegebene $CaCl_2$-Dosis hinauszugehen, ist lebensgefährlich (OEHME); Sinustachykardie u. a. sind beschrieben worden. Bei organischen Herzerkrankungen und bei Gefäß-kranken wird man besonders vorsichtig sein und lieber Calciumgluconat intra-muskulär anwenden.

Schlagartig setzt bei therapeutischen Dosen gleichzeitig eine *antitetanische* Wirkung ein (MacCOLLUM und VOEGTLIN 1908). Sie führt bei Laryngospasmus und bei allgemeinen tetanischen Krämpfen zur sofortigen Erleichterung und unter Umständen bei akutem Laryngospasmus — evtl. unter Vermeidung einer Tracheotomie — zur *Lebensrettung*. Die Wirkung hält etwa 2 Std. an. Bei leichten Tetanieerscheinungen können gelegentlich auch *hohe perorale Dosen* von Calciumchlorid ($1,0-3,0$ g mehrmals täglich stark verdünnt in Schleim oder Milch bis zum Aufhören der Krämpfe) antitetanisch wirken. Nach *Calciumbromid* in gleicher Dosierung findet sich auch die sedative Wirkung des Bromions (siehe S. 186). Es zeigt sich bei parenteraler Zufuhr weiter der starke Einfluß der Calciumionen auf *Grenzmembranen*: Sie wirken entquellend, führen zu einer Verminderung der Permeabilität und besonders zu einer Abdichtung der Capillar-wände. Das äußert sich in einer allgemeinen *antiphlogistischen Wirkung*; die experimentelle Pleuritis durch Injektion von Jodkalium, die experimentelle Senföl- und Abrinconjunctivitis des Kaninchens, Hautentzündungen durch Licht oder Impfung mit Toxinen u. a. werden durch Calciuminjektionen verhindert. Die antiphlogistische Wirkung äußert sich auch bei chronischer Diarrhoe; hier wird bevorzugt Calcium phosphoricum in Dosen von $0,5-5,0$ g mehrmals täglich empfohlen. Besonders zeigt sich eine gewisse *antiallergische* Wirkung. Im Tier-experiment sieht man z. B. überraschende Wirkungen bei tuberkulös-allergischen Empyemen der Brusthöhle; beim Menschen sind Cortisone wirksamer. In Fällen von QUINCKEschem Ödem kann Calcium *lebensrettend* wirken. Aber auch Urticaria, Heufieber und andere allergische Erscheinungen sprechen gelegentlich gut an.

Calciuminjektionen fördern in seltenen Fällen die *Blutgerinnung*, jedoch hat dieses mehr theoretisches Interesse (s. S. 453).

Bei lokalen und allgemeinen Ödemen ist Calcium der stärkste *Antagonist des Kochsalzes*. Diese *antiödematöse* Wirkung, z. B. bei experimentellem Hirnödem, beruht zum Teil auf Entquellungsvorgängen. Es spielen aber auch die starke *diuretische* Wirkung sowie die *Mehrausschwemmung von Kochsalz* hinein, obwohl diese bei Zufuhr von Calciumchlorid hauptsächlich durch die säuernde Wirkung dieses Salzes entstehen (s. S. 427). Endlich ist eine starke *spasmolytische* Wirkung der Calciumionen zu beobachten, wobei an die Vergesellschaftung der Tetanie mit Spasmen der glatten Muskulatur erinnert sei. Bei der *Bleikolik* tritt fast augenblicklich die Entspannung ein. Die Schmerzstillung ist dann so prompt wie nach Morphinpräparaten und noch dazu fast völlig gefahrlos. Bei Spasmen infolge von Darmtuberkulose sowie bei Gallenkolik werden Calciumsalze ebenfalls angewandt, wirken jedoch weniger sicher.

Daneben reguliert der Blutkalk die *Permeabilität der Capillarwand* für die Plasmaproteine, eingeschlossen die Globuline; diese Membranabdichtung äußert sich auch in einer *lokalanästhetischen Wirkung*, die mitverantwortlich ist für die bessere örtliche Verträglichkeit, z. B. von Calcium-Aspirin, Phanodorm-Calcium, Penicillin-Calcium, Theophyllin-Calcium u. a.

Die stärkste Allgemeinwirkung wird erzielt durch *Calciumchlorid* ($CaCl_2$). Das trockene Salz (Calcium chloratum fusum) zieht begierig Wasser an und geht zunächst in Calcium chloratum crystallisatum mit rund 50% Kristallwasser über. Aber die Wasseranziehung setzt sich fort, so daß beim Stehen an der Luft sich allmählich eine wäßrige Lösung bildet. Der offizielle Liquor Calcii chlorati enthält 25% $CaCl_2$ oder rund 9% Calcium. In dieser Form ist Calcium besonders leicht und genau zu dosieren.

Rp. Liquoris Calcii chlorati 4,0
Aqu. dest. ad 20,0
Sterilisa!
S. zu Händen des Arztes. — NB. 5—10 cm³ zur langsamen intravenösen Injektion.

Solche Kalkpräparate dürfen bei Injektion nur intravenös verabreicht werden. Selten bildet sich am Ort der Injektion eine Thrombose. Ganz vereinzelt sind Lungenembolien beschrieben worden. Ins Gewebe injiziert, würden die Lösungen zu erheblichen Schmerzen und *Nekrosen* führen. Die intravenöse Injektion bei kleinen Kindern, und zwar in die großen Halsvenen, ist wohl nur in der Klinik durchführbar. Die Auffindung des intramuskulär injizierbaren *Calciumgluconats* in 10%iger Lösung bedeutet daher einen grundlegenden Fortschritt in der Behandlung der kindlichen Tetanie (2—5 cm³ Calcium Sandoz 10% i.m.).

An der Stelle der Injektion werden gelegentlich bei Kindern Muskelnekrosen sowie in seltenen Fällen Ausfällung von Calciumsalzen beobachtet. Ähnlich verhält sich das *lävulinsaure Calcium* (Calciumgehalt 13%). Eine wichtige Unverträglichkeit ist die von Calciumsalzen und Digitalis (s. S. 291).

Magnesium. Der Tagesbedarf des Menschen von etwa 320 mg wird überreichlich befriedigt; Mangelsymptome wie Tetanie beim Säugetier, erhöhte zentrale Erregbarkeit beim Menschen treten nur unter extremen Lebensbedingungen auf. Magnesium spielt eine biologische Rolle bei der Aktivierung der Phosphatase.

Magnesiumsulfat ($MgSO_4$), das in der Therapie gebräuchliche Salz, wird bei peroraler Gabe hauptsächlich mit dem Kot ausgeschieden, wirkt dadurch *abführend* und wird auch zur *Osmotherapie* benutzt (s. S. 415); bei parenteraler Zufuhr erfolgt die Abgabe durch die Niere (Magnesiumsulfat-Diurese); in jedem Fall ist bei Nierenkranken Vorsicht geboten.

Pharmakologie. Magnesiumsalze wirken bei parenteraler Zufuhr, weniger bei peroraler Gabe, als *Membranabdichter* und *Repolarisatoren*; sie sind daher Lokalanaesthetica; sie besitzen weiterhin aus diesem Grunde starke *spasmolytische Wirkung*, z. B. an den Gehirngefäßen (Anwendung bei Hochdruck-Encephalopathie) und an den Nierengefäßen, aber auch am Darmmuskel; sie sind Antagonisten der Acetylcholin- und Barium-Kontraktur des Darmes; ihre *Curare-artige Wirkung* auf die quergestreifte Muskulatur wurde von W. STRAUB beschrieben; wie Novocain beseitigen sie gewisse Arrhythmien des Herzens; die membranabdichtende Wirkung äußert sich auch am Zentralnervensystem; sie sind *Narkotica*. Nebenher zeigt sich eine erhöhte Bactericidie des Blutes und stärkere Phagocytose, was bei der Wundbehandlung mit 12%iger Lösung von $MgCl_2$ nach DELBET früher ausgenutzt wurde.

Die *Magnesiumsulfat-Narkose* (MELTZER, 1905) ist mit der Lipoidtheorie der Narkose (s. S. 161) nicht zu vereinbaren; sie wurde früher angewandt zur Behandlung des Wundstarrkrampfes, auch unter Ausnützung der Curare-artigen Wirkungen. Die narkotische Breite ist aber gering und frühzeitige Störungen der lebenswichtigen Zentren werden beobachtet. Die Anwendung erfolgt entweder als intravenöse Dauerinfusion oder als stündliche intravenöse Injektion; doch arbeitet man auch mit intramuskulären Depots (s. S. 195). Bemerkenswert ist die prompte antagonistische Wirkung einer Calcium-Injektion. Seit GWATHMEY haben sich kleine Magnesiumsulfat-Dosen zur Unterstützung der Narkose vielerorts durchgesetzt (2 cm³ einer 25%igen Lösung intramuskulär). — Auch Magnesiumascorbinat (Magnorbin) ist verträglich und injizierbar.

γ) Sonstige Alkali- und Erdalkalisalze

Ammonium. Die innere Anwendung von Ammoniumsalzen erfolgt hauptsächlich in Form von Ammonium chloratum (NH_4Cl = Salmiak). Es ist ein bekanntes *Expectorans* (s. S. 349). Es mögen neben der *Reizwirkung auf den Magen* aber auch andere Faktoren beteiligt sein: Ammoniumchlorid wird zum Teil durch die Bronchialschleimhaut ausgeschieden, führt zu einer starken *Säuerung des Körpers* (s. S. 427) und damit zu *Dehydratationsvorgängen* im Gewebe.

So erklärt sich wohl die bisher unverständliche Anwendung von Salmiak bei den Schwindelzuständen und Paroxysmen der Malaria (nach BOERHAVE in Dosen von 1,2—4 g vor dem Paroxysmus zu nehmen), eine Therapie, die in allerletzter Zeit wieder für zentrale Pellagrasymptome angegeben wird. Die bei der Malariabehandlung üblichen Dosen sind dann später (KRAMER) auch bei Husten angewendet worden, wobei unter anderem wohl das Abschwellen der Bronchialschleimhaut zur Erleichterung führt.

Die damals für richtig erachteten Dosen wurden auch in allerneuester Zeit wieder empfohlen, z. B. für den Erwachsenen Dosen von 4—8 g täglich. Indessen werden bis zu 20 g gegeben, um einen Diuresestoß in Gang zu setzen (s. S. 498); entsprechende Salmiaktabletten werden mit säurefestem Überzug versehen, um den Magen nicht zu reizen. Eine wichtige Nebenwirkung ist die *stärkere Ionisierung* des *Blutkalks* (antitetanische Wirkung), unter *Mobilisierung der Kalkdepots* im Knochensystem.

Eine zweckmäßige Form der Verschreibung ist die Mixtura solvens R. F. (Ammonii chlorati 5,0, Succi Liquiritiae depurati 5,0, Aqu. ad 200,0. M.D.S. zweistündlich 1 Eßlöffel). Betr. Succus Liquiritiae s. S. 365. Ein weiteres beliebtes Präparat sind *Anistropfen* (Liquor Ammonii anisati); sie verbinden die Reizwirkung von Ammoniak mit der expektorierenden Wirkung von Anisöl (s. S. 534).

Bei höheren Dosen hat man die *Zeichen der beginnenden Säurevergiftung* (s. S. 411) *zu beachten*. Nach intravenöser Injektion von etwa 10 cm³ einer

5%igen Salmiaklösung zeigte sich beim Menschen die *Krampfgiftwirkung* des Ammoniaks; bei Leberkrankheiten macht es eine unerklärliche, hochgradige Schläfrigkeit und in schweren Fällen Coma hepaticum.

Lithium bildet ein leicht lösliches Urat. Man hat daraus folgern wollen, daß gewisse natürliche Lithiumwässer zur Lösung von Uratsteinen und zur Behandlung der Arthritis urica brauchbar wären. Die dabei in den Körper übergehenden Lithiummengen und der Lithiumgehalt des Harns sind dazu aber viel zu gering, verglichen mit dem hohen Natrium-gehalt des Harns. In Kochsalzersatzpräparaten hat es zu Vergiftungen (Muskellähmung u. a.) geführt. Lithium hat bei Kaltblütern Entwicklungsstörungen zur Folge bis zu *Cyclopie* und *Acephalie*.

Strontium ist mit Calcium nahe verwandt und kann gelegentlich an seine Stelle treten; es verdrängt Calcium aus dem Knochensystem (Strontiumrachitis). In der Therapie ist es entbehrlich.

Barium ist als *Barium sulfuricum DAB. (purissimum ad usum internum)* ein wichtiges Röntgenkontrastmittel. Dieses besitzt eine bemerkenswerte Schwebe-fähigkeit. Andere Bariumsalze sind nicht erlaubt, da in Anbetracht der erheb-lichen Mengen, die zur Durchleuchtung des Darmkanals nötig sind (125—200 g), eine völlige Unlöslichkeit gefordert werden muß. Zur Sicherheit ist es oft zweck-mäßig, ein gut verträgliches Spezialpräparat zu benutzen (Citobarium „Merck", Eubaryt u. a.), besonders auch, wenn der Schleimhautschatten des Magens dargestellt werden soll (Neobar u. a.). Man erreicht das letztere durch Beigabe klebriger Pflanzenschleime.

Lösliche Bariumsalze sind *schwere Herzgifte*. Sie besitzen eine digitalisähnliche Wirkung, die kompliziert wird durch Spasmen der glatten und quergestreiften Muskulatur (Gefäß-krämpfe, Erbrechen, Durchfälle). Letzthin ist es bei ADAMS-STOKESschen Anfällen benutzt, aber wieder verlassen worden, weil oft gefolgt von Herzirregularitäten. Zwischen Barium einerseits, Papaverin und Nitriten andererseits besteht ein wechselseitiger Antagonismus. Beim Menschen treten, z. B. bei Verwechslung mit löslichen Bariumsalzen, frühzeitig zentrale Lähmungserscheinungen auf. Dabei bleiben Sensibilität und Bewußtsein erhalten. Zu beachten ist, daß alle Bariumsalze durch irgendein Sulfat in unlösliches Bariumsulfat ver-wandelt werden. Sofern das Barium schon im Blute kreist, sind auch Injektionen eines Sulfats ins Blut angebracht. Die tödliche Dosis von löslichen Bariumsalzen wird auf etwa 0,8 g geschätzt.

c) Schwefel

Die Schwefelblüte *(Sulfur sublimatum)* ist ein technisches Produkt mit geringem Gehalt an Arsen, Kupfer, Antimon, Selen und Blei. Durch Ammoniak-waschung werden die wichtigsten Verunreinigungen entfernt, und es entsteht das grobdisperse *Sulfur depuratum*. Durch chemische Fällung aus löslichen Schwefelverbindungen wird ein besonders fein zerteiltes und chemisch reines Pulver gewonnen *(Sulfur praecipitatum)*. Auch in allen Schwefelwässern ist der Schwefel in fein zerteilter, oft kolloider Form enthalten.

Die *äußere* Wirkung des Schwefels wird in erster Linie bestimmt durch den *Zerteilungsgrad*. Am stärksten wirksam sind daher der *kolloide Schwefel*, die wasserlöslichen Sulfide und die *Schwefelwässer*.

Der kolloide Schwefel der Schwefelwässer verdankt sein Auftreten sehr verschiedenen chemischen Reaktionen. Der erste Faktor, der eingreifen kann, ist der Sauerstoff bzw. die Berührung mit Luft. Hierdurch wird ein Teil des anwesenden Schwefelwasserstoffes zu SO_3'' und SO_4'' oxydiert, d. h. zu Sulfiten und Sulfaten. Diese Oxydationsprodukte reagieren dann ihrerseits mit Schwefelwasserstoff unter Bildung von kolloidalem Schwefel (KIONKA).

Der zweite Faktor ist die alkalische Reaktion, die in solchen Quellen herrscht. Diese führt zu den bekannten Reaktionsprodukten von Schwefel und Schwefelwasserstoff einerseits, von Sulfiten und Sulfaten andererseits, nämlich zu Sulfiden, Polysulfiden, Thiosulfaten und Polythionsäuren, d. h. zu labilen Schwefelträgern, die leicht kolloidalen Schwefel bzw. Schwefelwasserstoff abgeben.

Etwas schwächer wirkt *Sulfur praecipitatum*. Das grobdisperse *Sulfur depuratum* wird nur als *Abführmittel* (s. S. 389) angewendet. Betr. schwefelhaltige Aminosäuren s. S. 35. Der Tagesbedarf des Menschen an Schwefel beträgt etwa 1200 mg.

Schicksal im Organismus. Die Schwefelwirkung beruht darauf, daß beim Kontakt mit lebendem und verhorntem Gewebe eine Reihe chemischer Umsetzungen in Gang gesetzt wird. Entscheidend ist die Reduktion zu Schwefelwasserstoff (H_2S), und zwar unter Beteiligung von Cystein und Glutathion. In der Alkalescenz des Gewebes bilden sich die Sulfide und Polysulfide. Andererseits setzen Oxydationsvorgänge ein und führen zu Sulfaten und Polythionsäuren. — Radioaktiver Schwefel S^{34}, als solcher verabreicht, wird im Stoffwechsel auch in Eiweißkörper bzw. in Cystin eingebaut.

Spuren von H_2S indessen sind bei Schwefelkuren, und zwar auch bei äußerer Anwendung, in der Atemluft, im Harn, im Schweiß, in der Muttermilch und anderswo nachzuweisen. Schmuck, der bei Schwefelkuren auf der Haut getragen wird, verfärbt sich durch Bildung von Metallsulfiden, und in seltenen Fällen soll bei Behandlung der Mutter mit Schwefel so viel wirksame Substanz in die Milch übergehen, daß der Säugling einen Durchfall bekommt.

Im Harn aber wurde der Schwefelwasserstoff schon von älteren Ärzten durch eine kuriose, aber augenfällige Probe nachgewiesen: „Tauchte man nämlich im Urin, der nach dem Baden gewonnen wurde, ein Stück Papier unter, worauf mit Cerussa Acetata (Bleiessig) geschrieben war, so wurde die unsichtbar gewesene Schrift deutlich und lesbar."

Pharmakologie. Schwefel besitzt eine *antiparasitäre* Wirkung. Er war früher ein wichtiges *Scabies*mittel, z. B. als VLEMINGKxsche Lösung[1] (*Liquor Calcii sulfurati*, Erg.-B. 6). Eine besonders starke Tiefenwirkung besitzt auch das *Mitigal*, eine ölartige, schwefelhaltige (25%ige) Verbindung, die sich leicht in die Haut einreiben läßt. Auch das *Dixanthogen* ist wirksam.

Dimethyl-thianthren = Mitigal   Dixanthogen

Schwefel entfaltet gleichzeitig eine *desinfizierende und fungicide* Wirkung, er wird benutzt bei Acne, Pyodermien und Pilzflechten der Haut. Eine besonders angenehme Form neben *Schwefelsalben* und *Schwefelpudern* ist *Aqua cosmetica* „*Kummerfeld*", Erg.-B. 6, das als solches zu verordnen ist. (Zusammensetzung in Prozent: Camphora trita 1,0, Gummi arab. 2,0, Sulfur praecipitat. 12,0, Aqua Calcariae 40,0, Glycerin 5,0, Aqua Rosae 40,0) Schüttelmixtur. Äußerlich. Vorsicht in der Nähe der Augen.

Solche Schwefelverbindungen führen zu *milden Hautentzündungen*, besonders bei höheren Konzentrationen (bis 30%ige Salbe) und bei längerer Anwendung. Dementsprechend sind sie auch bei hartnäckigen Ekzemen und gelegentlich bei Psoriasis und Acne rosacea wirksam.

---

[1] Als solche und nicht nach den Einzelbestandteilen zu verschreiben.

Die *örtliche* Wirkung ist verstärkt in den *Schwefelalkalien* und *-erdalkalien* z. B. in Calcium sulfuratum (CaS) als solchem oder in Form der VLEMINGKXschen Lösung, und in Kalium sulfuratum DAB. oder Schwefelleber (K₂S). Diese besitzen eine spezifische Verwandtschaft zu den verhornten Epithelien, indem sie sich mit dem darin angehäuften Cystin zu wasserlöslichen Verbindungen umsetzen (PULEWKA). Dadurch entsteht die *keratolytische* Wirkung der Schwefelalkalien und somit ihre bedeutende Tiefenwirkung. Sie sind auch enthalten in den üblichen *Enthaarungsmitteln*, z. B. als Calcium sulfuratum in 10%iger Salbe (BEIERSDORFs Depilatorium). Demgegenüber hat 1—5%ige Schwefelsalbe eine *keratoplastische* Wirkung.

Die *Allgemeinwirkungen* des Schwefels lassen sich am deutlichsten erkennen bei der heute obsoleten parenteralen Injektion einer 1%igen Schwefel-Öllösung im Sinne einer *unspezifischen Reiztherapie* (s. S. 142).

Natriumthiosulfat (Natrium thiosulfuricum) in 10%iger Lösung, 5—10 cm³ intravenös, führt zum Freiwerden von Sulfiden (Na₂S) in Blut und Geweben, die ihrerseits zur Entgiftung von Blausäure zu ungiftigen Rhodanverbindungen (s. S. 482) und zur Entgiftung von Jod sowie von Schwermetallen wie Quecksilber, Blei, Arsen dienen können, auch zur Behandlung etwaiger Hautschäden bei solchen Vergiftungen. Auch in *Schwefelbädern* können genügend hohe Sulfidmengen im Blut auftreten, um solche gewerblichen Vergiftungen zu beeinflussen. Ähnlich wie die anorganischen Schwefelverbindungen wirken die Schwefelgruppen in *Detoxin* (s. S. 143).

BAL (2-3-Dithiopropanol), gewöhnlich mit stabilisierendem Zusatz von Benzylbenzoat, ist das wirksame Antidot bei Arsen-, Arsenikalien-, Quecksilber-, Gold-Vergiftung; bei Behandlung anderer Metallvergiftungen hat es keine günstigen Wirkungen.

Die Dosis beträgt bis 2,5 mg BAL/kg Körpergewicht in 10%iger Öllösung intramuskulär alle 4 Std. Ein deutsches Präparat ist Sulfaktin. Es ist nur in schwersten Fällen, hier unter Umständen tagelang anzuwenden, da es eine äußerst geringe therapeutische Breite besitzt; toxische Symptome wie Ataxie, Parästhesien, gefährliche Blutdrucksteigerung u. a. sind häufig. Rasche Allergisierung wird beobachtet.

Die starke Neigung des Schwefels zur Bildung von Polysulfiden zeigt sich auch in seinen organischen Verbindungen. So findet sich z. B. im Knoblauchöl ein Allylsulfid (C₃H₅—S—C₃H₅), daneben das entsprechende Allyldisulfid (C₃H₅—S—S—C₃H₅) und sogar das Allyltrisulfid (C₃H₅—S—S—S—C₃H₅) neben Propylallyldisulfid (C₃H₅—S—S—C₃H₇). Diese schwefelhaltigen ätherischen Öle haben besonders auffällige pharmakologische Wirkung (s. S. **525**).

Giftwirkungen. Bei längerer Schwefelanwendung können Zeichen einer chronischen Schwefelwasserstoffvergiftung auftreten wie Kopfschmerzen, allgemeine Schwäche, fahles Aussehen, vielleicht auch unter Auftreten von Verdochromogenen (s. S. 473); bei Kleinkindern wurde Tod durch Schwefelsalbe beobachtet. Über Toxikologie von Schwefelwasserstoff und Schwefelkohlenstoff s. S. 482.

Durch Verbrennen von Schwefel entwickelt sich Schwefeldioxyd (SO₂), stechend riechende Dämpfe, die seit ältesten Zeiten zum Durchgasen von Wohnräumen benutzt worden sind und heute noch für die Vertilgung von Insekten verwendet werden. Durch Lösung von SO₂ in Wasser entsteht die antiseptisch wirksame schweflige Säure (s. S. 422).

d) Adstringentia

Man unterscheidet die *Adstringentien* von den *Ätzmitteln*; man teilt den ersteren diejenigen Stoffe zu, die in hohen Konzentrationen irreversible Fällungen mit Eiweißkörpern ergeben, die aber gleichzeitig — selbst in Verdünnungen, die keine Eiweißfällung mehr verursachen — elektive chemische Beziehungen zum Stützgewebe besitzen.

Praktisch besteht dagegen eine ununterbrochene Reihe von Stoffen, deren Wirkung erschöpft ist, wenn sich eine oberflächliche Schicht denaturierter Eiweißkörper entwickelt hat, unter besonderer Beteiligung der elastischen Bestandteile, und die so eine *oberflächliche*, zur Schrumpfung neigende Koagulationsmembran bilden (Bleisalze, Gerbsäure, auch Sulfonamide) — zu Stoffen, bei denen diese spezifische Beziehung zum Stützgewebe schwächer wird, die in niederer Konzentration Adstringierung, in höherer Ätzung zur Folge haben [Aluminium-, Silber-, Zink-, Kupfersalze, Säuren, auch Kalkpräparate (s. S. 434), Kaliumpermanganat, Formaldehyd, Pikrinsäure u. a.] — bis hin zu rein destruierenden Stoffen wie die Quecksilbersalze und bis zu den Laugen, die eine Kolliquation des Gewebes verursachen. In dieser Hinsicht sei erwähnt, daß auch die sog. Adstringentien in hoher Konzentration Ätzwirkungen entfalten, bei Überempfindlichkeit sogar in der üblichen Verdünnung (s. Abb. 103), während andererseits auch bestimmte Ätzmittel, wie z. B. Mineralsäuren, verwendet werden, um eine Schrumpfung des Gewebes und eine oberflächliche Eiweißfällung herbeizuführen. — Die meisten Adstringentien sind Relikte der vorbakteriellen Zeiten; soweit sie keine anderen Leistungen aufweisen als Adstringieren, verschwinden sie mehr und mehr aus der ärtzlichen Praxis.

Pharmakologie. *Hauptangriffspunkte der Adstringentien* sind die kollagenen und elastischen Fasern des Bindegewebes. Hier bilden sich schwerlösliche Metall- bzw. Gerbsäure-Eiweißverbindungen.

Die Wirkung läßt sich zeigen an der *Rattenschwanzsehne* (HAFFNER), dem zarten dehnbaren Gewebe der *Froschlunge* (DRESER), der *antihämolytischen Wirkung*, der *Agglutination* der roten Blutkörperchen. An den Capillaren und größeren Gefäßen des *Froschomentums*, das sich im Zustand der Entzündung befindet, sieht man unter dem Einfluß der Adstringentien Schrumpfung des Gewebes sowie *Verhinderung der Diapedese* der weißen und roten Blutkörperchen, insgesamt Effekte, die für eine *rein oberflächliche Wirkung* auf die Zellmembranen sprechen.
Bei hoher Konzentration von Adstringentien bleibt die Eiweißfällung begreiflicherweise nicht auf die Oberfläche begrenzt. Vielmehr wird die ganze Zelle ergriffen und geht zugrunde. Auch hierbei indessen bleibt die Nekrotisierung beschränkt auf die oberflächlichen Zellschichten und hat nicht die Tendenz, in die Tiefe überzugreifen. Erst durch wiederholte Anwendung solcher hohen Konzentrationen läßt sich auch eine begrenzte Tiefenwirkung erzielen.

Beim Menschen ist auffällig die *Schrumpfung des Gewebes*, die sich besonders an den Geschmacksknospen äußert *(Gerbgeschmack)*; indessen sind auch Capillaren und größere Gefäße betroffen *(Blässe des Gewebes, Stillung von Blutungen)*. Die *Trockenheit des Gewebes* entsteht zum Teil durch Schrumpfung und *Quellungshemmung* (antionkische Wirkung), indessen unter Umständen auch durch Eindringen der Adstringentien in die Ausführungsgänge der Drüsen oder durch Eiweißkoagulation austretender Gewebssäfte, hier auch als *Schorfbildung* (siehe S. 141). Die gegerbte Oberfläche bildet damit einen *schlechten Nährboden für Infektionserreger* jeder Art, wodurch die etwaige *antiseptische Wirkung* noch verstärkt wird. Wesentlich ist auch die Gerbung der im entzündeten Gebiet freiliegenden Nervenendigungen und Nervenfasern *(schmerzstillende Wirkung)*. Diesen Gesamtkomplex von Einzelwirkungen, der im Grunde genommen durch Eiweißkoagulation an wohldefinierten Gewebsteilen und Gewebssäften vor sich geht, bezeichnet man auch als die *antiphlogistische* Wirkung der Adstringentien.

Bleisalze. Liquor Plumbi subacetici DAB. (Bleiessig) stellt eine wäßrige Lösung von Bleioxyd (PbO) und Bleiacetat [Pb(CH$_3$ · COO)$_2$] dar. (1 Teelöffel auf ein Glas Wasser, zu *adstringierenden* und *kühlenden* Umschlägen zu verwenden.) Wird der Bleiessig 1:49 verdünnt, so entsteht Aqua Plumbi (DAB.), das als solches zu verwenden ist. Gegen eine kurz dauernde Benutzung solcher Bleilösungen oder gegen Anwendung von Bleipflastern (Emplastrum Lithargyri) und Bleisalben (Unguentum diachylon) bestehen keine Bedenken, außer bei ausgedehnten Wundbezirken wie bei Ulcus cruris.

Die *akute* Bleivergiftung (tödliche Dosis etwa 20—50 g einer Bleifarbe) ist im allgemeinen eindrucksvoll aber harmlos, auch selten; es kann Abortus eintreten. Eine 2. Form akuter Vergiftung entsteht durch Inhalation massiver Dosen von Bleiverbindungen; sie kann innerhalb von wenigen Tagen zum Tod führen, auch bei Kindern. Die *chronische Bleikrankheit* oder *Saturnismus* entsteht durch regelmäßige tägliche Aufnahme kleiner Bleidosen (1—2 mg täglich) über einige Monate, und zwar entweder durch *Einatmung bleihaltigen Staubs*, z. B. bei Arbeitern, die Eisengerüste mit dem Schneidbrenner abräumen, oder infolge *Unsauberkeit*, letzteres vor allem bei Malern und Anstreichern, die beim Hantieren mit bleihaltigen Deckfarben (Bleiweiß, Mennige u. a.) essen, rauchen oder gar *Alkohol* zu sich nehmen. In seltenen Fällen können toxische Bleimengen auch durch die Haut aufgenommen werden.

Daneben sind chronische Bleivergiftungen beobachtet worden bei Neuanlage von Wasserleitungen — sofern übliche Bleirohre verwendet werden und das Wasser aggressiv ist —, in Blei- und Silberhütten, in der keramischen und chemischen Industrie (Schutzvorschriften). In neuerer Zeit dienen Bleiverbindungen (Tetraäthylblei) als Antiklopfmittel in Explosionsmotoren, andere (Bleiarsenat) als Schädlingsbekämpfungsmittel. Das Spielen mit bleihaltigem Puppengeschirr und Bleisoldaten führt zu keiner Vergiftungsgefahr, vorausgesetzt, daß diese nach den derzeitigen, nun schon seit Jahrzehnten bestehenden, reichsgesetzlichen Bestimmungen für Deutschland und die Ausfuhrländer hergestellt werden. Bleiverbindungen im Weinbau zu verwenden ist verboten.

Aufgenommenes Blei verteilt sich im Körper ähnlich wie Calcium. Größere Depots — bis zu 95 % der Gesamtmenge — zeigen sich gewöhnlich im Knochensystem; von dort aus fließt ein kontinuierlicher *Bleistrom* in minimaler Konzentration durch die gesamten Gewebe, der infolge der außerordentlich *langsamen Ausscheidung* immer wieder aus den Depots gespeist wird (STRAUB); so erklären sich auch spätere Anfälle der Bleikrankheit über 12—18 Monate ohne weitere Bleiaufnahme.

Zu beachten sind die unauffälligen, aber gefährlichen *Frühsymptome* der chronischen Bleivergiftung. Sie beginnt ähnlich der gewerblichen Quecksilber- und Arsenvergiftung mit *unbestimmten Symptomen*. Die Betroffenen fühlen sich müde, abgeschlagen, leiden häufig an dyspeptischen Erscheinungen und magern ab. Bei Kindern steht die *Bleianämie* im Vordergrunde. *Typische Frühsymptome* der möglichen Vergiftung sind als Zeichen der Bleiaufnahme *Bleisaum, Bleikolorit der Haut, basophile Tüpfelung der roten Blutkörperchen* sowie der beim Erwachsenen seltene, bei Kindern regelmäßige *Röntgenschatten am distalen Femurende*. Auch *Porphyrinurie* kann als Frühsymptom gelten.

Der *Bleisaum des Zahnfleisches*, besonders im Bereiche der Vorderzähne, entsteht durch Reaktion des im Gewebe abgelagerten Bleis mit dem durch Fäulnisvorgänge in der Mundhöhle gebildeten Schwefelwasserstoff unter Bildung von PbS. Dementsprechend findet er sich nicht bei Kindern und nicht bei Erwachsenen, die eine regelmäßige Zahn- und Mundpflege treiben. Andererseits können in fortgeschritteneren Fällen die Zahnfleischränder im Gebiet des Bleisaumes geschwürig zerfallen. Auch das Bleikolorit der Haut beruht u. a. auf Bildung von PbS. Diese Hautreaktion ließ sich beschleunigen, wenn man einen 0,5 bis 1 cm langen Kreuzschnitt in die Epidermis machte und einen Tropfen einer 25%igen Schwefelnatriumlösung aufbrachte. Es entstand dann eine schwärzliche Kreuzrinne.

Werden die Frühsymptome der Bleiaufnahme und der Bleivergiftung nicht erkannt, so entwickelt sich die eigentliche **Bleikrankheit**. Sie ist charakterisiert durch *Gefäßkrämpfe* allgemeiner Natur (Hypertension) oder lokalisiert im Bereich des Dünndarms *(Bleikolik)*, der Coronarien *(Angina pectoris)*, der Extremitäten (selten Gangrän), der Leber (evtl. Ikterus), der Niere (Bleireizniere), des Gehirns (Auftreten multipler Erweichungsherde = *Encephalopathia saturnina*); bei Kindern wird Meningismus beobachtet.

Neben den Gefäßen kann das *periphere Nervensystem* frühzeitig betroffen sein; Schwäche im arbeitenden Vorderarm weist auf *Radialislähmung* hin; Schaufelarbeiter erkranken an Lähmung der Schultern, Schneider an Lähmung des Sartorius, d. h., die Lähmung betrifft den besonders tätigen Muskel; auch rheumatische Schmerzen, besonders an den Gelenken, sind nicht selten (Bleigicht); hier kann auch eine *Störung des Harnsäurestoffwechsels* vorliegen.

Von *degenerativen Gefäßveränderungen* geht eine weitere Gruppe von Symptomen aus; die *Endarteriitis* betrifft besonders die Gehirngefäße (jugendliche Arteriosklerose und Apoplexie). Hierher gehört auch die sehr seltene Bleischrumpfniere. Auch mit Degeneration anderer innerer Drüsen, z. B. der Keimzellen, ist zu rechnen.

Behandlung. Bei akuten Symptomen der Bleikrankheit zielt die Therapie auf *Bleideponierung im Knochen* hin; in diesem Sinne wirkt *Alkalisierung* (s. S. 412); Gefäßspasmen reagieren auf Calciuminjektion (s. S. 440), Nitrite (s. S. 304), Theophyllin (s. S. 334), Papaverin (s. S. 309).

Im weiteren Verlauf müßte eine *Mehrausscheidung von Blei durch Harn und Kot* erzwungen werden. Neben *Kaliumjodid* (1 g täglich) und *Vitamin D*$_3$ wird *Alkalisierung* empfohlen, z. B. mit Na-Citrat (10—20 g täglich) 1—2 Monate lang; die Wirkung aller dieser Verfahren ist nicht überzeugend. Nach Zufuhr von BAL wird zwar vermehrt Blei ausgeschieden, jedoch wirkt die Bleimobilisierung hier gewöhnlich nicht günstig. Neuerdings wird der Bleikomplexbildner *Versen* (Calcium-Dinatriumsalz der Äthylendiamin-Tetraessigsäure) verwendet, der deutliche Mehrausscheidung zur Folge hat (1 g in wäßriger Lösung i.v.). Weitere Erfahrungen sind abzuwarten. Die durch Galle und Dickdarm ausgeschiedenen Bleimengen unterliegen z. T. der Rückresorption; aus diesem Grunde werden häufig hohe Sulfatdosen (s. S. 386) verordnet zwecks Bildung von schwerlöslichem Bleisulfat. Betr. Schwefelbehandlung der Bleikrankheit s. S. 445.

Bleitetraäthyl, das in großem Umfange dem Leichtbenzin als Benzinverstärker zugesetzt wird, ist in reiner Form ein schweres Gehirngift. Die Gefährdung kann erfolgen durch Einatmung, aber auch durch Hautresorption.

Aluminium. Das gebräuchlichste Präparat ist *Liquor Aluminii acetici*, essigsaure Tonerde. Sie enthält gegen 8% eines basischen Aluminiumacetats. Daneben kommt hauptsächlich Kalium-Aluminiumsulfat [KAl(SO$_4$)$_2$ · 12 H$_2$O] als *Alaun*, Alumen, zur Verwendung; auch als *Alaunstift* zur Behandlung von Blutungen im Handel.

Essigsaure Tonerde hat schwach saure Reaktion, worauf ihre antiseptische Wirkung zurückgeführt wird. Gleichzeitig aber besitzen Aluminiumsalze *koagulierende* Eigenschaften, die sich z. B. bei der Alaun-Reinigung des Trinkwassers bewährt haben; von dieser Koagulation werden nämlich auch die Bakterien betroffen. Die adstringierende Wirkung soll nach HEUBNER auf dem Gehalt an kolloidem Aluminiumhydroxyd beruhen. Bestimmte Menschen sind überempfindlich gegen Aluminiumsalze und antworten auf die üblichen Konzentrationen mit Folliculitis, gelegentlich sogar mit schweren Verätzungen, besonders wenn die Haut übermäßig lange damit maceriert wird. In erster Linie gefährdet sind *Hautkranke*, so daß an einzelnen Kliniken ganz auf essigsaure Tonerde verzichtet wird (Abb. 103). Grundsätzlich soll man daher auf einen Eßlöffel essigsaure Tonerdelösung auf $1/_4$ l Wasser, bei Spülung mit Alaun auf die hinreichend adstringierende 1%ige Lösung zurückgehen. Belehrung des Patienten erscheint empfehlenswert.

Im Magen-Darm-Schlauch werden nur Spuren der Aluminiumsalze resorbiert und auch nach höchsten oralen Dosen tritt nur eine örtliche Reizwirkung zutage. Die beim Kochen in Aluminiumgeschirren freiwerdenden Metallmengen sind so gering, daß sie eine gesundheitliche Bedeutung nicht besitzen. Die Einführung von Al-Pulver zur örtlichen Behandlung von Brandwunden an Stelle von Acidum tannicum scheint einen bedeutenden Fortschritt darzustellen. Die Frage des aluminiumhaltigen Backpulvers ist hingegen nicht ganz geklärt (s. S. 364). Nach 2 g Alaun innerlich wurden Vergiftungserscheinungen beobachtet.

Gerbende Eigenschaften besitzt auch die *Metaphosphorsäure*. Unter dem Namen *Dulgon S* befindet sich im Handel ein polymeres Natriummetaphosphat, das auf einen p_H-Wert von 3,5 eingestellt wird. Dieses gerbt bei saurer Reaktion, ohne Schorfe zu bilden. Es besitzt ein gutes Diffusionsvermögen. Dulgonsalbe wird zur Gerbung und gleichzeitig zum Säureschutz der Haut als Arbeitsschutzsalbe verwendet.

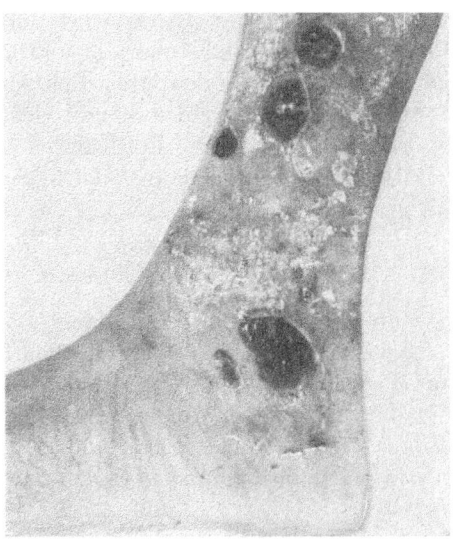

Gerbsäuren sind chemisch gesehen komplizierte zuckerhaltige Abkömmlinge der Gallussäure. Sie sind in der

Abb. 103. Folliculitis nach Umschlägen mit essigsaurer Tonerde in unvorschriftsmäßiger Verdünnung 1:10

Natur weit verbreitet. Sie finden sich z. B. in Galläpfeln, Eicheln und Eichenrinden (Semen und Cortex Quercus), in getrockneten Heidelbeeren (Fructus Myrtilli), in Walnußblättern (Folia Juglandis), in Salbeiblättern (Folia Salviae) und Rhizoma Tormentillae. Als Adstringens dient auch Arnicatinktur (aus Flores Arnicae), die neben Gerbstoff noch ätherische Öle enthält (innerlich giftig!). Gerbsäuren sind auch enthalten in Dekokten aus chinesischem Tee und in verschiedenen aus den Tropen eingeführten Drogen: Radix Ratanhiae (Ratanhiawurzel), Catechu (Extrakte aus der Rinde orientalischer Bäume), Extractum Hamamelidis (aus Hamamelis virginiana). Die Kenntnis dieser Drogen hängt zum Teil zusammen mit der *Lederbereitung*.

Gerbsäuren sind gleichzeitig bekannte, aber nicht sehr verläßliche *Fällungsmittel für Alkaloide*. Da indessen die meisten anderen sog. Gegenmittel außer Kohle bei Alkaloidvergiftung noch weniger zu gebrauchen und zum Teil giftig sind, so ist die Verabreichung tanninhaltiger Präparate in solchen Fällen doch empfehlenswert. Mit Eisensalzen bilden sie grünliche oder blauschwarze Tinten.

Tannin (Acidum tannicum DAB.) wird aus *Galläpfeln* gewonnen, die bis zu 70% Gallusgerbsäure enthalten. Es ist leicht löslich in Wasser, Alkohol und

Glycerin. Seine *gerbende* Eigenschaft beruht auf der Bildung unlöslicher Tannineiweißverbindungen. Andererseits entstehen durch Reaktion mit leimbildenden Gewebeanteilen feste zusammenhängende *Häute*. Seine *adstringierende* Wirkung erfordert eine geeignete Konzentration.

Äußerlich wird Tannin angewandt bei *Brandwunden* (s. S. 142), auch als Puder (10—20%) bei nässenden Hautaffektionen, oder als Salbe (2%) bei Frostbeulen und als Schutz gegen Sonnenbrand, sowie als Hämostypticum (10- bis 20%ige Lösung).

Tannin wird weiter gebraucht zur Behandlung von *Schleimhautkatarrhen*, besonders bei Stomatitis und Pharyngitis. Im akuten Stadium wird man der Entzündung ihren Lauf lassen. Nach Abklingen der heftigen Reizerscheinungen sowie in chronischen Fällen wird durch Spülung mit 1%iger Lösung oder Pinselung mit 5—20% Tannin in wäßriger Lösung mit Glycerinzusatz die oberflächliche Lage des erkrankten Epithels gegerbt und abgestoßen. Bei wiederholter Behandlung werden immer tiefere Schichten der Epidermis betroffen, so daß von den gesunden Epithellagen her die Regeneration erfolgen kann. Für leichtere Fälle eignet sich auch das folgende Rezept:

> **Rp.** Tincturae Myrrhae,
> Tincturae Ratanhiae $\overline{aa}$ 10,0
> S. Zur Pinselung des Zahnfleisches.

Zum Gurgeln hat sich Extractum Ratanhiae in 2—5%iger Lösung bewährt.

Als *Stopfmittel bei Diarrhoen* ist das Tannin nicht geeignet, da es größtenteils im Magen zu unwirksamen Produkten zersetzt und später resorbiert wird. Für diese Zwecke sind halbsynthetische Abkömmlinge des Tannins im Handel (*Tannalbin* = Tannineiweißverbindung, *Tannigen* = Acetyltanningemisch [beide messerspitzenweise], *Eldoform* = Tanninhefeverbindung, in Pulvern oder Tabletten zu 0,5—1,0, 2—3 und mehrmals täglich).

Im ganzen gesehen stellt die Anwendung der Gerbstoffe heute günstigenfalls eine *Hilfsmaßnahme* dar, durch die wirksamere Verfahren wie Anwendung von Sulfonamiden (s. S. 559) und antibiotischen Stoffen (s. S. 572) sowie Ersatz der Wasser- und Salzverluste (s. S. 140) ergänzt werden können.

Die Testierung darmwirksamer Gerbsäurederivate erfolgt an der Milchdiarrhöe der Katze. Sie sind nur wirksam, wenn sie den Magen unzersetzt durchwandern und in der alkalischen Reaktion des Darmes die wirksame Gerbsäure abspalten. Diese mag adstringierend auf die Schleimhaut wirken, nach HAFFNER wird indessen gleichzeitig der Darminhalt gegerbt. Auch das Volksmittel *Fructus Myrtilli* (2—3 Teelöffel) und *Radix Ratanhiae* besitzen die gleiche Stopfwirkung: Tinctura Ratanhiae 20,0, 20—30 Tropfen mehrmals täglich. Stopfend wirken weiterhin die gerbstoffhaltigen Rotweine, ebenso Heidelbeerwein (FLURY).

> **Rp.** Decoct. Ratanhiae 10,0/150,0
> Ol. Menthae. pip. gtts. V.
> Sirup. simpl. 20,0
> 3—4mal täglich 1 Eßlöffel.

Radix Ratanhiae kann auch durch die einheimische Gerbstoffdroge *Rhizoma Tormentillae* ersetzt werden, deren Gerbstoffgehalt gleichmäßiger ist. (1 Eßlöffel auf 1 l Wasser, 15 min kochen! Mehrmals täglich 1 Tasse.)

Gerbstoffe sind auch enthalten in Simarubarinde *(Cortex Simarubae)*, und zwar neben amöbenwirksamen Stoffen, sowie in *Cortex Granati*. Extractum Granati wird in sog. indischen Pillen gegen Ruhr verwendet. Eine Kombination dieser beiden Drogen wird für Auslands-reisen auf Schiffen besonders empfohlen in Form des folgenden Rezeptes:

Rp. Extract. Granati fluid.
Extract. Simarubae fluid. $\overline{aa}$ 10,0
S. Zu 1 Flasche Rotwein 6—8 Eßlöffel zusetzen.

Als Stopfmittel dienen auch Wismutsalze wie Dermatol (0,25—1,0, 3—4 mal täglich). Übersicht über Stopfmittel s. S. 395. Gerbstoffdrogen werden außerdem zur *Behandlung* von *Hämorrhoidalbeschwerden* und *Pruritus* verwendet, z. B. in Form von Extractum Hamamelidis (0,1—0,2 als Suppositorien).

Pikrinsäure (Trinitrophenol). Dieser bekannte gelbe Sprengstoff hat in etwa $^1/_2\%$ iger Lösung eine ähnliche adstringierende und örtlich betäubende Wirkung wie Tannin. Diese äußert sich bei Brandwunden in einer baldigen Schmerzlinderung. Seine zusätzliche anti-septische Wirkung ist nicht unbeträchtlich. Im ganzen gesehen ist Pikrinsäure wegen ihrer Toxicität, auch bei örtlicher Anwendung (Erbrechen, Schweißausbruch, Magenschmerzen, in schweren Fällen Anurie, Konvulsionen, Kollaps) dem Tannin unterlegen. Tödliche Menge 2 bis 10 g.

VIII. Blut und Gewebe

Zweiter Teil

1. Vorbemerkungen über Blutverluste und Anämien

Die Gesamtmenge des Blutes beträgt ungefähr 7,6% des Körpergewichtes, entsprechend 4—5 l beim Erwachsenen. 44% dieser Gesamtmenge bestehen aus roten Blutkörperchen, von denen 5 Millionen im Kubikmillimeter Normalblut enthalten sind. Diese Zahl steigt bei der Akklimatisation im Hochgebirge auf 7,5—8 Millionen an. Noch größere Werte werden bei der Polycythämie gefunden. Vermindert sich die Zahl der Erythrocyten oder ist die Menge des Blutfarbstoffes gegenüber der Norm erniedrigt, so spricht man von Anämien.

Die Reifung der Erythrocyten vollzieht sich unter der Einwirkung von Vitamin B_{12} und Folsäure; bei Aufbau von Hämoglobin spielt Eisen die wichtigste Rolle, Kupfer wirkt hier unterstützend; nebenher ist eine ganze Reihe von Vitaminen (Vitamin C, B-Gruppe) an der Blutbildung beteiligt, dazu bestimmte Schwermetalle (Cu und Co), Hormone (z. B. Schilddrüse) sowie die Eiweißkörper; in den meisten Fällen ist Anämie als Mangelkrankheit anzusehen.

Auch in der *Milz* ist ein Faktor vorhanden, der mit der Blutbildung zusammenhängt. Nach Milzexstirpation setzt zunächst eine Anämie ein, die langsam wieder ausheilt, da andere Organe diese physiologische Milzfunktion, die Reizwirkung auf die Erythropoese, übernehmen können. Durch die Herausnahme der Milz wird gleichzeitig die Resistenz der roten Blutkörperchen gegen Hämolyse gesteigert (Milzexstirpation bei WERLHOFscher Krankheit).

Anämie kann entstehen durch **akuten Blutverlust.** Bei größeren Verlusten gesellen sich zu den Symptomen der Anämie diejenigen der Oligämie. Gelegent-lich kann über die Hälfte der Gesamtblutmenge verlorengehen, ohne daß der Tod eintritt. Es setzt dann eine Reihe wichtiger Regulationen ein: Gleich-zeitig mit einer *Drosselung der peripheren Gefäße* erfolgt eine *Entleerung der Blutspeicher* (subpapillärer Plexus, Leber, Milz), so daß dem Herzen mehr Blut zugeführt wird bei gleichzeitiger Erhöhung der Kreislaufgeschwindigkeit. Lang-sam erfolgt dann ein *Einströmen von Gewebsflüssigkeit* in die Blutbahn, so daß infolge der zunehmenden Blutverdünnung ein weiteres Absinken der Ery-throcytenzahl vor sich geht.

Daraus lassen sich auch die wichtigsten Indikationen des Aderlasses entnehmen: Verbesserung der Blutzusammensetzung, exogene und endogene Vergiftungen (Urämie, Eklampsie), Entlastung des kleinen Kreislaufs (Lungenödem, Pneumonie, Lungenemphysem), Herabsetzung der Blutviscosität (Lungenödem, Polycythämie), Ableitung der örtlichen Ödeme auf das Blut. — Blutverlust kann andererseits akut töten oder kann sekundären Schock zur Folge haben (s. S. 313)

Gleichzeitig macht sich infolge der starken Anoxämie des Gewebes eine *Reizung des Knochenmarks* bemerkbar.

Zuerst sieht man ein vermehrtes Auftreten von Reticulocyten und bei schweren Blutverlusten sogar von kernhaltigen Normoblasten. Neues rotes Knochenmark entwickelt sich an Stelle des Fettgewebes, und sogar Knochentrabekel können aufgelöst werden, um dem hypertrophierenden Mark Platz zu machen. Auch können sich neue extramedulläre Zentren der Erythrocytenbildung in Milz und Leber entwickeln. Gleichzeitig erfolgt eine vermehrte Bildung von Leukocyten zwecks erhöhter Abwehrbereitschaft und von Thrombocyten zur Verhinderung weiterer Blutverluste. Ganz langsam geht in 2—5 Monaten die völlige Restitutio ad integrum vor sich.

Besser als der einmalige Blutverlust, bei dem der äußerste erträgliche Hämoglobinwert ungefähr 20% beträgt, werden **chronische Blutungen** ausreguliert (Hämoglobinwerte bis zu 10%). Diese sind gekennzeichnet durch das Auftreten zahlreicher kleiner Blutkörperchen (mikrocytäre Anämie). Gleichzeitig setzen ähnliche Allgemeinreaktionen ein wie beim akuten Aderlaß, aber in milderer Form. Später kann es zu einem schweren Erschöpfungszustand des Knochenmarks kommen mit Verschwinden von Reticulocyten und Leukocyten.

Die Anämien, die durch Hämolyse oder Zerstörung des Blutfarbstoffs entstehen, sind S. 472 im einzelnen dargestellt. Anämie tritt auch auf durch toxische *Knochenmarkzerstörung.* Sie findet sich bei Infektionskrankheiten wie besonders bei Angina, bei der chronischen Nephritis, nach vielen Giften (Röntgenstrahlen und radioaktive Stoffe, cytostatische Gifte (s. S. 131), Blei, Arsen u. a.) und nach vielen in der Technik verwendeten lipoidlöslichen Lösungsmitteln, darunter besonders Benzol (FLURY). Sie ist auch therapeutisch angewandt worden (s. S. 488). — Neben dieser toxischen Knochenmarkzerstörung gibt es auch eine allergische Form, entstehend durch Adsorption von Antikörpern z. B. an der Oberfläche von Leukocyten, führend zu deren Agglutination und Untergang und dadurch sekundär zur Erschöpfung des Knochenmarks; vielverwendete Arzneistoffe gehören zu dieser Gruppe (s. S. 484). Die hypoplastische Form der Knochenmarkzerstörung zeigt Übergänge zur *Agranulocytose* (s. S. 484).

In schweren Fällen setzt eine völlige *Aplasie des Knochenmarks* ein mit fehlender Regeneration der Erythrocyten, allgemeiner Agranulocytosis und evtl. Thrombopenie (Panmyelophthise). Erst nach gewissenhafter Bestimmung der auslösenden Faktoren, und nachdem eine ätiologische Therapie sich als nicht möglich erwiesen hat, können neben der Bluttransfusion die blutbildenden Arzneistoffe empfohlen werden: Leberpräparate, Eisen, Arsen.

2. Blutstillung, Blutersatz und Blutübertragung

Nach einer von ALEXANDER SCHMIDT 1892 begründeten, noch heute in wesentlichen Zügen geltenden Lehre spielt sich der Vorgang der Blutgerinnung in den folgenden Phasen ab:

I. Prothrombin + Calciumsalze + Thrombokinase → Thrombin

II. Fibrinogen ⟶ Fibrin

Demnach sind zur Blutgerinnung nach dieser klassischen Darstellung 4 Faktoren notwendig, nämlich Prothrombin, Calciumsalze, Thrombokinase und Fibrinogen.

Klinisch weitaus die wichtigste Ursache einer ungenügenden Blutgerinnung ist ein *Prothrombinmangel.* Diese Substanz wird in der Leber unter dem Einfluß von Vitamin K gebildet; die Synthese ist bei schweren Leberkrankheiten gestört (s. S. 62). *Prothrombinhemmend* und dadurch Blutungen erzeugend wirken *Dicumarol,* Neodymacetat u. a. Im Plasma selbst wird ein Anti-Prothrombin gefunden, dessen Bedeutung nicht ganz geklärt ist.

Thrombokinase (= Thromboplastin) ist ein Cephalin-Abkömmling, der gewöhnlich im Plasma unwirksam gemacht wird durch Einwirkung der Anti-Thrombokinase, die wahrscheinlich identisch ist mit Heparin oder ähnlichen Stoffen. Ein Thrombokinase-Mangel ist sehr selten, indessen in einzelnen Fällen von Hämophilie nachgewiesen worden. Ein solcher Mangel ist auch zu befürchten bei fehlenden Blutplättchen, die ja eine wichtige Quelle der Thrombokinase darstellen. Die Thrombopenie findet sich z. B. bei WERLHOFscher Krankheit, aber auch nach vielen Arzneistoffen als allergische Reaktion, z. B. nach Sedormid, Chinin, Goldsalzen. In solchen Fällen kann Mangel an Thrombokinase vorhanden sein, obwohl derartige Blutungen auch ohne jede Störung der Blutgerinnung durch toxische Schädigung der Capillarwände entstehen können.

Ein Versagen der Blutgerinnung durch *Calciummangel* wird klinisch nicht beobachtet, ebenso wird ein *Fibrinogenmangel* nur in seltenen Fällen der Weltliteratur beschrieben.

Diese klassische Lehre ist in vielen Einzelheiten erweitert und vertieft worden. So sind zur Umwandlung von Prothrombin — einem Globulin, das in der Leber gebildet wird (s. S. 62) — in das Ferment Thrombin = Globulin mit doppeltem Molekulargewicht — außer der Thrombokinase — einem Cephalin-Protein-Complex — noch als weitere Faktoren das sog. Ac-Globulin sowie eine Tryptase notwendig (WARE und SEEGERS). Weiterhin ist die Plasma-Thrombokinase von Bedeutung, die in Fällen von Hämophilie regelmäßig zu fehlen scheint (antihämophiler Faktor in der Nomenklatur von WÖHLISCH). — Weiterhin hat die *Auflösung des Thrombus* eine nähere Analyse erfahren; sie erfolgt durch das Enzym „Plasmin" (auch Fibrinolysin genannt), dessen Vorstufe „Plasminogen" im Blute nachgewiesen ist; die Entstehung von Fibrinolysin wird durch Streptokinase (s. S. 139) katalysiert.

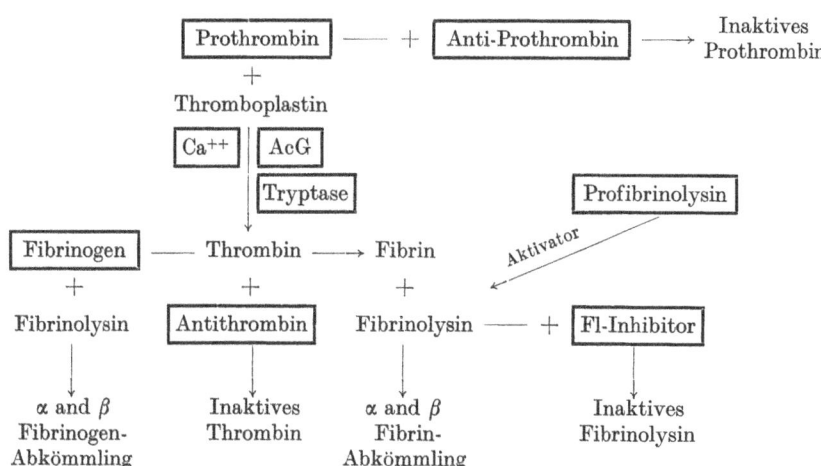

Abb. 104. Vereinfachtes Diagramm des Mechanismus der Blutgerinnung. (Nach WIGGERS.)

Abgesehen von einigen wohldefinierten Krankheitsbildern ist daher eine Störung des Gerinnungsvorganges nur äußerst selten die Ursache auftretender Blutungen. Häufiger handelt es sich vielmehr — wie etwa beim Skorbut — um eine Schädigung der Capillarwände bzw. des Capillarendothels oder um eine mangelhafte Retraktion kleinster Gefäße, die aus mechanischen, endogenen oder toxischen Ursachen zerstört oder arrodiert wurden. Für die Beurteilung blutungsstillender Mittel ist daher die *Bestimmung der Blutungszeit (vasculäre hämorrhagische Diathesen)* oft wichtiger als die der *Blutgerinnungszeit.*

454 Blut und Gewebe

So wird auch verständlich, daß der Mechanismus der blutstillenden Mittel in den allermeisten Fällen noch in Dunkel gehüllt ist, so daß eine Einteilung nach dem Wirkungsprinzip (Zufuhr fehlender Blutgerinnungsstoffe — physikalische oder chemische Beschleunigung des Thrombocytenzerfalls — Abdichtung der Capillarwände bzw. des Capillarendothels — beschleunigte Retraktion oder sonstige Abdichtung kleinster Gefäße) sich zur Zeit noch nicht allgemein durchführen läßt. — Praktisch gesehen liegen bis heute die folgenden wichtigsten Methoden zur Beeinflussung der Blutgerinnung vor: a) die Beschleunigung der Gerinnung mit Cephalin und cephalin-haltigen Stoffen (Thrombin); b) die Verlangsamung der Gerinnung durch Anti-Thrombokinase (Heparin); c) die Verlangsamung der Gerinnung durch Prothrombin-Hemmer wie Dicumarol.

Thrombin ist ein Ferment, das die millionenfache Gewichtsmenge an Fibrin liefern kann; es ist das wirksamste aller Gerinnungsmittel, indessen nur örtlich anwendbar. Hochaktive sterilisierte Thrombinpräparate — z. B. als *Alexan* — werden mit Hilfe schwammartiger Tamponademassen, die aus Bluteiweiß hergestellt und resorbierbar sind — z. B. in Form von *Spongioprot* — oder auf Eiweißmembran aufgetragen zur Tamponade von Wunden, insbesondere bei Hirnoperationen benutzt.

Die Anwendung von Thrombinpräparaten zur *örtlichen Blutstillung* breitet sich nur langsam aus, da man in vielen Fällen auch mit einfacheren Verfahren, wie Anwendung von gereinigter Watte (Gossypium) oder Eisenchloridwatte, durch Lösung von Tannin (1—2%), von Alaun 1%ig, Suprarenin 1:1000 bis 1:500000, von Wasserstoffsuperoxyd 3%ig, zum Ziel kommen kann.

Die *Verfahren der allgemeinen Blutstillung* durch Arzneimittel beruhen zum Teil auf einer sehr unsicheren wissenschaftlichen Basis. Dieses gilt z. B. für intravenöse Injektion von *5—10 cm³ einer 10%igen Kochsalzlösung* oder gleicher Mengen einer *10%igen Calciumchloridlösung* oder einer *40%igen Traubenzuckerlösung*. Man glaubt, daß unter dem Einfluß solcher hypertonischen Lösungen Blutplättchen zerstört werden unter Freisetzung von Thrombokinase; jedoch ist bekanntlich nur sehr selten ein Mangel an Thrombokinase bei Blutgerinnungsstörungen nachzuweisen. Das gleiche Bedenken gilt für die *Thrombokinasepräparate* (Coagulen u. a.). *Vitamin K* wirkt nur bei Mangel an Prothrombin (s. S. 62), *Vitamin C* hauptsächlich nur bei entsprechendem C-Mangel; *Citrin und Rutin* (s. S. 55) und andere Flavononabkömmlinge führen zwar zu einer allgemeinen Verminderung der Capillarbrüchigkeit; indessen ist dieser Effekt nur in hoher Dosis verläßlich. Die früher viel empfohlene i.v. Injektion von 5—10 cm³ einer 1%igen Kongorotlösung, deren Wirkung z. B. bei Lungenblutung zwischen $^1/_2$ und 6 Std. nach der Injektion einsetzen soll, hat sich in der Praxis wohl nicht behaupten können. Wohlbegründet ist hingegen die Anwendung von *antihämophilem Globulin*, welches in i.v. Dosen von 400 mg angewendet wird, um die Blutgerinnungszeit bei Hämophilen zu verkürzen.

Pektine sind polymere Galakturonsäure-Ester verschiedener Molekülgröße, die stark oberflächenaktiv sind. Wir verdanken O. RIESSER den Beweis, daß die Gerinnungszeit des Blutes am Normaltier dadurch verkürzt wird; die Wirkung wird auf die sauren Valenzen im Molekül zurückgeführt. — *Sango-Stop* ist ein Pektinpräparat von optimaler Molekülgröße, das sowohl für intravenöse wie für perorale Darreichung bei den verschiedenen Blutgerinnungsstörungen, z. B. auch bei Hämophilie, empfohlen wird. Anti-Prothrombine wie Liquoid (Polyanetholsulfosäure), das wegen seiner Giftigkeit allerdings nur für Tierversuche in Frage kommt, werden durch Pektine antagonistisch beeinflußt. Neuerdings werden Pektine in Blutersatzflüssigkeiten angewandt.

Gelatine. Ihre Wirkung als Hämostypticum (20—24 cm³ einer 10%igen Lösung von Gelatina sterilisata pro injectione) ist umstritten. Bestimmte Gelatinepräparate führen zu anaphylaktischen Reaktionen; bei nicht genügender Sterilisation besteht Tetanusgefahr. Sie findet ausgedehnte Verwendung in Gelatinekapseln u. a.

Blutersatz. Ein durch Beschleunigung der Blutgerinnung und durch gleichzeitigen Blutersatz in vielen Fällen lebensrettendes Verfahren ist die *Blutübertragung*, deren blutungsstillende Wirkung vorübergehend ist, so daß sie gelegentlich wiederholt werden muß.

Der **Kollaps bei schweren Blutverlusten** ist zu erwarten, sobald die Selbstregulationen des Körpers gegen die Blutung (Drosselung in der Peripherie, Ausschütten der Depots, Einströmen von Gewebsflüssigkeit) versagen sollten. Er beruht in erster Linie auf einem Leerlaufen des Kreislaufs, der infolge des mangelnden venösen Blutangebots zum Herzen zu erliegen droht. Nur bei Blutverlusten von mehr als der Hälfte des zirkulierenden Blutes macht sich neben diesem hämodynamischen Faktor der gleichzeitige Verlust der roten Blutkörperchen bemerkbar, und nur in solchen Fällen besteht die ideale Behandlung in der Transfusion der annähernd gleichen Menge gruppengleichen, frischen menschlichen Blutes. Die Schwierigkeiten, die unter gewissen Bedingungen, besonders unter Feldverhältnissen, durch die Beschaffung eines geeigneten Spenders und durch die Handhabung der nötigen Apparate gegeben sind, haben zur Entwicklung eines durch gerinnungshemmende (Citrat, Heparin) und andere (Glucose) Zusätze haltbar gemachten Blutes, der „Blutkonserve", geführt, die, steril in Ampullen abgefüllt und kalt aufbewahrt, bis zu 3 Wochen verwendbar ist (SCHILLING) (s. S. 431).

Bei weniger schweren Blutungen, die nicht infolge Hämoglobinmangels, sondern allein durch Kreislaufkollaps zum Tode führen würden, genügt es indessen, den Kreislauf mit indifferenten Flüssigkeiten aufzufüllen und dadurch den Kollaps zu überwinden.

Die Technik der Infusion. Der gesamte Infusionsapparat (Flasche, Gummischlauch, Verbindungsstück, Nadel) wird sterilisiert und vor dem Einführen der Nadel peinlichst jedes Luftbläschen entfernt. Die Lösungen können auf Körpertemperatur angewärmt werden; die bei der Infusion in den Apparat eindringende Luft wird durch Wattestopfen filtriert. — Infusionen müssen in Anwesenheit eines Arztes stattfinden, der auf etwaige Nebenwirkungen achtet und aufhört, bevor die Apparatur leer ist. Vor der neuen Anwendung muß die gesamte Apparatur mehrmals mit destilliertem Wasser durchspült und erst dann sterilisiert werden, um toxische Reaktionen zu vermeiden (s. S. 212).

Die verschiedenen Plasmaersatzflüssigkeiten. Für die Bekämpfung des Blutungskollapses und seiner Folgeerscheinungen (Exsiccose u. a.) bedient man sich in erster Linie der physiologischen *Kochsalzlösung* oder besser der RINGER-*Lösung* oder der entsprechenden gebrauchsfertigen Salzlösungen *(Normosal, Tutofusin* u. a.). Diese werden gewöhnlich als Infusion oder Dauerinfusion zugeführt bis zu einer Gesamtmenge von 1—2 l und mehr, auch unter Zusatz von 5% Traubenzucker oder Calorose, und in Notfällen unter Beigabe von Kreislaufmitteln. Bei der geringsten Erhöhung des venösen Drucks, der in solchen Fällen direkt manometrisch gemessen wird, muß die Infusion unterbrochen werden. Auch *hypertonische Lösungen* werden verwendet (s. S. 415). Dabei muß bedacht werden, daß die höchste Lebensgefahr nach einer Blutung oft erst in der 16.—24. Std. auftritt. Betr. *Schockbehandlung* s. S. 147 und 314. Betr. *Toxikologie* s. S. 411 und 438.

Gegen den Gebrauch von Salzlösungen als Blutersatzflüssigkeiten wird angeführt, daß zwar im Beginn des Schockzustandes etwa gleiche Mengen von Salzlösung und kolloider Lösung notwendig sind, daß aber Salzlösungen in vorgeschrittenem Schockzustand erheblich rascher aus dem Kreislauf abströmen als kolloide Blutersatzmittel. Jedoch läßt sich auch durch Salzlösung der tödliche Ausgang im Schockexperiment verhindern, vorausgesetzt, daß man etwa dreimal größere Mengen zuführt. Fast jeder Effekt nämlich, der durch kolloide Lösungen am Kreislauf erzielt werden kann, läßt sich auch nach entsprechend vermehrten Mengen von Salzlösung beobachten; dies gilt auch für die Verminderung des Proteingehaltes im Plasma; Salzlösung und Kolloidlösung fließen in ein traumatisch geschädigtes Gewebe mit der gleichen Geschwindigkeit ab. Die Gefahr der Übertransfusion mit Ausgang in Herzschwäche (Erhöhung des venösen Drucks, Erweiterung der Halsvenen, Dyspnoe, Cyanose, Lungenödem) ist bei Salzlösung deutlich geringer. Bei Salzlösung kann andererseits, verglichen mit den gleichen Mengen von Blut oder von kolloiden Lösungen, sofern die Salzlösungen nicht wie üblich prompt durch die Nieren abgegeben werden, eine 2. Form der Übertransfusion auftreten, nämlich Gewebsödeme (s. S. 492), verbunden z. B. mit erhöhten Exsudatmengen bei Peritonitis oder mit Hirnödem.

Nach Infusion von Salzlösung erfolgt die Restitution des osmotischen Drucks innerhalb von 10 min; kurze Zeit darauf ist auch die Isoionie im Blutplasma wieder hergestellt. Die völlige Restitution ist indessen erst erreicht, wenn Plasmavolumen und Zellvolumen ihren alten Wert aufweisen, d. h. erst in 1—2—6 Std. (KNUT O. MØLLER).

Die wichtigste Entwicklung der neueren Zeit besteht in der Organisation des Blutspenderwesens und der *Blutkonserve*. Ihr Nachteil besteht unter anderem in der mangelnden Haltbarkeit sowie der Nicht-Sterilisierbarkeit. Der Nachteil der mangelnden Haltbarkeit wurde überwunden mit der *Plasmakonserve*, die zudem infolge Citratbehandlung und durch Aufmischung des Plasmas vieler Donatoren eine Blutgruppen-Bestimmung nicht mehr erfordert, wohl aber eine Kontrolle auf Prothrombingehalt. Ähnlich verhält sich die in Deutschland entwickelte *Serumkonserve*. Bei beiden Konserven ist indessen die mögliche Gefahr der Übertragung von Infektionskrankheiten, insbesondere des homologen Serumikterus, nicht ausgeschaltet. Sie haben aber gegenüber dem Blutersatz mit chemischen Kolloiden den Vorteil, daß ähnlich wie bei der Blutübertragung die Korrektur einer etwaigen *Hypoproteinämie* oder eines *gestörten Gerinnungsvorgangs* oder *defekter Immunkörper* erfolgt, daß der *interkranielle Druck* erniedrigt wird; zusätzliche biologische Wirkungen können auftreten (Knochenmarksreizung, Umstimmung, Steigerung der Abwehrfunktionen u. a.). Voraussetzung für die Wirkung dieser Konserven sind genügende *Mengen* (mindestens 500 cm^3, besser 1000 cm^3 und mehr), möglichst *frühzeitig* und eventuell *wiederholt* zugeführt.

Die im Serum osmotisch wirksame Fraktion ist die des *Serumalbumins* (s. S. 416), das in anderen Ländern in Packungen zu 25 g im Handel ist. Gewöhnlich wird eine hypertonische Lösung (25 g in 100 cm^3 Flüssigkeit) angewendet; diese Menge führt zu einer Erhöhung des Plasmavolumens um etwa 500 cm^3, und zwar über länger als 6 Std. Das Hauptanwendungsgebiet sind Hypoproteinämien mit Ödem und Ascites. Virus-Infektionen wurden nicht beobachtet.

Kolloide Plasmaersatzmittel. Nach BAYLISS läßt sich das Abströmen der Salzlösungen in die Gewebe durch *Zusatz kolloider Stoffe* verhindern, die im Gegensatz zu den Mineralsalzen und ähnlich den Serumproteinen die ungeschädigte Gefäßmembran nicht durchwandern und die infolgedessen durch kolloid-osmotischen Druck die Flüssigkeit über längere Zeit innerhalb der Gefäße zurückhalten. Zweckmäßigerweise entspricht die Konzentration solcher Kolloide dem physiologischen Druck der Serumeiweißkörper (20—30 mm Hg). Diesem Zweck diente während des Weltkrieges der Zusatz von *Gummi arabicum* in 6%iger Lösung, was indessen häufiger als die Bluttransfusion zu gefährlichen Zwischenfällen geführt hat.

Peristonlösung (WEESE). Diese enthält — in isotonischer, neutraler Salzlösung aufgenommen — das synthetische, pharmakologisch indifferente Polyvinylpyrrolidon, ein

$$\left[\begin{array}{c} H_2C\!-\!\!-\!\!-\!CH_2 \\ H_2C \quad\quad CH_2 \\ N \\ H\!-\!C\!=\!CH_2 \end{array}\right]_n$$

Polyvinylpyrrolidon

Kolloid, dessen Molekulargewicht dem der Albumine nahekommt, dessen Kreislaufwirkung nach intravenöser Injektion rund 12 Std. anhält; der kolloid-osmotische Druck der im Handel befindlichen 3,5%igen Lösung ist etwas höher als der des Blutplasmas; es wird hauptsächlich in den KUPFFERschen Sternzellen der Leber u. a. gespeichert und kann dort histologisch über Monate sichtbar werden; Spuren sind im Harn noch nach 12 Monaten zu finden. Periston bedeutet gegenüber der Gummilösung einen wesentlichen Fortschritt, besitzt bei der Anwendung die Handlichkeit der physiologischen Salzlösungen und läßt auch gewisse Nebenwirkungen vermissen, die sogar bei der technisch einwandfrei durchgeführten Bluttransfusion gelegentlich auftreten. Eine etwaige carcinogene Wirkung wird debattiert.

Dextran. Hier handelt es sich um ein hochmolekulares, schleimiges Polysaccharid, das durch Bact. leuconostoc mesenteroides aus Zucker gebildet wird; das gereinigte Dextran hat eine Molekülgröße von 40000—200000 und liefert bei der Hydrolyse Traubenzucker. Der kolloid-osmotische Druck der käuflichen 6%igen Lösung (Macrodex, Onkotin) ist der gleiche wie im Blutplasma. Die niedrigmolekularen Fraktionen werden ziemlich schnell durch die Nieren abgegeben (in 48 Std. etwa 27%); der Rest wird langsam im Körper abgebaut; ein Teil wird von der Atemluft als CO_2 abgegeben. — Als *Nebenwirkung* zeigt sich Erniedrigung des Blut-Proteinspiegels; seltene Fälle von Cyanose entstehen vielleicht dadurch, daß die Erythrocyten von einem Dextran-Mantel überzogen werden; eigentümliche, aber wohl ungefährliche Nachblutungen können auftreten; allergische Reaktionen sieht man, aber seltener als nach Bluttransfusion. — Ähnliches läßt sich sagen von der 0,75%igen *Pektin-Lösung* sowie von *Gelatine-Lösung*.

Kolloide Plasmaersatzmittel haben einige gemeinsame *Vorteile*. Sie sind in kleineren Mengen wirksam; nach Injektion kolloider Lösungen hat eine nachfolgende Kochsalzlösung eine erheblich verstärkte und verlängerte Wirkung, weil nämlich die Mineralsalze durch den erhöhten kolloid-osmotischen Druck im Blut zurückgehalten werden; das zeigt sich auch in der sofortigen Verminderung der Harnausscheidung (s. Abb. 105).

Die kolloiden Plasmaersatzmittel haben insofern *keinen Vorteil*, als sie in das durch Trauma oder Anoxie geschädigte Gewebe mit derselben Geschwindigkeit übergehen wie kristalline Lösungen. Ihr *Nachteil* besteht immer darin, daß die Gefahr der Übertransfusion, verglichen mit Kochsalzlösung, sich mit der Wirkungsstärke, d. h. mit der Verweildauer im Blutkreislauf, vergrößert. Sowohl nach Periston als nach Dextran wird Exsiccosis beobachtet.

Die Besserung des Allgemeinbefindens im Schockzustand, sichtbar z. B. an der Muskeltätigkeit, geht oft zusammen mit dem arteriellen Druckanstieg; dies ist nicht mehr der Fall, wenn ein erhöhter Venendruck die Erholung verhindert. Weiterhin kann der

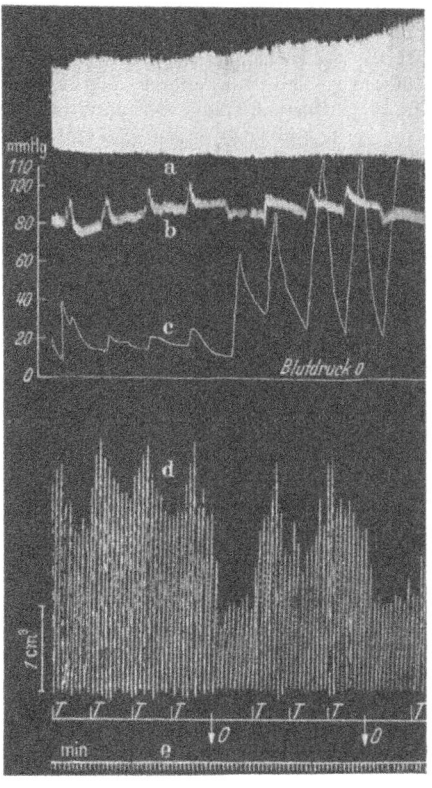

Abb. 105. Einfluß von Dextran- bzw. Tyrodelösung auf Kreislauf, Nierensekretion und Muskelfunktion beim experimentellen Tourniquetschock der Katze. a Muskelschreibung (Vorderpfotenmuskulatur), b arterieller Blutdruck in mm Hg, c Venendruck, d Urinsekretion, e Zeitschreibung in Minuten. *T* Intravenöse Injektion von Tyrodelösung (jeweils 24 cm³ = 1% des Körpergewichtes); *O* intravenöse Injektion von Dextran (jeweils 24 cm³). Injektion von 4mal 24 cm³ Tyrodelösung innerhalb 40 min führt nicht zum Anstieg des Venendrucks. 85% der zugeführten Flüssigkeitsmenge werden während dieser 40 min wieder ausgeschieden. Einmalige Injektion von 24 cm³ Dextran reduziert die Harnausscheidung und steigert den Venendruck. Auch anschließende Tyrodegaben verursachen jetzt Erhöhung des Venendrucks bei erneut einsetzender Diurese. Eine 2. Gabe von Dextran setzt die Diurese wieder herab. (Nach DAHM und MUSCHAWECK.)

arterielle Druckanstieg zum Teil Ausdruck einer Zentralisation des Kreislaufs und daher z. B. von Nierenspasmen sein. Es ist für den Menschen im Schockzustand bekannt, daß trotz scheinbarer Beherrschung des Kreislaufs durch Bluttransfusion u. a. der tödliche Ausgang durch lower nephron nephrosis oft nicht zu verhindern ist.

Die Anwendung von Blutersatzmitteln darf nicht wahllos erfolgen. Auch im Schockzustand z. B. können schwere Mangelerscheinungen (Wasser, Na, K, Ca, Bicarbonat, Glucose) oder endogene Vergiftungen (Acidosis, K) im Vordergrunde des Krankheitsbildes stehen und der vordringlichen Behandlung bedürfen. Bei kolloiden Lösungen wäre zudem die Gefahr der Übertransfusion unter Umständen unvermeidbar, so bei Herzschwäche, schwerem Nierenschaden, Lungenödem und Hypoproteinämie. Zudem können solche reinen Flüssigkeitsersatzmittel die Bluttransfusion nicht ersetzen in Fällen, wo es darauf ankommt, die O_2-Überträgerfunktion der Erythrocyten zu steigern (chronische Anämien).

Der Blutersatz in Fällen ohne Blutung. Die Wiederauffüllung des Kreislaufs kommt nicht nur bei Blutverlusten in Frage. Auch im *chirurgischen Schock* (Wundschock, Operationsschock, Verbrennungsschock) kommt es zu einer starken Verminderung der zirkulierenden Blutmenge, und zwar dadurch, daß Plasma in die Gewebe abströmt (s. S. 313). Ein durchaus ähnlicher Zustand findet sich auch bei vielen Vergiftungen sowie bei *Exsiccose* (s. S. 491). Hier sei darauf hingewiesen, daß unter dem Einfluß der Wärme schon physiologisch eine Vermehrung, unter Kältewirkung eine Verminderung des Blutvolumens stattfindet, so daß bei den obigen Krankheiten für allgemeine *Wärmezufuhr* zu sorgen ist (s. S. 211).

Blutübertragung. Die Blutübertragung hat in früheren Jahren zu schweren Zwischenfällen geführt. Durch Auffinden der Blutgruppen ist man dieser Gefahr Herr geworden. Bei Transfusion ungeeigneten Blutes erfolgt nämlich eine schwere Störung der Suspensionsstabilität der roten Blutkörperchen: Es tritt *Agglutination* ein. Dabei kommt es zum Zusammenklumpen der roten Blutkörperchen nicht nur im Reagenzglas, sondern auch in den Blutgefäßen unter Bildung von capillären Thromben. Besonders gefährlich sind solche Ablagerungen im Zentralnervensystem. Es können sich nebeneinander Kreislauf- und Atmungsstörungen, aber auch andere zentrale Symptome entwickeln. Gleichzeitig tritt *Hämolyse* ein. Gefährliche Symptome entwickeln sich dann von seiten der *Nieren*.

Das erste Zeichen der Unverträglichkeit besteht gewöhnlich in Unruhe, Zittern, Atemnot, Druck in der Herzgegend und heftigen Kreuzschmerzen, entstanden durch einen Spasmus der Nierengefäße. Andere *zentrale Symptome* sind leichte Bewußtseinstrübungen, Angst, Pupillenerweiterung, Schüttelfrost, Brechreiz bis zum Erbrechen, auffällige *Kreislaufstörungen*, bestehend in plötzlicher Röte des Gesichts mit rasch folgender fahler Blässe, in Kleinwerden und Verschwinden des Pulses. Im Blut zeigt sich freies Hämoglobin und erhöhtes Bilirubin. Die Kenntnis dieser Symptome ist wichtig für die *biologische Vorprobe nach* OEHLECKER. Sofern man nämlich der Blutgruppen nicht sicher ist, verabfolgt man 10—20 cm³ des Blutes *langsam* intravenös und achtet auf derartige Zeichen. — Diese Probe ist in den Richtlinien für Blutübertragung festgelegt, und ihre Unterlassung dürfte als Kunstfehler angesehen werden; sie ist kein Indicator für die Verträglichkeit des Rh-Faktors; sie ist bei Narkotisierten nicht anwendbar.

Heute ist bekannt, daß diese Erscheinungen ausgelöst werden durch Iso-*Agglutinine*, die sich im Blutplasma des Empfängers befinden und die auf die *Agglutinogene* in den Erythrocyten des Spenderblutes einwirken. Enthält das Spenderblut, das übertragen wird, ein artfremdes Agglutinin, so ist das für den Empfänger ungefährlich, da dieses rasch im Plasma des Empfängers verdünnt wird. Enthält das Spenderblut indessen ein artfremdes Agglutinogen in den roten Blutkörperchen, das mit den Agglutininen im Empfängerblut nicht verträglich ist, so werden die gesamten roten Blutkörperchen des Spenders nunmehr agglutiniert bzw. hämolysiert und finden sich als Thromben im Capillargebiet des Empfängers, vor allem in der *Niere* (Oligurie, Stickstoffretention, Anurie). Im Stadium der Oligurie muß alle übertriebene Flüssigkeitszufuhr gestoppt werden; akute Transfusionsschäden bilden heute das Hauptanwendungsgebiet der „künstlichen Niere"; betreffend *prophylaktische Alkalisierung* s. S. 412.

Seit LANDSTEINER unterscheidet man die vier wichtigsten Blutgruppen 0, A, B, AB, neuerdings den Rh-Faktor und viele Untergruppen. Die Blutgruppe 0 enthält kein Agglutinogen in den roten Blutkörperchen. Das Blut solcher Spender wird daher auch mit dem artfremden Plasma von A und B und AB nicht agglutinieren. Man hat früher von *universellen Spendern* gesprochen, doch ist diese Ansicht verlassen worden. Gehört dagegen der Empfänger der Blutgruppe 0 an, so enthält sein Serum die Agglutinine α und β. Die Blutkörperchen von Spendern der Blutgruppe A, B und AB werden demnach agglutiniert.

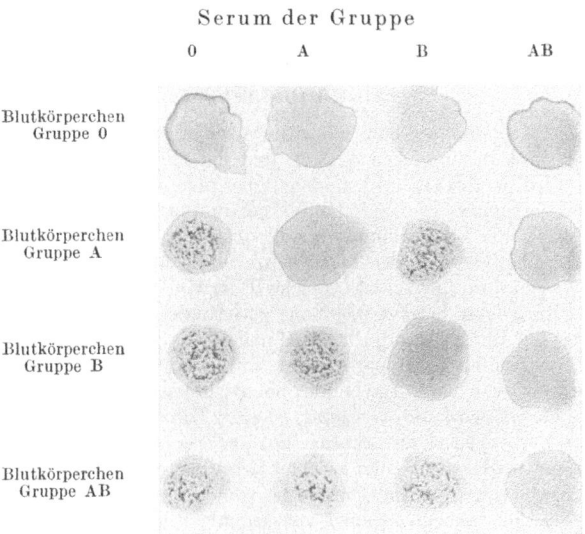

Abb. 106. Die vier Haupt-Blutgruppen des Menschen, „LANDSTEINERsche Regel". (Nach WITEBSKY.)

Er darf also nur Blut von Gruppe 0 erhalten. Ein Empfänger der Blutgruppe AB besitzt keine Agglutinine. Er kann daher fremde Blutkörperchen nicht agglutinieren. Man könnte ihm daher beliebiges Blut geben (Abb. 106), obwohl sich die Auffassung durchgesetzt hat, daß *gruppengleiches Blut übertragen werden muß*. Mehr als 300 cm³ Blut wirken oft tödlich, falls Hämolyse auftritt.

Der Rh-Faktor wurde von LANDSTEINER an Rhesusaffen entdeckt. Er wird heute nicht mehr als solcher bestimmt, sondern in Form seiner Untergruppen C, D, E u. a. Der Anti-D-Faktor z. B. findet sich in jeder 8. Serumprobe; die Nichtberücksichtigung dieser Untergruppen kann zu schweren Transfusionsschäden führen. Der Rhesusfaktor findet sich in den roten Blutkörperchen bei 80—90% der Menschen weißer Rasse. Frauen, die Rh-negativ sind, verfügen — im Gegensatz zu den anderen Blutfaktoren — auch nicht über Agglutinine im Plasma; sie können aber Kinder tragen, die vom Vater her Rh-positiv sind; sie können dann durch Aufnahme des fetalen Rh-Faktors sensibilisiert werden, was unter Umständen rückwirkend zu schwerer Erkrankung des Kindes führt (Neugeborenen-

Tabelle 7

Serum enthält		Rotes Blutkörperchen enthält Agglutinogen
Blutgruppe	Agglutinine	
0	α β	0
A	β	A
B	α	B
AB	0	AB

Erythroblastose). Auch bei Blutübertragung muß mit dem Auftreten solcher Agglutinine gerechnet werden, was bei erneuter Übertragung zu schwersten Schockzuständen und Todesfällen geführt hat; Tod oder permanenter Gehirnschaden tritt auf, wenn über 20—25 mg Bilirubin in 100 cm³ Blut enthalten ist. Das Spenderblut ist in solchen Fällen auf Rh-Faktor zu untersuchen.

Die Vererbung der Blutgruppen folgt den MENDELschen Gesetzen. Sie sind zum Teil auch rassenmäßig verschieden. Für solche Untersuchungen sind weitere Agglutinogene wie M und N, MN u. a. wichtig. Fast in jedem Jahr werden weitere Blutgruppen bekannt. Die meisten Todesfälle entstehen durch hämolytische Reaktionen; die Gefahr ist beträchtlich erhöht bei massiven Transfusionen und bei Nichtberücksichtigung der neuen Blutgruppen.

Bei der Bluttransfusion ist die Gefahr der *Übertragung von Infektionskrankheiten* (Infektiöse Hepatitis, Lues, Malaria und andere Allgemeininfektionen) sowie der *Eiweißunverträglichkeit* des Spenderblutes (Nahrungsentzug 3—4 Std. vor der Transfusion! Gegenmittel: Adrenalin), *pyrogener Reaktionen* und zuletzt der seltenen Übertragung einer allergischen Reaktionsbereitschaft vom Spender auf den Empfänger zu berücksichtigen (s. S. 146).

Ergänzungsteil

Antithrombotica

Der Vorgang der *Agglutination* muß scharf unterschieden werden von der *Blutgerinnung*, die bei der Bluttransfusion störend sein kann und die durch Zusatz von 0,25% Natriumcitrat verhindert wird (s. S. 431). Auch stehen besondere Transfusionsgeräte (Bernstein, Thromboplast) zur Verfügung, in denen die Blutgerinnung sehr langsam vor sich geht. Bei fettreicher Nahrung ist die Blutgerinnung beschleunigt.

Heparin, die von Howell in der Leber entdeckte Anti-Thrombokinase, ist chemisch Mucoidin-Poly-Schwefelsäure und enthält gleiche Teile von Hexuronsäure und Glucosamin; der physiologische Blutgehalt beträgt 0,009 mg-%. Heparin verhindert noch in einer Verdünnung 1:300000 die Blutgerinnung; 1 mg Heparin (= 100 iE) macht 40 cm³ Menschenblut für 24 Std. ungerinnbar. Heparin wird mit bestimmter (Schafplasma) Methode gegen ein Standardpräparat des Völkerbundes nach Einheiten ausgetestet. Es ist ein *Anti-Thromboplastin*; daneben wird die *Auflösung frischer Thromben* beschleunigt, und es tritt *Vasodilatation* auf. Peroral ist es unwirksam. Bei i.v. Injektion wirkt Heparin wegen seiner raschen Ausscheidung im Harn und der raschen Zerstörung des Restes nur über 1—2 Std. auf den Blutgerinnungsvorgang. Zur Verhütung von Thrombosen, auch bei Endokarditis, werden neuerdings prophylaktische Gaben von tagsüber 3mal 50 mg Heparin intravenös, dazu nachts 100—120 mg, empfohlen. Heparin ist ein sehr teures Präparat und kann nur parenteral angewendet werden. Ein Antagonist des Heparins ist *Protamin*-Sulfat (20—75 mg langsam intravenös bei excessiven Heparin-Blutungen). — Ein synthetisches Heparinähnliches Produkt ist *Thrombocid*; im Gegensatz zu Na-citrat tritt bei diesen Präparaten keine Herzmuskelschädigung auf.

Dicumarol. Dieses ist ein Oxydationsprodukt des Cumarins, das heute auch synthetisch gewonnen wird. Es ist im Reagenzglas unwirksam; die wirksame Substanz bildet sich erst im lebenden Tier, und zwar nach einem Intervall von 1—3 Tagen. Die therapeutische Wirkung hält andererseits bis zu 10 Tagen und mehr an; sie besteht in einer Verlängerung der Prothrombin- und Blut-

Dicumarol
(Bishydroxycumarin)

Tromexan
[3,3'-Carboxymethylen-bis-(4-hydroxycumarin)-äthylester]

gerinnungszeit; Dicumarol hat weiterhin die Eigenschaft, *frische* Thromben aufzulösen. Die Dosis beträgt z. B. 300 mg jeden 2. Tag peroral; indessen sind auch täglich 75 mg über Monate verordnet worden. Tägliche Kontrolle des Prothrombinspiegels ist notwendig, da überaus starke Unterschiede in der Abbaugeschwindigkeit verzeichnet werden, die zwischen 15 und 90% in 24 Std.

schwanken kann; bei *Tromexan* sind es 5—63% pro Std. (BRODIE); die Prothrombinzeit soll 30—35 sec betragen (Abb. 107). — *Antagonisten* von Dicumarol
sind nur Vitamin K_1-Präparate in hoher Dosierung, z. B. Konadion (s. S. 62).

   Tromexan ist ein naher chemischer Verwandter des Dicumarols; es wird in 4 fach höherer
Dosis gegeben, wirkt schneller als Dicumarol und wird auch schneller wieder ausgeschieden,
wirkt daher weniger kumulativ. Nach dem Absetzen sieht man bereits nach 24 Std. eine
starke Erhöhung des Prothrombingehalts. Antagonist ist Vitamin K_1. — Eine Weiterentwicklung von Tromexan liegt im *Marcumar* vor.

   Gemäß ausländischen Statistiken kann die postoperative Thrombose durch konsequente
Heparin-Dicumarol-Therapie weitestgehend verhindert werden; in 543 Fällen, die konservativ
behandelt wurden, kamen 16% Todesfälle vor;
diese Zahl wurde in 900 behandelten Fällen
auf 0,67% erniedrigt; gleichzeitig wurde die
Liegezeit im Durchschnitt auf $^1/_3$ verkürzt
(I.E. JORPES). Die Therapie wird bei Thrombophlebitis über 10—14 Tage, bei Pulmonalembolie
über 3—4 Wochen, bei Myokardinfarkt über
6 Monate durchgeführt. Die Erfolge sind unsicher.

   Die *toxische Wirkung* von Heparin und
Dicumarol bei Überdosierung oder Über-
empfindlichkeit besteht im Auftreten *schwerer
Blutungen*; bei Blutungsgefahr (Magenulcera,
Menstruationsblutungen, Abortgefahr, Schwangerschaft, Leberkrankheiten, hoher Blutdruck,
Nachblutungen) darf Dicumarol nicht angewendet werden. Man nimmt mit dieser
Substanz auch größere Gefahren auf sich,
weil toxische Läsionen der kleinen Gefäße,
Blutungen in die inneren Organe und serösen
Höhlen und z. B. Gehirnhämatome auftreten
können. Die drohende Vergiftung kann häufig
durch Kontrolle des Prothrombin-Spiegels nicht
erkannt werden. — Die Giftwirkung des Heparins wird durch Blut- oder Plasmatransfusion
prompt aufgehoben; nach Dicumarol ist dies

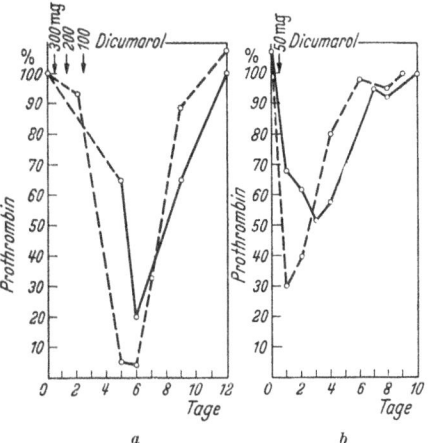

Abb. 107a u. b. Einfluß von peroralen Gaben von
Dicumarol auf den Prothrombin- und Ac-Globulin-
spiegel beim Menschen (Abb. a: Pat. ♀ Ro) und
beim Hund (Abb. b: Hund ♀ Rolf). — Zweizeitige
Methode. --- Einzeitige Methode der Prothrombin-
bestimmung. Die zweizeitige Methode umfaßt zusätzlich das Ac-Globulin, dessen Gehalt im Blut
sich aus der Differenz beider Werte ergibt. (Nach
K. FELIX und Mitarbeiter 1949)

weniger sicher, da der toxische Effekt nicht auf das Blut beschränkt ist, zudem Todesfälle
bei normalem Prothrombin-Spiegel beschrieben wurden. Betr. RUTIN s. S. 55.

   Heparin bildet sich auch vermehrt nach Injektion von *Pepton*- und Albumosenlösung,
wodurch das Blut zeitweise ungerinnbar wird. Ähnlich wirkt das *Hirudin*, das aus dem
Drüsensekret der Blutegel (Hirudo officinalis) gewonnen wird (JACOBI). Von synthetischen
Stoffen muß noch das Polyanetholsulfosäurenatrium (Liquoid Roche) erwähnt werden.

3. Arzneistoffe zur Behandlung der Anämien

   Was die *medikamentöse Behandlung* der Anämien angeht, so heben sich zunächst die wichtigsten *Mangelanämien* hervor. Hier seien zunächst die *makro-
cytären und hyperchromen Anämien* besprochen; sie sind insgesamt durch Lebertherapie zu beeinflussen — wenn man absieht von seltensten Fällen, in denen
die gewünschte Reaktion des Knochenmarks durch komplizierende Begleit-
umstände (Vitaminmangel, Infektionen) verhindert wird. Es hat sich aber
herausgestellt, daß die Leberpräparate verschiedene wirksame Faktoren enthalten (Vitamin B_{12}, Folinsäure, weitere Vitamine der B-Gruppe), daß daher
eine zu weitgehende Reinigung oft gar nicht erwünscht ist. Von diesen Faktoren
wirkt *Vitamin B_{12}* spezifisch auf die *neurologischen Erscheinungen* bei *perniziöser*

Anämie. Andere makrocytäre Anämien (Sprue, Herterscher Infantilismus, Schwangerschaftsperniciosa, Ziegenmilchanämie) reagieren in der Regel auf die in Leber und Hefepräparaten enthaltene *Folinsäure,* wenngleich Leberpräparate auch bei diesen Erkrankungen oft stärkere Wirkung entfalten. Ähnliches gilt für die Pellagraanämie, bei der aber die übrigen fehlenden Vitamine zu berücksichtigen sind (s. S. 52).

Die *mikrocytären, hypochromen Anämien* werden bekanntlich hervorgerufen durch Mangel an Eisen und anderen Nahrungsfaktoren (s. S. 30), gelegentlich auch durch Infekte, Blutungen oder durch endokrine Störungen; die Anämie bei Myxödem reagiert auf Schilddrüsentherapie; der Zusammenhang einer Anämie mit chronischen Nierenkrankheiten, malignen Geschwülsten, chronischen Infektionen oder mit Knochenmarksgiften ist zu berücksichtigen; Zerstörung der Erythrocyten durch Hypersplenismus u. a. (Bantische Krankheit, hämolytische Anämien, hämolytischer Ikterus) kann zur Anämie führen.

a) Lebertherapie

Die Lebertherapie geht zurück auf die Tierversuche von Whipple (1920), in denen Leber besonders wirksam war bei der Regeneration des Hämoglobins. Minot und Murphy (1926) wiesen die Heilwirkung bei perniziöser Anämie nach; die Dosis beträgt etwa 200—400 g täglich. Auch der *getrocknete* Schweinemagen ist wirksam (E.D. etwa 30 g), zum Teil infolge Anwesenheit des sog. Castleschen Fermentes. Dieses aber stellt nach heutiger Ansicht nichts anderes dar als Stoffe unbekannter Art, durch welche die Resorption kleiner Vitamin-B_{12}-Mengen gefördert wird; parenterale B_{12}-Zufuhr hat nämlich volle Wirkung ohne Castlesches Ferment und orale Zufuhr gleichfalls, sofern der „Intrinsic Factor" beigegeben wird (Cytobion M-Dragées).

Einen vorübergehenden großen Fortschritt bedeutete die Einführung injizierbarer Leberpräparate (Hepatrat, Campolon u. a.) allein schon aus Gründen der Sparsamkeit, da hier $^1/_{50}$ der oralen Dosis wirksam ist. Die Injektion muß *intramuskulär* erfolgen, da eine intravenöse Injektion infolge der Anwesenheit toxischer Begleitstoffe, z. B. auch durch Histamin, gefährlich sein kann. Die Präparate werden haltbar gemacht, ähnlich wie die Serumpräparate des DAB., durch einen Zusatz von nicht mehr als 0,5% Phenol oder Kresol. In der Praxis wird eine weitere wesentliche Ersparnis dadurch erzielt, daß die Patienten es lernen, sich selbst intramuskulär zu injizieren. — Die Auffindung von B_{12}, diese neueste große Entdeckung auf dem Vitamingebiet, stammt erst aus dem Jahre 1948.

Vitamin B_{12} ist der wichtigste chemische Bestandteil der Leberpräparate. Es besitzt in reiner Form eine leuchtend rote Farbe, und zwar infolge seines *Kobalt*gehalts. Es wird wie die Leberpräparate 50 mal wirksamer, wenn es injiziert wird; dann genügt die erstaunlich niedrige Menge von 1 Gamma taglich, um Rückfälle bei perniziöser Anämie zu verhüten; zur Behandlung, d. h. zur *Normalisierung des Blutbildes* (Reticulocytenkrise, Anstieg von Hämoglobin, Erythrocyten und Thrombocyten, Normalisierung der Leukocyten) sowie des Knochenmarks genügen 15 Gamma wöchentlich; 30 Gamma führen innerhalb von 2—3 Tagen zum Verschwinden der Megaloblasten. Neben dieser Wirkung auf Blut und Knochenmark zeigt sich wie bei Leberpräparaten — die in dieser Hinsicht ausschließlich durch ihren Gehalt an B_{12} wirken — die bekannte Wirkung auf die durch Myelin-Verluste entstehenden *neurologischen* und *psychischen Symptome der Perniciosa.* Allgemeines Wohlbefinden, *Besserung des Appetits,* Verschwinden der *Magen-Darm-Symptome, Leberschutz,* z. B. bei infektiöser

Hepatitis, sind nach B_{12} auffallend. Für Tiere, vielleicht auch für Kinder, ist es ein wichtiger *Wachstumsfaktor*, der in die Transmethylierungsvorgänge, z. B. beim Aufbau von Methionin, eingreift; dadurch steht es auch in Zusammenhang mit dem *Eiweißstoffwechsel*; es macht *Folinsäure* aus seiner gebundenen Form frei und aktiv.

Therapie. Nach Zufuhr von Leber- und Magenpräparaten oder von Vitamin B_{12} und Folinsäure in geeigneter Dosis ist eine Wirkung frühestens in 5—9 Tagen zu erwarten.

Die meisten Perniciosapatienten, ebenso wie viele Spruepatienten, müssen lebenslang Vitamin B_{12} erhalten, wenn man auch nach 6—12 Monaten vorsichtig die Dosis vermindern kann. Dabei ist zu berücksichtigen, daß bei Rückfällen schwere herdförmige Zerstörungen im Rückenmark eintreten können, auch bei völlig normalem Blutbild. Das Rückenmark verlangt daher höhere Dosen als das Knochenmark.

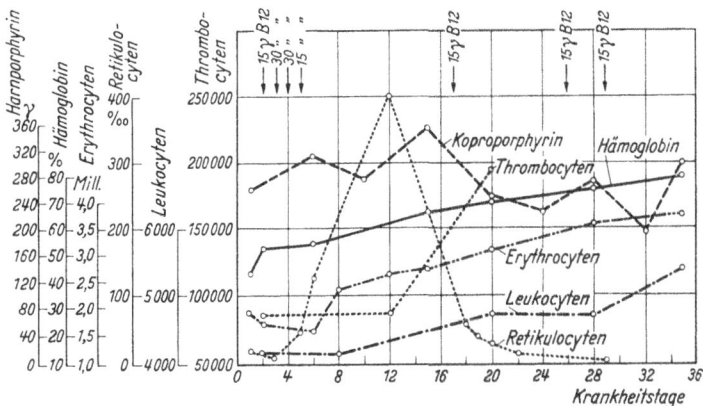

Abb. 108. Vitamin-B_{12}-Therapie einer unbehandelten kryptogenetischen perniziösen Anämie (nach STICH)

Leberpräparate entfalten nach dem oben Gesagten oft gute Wirkungen bei *Leukopenien*, nach Röntgenbestrahlung sowie gelegentlich bei *Agranulocytose*. Dagegen ist ihre Wirkungsweise, z. B. bei Salvarsanexanthemen und Erythrodermien, ungeklärt.

Dosierung. In allen Fällen muß *nach der Wirkung dosiert werden.* Nimmt man sich vor, die Erythrocytenzahl innerhalb von 8 Wochen auf 5 000 000 zu bringen, so sollen innerhalb der 1. Woche die folgenden Erythrocytenzahlen erreicht werden.

Einer Ausgangszahl (in Klammern) sollen die folgenden Endzahlen entsprechen:

(0,5)	(1,0)	(1,5)	(2,0)	(2,5)	(3,0)	(3,5)	(4,0)	(4,5)	(5,0)
↓	↓	↓	↓	↓	↓	↓	↓	↓	↓
1,3	1,7	2,1	2,5	2,9	3,3	3,8	4,2	4,6	5,0

An der Kontrolle dieser Zahlen sieht man, ob man die Dosis steigern oder vermindern muß. Um solche Effekte zu erreichen, genügt für leichte Fälle die orale Zufuhr; in schweren Fällen oder bei Versagen der oralen Zufuhr ist intramuskuläre Therapie, unter Umständen in massiver Dosis, notwendig. Auch nach höchsten Dosen sind bisher keine toxischen Wirkungen von B_{12} bekannt geworden.

Folinsäure ist der zweite wichtige Stoff, der in Leberpräparaten vorkommt; chemisch ist sie ein Kondensationsprodukt aus Glutaminsäure, para-Aminobenzoesäure und einem Pteridin-Abkömmling; sie wird beim Kochen schneller zerstört als andere Vitamine (bis 97%), so daß sie z.B. in Trockenmilch-Präparaten nicht mehr vorhanden ist.

Pteridinabkömmlinge sind die gelben Farbstoffe im Flügel des Citronenfalters. Xanthopterin und Leukopterin wurden dadurch bekannt, daß sie am milzexstirpierten Kaninchen ähnlich wirkten wie Leberpräparate. Die Folinsäure wurde später dadurch zugänglich, daß sie im Bakterientest als „Lactobacillus Casei-Faktor" wirksam ist. Folinsäure geht erst im Organismus in die eigentlich wirksame Substanz, nämlich den *Citrovorum-Faktor* oder *Folininsäure* über; durch ihren Formaldehyd-Gehalt kann diese Methylierungen durchführen. Folinsäure bzw. Folininsäure sind lebensnotwendig für die Synthese von Desoxyribose-Nucleinsäure, d. h. für die Bildung des Zellkerns; sie greifen ein in die *Synthese der Nucleo-Proteine.*

Folinsäure

Mangel an Folinsäure führt daher *bei Versuchstieren* zu einer gestörten Bildung von Erythrocyten, Granulocyten und Thrombocyten mit Ausgang in makrocytäre und hyperchrome Anämie und unter Umständen in Agranulocytose. Auch die Antagonisten der Folinsäure, z. B. 4-Amino-Folinsäure = Aminopterin (s. S. 134) müssen die gleichen Erscheinungen auslösen.

Folinsäure kann das Hauptvitamin B_{12} in seiner Wirkung auf die Blutbildungsstätte vertreten, nicht hingegen in Hinblick auf die neurologischen Defekte oder die Achylie. Im Gegenteil kann das Blutbild unter Folinsäure-Therapie wie „gesund" aussehen, während die neurologischen Symptome wegen Mangels an B_{12} sich verschlimmern oder gar erst neu auftreten. Durch den Gebrauch von Multi-Vitamin-Präparaten, die Folinsäure enthalten, kann die Diagnose Perniciosa sehr erschwert werden.

Der Bedarf an Folinsäure im letzten Drittel der Schwangerschaft wird auf 2—5 mg täglich geschätzt; es gibt Fälle von Schwangerschaftsperniciosa, die auf Leberpräparate und Vitamin B_{12} gar nicht, auf Folinsäure (5—25 mg täglich) dramatisch ansprechen. Überzeugende Wirkungen auf das Blutbild sieht man auch bei Sprue und Cöliakie sowie bei der kindlichen Megaloblasten-Anämie. Wird die Knochenmarks-Tätigkeit so stimuliert, daß überstürzte Bildung von Erythrocyten die Folge ist, so kann *Eisenmangel-Anämie* zusätzlich auftreten.

Sprue ist eine chronische Erkrankung des Verdauungstractus, die zum Teil an die perniziöse Anämie, zum Teil an Pellagra erinnert und in tropischen und subtropischen Ländern vorkommt. Sie ist durch Glossitis, Fettdiarrhoe, perniciosa-ähnliche Blutbilder und schwere nervöse Störungen charakterisiert. Ursache der Sprue ist Mangel an *Folinsäure* (s. S. 395), die auch die Ursache der Resorptionsstörung im Darmkanal (A, D, E, K, Fette, Kalksalze) darstellt; dementsprechend wirken auch Leberpräparate, weniger gut Hefe. Eine Krankheit, die früher in bestimmten Gegenden innerhalb von 2 Jahren zum Tode führte, wurde dadurch beherrschbar. Ähnlich verhält sich die *Cöliakie* der Kinder; doch tritt gleichzeitig infolge anhaltender Diarrhoe auch ein Defizit an anderen Vitaminen (D, K u. a.) sowie von Kalk auf (Bildung von Kalkseifen mit Ausgang in Tetanie). An Stelle der Folinsäure kann Vitamin B_{12} verwendet werden.

In nördlichen Zonen zeigt sich häufig ein verwandtes Krankheitsbild, die sog. sekundäre Sprue oder idiopathische Steatorrhoe, entstanden durch pathologische Veränderungen der Darmschleimhaut; auch hier sieht man öfters eindrucksvolle Wirkungen der Folinsäure; doch kann auch eine Resorptionsstörung anderer Vitamine vorliegen.

Folsäure-Antagonisten sind S. 134 dargestellt.

b) Eisen

Als zweite Krankheitsgruppe heben sich die hypochromen **Eisenmangel-anämien** heraus (s. S. 30).

Eisen fand schon Anwendung durch HIPPOKRATES, und zwar als Symbol der Kraft. SYDENHAM (1681) gab Eisenspäne in Rheinwein und beschrieb ihre Wirkung bei Anämie. Andere alte Ärzte verwendeten Eisennägel, mehrere Tage in Äpfel gesteckt. PIERRE BLAUD (1831) beobachtete die Wirkung der nach ihm benannten BLAUDschen Pillen bei Chlorose. Seit IMMERMANN (1877) ist die zusätzliche Allgemeinwirkung hoher Eisendosen bekannt.

Eisen kommt in der Natur in *zwei verschiedenen Wertigkeitsstufen* vor. Unter den eisenhaltigen Bestandteilen des tierischen Körpers sind solche, die Eisen in zweiwertiger Form (Hämoglobin) oder in dreiwertiger Form (z. B. Peroxydase) enthalten. In anderen wechselt das Eisen hin und her zwischen zweiwertiger und dreiwertiger Form (Atmungsferment, Katalase, Cytochrome). Auch dem Körper zugeführtes Ferroeisen wird teilweise in die Ferriform, zugeführtes Ferrieisen teilweise in die Ferroform übergeführt.

Zweiwertiges Eisen umfaßt auch das feinzerteilte metallische Eisen, *Ferrum reductum*, das durch Reduktion von Fe_2O_3 gewonnen wird. Ein weiteres schwerlösliches Ferropräparat ist *Ferrocarbonat*, das in den offizinellen Pillen (Pilulae Ferri carbonici Blaudii) enthalten ist; diese sind in der Apotheke jedesmal frisch herzustellen. *Leicht lösliche Ferrosalze* sind Ferrochlorid, Ferrosulfat, Ferrogluconat, *Ferrum lacticum*; diese sind in wäßriger Lösung wenig beständig, gehen an der Luft rasch in die Ferrisalze über. Auch in frisch geschöpften *Eisenwässern* sind leicht lösliche Ferrosalze enthalten; die Oxydation kann hier besonders rasch erfolgen, so daß $1/2$ Std. nach Entnahme das dreiwertige Eisen überwiegt. Durch bestimmte Zusätze läßt sich die Oxydation des Ferrosalzes verhindern, so durch einfachen Zuckerzusatz (Ferrostabil) oder durch Zugabe anderer reduzierender organischer Stoffe wie Ascorbinsäure *(Ferro 66)* sowie Ascorbinsäure und Cystein *(Ce-Ferro)*.

Ferrocharakter besitzen, pharmakologisch gesehen, auch die dreiwertigen Eisenverbindungen vom Typ *Ferriammoniumcitrat, Ferrinatriumcitrat* oder *-tartrat*. Diese in wäßriger Lösung ebenfalls stabilen Salze gehen nämlich im Körper rasch in zweiwertige Eisenverbindungen über, und zwar infolge Oxydation des organischen Anteils durch das Ferriion, das seinerseits reduziert wird.

*Ferri*verbindungen sind Ferrum oxydatum cum Saccharo, Liquor Ferri albuminati, Liquor Ferri sesquichlorati u. a. In der letzten Verbindung ist $FeCl_3$ (auch als Eisenchloridwatte im Handel) stark hydrolytisch gespalten, reagiert daher sauer.

Metallisches Eisen, fein zerteilt, unter Zusatz von $CuCl_2$ oder Salmiak ist in neuartigen russischen Heizkissen enthalten. Es gibt in dieser Mischung nach Zusatz von Wasser unter Oxydation erhebliche Wärmemengen ab. Praktisch wichtig ist die Reaktion der Eisensalze mit *Gerbsäure* (Tintenbildung) und *Schwefelwasserstoff* (s. S. 482), womit möglicherweise die Neigung zu Obstipation nach Eisensalzen zusammenhängt.

Pharmakologie. *Ferrum reductum* ist an sich ohne Wertigkeit, ist aber als wichtigster Vertreter der Ferrogruppe anzusehen; es geht nämlich in der Magensalzsäure in Ferrochlorid über, wird dadurch löslich und wirksam.

Diese Wirkung der starken Salzsäure läßt sich auch durch schwächere Säuren erzielen, so z. B. durch Milchsäure, Citronensäure, Weinsäure; dabei sind sogar gleiche molare Mengen von Weinsäure 3mal stärker, von Citronensäure 1,5mal stärker und von Milchsäure $1/2$mal so stark als die der Salzsäure. Die physiologisch im Magen vorkommende etwa

$^1/_{10}$ n = 0,36%ige Salzsäure läßt sich daher in dieser Hinsicht ersetzen durch eine rund
2%ige Lösung von Milchsäure oder Citronensäure und eine 0,6%ige Weinsäure.

Auch aus organischen Stoffen, wie Hämoglobin und Hämatin, die in vielen
Spezialpräparaten des Handels enthalten sind, wird das Ferroeisen durch die
Magensalzsäure langsam, wenn auch unvollständig, herausgespalten. Diese
besitzen daher ebenfalls eine geringe Ferrowirkung, sind aber nicht zu gebrauchen,
wenn man stärkere Eisenwirkungen hervorrufen will. Ist keine Säure im Magen,
so kann Ferrum reductum nicht gelöst werden. Auch aus Ferrocarbonat oder
Hämoglobin wird dann kein Eisen abgespalten, und diese Stoffe sind dann
unwirksam.

So wird der Fall einer 26jährigen Frau mit histaminrefraktärer Achylie und schwerster Anämie beschrieben, die auf 400 mg Eisen täglich nur reagierte, wenn gleichzeitig
4 cm³ verdünnter Salzsäure 3mal täglich zu den Mahlzeiten verabreicht wurden. Auf Eisen
allein fiel das Hämoglobin weiter ab (ZEZNIKOFF).

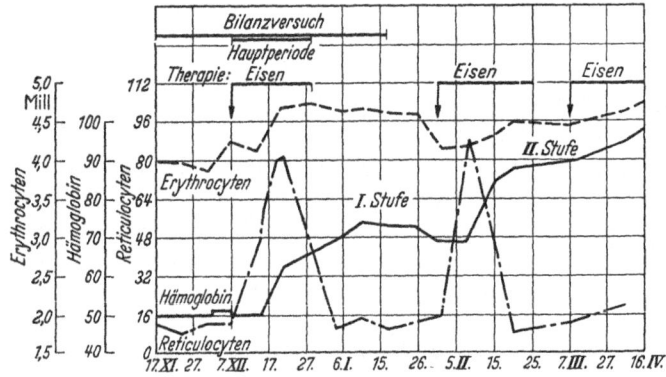

Abb. 109. „Stufenreaktion" bei achylischer Chloranämie bei einer 46jährigen Patientin; die Eisendosis betrug
100 mg Eisen täglich als Chlorid. (Nach REIMANN und Mitarbeiter 1937)

Nach Versuchen mit radioaktivem Eisen Fe⁵⁵ zeigt sich, daß die Darmresorption durch
einen Eiweißkörper, Apoferritin, vor sich geht, der mit Eisen Ferritin mit 23% Fe^{III}-Gehalt
bildet. Apoferritin ist identisch mit der blutdrucksenkenden Substanz VDM der Leber, ist
zudem ein überaus wirksamer Adrenalin-Antagonist. — Das *Plasma-Eisen* in der Bestimmung
nach HEILMEYER gibt uns Aufschluß über Eisenresorption; es scheint identisch zu sein mit
dem sog. Transferrin (zweiwertiges Eisen an β-Globulin gebunden). — Das aufgenommene
Eisen geht zum Teil sofort ins Knochenmark über, um dort dem Aufbau von Hämoglobin
zu dienen. — *Leber und Milz* sind die Hauptspeicherorgane. Geringe Ausscheidung erfolgt
durch den Dickdarm. Jedoch wird Eisen vom Darm überhaupt *nur aufgenommen, wenn
Bedarf vorhanden*, d. h., die Aufnahme regelt sich von selber.

Örtliche Wirkung. Die *Ferrosalze* machen keine Eiweißfällung, daher keine
Ätzung. Sie werden daher auch in höheren Dosen, z. B. 5—10 g Ferrum reductum
täglich, mit nur geringen Nebenwirkungen (Metallgeschmack und selten leichte
Magen-Darm-Störungen, auch Durchfälle) vertragen. Die Resorption erfolgt zum
Teil schon durch die Magenschleimhaut, und zwar in kürzester Zeit. Im Experiment sieht man nach 5—10 min die katalytische Eisenwirkung. Dies gilt
auch für das wichtigste Ferropräparat, nämlich Ferrum reductum. Die *Ferrisalze*
machen Eiweißfällung, *Ätzung*, auch *Magenätzung*. Sie sollen daher nur nach
den Mahlzeiten gegeben werden. Nur Bruchteile kommen dabei zur Resorption.
Sie dienen aber, z. B. als Eisenchloridwatte, zur *Blutstillung*.

Allgemeinwirkung. Ferrosalze dienen *auch in geringer Dosierung* (Schwellen-wert etwa 15 mg) zum *Aufbau des Hämoglobinmoleküls* und zur *Auffüllung der lebensnotwendigen Eisenvorräte;* dabei wird zuerst das Gewebseisen, dann erst das Hämoglobineisen aufgefüllt. In bestimmten seltenen Fällen haben sich hierbei Zulagen von *Kupfer-* und neuerdings von *Kobaltsalzen* als Adjuvantien erwiesen. Erst *in höherer Dosierung* zeigt sich zusätzlich eine *Reizwirkung auf die Blut-bildungsstätten,* besonders im Knochenmark (Abb. 109).

Hierbei läßt sich ein eigenartiges *Schwellenphänomen* feststellen, darin be-stehend, daß selbst die hohe Dosis von 2 g Ferrum reductum zwar ihre *Material-wirkung* entfaltet, indessen unter Umständen keine *Reiz-wirkung* ausübt, während 3—6 g stark wirksam sind; als wirksam wird auch an-gegeben eine Dosis von 0,8 g Ferrosulfat und von 3 g Ferriammoniumcitrat; Kin-der und Kleinkinder brau-chen etwa die Hälfte dieser Dosen. Die Reizwirkung zeigt sich daran, daß die Zahl der Reticulocyten, die nor-malerweise etwa 1% beträgt, am 5.—6. Tage auf das 10fache und mehr ansteigen

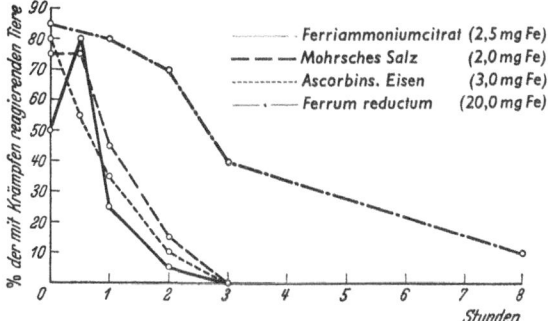

Abb. 110. Allgemeine katalytische Wirkung einiger Eisenverbindun-gen bei peroraler Zufuhr, gemessen an Stämmen von je 25 Mäusen mit Hilfe von Pyrogalloldisulfosäure bzw. des katalytisch entstehen-den Krampfgiftes. Zu Beginn jeder Versuchsreihe wurde die angege-bene Eisendosis mit der Schlundsonde verabreicht. Nach einem Intervall von 0, 1, 2 usw. Stunden wurden 5 mg der Testsubstanz subcutan verabfolgt. (Nach EICHHOLTZ und JAHN)

kann; gleichzeitig kann das degenerierte gelbe Knochenmark unter Resorption des Fettgewebes durch rotes Knochenmark verdrängt werden.

Bei solchen Dosen zeigen sich im Experiment auch allgemein-katalytische Wirkungen des zweiwertigen Eisens; diese lassen sich mit Hilfe von Pyrogallol-di-sulfosäure messen, aus der unter Eisenwirkung ein schweres Krampfgift entsteht (EICHHOLTZ und Mitarbeiter).

Aus der Abb. 110 geht die katalytische *Stoßwirkung* der verschiedenen Ferroverbindungen deutlich hervor. Auch die modernen durch Ascorbinsäure u. a. stabilisierten Ferroverbin-dungen wirken katalytisch nur nach Maßgabe ihres Ferrogehaltes, obwohl man den Wert der Stabilisierung an sich nicht unterschätzen sollte. Dagegen wirkt die Gruppe des Ferri-ammoniumcitrats stärker katalytisch, da das Eisen durch die anwesende Citronensäure bzw. Weinsäure aktiviert wird. Aus der Abbildung ergibt sich aber auch, daß *Ferrum reductum* als wichtigstes Ferropräparat nicht nur die gleiche *Stoßwirkung* entfaltet wie die löslichen Ferrosalze, sondern auch eine *Dauerwirkung,* und darin liegt ein wesentlicher Vorteil des feinzerteilten Eisens. Voraussetzung ist allerdings, daß das Ferrum reductum etwa 10mal höher dosiert wird als die löslichen Ferrosalze, auf Eisengehalt umgerechnet, wie das in der praktischen Therapie auch geschieht. *Kolloidales Eisen* (Eisenschwamm) ist nach unseren Messungen etwa doppelt so stark wirksam wie Ferrum reductum.

Eine weitere praktisch wichtige Eisenwirkung bei Infektanämie oder Tumor-anämie besteht darin, daß in solchen Fällen das zugeführte Eisen als reaktives Eisen im Reticuloendothel gespeichert wird und hier unter Umständen mit der Entgiftung von Bakterientoxinen u. a. zu tun hat.

Ferroeisen besitzt eine *allgemein roborierende Wirkung.* Unsere Versuche haben wahrscheinlich gemacht, daß diese roborierende Wirkung z. T. durch *Aus-schüttung von Adrenalin aus den Nebennieren* entsteht. Diese ist besonders auf-fallend nach intravenöser Injektion von Eisensalzen; hier können sogar toxische

Adrenalinwirkungen ausgelöst werden (WILKE). Eine Adrenalinausschüttung ist aber auch nach oralen Gaben wahrscheinlich. Nach anderer Ansicht beruht die roborierende Wirkung auf einfacher Befriedigung des Gewebseisenhungers (HEILMEYER). Eisenwässer werden viel verordnet bei nervösen Erschöpfungszuständen, während der Rekonvaleszenz sowie bei verschiedenen Beschwerden im Greisenalter.

> **Rp.** Ferri reducti 10,0
> Sacchari lact. 50,0
> Da ad scat.
> S. messerspitzenweise nach dem Essen, innerhalb von 3 Tagen zu verbrauchen. —
> NB. Als Stoßtherapie.

Intravenöse Eisengaben sind gelegentlich indiziert bei Magenreizung oder bei gestörter Eisenresorption im Darm (Achylie, Magenresektion, perniziöse Anämie u. a.).

Im Gegensatz zur peroralen Anwendung werden hierbei auch Eisenverbindungen mit Ferri-Charakter verwendet wie kolloidales Ferri-Saccharat und -Gluconat; diese werden nach intravenöser Injektion vornehmlich im Reticuloendothel von Leber und Milz gespeichert und über intermediär gebildetes Ferritin nahezu vollständig in Materialeisen übergeführt; die kolloidalen Ferri-Verbindungen führen nicht selten zu toxischen Symptomen, auch zu schockähnlichen Zuständen; größere Dosen können Organ-Siderosen, z. B. Hämochromatosis der Leber, zur Folge haben.

Die zweiwertigen Eisensalze besitzen eine *toxische Wirkung* nur bei parenteraler, besonders intravenöser Injektion. Es kommt zu flüchtigen vasomotorischen Störungen (Adrenalinausschüttung), dann zu Übelkeit und nach höchsten Dosen zu Lähmungszuständen des Zentralnervensystems ähnlich der Magnesiumnarkose. Bei Kleinkindern dagegen sind Todesfälle durch Naschen von Eisentabletten vorgekommen. Unter Verschluß halten!

Die Ausscheidung der Eisensalze erfolgt wie bei anderen Schwermetallen hauptsächlich durch den Darm (Schwarzfärbung des Kots durch Eisensulfid); Bruchteile werden aber auch mit dem Urin entfernt. Dunkelgefärbte Zähne sind mit irgendeinem Jodsalz zu reinigen. Hohe Dosen von Ferrum reductum haben nach lange durchgeführter Darreichung in seltenen Fällen zur Bildung von Darmsteinen geführt.

Leber- und Eisentherapie sind oft unwirksam bei Erkrankungen der blutbildenden Organe, bei denen neben der Anämie Zeichen einer versagenden Granulocyten- oder Thrombocytenbildung vorliegen, z. B. bei mechanischer Rückbildung des Knochenmarks (Leukämie, Osteosklerose, Neubildung) oder durch toxische Knochenmarkzerstörung (Röntgenstrahlen, Radium, Benzol u. a.).

Auf Grund unserer Versuche ergibt sich die folgende Einteilung der Eisensalze, die gleichzeitig weitgehend auch den praktischen Erfahrungen entspricht:

Einteilung der Eisensalze

I. Eisensalze vom Ferrocharakter

1. Ferrum reductum DAB.
2. Anorganische wasserlösliche Ferrosalze: Ferrobicarbonat und Ferrosulfat der Eisenwässer, Ferrochlorid oder -sulfat oder -ammoniumsulfat (MOHRsches Salz), Ferrum carbonicum cum Saccharo DAB.
3. Stabilisierte Ferrosalze: Ferrostabil, Ce-Ferro, Ferro 66.
4. Organische Ferrosalze vom Typ des Ferrum lacticum und gluconicum.
5. Organische Ferrisalze vom Typ des Ferrum citricum oxydatum bzw. des Ferri-ammoniumcitrats.
6. Kolloidale Ferri-Verbindungen bei intravenöser Injektion.

II. Eisensalze vom Ferricharakter

1. Anorganische Ferrisalze (Liquor Ferri sesquichlorati) DAB., Ferrichlorid (Eisen-chloridwatte).

2. Organische Ferrisalze vom Typ des Ferrum lacticum oxydatum.

3. Gruppe des Eisenoxyds und des kolloidalen Ferrihydroxyds, Ferrum oxydatum saccharatum (Eisenzucker) DAB., Liquor Ferri albuminati DAB., aktives Eisenoxyd nach BAUDISCH.

III. Komplexe Verbindungen

1. Mit geringer Eisenwirkung: Hämoglobin und hämoglobin- bzw. häminhaltige Präparate.

2. Ohne Eisenwirkung: *Ferri-* und *Ferro*cyankalium, Dipyridyleisen.

c) Arsen

Es kommt in der Natur vor in elementarer Form als Scherbenkobalt (Fliegen-stein) oder aber in drei- und fünfwertigen Verbindungen, hauptsächlich in Form von Sulfiden (Realgar und Auripigment), in Quellen auch als arsenige Säure (Dürkheimer Maxquelle mit 15 mg As_2O_3 pro Liter). Das Anhydrid der arsenigen Säure ist der giftige Arsenik As_2O_3, mit dreiwertigem Arsen; sein Oxydations-produkt ist das weniger giftige As_2O_5 mit fünfwertigem Arsen. Durch Einwirkung von Kaliumbicarbonat auf Arsenik bildet sich das Kaliumsalz der arsenigen Säure (K_3AsO_3), das in Form des Liquor Kalii arsenicosi (FOWLERsche Lösung) in 1%iger Lösung in der Apotheke vorrätig ist. Diese Lösung ist zur Sicherheit mit Lavendelspiritus gekennzeichnet. Mit der Einführung der FOWLERschen Lösung P.I. (= Praescriptio internationalis) begann die heutige Arsentherapie.

Der Nachweis des Arsens, z. B. auch in Farbstoffen wie Schweinfurter Grün, erfolgt nach Veraschung durch Reduktion im MARSHschen Apparat und Herstellung des Arsen-spiegels, der im Gegensatz zum Antimonspiegel in Natriumhypochlorit löslich ist.

Schicksal im Organismus. Die *Resorption* des Arseniks ist abhängig von der Korngröße. Sie erfolgt durch die *Haut* (z. B. in Form von arsenhaltigen kosme-tischen Präparaten), besonders leicht aber durch alle *Schleimhäute.* Auch eine Inhalation von Arsenverbindungen, wie z. B. von Schweinfurter Grün, ist möglich. Die Schädlingsbekämpfung mit allen Arsenverbindungen im Weinbau ist seit 1942 verboten, sonst aber erlaubt.

Arsenik wird im Magen-Darm-Kanal in das lösliche Natriumsalz der arsenigen Säure übergeführt. Es verbindet sich im Organismus zum Teil mit Kalk zum unlöslichen Calciumarsenit. Dieses wird in den Knochen abgelagert, wo es nach einmaliger Dosis noch monatelang zu finden ist. Zum Teil aber tritt es in chemische Bindung mit den SH-Gruppen der Gewebe (VOEGTLIN).

Die *Ausscheidung* erfolgt nach Versuchen mit radioaktivem Arsen nahezu ausschließlich durch die Nieren, daneben auch durch die *epithelialen Gebilde* (Nägel, Haare, Haut, Schleimhaut).

An den Nägeln bildet sich bei hohen Dosen ein halbmondförmiger MEESscher Streifen. Die Haare weisen eine eigentümliche helle Ringelung auf, die mit den Haaren allmählich auswächst. An solchen Symptomen kann gelegentlich die akute Arsenvergiftung noch nach Monaten erkannt werden. Die Diagnose auch der chronischen Arsenvergiftung wird dann sichergestellt durch Veraschung der Haare und Nägel und Bestimmung im MARSHschen Apparat.

Pharmakologie. *Arsenik* als *Ätzmittel* war schon CELSUS bekannt; es dient heute in Form der Arsenikpaste zur Abtötung der Zahnpulpa, die in trockene Nekrose übergeht.

·Die gewöhnliche Dosis entspricht der Größe eines Stecknadelkopfes und beträgt etwa 1—2 mg. Die Wirkung beginnt nach 3—4 Std. Läßt man Arsenik zu lange in der Pulpahöhle liegen, so greift die Entzündung, die mit heftiger Hyperämie, multiplen Capillarblutungen und seröser Exsudation einhergeht, durch den Wurzelkanal auf das Periodontium über. Durch versprengte Teilchen wird auch das Zahnfleisch angeätzt. Die so verursachte Nekrose kann sich bis auf die Knochen ausdehnen.

Die *Allgemeinwirkung* des Arseniks besteht in einer Stoffwechselwirkung (roborierende Wirkung). Diese ist besonders auffällig am Fell kranker Pferde. Bei kleinen Laboratoriumstieren, z. B. bei der Ratte, findet sich nach täglich 0,1—0,3 mg Arsenik eine starke Gewichtszunahme unter Senkung des Grundumsatzes u. a. (KEESER).

Beim Menschen tritt bei der üblichen Arsenikkur (T.D. 1—8 mg) eine *Verbesserung des Ernährungszustandes* auf, besonders durch erhöhte Ablagerung von Fett im Unterhautbindegewebe. Das *Knochenwachstum* wird gefördert, die Muskeltätigkeit erleichtert. Diese stimulierende Wirkung des Arseniks hat früher sogar zur· mißbräuchlichen Anwendung geführt. Die Arsenikesser in Steiermark, die infolge zunehmend schlechterer Resorption im Magen-Darm-Kanal hohe Dosen von Arsenik vertragen, dieses auch in porzellanartigen Stücken zu sich nahmen (z. B. 2mal wöchentlich 0,4 g), sollen leistungsfähig bleiben bis ins hohe Alter.

Mit der allgemeinen Stoffwechselwirkung einher geht eine *Knochenmarkreizung* mit *Anstieg der Reticulocyten*; durch hohe Arsengaben indessen wird unter anderem das Knochenmark schwer *geschädigt* (Arsenanämie). So erklärt sich die Arsentherapie bei Polycythaemia rubra und HODGKINscher Krankheit und besonders bei chronischer myelogener Leukämie; die symptomatische Remission stellt sich etwa 12 Tage nach Beginn der Arsenkur (0,2—0,7 cm³ FOWLERsche Lösung, 3mal täglich, steigend und fallend) ein und wird sichtbar an der verminderten Leukocyten- bzw. Erythrocytenzahl (Abb. 111).

Bei der Ausscheidung des Arsens durch die Haut kann eine *lokale Umstimmung* erfolgen (Lichen ruber, Mycosis fungoides, gelegentlich bei Psoriasis u. a. chronischen Hautkrankheiten), während akute Zustände verschlimmert werden.

Rp. Liquoris Kalii arsenicosi 10,0
D. ad vitrum patentatum; S. täglich 1—8 Tropfen steigend, dann fallend. — NB. Nach genauer mündlicher Anweisung seitens des Arztes.

Von praktischer Bedeutung für die Viehzucht in gewissen Gebieten ist der *Antagonismus von Arsen und Selen*. Die chronische Selenvergiftung wird durch gleichzeitige Gaben von Arsen verhindert; u. a. vermißt man die üblichen Zeichen der Selenvergiftung in Leber, Niere, weiterhin die verminderte Freßlust, Gewichtssturz, Anämie und Ascites (M. RYAN).

Toxikologie. Verordnet man höhere Dosen von Arsenik, z. B. 8 Tropfen der FOWLERschen Lösung, ohne vorherige Gewöhnung, so kann eine *lokale Ätzwirkung* auftreten (Magenschmerzen, Erbrechen, Durchfall).

Bei der eigentlichen Vergiftung (kleinste tödliche Dosis 0,1—0,3 g Arsenik) können *zwei verschiedene Vergiftungsbilder* entstehen.

Die *gastrointestinale Form* ist neben der lokalen Ätzwirkung charakterisiert durch eine *Capillarlähmung*, die besonders den Verdauungstractus befällt. Sie verläuft *choleraähnlich: Durst, Brennen im Magen*, Erbrechen und Schmerzen im Unterleib, *Reiswasserstühle, Bluteindickung* durch schwere Wasserverluste, Übererregbarkeit der Gewebe mit zentraler *Erregung* und *Wadenkrämpfen*, schwere *Acidosis*, zuletzt *Kreislaufkollaps*. Bei wiederholten kleineren Dosen kann der Darmbefund sehr gering sein bzw. ganz fehlen. Wird die akute Vergiftung überstanden, so kann dennoch die Drüsenwirkung des Arseniks (Leber, Niere u. a.) zu bedrohlichen Symptomen führen. Merkwürdigerweise wurden bei perniziöser Anämie die NEISSERschen Arsenstöße unerwartet gut vertragen.

Die *paralytische Form* der akuten Arsenvergiftung bildet sich nur bei höchsten Dosen aus: Allgemeine Lähmung der Capillaren und Kollaps des Kreislaufs, verbunden mit zentralen Krämpfen und Lähmungen. Dieses Vergiftungsbild ist gelegentlich mit Urämie und Apoplexie verwechselt worden.

Die *Behandlung* der akuten Arsenvergiftung erfolgt heute in schweren Fällen mit BAL (s. S. 445). Bei der symptomatischen Behandlung sind Wasser- und Kochsalzverluste (Infusion von physiologischer Kochsalzlösung) sowie die schwere Acidosis (Traubenzucker und Insulin) zu berücksichtigen.

Die *chronische Arsenvergiftung* kann durch Arzneistoffe, durch Cosmetica und, heute sehr selten, auch durch Nahrungsmittel, früher auch durch Weintrauben und Weine (Kaiserstuhl-Krankheit) entstehen.

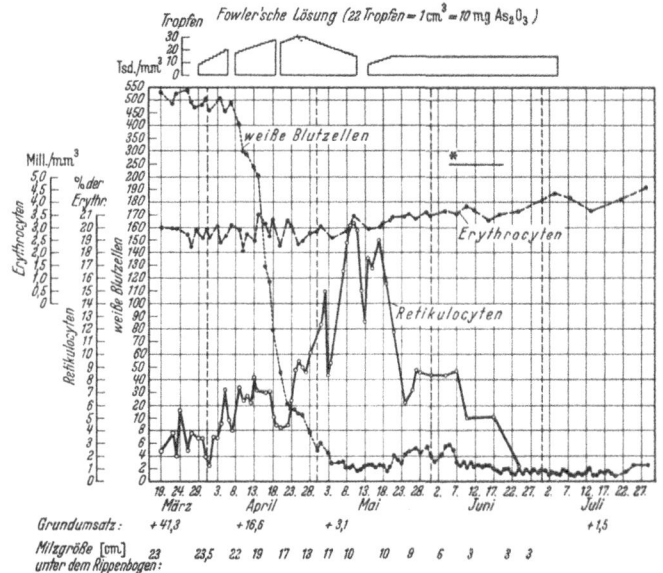

Abb. 111. Wirkung von Liquor Kalii arsenicosi (FOWLERsche Lösung) in einem Falle von chronischer myelogener Leukämie. Arseniktherapie führte zu einem raschen Absinken in der Zahl der weißen Blutkörperchen bis auf normale Werte; die absolute und relative Zahl unreifer Leukocyten wurde vermindert. Die gleichzeitige Anämie wurde unter Anstieg von Hämoglobin und Erythrocytenzahl und unter starker Reticulocytosis beseitigt. Gleichzeitig wurde der Grundumsatz sowie die Milzgröße normalisiert. *Hier wurde zusätzlich die Milz von vorn und hinten mit 560 r bestrahlt. (Nach FORKNER 1938 aus GOODMAN und GILMAN 1947)

Als *Frühsymptome* der Vergiftung finden sich warzenartige Verhornungen an der Innenfläche der Hände und stalaktitförmige, verhornte, beim Auftreten sehr schmerzhafte Zapfen an den Fußsohlen. Später finden sich weitere *Haut- und Schleimhautsymptome* (Arsenmelanose, Khaki-Krankheit), Conjunctivitis, Stomatitis, Schnupfen, Leukoplakien mit Trockenheit des Rachens und frühzeitiger Heiserkeit. Sollte die Diagnose trotz dieser auffallenden Symptome nicht gestellt werden, so treten zunächst periphere, dann zentrale *Nervenerscheinungen* hinzu, beginnend mit *aufsteigender Polyneuritis*, die gelegentlich auf Vitamin B_1 reagiert (Hyperästhesien der Fußsohlen, Paresen besonders der Fußstrecker, Pseudotabes, später Beteiligung der Kopfnerven wie Opticus und Acusticus). In seltenen Fällen treten auch *schwere Degenerationserscheinungen im Zentralnervensystem* mit psychischen Störungen auf. Von einzelnen Autoren werden leichte psychische Symptome wie Müdigkeit, Arbeitsunlust, Charakterschwächen u. a. zu den Frühsymptomen der Arsenvergiftung gerechnet. Sie würde hiernach ganz ähnlich der chronischen Quecksilbervergiftung beginnen.

Das Vergiftungsbild endigt mit *Degeneration der Leber (Ascites) und der Niere, allgemeinem Marasmus*, oder auch mit den Erscheinungen einer zunehmenden *Herzlähmung*. Fälle von *Hautcarcinom* nach längerer Anwendung von FOWLERscher Lösung oder Arsenikalien sind nicht selten beschrieben worden; die mittlere Latenzzeit betrug 20 Jahre, daher Warnung vor längerem Gebrauch.

Die Behandlung der chronischen Arsenvergiftung erfolgt durch Schwefelpräparate und Schwefelwässer. Im übrigen ist sie symptomatisch. Auch werden Lebertherapie und Leberschutz empfohlen.

Anhang

Arsenwasserstoff, AsH$_3$, entsteht bei der Einwirkung von ungereinigter, gewöhnlich arsenhaltiger Salzsäure oder Schwefelsäure auf oft ebenfalls arsenhaltige Metalle (Zink [cave Zinkbadewannen], Cadmium, Ferrosilicium), bei der Herstellung von Wasserstoff sowie aus arsenhaltigen Tapeten unter der Einwirkung eines Schimmelpilzes (Penicillium brevicaule). Nach neueren Forschungen soll es sich im letzteren Fall um Tetradiacetylarsinoxyd bzw. Trimethylarsin handeln. Die Neuherstellung solcher Tapeten ist seit langem verboten. AsH$_3$ verrät sich durch knoblauchartigen Geruch; es ist 10—20mal giftiger als CO; wenige Bläschen (0,3—0,6 g) können tödlich wirken.

AsH$_3$ wird durch Hämoglobin in Gegenwart von Sauerstoff katalytisch oxydiert unter Bildung von Diarsinen (HEUBNER) und Methämoglobin. Dabei tritt ein noch unbekanntes Zwischenprodukt auf — LABES denkt hierbei an elementares Arsen in kolloider Form —, das nach einer Latenzzeit von 6—24 Std. eine Zerstörung der roten Blutkörperchen (Hämolyse und Hämaturie) und schwere Degeneration der inneren Organe (Zentralnervensystem, Leber, Niere) zur Folge hat, daher *äußerst giftig* ist. Die Behandlung ist bis heute *symptomatisch* (Alkalitherapie s. S. 412, Bluttransfusion, Leberschutz, Nierendiathermie).

Phosphorwasserstoff, PH$_3$, kommt vor als Verunreinigung des Acetylens und entwickelt sich neben AsH$_3$ aus Ferrosilicium als Nebenprodukt. Er riecht nach faulenden Fischen und führt unter ähnlichen Symptomen wie AsH$_3$, aber unter starker Reizwirkung auf die oberen Atemwege und ohne Hämolyse, gelegentlich zu tödlichen Vergiftungen. In nicht so schweren Fällen erfolgt die Erholung in wenigen Stunden.

4. Die Funktionen des Hämoglobins

a) Allgemeines

Die Masse der roten Blutkörperchen besteht zu 36% aus Hämoglobin. Die Gesamtmenge des roten Blutfarbstoffes beim Erwachsenen beträgt 500—700 g, entsprechend 20—28 g (4%) Hämatin und ungefähr 2,0 g (rund $^1/_2$%) Eisen.

Hämoglobin dient zum Transport von Sauerstoff. 1 g Hämoglobin kann 1,36 cm^3 Sauerstoff aufnehmen. Es ist nicht genau bekannt, an welcher Stelle des Moleküls der Sauerstoff sich anlagert, doch behält das Eisen dabei seine zweiwertige Form. Hämoglobin dient gleichzeitig dem Transport von Alkali und Kohlensäure.

Die wichtigste Störung der Hämoglobinfunktion besteht in der mangelnden Aufnahme von Sauerstoff. Ist das Defizit nur gering, so kann langsam eine Anpassung ähnlich der Akklimatisation zustande kommen. Bei höherem Grade tritt innere *Erstickung* ein.

Blockade des Hämoglobins. Störungen des Sauerstofftransportes treten auch auf bei *chemischen Veränderungen des Hämoglobinmoleküls.* Infolge seines Eisengehaltes besitzt das Hämoglobin spezifische Affinität zu bestimmten Giften wie Kohlenoxyd, Blausäure, Stickoxyd u. a. Es bilden sich dann die entsprechenden Anlagerungsprodukte wie CO-*Hämoglobin*, Cyanhämoglobin u. a. m., die ebenfalls keine Sauerstoffüberträger mehr sind, die aber infolge Ausatmung oder chemischer Zerstörung dieser Gifte langsam wieder in Hämoglobin rückverwandelt werden.

Methämoglobin entsteht durch Übergang des zweiwertigen Hb-Eisens in die *braune*, dreiwertige Form. Die Oxydation ist reversibel. — Methämoglobin entsteht durch *oxydierende* Stoffe wie H$_2$O$_2$, Ferricyankalium, Kalium chloricum, Nitrite u. a., aber auch durch *reduzierende* Stoffe wie Arsenwasserstoff, Phosphorwasserstoff, Hydrochinon, Pyrogallol, Anilin, Plasmochin, auf Grund von Zwischenreaktionen. Von gewerblichen Giften sind hauptsächlich die aromatischen Amido- und Nitroverbindungen des Benzols und Phenols (d. h. Anilin und Nitrobenzol sowie ihre Abkömmlinge, besonders die *Sulfonamide*) zu erwähnen. Die Vergiftung kann auch durch die intakte Haut erfolgen wie bei Anilin, Anilinfarbstoffen, Di- und Trinitrotoluol.

Der *Nachweis von Methämoglobin* erfolgt zweckmäßigerweise nach dem folgenden einfachen Verfahren: Man füllt in ein geeignetes Reagenzglas 5 cm^3 dest. Wasser und läßt Tropfen für Tropfen des Patientenblutes einlaufen, bis bei Betrachtung mit dem Taschenspektroskop der grüne und blaue Teil des Spektrums völlig verdunkelt ist. Dann sieht man bei einer Wellenlänge von ungefähr 630—650 mμ im Rotorange den neuen Streifen des Methämoglobins. Dieser verschwindet nach Schwefelammonium. Statt dessen tritt bei Verdünnung mit destilliertem Wasser vor dem ersten Streifen des Hämoglobins ein „Vorschlagschatten" bei 590—600 mμ auf (Abb. 112). Die Banden des Methämoglobins sind eventuell auch sichtbar bei Durchleuchtung der etwas angespannten Ohrmuschel mittels Glühlampe.

Die Symptome der Methämoglobinbildung (Cyanose, Kopfschmerz, Dyspnoe bei Arbeit) sind beim Menschen bis zu einem Wert von 30—45% Methämoglobin wenig störend; Hinfälligkeit und Stupor treten bei etwa 60% auf, Bewußtlosigkeit bei etwa 85%; ein kleines Kind war bei einem Wert von 71% noch nicht komatös. Der höchste Wert bei Sulfonamidvergiftung des Menschen wurde mit 37% bestimmt, so daß ein therapeutischer Eingriff (s. S. 419) nur äußerst selten erforderlich ist. Die letale Konzentration bei Hunden beträgt 80—85%. Die spontane Rückbildung des Methämoglobins erfolgt beim Menschen nach Nitriten in einigen Stunden, nach Sulfonamiden in 1—2 Tagen. Betr. Methylenblau s. S. 419.

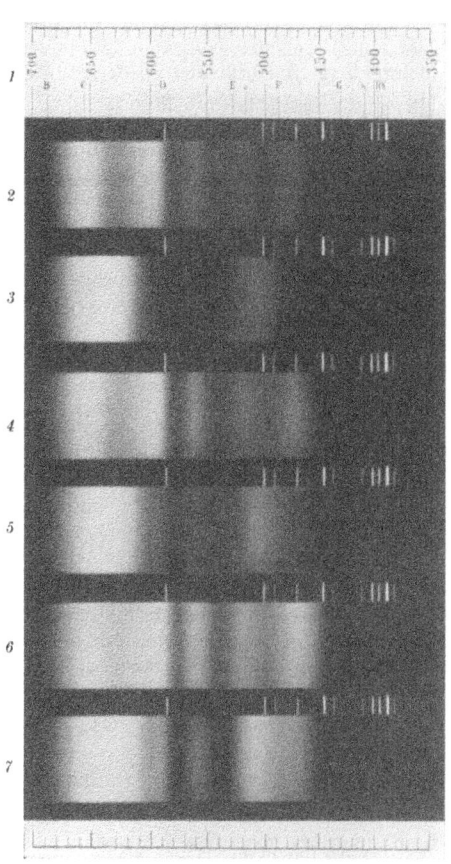

Abb. 112. Methämoglobin-Blutlösung in drei verschiedenen Verdünnungen (1:50, 1:60, 1:80) bei neutraler (*2, 4, 6*) und alkalischer Reaktion (*3, 5, 7*). (Nach ROST)

Reine Methämoglobinbildner sind die *Nitrite*; hier ist die Methämoglobinbildung nach Aufhören der Giftwirkung in wenigen Stunden reversibel, so daß auch bei chronischer Vergiftung nach solchen Stoffen keine Anämie auftritt.

Es gibt andere Methämoglobinbildner wie die Sulfonamide, bei denen neben dem Methämoglobin die typischen Banden des *Sulfhämoglobins* auftreten mit Ausgang in Anämie (s. S. 461).

Eine dritte Gruppe weist nicht nur eine Zerstörung des Hämoglobinanteils, sondern zusätzlich noch eine Zerstörung *des Globins* im Hämoglobin auf, sichtbar an den sog. HEINZschen Körperchen, deren Auftreten im Blut oft als die Vorstufe einer Anämie anzusehen ist. Als besonders gefährlich in dieser Hinsicht haben die Chlorate, die Hypochlorite sowie das Acetanilid zu gelten. Bei ihnen finden sich auch Schollen halbzerstörten Blutfarbstoffes im Blut, die gelegentlich zu einer Infarzierung der Niere führen. Für das Auftreten einer Anämie nach bestimmten Methämoglobinbildnern kann auch eine *Giftwirkung auf die blutbildenden Organe* verantwortlich sein.

Sulfhämoglobin, auch als *Verdochromogen* bezeichnet, ist kein Hämoglobin mehr und kann nicht in Hb zurückverwandelt werden infolge *Aufspaltung des Porphyrinrings.* Sulfhämoglobin kann auftreten bei der Resorption großer Schwefelwasserstoffmengen aus dem Darmkanal, wie z. B. bei chronischer Verstopfung oder besonders nach Verabreichung der Sulfate als Abführmittel. Die Verdohämochromogenbildung geht leichter vor sich, wenn der Körper unter der Einwirkung bestimmter Medikamente wie Phenacetin oder Prontosil und anderer Sulfonamidverbindungen steht. Die in solchen Fällen — gewöhnlich nach dieser durchaus unzulässigen Sulfatdarreichung — auftretende Cyanose bedeutet also eine irreparable Zerstörung des Blutfarbstoffes, ist insofern ernster zu bewerten als die harmlose Cyanose durch Methämoglobinbildung, da sie *Anämie* nach sich zieht.

Hämatoporphyrin entsteht durch Abspaltung von Eisen aus Hämoglobin; auch hier liegt eine irreparable Zerstörung vor, evtl. mit Ausgang in Anämie.

Das Uro- und Koproporphyrin verrät sich durch starke Fluoreszenz. Die Hämatoporphyrinurie entsteht als kongenitale Stoffwechselstörung, aber auch nach Arzneistoffen und Giften wie Sulfonal, Schwefelkohlenstoff, Blei, Sulfonamiden u. a. Bis zu $1/17$ der gesamten Hämoglobinmenge kann bei Sulfonalvergiftung täglich mit Harn und Kot ausgeschieden werden. Charakteristisch für das Auftreten größerer Mengen von Hämatoporphyrin im Körper ist die Sensibilisierung durch Licht, die man auch bei anderen fluoreszierenden Stoffen beobachtet (Eosin u. a.). Hierdurch können schwere Haut- und Augenentzündungen entstehen. Für einzelne dieser Gifte ist eine günstige Wirkung von Nicotinsäureamid beschrieben worden (s. S. 52).

Das Endprodukt des Hämoglobinabbaues sind das *Bilirubin* und seine Abkömmlinge. Das täglich gebildete Bilirubin ist ein Maß des physiologischen Blutzerfalls. Eine starke Mehrbildung von Bilirubin bedeutet daher zusätzliche Hämoglobinverluste (s. S. 378). Bilirubin ist toxisch (s. S. 459).

Hämolyse, auch im Blutbild an Defekten der Erythrocyten erkennbar, bedeutet Auflösung und Untergang der roten Blutkörperchen; der in das Plasma übergetretene Blutfarbstoff wird zum großen Teil durch die Niere abfiltriert. Aber der im Körper verbliebene Rest ist noch zu groß, um auf dem üblichen Wege zu Gallenfarbstoff verarbeitet zu werden. Das freigewordene Hämoglobin wird daher teilweise in neugebildeten roten Blutkörperchen zusätzlich abgelagert *(Hyperchromasie)*. Die Reste der zugrunde gegangenen roten Blutkörperchen können sich zusammenklumpen, so daß *capilläre Thromben* entstehen. Diese können schwere zentrale Symptome oder Störungen der Nierentätigkeit auslösen (s. S. 458). Betr. Alkalitherapie s. S. 412.

Hämolyse wird am häufigsten beobachtet nach *Blutübertragung* (s. S. 458); sie kann gelegentlich bei Gesunden auftreten (Marsch-Hämoglobinurie), leichter bei Luetikern und z. B. durch Kälteeinwirkung. Hämolytische Streptokokken können bei Puerperalsepsis und bei Scharlach das schwere Krankheitsbild verursachen. Bei der tropischen Malaria kann Chinin den Anfall auslösen (Schwarzwasserfieber). Alle Methämoglobinbildner können nach wiederholten Gaben Hämolyse bewirken. Der kongenitale hämolytische Ikterus ist ausgezeichnet durch eine besonders kurze Lebensdauer der roten Blutkörperchen, die statt ungefähr 150—200 Tage 8—10 Tage betragen kann.

Im Experiment kann man Hämolyse erzielen durch osmotische Einflüsse wie Infusion von destilliertem Wasser sowie durch Stoffe, die die Oberflächenspannung verändern wie Seife, Helvellasäure in der Frühjahrsmorchel und Saponine. Auch durch Vergiftung mit Vicia faba, *Schlangengiften* und mit *Arsenwasserstoff* (AsH_3) sowie oft bei Sensibilisierungsvorgängen (Sulfonamide, Nitrobenzol- und Nitroanilinverbindungen, Penicillin, Arsenikalien u. a.) werden die roten Blutkörperchen aufgelöst.

b) Erstickung

Formen der Anoxie. Sauerstoffmangel allgemeiner oder örtlicher Natur, dessen Bedeutung für den glücklichen oder unglücklichen Ausgang vieler Krankheiten bereits geschildert worden ist (s. S. 116), kann in Zusammenhang stehen mit einer verminderten O_2-Sättigung in den Alveolen *(arterielle Anoxie)*; hierbei kann eine O_2-Armut der Atemluft vorliegen (Aufenthalt in großen Höhen, Einatmen von Fremdgasen in hoher Konzentration, auch von Narkosegasen, Brunnengasen u. a.); eine Verlegung der Atmungswege (Laryngospasmus, Larynxödem, Bronchialspasmen, Lungenödem u. a.) oder eine Lähmung der Atmung entweder zentral (Narkotica, Opiate, Krampfgifte) oder peripher (durch curarisierende Stoffe) kann eine Rolle spielen. Von *anämischer Anoxie* spricht man bei Mangel an funktionsfähigem Hämoglobin (Anämien, CO-Vergiftung, Methämoglobinbildung, Hämolyse u. a.). *Zirkulatorische Anoxie* entsteht durch Versagen des Kreislaufs z. B. bei Herzschwäche, im Kollaps und Schock, indessen auch durch ungenügende Durchgängigkeit von Arterien und Arteriolen (Ischämie) durch Kompression der Capillaren (Ödeme u. a.) oder Verlegung des venösen

Abflusses (Stagnation). *Metabolische Anoxie* ist verknüpft mit abnormer Erhöhung des O_2-Bedarfs des Gewebes (s. Adrenalin), *histotoxische Anoxie* mit einem Versagen der O_2-Übertragung im Gewebe (s. Blausäure). — *Cyanose* tritt nur ein, wenn etwa 5 g reduziertes Hb in 100 cm³ Blut vorhanden ist; sie fehlt daher bei Anämie, CO- und HCN-Vergiftung.

Empfindlichkeit der Gewebe gegenüber O_2-Mangel. Diese verschiedenen Formen der Anoxie äußern sich in erster Linie in *Gehirnsymptomen:* Fällt der O_2-Gehalt der Atemluft auf etwa 14%, so sind alkoholartige Euphorie, Analgesie und andere psychische Störungen nicht selten. Bei etwa 10% erfolgt Reizung des Sinus caroticus und damit Dyspnoe; Schreibkrämpfe finden sich regelmäßig; Erbrechen, Schwindel, aber auch Sehstörungen sind häufig; empfindliche Personen können bei diesem Grenzwert bereits bewußtlos werden. Zu den schweren zentralen Symptomen rechnen auch Psychosis, Amaurosis, *Konvulsionen* sowie letztlich das anoxische Koma unter dem Bilde der „Decerebrate rigidity". Akklimatisierte Personen vertragen bis zu 6% Sauerstoff in der Atemluft.

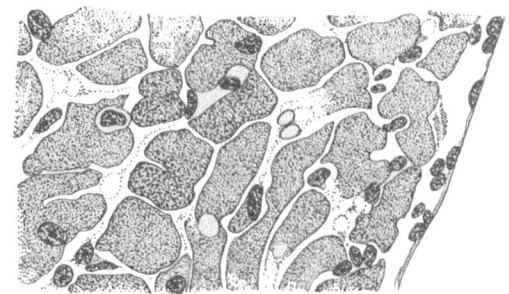

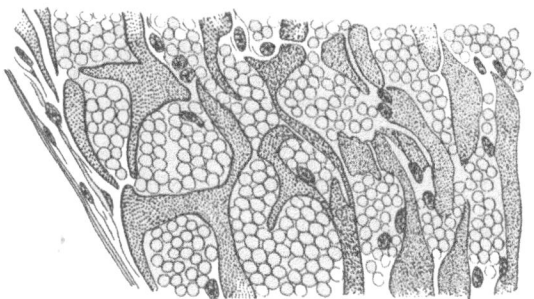

Abb. 113. Zeichnung des Herzmuskels einer normalen Maus (oben) und einer infolge Sauerstoffmangels erstickenden Maus (unten). Man beachte die strotzende Füllung der Capillaren mit Erythrocyten bei Erstickung und die dadurch herbeigeführte Störung der normalen Zusammenarbeit der Herzmuskelfasern. (Nach A. CAMPBELL und F. C. POULTON)

Etwas weniger empfindlich als das Gehirn ist das *Herz*; jedoch führt schwere Anoxämie zu strotzender Überfüllung des Capillarsystems im Herzen und dadurch zu akutem Herzmuskelschaden mit Erhöhung des venösen Drucks (Abb. 113); empfindliche Personen und Herzkranke können mit Angina pectoris reagieren. Auch *Leber und Niere* gehören zu den bedrohten Organen; in der Leber finden sich Glykogenschwund, Störungen der Desaminierung u. a.; regelmäßig tritt Acidosis auf mit Anhäufung von Milchsäure und Brenztraubensäure im Blut und unter Abgabe von Kalium und Phosphaten mit dem Harn. Die *Niere* reagiert mit Spasmen der Gefäße, der quergestreifte Muskel unter Umständen mit Kontraktur. Die allgemeine Capillarschädigung führt zu petechialen Blutungen, zur Auswanderung von Plasma und unter Umständen zu Schockzuständen.

Degenerationsvorgänge durch O_2-*Mangel.* Aber Sauerstoffmangel stoppt nicht nur die Maschine, sondern zerstört sie (HALDANE). Bei vielen Formen der Anoxämie (auch bei Lungenödem, Pneumonie, CO-Vergiftung u. a.) erfolgt der Tod nicht als unmittelbare Folge der Erkrankung oder Vergiftung, sondern sekundär durch Zerstörung lebenswichtiger Zentren, besonders des Atmungszentrums.

Dauert die völlige Erstickung bei normalem Stoffwechsel länger als 5 min, so ist völlige Erholung nicht mehr zu erwarten. Bei Ertrunkenen, die 9—10 min ohne Sauerstoff waren, oder bei Patienten mit Herzstillstand über die gleiche Zeit, die dann durch Herzmassage zurückgeholt wurden, traten schwere psychische und neurologische Dauerschäden regelmäßig auf (motorische Unruhe, Dämmerzustände, Amaurosis, PARKINSON-Symptome, Idiotie, auch plötzliche Todesfälle nach Wochen). Ähnliches kann man nach N_2O-Narkose und nach anderen anoxämischen Zuständen beobachten. Von seiten des Herzens sieht man langdauernde Herzmuskelschwäche, von seiten der Niere als Folge der Gefäßspasmen die sog. lower nephron nephrosis, häufig mit tödlich ablaufender Anurie. Die Gefäße bleiben längere Zeit brüchig; es können ausgedehnte Blutungen, auch Blasenbildung der Haut auftreten.

Der Sauerstoffbedarf ist besonders groß bei körperlicher Anstrengung *(Bergkrankheit)*; diese geht in der Ruhe rasch zurück. Dabei gibt es Personen, die besonders leicht mit Blutüberfüllung des Gehirns oder mit Hirnödem reagieren, daher frühzeitig über Kopfschmerzen klagen. Ein weiteres mit der Höhenkrankheit verknüpftes Symptom, nämlich die Ausdehnung der Darmgase, hängt nicht ab vom Sauerstoffmangel, sondern vom Barometerdruck, findet sich daher nicht bei den Blutgiften.

Während Sauerstoffmangel in der Atemluft die Gefahr der Atemgifte beträchtlich steigert und umgekehrt, wissen wir bis heute nicht, inwieweit die Wirkung anderer Arzneistoffe und Gifte sich in großen Höhen verändert. Solange diese Frage nicht geklärt ist, tut man gut, mit der Anwendung von Arzneistoffen bei Höhenflügen vorsichtig zu sein.

Brunnengase werden dadurch gefährlich, daß der im engen Raum abgeschlossene Sauerstoff durch Gärungs- und Fäulnisvorgänge verbraucht wird, so daß der Arbeiter, der nicht durch die erlöschende Kerze gewarnt wird, ahnungslos in mehr oder weniger reinen Stickstoff eintaucht und nach wenigen Atemzügen bewußtlos zusammenbricht, unter den Erscheinungen der Anoxämie (fälschlich „Stickstoffnarkose").

Die gleichen Erscheinungen erfolgen bei der Einatmung anderer inerter Gase wie Wasserstoff, Methan u. a.

Akklimatisation. Die Erscheinungen der Bergkrankheit können sich bei der *Akklimatisation* völlig verlieren. Diese geht in folgenden Stufen vor sich: Infolge der Mehratmung kommt es zu einem vermehrten Abrauchen der Kohlensäure und damit zu einer Alkalosis. Alkalosis aber bedeutet verminderte Atmung, die im Schlaf den CHEYNE-STOKESschen Typus annehmen kann.

Durch eine biologische Reaktion wird hierbei das überschüssige Alkali in das Gewebe abwandern. Nach der Akklimatisation finden sich daher häufig verminderte Alkalireserve, verminderter CO_2-Gehalt des Blutes und normale Atmung. Diese „Acidosis" scheint bei Sauerstoffmangel für die Atmung der Gewebe günstig zu sein, da Zufuhr von Salmiak den Ausbruch der Bergkrankheit verhindern soll. Eine weitere biologische Regulation besteht in der Steigerung der Knochenmarkstätigkeit, die zum Anstieg der Reticulocyten und Erythrocyten führt; diese können auf das Doppelte vermehrt sein. Mit diesen Regulationen allein würde jedoch noch keine Akklimatisation erfolgen; maßgebend sind vielmehr das *Herz*, das *Hypertrophie* aufweist, daneben die *Lunge* durch *Erweiterung des Thorax*. Asphyktische Zustände, „Bergkrankheit" und die zugehörigen akuten Regulationen — daneben langsam einsetzende Akklimatisationserscheinungen — entstehen auch unter der akuten und chronischen Wirkung von *Atmungs- und Blutgiften*.

Behandlung der Anoxämie. Sauerstoff-Mangel kann behandelt werden mit *Innerer Sauerstoffersparnis* (s. S. 116) wie etwa bei der Bergkrankheit oder mit *Sauerstoffzufuhr*.

Auch die Arzneistoffe teilt man zweckmäßigerweise in solche ein, durch die die Ökonomie der Leistung erhöht wird, durch die also Sauerstoff gespart wird, wie z. B. am Herzen nach Strophanthintherapie, und in solche, durch die diese Ökonomie verschlechtert wird, wie z. B. am Herzen durch Adrenalin. Im Dienst der inneren Sauerstoffersparnis stehen auch das Herabdrücken des Fiebers (z. B. durch Antipyretica) und besonders der Gebrauch von

Chinin. Auch die Behandlung der BASEDOWschen Krankheit mit Luminal und Prominal wäre hier einzuordnen. Eine gewisse Verzögerung der irreversiblen anoxischen Schädigung des Gehirns erzielt man mit Traubenzucker- und Glutaminsäure-Injektion.

Sauerstoff ist das fast unfehlbar wirkende Mittel bei Sauerstoffverarmung der Atemluft oder des Blutes, solange keine unheilbare Zerstörung lebenswichtiger Funktionen vorliegt. Er wird in Stahlflaschen geliefert und kann von den Rettungsstationen und Feuerwachen angefordert werden. Das ist für Massenunglücke wichtig. Ein besonders findiger Arzt hat einmal 10 Verunglückte gleichzeitig mit Hilfe von Gummischläuchen, T-Stücken und Röhrchen, die in den Mund eingelegt wurden, an die gleiche Sauerstoffflasche angelegt. Die O_2-Zufuhr erfolgt gewöhnlich mittels *Nasen- und Mundkatheter*, mittels *festschließender Narkosemaske* oder Atemschutzgerät oder mit *Sauerstoffzelten* (cave Wärmestauung) und *Sauerstoffsäcken*, besonders aber im rhythmischen Einblasen von O_2 nach *Intubation; immer muß angefeuchtet werden.*

Durch geeignete Technik muß man dafür sorgen, daß das Gas auch tatsächlich in *hoher Konzentration ununterbrochen* und *genügend lange* eingeatmet wird. 6—8 l pro Minute sind die üblichen Mengen, entsprechend täglich bis zu 30 000 l. Es gibt Patienten, die nach kürzester Zeit cyanotisch werden, wenn man ihnen weniger zuführt, und die sofort die Cyanose verlieren, wenn man richtig dosiert. Nur in Notfällen empfiehlt es sich, Sauerstoff intermittierend einatmen zu lassen, z. B. 10 min Atmen, 10 min Pause.

Der im hochkomprimierten Zustand befindliche Sauerstoff hat schon oft zu Explosionen geführt. Sogar im kalten Zustand, z. B. durch Umstürzen, können solche Flaschen ähnlich einer Granate in viele kleine Stücke zerspringen. Bei zu heftiger Öffnung des Ventils muß Selbstentzündung leicht brennbaren Materials, sogar des Eisens eintreten, besonders, wenn Öl oder Fett am Ventil der Flasche vorhanden ist. Durch Hitzeentwicklung kann jetzt die Flasche zerknallen. Die Ventile sind daher vorher mit trocknem Lappen zu reinigen oder besser sind *Sauerstoffventile* zu benutzen. Ähnliches ist bei Vorratsflaschen von Wasserstoff, Acetylen, Ammoniak-Luftmischungen und auch bei der Druckluft zu berücksichtigen.

Der reine Sauerstoff führt, wenn er im Experiment über Tage zugeführt wird, schon bei Atmosphärendruck bei den meisten Laboratoriumstieren durch Schädigung des ungeschützten Lungenepithels zu entzündlichen Lungenveränderungen. Das trifft auch für den Menschen zu, wenn bereits entzündliche Lungenveränderungen vorliegen oder die Zufuhr reinen Sauerstoffs länger als 6—12 Std. durchgeführt wird. Er besitzt beim Menschen eine besonders starke Giftwirkung, wenn er unter höherem Druck eingeatmet wird. Bei 3 Atmosphären treten schon nach $^3/_4$ Std. krampfhafte Zuckungen in den Beinen auf (BORN-STEIN), später kann es zu Krämpfen kommen. Benutzt man dagegen die übliche, nicht enganliegende Gesichtsmaske, so wird der reine Sauerstoff durch die beigemengte Luft so verdünnt, daß eine Giftwirkung nicht auftreten kann. Mit solchen Erscheinungen ist auch bei Überdruck nicht mehr zu rechnen, wenn weniger Sauerstoff in Stickstoff oder Luft oder neuerdings, um die Gefahr der Caissonkrankheit auszuschalten, in Helium eingeatmet wird.

Paradoxe O_2-Wirkung. Anoxämie wirkt nebenher intensiv auf die Chemoreceptoren des Sinus caroticus; dies hat zur Folge, daß nach langanhaltender hochgradiger Anoxämie — zuerst bei Fliegern beobachtet — eine Einatmung von O_2 zu sofortiger Bewußtlosigkeit und Atmungsstillstand führen kann, und zwar durch chemische Denervierung der Chemoreceptoren, die im Zustand der Anoxie heftige Impulse zum Atmungszentrum gesendet hatten.

Therapeutische Anwendung. Zufuhr von Sauerstoff ist besonders wirksam bei *arterieller Anoxie* (s. oben).

Viele Formen der arteriellen Anoxämie sind dadurch ausgezeichnet, daß gleichzeitig eine Ansammlung von CO_2 im Blute stattfindet. Das hier beobachtete Bild der Atemnot unterscheidet sich daher grundsätzlich von dem der reinen Anoxämie. Es entsteht nicht wie bei Sauerstoffmangel der angenehm betonte Rauschzustand, sondern der mit Angstgefühlen verbundene schwere Lufthunger, der für Überladung mit CO_2 kennzeichnend ist (s. S. 420), sofern nicht, wie bei der zentralen Atmungslähmung, infolge der gleichzeitigen Lähmung der Großhirnrinde andere Allgemeinsymptome in den Vordergrund treten. Hier sei besonders auf *Curare-Lähmung* und NO_2-*Narkose* hingewiesen.

Das soll indessen nicht darüber hinwegtäuschen, daß auch in diesen Fällen die Anoxämie ihre verheerende Wirkung insbesondere auf die Struktur des Zentralnervensystems und des Herzens ausüben kann. Dabei ist zu berücksichtigen, daß eine Verminderung der Sauerstoffsättigung des Hämoglobins auf 85—80% dem Leben in einer Höhe von 4000 m entspricht. Unter solchen Umständen muß man mit Erscheinungen der Höhenkrankheit (s. o.) rechnen, die sich der eigentlichen Krankheit aufpfropfen und die Wendung zum Schlimmeren herbeiführen können. Therapeutisch ist daher in allen schweren Fällen eine *Sauerstoffzufuhr* nötig, und es gibt keinen Arzneistoff, insbesondere kein Analepticum, welches die O_2-Zufuhr ersetzen oder unnötig machen könnte.

O_2 wird aus verschiedenen Gründen nicht in allen Fällen wirksam sein; es sollte indessen als Regel gelten, daß Sauerstoffinhalation versucht wird, sobald Erscheinungen der Anoxie vorliegen. Bei schwerem Lufthunger, z. B. Lungenödem, kann Sauerstoff eine zauberhafte Wirkung besitzen und die schweren Erregungszustände momentan beseitigen.

Auch in der Rekonvaleszenz verlangen solche Patienten immer wieder nach Sauerstoff. Zur Beruhigung hat man ihnen dann Sauerstoff, in kleine Luftkissen gefüllt, zum Einatmen gegeben (MINKOWSKI).

Die *Wirkung der Sauerstoffinhalation* bei CO-Vergiftung ist häufig lebensrettend, bei anderen, *anämischen Anoxämien* unsicher, indessen nicht aussichtslos.

In diesen Fällen ist das funktionsfähige Hämoglobin beim Verlassen der Lunge vollständig mit Sauerstoff gesättigt. Eine zusätzliche Sauerstoffwirkung kann nur dadurch eintreten, daß bei höherem Partialdruck dieses Gas in vermehrter Menge im Plasma gelöst wird. Schüttelt man 100 cm³ Blut mit Luft oder mit reinem Sauerstoff, so nehmen die roten Blutkörperchen in jedem Falle 20 cm³ Sauerstoff auf; der beim Schütteln *physikalisch im Plasma gelöste Sauerstoff* beträgt im ersten Falle 0,6 cm³, im letzteren 3,0 cm³. Bei Sauerstoffüberdruck können im Tierexperiment so große O_2-Mengen im Plasma gelöst werden, daß eine tödliche CO-Vergiftung überstanden wird. — Betr. Zugabe von CO_2 s. S. 420.

Demgegenüber wird die *zirkulatorische Anoxämie* infolge *lokaler* oder *allgemeiner Kreislaufstockung* auf Sauerstoffzufuhr nicht ansprechen, wenn nicht gleichzeitig, wie das häufig in Kollaps- und Schockzuständen der Fall ist, eine mangelnde Sauerstoffsättigung des arteriellen Blutes vorliegt. Auch die *histotoxische Anoxie* durch Blausäure wird durch Sauerstoff wenig beeinflußt. Liegt keine Anoxie vor, so sind die O_2-Wirkungen überaus dürftig; bei gesunden Menschen sieht man eine geringe Vermehrung der Atmung, eine Verlangsamung des Pulses um 4—6 Schläge mit entsprechender Verminderung des Herzminutenvolumens, weiterhin Konstriktion der Coronarien und der Gehirngefäße.

O_2 wird neuerdings auch bei starkem *Meteorismus* (z. B. bei paralytischem Ileus) angewandt; die Darmgase bestehen hier hauptsächlich aus Stickstoff, der mit dem Stickstoff der Atmungsluft im Gleichgewicht steht und der bei O_2-Atmung (75—90%) allmählich den Körper verläßt.

c) Stickgase

Kohlenoxyd ist die häufigste Ursache der gewerblichen Vergiftungen und wird allzuoft als Selbstmordmittel verwandt. Es entsteht überall dort, wo Kohle oder kohlenstoffhaltige Stoffe unvollständig verbrennen, sei es durch Schwelen, offenes Brennen oder Explosion.

Es kommt vor im Leuchtgas (3—15%), im Wassergas (H_2 + CO), das in der chemischen Industrie vielseitig verwendet wird, in den Abgasen von Kohlenöfen, Gasbrennern, Explosionsmotoren und in vielen industriellen und gewerblichen Betrieben. Beim Laufenlassen des Motors in einer geschlossenen Garage kann in 10 min die tödliche Konzentration von 0,2 bis 0,3% entstehen. Ähnliche Konzentrationen findet man in der Nachbarschaft von Brandherden.

Bei der Detonation von Brisanzmunition kann in den Sprenggasen bis zu 50% CO auftreten. 1 kg Sprengstoff entwickelt nämlich 400 l CO; es kann sich z. B. nach Bombentreffern über beträchtliche Entfernungen im Erdboden verbreiten, dort auch über Tage hängen bleiben und langsam herausdiffundieren. Merkwürdig ist das Auftreten von CO bei der Oxydation des Leinöls, und zwar unter gleichzeitigem Verbrauch des Luftsauerstoffs; ein mit frischem Ölanstrich versehener Schiffsraum enthielt 2—3% CO und nur 2—3% O_2.

CO in reiner Form ist geruchlos, unsichtbar und ohne Reizwirkung. Beim Bruch von Leuchtgasrohren können die stinkigen Bestandteile des Leuchtgases im Erdreich absorbiert werden, so daß reines CO in die Wohnungen eindringt. Es verrät sich dann nur durch die Zeichen der Vergiftung.

Nachweis. CO-Hämoglobin ist ausgezeichnet durch 2 Absorptionsstreifen mit der maximalen Absorption bei Wellenlänge 567 und 542 mμ gegenüber den charakteristischen Streifen des O_2-Hämoglobins bei 577 und 542 mμ. Nach Zusatz von frischem Schwefelammonium bleibt CO-Hb im Gegensatz zu O_2-Hb unreduziert. Bei dieser Probe werden die Streifen des CO-Hb verdunkelt durch das gleichzeitig vorhandene reduzierte Hb (Abb. 114).

LESCHKE empfiehlt das folgende einfache Vorgehen: „Man nimmt dem Vergifteten sofort Blut ab und verdünnt es mit der 5—10fachen Menge Wasser. Einen Teil der Blutlösung füllt man in eine Flasche, und zwar möglichst voll, damit wenig Kohlenoxyd entweicht, den anderen Teil — oder jedes beliebige andere Menschen- oder Tierblut — benutzt man zum Kohlenoxydnachweis in der Außenluft. Das geschieht in einfacher Weise dadurch, daß man durch die mit Wasser 10fach verdünnte Blutlösung möglichst viel Luft mit einem Gummigebläse durchpumpt, wie es jeder Arzt an seinem Blutdruckapparat besitzt. Je mehr Luft hindurchgepumpt wird (was durch jede Hilfsperson geschehen kann), um so größere Mengen von Kohlenoxyd werden vom Blutfarbstoff absorbiert."

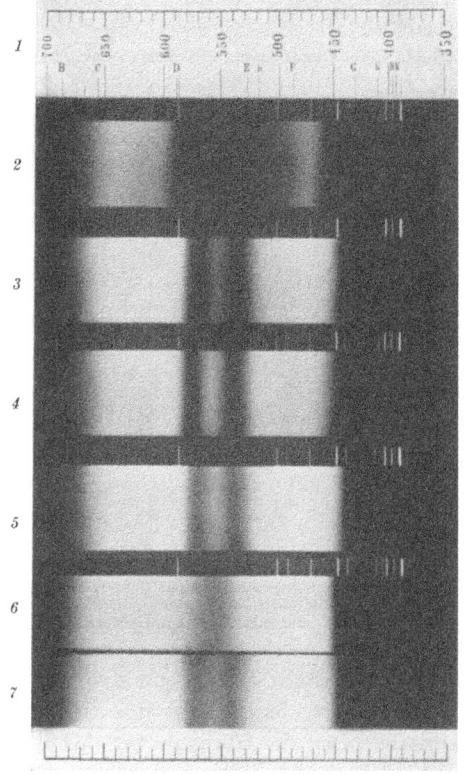

Abb. 114. CO-Blut im Vergleich zu normalem Blut (Verdünnung 1:70, 1:200, bei den reduzierten Blutproben 1:200), normales Blut (*2, 4* und reduziert *6*), CO-Blut (*3, 5* und reduziert *7*). [Nach ROST: Arb. Reichsgesundh.-Amt **32** (1909)]

Kohlenoxyd lagert sich nach der *Einatmung* an das Hämoglobin an, unter Auftreten von CO-Hämoglobin. Die Bindung des CO ist darin rund 300mal stärker als die des Sauerstoffs. Die Wiederabspaltung des Kohlenoxyds geht daher nur langsam vor sich. Auch bei Bewußtlosigkeit ist indessen das Kohlenoxyd bei zweckmäßiger Behandlung bis zum nächsten Tage wieder *ausgeatmet*, das Hämoglobin wieder intakt, so daß nach den Erfahrungen aus gewerblichen Betrieben gegen 90% der Betroffenen und mehr am nächsten Tage wieder bei der Arbeit sind. Nur 10% haben Nachkrankheiten.

Bei *hohen Konzentrationen* von Kohlenoxyd genügen wenige Atemzüge zur tödlichen Vergiftung. So stürzte WITTE im Selbstversuch nach 3 Atemzügen bewußtlos hin und konnte erst nach ¹/₂stündiger Sauerstoffbehandlung wieder ins Leben zurückgerufen werden

(TREMBUR). Auch in Explosionsschwaden muß man mit der Anwesenheit hoher CO-Konzentrationen rechnen. Solche selbst blitzartig verlaufenden Todesfälle werden leicht verwechselt mit psychischem Schock, auch mit Vergiftung durch Blausäure, Benzol u. a., sogar mit urämischen und epileptischen Anfällen oder mit Apoplexien. Gefährlich sind unter Umständen die CO-Mengen, die vom Auspuff von Explosionsmotoren in die Garage oder die geschlossene Limousine eindringen; Chauffeure sind wegen „Trunkenheit am Steuer" zur Rechenschaft gezogen oder gar bis zur Bewußtlosigkeit vergiftet worden.

Weit wichtiger sind die Fälle, in denen eine *langsame Aufnahme* der tödlichen Dosis erfolgt. Die kritische Konzentration von CO in der Atemluft bei einstündiger Einwirkungszeit beträgt etwa 0,1%. Dem entspricht eine CO-Sättigung des Hämoglobins von etwa 25%. Es ist hier ein deutliches Schwellenphänomen nachzuweisen, denn die Hälfte dieser Konzentration, also etwa 0,05%,

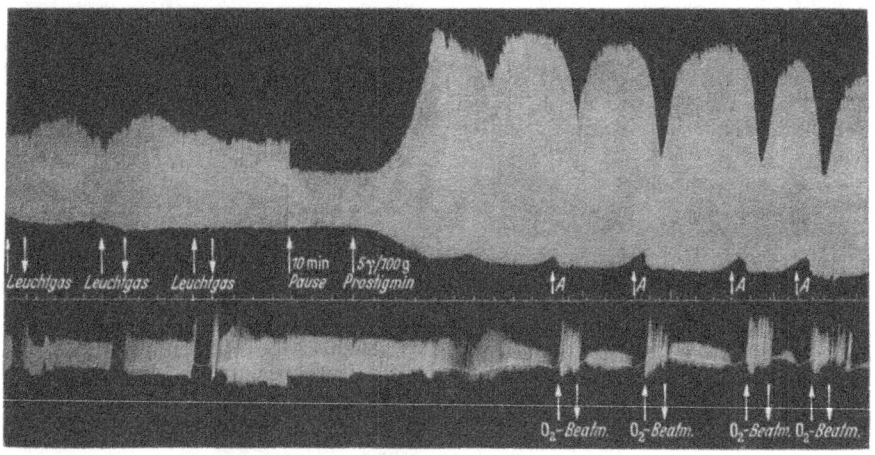

Abb. 115. Myogramm der Mm. masseter der Ratte nach Leuchtgaserstickung und Prostigmin. Avertinnarkose. Minuten- und Atmungsregistrierung. Pause = Kymographionstillstand. Reizfrequenz: 1 Hz (Induktorium). Man beobachte die anfallsweise auftretenden Kollapszustände, sichtbar an der einsetzenden Muskelschwäche, die jedesmal durch O$_2$-Beatmung behoben werden. (Nach VEIGEL 1950)

macht innerhalb einer Stunde überhaupt keine Beschwerden, vielleicht etwas Kopfschmerz, Mattigkeit und Unbehagen sowie eine auffällige *Leistungsverminderung*, die übrigens für das Frühstadium vieler Vergiftungen charakteristisch ist. — Arbeitende Personen sind stärker gefährdet als Personen in Ruhe.

Die ersten Vergiftungserscheinungen treten auf, wenn etwa 30% des Hämoglobins mit CO gesättigt sind: Kopfschmerz, Schwindel, Erbrechen, Störungen der Dunkeladaptation u. a. Bei zunehmender Vergiftung tritt *Atemnot* hinzu, später auch eine eigentümliche *Muskelschwäche*, meistens schon bei getrübter Verstandestätigkeit, die den Betroffenen daran hindert, den Raum zu verlassen. Erst bei etwa 50% CO-Hämoglobin setzt dann *tiefe Bewußtlosigkeit* mit allen Folgen schwerer Anoxämie (s. S. 474), bei 60—70% Tod durch Erstickung ein.

Besondere Krankheitsbilder zeigen sich bei *Mischvergiftungen*, z. B. durch Auspuffgase oder Brandgase. Hier sind neben CO noch CO$_2$, SO$_2$ u. a. anwesend.

Behandlung. Liegt bei einem Leuchtgasvergifteten eine *einfache Bewußtlosigkeit* vor und ist die Atmung in Ordnung, so genügt es, den Patienten an die frische Luft zu bringen. Ist indessen die Atmung erloschen und der Herzschlag nicht mehr festzustellen, so kann wie bei anderen Unglücksfällen (Ertrinken, Verschüttung, elektrischer Strom, Vergiftung durch Schlafmittel, Alkohol, Morphin u. a.) ein *Scheintod* vorliegen. Dieser kann bis 24 Std. andauern. Liegen also nur *unsichere Zeichen des Todes* vor: Stillstand der Atmung und Fehlen des Herzschlages, so muß *künstliche Atmung* zur *Ausatmung des Kohlenoxyds* und zur *Sauerstoffversorgung* gemacht werden. Diese wird so lange fortgesetzt, bis der Patient wieder genügend atmet oder bis die *sicheren Zeichen des Todes* eintreten (Totenflecke, Totenstarre, Körpertemperatur unter 24°, Gerinnung des Blutes und andere Leichenerscheinungen). Man kann im allgemeinen damit rechnen, daß Totenflecke und Totenstarre $^1/_2$ Std. nach dem sicheren Tode sich ausprägen.

Die künstliche Atmung ist durch kein Medikament zu ersetzen und ist in jedem Fall von Atmungsstillstand genügend lange durchzuführen. Sie kann wesentlich unterstützt werden durch die Einatmung von reinem Sauerstoff (Abb. 115) oder etwas besser durch 5% CO_2-O_2-Gemische (Abb. 116), da nämlich die Ausscheidung von CO abhängig ist von der Größe der Ventilation.

Zur etwaigen medikamentösen Behandlung stehen *Lobelin* (siehe S. 340), *Weckmittel* wie Coramin (s. S. 338), *Gefäßmittel* wie Sympatol (s. S. 323) und *Herzmittel* wie Strophanthin (s. S. 293) zur Verfügung. 1—3 cm³ Cardiazollösung i.v. macht dagegen Krämpfe (Diagnosticum!). Ein Aderlaß käme nur bei etwaiger zentraler Blutung oder bei Hirnödem in Frage. Infusion von Kochsalzlösung würde ein solches Hirnödem unter Umständen verstärken oder dieses sogar auslösen. Morphin und alle Opiate sind gegenindiziert (CLOETTA).

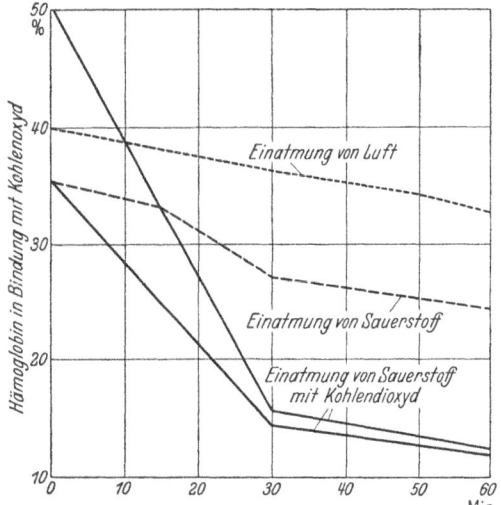

Abb. 116. Abrauchen von CO aus dem Blut bei Einatmung verschiedener Gase. (Nach HENDERSON)

Nach Wiedereinsetzen der Atmung kann der Patient an *Nachkrankheiten* erkranken. Gefürchtet ist die häufig durch Abkühlung verursachte *Bronchopneumonie*. Eigentümlich sind die als Folgen von Capillarschädigung eintretenden *Blutungen* in Haut — hier auch mit Blasenbildung einhergehend — und Schleimhäuten, aber auch in den inneren Organen. Diese entstehen frühestens 10—12 Std. nach Ablauf der akuten Vergiftung, oft erst nach 3—5 Tagen. Von seiten des Gehirns beobachtet man außer gelegentlichen *pallidären Symptomen psychische Störungen* der verschiedensten Art. Die Erfahrung hat gelehrt, daß in gerichtlichen Fällen, wenn ein vorher Gesunder eine unverständliche Handlung begeht, häufig eine gewerbliche Vergiftung vorliegt. Hierbei steht Kohlenoxyd an erster Stelle — dann Quecksilber-, Blei-, Bleitetraäthyl- und Benzolvergiftungen. Nach der Kohlenoxydvergiftung selber besteht in der Regel eine vollständige *Amnesie*.

Bei der ärztlichen Versorgung eines Kohlenoxydvergifteten wird häufig unterlassen die *Zufuhr von frischer Luft* und das *Verstopfen der Kohlenoxydquelle*. Auch darf man den Vergifteten *keine Nahrung* reichen, da diese sich leicht verschlucken. Es entstehen weiter Unglücksfälle dadurch, daß die Betroffenen, die *sehr schwach* sind, bei Gehversuchen hinstürzen. Auch muß die *Gefahr der Explosion* in Rechnung gestellt werden.

Als „**chronische Kohlenoxydvergiftung**" wird eine Erkrankung beschrieben, die nach ständiger oder sich rasch wiederholender Einatmung geringer CO-Mengen entstehen soll. Die Erscheinungen sollen äußerst vielgestaltig sein, und nahezu jedes psychische und periphere Symptom soll dabei auftreten können. Kohlenoxydkonzentrationen unter 0,01% sollen unwirksam sein, und nach Entfernung aus der Gasatmosphäre soll vollständige Erholung eintreten. Die Möglichkeit einer solchen chronischen CO-Vergiftung, sofern nicht zeitweise erhebliche Mengen von Kohlenoxyd im Blut nachweisbar sind, oder sofern nicht deutliche Erscheinungen der Akklimatisation vorliegen, ist sehr umstritten und wird von den meisten Sachverständigen abgelehnt. — Indessen ist bei Fliegern festgestellt worden, daß — bei oft wiederholten Flügen in größeren Höhen — sich allmählich Gehirnveränderungen entwickeln können.

Blausäure, HCN, entsteht aus Cyanalkalien durch Einwirkung von Säuren. Schon der Kohlensäuregehalt der Luft macht Blausäure aus den Salzen frei.

Blausäure ist weit verbreitet in Pflanzensamen (Kürbis, Pflaumen, Äpfeln, besonders in bitteren Mandeln). Diese enthalten *Amygdalin*, das mit Hilfe des Fermentes Emulsin in Blausäure, Bittermandelöl und Zucker gespalten wird. Blausäure wird technisch viel angewandt, besonders in der Goldindustrie und bei der *Schädlingsbekämpfung*, ist auch in vielen *Silberputzmitteln* enthalten. Die tödliche Dosis für den Menschen beträgt ungefähr 50 mg. Sie kann mit einem einzigen Atemzug in den Körper gelangen. Von bitteren Mandeln sind 60 Stück beim Erwachsenen tödlich gewesen. Die letale Dosis von KCN wird mit 0,2—0,3 g angegeben; die Vergiftung verläuft hier langsamer als nach Blausäure; auch durch die Haut sind tödliche Vergiftungen möglich.

Geringe Konzentrationen von Blausäure verraten sich durch *Kratzen im Hals*, später angeblich, aber nicht bei allen Menschen, im *Geruch nach bitteren Mandeln*. Bei genügend *hohen Dosen* kommt es zur *Erregung des Atmungszentrums*, verbunden mit Angstzuständen, Schwindel, Erbrechen und gelegentlich mit Atemkrämpfen. Wird die *tödliche Dosis* rasch inhaliert, so kann der Betroffene wie vom Blitz getroffen zusammenstürzen *(apoplektiforme Vergiftung)*.

Die Vergiftung beruht nicht auf der geringfügigen Bildung von Cyanhämoglobin im Blut, sondern auf einer spezifischen *Lähmung des Häminatmungsferments* (s. S. 474) der Gewebszelle. Diese ist nicht mehr imstande, den ihr reichlich angebotenen Sauerstoff aufzunehmen. Das Oxyhämoglobin passiert also unzersetzt das Capillargebiet, und das venöse Blut wird arteriell. Auch das Leichenblut ist kirschrot. Bei solchen histiotoxischen Stoffen ist daher Sauerstoffzufuhr wenig wirksam.

Sofern der Betroffene eine schwere akute Vergiftung überlebt, können in seltenen Fällen chronische Folgen dieser inneren Erstickung ebenso zurückbleiben wie bei anderen Formen des Sauerstoffmangels (degenerative Vorgänge in der Ganglienzelle, Verschwinden der NISSLschen Schollen, Blutungen im Hirnstamm).

Die Behandlung der apoplektiformen Vergiftung ist nahezu aussichtslos. Ist indessen das Gift in den Magen gelangt, so wird man durch Magenspülung, auch unter Zusatz von 3%igem Wasserstoffsuperoxyd oder etwas Kaliumpermanganat oder von Kohle zur Spülflüssigkeit eine Entgiftung versuchen. Daneben sollte man genügend Sorge tragen für das Atmungszentrum (Sauerstoffbeatmung) und für den Kreislauf (Cardiazol- und Adrenalingruppe).

Die *sicherste Methode* der Entgiftung besteht indessen in der *Erzeugung von Methämoglobin*; dieses hat stärkere Affinität zu HCN als das Hämin-Atmungsferment und geht mit ihm eine ungiftige Verbindung ein. Am exaktesten läßt sich die Methämoglobinbildung beherrschen mit Hilfe von *Nitriten*. Daneben wird *Natriumthiosulfat* zur Entgiftung der Blausäure zu Rhodansalzen empfohlen.

Die aussichtsreichste Methode ist zur Zeit die folgende:

Amylnitrit-Perlen werden zerbrochen und eingeatmet, um rasche Wirkung zu erzielen; dann werden in einer Spritze 10 cm³ einer 3%igen Natrium-Nitritlösung, in einer zweiten 50 cm³ einer 25%igen Natriumthiosulfat-Lösung aufgesogen und nacheinander durch dieselbe Nadel in die Vene injiziert. Von 44 Vergifteten wurden so 43 gerettet (CHEN und ROSE).

Blausäure ist eines der wichtigsten Schädlingsbekämpfungsmittel und dient z. B. zur Durchgasung von Mühlen, Schiffen, auch zum Pflanzenschutz; hierbei ist seine Toxizität zu berücksichtigen. Es ist in letzter Zeit durch das sog. T-Gas ersetzt worden; dieses ist Äthylenoxyd, $(CH_2)_2O$, das eine hohe Giftigkeit für tierische Schädlinge, eine geringere für den Menschen besitzt (Leberschäden); in Mischung mit Luft ist es hochexplosibel.

Schwefelwasserstoff, H_2S, entsteht außer in chemischen Laboratorien bei Fäulnis von Eiweißkörpern. Die Muttersubstanzen sind Cystin, Methionin u. a.

Daher findet er sich in Darmgasen, faulen Eiern, Kloaken (2—8%), Lohgruben (8—13%) und gelegentlich auch in Brunnenschächten.

Eine Konzentration von 0,2% wirkt nach wenigen Atemzügen tödlich. Die Vergiftung verläuft apoplektiform wie die durch Blausäure (coup de plomb). In solchen schweren Fällen findet man im Blut spektroskopisch die Absorptionsstreifen des Sulfhämoglobins (s. S. 473). Die Ursache des Todes ist nicht diese Veränderung des Hämoglobins, sondern eine unmittelbare Lähmung der lebenswichtigen Zentren oder die Vergiftung des Atmungsferments.

Schwefelwasserstoff wird zum Teil durch die Lunge wieder ausgeatmet. Es ist aber bemerkenswert, daß die durch Bleipapier nachweisbare Ausscheidung mit der Atmungsluft nur so lange anhält, als Schwefelwasserstoffwasser in gesättigter Lösung in einer Dosis von 4 cm³ in der Minute einem Hunde i.v. injiziert wird. Wenige Minuten nach Schluß der Injektion ist die Atmungsluft frei von Schwefelwasserstoff. Dieser wird nämlich nach der Einatmung rasch zu Sulfaten oxydiert und damit ungiftig.

Niedrige Konzentrationen unterscheiden sich von der Blausäure durch starke örtliche Reizwirkung. Weit unterhalb der letalen Mengen beobachtet man daher Speichelfluß, Conjunctivitis, Bronchitiden und selten sogar Lungenödem. Diese örtliche Reizwirkung steht auch bei der gewerblichen chronischen Vergiftung im Vordergrund. Schwächezustände, Gewichtsverlust, Anämie durch Hämatinzerstörung können hinzutreten. Merkwürdigerweise beobachtet man bei einzelnen Personen keine Gewöhnung, sondern eine Überempfindlichkeit nach wiederholter Einatmung.

Anhang

Schwefelkohlenstoff, CS_2, ein viel verwendetes Lösungsmittel der Chemie, besonders der Kautschukindustrie, wirkt in hoher Konzentration narkotisch, ähnlich wie Chloroform, indessen endigend in Konvulsionen und Koma. Gefährlicher ist die gewerbliche chronische Vergiftung. Er ist ein schweres Gehirn- und Nervengift und führt ähnlich wie Quecksilber zu Erethismus. Neben Polyneuritis und Degeneration der Sehnerven finden sich die verschiedensten zentralen und psychischen Störungen, die häufig dauernd bestehen bleiben und auf Degeneration der Ganglienzellen beruhen. Daneben ist CS_2 ein schweres Nierengift (Urämie).

5. Die weißen Blutkörperchen

Die weißen Blutkörperchen (Leukocyten) werden ihrer Herkunft entsprechend eingeteilt in drei verschiedene Gruppen:

a) Granulocyten

Dem Knochenmark entstammen die Granulocyten. Die Granulocyten bilden die Hauptmasse im weißen Blutbild (60—70%); sie zeichnen sich durch eine Granulation im Protoplasma aus, die durch die Oxydasereaktion noch deutlicher werden kann.

Ihre Vorstufen im Knochenmark sind Myeloblasten und Myelocyten, die bei Massenausschüttung von Granulocyten oder bei Störung des Reifungsvorgangs mit in die Blutbahn ausgeschwemmt werden und die sich daher auch bei der myelogenen Leukämie finden.

Die Granulocyten gliedern sich in 3 Untergruppen, und zwar in Neutrophile, in Eosinophile und Basophile. Von ihnen sind in biologischer Hinsicht die polynukleären Neutrophilen die wichtigsten. Sie enthalten im Jugendstadium eine einzige Kernmasse, die sich beim Altern immer mehr, bis zu 6 Läppchen, aufteilt. Bei Mehrausschwemmung treten die Jugendformen vermehrt auf, mit ein oder zwei Kernlappen. Man spricht dann von einer Linksverschiebung. Enthält das weiße Blutbild mehr gealterte Zellen, so liegt eine Rechtsverschiebung vor.

Die Granulocyten bilden die Kampftruppe unter den weißen Blutkörperchen. Sie sind amöboid beweglich, sind als Phagocyten wirksam, indem sie unter dem Einfluß unspezifischer und spezifischer Opsonine die Bakterien in sich aufnehmen. Sie sezernieren Proteinasen, die ähnlich wie Trypsin wirken und die z. B. bei der Auflösung des Fibrins und bei der Verflüssigung von Infiltraten wirksam sind. Sie sezernieren auch Lipase und andere Verdauungsfermente, sie beteiligen sich beim Fetttransport, bei der Involution des Uterus nach der Geburt und bei vielen anderen Rückbildungsvorgängen.

Durch diese Eigenschaften werden die Granulocyten befähigt, bei der Abwehr gegen Infektionen aktiv einzugreifen. Das Mehrauftreten jugendlicher Formen, d. h. die Linksverschiebung, ist dabei als günstig zu betrachten.

Der besondere biologische Sinn der Eosinophilen und Basophilen ist unbekannt. Die ersteren sind für die Diagnose von allergischen Zuständen wichtig. Man nimmt an, daß sie bei der Verteidigung gegen artfremde Proteine eine Rolle spielen.

Das weiße Blutbild ist bei dem einzelnen Menschen gekennzeichnet durch rasch einsetzende Veränderungen. *Leukocytose* findet sich während der Verdauung, nach schwerer körperlicher Anstrengung, auch unter der Geburt, nach Krampfgiften und entsteht dann durch Entleerung der Blutspeicher oder durch Eröffnung neuer Capillaren. Das vermehrte Auftreten bei örtlichen und allgemeinen Infektionen beruht auf der chemotaktischen Wirkung bestimmter Stoffwechselprodukte (s. S. 115). *Leukopenie* dagegen gilt als toxisches Zeichen.

Die *Agranulocytose* ist ein sehr seltener, aber lebensbedrohlicher Zustand, der gewöhnlich durch toxische Wirkung auf das Knochenmark, seltener als allergische Reaktion ausgelöst wird. Ein *hohes* Risiko ist verknüpft mit Pyramidon und Pyramidon-Mischpulvern, Arsenikalien, Thioharnstoff-Präparaten, Butazolidin, Goldpräparaten, ein *mäßiges* Risiko mit Sulfonamiden, Thiosemicarbazonen, Hydantoinen, Phenothiazinen (s. S. 151), Oxazolidinen (s. S. 201), ein *kleines* Risiko mit Persedon, Atebrin, Procainamid, Streptomycin und vielen anderen; gelegentlich genügt die therapeutische, auch einzige Dosis solcher Medikamente. Die klinischen Erscheinungen sind oft schlagartig: Mattigkeit, Schüttelfrost, Kopfschmerz, gelegentlich auch Nasenbluten, häufig verbunden mit *Angina* und sogar mit schweren, durch Infektion komplizierten *Ulcerationen im Hals.* Im Blutbild, das allein die Diagnose ermöglicht, fehlen dann — auch unter Anstieg der Eosinophilen — die granulierten Leukocyten. In solchen Fällen versagen oft auch die anderen Knochenmarkfunktionen unter Auftreten von „*aplastischer Anämie*" (radioaktive Stoffe, Blei, Arsenikalien, Benzol, Sulfonamide u. a.), von *Thrombopenie* (Chinin, Chinidin, Gold, Benzol, Arsenikalien, Dinitrophenol, Sedormid), selten auch von *Eosinophilen*-Mangel.

Behandlung. Bluttransfusionen sind in schweren Fällen unersetzlich; unter *Penicillinschutz* gegen interkurrente Infektionen sind noch Fälle gerettet worden, in denen die Granulocyten einige Wochen lang im Blute fehlten. Allein die Entziehung der Materia peccans, z. B. von Pyramidon, führt gewöhnlich zur raschen und vollständigen Erholung des Knochenmarks.

Nach H. Dennig sollte jeder Patient, der eine Agranulocytose durchgemacht hat, über die mögliche *Lebensgefahr* bei weiterer Anwendung von Medikamenten aufgeklärt werden, auch in Form eines *Merkblattes*, das jedem behandelnden Arzt vorzulegen ist.

In dieser Hinsicht ist ganz besonders das Selbstmedizinieren der Patienten zu verurteilen. Die Kenntnis der Pharmakologie wird demgegenüber den Arzt veranlassen, zurückhaltend zu sein bei der unnötigen Verordnung von Arzneistoffen, und diese nur dort anzuwenden, wo *ärztlich geboten*, in *ärztlich verordneter Dosis* und nur *solange wie unbedingt notwendig.* Wachsam sei der Arzt gegenüber drohenden Nebenwirkungen; sehr oft ist eine Kontrolle des Blutbildes nicht zu umgehen.

b) Lymphocyten

Die *Lymphocyten* entstammen dem lymphatischen Gewebe (Lymphfollikel, Tonsillen, Thymus u. a.) und erreichen das Blut auf dem Wege über die Lymphbahn.

Ihr Anteil beträgt 20—22% des weißen Blutbildes. Sie treten vermehrt auf im Höhenklima, bei trockener Hitze und als Nachwirkung akuter Infektionen. Man verbindet die Lymphocyten mit der *Heilphase* der Krankheit. In der Tat enthalten sie in hohem Maße besondere Stoffe, sog. *Trephone*, durch die das Wachstum von Gewebszellen beschleunigt wird (CARELL). Die Lymphocytenvermehrung im Nachstadium einer Infektion gilt als *prognostisch günstig* (Abb. 117).

Veränderung des weißen Blutbildes (%) während einer Infektion	Zahl der Leukocyten	Basophile L.	Eosinophile L.	Granulocyten				Lymphocyten	Gr. Monocyten
				Neutrophile Leukocyten					
				Myelocyten	Jugendliche	Stabkernige	Segment-kernige		
Normal	←			60—70%			→	20—22%	5—7%
z. B. Normal	6000	1	2	—	—	4	63	23	6
Neutrophile Kampfphase	vermehrt	—	—	—	16	8	55,5	18	2,5
Monocytäre Abwehrphase	hoch normal	—	2	—	—	7,5	58,5	15	17
Lymphocytäre Heilphase	hoch normal	—	7	—	—	4	33,5	42,5	13
Fall von Agranulocytosis	4100	—	—	—	—	—	9	24	67

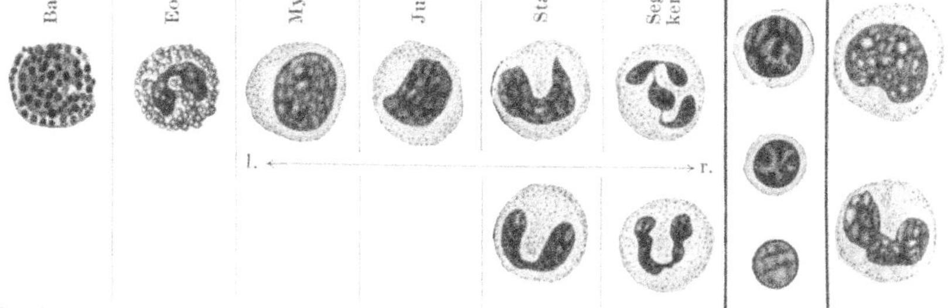

Abb. 117. Verhalten der Granulocyten und der nicht granulierten weißen Blutkörperchen bei Infektionen

c) Monocyten

Monocyten stammen wahrscheinlich gemeinsam mit den Histiocyten aus dem Reticuloendothel.

Vermehrtes Auftreten von Monocyten erfolgt in einem späteren Stadium der Infektion und bedeutet eine Überfunktion des Retikuloendothels. Neben Granulocyten, Reticuloendothel und Histiocyten sind auch die Monocyten phagocytär tätig. Der normale Anteil im weißen Blutbild beträgt 5—7%.

Es ist unbekannt, ob andere Grundeigenschaften des Reticuloendothels, wie Bildung von Bilirubin oder von Immunkörpern, bei ihnen erhalten sind. Dagegen liefern sie Proteasen, die in saurem Medium wirksam sind. Man stellt sich vor, daß sie dadurch auch bei schlechter Blutversorgung des infizierten Gebietes die Aufräumung der Gewebstrümmer übernehmen können. Man spricht von der *Abwehrphase* der Infektion.

Therapie. Zu den Erkrankungen der weißen Blutkörperchen zählen u. a. die Leukämien, nicht selten in ätiologischem Zusammenhang stehend mit der Anwendung von Röntgenstrahlen oder radioaktiven Verbindungen, die auch an der weißen Maus Leukämie erzeugen. Röntgenbestrahlung ist bei allen diesen Erkrankungen gewöhnlich das zuverlässigste Behandlungsverfahren, ist aber wirkungslos bei akuten Leukämien. Bei allen heute bekannten therapeutischen Verfahren werden nur Remissionen erzielt.

Chronische Leukämien. Die *chronische myelocytäre Leukämie* spricht am sichersten auf Röntgenbestrahlungen und *radioaktives Phosphat* an; mit dem wegen seiner Nebenwirkungen (Thrombocytopenie und Purpura) nicht unbedenklichen *Myleran* (1,4-Dimethansulfonyloxybutan) in einer peroralen Dosis von 4—6 mg täglich erzielt man annähernd gleiche

Wirkungen; *Folsäure-Antagonisten* (s. S. 134), *Äthylurethan* (s. S. 133) und *Arsenik* (s. S. 471) sind etwas weniger wirksam.

Die *chronische lymphocytäre Leukämie* reagiert schlechter auf radioaktives Phosphat als auf Röntgenstrahlen; die für die myelocytäre Form aufgeführten Chemotherapeutica sind hier wirkungslos. *Triäthylenmelamin* wird hier diskutiert; diese Substanz ist ein gefährliches Knochenmarkgift, wirkt kumulativ, kann daher nur unter fortwährender Kontrolle angewandt werden; in zunehmendem Maße werden *Cortisone* und *ACTH* verwendet.

Akute Leukämie spricht in allen ihren Formen auf *Cortisone* (Cortison, Prednison, Prednisolen) an. Hohe Dosen sind erforderlich, daher Vergiftungssymptome sehr häufig. Die Remission dauert zwischen 2 Wochen und 9 Monaten. Die *lymphoblastische Form* reagiert weiterhin vorübergehend auf *Folsäure-Antagonisten* (s. S. 134); die Erfolge sind eindrucksvoll bei Kindern, weniger bei Erwachsenen; Remissionen nach Folsäure-Antagonisten sprechen noch auf Cortisone an und umgekehrt.

Die *myeloblastische akute Leukämie* kann heute am ehesten durch Folsäure-Antagonisten, die *monoblastische Form* dagegen durch Purin-Pyrimidin-Antagonisten wie 6-Mercaptopurin (s. S. 134) beeinflußt werden.

Lymphosarkome und HODGKINsche *Krankheit* sprechen auf radioaktiven Phosphor weniger an als auf Röntgenstrahlen. *Stickstofflost* (s. S. 133) hat bessere Wirkung bei HODGKINscher Krankheit als bei Lymphosarkom. Alle weiteren oben angeführten Stoffe sind hier bedeutungslos.

Anhang
Radioaktive Stoffe

Radiumstrahlen wurden von BECQUEREL entdeckt und das Metall selbst durch das Ehepaar CURIE aus Uranpechblende gewonnen. Es zerfällt stufenweise unter Abgabe von negativ geladenen Elektronen (β-Strahlen) und positiv geladenen Heliumatomkernen (α-Strahlen) sowie von magnetelektrischen kurzen Wellenstrahlen (γ-Strahlen) in der folgenden Weise:

Radium → Radiumemanation → Radium A → B → C → D → u. a.

Halbwertzeit: 1580 Jahre   3,38 Tage   3,05 min   28,8 min   19,05 min

Die letzten Zerfallsprodukte, beginnend mit Radium D, sind wieder langlebige Elemente. Bei diesem Zerfall wird erhebliche Energie frei; 1 g Radium liefert 140 Calorien je Stunde, davon 92% α-Strahlen, 3,2% β-Strahlen, 4,8% γ-Strahlen. Ähnliche Zerfallsreihen entwickeln sich aus *Aktinium* und *Thorium*.

Das *Maß der Strahlung* wurde früher in Mache-Einheiten angegeben; dieses Maß wird heute nicht mehr benutzt; man spricht vielmehr von Curie-Einheiten, Millicurie ($^1/_{1000}$ Curie) und Microcurie ($^1/_{1\,000\,000}$ Curie), wobei die Zahl der radioaktiven Zerfallsvorgänge pro Sekunde maßgebend ist. Im Falle von Röntgenstrahlen oder von γ-Strahlern ist das Maß die Röntgen-Einheit oder r; diese Einheit ist definiert als die Menge der induzierten elektromagnetischen Strahlung und ist unabhängig von der Zeit.

Alle Strahlenarten (α-, β-,γ-, Röntgen-Strahlen, Neutronen) haben im Prinzip die gleichen physiologischen Wirkungen. Bezeichnet man den biologischen Wirkungswert der γ-Strahlen von Radium- und Röntgenstrahlen mit 1, so beträgt der Wirkungswert der β-Strahlen ebenfalls 1, der Protonen und schnellen Neutronen 10, der von α-Strahlen 20. Radioaktive Verbindungen, die Protonen, schnelle Neutronen oder α-Strahlen aussenden, sind also höher wirksam als γ-Strahlen, weil sie bereits in den obersten Schichten vollständig absorbiert werden. Ein β-Strahler wie P^{32} dringt z. B. 0,8 cm tief ins Gewebe ein, γ-Strahler wie Na^{24}, Fe^{59}, J^{131}, Au^{198} dagegen mehr als 8—17 cm.

Die Wirkung der radioaktiven Stoffe ist abhängig von der Art und Intensität der Strahlung, der Halbwertzeit, der etwaigen Kumulation im Körper, der Art der Verteilung im Körper; von Na^{24} und P^{32} muß man daher 100fach größere r-Dosen geben, um eine Knochenmarkswirkung zu erzielen, als mit Radium, weil diese Stoffe rasch durch die Nieren abgegeben werden;

bei P³² und J¹³¹ können hingegen in Nieren und Harnwegen Strahlenschäden auftreten. Die physikalischen und biologischen Eigenschaften der wichtigsten radioaktiven Isotope finden sich in Tabelle 8.

Tabelle 8. *Maximales Eindringungsvermögen der Strahlung* (nach E. M. K. GEILING u. a.)

| Elemente | Atomgewicht | Halbwertzeit | β-Strahlen | | γ-Strahlen |
| | | | 100% Absorption | | 50% Absorption im Gewebe cm |
			in Luft cm	im Gewebe cm	
Wasserstoff. . .	3	12,1 Jahre	0,1	0,0002	—
Kohlenstoff . .	14	5100 Jahre	20	0,027	—
Natrium	24	14,8 Std.	18	0,024	17
Phosphor . . .	32	14,3 Tage	600	0,8	—
Schwefel	35	87,1 Tage	25	0,032	—
Chlor	36	1 000 000 Jahre	190	0,24	—
Calcium	45	180,0 Tage	46	0,060	—
Eisen	59	46,3 Tage	100	0,13	10
Jod	131	8,0 Tage	180	0,23	9
Gold	198	2,7 Tage	340	0,44	8

Werden solche Strahlungen vom Gewebe absorbiert, so wird Ionisierung bestimmter Moleküle auftreten. Es ist wahrscheinlich, daß die Ionisierung des Wassers unter Bildung freier Radikale und unter Auftreten von Peroxyd das erste Glied in der Kette der biologischen Wirkungen darstellt; diese Konzentration freier Radikale wird um so größer sein, je mehr Strahlung in einem bestimmten Bezirk absorbiert wird, ist daher abhängig von der Reichweite der Strahlung; die Reichweite von α-, β-, γ-Strahlern in Gewebe verhält sich ungefähr wie 1:100:10000. Dieses hat zur Folge, daß z. B. bei Jod 131, welches gleichzeitig β- und γ-Strahler ist, die β-Strahlen hauptsächlich für die biologische Wirkung, z. B. im Schilddrüsengewebe verantwortlich sind, die γ-Strahlen hingegen dazu dienen können, die Jodanreicherung im Schilddrüsengewebe festzustellen, und zwar mit Hilfe von Geiger-Zählrohren, mit denen man die Körperoberfläche abtastet.

Die *örtliche Wirkung* von Röntgen- und radioaktiver Strahlung besteht in einer *Wachstumshemmung*, bei höherer Energiezufuhr in einer *Verbrennung* des Gewebes und Ausbildung schlecht heilender Ulcerationen (Röntgenulcera); die Wirkung richtet sich in erster Linie gegen den *Zellkern*, genauer gesagt gegen dessen *Chromosomen*; hochgradig empfindlich sind dabei die *Lymphocyten*; der empfindlichste Test für Strahlenwirkung beim Menschen bildet neben der Wirkung auf die Spermien das Auftreten von Lymphocyten mit zweilappigem Zellkern (INGRAM u. a.); das nächste Symptom wäre dann Auftreten von *Lymphopenie* und *Leukopenie*; Röntgenärzte erkranken 7mal häufiger an *Leukämie* als andere Ärztegruppen. Überaus empfindlich ist weiterhin das *Knochenmark* (s. unten) sowie das *Epithel des Dünndarms* vor allem in der Gegend der PEYERschen Plaques. In den *Testes* sind die Spermatogonien (verringerte Zahl von Spermien, Bewegungsverlust, Sterilität), in den *Ovarien* besonders die Granulosazellen hochempfindlich; 2—6 Wochen nach der Empfängnis ist eine Schädigung des Embryos durch Strahlung möglich und führt dann unter Umständen zu Mißbildungen. Als empfindlich gelten weiterhin Speicheldrüsen- und Schleimhautzellen sowie die Endothelzellen der Gefäße und des Peritoneums; wesentlich

unempfindlicher sind Bindegewebs-, Muskel- und Nervenzellen. Am Auge
werden Reizung der Conjunctiva und *Katarakt* beobachtet; das Blut wird
ungerinnbar durch Erhöhung des Heparinspiegels.

Radium und Radiumemanation. Ihre *Allgemeinwirkung* muß scharf unterschieden werden. *Radiumsalz* wird auf Grund seiner Ähnlichkeit mit Ca, Ba
und Pb im Knochensystem abgelagert und ist dort noch nach Jahren nachweisbar. Radium hat daher eine stark *kumulierende* Wirkung. Es wird aber
ebenso wie Ca, Ba, Pb durch Säuerung des Körpers (Salmiak) vermehrt ausgeschieden.

Radium wirkt durch Vermittlung der gasförmigen und daher flüchtigen Emanation.
Eine starke und gleichmäßige lokale Radiumwirkung läßt sich daher nur erzielen, wenn das
Radium in kleine, gasdichte Kammern eingeschlossen wird, in denen die Emanation sich
langsam anreichert, bis ein Gleichgewicht zwischen sich bildendem und zerfallendem Radon,
und damit zwischen Radium und Radon erreicht ist. Andererseits läßt sich mit einer konzentrierten Emanation, die in solchen gasdichten Kammern eingeschlossen wird, die gleiche
Wirkung erzielen wie mit Radium.

Radiumemanation wird als Gas eingeatmet und verläßt den Körper mit der Atemluft,
größtenteils in wenigen Minuten. Nur die Zerfallsprodukte der Emanation bleiben etwas
länger im Körper zurück, bevor sie wirkungslos sind. Um eine Allgemeinwirkung zu erreichen,
sind daher, auf den Strahlungswert berechnet, ungleich höhere Mengen von Emanation
oder von anderen kurzlebigen radioaktiven Elementen als von langlebigem Radiumsalz
notwendig. Dementsprechend unterscheidet man in der Balneologie die *Emanationsbäder,*
wie in *Brambach* und *Oberschlema*, von den eigentlichen *Radiumbädern*, wie in *Heidelberg*.

Das *kurzlebige* P^{32} wird heute anstelle von Radium und Radon vorzugsweise innerlich
angewendet; seine Halbwertzeit beträgt 14,3 Tage; beim Menschen indessen nur 8 Tage,
weil es ziemlich rasch ausgeschieden wird. Es kann oral oder intravenös angewendet werden.
Nach einer Gesamtdosis von etwa 5—7 Millicurie zeigt sich eine Lähmung der Erythropoese
(Polycythaemia rubra). Betreffend Jod^{131} s. S. 74.

Toxische Wirkungen. Radioaktive Wirkungen folgen dem Summationsprinzip (DRUCK
REY), d. h. daß auch die Wirkung kleinster Dosen auf die Zelle unvermindert über die
gesamte Lebenszeit andauert. Die Gesamtsumme der Strahlung entscheidet über die toxischen
Wirkungen.

Die Gesamtmenge der natürlichen Strahlung (kosmische Strahlung, natürliche Radioaktivität in Lebensmitteln), der die Gonaden und andere empfindliche Zellen in 30 Lebensjahren ausgesetzt werden, beträgt etwa 4—6 r. Eine Röntgenaufnahme, z. B. des Thorax, entspricht 0,4—2 r, eine Durchleuchtung, z. B. des Magen-Darms, 13,5 r/min; bei Hautcarcinomen
sind sehr viel höhere Dosen gegeben worden. 1 Microcurie P^{32} ist äquivalent mit 10 r. Die
heutigen Genetiker vertreten die Anschauung, daß die Mutationen infolge natürlicher Strahlung, die zur Zeit auf 2% der Lebendgeburten geschätzt werden, sich verdoppeln, wenn die
Gesamtmenge auf 30—80 r ansteigt.

Als *Indifferenz-Dosis* gilt international ein Wert von etwa 0,1 r/Tag. Nach 7 r/Tag sind
bei Cyclotron-Arbeitern Eosinophilie sowie Veränderungen der Lymphocytenkerne beobachtet worden; nach 25 r wurde in 24 Std. ein Lymphocytensturz und Leukopenie beobachtet;
50—200 r hatten Leukopenie und Thrombopenie zur Folge; unter 400 r tritt schwere Knochenmarksschädigung mit *aplastischer Anämie* auf; nach Monaten kann der Tod erfolgen. Nach
400 r entwickelte sich die *hämorrhagische Form* der Vergiftung, beginnend mit Nausea,
Erbrechen und Diarrhoe innerhalb von 24 Std. und anschließende Erholung über 10 bis
15 Tage; nach dieser Zeit entwickelt sich das eigentliche Vergiftungsbild mit Haarausfall,
Hämorrhagien, Diarrhöen, in 3—6 Wochen gewöhnlich tödlich ausgehend. Bei 600 r und
mehr wird eine blitzartige Form beobachtet, wobei die Zeichen einer Toxämie im Vordergrund stehen; Erbrechen innerhalb von 12 Std., Hinfälligkeit, Fieber, Diarrhoe innerhalb
von 24 Std., Auftreten von Petechien und Purpura am 5. Tage, verbunden mit Leukopenie
und Thrombopenie, übergehend in den Schockzustand und Tod.

Im Versuch von Bikini, d. h. bei höchster Energiezufuhr, beobachtete man eine
mechanische Zerstörung, eine *unspezifische Hitzeeinwirkung* sowie die *spezifische Strahlenwirkung*. Die dabei entstehenden *Explosionsgase* können in kürzester Zeit tödlich wirken

durch *Toxämie* und Schock. Bei *chronischer Einwirkung* oder falls größere Depots radioaktiver Stoffe im Knochensystem abgelagert sind, tritt zunächst *Osteitis* ein (Kiefernekrose, Knochenbrüche, Rückgratverkrümmungen u. a.), evtl. mit Übergang in *Knochensarkom*. Bluterkrankungen sind häufig.

Die *toxische Dosis* von Radium beim Menschen soll unter Umständen Bruchteile eines Milligramms betragen, auch wenn diese Menge auf mehrere Jahre verteilt ist. In einem genau bekannten Fall hatte ein Stahlindustrieller in 5 Jahren eine tödliche Gesamtmenge von 2,8 mg Radium und Mesothorium zu sich genommen. Jedoch genügen sehr viel kleinere Dosen; *Radiumsalze* haben wiederholt zu gewerblichen Vergiftungen geführt, wie z. B. beim Bemalen der Zifferblätter von Uhren mit radiumhaltigen Leuchtfarben durch Ablecken der Pinsel, mit regelmäßigem Ausgang in Knochensarkom; in solchen Fällen wurden 5 bis 20 γ, in einzelnen Fällen indessen nur 0,1—0,2 γ Radium im Gesamtkörper nachgewiesen, während sonst normale Menschen üblicherweise bis zum Tode etwa 0,1 γ angehäuft haben. Wenn mehr als 0,1 γ Radium im Gesamtkörper enthalten ist (GEIGERscher Zählapparat), ist ärztliche Behandlung notwendig; — bei sog. Strahlenkater ist Vitamin B_6 empfohlen worden.

Die auffälligsten Folgen einer chronischen Strahlenwirkung zeigen sich im *Hautcarcinom*. Übermäßiges Wachstum von Bindegewebe *(Fibrosis)* und *Schädigung der Epithelzellen* sind gewöhnlich. Sofern die Ausscheidung der radioaktiven Elemente durch Niere und Dickdarm erfolgt, können auch dort Reizwirkungen entstehen. Bei chronischer Einatmung radiumhaltigen Gesteinsstaubes wird *Lungenkrebs* (z. B. Schneeberger Lungenkrebs) beobachtet (s. S. 550). Häufiger Umgang mit Röntgenstrahlen und radioaktiven Stoffen führt zu einer erhöhten Anfälligkeit gegen *Leukämie*. Verminderte Resistenz gegen Infektionen und *vorzeitiger Tod* werden diskutiert.

Schrifttum

Blut und Gewebe

Blut. Handbuch der normalen und pathologischen Physiologie, Bd. 6, 2. Hälfte, S. 667 Berlin 1928. — Deutsches Bäderbuch. Bearbeitet unter Mitwirkung des Kaiserlichen Gesundheitsamtes. Leipzig 1907. — GLATZEL, H.: Das Kochsalz und seine Bedeutung in der Klinik. Erg. inn. Med. 53, 1 (1937). — GOLLWITZER-MEYER, KL.: Die Regulierung der Wasserstoffionenkonzentration. Handbuch der normalen und pathologischen Physiologie, Bd. 16, 1. Hälfte, S. 1071. Berlin 1930. — HAFFNER, F.: Wasserstoff- und Hydroxylionen. Handbuch der experimentellen Pharmakologie, Bd. 3, 1. Hälfte, S. 133. Berlin 1927. — HEILMEYER, L.: Die Eisentherapie und ihre Grundlagen. Leipzig 1944. — HENDERSON, Y.: Adventures in Respiration. Baltimore 1938. — HEUBNER, W.: Schwefel. Handbuch der experimentellen Pharmakologie, Bd. 3, 1. Hälfte, S. 418. Berlin 1927. — HEUBNER, W. u. a.: Mineralstoffwechsel. Handbuch der normalen und pathologischen Physiologie, Bd. 16, 2. Hälfte, S. 1416. Berlin 1931. — LOEPER, M.: Le soufre. Paris 1943. — SCHWIEGK, H.: Künstliche Radioaktive Isotope in Physiologie, Diagnostik und Therapie. Berlin 1953. — VANNOTTI, A., u. A. DELACHAUX: Der Eisenstoffwechsel und seine klinische Bedeutung. Basel 1942. — VOGT, H.: Lehrbuch für Bäder- und Klimaheilkunde. Berlin 1940. — WÖHLISCH, E.: Theoretische und angewandte Physiologie der Blutgerinnung. Pharmazie 4, 489 (1949).

IX. Pharmakologie der Niere

Die Nieren sind das wichtigste Exkretionsorgan der wasserlöslichen Stoffwechsel-Endprodukte. Gleichzeitig regulieren die Nieren Menge und Zusammensetzung von Blut und Extracellularraum in Hinsicht auf Isotonie und Isoionie. Auch dienen sie der Ökonomie des Stoffwechsels.

Diese vielseitigen Funktionen erfüllen die Nieren mit scheinbar einfachen Vorrichtungen. Der Harnbildungsapparat beginnt mit Glomerulus und BOWMANscher Kapsel. Von dort gehen die Tubuli contorti I. Ordnung aus, endigend in den HENLEschen Schleifen; hier geht unter Kontrolle des HHL die *osmotische Arbeitsleistung* vor sich. Jenseits der HENLEschen Schleifen folgen die Tubuli

recti und Tubuli contorti II. Ordnung, die in die Sammelröhren ausmünden
(Abb. 118).

Die Bildung des Harns in diesem Apparat ist im einzelnen nicht völlig
geklärt. Seit langer Zeit standen sich hier die *Filtrationstheorie von* CARL LUD-
WIG und die *Sekretionstheorie von* HEIDENHAIN entgegen. Heute wissen wir,
daß physikalische *Filtrationsvorgänge* in der BOWMANschen Kapsel vor sich
gehen, deren Inhalt mit feinsinnigen Methoden durch Punktion gewonnen und
analysiert wurde. Es hat sich erwiesen, daß dieser *Primärharn* ein Ultrafiltrat des Blu-
tes darstellt.

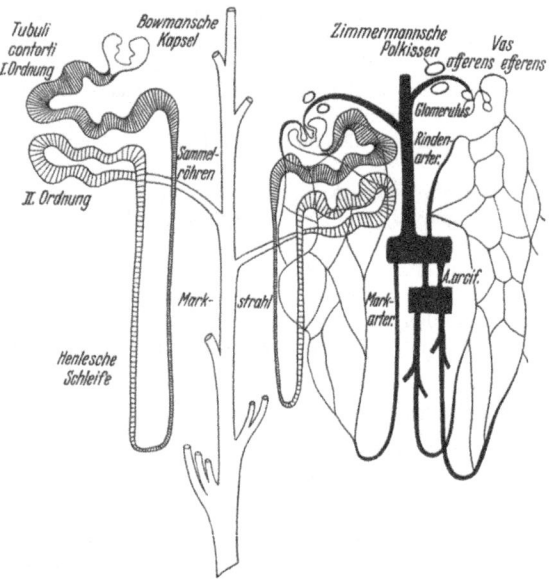

Abb. 118. Nierenschema (Nach E. FREY)

Beim Menschen beträgt die
Filtratmenge etwa 200 l täglich;
man nimmt an, daß dieser Wert
bei erhöhter Blutdurchströmung
(Glomerulus-Mittel) oder bei vermindertem kolloid- osmotischen
Druck der Plasma-Eiweißkörper
(Verdünnungsdiurese) noch gesteigert werden kann. In pathologischen Fällen kann die BOW-
MANsche Kapsel auch für größere Moleküle, z. B. für Albumine, durchlässig werden; in
diesem Sinne wirkt z. B. eine
Anoxämie des Nierenblutes. Bei
Spasmen der Nierengefäße oder
bei Verlegung oder Zerstörung
der Glomeruli kann jede Filtration und damit jede andere Nierentätigkeit aufhören.

Nach der CUSHNYschen Theorie werden die meistenBestandteile des Primärharns im tubulären Apparat *rückresorbiert.* Davon werden alle Stoffe betroffen,
die für den Körper wichtig sind wie Wasser, Natrium, Kalium, Chloride, Phosphate,
Bicarbonate, Zucker, zum Teil auch Harnstoff u. a.; die einzelnen Stoffe werden
selektiv rückresorbiert oder aber ausgeschieden, je nach Bedarf; die Niere dient
der Aufrechterhaltung des «milieu intérieur» (Homoeostase). In pathologischen
Fällen können spezifische Ausscheidungsstörungen auftreten wie Natriumverluste bei der ADDISONschen Krankheit, Traubenzucker-Verluste beim Nieren-
Diabetes u. a. Spezifische Nierenstörungen finden sich auch nach Parathormon,
das zur Phosphatdiurese führt, nach Phenylchinolincarbonsäure, Salicylsäure
u. a., welche Harnsäure ausschwemmen. Um den äußerst gefährlichen Natrium-
Verlusten vorzubeugen, sind besondere Einrichtungen vorhanden wie die Ausscheidung eines sauren Harns oder die Bereitstellung von Ammoniak durch
die Tubuluszellen.

Daneben finden sich *Sekretionsvorgänge* im tubulären Apparat. Bestimmte
Farbstoffe wie Phenolrot u. a. können auf ihrem Weg durch die Tubuluszellen
histologisch verfolgt werden.

Sowohl die Rückresorption wie die Sekretion in den Tubuluszellen sind verbunden mit energetischen Vorgängen. Dabei hat sich herausgestellt, daß die in
den Tubuluszellen verfügbare Energiemenge scharf begrenzt ist; so z. B. wird

weniger Penicillin sezerniert, wenn gleichzeitig PAH oder andere durch die
Tubuluszellen sezernierte Stoffe verabreicht werden. In pathologischen Fällen
können die Energievorräte frühzeitig erschöpft sein, so daß sogar leichte Störungen
der Tubulustätigkeit, z. B. im Konzentrationsversuch, sichtbar gemacht werden
können. Eine ganze Skala tubulärer Störungen läßt sich aufstellen, beginnend
mit spezifischen Ausscheidungsstörungen (Natrium, Chloride, Bicarbonate u. a.),
übergehend zum gefährlichen Versagen der Ammoniak-Bildung in der Niere, zu
allgemeinen Ausscheidungsstörungen, von denen auch viele Arzneistoffe betroffen
werden, bis zum völligen Versagen jeder tubulären Tätigkeit.

Clearance-Bestimmung. Die Funktion von Glomerulus und Tubulus, auch
der Blutdurchfluß durch die Niere, lassen sich bei Tier und Mensch ziemlich
genau messen mit Hilfe der sog. „Clearance"; dem liegt ein sehr einfacher Gedanke zugrunde:

Unter der *Clearance* eines Harnbestandteiles versteht man jene fiktive Plasmamenge,
die im Laufe einer Minute von diesem Stoff befreit wird. Sie wird errechnet, indem man die
Urinmenge mit der Konzentration des betreffenden Stoffes im Urin multipliziert und das
Resultat durch seine Plasmakonzentration dividiert. In Wirklichkeit wird selbstverständlich
(von Ausnahmefällen abgesehen) *nicht ein Teil* des die N. durchströmenden Plasmas *vollständig*, sondern das *gesamte* durchfließende Plasma *teilweise* von der fraglichen Substanz
gereinigt. Die Clearance (gewöhnlich angegeben in cm³/min) stellt daher nur einen fiktiven,
zum Vergleich der Ausscheidungsgeschwindigkeiten verschiedener Stoffe dienenden Wert dar.

Mit Hilfe von Clearancebestimmungen kann z. B. die *Filtrationsgröße* gemessen werden.
Wenn nämlich eine Substanz in den Glomeruli filtriert, in den Tubuli aber weder rückresorbiert noch ausgeschieden wird, so ist ihre Clearance identisch mit der Menge des ultra-
filtrierten Primärharns (Beispiele: Inulin, Kreatinin u. a.). Ist die Clearance eines Harn-
bestandteils kleiner als die Filtration, so wird er im Tubulus *rückresorbiert* (Beispiele: Glucose,
Kochsalz, Harnstoff, Phosphat, Sulfat u. a.). Eine *tubuläre Ausscheidung* liegt vor, wenn
die Clearance eines Stoffes die Filtrationsgröße übertrifft (Beispiele: Penicillin, Paraamino-
hippursäure oder PAH, Phenolsulfophthalein oder Phenolrot u. a.); bei diesen Stoffen liegt
die einzigartige Situation vor, daß die gesamte durch die Nieren strömende Plasmamenge
bei einem Durchfluß von einem Stoff befreit wird. Die Clearance von PAH und Phenolrot
kann daher zur Messung der Nierendurchblutung verwendet werden. Ganz allgemein erlaubt
die Filtrationsgröße Rückschlüsse auf die Funktionstüchtigkeit des glomerulären Apparates.
An Hand der Rückresorption oder tubulären Ausscheidung bestimmter Stoffe kann die
Leistungsfähigkeit des Tubulusapparates beurteilt werden.

Allgemeines über Wasserausscheidung und Exsiccose. Im Mittelpunkt der Nierenfunktion steht die Ausscheidung von Wasser.

Wasser ist der Hauptbestandteil aller Gewebe mit Ausnahme des Knochengerüstes.
Es spielt hinein in nahezu sämtliche Funktionen des Körpers (Abb. 96).

Die tägliche Wasserabgabe beträgt etwa 3 l mit Einschluß von 1 l perspiratio insensibilis,
und ebenso groß sind — unter Berücksichtigung von rund 400 g Wasser, die bei der üblichen
Ernährung durch die Verbrennungsvorgänge entstehen — die zugeführten Flüssigkeitsmengen. Der regelnde Faktor dieser *Wasseraufnahme* ist das *Durstgefühl*.

Bei schwerer Arbeit an heißen Tagen in Deutschland können bis zu 6 l Wasser allein
durch den Schweiß abgegeben werden, unter außergewöhnlichen Bedingungen in den Tropen
bis zu 16 l. Dann müssen die entsprechenden Wassermengen zusätzlich zugeführt werden.
Riesige Wassermengen werden gelegentlich auch bei Diabetes insipidus aufgenommen. Unter
solchen Umständen können Gifte, die in sonst harmlosen Mengen im Trinkwasser vorhanden
sind, zu schweren Vergiftungserscheinungen führen. Das gilt besonders für Spuren von Blei,
Arsen und von Fluor. Andererseits können Reizgifte in den Harnwegen durch Wasserdiurese
so verdünnt werden, daß sie harmlos sind.

Die gewissenhafte, vollständige und häufige *Entleerung der Blase* kann bei vielen Affektionen der Harnwege eine hohe Bedeutung besitzen, insbesondere bei Prostatahypertrophie,
die sich oft auf diese einfache Weise beherrschen läßt; für Steinleiden gilt ähnliches. Die

Harnverhaltung bei Bewußtlosen, insbesondere bei Vergifteten kann lebensgefährlich sein (Katheterisierung alle 5—6 Std.).

Die *Wasserabgabe* wird in erster Linie geregelt durch die *Niere*. Indessen gehen mehr oder weniger große Flüssigkeitsmengen schon bei gewöhnlicher Temperatur und Feuchtigkeit durch Haut, Atemluft und Faeces verloren, und solche und andere Verluste können beträchtlich zunehmen. So wird verständlich, daß die Regulierung des Wasserhaushaltes eine im Gesamtgeschehen sehr empfindliche Funktion darstellt.

Als **Exsiccose** bezeichnet man eine Verarmung des Körpers, vor allem des Extracellularraums an Wasser. Der Ausdruck Exsiccose umfaßt eine Reihe höchst verschiedener klinischer Krankheitsbilder; bei akutem Einsetzen ist hauptsächlich das Blut (Anhydrämie und Oligämie) sowie die interstitielle Flüssigkeit betroffen (s. S. 415), unter Umständen unter schweren Allgemein-Erscheinungen (unerträgliches Durstgefühl, Versagen der Sekretionen, besonders der Verdauungssäfte, Austrocknung besonders der Haut und der Schleimhäute, Muskelkrämpfe, Acidosis, Versagen des Kreislaufs u. a.). Bei längerem Bestehen der Störung wird auch der intracelluläre Raum in Mitleidenschaft gezogen unter gleichzeitigen Kalium-Verlusten der Zelle (s. S. 27) und entsprechenden zusätzlichen Symptomen.

Ursache dieser Exsiccose kann eine zu geringe Flüssigkeitszufuhr sein (SCHROTHsche Kur). Wichtiger sind abnorme Wasserverluste durch den Schweiß, durch Polyurie oder Diarrhöen, durch Erbrechen, durch Blut- oder Plasmaverluste. In Betracht kommen weiterhin Verluste an osmotisch wirksamen Salzen, besonders Kochsalz (s. S. 436). Zur Exsiccose führen außerdem die intravenöse Injektion hypertonischer Lösungen, sowie die Anwendung bestimmter Diuretica, besonders der Quecksilberverbindungen. Bei der Bekämpfung der Exsiccose ist ihre Entstehungsweise zu berücksichtigen. Bei Krankheiten, die mit Exsiccose einhergehen, wird man alle Eingriffe vermeiden, die selber diesen Zustand herbeiführen. — In klinischen Fällen kann bis zu $1/_3$ des extracellulären Mineralbestandes verloren gehen (DARROW), so daß man bis zu $1/_3$ des Körpergewichts an isotonischer Salzlösung infundieren mußte bis zur Normalisierung des Salz-Wasser-Haushalts (s. S. 314). Bei fieberhaften Erkrankungen muß man mit einem täglichen Wasserverlust von 3—4 bis 6 l rechnen, der dann durch Limonaden, Fruchtsäfte, Teezubereitungen zu ersetzen wäre; bei schweren Brandverletzungen müssen bis zu 15 l Flüssigkeit in 48 Std. zugeführt werden, bevor die normale Harnsekretion in Höhe von 50—200 cm³ in der Stunde einsetzt.

Allgemeines über Ödeme

Bei einem Zuviel an Kochsalz und Wasser in den Geweben, vor allem im Extracellularraum, spricht man von *Ödem*. Dieses kann auf einer geringfügigen Störung an sich physiologischer Vorgänge beruhen: Am arteriellen Ende der Capillaren fließen nämlich immerzu gewisse Mengen von Wasser und Salzen unter dem Einfluß des Filtrationsdruckes in die Gewebe und Lymphbahnen, während am venösen Ende, wo der hydrostatische Druck verringert, der kolloidosmotische Druck erhöht ist, Wasser und Salze wieder in die Capillaren zurückfließen. Weitere Faktoren sind die *Permeabilität der Capillarwand*, der *Gewebsdruck* bzw. die *Gewebsspannung*, der *Lymphfluß*, der *Kochsalzgehalt des Gewebes* (s. S. 436). Das Ödem kann auch eine kompensatorische Funktion ausüben: lebenswichtige Organe und Zellsysteme werden entlastet dadurch, daß übergroße Mengen von Wasser und Salzen von den weniger vitalen Geweben aufgenommen werden. Man hat auch von einer Schutzfunktion des Ödems gesprochen (Verdünnung der Toxine u. a.). In der Regel indessen ist das örtliche und allgemeine Ödem als eine Erkrankung anzusehen, die der Behandlung bedarf.

In klinischen Fällen sind gewöhnlich mehrere dieser Faktoren beteiligt. Auch im Experiment genügt ein einzelner Faktor gewöhnlich nicht, um Ödeme hervorzurufen. So kann z. B. durch übermäßige intravenöse Infusion von Kochsalzlösung zwar ein Ödem der inneren Organe und Ascites hervorgerufen werden; um aber ein Ödem der Haut und der Subcutis zu erzielen, muß man gleichzeitig eine Gefäßschädigung setzen, z. B. durch Arsenik (MAGNUS). Auch eine Nierenschädigung hat oft im Experiment erst Ödeme zur Folge, wenn gleichzeitig eine hydrämische Plethora und eine Gefäßschädigung hinzutreten (zitiert nach SOLLMANN). — Wasser an sich wird nicht retiniert; durch viel Wasser können Ödeme sogar ausgeschwemmt werden, vorausgesetzt, daß kochsalzfrei ernährt wird.

Örtliche Ödeme entstehen durch eine *Verlegung der Lymphbahnen oder Venen*. Erwähnenswert sind besonders Ödeme bei thrombotischen Vorgängen und bei Neubildungen sowie solche, die durch die Gegenwart von Parasiten in den Lymphgefäßen (Filariasis) zur Entwicklung gebracht werden. Das *entzündliche Ödem* beruht teilweise auf einer Capillar-erweiterung, wodurch eine Erhöhung des Filtrationsdruckes zustande kommt. Es kann aber auch eine Thrombose der abführenden Venen beteiligt sein. Weiter muß man mit einer erhöhten Permeabilität der Capillaren rechnen, die unter dem Einfluß eines — mit der verschlechterten Zirkulation zusammenhängenden — örtlichen Sauerstoffmangels zustande kommt oder auch von der örtlichen Bildung histaminartiger Stoffe abhängt. Was den letzten Faktor angeht, so finden sich Übergänge zu örtlichen und allgemeinen *allergischen Ödemen*.

Örtliche Ödeme, gleichviel welcher Genese, können zu einer Reihe auffälliger Veränderungen führen. Gleichzeitig mit dem behinderten Gasaustausch findet sich ein vermindertes Angebot an lebensnotwendigen Stoffen und eine verschlechterte Abfuhr der Stoffwechsel-produkte. Damit verbunden ist eine *verschlechterte Heilungstendenz* bei Gewebsdefekten, eine *erhöhte Anfälligkeit* gegen Infektionen und eine schlechte Ausheilung entzündlicher Veränderungen. Es zeigt sich weiter als Folge der Hypoxie eine auffällige Neigung zu *fibrösen Wucherungen* und zu starker *Narbenbildung*, dazu auch *Pigmentierungen* der Haut. Eine besondere Neigung zum Ödem läßt sich auch am Gehirn nachweisen; eine solche *Hirn-schwellung* wird bei vielen Krankheiten (Hypertension, Allergie, Eklampsie, Urämie u. a.) und nach vielen Giften beobachtet (Alkohol u. a.). Wegen solcher Folgen sollte das Ödem, wenn keine strikten Gegenindikationen vorliegen, bekämpft werden.

Allgemeine Ödeme entstehen hauptsächlich durch den *Kochsalzgehalt der Nahrung*, so beim kardialen Ödem, dem nephrotischen und eklamptischen Ödem, dem Hirnödem, dem Ödem bei Lebercirrhose und bei portaler Stauung; sie sind daher durch extrem kochsalz-arme Ernährung zu verhindern; indessen sind gewisse *unterstützende Faktoren* zu berück-sichtigen, so z. B. beim nephrotischen Ödem die *Hypoproteinämie*, beim kardialen Ödem die *venöse Stauung*, die einen erhöhten Filtrationsdruck in den Capillaren zur Folge hat. An der Entstehung des kardialen Ödems sind aber auch noch andere, mit der Herzinsuffizienz nur indirekt zusammenhängende Faktoren beteiligt. Es handelt sich dabei um eine Vermehrung des Plasmavolumens, eine Abnahme der Filtrationsgröße in der Niere, die frühzeitig bis zu 50% vermindert sein kann, und eine Verminderung der Nierendurchblutung mit Hypoxie. Vor allem die Verminderung der Filtration führt zu einem relativen Überwiegen der Rück-resorption und dadurch zur Retention von Kochsalz und Wasser. Diese Störung des normalen Gleichgewichts zwischen Filtration und Rückresorption nennt man glomerulo-tubuläres Ungleichgewicht. Es kommt auch bei einzelnen Nierenerkrankungen vor und soll durch die Therapie nach Möglichkeit ausgeglichen werden. — Besondere Formen des allgemeinen Ödems sind das *Hungerödem*, die *Ödeme bei Avitaminosen*, das *Hitzeödem*.

Ein *allgemeines toxisches Ödem* beobachtet man z. B. nach *Paraphenylendiamin*; es ist in diesem Falle besonders auffällig im Gesicht. Doch kann es z. B. auch durch *Insulin* und *Cortisone* ausgelöst werden. Viele toxische Ödeme sind allergischer Natur.

Pathologische Physiologie der Niere. a) *Wasserausscheidung.* Die *Wasser-ausscheidung* durch die Niere dient der *Regulierung des Wasserhaushaltes*, der Erhaltung der *Isotonie* des Blutes, aber auch des richtigen Gehaltes an roten Blutkörperchen, der Viscosität u. a. Die normale Niere hat die Fähigkeit, je nach den zugeführten Wassermengen den Urin zu konzentrieren oder zu ver-dünnen, daher schwankt das spezifische Gewicht des Menschenharns zwischen 1,001 und 1,03. Die pathologische Niere verliert unter Umständen die Fähig-keit zu verdünnen und zu konzentrieren und liefert dann das unverdünnte Ultrafiltrat des Plasmas entsprechend einem spezifischen Gewicht von 1,010.

Versagen der Wasserausscheidung (Oligurie bis zur Anurie) findet sich bei der *akuten Glomerulonephritis* durch Thrombosierung und Epithelwucherung der entzündeten Glome-rulusgefäße und durch die dadurch bedingte Einschränkung der filtrierenden Oberfläche, die den Primärharn bildet. Die Membran der BOWMANschen Kapsel wird gleichzeitig durch-lässig für Eiweiß, sogar für Erythrocyten und Leukocyten, während die Tubuli bei dieser Erkrankung, obwohl ihre Blutversorgung durch das Ausschalten der Glomeruli schon aus anatomischen Gründen beeinträchtigt ist, relativ intakt sind und die Fähigkeit der Rück-resorption erhalten bleibt. Die gleichzeitige Erhöhung des Blutdrucks, auch die etwaige

Herzerweiterung und Netzhautveränderung beruhen auf einer abnormen Reaktion des gesamten Gefäßsystems und sind nicht etwa als Folge der Nierenveränderung aufzufassen.

Die *Nephrosen* weisen im allgemeinen keine verminderte Wasserausscheidung auf; daher auch keine Retention harnfähiger Stoffe, es sei denn, es läge Oligurie oder Anurie vor. Diese entstehen in solchen Fällen wahrscheinlich durch erhöhte Resorption von Wasser in den Tubuli, obwohl auch die Glomeruli trotz anscheinend normalen Aussehens funktionell schwer geschädigt sein können. Bemerkenswert ist bei dieser Erkrankung die gut erhaltene Konzentrationsfähigkeit der nephrotischen Niere, die in merkwürdigem Gegensatz zu den anatomischen Degenerationserscheinungen an den Tubuli steht.

Bei *chronischer Glomerulonephritis* wie bei der *Schrumpfniere* geht die Konzentrierungsfähigkeit infolge einer zunehmenden Degeneration der Tubuli mehr und mehr verloren. Infolge Störung der Resorption wird ein Harn von niedrigem spezifischem Gewicht gebildet, der beim Zentrifugieren einzelne rote Blutkörperchen und Harncylinder aufweist — bei oft minimalem Eiweißgehalt. Der drohenden Azotämie begegnet die Schrumpfniere durch Polyurie infolge erhöhten Blutdrucks, der wohl zu deuten ist als Kompensierungserscheinung gegen die Einschränkung der filtrierenden Oberfläche (s. S. 303). Dem Einsetzen einer Oligurie in solchen Fällen muß durch Zufuhr größerer Flüssigkeitsmengen entgegengewirkt werden, da sonst die Gefahr der Urämie akut wird. Man muß aber gleichzeitig unter Umständen mit starken Kochsalzverlusten rechnen (cave kochsalzarme Diät!). Das Krankheitsbild ist oft kompliziert durch *Anämie, Lipämie, Cholesterinämie.*

b) *Ausscheidung der Stoffwechselendprodukte.* Wasser ist aber gleichzeitig das Lösungsmittel für die *harnfähigen Stoffwechselendprodukte*, die bei ungenügender Wasserausscheidung mit betroffen werden. Diese sind zum Teil *spielend wasserlöslich* wie *Chloride, Sulfate, Harnstoff* u. a. Trotzdem geht ihre Ausscheidung nicht immer parallel der Wasserausscheidung, da die Rückresorption dieser Stoffe meist auf aktiven Stoffwechselprozessen beruht. Gelegentlich, wie bei gewissen Nierenerkrankungen, leidet die Kochsalz- oder Harnstoffausscheidung früher als die Ausscheidung von Wasser. Eine besonders empfindliche Nierenfunktion ist auch die Ausscheidung der Darmfäulniskörper wie Indol und Skatol, auch von Phenolen. Solche Stoffe sollen neben anderen Faktoren (siehe S. 315) nach BECHER die Urämie auslösen.

Ein anderer Teil der harnfähigen Stoffwechselendprodukte wie *Phosphate, Urate, Oxalate* und *Cystin* besitzt eine *geringere Löslichkeit.* Diese haben die Tendenz zur Steinbildung; Phosphate und Oxalate fallen in alkalischem Milieu, Harnsäure und Cystin in saurem Urin aus. In solchen Fällen muß man für besonders gute Durchspülung der Niere sorgen. Man erreicht das, indem man entweder jeden Morgen *nüchtern* ein großes Glas Wasser oder aber, nach VOLHARD, einmal jede Woche 1—2 l auf einmal trinkt *(,,Wasserstoß"!).* Indessen ist auch die Diät wichtig (Vitamin A und B_1, auch die Beachtung von saurer oder alkalischer Harnreaktion). Bei Phosphatsteinen kann auch Aluminiumhydroxyd wirksam sein (s. S. 364).

In letzter Zeit wird zum Austreiben der Steine Glycerin empfohlen in Dosen von 50 g 3mal täglich an drei aufeinanderfolgenden Tagen. Die Glycerinkonzentration im Urin kann danach bis zu 5% betragen. Die einen Forscher nehmen eine lokalbetäubende Wirkung an, die anderen eine spasmolytische; auch mag die einsetzende Diurese mithelfen. Es werden auch geringere Dosen empfohlen, z. B. die sog. Normdosis zu 4,0. Phosphatsteine soll man mit Hilfe von Gluconsäure auflösen können (s. S. 427).

Zuletzt ist *Wasser* auch das Lösungsmittel für viele Arzneistoffe und Gifte und deren Abkömmlinge.

c) **Albuminurie** (besser Proteinurie genannt, da sich neben Albuminen regelmäßig auch Globuline, selten sogar Fibrinogen im Harn finden) wird beobachtet als *gutartige Form* (Orthostatische —, Graviditätsalbuminurie u. a.). Sie hängt dann zusammen mit einer Verlagerung bzw. Abknickung der Nierengefäße mit der Folge einer relativen O_2-Armut des Nierenblutes; hierbei wird die BOWMANsche Kapsel reversibel durchlässig für Plasma-eiweißkörper. Ähnliche gutartige Albuminurien finden sich bei übertriebenem Eiweiß-konsum, nach starker Anstrengung, auch nach Konvulsionen, nach kaltem Bad, im Fieber sowie bei Herzkrankheiten infolge der venösen Stauung. — *Cylindrurie*, d. h. Ausfällung der Eiweißkörper in den Harnwegen, erfolgt besonders leicht bei saurem Harn.

Die Albuminurie bei der *akuten Glomerulonephritis* entsteht durch Schädigung des Glomerulus, aber auch die extrem starke Albuminurie der *Nephrosen* ist nur durch gleich-zeitige Schädigung der Glomeruluskapsel oder durch Hemmung der physiologischen Rück-resorption von Albuminen, die nach neueren Untersuchungen in kleinen Mengen in das Glomerulus-Filtrat übergehen, zu erklären. — *Hämaturie*, d. h. Blutungen in der Niere oder den Harnwegen, muß scharf getrennt werden von *Hämoglobinurie* (s. S. 474).

d) Ein Hauptfaktor bei **Ödembildung** aus renaler Ursache besteht neben der *Kochsalzzufuhr* (s. oben) in der *Hypoproteinämie* (Gesetz von E. H. STARLING). Besonders bei Nephrosen können so hohe Eiweißverluste entstehen, daß unter Umständen das Plasma-Albumin von 4—5% auf 2,5%, das Gesamtprotein von 7—8% auf 5,5% sich erniedrigt. Es entsteht dadurch eine starke Verminderung des onkotischen Drucks der Plasma-Eiweißkörper (Normal-wert etwa 25—30 mm); fällt dieser aber unter 20 mm, so setzt das Ödem ein (VAN SLYKE). Experimentell lassen sich solche Ödeme auch durch Eiweißentziehung erzeugen, und mit Hilfe der osmotischen Saugkraft von i.v. injiziertem Serumalbumin oder gar von Dextran (s. S. 456) wieder heilen.

Ödeme können aber auch ohne Proteindefizit sich bilden, z. B. im Beginn der Glomerulo-nephritis; hier spielt eine abnorme Capillardurchlässigkeit eine wichtige Rolle; man findet diese besonders bei Capillargiften, wie z. B. nach Scharlachtoxinen. So ist auch der hohe Eiweißgehalt der Ödemflüssigkeit in solchen Fällen zu erklären. Wesentlicher bei der Glome-rulonephritis ist aber die Retention von Kochsalz und Wasser. Sie kommt hauptsächlich zustande durch eine Verminderung der Glomerulusfiltration und Ausbildung eines glomerulo-tubulären Ungleichgewichtes (s. a. S. 436).

Die *Vergiftungen* äußern sich zum Teil mehr in einer Störung der Glomeruli, zum Teil mehr in einer solchen der Tubuli. In den allermeisten Fällen indessen werden beide Nierenabschnitte gleichzeitig betroffen. Von akut wirkenden Nieren-giften sind besonders einige Schwermetalle wie Quecksilber, Uran, daneben z. B. die Chromate, die verschiedensten Arsen- und Antimonverbindungen und von organischen Stoffen — abgesehen von Chloroform und Tetrachlorkohlenstoff — besonders Methylalkohol, Schwefelkohlenstoff, Cantharidin und viele giftige ätherische Öle zu erwähnen. Chronische Vergiftungen der Niere werden nach Blei, Quecksilber, Arsen, Cadmium, Thallium, Uran, aber auch nach Alkohol, Benzol, Anilin, Phenol und z. B. nach Terpentinöl beobachtet.

Diuretica

Unter *Diurese* versteht man vermehrte Harnbildung; sie kann durch Er-höhung der Filtration oder Verminderung der Rückresorption von Kochsalz, Wasser u. a. entstehen. Auch extrarenale Faktoren können unter Umständen beteiligt sein. Der *Filtrationsvorgang im Glomerulus* ist hauptsächlich vom Filtrationsdruck abhängig.

Steigender Blutdruck bedeutet erhöhten Filtrationsdruck und daher Mehr-ausscheidung von Wasser; fällt der Blutdruck in der Niere, so wird die Diurese gehemmt; unterhalb von 40 mm Hg wird überhaupt kein Wasser mehr aus-geschieden, da dieses durch den osmotischen Druck der Plasma-Eiweißkörper festgehalten wird; daher führen Blutdruck-steigernde Stoffe, z. B. im Kollaps angewandt, häufig zur Diurese. — Weiterhin hört jede Glomerulus-Filtration auf, wenn, wie bei Glomerulo-Nephritis, starke Spasmen der Nierengefäße auftreten; ähnliche Spasmen sind auch im Schockzustand nachgewiesen worden und können dann häufig unter dem Bilde der „Lower Nephron Nephrosis" zum Tode führen. Solche Spasmen reagieren z. B. auf starke Sympatholytica wie *Megaphen* (Abb. 83), gelegentlich auch auf das spasmolytische Magnesiumsulfat, und diese Stoffe können dann eine starke diuretische Wirkung besitzen.

Glomerulusdiurese im engeren Sinne zeigt sich bei den *Purinkörpern*; z. B. nach *Coffein* und *Theophyllin* kann *Mehrdurchblutung* auftreten, vor allem, wenn Gefäßspasmen der Niere vorliegen. Dadurch wird dann das glomerulo-tubuläre Ungleichgewicht korrigiert. Ist die Nierendurchblutung dagegen normal, so beruht die Purinkörper-Diurese im wesentlichen auf einer verminderten Rückresorption in den Tubuli; Coffein und Theophyllin besitzen daher einen doppelten Angriffspunkt in der Niere. Auch eine extrarenale Coffeinwirkung wird debattiert.

Die meisten Purinkörper (s. S. 334) wirken oft am besten diuretisch in kleinen Dosen, die immer zuerst versucht werden sollen; Voraussetzung ist ein Wasserüberschuß im Körper, so daß bei Exsiccose keine Diurese oder sogar Diuresehemmung auftreten kann. Neben mehr Wasser wird vor allem mehr Chlorid aber auch mehr Na, K, Ca und Harnstoff ausgeschieden. Bei höherer Dosierung kann Diuresehemmung eintreten, besonders nach mehrfachen Gaben. Diese Kumulation wird durch intermittierende Behandlung vermieden; auch Kaffee- und Teetrinker können resistent sein gegen Purinkörper; setzt man diese Getränke ab, so dauert es 2 Monate, bis solche Personen die übliche Empfindlichkeit gegen Purinkörper aufweisen. Purinkörper haben gegenüber den Quecksilbersalzen den Vorteil, daß sie auch bei schweren Nephrosen noch versucht werden können; bei kardialen Ödemen werden sie viel verwendet (s. S. 295); bei extrakardialen Ödemen wirken sie unsicher; auffällig ist eine Diuresehemmung durch Purinkörper bei Diabetes insipidus.

E. FREY läßt sich bei der Einteilung der Diuretica vornehmlich leiten vom histologischen Bild der Niere während der Diurese und andererseits von der Änderung in der Zusammensetzung des Harns während der Diurese. Bei den Glomerulusmitteln nähert sich nach dieser Ansicht mit steigenden Harnmengen der Harn immer mehr der Zusammensetzung des Glomerulusfiltrats, bei der Wasserdiurese mehr der des destillierten Wassers. Unter dieser Voraussetzung zählen auch alle Salzdiuresen (Kochsalz, Nitrate, Sulfate), weiter Harnstoff, Traubenzucker sowie die Quecksilberverbindungen zu den Glomerulusmitteln. Die Vertreter der Clearance-Methode haben eine völlig andere Anschauung entwickelt, obwohl die Situation keinesfalls ganz geklärt scheint.

Tubulusdiurese. Praktisch gesehen greifen alle wichtigen Diuretica im Bereich der Tubuli an. Die Bedeutung der Tubuli für die Größe der Nierenausscheidung geht daraus hervor, daß etwa 99% des Wassers und etwa 95% der Elektrolyte, die sich im Glomerulusfiltrat finden, in den Tubuli rückresorbiert werden. *Eine Verminderung der Rückresorption um 1% würde die Harnmenge verdoppeln.* Die Steuerung der Rückresorption von Wasser erfolgt z. T. durch den Hypophysenhinterlappen (s. S. 104); Fehlen des antidiuretischen Hormons führt daher zur enormen Wasserdiurese des Diabetes insipidus (s. S. 500).

1. Osmotische Kräfte sind wirksam bei allen Stoffen, die sich der Rückresorption im Tubulus widersetzen. Voraussetzung dabei ist, daß solche Stoffe in genügend großen Mengen (grammweise) in den Endharn übergehen. Der Wert solcher Stoffe bei der Ableitung von Ödemen wird damit zusammenhängen, daß gleichzeitig die Kochsalz-Ausscheidung entsprechend erhöht wird, wie das besonders bei Zuckerinfusionen der Fall ist, weniger nach Sulfaten und Harnstoff;

mit jedem Gramm Kochsalz, das im Harn erscheint, müssen etwa 50 cm³ Wasser ausgeschieden werden.

Hierher gehört die *Sulfat-Diurese* (s. S. 386); hier hat man von einer *Tubulus-Diarrhoe* gesprochen, da die abführende Wirkung größerer Sulfatmengen auf dem gleichen Prinzip beruht. — *Traubenzuckerlösungen* werden gewöhnlich hypertonisch gegeben (50 cm³ einer 50%igen Lösung), wobei gleichzeitig eine *Blutverdünnung* eintritt (s. S. 415). Statt Traubenzucker sind auch *Rohrzucker, Mannitol, Sorbitol* u. a. verwendet worden; jedoch haben sie sich als Nierenschädlinge erwiesen. — Isotonische und hypertonische Kochsalzlösungen (s. S. 415) wirken in dem Maß diuretisch, als Kochsalz in den Harn übergeht. — Auch die *Harnstoff-Diurese* wird als verminderte Rückresorption von Wasser in den Tubuli durch osmotische Kräfte aufgefaßt. — Hierher gehört auch die *Phosphat-Diurese*, die nach Anwendung von Parathormon beobachtet wird. — Weitere diuretisch wirkende Stoffe, die zum Teil hierher gehören, sind *Nitrate, Bicarbonate, Acetate,* Citrate und andere Salze von Kalium, Natrium und Ammonium.

Harnstoff, *Urea* pura, $CO(NH_2)_2$, wird als Diureticum in Dosen von 10 bis 30 g, sogar bis zu 60 g täglich (Vorsicht!) verabfolgt. Die in Wasser lösliche und äußerst beständige Substanz geht rasch in das Blut und von dort in den Urin über, indem sie die entsprechenden Wassermengen, aber auch Kochsalz u. a. mit sich führt; es ist vielleicht das ungiftigste der Diuretica und kann Ödeme ausschwemmen. Bei gesunder Niere dauert die Ausscheidung und damit die Diurese ungefähr 24 Std. Die insuffiziente Niere, besonders bei drohender Urämie, ist nicht imstande, den Harnstoff rasch genug auszuscheiden. Im Gegenteil kann in solchen Fällen eine akute Verschlimmerung der Symptome erfolgen.

Harnstofftherapie wird daher vor allem bei Nephrose und Lebercirrhose angewandt. Die oben erwähnten hohen Dosen sind nach den Erfahrungen des Tierexperiments auch bei guter Nierenfunktion nicht unbedenklich. Zu berücksichtigen ist der *Urease*gehalt der im Verdauungsschlauch anwesenden Bakterien, aber auch die Anwesenheit dieses Ferments in ungekochten Pflanzen. Dadurch kann es zu einer stürmischen Entwicklung von Ammoniak und Kohlensäure kommen. Bei Fütterung von Rindvieh mit gelöstem Harnstoff sind tödliche Vergiftungen beschrieben worden. Auch bei Kindern ist Harnstoff nicht unbedenklich, da eine abnorme Durchlässigkeit der Darmwand und möglicherweise Peritonitis auftreten kann. Erwachsene werden schlaftrunken bei einer Blutkonzentration von 250—300 mg/100 cm³ Blut. Der bittere Harnstoff-Geschmack kann lästig sein (in Fruchtsaft zu geben!).

2. Hemmung des Stoffwechsels in den Tubuluszellen kann die Rückresorption von Wasser und gelösten Harnbestandteilen ebenfalls beeinträchtigen; zu den stärksten und sichersten Arzneistoffen, die so eine Diurese herbeiführen, gehören die **Quecksilbersalze,** die bekanntlich in hohen Dosen spezifische Nierengifte sind (Sublimatniere), in kleineren Dosen bei gesunder Niere aber zur Mobilisierung von Ödemen verwendet werden. Der Angriffspunkt des Quecksilbers ist tatsächlich die Niere selber, da eine unter Quecksilberwirkung stehende Niere — an die Halsgefäße eines normalen Hundes transplantiert — weiter vermehrt Wasser ausschied, und zwar sind es die distalen Tubuli contorti, in denen auch spezifische Hemmung der Rückresorption von Natrium stattfindet.

Das früher gebräuchliche *Calomel* wird in der üblichen Dosis (0,2 g, 3mal täglich, zwei Tage lang, dann Pause) erst in vielen Tagen ausgeschieden. Es hat daher eine lang anhaltende Diurese zur Folge mit starker Kochsalzausschwemmung; andererseits ist bei dieser Dosierung die Gefahr einer schweren Diarrhoe oder einer Quecksilbervergiftung sehr groß (s. S. 389).

Salyrgan enthält etwa 39% Quecksilber in so maskierter Form, daß nach
therapeutischen Dosen allein die spezifisch diuretische Wirkung erhalten ist
(Salyrgan in 1 cm³ Ampullen in 10%iger Lösung mit Zusatz von 5% Theophyllin,
1 selten 2 cm³ i.m.). Zwischen die einzelnen Injektionen von Salyrgan sollen

Zwischenräume von 2—8 Tagen
gelegt werden, um eine kumulative Nierenwirkung nach Möglichkeit zu vermeiden. Bei *kardialen Ödemen*, wo die Filtrationsgröße oft vermindert ist, führt
Salyrgan durch Hemmung der
Rückresorption zur Wiederher-

stellung des Gleichgewichts zwischen Filtration und Rückresorption; dabei
können bis zu 35 l Flüssigkeit mit den entsprechenden Kochsalzmengen
ausgeschieden werden. Nach der gebräuchlichen intramuskulären Injektion
setzt die Diurese gewöhnlich innerhalb von 3 Std. ein und hält 24—48 Std. an.
Quecksilbersalze sind auch besonders wirksam, um *örtliche Ödeme* über die
Niere abzuleiten. So wird angegeben, daß bei *Hirnschwellung* die Quecksilber-
präparate stärker wirken als andere Diuretica. Das gleiche trifft z. B. für *Leberschwellung* und Ascites zu. Die Wirkung kann durch vorherige *Salmiak*gaben,
z. B. durch Ammonium chloratum (1,0 g 4mal täglich und mehr, in Schleim zu
geben), auch in Form von Mixtura solvens oder als Ammoniumnitrat (s. S. 427)
verstärkt werden (Abb. 119); es handelt sich hier um Stoffe, die in der notwendigen Dosierung bereits selbst eine diuretische Wirkung besitzen.

Die günstige Wirkung der Kombination von Salyrgan mit Ammoniumchlorid soll darauf
beruhen, daß letzteres die durch Salyrgan erzeugte Neigung zu Alkalose und Chloridver-
armung ausgleicht. Auch *Calciumchlorid*, in Dosen von etwa 10 g täglich per os gegeben,
führt bekanntlich zu einer Säuerung des Gewebes (s. S. 427). Calcium selbst wirkt diuretisch
erst auf einer Basis von *Kalium* (STARLING u. EICHHOLTZ), wobei neben der Gewebswirkung
eine unmittelbare Nierenwirkung zu beobachten ist. Kaliumsalze sollen gelegentlich besser
wirken als Salmiak.

> **Rp.** Liqu. Calcii chlorati (50%)
> Liqu. Kalii acetici āā 40,0
> Aqu. dest. ad 150,0
> S. eßlöffelweise alle 2—3 Std.

Ähnlich wie Ammoniumchlorid und Ca-Salze führt auch *Diamox* zu einer Verstärkung
der Salyrganwirkung. Es sollte beachtet werden, daß Salyrgan, z. B. beim kardialen Ödem,
nur dann voll wirksam ist, wenn die Filtrationsgröße noch ausreichend ist, d. h. wenn das
glomerulo-tubuläre Ungleichgewicht nicht übermäßig groß ist. In solchen Fällen können
die Purinkörper, vor allem *Theophyllin*, durch Vermehrung der Filtrationsgröße wesentlich zur Erzeugung einer ausreichenden Diurese beitragen.

Neohydrin (= 3-Chlormercuri-2-Methoxypropylharnstoff) ist ein neues, peroral hochwirksames Präparat mit komplexgebundenem Hg. Die Tablette enthält in 18,3 mg der
Substanz 10 mg Hg (3—8 Tabletten täglich); 90% von 117 Fällen von Dekompensation
ließen sich allein durch perorale Gaben beherrschen; in schweren Fällen ließen sich gelegentlich i.m. Injektionen nicht umgehen. — Subcutan anwendbare Hg-Präparate sind wegen
örtlicher Reizwirkung bis heute nicht zu empfehlen. Die Nebenwirkungen der Hg-Präparate
wären zu berücksichtigen.

Toxikologie. Salyrgan darf nicht i.v. injiziert werden, da Herztod durch Kammerflimmern nicht selten vorkam; nach i.m. Injektion ist bisher kein derartiger Fall bekannt.
Bei der Mobilisierung extremer Flüssigkeitsmengen (s. o.) kann eine schwere Belastung
des Herzmuskels gesetzt werden (JAGIČ). Ohne vorherige Stützung des Herzmuskels durch

Strophanthin u. a. Salyrgan zu injizieren, kann gefährlich sein. Infolge der gleichzeitigen Wasser- und Kochsalz-Verluste können ADDISON-ähnliche Bilder, auch Koma auftreten; auch gefährliche Kaliumverluste sind beschrieben worden (s. S. 27), mit entsprechender Überempfindlichkeit gegen Herzglykoside. — Bei den meisten Leber- und Nierenkrankheiten, bei älteren Patienten sowie bei schwerer Kachexie können die Mercurialien sofortige Anurie durch Schädigung der distalen Tubuli herbeiführen; Gegenmittel ist BAL (s. S. 445). — Andererseits wird Salyrgan unter Umständen jahrelang verordnet auch bei Herzkranken mit leichten Nierenstörungen, auch nach Verschwinden der sichtbaren Ödeme, falls Zeichen von Pulmonalödem u. a. vorliegen. — Beim Ausbleiben der Diurese sind die Hg-Präparate sofort abzusetzen, da sonst Vergiftung zu erwarten ist.

Bei der seltenen subakuten Salyrganvergiftung sind die üblichen Hg-Symptome (s. S. 521) nicht vorhanden; es zeigen sich vielmehr an zentralen Symptomen Ataxie, Sehstörungen u. ä. und peripher Degenerationserscheinungen an den sensiblen Nerven. Leichte und schwere allergische Erscheinungen sind heute nicht selten (MOESCHLIN). Bei Prostata-Hypertrophie kann akute Harnretention eintreten. — *Wie Salyrgan verhalten sich alle übrigen bekannten Hg-Diuretica.*

Diamox, ein Sulfonamid, ist ein Diureticum mit genau bekanntem Wirkungsmechanismus; es ist ein spezifisches Fermentgift für die Carboanhydrase der Tubuluszellen; dieses Ferment katalysiert die Umwandlung von CO_2 und H_2O in H_2CO_3, stellt daher der Tubuluszelle H^+-Ionen zum Austausch gegen Na^+- und K^+-Ionen im Tubuluslumen zur Verfügung. Diamox führt daher zur Mehrausscheidung von Na^+ und K^+ und gleichzeitig zur Mehrausscheidung von HCO_3^- — weil nämlich die aus der Reaktion $NaHCO_3 + H^+$ gebildete und schnell resorbierte CO_2 nicht mehr entstehen kann —, daher zu einer osmotisch bedingten *Diurese* mit *Mobilisierung* von *Ödemen.* Wegen Verlust an HCO_3^- muß Acidosis auftreten. Das Abwechseln zwischen Salyrgan und Diamox führt zu einer abwechselnden Ausschwemmung von Kochsalz und Natriumbicarbonat und damit zu Alkalose bzw. Acidose.

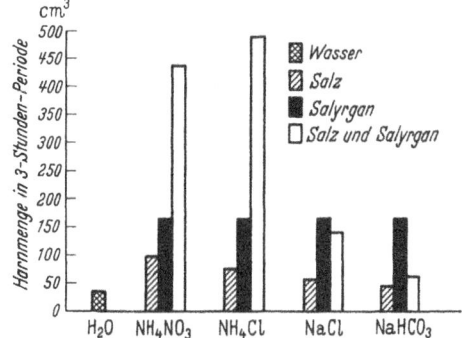

Abb. 119. Wirkung von säuernden, neutralen und alkalisierenden Salzen auf die Salyrgandiurese. Jede Zahl gibt das Mittel aus 4 Hundeversuchen an. Neutralsalze geben keine sichere Wirkung auf die Salyrgandiurese, während alkalisierende Salze hemmen und säuernde Salze eine gesteigerte Salyrgandiurese zur Folge haben. (Nach ETHRIDGE, MYERS und FULTON 1936)

Nebenwirkungen wird man an anderen Geweben erwarten können, die Carboanhydrase besitzen, so z. B. an der Magenschleimhaut (s. S. 358) und den roten Blutkörperchen. Bestimmte Fälle von Glaucom reagieren auf Diamox. Thrombopenie und Nierenschädigung sind beschrieben worden. Die Einzeldosis bei oraler Gabe beträgt 250—500 mg.

Diuretica aus dem Pflanzenreich. Diese wirken vorzugsweise durch Störung der Rückresorption. Darunter finden sich solche, die durch ihren *Gehalt an ätherischen Ölen* wirken wie Fructus Juniperi *(Wacholderbeeren)* und Radix Levistici *(Liebstöckelwurzel).* Wacholderbeeren haben eine besonders starke diuretische Wirkung, verursachen indessen in höheren Dosen Nierenreizung, werden daher gewöhnlich in Mischung mit anderen Drogen verwendet wie unter anderem in Form der *Species diureticae* DAB; in diesem Mischtee ist neben Wacholderbeeren und Liebstöckelwurzel noch die *Hauhechelwurzel* (Radix Ononidis) enthalten. Auch das Oleum Petroselini *(Petersilienöl)*, das tropfenweise diuretischen Mixturen zugesetzt wird, gehört in diese Gruppe. Es soll in großen Dosen eine abortive Wirkung besitzen.

$$CH_3-CO-NH-\overset{N-N}{\underset{S}{C\ \ \ \ C}}-SO_2-NH_2$$

Diamox
= 2-Acetylamino-1,3,4-Thiodiazol-5-Sulfonamid

Durch ihren *Gehalt an Saponin* wirken diuretisch die *Birkenblätter* (Folia Betulae), deren wirksame Einzeldosis etwa 20 g beträgt. In Österreich wird die saponinhaltige Herba

32*

Herniariae *(Bruchkraut)* sehr viel als Diureticum verwendet und war auch in der öster-reichischen Pharmakopoe enthalten. Auch die *Goldrute*, Solidago virga aurea, ist stark harntreibend, ferner *Schachtelhalmkraut* (Herba Equiseti), dessen Wirkung man früher auf den Gehalt an Kieselsäure zurückführte; doch besitzt die Kieselsäure durchaus keine diu-retischen Eigenschaften. Man nimmt von Schachtelhalmkraut etwa 1 Eßlöffel voll auf 1 Tasse Wasser. Nichtflüchtige wirksame Stoffe neben diuretischen ätherischen Ölen kommen in der Radix Ononidis vor. (Gemäß Besprechung mit H. Vollmer).

Phlorrhizin, ein Glykosid aus der Wurzelrinde von Äpfel- und Kirschbäumen, setzt die Zuckerschwelle der Niere herab, so daß der Zucker nicht rückresorbiert wird. Hunde scheiden bis zu 18% Zucker aus, wenn sie 1 g Phlorrhizin je Kilogramm peroral erhalten (v. Mering). Gleichzeitig verarmt die Leber an Glykogen. Im Gegensatz zum Diabetes mellitus findet sich beim Phlorrhizindiabetes ein nicht erhöhter, sogar erniedrigter Blutzuckerspiegel.

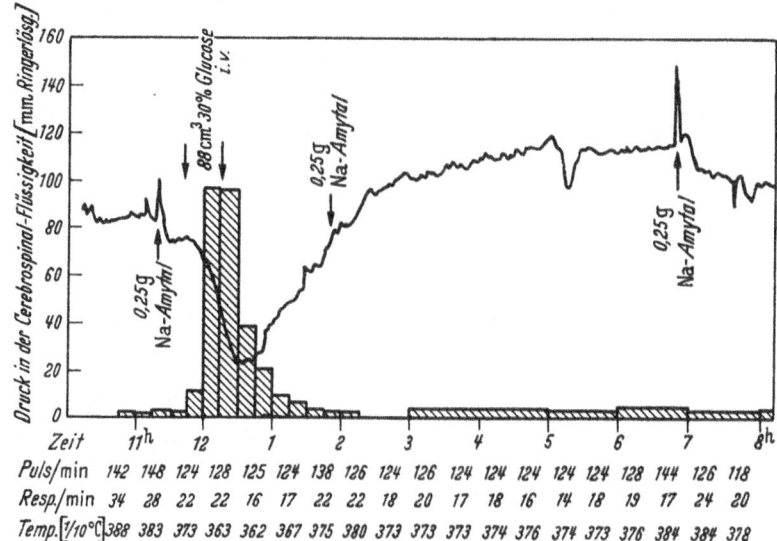

Abb. 120. Intravenöse Injektion von hypertonischer Traubenzuckerlösung. Man beachte die rasch einsetzende Diurese und die annähernd gleichzeitige Dehydratation des Gehirns, kenntlich am Absinken des Liquordrucks. Man beachte weiter die sekundäre Druckerhöhung im Gehirn, die indessen weitaus geringer ist als nach hyper-tonischer Kochsalzlösung (vgl. Abb. 101). (Nach Macleod-Bard 1941)

Verdünnungsdiurese. Der Wassergehalt des Blutes ist im allgemeinen aufs feinste eingestellt. Wird das Blut durch Wasserverluste (Durst, Schwitzen, Diarrhoe u. a.) eingedickt, so kann die Harnbildung aufhören. *Verdünnungs-diurese* entsteht durch Verminderung des kolloid-osmotischen Drucks der Plasma-Eiweißkörper. Nach Verney sind im Hypothalamus aufs äußerste empfindliche Osmoregulatoren nachweisbar, die geringste Schwankungen des osmotischen Drucks ausregulieren, und zwar auf dem Wege über den HH-lappen; andere Forscher sprechen von Vacuolenbildung. Durch Wasserzufuhr wird die Hormon-sekretion gebremst, dabei wird das noch im Blut kreisende Hormon in etwa 15—20 min zerstört, so daß nach dieser Zeit die Diurese einsetzt. Die *Wasser-diurese* verhält sich wie ein „Diabetes insipidus im kleinen". Wasser wirkt besonders schnell, wenn auf den nüchternen Magen getrunken; dabei wird 1 l in 40—50 min absorbiert. Der gleichgroße Teil von Gewebswasser wird dann aus-geschieden, während es nach Mahlzeiten zum Teil zurückgehalten wird. Schon ein geringer Salzgehalt des Wassers beeinträchtigt die Diurese, verglichen mit destilliertem Wasser, das im Experiment zugeführt wird (Abb. 121). Dagegen ist der Kohlensäuregehalt des Wassers im allgemeinen diuresefördernd (Starkenstein).

In Fällen von Ödem kann gelegentlich durch buchstäbliche Überschwemmung des Patienten mit Wasser (3, sogar 6—7 l Wasser täglich) das Ödem ausgeschwemmt werden, vorausgesetzt, daß gleichzeitig kochsalzfreie Diät verordnet wird (unter 1 g täglich). Man läßt neuerdings sogar bei Herzdekompensation unter Kochsalz- und Natrium-Entziehung Wasser trinken, soviel der Patient will. Bei Hämolyse sollen 6—7 l Flüssigkeit täglich gegeben werden unter gleichzeitiger Alkalisierung (s. S. 412); sonst richtet man sich nach der Harnmenge, die 50—200 cm³ in der Stunde betragen soll. — Im gleichen Sinne wirkt das Trinken von *Quell-* und *Leitungswasser*, von harmlosen *Tees*, bestimmten *Mineralwässern* u. a.

Kochsalzarme Ernährung. Die streng kochsalzarme Diät nach VOLHARD u. a. unter Ausschluß von Milch ist ein einfaches und hochwirksames diuretisches Verfahren, weil nämlich bei der Entziehung von Kochsalz auch das Ödem verschwinden muß. Die Tagesausscheidung beträgt bei dieser Diät nicht mehr als 1 g Kochsalz im Harn. — Wird Kochsalz den Geweben entzogen, so gewinnt gleichzeitig der entquellend und diuretisch wirkende pharmakologische Komplex *Calcium-Kalium-Magnesium* im Gewebe das Übergewicht. Bei der basenreichen Rohkost tritt auch die direkte Wirkung des Komplexes hinzu.

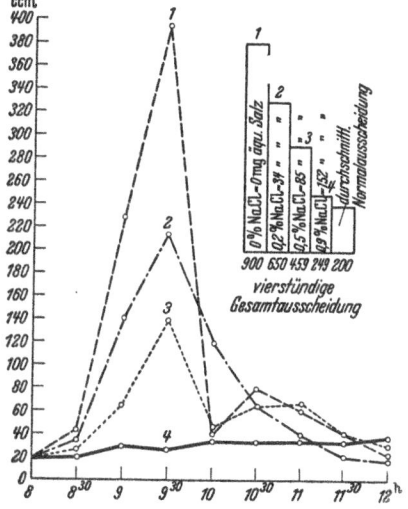

Abb. 121. Halbstundenwerte der Wasserausscheidung nach Trinken von 1 l Kochsalzlösung verschiedenen Salzgehaltes. (Nach STARKENSTEIN)

Kationenaustauscher. Hierbei handelt es sich um kolloide, sulfurierte Polystyrol-Harze von mikroporöser Struktur, die eine äußerst geringe Löslichkeit und geringste chemische Reaktionsfähigkeit besitzen, daher praktisch ungiftig sind. Sie haben die Eigenschaft, Kationen wie Kalium, Natrium, Ammonium, Wasserstoff gegeneinander auszutauschen, wobei ein Gleichgewicht dieser Kationen erzielt wird. Enthält der Ionenaustauscher z. B. H^+, Kalium$^+$ oder Ammonium$^+$, so hat er die Eigenschaft Na$^+$ aufzunehmen. Gibt man solche Stoffe in Tagesdosen von 30—60 g (am besten unter Zusatz von 10% Agar), so können 2—3 g Kochsalz mit dem Kot zur Ausscheidung gelangen; eine Kochsalz-arme Diät kann dadurch wesentlich unterstützt werden; *bei allgemeinen Ödemen kann eine rasche Ausschwemmung erfolgen.* Hierbei entsteht meist eine milde Acidosis, die sich in Kombination mit Salyrgan, nicht aber mit Diamox günstig auswirken könnte. Enthält der Austauscher H^+, Na$^+$, NH_4^+, so nimmt er im Darmkanal K^+-Ionen auf, und er eignet sich zur Bekämpfung einer Kalium-Vergiftung. Solche Stoffe sind monatelang gegeben worden ohne weitere Therapie; sie können jedoch nur angewandt werden bei fortwährender Kontrolle der Mineralbestandteile des Blutes. Alkali-Verluste infolge Anwendung von Kationen-Austauschern können besonders bedrohlich sein bei Nieren-Insuffizienz, und zwar durch Versagen der Ammoniakbildung (H. HERKEN). — Erfolge bei Myotonie sind neuerdings mit solchen Austauschern erzielt worden. — Natrium-Ionenaustauscher sind *Masoten, Cambil* u. a.

Das Kapitel der Diuretica ist sinngemäß zu ergänzen durch Stoffe, die ohne notwendige Beeinflussung der Wasserausscheidung einen pharmakologischen Angriffspunkt an *spezifischen Ausscheidungsmechanismen* besitzen wie die *Phenylchinolincarbonsäure*, die auf die Harnsäureausscheidung wirkt (s. S. 222), oder das *Phlorrhizin*, das als Phosphatase-Hemmer einen Nierendiabetes zur Folge hat (s. S. 500).

Den diuretischen Stoffen lassen sich die **diuresehemmenden Stoffe** gegenüberstellen, wobei nicht nur Wasser, sondern auch andere Harnbestandteile im Körper retiniert werden. Es sei hingewiesen auf bestimmte Hormone wie *Insulin* (s. S. 86), *Hypophysenhinterlappen* (s. S. 104), *Adrenalin* in hohen Dosen (s. S. 317). Von Mineralstoffen kommen neben *Kochsalz* (s. S. 436) auch *Jod- und Bromsalze* in hohen Dosen sowie die *Alkalien* in Betracht

(s. S. 412). Diuresehemmend wirken auch alle in die Blutbahn injizierten Kolloide wie *Serumalbumin* (s. S. 416), *Gelatine* (s. S. 457), *Gummi arabicum* und *Peristonlösung* (s. S. 456) sowie jede *Vermehrung der Serumkolloide*, z. B. bei starker Eiweißzufuhr. Bei Hypoprotein-ämie (Nephrose) können andererseits Ödeme auftreten, die durch Serumalbumin, Dextran u. a. ausgeschwemmt werden können. Von bekannten Arzneistoffen sei auf die *Schlafmittel* (außer Chloralose und Paraldehyd), auf die *Opiate* sowie auf die meisten *Narkotica* (mit Ausnahme der Gasnarkotica) hingewiesen; Morphin, Nicotin, Luminal u. a. wirken dabei über Ausschüttung von HHL-Hormon. Auch nach *Theophyllin, Quecksilbersalzen, ätherischen Ölen* kann gelegentlich statt Diurese Diuresehemmung auftreten. Das *Versagen der Niere bei Kochsalzmangel* ist S. 26 beschrieben. Bei *toxischer Anurie* können alle Diuretica versagen und die *hohe Lumbalanästhesie* oder gar *Dekapsulation der Niere* nötig werden. Anurie kann auch Folge eines Schocks sein (s. S. 315).

Therapie. Die *Anwendung der Diuretica* verfolgt den Zweck, Stoffwechsel-endprodukte, Giftstoffe, Wasser und Salze aus dem Körper zu entfernen und insbesondere auf *Wasseransammlungen* aus *allgemeiner* (renaler, kardialer, cere-braler u. a.) oder auch *örtlicher* Ursache einzuwirken. — Entscheidend für die Wahl des geeigneten diuretischen Stoffes ist der Zustand der Nierenfunktion; bei auffälliger Schädigung sind Mercurialien, säuernde Stoffe, Kaliumsalze und Harnstoff gegenindiziert, dagegen sind Purinkörper und hypertonische Trauben-zuckerlösung gelegentlich auch bei schweren Nierenerkrankungen noch gut wirksam. — *Wasserdiurese* wird hauptsächlich angewandt, um die Harnwege freizuhalten, um Ausfällung der Harnbestandteile (Harnsäure, Oxalate, Phosphate, Sulfonamide) zu verhindern, um Gifte im Harn zu verdünnen oder Infektions-herde zu beeinflussen.

Die *akute Glomerulonephritis* ist eine Immunreaktion, die gemäß heutiger Ansicht 2—3 Wochen nach Infektion mit hämolytischen Streptokokken Typ 12 einsetzt. Sie ist nach VOLHARD gekennzeichnet durch einen Krampf der Nieren-gefäße, wahrscheinlich unter Beteiligung eines allergischen Faktors, und verlangt die völlige Entlastung und Entspannung der Niere: das wird am besten erreicht durch Hunger- und Durstkur über 5—14 Tage. Die Wirkung äußert sich im ent-scheidenden Abfall des Blutdrucks, im Einsetzen der Harnflut und in der Aus-scheidung oft gewaltiger Kochsalzmengen; gelegentlich sind *Spasmolytica der Gefäße* wie Megaphen stark wirksam, bei zentralen Symptomen besonders bei Kindern auch $MgSO_4$ intravenös. Unerläßlich erscheint die gleichzeitige Stützung des Herzens mit Strophanthin, am besten in Lösung mit Traubenzucker. Wichtig ist, daß nach der Hauptkur eine Diät fortgesetzt wird, die eine möglichst geringe Belastung der Niere bedeutet (Traubenzucker, Fruchtsäfte, CARREL-Kur). Später ist salz- und fleischfreie, flüssigkeitsarme Kost angezeigt. Bei Oligurie und Anurie gilt Ansetzung von 10—12 Blutegeln in der Nierengegend als aus-sichtsreich (VOLHARD). Solange Entzündungserscheinungen vorliegen, würden alle Diuretica der Niere eine Mehrarbeit aufbürden. Setzt die Hunger- und Durstkur zu spät ein, so ist Übergang in sekundäre Schrumpfniere möglich.

In *späteren Stadien* sowie bei der *chronischen Glomerulonephritis*, bei denen weiter die Diät im Vordergrund steht, ist gegen mild wirkende diuretische Tees kein Einwand zu erheben. Purinderivate sind gewöhnlich wirkungslos; *Queck-silberverbindungen* können, was besonders hervorzuheben ist, eine sofortige Anurie zur Folge haben.

Eine ähnliche Behandlung, beginnend mit Hunger- und Durstkur, wird auch bei der *Eklampsie* mit gutem Erfolg verordnet. Hier tritt die sedative Behandlung mit Hilfe von Luminal oder in Form der STROGANOFFschen Morphin-Chloralhydratkur hinzu.

Dabei ist die ausgesprochen antidiuretische Wirkung von Morphin zu berücksichtigen (s. S. 228).

Liegt dagegen eine *Nephrose* vor (hoher Eiweißgehalt des Urins, starke Ödeme, Harncylinder, kein Blut), so wird zwar wieder die kochsalzarme Ernährung im Vordergrund stehen — mit reichlich Fleischzulagen wegen der bedrohlichen Verminderung des Blutalbumins (VOLHARD) — (s. S. 34); solche Ödeme können durch Erhöhung des kolloid-osmotischen Drucks im Plasma (Plasma-Eiweiß u. a.) zur Ausschwemmung gebracht werden; gleichzeitig indessen kann man mit diuretisch wirkenden Mitteln, besonders Calcium, Kalium und Purinkörpern, freigiebiger sein, sofern sie keine Magenbeschwerden machen und nicht den Patienten an der dringend notwendigen Eiweißzufuhr hindern. Bei sehr hartnäckigen Ödemen werden von einigen Autoren sogar Quecksilberverbindungen verordnet, besonders in Kombination mit Säuretherapie. Bei starker extrarenaler Beteiligung sind nach EPPINGER auch Schilddrüsenpräparate wirksam (s. S. 68). Neuerdings wird bei „Nephrotischen Ödemen" Cortison (200 mg täglich) oder ACTH (25 mg 2mal täglich) angewandt; die Diurese kann dann nach einer Latenzzeit von 24 Std. einsetzen.

Bei chronischen Nierenerkrankungen, *Schrumpfniere* und *arteriosklerotischer Schrumpfniere*, sind die Diuretica natürlich nicht am Platz. Man würde eine zusätzliche Belastung und damit eine Schädigung der Niere befürchten müssen. Bei Retention von Reststickstoff ist für genügende Wasserzufuhr zu sorgen. Kochsalzbilanz (s. S. 436) und Acidosis (s. S. 411) sind zu beachten. Diuretica sind unwirksam bei schwerer Herz- und Nierenschädigung, da eine Harnbildung bei darniederliegendem Kreislauf oder bei Zerstörung der Nierenelemente nicht mehr möglich. Diuretica können zu Kochsalzmangel (s. S. 26) oder Kaliummangel (s. S. 291) führen. Die etwaigen Nebenwirkungen sind immer in Rechnung zu stellen.

Urämie durch primäres Versagen der Niere selber ist zu unterscheiden von der *extrarenalen Azotämie* (Kochsalzmangel, Alkalosis, ADDISONsche Krankheit, Leberkrankheiten u. a.), von den *Folgen schwerer Kreislaufstörungen* (Dekompensation, Bildung eines akuten Nierenödems, Störungen der Nierendurchblutung im Schockzustand), weiterhin von den Folgen *ungenügender Flüssigkeitszufuhr*, von *Blutungen* in den oberen Dünndarm, von *exzessiven Verlusten von Wasser und Elektrolyten*. Zu dieser Gruppe von behandlungsfähigen Nierenstörungen gehört auch die Ablagerung von Hämoglobin, Myoglobin, z. B. bei Transfusionsschäden oder das Auftreten von Sulfonamidkristallen in den Tubuli. Praktisch von höchster Bedeutung sind die Verlegungen der unteren Harnwege. In solchen Fällen kann zunächst die Konzentrationsfähigkeit der Niere erhalten bleiben, sekundär indessen kann Nierenschädigung und daher wahre Urämie hinzutreten. Solche prärenalen *behandlungsfähigen* Komplikationen können sich andererseits der wahren Urämie zugesellen, und diese ist insofern ebenfalls beschränkt behandlungsfähig, ebenso wie bei *interkurrierenden Infektionen*.

Von der Urämie ist auch abzutrennen die *Pseudo-Urämie*, d. h. das Auftreten Urämieähnlicher Symptome infolge Hirnödem (akute Nephritis, Eklampsie, Wasservergiftung), indessen ohne Veränderung des Blut-Chemismus.

Die *urämischen Symptome* entstehen hauptsächlich durch Retention harnfähiger Stoffe; die Gefahr der K^+-Retention steht dabei an erster Stelle (s. S. 28); weiterhin werden im Blute angehäuft: stickstoffhaltige Harnbestandteile, Phenolkörper, Phosphate, Säuren u. a. Die urämischen Symptome können aber wesentlich kompliziert werden durch *Mangelerscheinungen*; dabei steht ein Mangel von Bicarbonat (durch Retention von Säuren, mangelnde Ammoniakbildung, Natriumverluste) mit im Vordergrund; Retention von Phosphat führt zu Calciummangel; infolge vorausgehender Polyurie können schwere Verluste an Wasser, Natrium und Chloriden entstanden sein. Das Erkennen solcher Mangelzustände, die sich unter Umständen leicht beheben lassen, wäre für den Arzt wichtig.

Solche Überlegungen können entscheidend sein bei jeder Form von Urämie, mag sie akut entstanden sein oder mag es sich auch um chronische Fälle handeln, die akut aufflammen unter dem Einfluß irgendeines komplizierenden Faktors, der der Behandlung zugängig ist. In solchen Fällen hat man versucht, den Patienten durch Magenwaschung, Peritonealwaschung oder mit Hilfe der sog. „*künstlichen Niere*" über die nächsten gefährlichen Tage hinwegzubringen. Nieren-exstirpierte Hunde hat man bis zu 111 Tagen durch systematische Peritonealwaschung mit 0,75%iger Traubenzuckerlösung am Leben erhalten. Beim Menschen sind Transfusionsschäden (s. S. 458) das Hauptanwendungsgebiet der künstlichen Niere; sie wird zu Hilfe genommen, sobald Acidosis bemerkbar wird; daneben läßt sich Kaliumvergiftung ausgleichen; die Dialyse wird abgebrochen, sobald Krämpfe (durch Ca^{++}-Entziehung) auftreten.

Bei der *Behandlung der Urämie*, sofern sie nicht rationell durchzuführen ist, stehen symptomatische Verfahren wie Aderlaß, Strophanthin, Lumbalpunktion, und bei der Krampfurämie die Verordnung narkotischer Stoffe, möglichst mit blutdrucksenkender Wirkung, im Vordergrund (Chloralhydrat, Luminal). Diuretica sind unbrauchbar abgesehen vielleicht von Traubenzuckerinjektionen (50% Traubenzucker in Ampullen zu 100, seltener 200 cm³ intravenös), letztere insbesondere bei der acetonämischen Urämie.

Rp. Chlorali hydrati 10,0
Mucilag. Gummi arabici 30,0
Aqu. dest. ad 150,0
S. 30—50 cm³ als Einlauf.

Neben der Niere nehmen auch die Schweißdrüsen teil an der Ausscheidung wasserlöslicher Stoffe. Man schätzt, daß beim Menschen täglich 1000—1500 cm³ Wasser mit dem Harn, 500—900 durch die Haut und 250—350 mit der Atmungsluft abgegeben werden. Die Nierenfunktion kann daher in erheblichem Maße von den Schweißdrüsen übernommen werden, die ein in seiner Zusammensetzung dem Harn ähnliches Sekret abgeben. Die Steigerung der Schweißsekretion erfolgt mit Hilfe der Diaphoretica (heiße Tees, Salicylpräparate u. a.) und von diaphoretischen physikalischen Verfahren. Das Verhältnis der Wasserausscheidung beim Menschen durch Nieren, Haut, Lungen und Darm bei Ruhe und in gemäßigtem Klima wird auf 6:2:2:1 geschätzt. Dieses Verhältnis läßt sich durch zweckmäßige Verfahren erheblich verändern, die jedoch für die Behandlung der Urämie nicht in Frage kommen.

Schrifttum

Pharmakologie der Niere

CUSHNY, A. R.: The secretion of urine. London 1926. Übersetzung von Noll und Püschel. Jena 1926. — FREY, E., u. J. FREY: Die Funktionen der gesunden und kranken Niere. Berlin 1950. — FREY, W., u. F. SUTER: Nieren und ableitende Harnwege. Handbuch der inneren Medizin, Bd. 8. Berlin: Springer 1951. — HAAS, H. T. A.: Quecksilber-Diuretica. Die Pharmazie 2, 1 (1947). — HERKEN, H.: Therapeutische Regulation des Natrium- und Wasserhaushalts bei Ödemen. Ärztl. Wschr. 9, 265 (1954). — HEUBNER, W.: Quecksilber als Diureticum. Weg zur rationellen Therapie, S. 24. Heidelberg 1932. —

Marx, H.: Der Wasserhaushalt des gesunden und kranken Menschen, Bd. 33. Berlin 1935. — Möllendorf, W. v. u. a.: Exkretion. Handbuch der normalen und pathologischen Physiologie, Bd. 4, S. 183. Berlin 1929. — Møller, K. O.: Salyrganarbeiten. Naunyn-Schmiedebergs Arch. **1930—1932**. — Parnas, J. K. u. a.: Der Wasserhaushalt. Handbuch der normalen und pathologischen Physiologie, Bd. 17, S. 137. Berlin 1926. — Prinzipien der Konkrementbildung (Bildung der Gallensteine und Harnsteine). Handbuch der normalen und pathologischen Physiologie, Bd. 4, S. 591. Berlin 1929.— Smith, Homer W.: The Kidney. New York 1951. — Verney, E. B.: Die Wasserausscheidung der Säugetierniere und ihre physiologische Regulation. Naunyn-Schmiedebergs Arch. 181, 24 (1936).

Dritter Teil

Desinfektion und Chemotherapie

I. Desinfektion

a) Allgemeines

Die Kenntnis von Mitteln und Verfahren zur Verhinderung der Fäulnis ist uralt. Auf diesem Gebiete lagen bereits reiche Erfahrungen vor, bevor man überhaupt etwas von Bakterien, Hefen und anderen Kleinlebewesen wußte. Die Desinfektionsverfahren stammen zum Teil schon aus der Sammlerzeit des primitiven Menschen, als es notwendig wurde, größere Vorräte anzulegen, wobei man die fäulniswidrige Wirkung bestimmter Stoffe und Zubereitungsverfahren als größten Segen empfinden mußte. Daher gehört das *Konservieren der Nahrungsmittel* durch Kälte, Hitze, Wasserentziehung, durch Zusatz von Kochsalz, Zucker, Essig, durch Bearbeiten mit *Holzrauch*, Einleiten einer alkoholischen oder milchsauren Gärung zum ältesten Menschheitsbesitz.

Auch auf dem Umwege über andere primitive Erfindungen wurde dieses Gebiet bereichert. So machte man die Erfahrung, daß bei der *Lederherstellung* die Fäulnis tierischer Häute verhindert wird, woraus sich die Kenntnis der *Gerbstoffe* und *Adstringentien* herleitete.

Solche Erfahrungen sind frühzeitig auch auf dem großen Feld der Krankheiten angewandt worden. Es war der Neid der Götter oder das Spiel der Dämonen, die mit all diesen Vorgängen in Zusammenhang gebracht wurden. Die konservierende Wirkung der Schwefeldämpfe, die schon in der Antike bei der Weinbereitung geschätzt war, wurde so übertragen auf die Seuchenbekämpfung in Form der Durchgasung der Wohnhäuser mit dem „fluchabwehrenden" Schwefel (Homer).

Aber auch die Zersetzungs- und Fäulnisvorgänge, die in der Mundhöhle, im Darm, im Urin, in den Atemwegen, in der Wunde vor sich gehen, ließen sich im gleichen Lichte betrachten. Das entzündete, eiternde, penetrant riechende *Zahnfleisch*, die *fäkulenten*, mit Blut und Eiter durchmischten *Darmentleerungen*, der *Urin*, der beim Stehenlassen Fäulnisvorgänge aufweist, die eitrige, häufig übelriechende *Sekretion der Atemwege*, Entzündung, Eiterung und Jauchung der *Wunde*, alles dies wurde zusammengefaßt unter dem Begriff der Fäulnis und wurde dementsprechend behandelt. Um die Wirksamkeit fäulniswidriger Verfahren zu beurteilen, genügte ja offensichtlich die einfache Beobachtung; sonst hätte jene graue Vorzeit uns nicht eine solche Fülle von *gerbenden, adstringierenden, desodorierenden Stoffen*, von *Desinfektionsmitteln* des *Mundes*, des *Darmes*, des *Urins*, der *Atemwege*, der *Wunden* hinterlassen können. Auch das *Einbalsamieren der Leichen* mit Hilfe fäulniswidriger Stoffe ist frühzeitig geübt worden und hat zur Kenntnis der Desinfektionsmittel beigetragen.

Einen ungeheuren Aufschwung erlebten die Desinfektionsmittel mit dem Auftreten von Semmelweis, Pasteur, Robert Koch, Lister. Seitdem haben die Desinfektionsmittel die wirksame Bekämpfung vieler Menschen- und Tierseuchen erleichtert. Sie ermöglichten die rasche Entwicklung von Chirurgie, Geburtshilfe, Zahnheilkunde in den letzten beiden Menschenaltern. Seit der Begründung der Chemotherapie durch Ehrlich, Uhlenhuth u. a. haben die meisten Protozoenerkrankungen ihre furchterregende Wirkung verloren und die Tropen sind bewohnbar geworden für die weiße Familie. Mit den Sulfonamiden und dem Penicillin ist das Gebiet der bakteriellen Infektionen erschlossen worden.

Fast in jedem einzelnen Falle werden andere Anforderungen gestellt, so daß ein einziger idealer Stoff für alle Zwecke nicht existiert. Oft genügt es, das Wachstum der Bakterien zu hemmen *(antiseptische* oder *bakteriostatische Wirkung)*, in anderen Fällen soll der behandelte Gegenstand nicht mehr infizieren können *(bactericide Wirkung* oder *Desinfektion)* oder völlig keimfrei sein *(Sterilisation)*. Die Sterilisation bietet die absolute, die Desinfektion nur die relative Sicherheit. Sporen und eingekapselte Bakterien sind gewöhnlich äußerst resistent und reagieren nur auf wenige Stoffe. Besonders aber werden *spezifische Stoffe* für die einzelnen Arten von Bakterien und anderen Kleinlebewesen gesucht; jedoch weiß man vom Wirkungsspektrum der Desinfektionsmittel sehr viel weniger als von dem der Antibiotica, was von großem Nachteil ist.

Daher erklärt sich die erdrückende Mannigfaltigkeit der Desinfektionsmittel und der physikalischen Desinfektionsverfahren, daneben auch die vielseitigen Methoden zur Prüfung der Desinfektionsmittel auf Wirksamkeit.

Mechanismus der Desinfektionswirkung. Die Desinfektionsmittel wirken nach einer früheren Theorie insgesamt als *Protoplasmagifte*. In der Tat beobachtet man häufig vereint miteinander Desinfektionswirkung und Gewebegiftigkeit; diese Erklärung trifft demnach z. B. zu für diejenigen Stoffe, die durch osmotischen Druck desinfizierend wirken wie Kochsalz, Zucker u. a., weiter für grobchemisch wirkende Gifte wie starke Säuren und Alkalien.

Wir wissen heute, daß viele Desinfektionsmittel das *Wuchsstoffsystem* der Bakterien spezifisch beeinflussen (s. S. 22); besonders empfindlich gegen Desinfektionsmittel sind die *Fermentsysteme* der Zelle; es können weiter die *Oxydations-* und *Reduktions*vorgänge der Zelle gestört sein, z. B. durch die reduzierenden und oxydierenden Desinfektionsmittel; ja, es läßt sich voraussagen, daß ein Desinfektionsmittel in den weitaus meisten Fällen infolge eines solchen spezifischen Angriffspunktes im Chemismus der Zelle seine Wirkung entfaltet. So werden die vielen gewebsfreundlichen Desinfektionsmittel verständlicher.

Physikalische Verfahren. Schon das Sonnenlicht wirkt abtötend auf Bakterien, und zwar ist es eine bestimmte Zone im Ultraviolett, die für die Desinfektion von Trinkwasser und von anderen Flüssigkeiten geeignet ist. Wichtiger ist die Sterilisation durch Wärme. Bei trockener Hitze sind sehr hohe Wärmegrade notwendig, z. B. 60 min bei 180° C, bzw. gemäß DAB. 2 Std. bei 160° im Lufttrockenschrank. Praktisch werden für diesen Zweck gelegentlich auch bestimmte Weichmetalle benutzt, die bei 200° schmelzen und in die der zu behandelnde Gegenstand eingetaucht wird. Zum Ausglühen geeignet stehen Tantal- und Platiniridiumnadeln der Injektionsspritzen zur Verfügung. Die einfachste Schnellsterilisation von Gefäßen geschieht bekanntlich durch Abbrennen von Spiritus.

Wirksamer ist die feuchte Hitze, und zwar wegen der Coagulation von Bakterieneiweiß. Schon durch einfaches $^1/_2$ stündiges Abkochen in 1% iger Sodalösung oder durch $^1/_2$ stündiges Behandeln in strömendem Wasserdampf werden die meisten Bakterien abgetötet, nicht dagegen bestimmte pathogene Sporen, die indessen nach der Wärmebehandlung auskeimen, so daß mit einer zweiten Behandlung völlige Abtötung erfolgt *(fraktionierte Sterilisation)*. Oft ist gespannter Wasserdampf praktischer, der bei 1 Atmosphäre Überdruck eine Temperatur von 120° besitzt und in ungefähr $^1/_4$ Std. auch die Sporen abtötet.

Man kann auch *osmotische Verfahren* zur Abtötung der Bakterien benutzen. Sie sind besonders bei der **Konservierung von Lebensmitteln** gebräuchlich (20% ige

Kochsalzlösung bzw. Salzlaken, konzentrierte Zuckerlösung u. a.). Diese für die Volksgesundheit wichtige Frage wurde besonders brennend, als neuere *Desinfektionsmittel* für diesen Zweck in Gebrauch kamen. Die Anwendung von *Säuren* steht dabei im Vordergrund (s. S. 422). Betr. *Gewürze* s. S. 533.

Zu Beginn des Jahrhunderts wurden noch die wichtigsten und meistgebrauchten, auch in großen Mengen genossenen Lebensmittel wie Fleisch, Butter, Margarine, sogar die Kindermilch zur Haltbarmachung mit Stoffen wie Borsäure, Salicylsäure, Ammoniumfluorid, Formaldehyd, Wasserstoffsuperoxyd versetzt, die bei den notwendigen Zusatzmengen nicht als unbedenklich, ja als gesundheitswidrig, vorwiegend nach E. ROSTs Untersuchungen, angesehen werden müssen. Diese Gifte sind dann durch harmlose Stoffe ersetzt worden.

Konservierungsmittel dürfen in der Lebensmittelindustrie nur dann verwendet werden, wenn aus gesundheitlichen, technischen oder wirtschaftlichen Gründen die Notwendigkeit der Zulassung für bestimmte Lebensmittel nachgewiesen ist.

Die **chemische Desinfektion** von *infizierten Gebrauchsgegenständen*, von *Arbeitsräumen, Sputum, Exkrementen* muß billig und doch wirksam sein. Die Arbeitsräume und Krankenzimmer werden mit *Kresolwasser* (aus Kresolseifenlösung hergestellt), mit Lösungen von Sagrotan ($1/_2-1\%$ig), von Rohchloramin (1%ig), von Zephirol ($1/_2-1\%$ig) abgewaschen, wobei man nicht nachtrocknet, sondern auftrocknen läßt. Zum Unschädlichmachen von Sputum und Exkrementen benutzt man hauptsächlich verdünntes Kresolwasser (s. S. 529), Kalkmilch (s. S. 434), Chlorkalkmilch (s. S. 514), auch wäßrige Formaldehydlösungen (1- bis 3%ig), in der Veterinärpraxis auch rohe Schwefelsäure und Natronlauge.

Die *Desinfektion der Gesamträume* erfolgt durch die Verdampfung von wäßriger Formaldehydlösung, gelegentlich auch durch Erhitzung von Paraformaldehyd in besonderen Apparaten.

Infizierte Wäsche läßt man in Kresolseifenlösung (1%ig), in Lösungen von Sagrotan (1%ig), von Zephirol ($1/_2\%$ig) u. a. einweichen und über Nacht stehen. *Leder* und *Gummi* werden abgewaschen oder eingelegt in Lösungen von Formaldehyd (1%ig), von Zephirol (1%ig), von Sublimat ($0,05-0,1\%$ig). Die Lösungen läßt man auftrocknen. *Injektionsspritzen* werden am besten in Heißluft sterilisiert, sonst in 1%iger Sodalösung 20 min gekocht und steril und trocken aufbewahrt. Eine Aufbewahrung in Alkohol oder Sublimat darf nicht in Frage kommen, da Sporen auch in Monaten nicht abgetötet werden, wohl aber, wenn erforderlich, in 1%igem Phenol oder $1/_2\%$iger Zephirollösung (s. S. 533).

Desinfektion durch die Luft. Solche Versuche sind uralt und beginnen mit der Schwefelung von Wohnräumen längst vor Beginn unserer Zeitrechnung. Für Zwecke der Konservierung von Lebensmitteln hat man in neuerer Zeit die verschiedensten leicht flüchtigen Desinfektionsmittel zum Teil mit Erfolg herangezogen wie *narkotisch wirkende Stoffe* (N_2O, Olefine, Äthylenoxyd), daneben *Säuren* (Ameisen-, Essig-, Propionsäure).

Bekanntlich entstehen viele *Infektionskrankheiten* (Grippe, Bronchitis, Tonsillitis, Erkältungen, Pneumonie, Tuberkulose) durch Inhalation von bakterienhaltigem Staub oder durch Tröpfcheninfektion. Dabei ist zu berücksichtigen, daß das infizierte Tröpfchen nach dem Aushusten bis zu 7 m Entfernung und wie bei Grippevirus noch nach 1 Std. in der Luft nachzuweisen ist. Durch Ventilation läßt sich eine Reduzierung des Keimgehalts der Luft erreichen. Anderseits lag es nahe, die Desinfektion der Luft, z. B. in Krankenhäusern und Gewerbebetrieben mit Hilfe von *bactericiden Gasen* (Ozon, Chlor u. a.) oder *bactericiden Nebeln* (Resorcin, Glykolderivate wie Propylenglykol und besonders Triäthylenglykol, Natriumhypochlorit- und Milchsäurenebel) durchzuführen. *Resorcinnebel* wird erzeugt durch Erhitzen eines festen Kegels von Resorcin in einem Metallbehälter auf der elektrischen Heizplatte, die auf bestimmte Temperatur eingestellt wird. Ein ähnliches Verfahren wird bei flüssigem *Triäthylenglykol* durchgeführt; 1 g der letzteren Substanz soll genügen, um mehrere 100 Mill. Kubikmeter Luft bakterienfrei zu machen.

Nach einiger Zeit setzen sich die Infektionserreger mit dem Staub zu Boden; um das Wiederaufwirbeln zu verhindern, wird heute eine *Ölbehandlung* der Fußböden und sogar der Bettwäsche durchgeführt.

Zur **Ungezieferbekämpfung** eignen sich Antiseptica wie *Blausäure* und blausäurehaltige, mit warnendem Geruchsstoff versetzte Mischungen wie *Cyclon*, oder auch *schweflige Säure*, die man durch Verbrennen von Schwefel erzeugt, erstere durch eine staatlich zugelassene Gesellschaft unter Beachtung bestimmter Vorsichtsmaßregeln, daneben auch *Schwefelkohlenstoff* (s. S. 483), Äthylenoxyd (s. S. 482) u. a. Neuere Rattenmittel sind α-Naphthylthioharnstoff(Antu) und Natriumfluoracetat neben dem alten Bariumcarbonat und der Meerzwiebel. Bekannte Läusemittel sind z. B. *Gesarol-, Jacutin*-Puder, *Cuprex, Sabadillessig.* Abstoßend auf Mücken wirken Kreosot u. a. (s. S. 532), auf Zecken N-N-Butylacetanilid.

Ein allgemeines Insecticid ist DDT *(Gesarol)* (s. S. 515), weiter γ-Hexachlorcyclohexan und E 605 (s. S. 516) mit zum Teil überlegener Wirkung. Zum Pflanzenschutz werden auch Verbindungen von Kupfer, Arsen, Blei, Fluor neben Nicotin und Pyrethrum verwendet.

Für die **Händedesinfektion des Operateurs** wesentlich ist die völlige Unschädlichkeit auch bei täglich wiederholtem Gebrauch. Der eigentlichen Desinfektion geht im allgemeinen eine Reinigung der Hautoberfläche 10 min lang mit fließendem, heißem Wasser und Seife voraus, durch die gleichzeitig die Poren geöffnet werden. Seife wirkt dadurch reinigend, daß die Bakterien zusammen mit Schmutzpartikeln und Hautfett in Seifenschaum eingehüllt und so entfernt werden. Sie reinigt meist nur, wenn sie schäumt. Sie besitzt aber auch an sich eine Desinfektionswirkung ähnlich der von Phenol, die man bei Hauterkrankungen durch Zusatz stärkerer Desinfektionsmittel noch steigern kann. Bei wiederholter Anwendung ist es indessen besser, zunächst eine reine Seifenlösung ohne Zusatz zu verwenden und die chemische Desinfektion (5 min lang) anzuschließen.

Hierzu stehen Jod (0,5—2% in 70% Alkohol), Sagrotan (0,5—1%), Chloramin (1%), Zephirol (1%), Chinosol (2%) u. a. zur Verfügung. Diese bekannten Desinfektionsmittel führen bei chronischer Anwendung gelegentlich zu lokalen Reaktionen. Sie sind jedoch nicht wirksam gegen Clostridium- und Anthraxsporen (mit Ausnahme von Jod und Chlor) und insgesamt nicht wirksam gegen die Bakterien in der Tiefe der Schweißdrüsen, Talgdrüsen und Haarfollikel; ein einziger Schweißtropfen, der hervortritt, würde die vorher sterile Hautoberfläche aufs neue infizieren können. Für eine solche Tiefendesinfektion eignet sich die Nachbehandlung mit 70%igem Alkohol, 2—5 min lang, wodurch gleichzeitig die Oberhaut gehärtet wird, gelegentlich auch mit Glycerinzusatz. Dieser ist auch bei lokalen Infektionen günstig, z. B. als Alcohol, absolut. und Glycerin. anhydric. zu gleichen Teilen, zum Einträufeln ins Ohr bei Furunkulose.

Es hat sich herausgestellt, daß man zwar mit den Halogenen Jod und Chlor und mit Phenolkörpern wie Phenol, Kresol und besonders Sagrotan eine genügend rasche und intensive Desinfektionswirkung erzielt, daß hingegen z. B. eine 0,5%ige Sublimatlösung selbst in 15 min Staphylokokken nicht abtötet; ähnliches trifft für die Triphenylmethanfarbstoffe zu.

Neuerdings wird vielfach gegen die chemische Hautdesinfektion Stellung genommen, da man mit keinem chemischen Desinfektionsmittel mehr erreichen soll als mit Seife und Wasser und da überdies mit Hautschädigungen zu rechnen ist. Ein wohldurchdachtes Verfahren der Händedesinfektion ist das von WULFF.

1. 3 min Waschen mit Seife und Wasser (2 Nagelbürsten, Nagelreinigung). 2. Trocknen mit grobem, sterilisiertem Handtuch. 3. 3 min Waschen mit 70%igem Alkohol, dem evtl. 0,5% Jod zugesetzt werden, mit einer Bürste. 4. Abtrocknen mit grobem, sterilisiertem

Handtuch. 5. Einreiben mit steriler Lanolinsalbe (Adeps lanae 80,0, Oleum Arachidis 20,0); Aufstreuen von Talkpuder, Gummihandschuhe.

Für den Notfall wird empfohlen 5 min Waschen mit Seifenspiritus.

Bei der Behandlung der *bakteriellen und parasitären Hauterkrankungen* ist oft eine *Dauerwirkung* der Desinfektionsmittel notwendig. Gelegentlich läßt sich das durch ihre Anwendung in Salben erreichen, jedoch haben diese unter Umständen erhebliche Nachteile (s. S. 124). Daher ist man immer mehr zu Bädern, Umschlägen, Pinselungen, Linimenten und ähnlichen Anwendungsformen der Desinfektionsmittel übergegangen. Die wichtigsten Desinfektionsmittel der Haut bei infektiösen Vorgängen sind *Chlor* und seine Abkömmlinge (s. S. 514), *Jod* und Jodderivate (s. S. 516), *Schwefel, oxydierende Stoffe, Schwermetallsalze*, besonders die des Quecksilbers, und *Farbstoffe*, darunter als besonders reizlos *Rivanol* und *Gentianaviolett*. Für Pilzinfektionen der Haut wurden letzthin außerdem Calciumpropionat, *Gentianaviolett*, Wintergrünöl und Pfefferminzöl besonders empfohlen (s. S. 535).

Da unter den augenblicklichen Lebensbedingungen die Gefahr von Hautinfektionen jeder Art beträchtlich erhöht ist, da weiter bei eingetretener Infektion auch die Hautflora an gesund scheinenden Stellen Krankheitskeime enthält, so muß dem Arzt geraten werden, häufiger als bisher an Desinfektion zu denken. Dabei wird die Desinfektion der Körperoberfläche, ein Sitzbad oder Vollbad z. B. mit Kaliumpermanganat-, besser Chloraminlösungen, eine besondere Bedeutung haben. Auch an Chloramin-Talkumpuder sei erinnert (s. S. 119).

Oft erweist sich auch eine besondere *Tiefenwirkung der Hautdesinfektionsmittel* als notwendig. Sie läßt sich erreichen durch Zusatz von Seife, Alkohol, Aceton, Glycerin, von bestimmten Fetten oder Ölen, auch durch viele Emulgatoren (s. S. 122); diese dienen dann als Schleppersubstanzen, da sie den Lipoidschutz der Haut durchbrechen und zum Teil auch in die Tiefe dringen und dabei das gelöste Desinfektionsmittel mitschleppen. Auch durch einfaches Anwärmen kann man die Haut auflockern und dadurch die Tiefenwirkung erhöhen. Daher wirken alle Desinfektionsmittel besser in heißem als in kaltem Wasser.

Eine andere Methode ist die Auflösung der oberflächlich verhornten Schichten des Epithels, die die nötige Tiefenwirkung verhindern. Dazu stehen Salicylsäure und Alkalisulfide zur Verfügung (VLEMINGKXsche Lösung u. a.). Neben dieser *keratolytischen* wird oft eine *keratoplastische* Wirkung gefordert. Sie wird erzielt mit Borsäure (1%) oder Schwefel (bis 5% in Salben) oder Resorcin (0,1%).

Die **Desinfektion verschmutzter Wunden** ist S. 139 dargestellt.

Durch Reizlosigkeit müssen sich diejenigen Stoffe auszeichnen, die bei der Sterilisation der Pulpahöhle angewandt werden, und die unter Umständen wochenlang an Ort und Stelle liegen müssen, ohne daß die Entzündung durch den Wurzelkanal auf das Periodontium überspringt. Besonders harmlos in dieser Hinsicht ist das Thymol, das in warmem, geschmolzenem Zustand in die Pulpahöhle eingeführt wird, dort erstarrt und im Laufe der nächsten Wochen und Monate langsam in Lösung geht. Man hat es in Wurzelkanälchen noch nach einem halben Jahr nachgewiesen (KEESER).

Auch Benzolderivate wie Phenol, Kresol, Chlorphenol u. a. zeichnen sich hierbei durch gute Verträglichkeit aus, besonders wenn sie in Campher oder Menthol aufgenommen werden (Pufferantiseptica). Für ähnliche Zwecke eignen sich auch Paraformaldehyd, Jodoform, Resorcin, Rivanol und Trypaflavin, die in den bekannten Wurzelfüllpasten in geringer, nicht reizender Konzentration enthalten sind.

Bei der **Behandlung von Schleimhautinfektionen** werden *gewebsfreundliche* antiseptische Stoffe immer dort angezeigt sein, wo bereits ein starker lokaler

Reizzustand vorliegt. Als gewebsfreundlich gelten die adstringierenden Metall-
verbindungen (besonders Wismutsalze) sowie die gerbsäurehaltigen Drogen
(Tinctura Tormentillae bzw. Ratanhiae), die eine Tiefenwirkung nicht besitzen.
Als besonders mild gilt die Borsäure (Ac. bor. sol., 2%ig zu Aufschlägen bei
Conjunctivitis), die gleichzeitig eine geringe entzündungshemmende Wirkung
besitzt. Weitgehend reizlos sind auch die Silber-Eiweißverbindungen (Protargol
1—2%ig für Auge und Urethra), Chloraminlösung ($1^0/_{00}$), Kaliumpermanganat
in violettgefärbter Lösung, das gleichzeitig adstringierend wirkt, Calomel. Von
neueren Desinfektionsmitteln ist besonders Rivanol anzuführen, das in $1^0/_{00}$iger
Lösung von Schleimhäuten ausgezeichnet vertragen wird, ebenso wie Gentianaviolett in 1%iger Lösung. Trypaflavin in $^1/_4{}^0/_{00}$iger Lösung kann etwas reizen.
Antibiotica und Sulfonamide werden in steigendem Maße verordnet.

In anderen Fällen werden indessen *entzündungserregende* Antiseptica besser
am Platze sein, um die biologische Abwehrreaktion des betroffenen Gewebes zu
unterstützen (s. S. 127). So werden stärker reizende Desinfektionsmittel sogar
am Auge verwendet, wie Argentum nitricum (1—2 Tropfen einer 2%igen Lösung
zur CREDÉschen Prophylaxe, der 5—10%igen bei Cervicitis, chronischer Laryngitis u. a.), Zincum sulfuricum (s. S. 525).

Bei **Desinfektin der Mundhöhle** ist zu beachten, daß infolge der dauernden
Neuinfektion durch die Atmungsluft u. a. eine völlige Keimfreiheit nicht zu
erzielen ist. Oft ist es aber notwendig, die Keimverarmung bis an die Grenzen
des Möglichen zu treiben und jede kleinste Verunreinigung, deren Ausschaltung
überhaupt möglich erscheint, mit allen zur Verfügung stehenden Mitteln zu
bekämpfen (M. KIRCHNER).

Die meist verwendeten Antiseptica der Mundhöhle sind *Wasserstoffsuperoxyd*
bzw. Derivate desselben wie *Ortizon*. Auch *Kaliumpermanganat* kann benutzt
werden (s. S. 513). Von jodhaltigen Desinfektionsmitteln kann das *Yatren*
empfohlen werden. Mundwässer sind häufig thymolhaltig, wobei an das gelegentliche Auftreten thyreotoxischer Erscheinungen erinnert sei. Eine Desinfektionswirkung in der Mundhöhle erzeugt man auch durch Aufpinseln von *Jodtinktur*
(MANDLscher Lösung), *Argentum nitricum* (5—10%ige Lösung), *Kupfersulfat*
(10%ig). Bei diesen Stoffen tritt gleichzeitig eine heilende Entzündungsreaktion
in Erscheinung. Demgegenüber ist das Aufpinseln von *Protargol* (10—20%ig)
oder *Gentianaviolett* (1%ig) reizlos. Wasserstoffsuperoxyd eignet sich auch
besonders zur Entfernung des nekrotischen Gewebes bei *Angina Plaut-Vincenti*,
da die spezifischen Spirochäten gegen alle oxydierenden Stoffe besonders
empfindlich sind. Wenn das Geschwür offen liegt, ist die lokale spezifische
Behandlung durch *Sulfonamide* (z. B. Sulfathiazol, 1 Tablette zu 0,5 g alle 2 Std.
auf der Zunge zergehen lassen), durch Aufstäuben von Neosalvarsanpulver oder
Bepinseln mit Neosalvarsan-Glycerinlösungen (10% von beiden, alle 4 Std.
wiederholt) indiziert. In schweren Fällen sind zur Allgemeinbehandlung Salvarsan
oder besser Antibiotica notwendig. Zur Spülung des Rachens oder zum Gurgeln
eignen sich Traubenzucker, Kochsalz oder Natriumbicarbonat (1—2 Teelöffel
auf $^1/_2$ l Wasser), Kaliumpermanganat (bis zur bordeauxroten Farbe), Wasserstoffsuperoxyd DAB. (1 Eßlöffel der 3%igen Lösung auf ein Glas Wasser) sowie
Chinosol (o-Oxychinolinsulfat und Kaliumsulfat). Formaldehydpräparate werden
viel verwendet; ihre wissenschaftliche Bewertung ist nicht einheitlich.

Die perorale Anwendung von Desinfektionsmitteln erfolgt weiterhin zum Zwecke der *Desinfektion des Darms*.

Vorbedingung für die Anwendung solcher Stoffe ist die gute Verträglichkeit. Die meisten sog. *Darmdesinfektionsmittel* wie Calomel, Salol, Kreosot, Knoblauchöl und andere ätherische Öle wurden früher neben *Diätverfahren* und *Adsorptionstherapie* (s. S. 118) viel empfohlen, sind aber durch die *Sulfonamide* (s. S. 559) und besonders durch die stark wirksamen *Antibiotica* Aureomycin, Streptomycin, Terramycin und Chloromycetin verdrängt worden. Starke Desinfektionsmittel finden sich auch unter den Wurmmitteln (s. S. 397).

Desinfektionsmittel der Harnwege müssen in genügender Konzentration in den Harn übergehen. Bis heute ist kein universelles, sicher wirkendes Mittel bekannt. Die Aussichten jeder Behandlung sind daher um so besser, *je höher die verabfolgte Dosis* ist. Dann aber sollte man die üblichen Nebenwirkungen fast aller Desinfektionsmittel auf den Magen-Darm einerseits, auf die Harnwege andererseits bedenken.

Bei vielen Desinfektionsmitteln ist eine bestimmte *Harnreaktion* erforderlich. Der Harn muß sauer sein (unterhalb von p_H 5,5) bei *Hexamethylentetramin*, bei *ketogener Diät* und bei *Mandelsäure*. Andere Antiseptica wie *Bärentraubenblättertee*, *Pyridinabkömmlinge* wie *Pyridium* und *Neotropin* sowie *Trypaflavin* wirken auch in alkalischem Urin. Bestimmte Sulfonamide (Euvernil, Badional u. a.) sind für den besonderen Zweck der Harndesinfektion entwickelt worden (s. S. 567). Die stärksten Harndesinfektionsmittel mit breitester Wirkung finden sich unter den *Antibiotica* (s. S. 572); jedoch gibt es Infektionen, die auf ,,Schaukelkost'' besser ansprechen als auf alle bekannten Arzneistoffe.

Die *Wirkung* solcher Stoffe wird sichtbar am Klarwerden des Urins und am Zurückgehen der örtlichen Symptome. Der Harn selber gewinnt *fäulniswidrige* Eigenschaften, so daß er, in den Brutschrank gebracht, tagelang nicht fault. Impft man in einen solchen Urin spezifische Infektionskeime ein, so läßt sich erkennen, ob eine genügende Konzentration des wirksamen Stoffes vorhanden ist. Alle bekannten Antiseptica und Antibiotica aber wirken *nur gegen bestimmte Gruppen von Infektionserregern*, während andere Bakterien auch bei höchsten Dosen unberührt bleiben (s. S. 569).

Die Desinfektion der Galle ist S. 381 dargestellt.

b) Oxydationsmittel

Ozon (O_3) ist in den äußeren Schichten der Atmosphäre enthalten. Der Gehalt wechselt in den Jahreszeiten und ist besonders hoch im Frühling. Es führt zu einer Absorption der ultravioletten Strahlen. Wir leben im ,,Schatten des Ozons''. Auf der Erdoberfläche entsteht es hauptsächlich durch Kondensation von Sauerstoff durch den elektrischen Funken und bei elektrischen Entladungen der Atmosphäre neben Stickoxyd (NO) und nitrosen Gasen (NO_2). Es ist beständig in Luft und reinem Wasser. Bei Anwesenheit organischer Stoffe indessen zersetzt es sich rasch unter Bildung von nascierendem Sauerstoff. Der Ozongeruch der Luft in Waldgegenden, auch Kurorten, der sich bei einer Mindestkonzentration von 1:1 Million bemerkbar macht, ist daher ein Test für die Reinheit der Luft, da organische Staubteilchen in kurzer Zeit das Ozon zerstören würden. Ebenso schnell wird Ozon in wäßriger Lösung verbraucht, wenn organische Stoffe anwesend sind. Trockene ozonhaltige Luft ist nicht bactericid, da die Ozonzersetzung nur in Gegenwart von Feuchtigkeit vor sich geht.

In wäßriger Lösung ist Ozon wie alle starken Oxydationsmittel ein hochwirksames *Desinfektionsmittel*. Noch durch eine Verdünnung 1:1 Million wird Trinkwasser sterilisiert, ein Verfahren, das heute durch die Chlorbehandlung ersetzt ist. Höhere Konzentrationen von Ozon in geschlossenen Räumen können toxisch wirken durch Reizung der Atemwege und sogar durch Entwicklung von Lungenödem.

In neuerer Zeit wird ein besonders gereinigtes Ozongas zur Behandlung putrider Wunden und in der Zahnheilkunde bei Alveolarpyorrhöe angewandt.

Wasserstoffsuperoxyd, H_2O_2, gibt schon in wäßriger Lösung, besonders in der Wärme, bei Einwirkung des Lichtes, unter dem Einfluß von Glasalkali langsam Sauerstoff ab ($H_2O_2 \to O + H_2O$). Diese Zersetzung wird beschleunigt durch das Ferment *Katalase*, das sich in Blut, Eiter, Gewebsmassen, im Epithel- und Wundgewebe findet. Auch in Haaren tritt diese Gasentwicklung ein, sie werden dadurch gebleicht. In statu nascendi ist Sauerstoff besonders reaktionsfähig, so daß die anwesenden oxydablen Stoffe — Geruchs- und Geschmacksstoffe, Farbstoffe, Toxine u. a. — der Oxydation anheimfallen. Neben diese *desodorierende, entfärbende und toxinzerstörende* tritt die allgemeine Protoplasmawirkung. H_2O_2 ist ein *starkes Desinfektionsmittel*, ungefähr so wirksam wie Sublimat. Es wird besonders bei infektiösen Vorgängen in der Mundhöhle, z. B. auch bei Angina Plaut-Vincenti, und zur Reinigung anderer Ulcerationen empfohlen.

> **Rp.** Hydrogenii peroxydati soluti 30% 3,0
> Glycerini ad. 30,0
> S. zum Bepinseln der Mandeln.

Bei dieser Art der Anwendung führt H_2O_2 zu *Entzündungserscheinungen* und ist in hohen Konzentrationen ein *oberflächliches Ätzmittel.* Der stürmisch entwickelte Sauerstoff kann von den oxydablen Substanzen nicht vollständig aufgenommen werden, so daß sich freies Sauerstoffgas bildet. Auf lebendem und totem Gewebe schäumt die Lösung. Dadurch findet eine *mechanische Reinigung* statt. Da die H_2O_2-Lösung unzersetzt in die feineren Gewebsbuchten eindringen kann, so werden diese oft besser gesäubert als durch die gewöhnlichen mechanischen Reinigungsverfahren. Davon macht man z. B. Gebrauch zur Reinigung von stark verschmutzten oder granulierenden Wunden (3%ige Lösung) (s. S. 139). Nach Anwendung der 30%igen Lösung wurde Gangrän der Kopfhaut beobachtet.

Gelangt Wasserstoffsuperoxyd in größere, abgeschlossene Räume, wie z. B. in Kieferhöhlen oder in die Brusthöhle bei Reinigung von Empyemen, so kann ein Emphysem des Gewebes und sogar durch Eindringen des Gases oder des unzersetzten H_2O_2 in die Venen eine tödliche Gasembolie auftreten. Intravenös injiziert wirkt es in entsprechender Dosis augenblicklich tödlich.

Bei chronischem Gebrauch von H_2O_2 als Mundwasser können leichte *Reizungen des Pharynx* auftreten. In seltenen Fällen sind sogar *Leukoplakien* beobachtet worden.

Eine offizinelle Form von H_2O_2 ist das 3%ige *Hydrogenium peroxydatum solutum.* Äußerlich 1 Eßlöffel auf ein Glas Wasser als Mund- und Gurgelwasser und als Wunddesinfiziens. Die richtige Konzentration äußert sich in geringem Schaumigwerden des Speichels oder der Wundsekrete.

Daneben ist auch die 30%ige Lösung in der Apotheke vorrätig (z. B. als Perhydrol). Sie dient z. B. zum vorsichtigen Bleichen der Zähne und zur Desinfektion der Wurzelkanälchen. Als Mundwasser werden 10—20 Tropfen auf ein Glas Wasser verordnet.

Mit Harnstoff liefert H_2O_2 feste Körper, die eine bequemere Dosierung ermöglichen (*Ortizon* u. a.).

Zu den Peroxyden gehört auch *Magnesiumsuperoxyd* (MgO$_2$), das in saurer Reaktion, z. B. im Magensaft, unter Freisetzen von MgO Sauerstoff liefert. Das Präparat vereint also die Wirkung von Magnesia usta mit der desodorierenden und desinfizierenden Wirkung des H$_2$O$_2$. Eine wesentliche Gasentwicklung tritt dabei nicht ein.

Rp. Magnesii peroxydati 20,0
Natrii bicarbonici
Calcii carbon. $\overline{\overline{aa}}$ 10,0
M. f. p. S. 3 mal täglich ein Teelöffel.

Auch andere anorganische Peroxyde wie Zinkperoxyd (ZnO$_2$ = Ektogan) und *Natriumperborat* (im Persil) sind im Handel, das letztere eine Additionsverbindung von Natriummetaborat und Wasserstoffsuperoxyd (NaBO$_2 \cdot$ H$_2$O$_2 \cdot$ 3 H$_2$O); ZnO$_2$ wird nachgerühmt, daß es bei Anaerobier-Infektion desinfizierend und desodorierend und zusätzlich in Form von ZnO adstringierend wirkt. Betr. Organische Peroxyde s. S. 534.

Kaliumpermanganat, KMnO$_4$, wirkt wie H$_2$O$_2$ durch Abspaltung von Sauerstoff und Bildung von MnO$_2$ (Braunstein). Die Sauerstoffentwicklung im Kontakt mit organischem Material geht so langsam vor sich, daß kein Gas auftritt und daher keine mechanische Reinigung stattfindet. Demgegenüber steht der gesamte abgespaltene Sauerstoff zu Oxydationszwecken zur Verfügung und setzt sich quantitativ mit den oxydablen Stoffen um. Die *desodorierende* und *antitoxische* Wirkung des KMnO$_4$ ist daher besonders stark bei guter *desinfizierender* Wirkung. Von der desodorierenden Wirkung macht man vorwiegend Gebrauch bei übelriechenden Wunden (bis 1 %, z. B. zum Aufpinseln), bei Foetor ex ore, Ozaena, Fuß- und Handschweiß in schwach rosa gefärbter Lösung (ungefähr 1:3000). Bei der lokalen Behandlung der Gonorrhoe (0,05 bis 0,5 %ig) hat es in anderen Ländern die Silberpräparate mehr und mehr verdrängt. Die *antitoxische* Wirkung des KMnO$_4$ äußert sich auch bei Schlangenbissen (s. S. 156).

Der gebildete fein verteilte Braunstein (MnO$_2$) setzt sich mit den Gewebseiweißstoffen zu Mangan-Eiweißkomplexen um. Daraus ergibt sich eine leicht *adstringierende* Wirkung in verdünnter Lösung von 1:1000—1:4000. Solche Lösungen werden nicht nur bei *entzündeten Schleimhäuten*, sondern besonders auch bei allen *nässenden Hauterkrankungen* angewandt, auch in Form von Bädern (5—10 g je Bad); hierbei vollzieht sich langsam eine künstliche *Schorfbildung*. Bei Pinselung von Variola und Varicellen mit 1 %iger Lösung sollen sich Narben vermeiden lassen. Konzentriertere Lösungen sind für Schleimhäute und Wunden schwere *Ätzgifte*. Letale Menge 5—10 g. Braunsteinflecken sind durch Essig oder Citronensaft entfernbar.

KMnO$_4$ dient auch zur Zerstörung von Alkaloiden, Blausäure u. a., solange diese Stoffe noch im Mageninhalt sind (s. S. 369).

Kaliumchlorat oder chlorsaures Kalium, KClO$_3$, gibt in Substanz beim Verreiben mit organischen und leicht oxydablen Stoffen wie Zucker, Schwefel, Kohle u. a. seinen Sauerstoff so leicht ab, daß *Explosionen* auftreten. Das ist keine Eigenart des KClO$_3$, kommt vielmehr auch vielen anderen Oxydationsmitteln wie Kaliumpermanganat, Salpetersäure und sogar H$_2$O$_2$ zu. In wäßriger Lösung dagegen gibt Kalium chloricum keinen Sauerstoff ab. Nahezu die gesamte Menge (90—96 %) dieses Stoffes, die in den Magen gegeben wird, geht

vielmehr *unverändert in den Urin* über. Pharmakologisch gesehen ist daher
Kaliumchlorat, wie es in Form von Zahnpasten wie Pebeco, Kaliklorapaste u. a.
oder in Mundwässern verwendet wird, kein Oxydationsmittel, sondern hauptsächlich ein osmotisch wirksames, chemisch stabiles Salz ähnlich dem Kochsalz,
wenngleich eine gewisse *Straffung der Schleimhäute* unter der Wirkung des
Chlorats wohl nicht abzuleugnen ist. Kaliumchlorat ist ein *Methämoglobinbildner*,
der von einzelnen Menschen noch in Dosen von 10—20 g, sogar von 50 g vertragen
wurde, bei anderen indessen aus unbekannten Gründen schon in bedeutend
geringeren Mengen die schokoladebraune Farbe des Methämoglobins herbeiführte. Bei Kindern sind nach *Bruchteilen eines Gramms Todesfälle* vorgekommen.

Eine weitere nicht so häufig vorkommende Eigenart der Chlorate ist eine *Zerstörung des
Hämoglobins* unter Bildung von Verdochromogenen und unter Beteiligung des Globinanteils
(Auftreten von HEINZschen Körperchen) und damit zusammenhängend eine *Zerstörung der
roten Blutkörperchen*. Die Reste werden agglutiniert und bilden gelatinöse Thromben, die
die feinen Gefäße verstopfen. Gefürchtete Symptome kommen dann von seiten des *Gehirns*
(Kollaps, Atmungsstörung u. a.) und der Niere (Verstopfung der Glomeruli mit Gerinnsel und
evtl. auch der Tubuli mit ausgeschiedenem Methämoglobin) mit anschließender *Urämie*.

Es gibt noch immer Ärzte, die Chlorate zur Mundspülung und zum Gurgeln verschreiben,
obwohl genügend empfehlenswerte Stoffe für diese Zwecke zur Verfügung stehen (H_2O_2,
$KMnO_4$, Tinctura Ratanhiae, Folia Salviae u. a.). Auch muß berücksichtigt werden, daß
beim Gurgeln gewöhnlich die Tonsillengegend von der Flüssigkeit überhaupt nicht berührt
wird, daß daher örtliche Pinselungen vorzuziehen sind. Bei Kindern Kaliumchlorat als
Gurgelmittel zu verordnen, ist als Kunstfehler anzusehen, da Kinder jedes Gurgelmittel
zum Teil verschlucken. Die innerliche Anwendung ist in jedem Fall unbegründet. Gelegentliche tödliche Vergiftungen sind vorgekommen, weil Kalium chloricum ($KClO_3$) statt Kalium
chloratum (KCl) gegeben wurde, z. B. bei der Herstellung der RINGER-Lösung.

c) Halogene

Von den Halogenen *Fluor, Chlor, Brom* und *Jod* sind Fluor und Chlor gas-
förmig, Brom ist eine Flüssigkeit, Jod ein fester Körper. Für Desinfektions-
zwecke sind *Chlor* und *Jod* von Bedeutung.

Chlor wurde von SCHEELE 1774 dargestellt, und Chlorwasser (*Aqua chlorata*
Erg.-B. 0,5%ig) wurde schon 1803 in Holland als fäulnishemmendes Mittel
angewandt. Die Einführung des Chlorkalks zur Prophylaxe gegen Wundfieber
verdanken wir SEMMELWEIS. Chlorgas dient vornehmlich zur Wasserdesinfektion.
Die neuere Entwicklung führte zu den gewebsfreundlichen Chlorverbindungen
(DAKINsche Lösung u. a.). Neuerdings wird Chlorgas (in Form von Chlorgas-
tabletten angewendet) zur Behandlung von Pulpainfektionen empfohlen (WEIGELE).

Das gasförmige Chlor wirkt zerstörend auf viele organische Stoffe, an die es
sich rasch chemisch anlagert und zu *Chlorierungen* führt. Bei Anwesenheit von
Wasser wie in lebenden Geweben setzt es sich außerdem um nach der folgenden
Gleichung $Cl_2 + H_2O = 2\,HCl + O$. Es besitzt dementsprechend starke *oxydierende*,
säuernde und *toxinzerstörende* Eigenschaften; Chlor ist bemerkenswert durch das
breite Spektrum seiner *antiseptischen* Wirkung — im Gegensatz zu den Sulfonamiden und zum Penicillin.

Bei Einwirkung von Chlor auf *Alkalien* wie NaOH und $Ca(OH)_2$ (gelöschter
Kalk) entstehen außerdem Hypochlorite wie *Natriumhypochlorit* (NaOCl), das
im Eau de Javelle vorkommt, und *Chlorkalk* (Calcaria chlorata), eine Verbindung von $Ca(OCl)_2$ und $CaCl_2$ daneben ein Rest $Ca(OH)_2$. Chlorkalk wird in dicht

verschlossenen Gefäßen kühl und trocken aufbewahrt und sollte einen stechenden Chlorgeruch besitzen. Aus ihm wird *Chlorkalkmilch* in der Weise gewonnen,
daß man zu je 1 Teil Chlorkalk allmählich unter starkem Rühren 5 Teile Wasser
hinzusetzt. Sie ist jedesmal vor Gebrauch frisch herzustellen und wird zur
billigen Desinfektion von Exkreten, Sputum, Gebrauchsgegenständen u. a.
benutzt.

Hypochlorite, z. B. in Form der Alkali-haltigen DAKINschen Lösung, sind ausgesprochen rasch, aber *kurz wirksam* und *gewebsfreundlich*; schon die Kohlensäure der Luft genügt, um aus Hypochloriten das stechend riechende, freie Chlor
abzuspalten. Stärker alkalisch, daher nicht gewebsfreundlich ist die Na-Hypo-
chloritlösung *(Antiforminlösung)*, die daher auch zur Auflösung der Pulpa und
zur Reinigung der Pulpahöhle, jedoch nicht im apikalen Teil, verwendet wird.

Seidenligaturen und Wollfasern — nicht aber Catgutligaturen, Leinen und Baumwolle —
sind in Hypochloriten löslich. Gebrauch von Watte macht Hypochloritlösungen unwirksam;
hier sei an Asbestwatte erinnert. Gelegentlich kann eine Blutungsneigung eintreten.

> **Rp.** Calcar. chlorat. 20,0
> Natr. carbon. 40,0
> Acid. bor. q. s. ad neutral.
> Aq. dest. ad 1000,0
> M. Filtra. D.S. DAKINsche Lösung.

Chloramin ist p-Toluolsulfonchloramid-Natrium mit 25% Chlor und 5,7%
aktivem Sauerstoff; in wäßriger Lösung bilden sich Hypochlorite; solche Lösungen
sind etwa 2—3 Wochen haltbar; im Gegensatz zu den kurz wirksamen Hypochloriten wirken sie länger nach.

*Chloramin*lösungen werden in 0,25—0,5%iger Lösung bei purulenten und stinkenden
Wunden, zur Händedesinfektion (während 10 min) und zur Spülung der Mundhöhle verwendet. Auch Chloraminstreupulver (10%ig in Talkum) und Chloraminsalben (1- bis 10%ig)
sind im Gebrauch. Durch solche Konzentrationen werden die meisten pathogenen Organismen
innerhalb von wenigen Minuten abgetötet. Eine wachstumshemmende
Wirkung ist noch bei 1:10000—1:50000 festzustellen. Dagegen fehlt
dem Chloramin die starke reinigende Wirkung der Hypochlorite.

Diesen gewebsfreundlichen Präparaten gegenüber ist *Chlorkalk* selbst
nur in Frostsalben enthalten (Unguentum contra Perniones R. F.).

Durch resorptive *Giftwirkung* ist besonders das Chlorgas
ausgezeichnet (Reizung der Atemwege und *Lungenödem*). Als
gewerbliche Vergiftung kann auch *Chloracne* auftreten. Reiner
Chlorkalk in Substanz oder als Chlorkalkbrei führt nach kürzester Zeit zur *Ätzung der Augen* und zu einer *Hautätzung*, wenn
man ihn länger als 5 min liegen läßt. Bei den obigen
gewebsfreundlichen Präparaten dagegen sind resorptive Giftwirkungen bei Anwendung als Wundmittel
bis heute unbekannt. Chloramin, als Tabletten ge-
schluckt, hat indessen tödliche Vergiftung ausgelöst
(letale Dosis 1—2 g).

Anhang

Gesarol. Ein neues wichtiges Chlorderivat ist das Gesarol (Dichlor-Diphenyl-Trichlor-
methylmethan) D.D.T., ein Kontaktgift, das zum Vernichten von Insekten dient. Betroffen
werden Läuse (die Überträger von Fleckfieber und Rückfallfieber), Flöhe (Überträger von
Pest), Moskitos (Überträger von Malaria, Gelbem Fieber, Denguefieber), Fliegen (Überträger von Typhus und Dysenterie), *Wanzen* (Überträger von Leishmaniosen) und viele andere
Insekten. Weiterhin ist es wirksam gegen *Zecken* (Überträger der Rickettsien-Erkrankungen

und der Tularämie) und gegen *Milben* (Abtötung der Krätzemilbe durch Gesarol in Öllösung). D.D.T. dringt auf Grund seiner Lipoidlöslichkeit über Nervenendigungen oder Tastorgane in das Nervensystem der Insekten ein und führt zu klonischen Krampfzuständen; bei Fliegen finden sich Koordinationsstörungen bereits 3—20 min nach dem Kontakt. Zur insecticiden Wirkung benötigt man etwa 0,6—1,6 g/m². Das Präparat ist für diesen Zweck in Form der verschiedensten Handelslösungen, gewöhnlich 0,2%ig, zu haben; auch kann es als 5%iger Puder (mit Talcum) eingestäubt werden.

Das Tragen von Unterzeug, das mit D.D.T. imprägniert ist, führt zu keiner Hautreizung und keinen allgemeinen Vergiftungserscheinungen, auch nicht unter günstigsten Resorptionsbedingungen; chronische Vergiftung (Leberschaden) ist indessen angeblich beobachtet worden durch anhaltenden Genuß von Milch aus Ställen, die mit Gesarol bestäubt wurden, was in anderen Ländern bereits verboten ist. In Staaten mit hochindustrialisierter Landwirtschaft wird kaum noch eine Leiche gefunden, in deren Fettgewebe sich nicht kleinere oder größere Mengen von D.D.T. finden würden. Erst nach höchsten Dosen (mehr als 1,0 g peroral) treten neben einer auffälligen Leukocytose nervöse Erscheinungen auf (Übelkeit, Erbrechen, Muskelschwäche, Tremor). Nach Inhalation von Gesarolstaub oder -nebeln sind Schleimhautreizungen häufig. — Fliegen, weniger Mücken, werden schnell resistent.

γ-Hexachlorcyclohexan, eines der stärksten Insecticide, hat sich in der Therapie als hochwirksames, geruchloses Antiscabiosum (z. B. Jacutin-Emulsion, 0,3% γ-H.) und auch nach Verdampfung als Insecticid gegen Läuse, Wanzen und andere Insekten hervorragend bewährt. Die Verträglichkeit bei äußerer Anwendung ist gut; Idiosynkrasien wurden selten beobachtet. Durch Resorption größerer Mengen von γ-Hexachlorcyclohexan können Krämpfe ausgelöst werden. Toxische Dosis bei Kindern 1 Tablette.

E 605 ist chemisch ein Alkylphosphat und ein naher Verwandter von Diisopropyl-Fluorophosphat (s. S. 258), wie dieses ein *Cholinesteraselähmer*; es ist ein stark wirksames Insecticid von breitem Spektrum und unter vielen Namen im Handel. Es ist überaus giftig (tödliche Dosis beim Menschen 0,025 g) und wegen seiner leichten Zugänglichkeit verknüpft mit vielen Morden und Selbstmorden. Gifterscheinungen lassen sich zurückführen zum Teil auf eine Erregung des peripheren Parasympathicus (s. S. 252), zum Teil auf seine Krampfgiftwirkung, beginnend mit Schlaflosigkeit, quälenden Träumen u. a., selten auch apoplexieartig verlaufend. Die schwere Vergiftung hält 48 Std. an. Antagonisten am Parasympathicus sind Atropin (1,2 mg und mehr, auch intravenös), am Gehirn die antikonvulsiven Mittel wie Evipan-Natrium. Bei starker Hypersekretion muß abgesaugt werden.

Jod. Die Verwendung von Jod (s. S. 31) zur Desinfektion der trockenen Haut, von Schleimhäuten und von kleinen Wunden sowie zum Zwecke der Incision erfolgt als *alkoholische Tinctura Jodi* (7%ig für die Haut), als Lugolsche *Lösung* (s. S. 73) oder für die Schleimhäute in bekannten Rezepten wie der Mandlschen Lösung. Durch *Jodkaliumzusatz* wird die Haltbarkeit des Jods auch in alkoholischer Lösung erhöht und damit das Auftreten gewebsreizender Stoffe verhindert. Gleichzeitig wird die Ausfällung von Jod in den obersten Gewebsschichten verhindert und eine besondere Tiefenwirkung erzeugt. Die Tinctura Jodi des DAB. enthält 3% Kaliumjodid neben 7% Jod; die entsprechende Tinktur der USA ist 2%ig und auf der Haut ebenso wirksam. Jod zur Händedesinfektion des Chirurgen (0,5—2% Jod in 70% Alkohol) ist das verläßlichste, schnellste und nachhaltigste unter allen Desinfektionsmitteln. Durch *Glycerinzusatz* wird die Diffusion des Jods erleichtert.

> **Rp.** Jodi 0,5
> Kalii jodati 2,0
> Olei Menthae pip. gtts. II
> Glycerini ad 20,0
> D.S. zum Bepinseln der Mandeln. — NB. Mandlsche Lösung.

Der wichtigste Faktor für die *Desinfektionswirkung* von Jod ist seine unmittelbare Wirkung auf die Bakterien, und zwar dadurch, daß es chemische Reaktionen mit Bestandteilen des Bakterienleibes eingeht. Gleichzeitig aber bildet sich durch Umsetzung mit dem Wasser und den Alkalien des Gewebes Jodnatrium, und zwar unter Freiwerden von *Sauerstoff* aus dem als Zwischenprodukt entstehenden Hypojodit. Jod besitzt demnach gleichzeitig stark oxydierende Eigenschaften. Bekannt ist die *Zerstörung von Bakterientoxinen* durch Jod (BEHRING). Es wirkt auch *fungicid* (0,5 % ig).

Bei der Desinfektionswirkung ist aber auch das lebende Gewebe nicht unbeteiligt; Jod führt nämlich zu einer *oberflächlichen Verschorfung* bzw. zu einer Härtung und Straffung der Oberhaut und des Wundgewebes. In der Umgebung entwickelt sich langsam eine *fibrinöse Entzündung* mit Neigung zu Verklebung der Gewebsspalten, so daß die Infektion enger begrenzt bleibt. Im Entzündungsgebiet wird eine starke *Leukocytose* bemerkbar. Auch die *Freßtätigkeit der Leukocyten* ist offensichtlich verstärkt. Alle diese Vorgänge gehen ohne Eiterung und besonders ohne Nässen der Wunde vor sich.

Zusammengefaßt ist daher die Wirkung des Jods *zweiphasisch*, nämlich eine unmittelbare desinfizierende und toxinzerstörende Wirkung und eine mittelbare, nämlich eine Steigerung der Abwehrvorgänge im Wundgebiet. Im Experiment am Meerschweinchen gelingt es noch nach Stunden, eine mit Gartenerde, d. h. mit Tetanusbacillen und anderen Anaerobiern infizierte Wunde mit Jodtinktur so zu desinfizieren, daß trotz sofortigen Vernähens der ungereinigten Wunde die Tiere gerettet werden (KONRAD BRUNNER). Jodtinktur eignet sich auch besonders zur sofortigen Desinfektion kleiner verschmutzter Wunden, wenn eine Mischinfektion befürchtet wird. Hier ist auch Jodkollodium zu gebrauchen, das gleichzeitig die Wunde nach außen abschließt.

Die oben beschriebene *Gewebsentzündung* entwickelt sich erst langsam in einigen Stunden, oft dagegen erst nach 12—24 Std. Durch öftere Wiederholung der Bepinselung kann jeder beliebige Grad der Entzündung eingestellt werden (s. S. 127). Jodtinktur wird daher als *resorptionsförderndes* Mittel angewandt bei chronischen Entzündungsvorgängen wie Periostitis, Periodontitis, Cervicitis, Orchitis, bei Sehnenscheidenentzündung und auch bei tiefer liegenden Eiterherden, wenn eine Incision nicht in Frage kommt. In Hydrocelen injiziert (2 bis 3 Tropfen Jodtinktur, mit Hydrocelenflüssigkeit verdünnt) wirkt sie durch ihre Gewebsreizung. Jod auf der Haut sollte nach 5 min mit 70 %igem Alkohol abgewaschen werden, um Dermatitis zu vermeiden. Betr. Innere Anwendung siehe S. 74.

Idiosynkrasie gegen Jod ist weit verbreitet. Dann kann schon bei der üblichen Jodpinselung eine tiefgehende Infiltration der Haut mit Bläschen- und sogar *Geschwürsbildung* eintreten. Ähnliche Erscheinungen zeigen sich auch an den Schleimhäuten. Jodtinktur, die tropfenweise in Wasser verordnet wird, wirkt gelegentlich bei Erbrechen und dient zur Prophylaxe gegen Schnupfen u. a. (s. S. 74). Toxische Dosen von Jodtinktur dagegen, innerlich genommen oder in Blase oder Uterus eingeführt, führen zu schwerer Ätzwirkung, zu schwerer Nierenschädigung und zu Tod im Kollaps. — Letale Menge 3—4 g Jod, 20 bis 30 g Jodtinktur. Gegenmittel ist Natriumthiosulfat. Bei chronischer Anwendung von Jodtinktur kann *Jodbasedow* auftreten (s. S. 74).

Jodoform, CHJ_3, bildet fettig anzufühlende, gelbe Kristalle von unangenehmem Geruch. Es wird seit langer Zeit als Antisepticum in der Wundbehandlung benutzt. Dazu tragen die verschiedensten Eigenschaften bei. Jodoform besitzt eine *trocknende und sekretionsbeschränkende* Wirkung. Damit hängt wohl auch die *blutungsstillende* Wirkung des Jodoforms zusammen. Jodoform schafft bei purulenten Wunden bessere Heilungsbedingungen, da sich die Wund- und Fäulnisbakterien auf dem trockenen Untergrund schlecht entwickeln können. Jodoform wirkt gleichzeitig *desodorierend*.

Jodoform selber besitzt *in vitro* keine Desinfektionswirkung. Schlämmt man z. B. eine 4 %ige Hefesuspension in 10 %iger Traubenzuckerlösung auf und bebrütet das Gärungsröhrchen bei 38°, so findet sich nach Jodoformzusatz im Gegensatz zu den eigentlichen

Desinfektionsmitteln nicht die geringste Hemmung des Gärungsvorganges; Jodoformgaze muß daher sterilisiert werden. Dagegen zersetzt sich Jodoform in *Berührung mit den Wundsekreten* und Gewebsteilen allmählich unter *Abspaltung von freiem Jod*; es wirkt als Depot, aus dem ununterbrochen antiseptische, indessen nicht gewebsreizende Konzentrationen von Jod abgegeben werden. In den Versuchen von K. BRUNNER war Jodoform innerhalb der ersten Stunden lebensrettend. Aus diesen Gründen wird Jodoform vielfach verwendet, sowohl um vor Sepsis zu bewahren, als auch um septische Wunden wieder aseptisch zu machen, wie bei putriden Eiterungen, gangränösen Stomatitiden, tuberkulösen Ulcerationen, Analfissuren u. a.

Jodoform ist in hoher Dosis, z. B. beim Aufstreuen auf ausgedehnte Wunden und bei Tamponierung größerer Wund- und Körperhöhlen, ein schweres *Gehirngift*. Dort wird es auf Grund seiner starken Lipoidlöslichkeit angereichert und führt zu Aufregungs- und Angstzuständen, zu Schlaflosigkeit und zu leichten, in seltenen Fällen zu schweren psychischen Störungen. Die Vergiftung dauert auch bei sofortiger Entfernung des Giftes infolge langsamen Abbaues lange Zeit an, gelegentlich über Wochen. Durch Zufuhr von Alkalien, z. B. von Natriumbicarbonat, läßt sich der Abbau beschleunigen.

Bei empfindlichen Personen können auch die aus Jodoform entwickelten Jodmengen genügend groß sein, um leichte Symptome der *Jodintoxikation* wie Jodschnupfen, Kopfschmerz und ähnliches herbeizuführen. Schließlich ist Jodoform ein Stoff, der außerordentlich häufig zu *allergischen Reaktionen* jeder Art, auch zu tiefgreifenden Hautentzündungen führt.

Wegen seiner vielfachen Nebenwirkungen ist das Jodoform mehr und mehr verlassen worden, besonders zugunsten anderer jodabspaltender, aber weniger giftiger und weniger stark riechender oder geruchloser Verbindungen, z. B. *Vioform* (Jodchloroxychinolin) und *Isoform* (Parajodoanisol); beide sind geruchlos, gewebsfreundlich und ungiftig. Der letztere Stoff besitzt im Experiment am Meerschweinchen die volle Jodoformwirkung. Vioform wurde an Stelle des Yatrens für Amöbenruhr empfohlen (s. S. 558); es wirkt auch fungicid; in besonderen Handelspräparaten dient es als Einlauf bei Colitis ulcerosa. Bekannt ist die Jodoform-Wismutpaste zur Behandlung der Osteitis und Osteomyelitis.

Jodoform ist auch zum Teil verdrängt worden durch die unlöslichen und sehr viel weniger giftigen *Wismutverbindungen* (Dermatol, Xeroform u. a.). Besonders das *Xeroform* (Tribromphenolwismut) ist wegen seiner guten adsorbierenden, adstringierenden und austrocknenden Wirkung bei fast völliger Geruchlosigkeit und Ungiftigkeit vor allem zu empfehlen, wenn man auf die Jodwirkungen verzichten kann. An dieser Stelle sei auch die Behandlung der Wunddiphtherie mit *Chinosol* (o-Oxychinolinsulfat-Kaliumsulfat) in Lösung (1:1000—1:2000) erwähnt (KILLIAN).

Jodoxychinolinsulfonsäure. Sie ist im Handel als Yatren, und zwar versetzt mit Na-Bicarbonat; Yatren ist ein geruchloses, süßlich schmeckendes Pulver ohne jede örtliche Reizwirkung. In 0,5 bis 2,5 %iger Lösung dient es zur Spülung von Wundhöhlen u. a., auch zur rectalen Anwendung.

Vioform   Yatren

Es handelt sich um ein sehr *stabiles Molekül* (Jodgehalt 26%), aus dem im Körper nur verschwindend kleine Jodmengen freigemacht werden; Jodismus ist daher äußerst selten. Die Hauptmenge wird rasch mit dem Kot wieder ausgeschieden; aus diesem Grunde ist die Säure sehr wenig toxisch, wodurch sie sich vorteilhaft unterscheidet von anderen Amöbenmitteln wie Emetin. Ein kleiner Teil verläßt den Körper mit dem Harn und ist dort bereits in 5—10 min nachzuweisen; nach 5 Std. hat sie den Körper verlassen. Sie ist ein schwaches Lebergift wie alle jodhaltigen Amöbenmittel.

Yatren wirkt spezifisch gegen akute und chronische Amöbenruhr (MÜHLENS) (3 mal täglich 3—4 Pillen zu 0,25, etwa 10 Tage lang, gleichzeitig abends 300 bis

400 cm³ einer 1,0—1,5%igen Lösung als Dauereinlauf). Dabei werden nur diejenigen Parasiten betroffen, die vom Darminnern her zugängig sind, wie das für die meisten akuten und chronischen Fälle zutrifft. Es ist unwirksam bei parenteraler Anwendung und daher auch bei Leberabsceß, der bekanntlich medikamentös nur auf dem Blutwege beeinflußt wird, z. B. mit Hilfe von Resochin und Emetin (s. S. 556).

Giftwirkungen besitzt das Yatren nicht, außer einer nicht seltenen, mit Spasmen verbundenen Magen-Darm-Reizung mit Erbrechen und Durchfällen. Während der Kur wirkt es gleichzeitig als mildes Abführmittel (dunkelgrüne, dünne Stühle). Wegen der auftretenden Spasmen wird es öfters mit spasmolytischen Mitteln kombiniert, eine Zeitlang war es sogar mit Opiumzusatz im Handel.

d) Schwermetalle

Die *Schwermetalle* tragen — zusammen mit anderen Metallen, zum Teil auch mit einigen Metalloiden wie As und Sb — eine Reihe gemeinsamer Züge: ihre anorganischen Salze sind gewöhnlich, sofern sie in wäßrige Lösung gehen, in positiv geladene Metallionen und negativ geladene Säurereste dissoziiert. Aus organischen Verbindungen können ebenfalls Metallionen abgespalten werden; häufig dagegen sind die Metalle in dieser Form so stark komplex gebunden, daß die Ionen nicht ohne weiteres frei werden; im Kontakt mit dem Gewebe oder im Stoffwechsel wird dann oft der organische Anteil abgespalten oder abgebaut, so daß noch nachträglich die typischen Ionenwirkungen zum Vorschein kommen, jedoch langsamer und milder (Beispiele: Novasurol, Salyrgan). Ähnliches trifft für die schwerlöslichen anorganischen Salze zu (Beispiele: Bismutum subnitricum, Calomel).

Die *örtliche Wirkung* aller Metalle ist weitgehend abhängig von der *Ionisierung*. Nichtionisierte Verbindungen besitzen gewöhnlich eine geringere örtliche Wirkung, oder diese fehlt völlig. Die Ionen treten dabei in physikalische oder chemische Bindung mit den Eiweißkörpern des Gewebes; sie entfalten dadurch eine *örtliche Reizwirkung*, wirken mehr oder weniger *adstringierend und ätzend*. Doch gibt es auch stark ionisierte Metallsalze, die diese örtliche Wirkung nicht entfalten wie die Salze des zweiwertigen Eisens (s. S. 465). Eine weitere, vielen Metallen zukommende Eigenschaft ist die *oligodynamische Wirkung* (s. S. 524). Viele unter ihnen sind *Desinfektionsmittel*.

Nach der Resorption wirken die meisten Metalle als *Herz- und Capillargifte*. Die Herzmuskellähmung ist besonders ausgesprochen nach intravenöser Injektion. Capillarveränderungen beobachtet man vor allem nach Goldsalzen. Dagegen besitzen z. B. Kupfersalze erst in höchsten Dosen eine Capillargiftwirkung (SANTESSON). Kreislauferscheinungen können auch als Folge der Blutgerinnung durch Metallsalze auftreten. Eine große Reihe von Metallen, in erster Linie Bi, Hg, Au, besitzt *chemotherapeutische Wirkung*.

Im Organismus treten die Metalle auch in Beziehung zu bestimmten Mineralstoffen (Phosphaten, Sulfaten u. a.) oder zu organischen Gewebsbestandteilen (Aminosäuren, Hormone, Fermente u. a.); je nach der Natur und der physiologischen Bedeutung dieser Stoffe, auf die das einzelne Metall einwirkt, oder der Organe, an denen es vorzugsweise angreift, und je nach Geschwindigkeit der Umsetzungen, wechselt das Vergiftungsbild.

Die *Ablagerung der Metalle* erfolgt in erster Linie in Leber oder Niere. Bestimmte Metalle wie Blei, Radium u. a. finden sich vorzugsweise im Knochen wieder. In kolloider Form intravenös injiziert, werden sie wie alle Kolloide vom Reticuloendothel aufgenommen.

Die *Ausscheidung der Metalle* erfolgt hautsächlich durch *Galle und Dickdarm*. Viele Metalle wirken bei Ausscheidung als *Nierengifte* und können entzündliche und degenerative Veränderungen mit oder ohne Glucosurie herbeiführen (s. S. 495).

Da die Ausscheidung vieler Metalle sehr langsam vor sich geht, sich in einzelnen Fällen über Monate hinzieht, so entsteht leicht eine *kumulative Vergiftung*, besonders nach Hg, Pb, As, Mn, Cd und gelegentlich sogar nach einer einzigen höheren Dosis. Andere Metalle wie Cu, Zn, Sn, Mo, Wo, Ti u. a. wirken nicht kumulativ.

Quecksilber kommt in der Natur frei vor und als einwertige Mercuro- und zweiwertige Mercuriverbindung. Die Wirksamkeit dieser Verbindungen hängt unter anderem ab vom Grade der Dissoziation. Allerdings ist für Hg-Salze

charakteristisch, daß diese Dissoziation — gemessen an der molaren Leit-
fähigkeit — weitaus geringer ist als bei anderen Metallsalzen. Die eigentliche
Wirkung wird heute erklärt durch komplexe Bindung an die SH-Gruppen in
der Bakterienzelle (s. S. 445).

Stärker dissoziierte lösliche Quecksilbersalze. Die löslichen Quecksilbersalze vom Typus des
Sublimats verhalten sich wie *hochionisierte Verbindungen:* Starke Eiweißfällung, stärkste
Fällung mit Schwefelwasserstoff. Sie bringen Metalle zum Rosten, die in solchen Lösungen
aufbewahrt werden. Sie entfalten stärkste örtliche Reizwirkung und Ätzwirkung sowie
stärkste Desinfektionswirkung.

Der Prototyp der stärker dissoziierten Quecksilberverbindungen ist das Mer-
curichlorid ($HgCl_2$) oder **Sublimat**. Dieses ist *leicht wasserlöslich*, besitzt eine
tiefgreifende Ätzwirkung und ist gleichzeitig ein *starkes Gift*. Wie Sublimat verhält sich auch das Mercurinitrat *(Hydrargyrum nitricum)*.

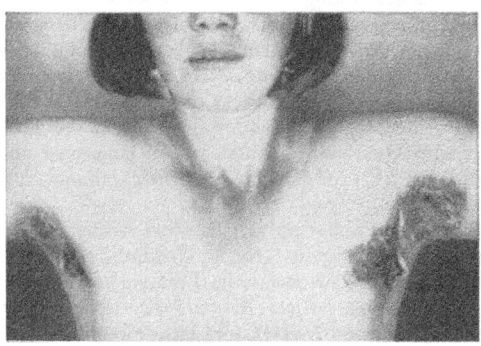

Abb. 122. Seltener Fall von Hg-Überempfindlichkeit gegen
Sublimatspuren, die an einem Thermometer hafteten.
(Nach SCHÖNFELD)

Die *Sublimatpastillen* (Pastilli
Hydrargyri bichlorati DAB. 6 mit
50% Kochsalz) sind mit Eosin
oder anderen Farbstoffen angefärbt und in schwarzes Papier
mit der Aufschrift „Gift" ein-
gewickelt, um einer Verwechslung vorzubeugen.

Sublimat wird von der Haut in
einer Verdünnung 1:1000, von den
Schleimhäuten in einer solchen von
1:20000—1:5000 im allgemeinen ohne
entzündliche Schädigung vertragen;
höhere Konzentrationen haben eine
Ätzwirkung. Seine Desinfektionswirkung ist früher stark überschätzt
worden, da z. B. eine 0,5%ige Sub-

limatlösung selbst in 15 min Staphylokokken nicht abtöten kann; gar gegen Sporenträger ist
es wirkungslos.

Bei gleichzeitiger Gabe von Jodiden entsteht das stark ätzende Quecksilberjodid. So
sind schwere Verätzungen beschrieben worden, wenn bei gleichzeitiger Jodkalium-Therapie
Calomel ins Auge eingestäubt wurde oder bei Blasenspülung mit Sublimat. Auch gibt es
eine nicht seltene allergische *Überempfindlichkeit* gegen Quecksilber und Quecksilber-Ver-
bindungen jeder Art, die sich bis zur Serumkrankheit steigern kann („Calomel-Krankheit").

Wenig ionisierte lösliche Quecksilbersalze. Zu den wenig ionisierten löslichen Quecksilberverbindungen gehört in erster Linie das *Quecksilberoxycyanat*; auch *Mercurochrom*,
das Quecksilbersalz eines Fluoresceinabkömmlings, ist zu erwähnen: Diese zeigen keine
Eiweißfällung, keine Fällung mit Schwefelwasserstoff, kein Rosten der Metalle und sehr
geringe örtliche Reizwirkung, so daß Hydrargyrum oxycyanatum in den Lösungen 1:4000
bis 1:1000 sogar von den empfindlichen Schleimhäuten der Conjunctiva und Urethra vertragen wird. Mercurochrom führt erst in 2%iger Lösung zu kurz andauernder Reizung
dieser Schleimhäute, erst eine 5%ige Lösung hat eine Schädigung der Gewebszellen zur Folge.

Hydrargyrum oxycyanatum, $Hg \cdot (CN)_2 \cdot HgO$, wird häufig an Stelle des Sublimats verwendet. Die Pastillen (Pastilli Hydrargyri oxycyanäti) sind mit
blauem Farbstoff und durch die Verpackung ebenfalls als „Gift" gekennzeichnet.

Organische, wenig dissoziierte Quecksilberverbindungen werden hauptsächlich
auch als *starke Diuretica verwandt (Salyrgan u. a.; s. S. 498).*

Die unlöslichen Quecksilbersalze. Die unlöslichen Quecksilbersalze rufen keine unmittelbare Wirkung hervor. Da sie indessen im Kontakt mit Gewebsproteinen langsam Ionen

abgeben, so können sie eine lang anhaltende antiseptische Wirkung entfalten. Die örtliche Reizwirkung richtet sich danach, mit welcher Geschwindigkeit die Ionisierung vor sich geht. Sie fehlt daher dem metallischen Quecksilber sowie dem fast völlig unlöslichen Calomel. Die etwas leichter in Lösung gehenden Stoffe wie Hydrargyrum oxydatum (rubrum und flavum) sowie das weiße Quecksilberpräcipitat entfalten eine oberflächliche örtliche Reizwirkung, dagegen keine Ätzung.

Mercurochlorid, Hg_2Cl_2, oder **Calomel** ist an sich *nur in Spuren* löslich, daher fast *reizlos* und ziemlich *ungiftig*; bei peroraler Anwendung ist indessen auf Unverträglichkeiten (s. S. 389) zu achten, da Sublimatbildung bei bestimmtem Darminhalt leicht eintreten kann.

Calomel ist ein starkes *lokales Desinfiziens.*

Als 33%ige Calomelsalbe ist es ein bekanntes *Prophylacticum gegen Lues*, das, wie bekannte Versuche am Menschen gezeigt haben, innerhalb der ersten 4 Std. nach der Infektion wirksam ist. Auch dient es zum Einpudern von Primäraffekten und Papeln. Ein besonders fein zerteiltes Calomel *(Calomel vapore paratum)*, dem auch jede mechanische Reizwirkung fehlt, kann bei Infektionen der Conjunctiva unmittelbar in den Bindehautsack eingestäubt werden, wobei in einem Einzelfalle Verwechslung mit Sublimat vorkam (Erblindung). Dem gleichen Zweck dient heute auch die gelbe Quecksilberoxydsalbe.

Das schwerlösliche Quecksilberoxyd (HgO) existiert in zwei verschiedenen Zubereitungen. In feinzerteilter Form hat es gelbe Farbe *(Hydrargyrum oxydatum flavum, via humida paratum)*; es wird angewandt als 1%ige Augen- und Wundsalbe. In grober Zerteilung hat es rote Farbe *(Hydrargyrum oxydatum rubrum)* und führt auf der Haut in Salbenform (10%ig) zu einer lokalen, wenn auch oberflächlichen Abschilferung des Epithels, und zwar ohne Bildung eines entzündlichen Ödems, wie man es z. B. nach Jodtinktur sieht. Vorausgesetzt ist dabei, daß keine Quecksilberüberempfindlichkeit vorhanden ist. Es besitzt weiter eine starke Wirkung auf lokale infektiöse Vorgänge, wie z. B. bei Staphylokokken- und Streptokokkeninfektionen. Ähnlich wirkt das ebenfalls schwer lösliche, weiße Quecksilberpräcipitat *(Hydrargyrum praecipitatum album)*. Dieses entsteht durch Fällen von $HgCl_2$ mit Ammoniaklösung. Es ist ein Gemenge der Amino- $(NH_2Hg)Cl$ und Diammoniumverbindung $(N_2H_6Hg)Cl_2$. Es dient besonders zu rein oberflächlichen Schälkuren wie bei Sommersprossen, wirkt aber auch besonders günstig bei infektiösen Hauterkrankungen, auch gegen Nissen sowie bei Impetigo — nach Entfernung der Krusten — in Form der 10%igen Salbe; die 5%ige ist rezeptfrei. Als fungicide Mittel sind diese Hg-Verbindungen anderen Stoffen unterlegen.

Solchen Quecksilbersalzen sollte die Warnung angefügt werden, daß sie nicht auf gereizter oder pathologisch veränderter Haut und nicht bei Kindern unter 12 Jahren anzuwenden sind; kräftige Einreibung ist nicht gestattet; sie sind in dünner Schicht aufzutragen und bei Reizung, spätestens aber nach 30 min mit Öl oder Benzin zu entfernen; sie sind nicht auf großen Flächen zu verwenden.

Metallisches Quecksilber liegt in Form der 30%igen grauen Salbe vor (Unguentum Hydrargyri cinereum P.I.); die Quecksilberschmierkur bei Lues wird nur noch in seltensten Fällen angewandt, dann auch nur in Kombination mit Penicillin oder Arsenikalien.

Nebenwirkungen. Von Wunden und Schleimhäuten, z. B. nach $HgCl_2$-haltigen Duschen von der Vagina her, aber auch bei Behandlung größerer Hautflächen, wird *Sublimat* unter Umständen in tödlichen Mengen resorbiert, auch ohne jegliche örtliche Ätzwirkung. Speicherung bis zum 40fachen des Blutwertes erfolgt in der Niere. Die Ausscheidung erfolgt hauptsächlich durch Harn und Dickdarm. Kleinere Mengen werden aber auch abgegeben durch den Speichel und die Verdauungssäfte; Spuren davon treten in den Schweiß und sogar in die Milch über.

Abgesehen von der *lokalen Ätzwirkung* des eindringenden Sublimats (blutiges Erbrechen, Glottisödem, Perforationen u. a.), zeigen sich an den Ausscheidungswegen die schweren Vergiftungserscheinungen: *Speichelfluß* und *Quecksilberstomatitis, Verätzung des Dickdarms* mit *Tenesmen*, Geschwürsbildung mit blutigen Durchfällen und besonders die *schwere Nephrose* mit eigentümlichen Kalkeinlagerungen, *Anurie* und *Urämie*. — Letale Menge von $HgCl_2$ 0,5 g, von Hg_2Cl_2 2—3 g, von Hg-Oxycyanat 1 g. Bei kleinen Kindern — z. B. nach Anwendung calomelhaltiger Wurmpulver — zeigen sich nicht selten allergische Reaktionen, u. a. *Akrocyanose* (FEERsche Krankheit) mit hoher Mortalität.

Die *Behandlung* muß rasch erfolgen, am zweckmäßigsten durch Eiweißsuspensionen. Das Eiweiß mehrerer Eier wird schnell mit der mehrfachen Wassermenge feinst verteilt verschlagen. Mit diesem einfachen Eingriff soll man 1 g Sublimat unschädlich machen (ZANGGER). Die weitere Behandlung erfolgt nach der üblichen Vorschrift (s. S. 368). Die früher gebräuchliche Behandlung mit Natriumthiosulfat (s. S. 445) ist heute weitgehend durch BAL ersetzt (s. S. 445), das öfters lebensrettend gewirkt hat.

Der Ausgang der Vergiftung wird in den meisten Fällen entschieden durch das Verhalten der *Niere*. Mit allen Mitteln muß die Diurese in Gang gesetzt werden. Abgesehen von intravenöser Infusion von RINGER- und *Traubenzucker-Lösung* (20%ig, 50—100 cm³ täglich) wird auch Diathermie und sogar die chirurgische Dekapsulation der ödematös geschwollenen Niere oder Auwendung der künstlichen Niere empfohlen.

Subakute Giftwirkungen (Stomatitis, Quecksilbersaum, Ptyalismus mercurialis, Folliculitis, Dermatitis exfoliativa und follicularis, Darm- und Nierenerscheinungen, auch Hypertension) kamen früher häufiger bei den Schmierkuren zur Beobachtung.

Gewerbliche Hg-Vergiftung entsteht durch Inhalation von Quecksilberdämpfen in Thermometerfabriken, beruflich in Laboratorien und zahnärztlichen Instituten bei der Herstellung von Amalgamen. Bei empfindlichen Menschen können wenige Milligramm täglich, über längere Zeit inhaliert oder durch die Haut resorbiert, bzw. mit den Speisen aufgenommen,

Abb. 123. Erethismus mercurialis. (AUS KOELSCH)

zur chronischen Vergiftung führen. Diese wird stark beeinflußt durch gleichzeitigen Alkoholgenuß. Die Gefahr der Amalgamplomben indessen ist übertrieben dargestellt worden. Da solche geringen Quecksilbermengen den Körper fast quantitativ mit dem Urin verlassen, so kann eine Bestimmung des *Harnquecksilbers* durch Spezialanalyse die Diagnose der Vergiftung erleichtern.

Die Symptome gehen, ähnlich wie bei der seltenen chronischen medizinalen Vergiftung, vom *Zentralnervensystem* aus. Am Anfang stehen *unbestimmte Erscheinungen* wie Arbeitsunlust, Abgeschlagenheit, mangelnde Konzentrationsfähigkeit u. a. Daraus entwickelt sich der *Erethismus mercurialis* mit *Tremor mercurialis* (Abb. 123) und unter Umständen *allgemeiner Kachexie*.

Nebenher, aber nicht immer finden sich *in der Peripherie* Erscheinungen ähnlich einer leichten subakuten Hg-Vergiftung. Die Behandlung erfolgt durch komplexe Bindung des Quecksilbers (s. oben) oder auch mit Schwefelbädern (Aachen, Gauting, Nenndorf u. a.), die sich auch bei chronischer Pb- und As-Vergiftung bewährt haben. Öfters ist Wechsel der Arbeitsstelle notwendig. Gewissenhafte Mundpflege und Hautpflege (Entfernung der Haare, Puderbehandlung) ist oft erforderlich.

Silber. Legt man eine Folie von metallischem Silber (Argentum foliatum) auf eine mit Bakterien beimpfte Agar-Agarplatte, so findet in einer bestimmten Zone rings um die Silberplatte kein Wachstum statt. Von dem metallischen Silber, ähnlich wie von Kupfer und anderen Metallen, gehen nämlich meßbare

Mengen von Ag$^+$-Ionen in Lösung, und zwar unter der Einwirkung örtlicher elektrischer Ströme, und entfalten eine *oligodynamische Wirkung*.

Blattsilber dient seit LISTER zum Bedecken von Epitheldefekten, besonders bei Brandwunden. Die Imprägnation mit metallischem Silber wird in der Zahnheilkunde benutzt zur Behandlung cariöser Prozesse der Milchzähne; zu diesem Zweck läßt man Silbernitrat in konzentrierter, z. B. 50%iger Lösung, auf das Dentin einwirken und reduziert anschließend zu metallischem Silber durch Behandlung mit reduzierenden Stoffen wie Glucose- oder Formaldehydlösung. Silbernitrat wird auch durch Sonnenlicht bei Gegenwart von organischen Substanzen reduziert und geschwärzt.

Von Silberverbindungen steht an Bedeutung das *Silbernitrat* AgNO$_3$ als eines der wichtigsten *Ätzmittel* an erster Stelle. Es ist als sog. harter Höllensteinstift im Handel, der sich mit dem Messer spitzen läßt.

Eine konzentrierte Lösung von Silbernitrat bzw. Touchieren mit dem Lapis infernalis bewirkt auf der Haut einen oberflächlichen Ätzschorf, der zuerst weiß-grau ist, später durch Reduktion die schwarze Farbe des freiwerdenden Silbers annimmt. Auf den *Schleimhäuten* entsteht fast augenblicklich unter brennenden Schmerzen eine ähnliche rein oberflächliche, zuerst weißgraue, später dunkel werdende Ätzung. Ist für solche Zwecke der Höllensteinstift zu stark wirksam, so steht der *Lapis infernalis mitigatus* (Argentum nitricum cum Kalio nitrico 1:2) zur Verfügung. Auf *Wundflächen* bleibt diese Ätzkruste längere Zeit erhalten, sogar bis zu 14 Tagen. Während dieser Zeit werden dauernd kleine Mengen von Silberionen aus der Ätzkruste an das umliegende Gewebe abgegeben, so daß eine Bakterienentwicklung in der Wunde verhindert wird.

Die praktische Erfahrung hat weiter gezeigt, daß Rhagaden, Fisteln oder schmierige, schlecht oder zu üppig granulierende Wunden dadurch günstig beeinflußt werden (10%ige Lösung oder Ätzstift). Für solche Zwecke werden auch die *Schwarzsalben* verwendet wie die LANGENBECKsche Schwarze Salbe.

In verdünnten Lösungen, z. B. $^1/_{10}$—$^1/_2$%ig zu Spülungen, 1—5%ig zu Pinselungen in Mund, Rachen und Kehlkopf, besitzt Silbernitrat eine *adstringierende* Wirkung, die auf die Oberfläche beschränkt ist, da die Silberionen sich rasch mit Eiweiß und Kochsalz umsetzen. Das kann beschleunigt werden durch Ausfällung des Überschusses mit einem in Kochsalzlösung getauchten Tupfer. Das sich bildende Silberchlorid besitzt noch oligodynamische Wirkung. Silbernitrat besitzt aber auch unter Umständen eine *Reizwirkung*; es kann bei akuten Entzündungsvorgängen zur Verschlimmerung führen, andererseits in hartnäckigen Fällen örtliche chronische Infektionsherde günstig beeinflussen.

Rp. Argenti nitrici 1,0
Balsam. peruvian. 10,0
Lanolini ad 100,0
M. f. ung. D. ad ollam.
S. Schwarze Salbe. — NB. LANGENBECK. Ähnlich Erg.-B. 6.

Weitere Anwendungsgebiete sind die CREDÉsche *Prophylaxe* bei gonorrhoegefährdeten Neugeborenen (1—2 Tropfen der 1%igen Silbernitrat- oder Silberacetatlösung, am besten in Form von *Paretten*) sowie — heute nur in Notfällen — die Behandlung *subakuter und chronischer Gonorrhoe* (0,01 bis 0,1— 0,3%). Bei höherer Konzentration (z. B. Blasenspülung mit 2%iger Lösung) ist mit 1%iger Kochsalzlösung nachzuspülen. Vorausgehende örtliche Betäubung kann notwendig sein. Es wird auch in Form von Urethralstäbchen (1—2%ig) angewandt. Wie Argentum nitricum verhalten sich viele andere Silbersalze, so Argentum aceticum, citricum, lacticum u. a.; doch bieten sie keine Vorteile.

Auf der anderen Seite steht das *Argentum proteinicum* DAB. *(Protargol)* (Silbergehalt rund 8%) mit stark desinfizierenden Eigenschaften, aber geringster Reizwirkung. Dementsprechend wird Protargol noch in *2—10%iger wäßriger Lösung*, die kalt und stets frisch zuzubereiten ist, von der Schleimhaut des Auges, des Rachens (z. B. bei Angina Plaut-Vincent) und der Nase (Nasendiphtherie) sowie als Schutzmittel gegen Gonorrhoe (10%ig) vertragen. Besonders zweckmäßig ist auch das Protargolgranulat.

Ähnlich dem Protargol verhalten sich andere komplexe Silbersalze wie *Albargin* (Silbergelatose), *Targesin* (Diacetyltanninsilbereiweiß) sowie kolloide Silberpräparate, z. B. *Collargol (70%* kolloides Silber).

Durch zwangsweise prophylaktische Anwendung von 2—6 cm³ einer 2%igen Protargollösung, die in die Harnröhre injiziert und 5 min darin festgehalten wird, erniedrigte sich die Zahl der Gonorrhoefälle gemäß ausländischen Statistiken auf etwa ein Drittel. Die Prophylaxe soll innerhalb von 1—2 Std. nach der Ansteckung durchgeführt werden, später als 5 Std. ist sie wirkungslos. Hierzulande erzielt man noch bessere Resultate mit 10%iger Protargollösung bzw. mit 10%igen Protargol- oder Targesinstäbchen nach RUGE.

Die Go.-Prophylaxe wird gewöhnlich kombiniert mit einer solchen gegen Lues. Hierzu wird eine 33%ige Calomelsalbe oder eine $^1/_2$%ige Sublimat-Eucerinsalbe in die Glans penis eingerieben. Solche und ähnliche Vorbeugungsmittel sind in zweckmäßig angeordneter Form im Handel, so als *Asygon* (Byk-Guldenwerke), im *Duantibesteck* (Merck) u. a. Neuerdings werden der Calomelsalbe *Sulfonamide* zur gleichzeitigen Prophylaxe gegen Schankroid beigemischt. *Penicillin*-Prophylaxe wird vielfach geübt.

Toxikologie. Die *innere Anwendung* von Silbersalzen ist heute nahezu obsolet; sie führte früher öfters zur sog. *Argyrie*. Ein einziges Sonnenbad kann diese photographische Entwicklung herbeiführen.

Diese beruht auf der Resorption der Silberionen, die in Form von *Silbersulfid* in den Geweben, Organen und auch in der Haut niedergeschlagen werden und die an Stellen, die dem Licht ausgesetzt sind, zu bleibender Dunkelfärbung führen (s. oben). Die Verfärbung tritt zuerst an den Nagelgliedern der Finger auf, manchmal am Saume des Zahnfleisches. Argyrie wird auch nach chronisch durchgeführter äußerer Behandlung, z. B. nach Schleimhautpinselungen, beobachtet; dann ist sie zunächst lokalisiert, breitet sich aber von dort langsam aus. In früheren Zeiten ist ein negerhautähnliches Kolorit der gesamten Körperoberfläche öfters beschrieben worden. Argyrie ist nur ein kosmetisches Problem.

Nach der heute obsoleten i.v. Injektion wirkt Silber als *Capillargift* (s. S. 519). *Lokal angewendet* sind die Silbersalze, falls gelöst, Ätzgifte, indessen gewöhnlich *harmlos*. Auch das Verschlucken von Höllensteinstiften, wie es gelegentlich beim Ätzen im Rachen vorkommt, ist ziemlich bedeutungslos; sofern der Stift nicht erbrochen wird, bedeckt er sich in der Magensalzsäure mit einer unlöslichen Schicht von Silberchlorid und wird dann ohne weitere Ätzwirkung mit dem Kot ausgeschieden. Ist indessen keine Magensalzsäure vorhanden, wie bei Säuglingen und Kleinkindern, so muß mit Vergiftung gerechnet werden (Magenspülung mit Kochsalzzusatz).

Kupfer ist ebenso wie Eisen ein lebensnotwendiges Element. Es ist in bestimmten Zellfermenten wirksam, ist auch beteiligt beim Aufbau des Hämoglobins. Kupferfrei ernährte Ratten erkranken an Anämie, die durch Zulage von Kupfer geheilt wird (s. S. 31). In pathologisch veränderten Geweben kann es angereichert werden.

Kupfer tritt in seinen Verbindungen *einwertig* (Cuprosalze) und *zweiwertig* (Cuprisalze) auf. Therapeutisch werden die Cuprisalze, besonders Cuprum sulfuricum oder Kupfervitriol ($CuSO_4 + 5 H_2O$), angewandt.

Kupfer besitzt eine *oligodynamische Wirkung* (NÄGELI). Wird Wasser in Kupferröhren destilliert oder läßt man es in Kupferwannen stehen, so gewinnt es antiseptische Eigenschaften. Die meisten pathogenen Keime wie Coli- und Typhusbacillen, Streptokokken und Staphylokokken werden nach einiger Zeit abgetötet. Daraus ergibt sich auch ein gewisser hygienischer Wert von Kupfermünzen, -türklinken u. a. Die Alge Spirogyra wird durch Kupfer noch in einer Konzentration von 1:1 Milliarde abgetötet. Indessen wird diese oligodynamische Kupferwirkung durch Spuren von organischen Stoffen aufgehoben.

Cuprum sulfuricum ist in verdünnter Lösung (0,1—0,5%ig) ein *Adstringens*; als solches ist es nach eigenen Untersuchungen bei saurer Reaktion unterhalb eines p_H-Wertes von 5,0 wirkungslos; in konzentrierter Lösung ist es ein *Ätzmittel*. Äußerlich angewandt dient es vor allem zur Behandlung des *Trachoms*. Für diese Zwecke kann es in Kristallform zum Touchieren angewandt werden. Oder aber es wird verordnet in Augentropfen und -salben. Bekannt ist auch die Anwendung des *Lapis divinus* (Kupfer-Alaunstift), der durch Zusammenschmelzen von Kupfersulfat, Alaun, Kaliumnitrat und etwas Campher entsteht (DAB.) und der milder ätzt als Silbernitrat. Betr. Phosphorbrandwunden s. S. 356. *Innerlich* in 1%iger Lösung (0,5 g/50,0) teelöffelweise bis zur Wirkung verabreicht, ist Kupfersulfat ein sicher wirkendes und ungefährliches *Brechmittel* (s. S. 370).

Im Gegensatz zu seinem Ruf ist Kupfervitriol ebenso wie die meisten anderen Kupfersalze weitgehend *ungefährlich*, da größere Salzmengen fast augenblicklich erbrochen werden, geringere Mengen aber außer einer *Ätzung des Magen-Darm-Kanals* keine wesentliche Störung zur Folge haben. Nur unter besonderen extremen Bedingungen wie etwa bei Selbstmordversuchen, tritt die *Capillargiftwirkung* des Kupfers zutage (SANTESSON). Immerhin sind Dosen von 30 g überstanden worden. Kupferhaltige Speisen, besonders auch mit Bordelaiser Brühe gespritzte Früchte, die keinen Metallgeschmack haben, können auch keine Ätzung herbeiführen. Das Kupfer in mit $CuSO_4$ gegrünten Gemüsekonserven wirkt dagegen nachteilig auf den Vitamingehalt. Ein ursächlicher Zusammenhang von Kupfer mit der Lebercirrhose ist unwahrscheinlich. *Bei Kindern ist Vorsicht geboten!*

Zink. Für die heutige Pharmakologie ist Zink „der Bruder und getreue Begleiter des Kupfers". Es ist ein konstanter Bestandteil der Nahrung, der tierischen Zelle und der Gewebssäfte. Carboanhydrase ist ein zinkhaltiges Ferment. Es inaktiviert das Insulin innerhalb der β-Zellen des Pankreas und das Gift innerhalb der Giftdrüsen der Schlangen.

Die *lokale Ätzwirkung der Zinksalze* wird bestimmt durch die Natur des Säurerestes. Zincum chloratum oder Zinkchlorid ($ZnCl_2$) ist stark dissoziiert und stark hydrolytisch gespalten. Es besitzt daher in wäßriger Lösung eine stark saure Reaktion. Dementsprechend ist es ein *kräftiges Ätzmittel*, das z. B. in der Mundhöhle wegen seiner örtlich scharf begrenzten Ätzung zur Entfernung von Papillomen und Schleimhautwucherungen und zur Behandlung von überempfindlichen Zahnhälsen in 8—10%iger Lösung angewandt wird.

Zincum sulfuricum oder Zinksulfat ($ZnSO_4$) ist in wäßriger Lösung weniger stark hydrolytisch gespalten. Seine Ätzwirkung ist viel geringer und es dient in 0,1—1—2%iger Lösung als Adstringens. Es besitzt in 1°/∞iger Lösung eine spezifische Heilwirkung bei der Diplobacillenconjunctivitis (AXENFELD); doch auch in diesem Falle ist seine eigentliche Desinfektionswirkung sehr schwach; an eine mögliche Toxin-Inaktivierung wie bei Schlangen- und Bienengift wäre zu denken.

Rp. Zinci sulfurici 0,01/10,0
D.S. Augentropfen. — NB. Zum Touchieren wird es in 1—2%iger Lösung verwendet.

Zincum oxydatum, Zinkoxyd, ZnO, ist ein weißes, in Wasser unlösliches Pulver, das sich wegen seiner schwach adstringierenden Eigenschaft besonders zur Wundbehandlung eignet. Es wird in Salben und Pasten bei den verschiedensten Hautleiden angewandt. Offizinell ist die *Pasta Zinci* (s. S. 140). Sie kann bei nässenden Wunden und Ekzemen verwandt werden. Bei längerem Gebrauch sieht man aber Ätzwirkungen. Ein lipophiler Puder ist das beliebte *Zinkstearat* (s. S. 120).

Zinkleim wird hergestellt aus Zincum oxydatum 15,0, Gelatina alba 15,0, Glycerin 25,0, Aq. dest. ad 100,0, eventuell unter Zusatz von 5% Ichthyol u. a. Das Gemisch wird im Steingut- oder Blechtopf im Wasserbad mit kleiner Flamme unter öfterem Umrühren erwärmt, ohne daß es zum Aufkochen des Leims kommen darf. Noch warm wird der Leim mit dem Pinsel aufgetragen (MIETKE).

Alle Zinksalze, auch Zinkoxyd, lösen sich im Magensaft, auch in Wundsekreten und werden giftig durch Magenreizung und unter Umständen durch periphere Muskellähmung, z. B. 10 g ZnO. Gegenmittel bei Vergiftungen sind Kohle, Milch und Eiweiß (s. S. 368).

Eine eigentümliche gewerbliche Erkrankung ist das *Zinkgießfieber*, das auch beim Gießen von Messing und beim autogenen Schneiden von Altmetall auftreten kann. Infolge der großen Flüchtigkeit des geschmolzenen Zinks und infolge Oxydation der Zinkdämpfe zu Zinkoxyd sind die Arbeiter beim Gießvorgang wie in ein Schneegestöber eingehüllt. 7 bis 10 Std. nach Einatmen von Zinkdämpfen setzt dann ein leichtes, mit Schüttelfrost verbundenes Fieber ein, das ohne weitere Nachwirkung schnell vorübergeht (ROST). Offensichtlich handelt es sich um eine foudroyant sich äußernde Vergiftung mit Zinkoxyd-Eiweiß-komplexen, die sich in den Atemwegen bilden. Solche Metalldampffieber werden auch nach Kupfer, Nickel, Eisen und Antimon, nicht nach Aluminium beobachtet. *Zinkstearat-Puder*, von Kleinkindern inhaliert, hat häufig tödlich verlaufende Pneumonien zur Folge gehabt.

e) Organische Desinfektionsmittel

Formaldehyd entsteht durch Verdampfen wäßriger Lösungen von Formaldehyd solut. DAB. (35%ige Lösung) bzw. Formalin, durch Erhitzen von Para-

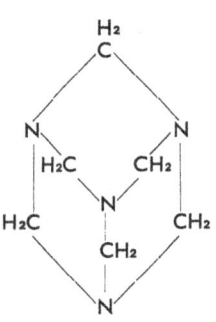

Formaldehyd   Paraformaldehyd

formaldehyd oder auch durch Einwirkung von Kaliumpermanganat auf Formaldehydlösung. In Gegenwart von Wasserdampf oder Wasser dient er der *Raumdesinfektion*. Ist die Vergasung ordnungsgemäß verlaufen, so dürfen aufgestellte Bakterienkulturen nicht mehr zur Entwicklung kommen. Die Abstumpfung des Gases erfolgt durch Ammoniak.

Gebräuchlich zum Abwaschen von infizierten Gegenständen ist eine 1- bis 3%ige Lösung (auf Formaldehyd berechnet): 30—90 g von Formaldehyd sol. werden mit Wasser zu 1 l Desinfektionsflüssigkeit aufgefüllt und gut durchgemischt. Seifenzusatz verbessert die Wirkung (Liquor Formaldehydi saponatus, Lysoform). Zur Desinfektion der Haut und der Schleimhäute wird er kaum benutzt, da er oberflächliche *Nekrosen* und langwierige *Dermatitis* herbeiführen kann. Nur in der Zahnheilkunde wird er Mundwässern zugesetzt zum Härten des stark aufgelockerten Zahnfleisches, allerdings nur in großen Verdünnungen; dann aber ist die antiseptische Wirkung minimal.

Hexamethylentetramin

Formaldehyd führt bei Einwirkung auf totes und lebendes Gewebe zu einer eigentümlichen „Gerbung". Diese setzt so langsam ein, daß der unzersetzte Formaldehyd in die Tiefe diffundieren kann, bevor er sich mit dem Gewebseiweiß verbindet. Die chemische Natur der entstehenden Verbindungen läßt sich besonders eindrucksvoll am Casein demonstrieren: Es entsteht das hornartige Galalith. Formaldehyd dient in 3,5%iger, auf Formaldehyd berechneter Lösung mit Weingeistzusatz, an drei aufeinanderfolgenden Tagen aufgetragen, zur Behandlung von Fußschweiß und unter Abdecken der Umgebung in sogar 15%iger Lösung zur Entfernung spitzer Kondylome. In der Zahnheilkunde wird er in Form von Paraformaldehyd, aus dem sich langsam Formaldehyd abspaltet, zur Devitalisierung von Pulpagewebe verwandt.

Formaldehyd ist ein Nasen-, Augen- und Lungenreizstoff; Gegenmittel der Vergiftung (letale Menge von Formaldehyd solutus 10—30 g) sind Ammoniumsalze wie Salmiak oder stark verdünnte 0,2%ige Ammoniaklösung oder Riechen an Hirschhornsalz.

Hexamethylentetramin (Urotropin) entsteht durch Reaktion von Formaldehyd und Ammoniak.

Das Molekül ist in neutraler Reaktion stabil; es wird auch im Gewebsstoffwechsel nicht angegriffen und erscheint zunächst unverändert in Harn und Galle; wegen der mangelnden Reaktionsfähigkeit ist die Substanz weitgehend ungiftig; bis zu 30 g wurden peroral vertragen; bei i.v. Anwendung ist indessen Vorsicht geboten.

Bei *saurer Reaktion* dagegen zerfällt Urotropin langsam unter Abspaltung des wirksamen Formaldehyds. Diese Zersetzung geht schon im sauren Magensaft vor sich, besonders, wenn die Substanz lange im Magen liegen bleibt. Dann können bis zu 70% zersetzt werden (Brechwirkung). Es ist daher wichtig, daß

Hexamethylentetramin den Magen schnell wieder verläßt. Man pflegt es vor den Mahlzeiten, d. h. bei geöffnetem Pylorus, in viel Wasser zu geben.

Die Wirkung von Hexamethylentetramin als Harndesinfektionsmittel ist von verschiedenen Faktoren abhängig: Entscheidend ist die *Harnreaktion*, die zwischen p_H 5,0 und 5,5 liegen soll und die durch vorherige Gaben von saurem Natriumphosphat (5—15 g), Phosphorsäure oder Salmiak eingestellt und kontrolliert wird. Bei zu hohem Säuregrad des Harns kann infolge von stürmischer Formaldehydentwicklung Reizung der Harnwege auftreten. Bei *Polyurie* kann eine zu starke Verdünnung des Formaldehyds erfolgen. Die Flüssigkeitszufuhr ist daher zu beschränken. Auch ist die Frage der *Dosierung* wesentlich: Kleine Dosen sind vollständig unwirksam. Hohe Dosen indessen (Hexamethylentetramin in Tabletten zu 0,5 g, bis zu 10 Tabletten täglich) sind unter den obigen Bedingungen ungefährlich und wirksam bei den meisten Infektionen der Harnwege. Bei Coli-Infektionen wirkt Hexamethylentetramin besser als Sulfonamide (s. S. 559). In refraktären Fällen läßt sich auch die intravenöse Injektion versuchen (40%ige Urotropinlösung in Ampullen 1—10 cm³ täglich), doch sind damit größere Gefahren verbunden (Kreislaufkollaps). Auch Säuglinge sollen die Substanz gut vertragen (bis 1,0 g täglich); doch sind zuerst etwas geringere Dosen zu versuchen. Gelegentlich tritt Hämaturie auf; Formaldehyd bildet mit Sulfonamiden wasserunlösliche Niederschläge, kann dadurch lebensgefährliche Verlegung der Harnwege zur Folge haben. Betr. Behandlung von Infektionen der Gallenwege s. S. 381.

Teere. Die Teerarten — mögen sie aus Nadelhölzern gewonnen sein wie *Pix liquida* (Holzteer), oder aus anderen Holzarten wie *Pix betulina* (Birkenteer), *Pix Fagi* (Buchenholzteer), *Pix Juniperi* (Wacholderteer) oder aus Steinkohle *(Pix Lithanthracis)* — enthalten nebeneinander eine große Reihe aromatischer Verbindungen wie Kohlenwasserstoffe, Phenole, neben harzähnlichen Körpern. In alter Zeit wurden Holzteere gegen Zahnschmerzen, zum Einbalsamieren von Leichen, als Mittel gegen Läuse und zum Vertreiben von Ratten verwendet. Die Holzteerarten reagieren sauer durch organische Säuren, wobei man erinnert wird an den physiologischen Säureschutz der Haut (s. S. 423), die Steinkohlenteere alkalisch durch das anwesende Anilin und andere Basen. Sie sind löslich in Ölen, Fetten und Weingeist und führen, als 10—30%ige Salbe oder in 5 bis 50%iger alkoholischer Lösung, auf die Krankheitsstelle gebracht (Acne, Scabies, Ekzeme, Psoriasis) unter schneller *Linderung des Juckreizes* zu einer lang anhaltenden, tiefgreifenden *Entzündung*, die mit einer auffallenden, ödematösen Infiltration einhergeht (s. S. 127). In akuten Fällen dürfen sie nicht angewendet werden; es kann sich dann die Haut in Blasen abheben. Gereinigte und dadurch reizlosere Teere sind als *Anthrasol, Balnacid* u. a. im Handel.

Rp. Picis betulinae 3,0
Lanolini, Vaselini aa ad 30,0
M. f. unguentum. D. ad ollam
S. Äußerlich.

Bei Anwendung von Teer auf ausgedehnten Hautflächen kann eine phenolartige Vergiftung mit akuter Nephritis auftreten. Durch Verstopfung der Ausführungsgänge kann sich eine pustulöse Entzündung der Talgdrüsen entwickeln. Gelegentlich kann Juckreiz auftreten. Auch wird nach Teerbehandlung eine Sensibilisierung gegen Licht beobachtet. Gefürchtet sind bekanntlich die *gewerblichen Teercarcinome* (s. S. 134).

Ichthyol, Ammonium sulfoichthyolicum, enthält 13% Sulfidschwefel und entsteht durch Schwefelsäurebehandlung der teerartigen Destillationsprodukte von bituminösen Schiefern (Stinkstein) mit ihrem Gehalt an fossilen Fischresten, z. B. an oestrogenen Stoffen; durch Schwefelsäure-Behandlung wird der Teer wasserlöslich.

Wegen seiner leicht reduzierenden, *antiseptischen*, mild *entzündungserregenden*, *jucklindernden* und keratoplastischen Wirkung bei guter lokaler Verträglichkeit wird die dicke, braune Flüssigkeit, das Ichthyol, in der Dermatologie vielfach benutzt, z. B. unverdünnt oder in der gleichen Menge von Salbe aufgenommen bei Analfissuren und Furunkeln, in Salbenform (z. B. als Unguentum Ichthyoli F.M.B. mit einem Gehalt von 10%) bei Pruritus, Intertrigo, Ekzemen und früher auch bei Erysipel. In der Frauenheilkunde wird es zur Resorptionsförderung bei Cervicitis, Endometritis, Parametritis angewandt. Innerlich gegeben macht Ichthyol Durchfälle, besitzt aber keine ausgeprägten Giftwirkungen. Ähnliche Präparate sind das farblose *Leukichthol* und das braungefärbte *Tumenolammonium*. Äußerlich in 2—10%iger wäßriger Lösung oder 2—10%iger Salbe.

Rp. Ammonii sulfoichthyolici 2,0
      Glycerini ad 20,0
      M.D.S. Äußerlich, nach ärztlicher Vorschrift. — NB. Auf Tampon aufzutragen
      und in die Vagina einzuführen.

Phenol, früher Carbolsäure genannt, entsteht bei der fraktionierten Destillation von Steinkohlenteer. Phenol zeigt ein eigentümliches Verhalten zu Wasser. Die farblosen oder rötlich gefärbten Kristalle nehmen Wasser auf, und es entsteht *Phenolum liquefactum* mit ungefähr 90% Phenol. Setzt man indessen mehr Wasser zu, so fällt das Phenol unter Bildung einer milchigen Emulsion aus und geht erst bei 5—6% Phenol wieder in Lösung.

Phenol wirkt *stark desinfizierend*. Die gewöhnlichen Wundbakterien werden durch die 2—3%ige Lösung innerhalb von wenigen Minuten abgetötet. Die Carbolsäure war in früheren Zeiten das universelle Desinfektionsmittel (LISTER 1867), mit dem systematisch Operationswunde, Operateur und Assistenten, Instrumente und Verbandstoffe durch „Spray" behandelt wurden. Das bedeutete den wichtigsten Schritt zur heutigen Asepsis.

Aus jener Zeit stammt auch die immer noch volkstümliche Behandlung von Wunden mit Carbolwasserumschlägen (Aqua phenolata DAB. 2%ig). Dadurch sind *schwere Zwischenfälle* entstanden, so daß es aus den Verbandkästen ausgemerzt wurde. Andererseits wird Phenol (oder Trikresol) in kleinen Mengen viel verwendet als antiseptischer Zusatz bei Injektionsflüssigkeiten (0,5%ig); bei der gelegentlichen Anwendung von exorbitant hohen Serummengen kann es zu schwerer Phenolvergiftung kommen (MARQUARDT).

Phenol ist, wie alle Glieder dieser Reihe, ein allgemeines *Protoplasmagift*, das neben den Bakterien auch die Gewebszellen zerstört. Auf die Haut oder gar auf Schleimhäute als Phenolwasser aufgebracht, führt es zur *örtlichen Empfindungslosigkeit*. Es hat *juckstillende* Eigenschaften, z. B. bei der Schuppung nach Scharlach (0,5%ige Lösung in Paraffinöl). Im Gegensatz zur üblichen örtlichen Schmerzbetäubung ist die Phenolanaesthesie kaum reversibel, vielmehr gehen die betroffenen Zellen und Nervenendigungen zugrunde, und es entsteht leicht an der empfindungslosen Stelle eine örtliche, oft tiefgreifende *Ätzung*. Bei Umschlägen mit Phenolwasser kann an Fingern und Zehen sogar *Gangrän* auftreten, was als ärztlicher Kunstfehler zu gelten hätte. Die eigentümliche Kombination von *Empfindungslosigkeit* und *Ätzung* kann andererseits erwünscht sein, z. B. bei der Abtötung der Zahnpulpa durch kurzes Auflegen von Phenolkristallen. — Zu *Duschen* dürfte es nur unter besonderen Sicherheitsvorschriften angewendet werden, da Verbrennungen und Allgemeinvergiftung vorkommen.

Löst man Phenol in Öl oder in Campher, so wird es auf Grund seines Verteilungsquotienten nur langsam in die umgebende wäßrige Lösung übergehen können. Aus einer *Phenol-Camphermischung* von 30—40% Campher wird so lange Phenol herausdiffundieren, bis die Phenolkonzentration in der umgebenden Gewebsflüssigkeit ungefähr 1% beträgt. Solche Mischungen bilden daher ein Depot, aus dem langsam, aber lang anhaltend Phenol in nicht *ätzender*, aber *lokalanästhesierender* und *desinfizierender* Konzentration abgegeben wird. Solche Mischungen bezeichnet man auch als *Pufferantiseptica*. Sie werden hauptsächlich in der Zahnheilkunde angewandt.

Eine Vergiftung mit Phenol, die früher an der Tagesordnung war, kommt medizinal wegen seiner zunehmenden Unbeliebtheit (Carbolekzem) und wegen der weitaus besseren Wirkung anderer Desinfektionsmittel kaum noch vor, ist also gewöhnlich auf Unfall oder kriminelle Handlung zurückzuführen. Die toxische Dosis liegt zwischen 1—4 g, die letale Dosis zwischen 5—10 g.

Phenol

Auf Schleimhäuten tritt in kürzester Zeit eine schwere, tiefgreifende Ätzung auf, die zu sofortigem *Schock* führen kann. Die resorptive Wirkung nach Aufnahme des Phenols durch Schleimhäute oder ausgedehnte Wundflächen zeigt sich am *Zentralnervensystem*.

p-Methylphenol = p-Kresol

Bezeichnend ist beim Menschen das Nebeneinander von Erregung (Rausch, Delirium, Muskelzittern u. a.) und Lähmung (Mattigkeit, Gefäßkollaps). Bei Tieren, selten beim Menschen, treten klonische Krämpfe hinzu. Der Tod erfolgt im Koma. Von den Drüsen werden besonders die *Nieren* betroffen. Diese sezernieren nach Phenolzufuhr einen braungrünen bis nahezu schwarzen Urin. Diese Farbe entsteht durch Oxydationsprodukte wie Hydrochinon und dessen Abkömmlinge. Der größte Teil des Phenols wird indessen unversehrt an Glucuronsäure oder Schwefelsäure gepaart ausgeschieden. Bei Kindern ist gelegentlich nach Carbolwasserumschlägen *Hämaturie* beobachtet worden.

p-Chlorphenol

Gegenmittel sind Zuckerkalk zur Ausfällung eines unlöslichen Phenolats, auch pflanzliche Öle, nicht Paraffin, um es in Lösung zu bringen, neben den üblichen Entgiftungsverfahren (s. S. 368).

m-Dioxybenzol = Resorcin

Kresole sind Abkömmlinge des Phenols der obenstehenden Konstitution. Je nach der Stellung der CH_3-Gruppe erhält man Ortho-, Meta- oder Para-Kresol. Die *Rohkresolfraktion* des Steinkohlenteers (Cresolum crudum DAB.) enthält ein Gemisch dieser 3 Kresole, das in gereinigter Form als *Trikresol* im Handel ist. Es wirkt etwas stärker desinfizierend als die Einzelbestandteile und erheblich, ungefähr 3mal stärker als Phenol.

p-Dioxybenzol = Hydrochinon

Die Wirkung wird weiter verstärkt durch Aufnahme des Rohkresols in Seifenlösung. Es bildet sich eine klare, rotbraune Flüssigkeit, Kresolseifenlösung = *Liquor Cresoli saponatus* (DAB.) mit rund 50% Rohkresol. Ähnlich ist das Lysol zusammengesetzt. 3—4 Eßlöffel Kresolseifenlösung (50 g) auf 1 l Wasser ergibt das *Kresolwasser (Aqua cresolica DAB.* ist 10% ig), das zur Desinfektion im Krankenzimmer dient. In 1—2%iger Lösung wird es auch zur Desinfektion der Hände angewandt. Größte Vorsicht bei Anwendung in Duschen ist geboten (s. Phenol!).

1-2-3-Trioxybenzol = Pyrogallol

Örtliche Schmerzbetäubung und Ätzwirkung, Giftigkeit und Vergiftungssymptome und auch die Indikation des Kresols sind ähnlich denen des Phenols. 50—100 g Lysol können tödlich wirken.

Chlorierte Phenole. Durch Einführung von Chlor in das Phenolmolekül erhält man *stärker wirksame* Desinfektionsmittel von *verminderter Giftigkeit.* Das *Para-Chlorphenol* ist 3—5mal stärker als Phenol, seine übrigen Eigenschaften sind nicht wesentlich verschieden von ihm.

Auch unter den Chlorabkömmlingen des Kresols sind besser wirksame Stoffe gefunden worden, z. B. das p-Chlor-m-Kresol (Phenolkoeffizient etwa 30), das in Mischung mit dem stark wirksamen Chlorxylenol (Koeffizient etwa 70) in Seifenlösung als *Sagrotan* im Handel ist. Es wird wegen seiner Geruchlosigkeit besonders in der Geburtshilfe verwandt ($1/_2$—5%ig).

Dioxybenzole. Von diesen Stoffen besitzt allein das *Resorcin* eine medizinische Bedeutung, während Brenzkatechin nur als Methyläther (Guajakol) und Hydrochinon nur in Form des Arbutins im Bärentraubenblättertee eine Rolle spielen. Chemisch sind die Dioxybenzole durch starke *Reduktionswirkung* ausgezeichnet. Sie nehmen begierig Sauerstoff auf. Diese Reduktionswirkung ist in Trioxybenzolen wie Pyrogallol und besonders im Chrysarobin und Cignolin noch erheblich gesteigert. Zu den reduzierenden Stoffen gehören auch die Schwefelteere wie Ichthyol und die eigentlichen Teere, die etwas stärker wirken als Resorcin. Alle reduzierenden Stoffe wirken in starker Verdünnung *keratoplastisch.* Entsprechend der zunehmenden Reduktionswirkung Resorcin < Pyrogallol < Chrysarobin und Cignolin finden sich eine zunehmende *Epithelauflockerung* und *juckstillende* Wirkung sowie eine sich steigernde *Entzündungsreaktion.* Man macht von solchen reduzierenden Stoffen Gebrauch bei der Behandlung der Psoriasis.

Rp. Resorcini 4,0
    Sulf. praecipit. 10,0
    Vaselini ad 100,0
        M. f. ung. D. ad ollam. S. Nach ärztlicher Vorschrift. — NB. Nach Entfernen der
        Schuppen mit 1%iger Salicylsalbe 3—4 Tage lang auftragen, dann eventuell
        Resorcingehalt steigern.

Resorcin ist, verglichen mit den beiden anderen Dioxybenzolen und verglichen mit dem Phenol, durch *verringerte Giftigkeit* ausgezeichnet. Auch die *Ätzwirkung* ist im Resorcin gegenüber dem Phenol vermindert. Dagegen besitzt es *keratolytische* Wirkung, die sich in einer *Auflockerung der Epithelschicht* äußert (Schälsalben und -pasten mit 5—10% Resorcin und mehr). Gleichzeitig setzt eine *milde Entzündung* ein. Die bactericide und fungicide Wirkung und auch das *Vergiftungsbild* der Dioxyphenole sind *phenolähnlich.*

Nach 5%iger Resorcinsalbe sind bei Säuglingen und bei 10—20%iger Salbe auch beim Erwachsenen tödliche Vergiftungen auch mit Methämoglobinbildung vorgekommen, wenn größere Hautbezirke damit behandelt wurden. Es wird Nierenreizung beobachtet. Im Harn findet man nach diesen Stoffen *dunkelgefärbte* Oxydationsprodukte neben Glucuron- und Sulfosäuren. Bei Erwachsenen hat man Fälle von Myxödem gesehen (thyreostatische Wirkung).

Hexylresorcin (= Caprokoll) und seine Homologen (Heptyl-, Oktyl- usw.) werden örtlich (z. B. bei Pilzinfektionen) und innerlich (als Harndesinfektionsmittel, s. S. 511, oder Wurmmittel, s. S. 404) angewendet. Trotz örtlicher Reizwirkung zeichnen sie sich durch weitgehende Ungiftigkeit aus. Überempfindlichkeiten!

β-Naphthol, ein Oxydationsprodukt des Naphthalins, besitzt der Konstitution entsprechend phenolähnliche Wirkungen. Es ist ein starkes Desinfiziens und wurde früher auch als Wurmmittel verwendet. Gelegentlich erweist es sich als schweres Nierengift und kann auch Hämolyse auslösen (s. S. 474). Tödliche Menge wenige Gramm.

Naphthalin, ebenfalls ein schweres Blut- und Nierengift, das in hohen Dosen zentrale Krämpfe auslöst (s. S. 409). An der Augenlinse kann im Experiment „Naphthalinstar" erzeugt werden. Tödliche Menge 2—3 g.

Anhang

Folia uvae ursi, Bärentraubenblättertee, enthalten als wirksames Harndesinfektionsmittel das Arbutin neben Methylarbutin (Gesamtgehalt etwa 9%). Diese Glykoside gehen zum Teil unzersetzt in den Harn über und wirken als solche schwach desinfizierend, zum Teil aber spalten sie sich in Zucker und Hydrochinon bzw. Methylhydrochinon, und nach dieser Spaltung scheinen neue Desinfektionsmittel durch Oxydation zu entstehen. Wichtig ist, daß Bärentraubenblättertee auch bei alkalischem Harm wirksam ist (E.D. 2,0 g).

Der hohe Gerbsäuregehalt (ungefähr 30%) wirkt adstringierend, ist aber für die Harndesinfektion unwesentlich.

Sehr hoch ist der Arbutingehalt (bis 7%) in den *Preißelbeerblättern* (Vaccinium Vitis Idaea) bei sehr geringem Gerbstoffgehalt. Bei etwas höherer Dosierung leisten sie das gleiche wie Bärentraubenblätter. Bemerkenswert ist auch der Arbutingehalt (bis 4,7%) der *Birnbaumblätter.* Arbutin ist auch im *Heidekraut* (Erica vulgaris) enthalten, das gelegentlich in der Volksmedizin verwendet wird.

Pyrogallol und **Phloroglucin** sind die wichtigsten *Trioxybenzole.* Davon ist Pyrogallol, 1,2,3-Trioxybenzol, eines der wichtigsten Lupus- und Psoriasismittel (in 5—10%iger Salbe). Es nimmt begierig Sauerstoff auf. Haut und Haare werden dabei braunschwarz gefärbt. Infolge seiner starken Reduktionskraft wirkt Pyrogallol weitaus energischer als Resorcin. Man muß unter Umständen mit starker Ätzwirkung und heftiger Entzündung rechnen. Daher sollte der Gebrauch dem Facharzt oder dem erfahrenen Allgemeinpraktiker vorbehalten bleiben, ebenso wie der des Chrysarobins und Cignolins.

1,3,5-Triphenol = Phloroglucin

Pyrogallol besitzt die *Gehirnwirkung* des Phenols. Außerdem ist es ein *Methämoglobinbildner* und kann u. a. *schwere Nierenschädigung* herbeiführen, ausgehend in Anurie durch Verstopfung der Harnkanälchen mit abgestoßenen Epithelien und Blutkörperchen. Bei der Behandlung größerer Hautflächen mit Pyrogallolsalbe ist diese hohe Giftigkeit zu beachten (siehe unten). Letale Dosis etwa 10 g.

Hauptbestandteil von Chrysarobin

Phloroglucin, 1,3,5-Trioxybenzol, ist die Muttersubstanz der wichtigsten Bandwurmmittel wie Filix, Flores Koso u. a. (s. S. 407).

Chrysarobin aus Goapulver (Andira araroba) ist, abgesehen vom synthetischen Cignolin (Dioxyanthrachinon), die am stärksten reduzierende Verbindung, die in der Medizin angewandt wird. Es enthält ein Gemisch von Anthrachinonabkömmlingen. Infolge Sauerstoffaufnahme bildet sich daraus Chrysophansäure, die auch im Harn erscheint, der sich nach Zusatz von Alkalien rot färbt. Es ist der gleiche Farbstoff, der nach Gebrauch von Rhizoma Rhei in den Harn übergeht. Chrysarobin und Cignolin bilden die ultima ratio bei der Behandlung der Psoriasis — in $^1/_2$—5%igen Salben, in Kollodium (10%) oder Chloroformlösung (10%) — werden aber auch bei anderen hartnäckigen Hautkrankheiten verwandt. Cignolin ist etwa 10mal wirksamer als Chrysarobin und muß entsprechend

34*

niedriger dosiert werden. Wegen der schweren Ätzwirkung sollen beide Stoffe am Kopf nicht verwandt werden, da gefährliche Hornhautgeschwüre und auffallende Verfärbungen der Haut und Haare auftreten (rot, braun, braunviolett). Trotz dieser Vorsicht soll nach Chrysarobin in 4—5% aller Fälle Conjunctivitis auftreten; auch ist Überempfindlichkeit sehr häufig. Bei Anwendung auf größeren Flächen kann *Nierenreizung* (Albuminurie und Hämaturie) entstehen.

Kreosot wird gewonnen durch Destillation von Birkenteer (Pix betulina) oder Buchenholzteer (Pix fagi). Es enthält ein *Gemisch der verschiedensten Phenolderivate.* Neben kleinen Mengen von Kresol, Xylenol u. a. und neben Kohlenwasserstoffen ist der wichtigste Bestandteil (60 bis 90%) das Guajacol, ein Methyläther des Brenzcatechins. Kreosot besitzt in Substanz ätzende Eigenschaften und einen rauchähnlichen Geruch, der Mücken fernhält (in 20%iger Salbe anzuwenden).

OH
O—CH₃
Guajacol

Solche Präparate bezeichnet man als „*Mosquito repellents*". Darunter findet sich unter anderem das *Dimethylphthalat.*

Von solchen Mückenmitteln muß gefordert werden, daß sie nicht nur die Mücken sicher abstoßen, sondern obendrein keine Haut- und Schleimhautreizung verursachen und nicht oder wenig durch die Haut resorbiert werden. Entsprechend diesen scharfen Bedingungen wurde Dimethylphthalat aus 4000 weiteren Stoffen ausgesiebt.

Der Konstitution des Hauptbestandteils entsprechend besitzt Kreosot *phenolartige* Eigenschaften. Indessen ist seine Desinfektionswirkung stärker und die lokale Reizwirkung geringer, obwohl in starker Konzentration Ätzwirkungen am Magen-Darm auftreten. Lokal wird es gelegentlich an Stelle des Phenols angewendet und besitzt dann ähnliche örtlich schmerzbetäubende und desinfizierende Eigenschaften.

Die wichtigste Allgemeinwirkung nach Verordnung von zuckerüberzogenen Kreosotpillen (Pilulae Kreosoti DAB. zu 0,05 bzw. 0,1 g, täglich 3—8 Pillen) beruht auf einer, wenn auch *geringen Ausscheidung durch die Bronchialschleimhaut.* Hier führt Kreosot zu einer lokalen Umstimmung, damit zu einer *Sekretionsbeschränkung* und gleichzeitig zu *Desodorierung* bei stark sezernierenden akuten und chronischen Bronchitiden.

Diese wertvolle Eigenschaft des Kreosots hat zu vielen synthetischen Versuchen geführt. Ein häufig verwendetes Prinzip bei allen Stoffen, die vom Magen schlecht vertragen werden, besteht darin, diese in schwerlösliche Form überzuführen, aus der erst in der Alkalescenz des Darmes sich der wirksame Stoff wieder abspaltct, wic das z. B. beim Kreosotcarbonat und Guajacolcarbonat der Fall ist. *Guajacol carbonicum* DAB. — auch als Duotal im Handel — und *Kresival* (kresolsulfosaures Calcium in sirupöser Lösung) haben sich unter derartigen Hustenmitteln, auch durch gute Verträglichkeit, bewährt. Kreosot ist in früherer Zeit viel bei Lungentuberkulose verordnet worden. Hier mag eine spezifische Reizung der Magenschleimhaut beteiligt sein, die eine Appetitverbesserung zur Folge hat, aber auch zu Verdauungsstörungen führen kann. Seine desinfizierende Wirkung äußert sich auch im Darm; nach genügend hohen Dosen ist eine Verminderung der Darmflora nachzuweisen.

Die Allgemeinvergiftung ist phenolartig unter starker Beteiligung der Niere, durch die das Kreosot in Form seiner Oxydationsprodukte oder als gepaarte Schwefelsäure und Glucuronsäure ausgeschieden wird. Vor seiner Verwendung in Duschen wird gewarnt (s. Phenol). *Kreosotphosphat* ist früher an Stelle von Kreosot empfohlen worden. Es ist ein schweres Nervengift (s. S. 109).

Zephirol. Eine neue Gruppe von Desinfektionsmitteln ist mit dem *Zephirol* aus der Reihe der Wasch- und Netzmittel auf dem Markt erschienen. Es handelt sich um eine wäßrige Lösung von Fettsäureabkömmlingen (hochmolekularen Alkyl-dimethyl-benzyl-Ammoniumchloriden), die wie Seife schäumt und dadurch reinigt, die gleichzeitig farb-, geruch- und weitgehend reizlos, selten giftig ist und die gegen die meisten nicht sporenbildenden Bakterien und gegen Pilze stärker wirkt als Kresolseifenlösung. Ebenso wie Sublimat zeichnet sich Zephirol durch größte Haltbarkeit unter den Desinfektionsmitteln aus; es wird als harmloses Desinfiziens den Augentropfen (1:7000) zugesetzt; jedoch lockert es die intercelluläre Kittsubstanz im Cornea-Epithel auf und ist sehr oft unverträglich mit den eigentlichen Arzneistoffen (Silbersalze, Borsäure, Eserinsalicylat und Pilocarpinnitrat); gar in Seife- oder Eiweiß-haltigen Medien wird Zephirol fast unwirksam. — Ein Zusatz von 0,5% Natriumnitrit schützt Metalle gegen Rosten. In hohen Dosen wirkt es beim Menschen curarisierend. Auf etwaige Überempfindlichkeit ist zu achten.

Viele ähnliche *Wasch- und Netzmittel* mit desinfizierenden Eigenschaften sind bekannt geworden. Sie ordnen sich in die Reihe der kationischen Wasch- und Netzmittel vom Typ des Zephirols; diese zeichnen sich aus durch große Haltbarkeit gegenüber Säuren und Alkalien; im Gegensatz zur Seifenlösung sind sie auch unabhängig von der Härte des Wassers; sie wirken sicher gegen gram-positive wie gram-negative Bakterien im Gegensatz zur Seifenlösung; sie wirken desinfizierend durch Erniedrigung der Grenzflächenspannung, daher durch Veränderung der Permeabilität der Zellmembranen. — Die zweite Reihe ist die der anodischen Wasch- und Netzmittel vom Typ der Seifen; hier wären besonders das stark desinfizierende Natriumlaurat, -oleat, -linoleat zu erwähnen. Die beiden Gruppen heben sich durch elektrische Entladung in ihren desinfizierenden Eigenschaften gegenseitig auf. — Es gibt eine dritte Reihe der nicht-ionisierenden Wasch- und Netzmittel.

f) Ätherische Öle

Die Wasserdampfdestillation der natürlichen Geruchsstoffe aus Blättern, Blüten und Früchten ist mit einfachen Vorrichtungen möglich und war den Kulturvölkern des Altertums, aber auch vielen primitiven Völkern bekannt, ebenso wie deren Anwendung bei Wunden und Infektionen. In Büchern des Deutschen Mittelalters finden sich Pläne von Destillationsanlagen mannigfachster Konstruktion als Zeichen für eine ausgedehnte Anwendung derartiger ätherischer Öle.

Allgemein gesehen haben sie mit fettsäurehaltigen Pflanzenölen nur einige physikalische Eigenschaften gemeinsam. Die meisten von ihnen enthalten vielmehr einen Benzolkern als solchen oder — hydriert als Cyclohexanring — mit angehängten Seitenketten. Im unoxydierten Zustand werden solche Stoffe als *Terpene* bezeichnet. Unter natürlichen Bedingungen sind sie leicht oxydierbar. Als erste Stufe entstehen so *Phenolabkömmlinge*, wodurch gewisse Grundeigenschaften des Phenols bei ihnen zum Vorschein kommen, nämlich eine Kombination von örtlich betäubender und desinfizierender Wirkung. Besonders ausgesprochen ist das im Eugenol, dem riechenden Prinzip der Gewürznelken, dem Menthol

(s. unten), weniger deutlich aber auch im Vanillin, dem Riechstoff der Vanille, dem Zimtöl, Rosmarinöl u. a.

Menthen   Menthol   Borneol   Eugenol

Die nächste Stufe der Oxydation bilden die ketonhaltigen *Pflanzencampher*, zu denen besonders der Campher selber zu zählen ist. Die weitere Oxydation der Terpene führt schließlich unter Giftigkeitssteigerung zu *organischen Peroxyden*, die durch besonders starke Desinfektionswirkung ausgezeichnet sind; zu diesen gehört z. B. das Ascaridol.

Als Beispiel sei angeführt, daß das Menthol sich herleitet aus dem cyclischen Kohlenwasserstoff Menthen, einem Terpen. Als weitere, häufig wiederkehrende Grundstruktur sei die Formel des Borneols, als Beispiel eines ungesättigten ätherischen Öls sei die des Eugenols wiedergegeben. Auf die Formeln des Camphers (s. S. 338) und des Ascaridols (s. S. 403) sei verwiesen.

Indessen finden sich unter den ätherischen Ölen auch Stoffe völlig anderer Konstitution, wie die schwefelhaltigen Öle der Zwiebelgewächse und des Senfkorns oder Bittermandelöl (Benzaldehyd) und Gaultheriaöl (Salicylsäuremethylester) sowie die große Reihe der Fruchtäther, sogar stickstoffhaltige Stoffe wie Indol u. a. Die Gruppe der ätherischen Öle wird demnach zusammengeschlossen durch ihre Funktion als charakteristische Geruchsstoffe der Pflanze, durch die Art ihrer Gewinnung und durch einige gemeinsame physikalische Eigenschaften. Sie besitzen keinen gemeinsamen pharmakologischen Typus, obwohl einige grundsätzliche Eigenschaften unter ihnen weit verbreitet sind.

Im Tierkörper erfahren die meisten ätherischen Öle das gleiche Schicksal, sie werden nämlich durch *Koppelung an Glucuronsäure*, gewöhnlich nach vorheriger Oxydation, entgiftet. Einzelne ätherische Öle indessen verlassen als solche und nur zum Teil als Glucuronsäureabkömmlinge den Körper wieder.

Am auffälligsten ist die *Ausscheidung durch die Atemluft*, z. B. bei Oleum Eucalypti, Thymi, Pimpinellae, Anisi, Salviae. Diese mögen dabei gleichzeitig *spasmolytisch* und örtlich auf die *Bronchialsekretion* einwirken (s. S. 347). Viel verwendet wird z. B. der Liquor Ammonii anisatus, Anisammoniak oder Anistropfen (5—10 Tropfen auf Zucker zu nehmen, mehrmals täglich). Andere werden zum Teil in freier Form *durch die Nieren* ausgeschieden, führen dabei entweder zur Diurese wie die ätherischen Öle des Wacholders u. a. (s. S. 499), oder wirken nach Passieren der Niere desinfizierend auf die Harnwege (s. unten). Es gibt auch ätherische Öle, die in die *Galle* (Knoblauch-, Pfefferminzöl) oder den *Schweiß* übergehen, wobei an die schweißhemmende Wirkung der Camphersäure und des Salbeis erinnert sei, und andere, die sich in der *Milch* wiederfinden, dieser den charakteristischen Geruch des ätherischen Öls mitteilend.

Pharmakologie. Die meisten ätherischen Öle besitzen eine mehr oder weniger
starke *örtliche Reizwirkung*. Diese äußert sich in scharfem, brennendem Geschmack; daher dienen viele dieser Stoffe als Gewürze. Auf der *Haut* wirken
sie entzündungserregend, manche sogar blasenziehend wie das Terpentinöl. Die
wichtigsten, zum Zwecke der Entzündungserregung therapeutisch verwendeten
ätherischen Öle sind S. 130 beschrieben. An den *Schleimhäuten* führen sie zu
Schleimabsonderung u. a.

Von dieser Regel machen einige ätherische Öle eine Ausnahme, die im Gegenteil eine entzündungswidrige Wirkung besitzen wie das Kamillen- und Fenchelöl,
oder wenigstens in genügender Verdünnung vom Gewebe gut vertragen werden
wie Thymol und Eugenol. Bei Injektion ins Gewebe führen allerdings auch die
letzteren beiden Stoffe noch zu Entzündungsvorgängen.

Die meisten ätherischen Öle besitzen eine *Desinfektionswirkung*. Als *äußere*
Desinfektionsmittel werden hauptsächlich *Menthol, Thymol* und *Eugenol* oder
die entsprechenden ätherischen Öle (Pfefferminz-, Thymian-, Nelkenöl) verwendet, neben Harzen und Balsamen, die seit alter Zeit zur Wundbehandlung
dienen. Doch gibt es viele andere ätherische Öle, die ebenso starke oder sogar
stärkere Desinfektionswirkung besitzen, darunter in erster Linie die *carvacrol-
haltigen* ätherischen Öle (aus Origanumarten, Thymus serpyllum u. a.), die
cineolhaltigen (aus Artemisia vulgaris, Ruta graveolens u. a.), die *borneolhaltigen*
(Lavendel-, Rosmarin-, Spiköl), daneben Zimtöl, Cassiaöl, Eucalyptusöl und
besonders Senföl.

Neuerdings wird das *Bergamotteöl* infolge der günstigen Erfahrungen in der herstellenden
Industrie Calabriens bei Eiterungen jeder Art empfohlen. Viele derartige „Gewürze"
dienen von altersher zur Konservierung von Lebensmitteln.

Menthol, aus Pfefferminzöl (Oleum Menthae piperitae) dargestellt, ist eine
campherähnliche Verbindung, die in alkoholischer Lösung gute Desinfektionswirkung entwickelt. Seine große Beliebtheit in Mundwassern und Zahnpasten
ist indessen hauptsächlich einer eigentümlichen *Erregung der kälteempfindlichen
Nervenendigungen* zuzuschreiben. Diese merkwürdige Eigenschaft äußert sich
auch beim Behandeln der Haut und Schleimhäute mit Menthol oder menthol-
haltigen Tinkturen oder mit sog. „Migränestiften", die fast augenblicklich ein
erfrischendes Kältegefühl zur Folge haben. An Hautstellen, an denen die wärmeempfindlichen Nerven überwiegen wie an den Augenlidern, bestimmten Gelenken,
am Abdomen, tritt dagegen ein Wärmegefühl ein. Auch erfolgt eine milde *örtliche
Betäubung*, die sich besonders in einer *jucklindernden* Wirkung äußert, z. B.
bei Prurigo und Pruritus ani et vulvae (2%ige Salbe) oder als 1—2%ige alkoholische Lösung (Mentholspiritus).

Rp. Pulvis Mentholi sternutatorius F.M.B. 10,0
    S. Schnupfpulver. — NB. Enthält Menthol, Acid. boric. und Saccharum lactis.

Die *innere Anwendung* von Menthol erfolgt hauptsächlich in Form von Pfefferminztee, z. B. bei der Behandlung der akuten Gastritis neben der üblichen
Hungerkur. Als neue Eigenschaft tritt dabei eine *spasmolytische* Wirkung zutage,
die sich auch bei leichter Gallensteinkolik im Verschwinden der krampfhaften
Schmerzen äußern kann. Aqua Menthae piperitae dient als Geschmackskorrigens
bei Magen-Darm-Leiden.

Menthol ist in toxikologischer Hinsicht weitgehend indifferent. Bei hohen Konzentrationen indessen oder bei Überempfindlichkeit bleibt die Mentholwirkung nicht beschränkt

auf die Nervenendigungen, sondern greift auch auf andere Gewebe über *(Entzündungs-*
erscheinungen!). In früherer Zeit ist es grammweise bei Sommerdiarrhoe angewandt worden,
ohne besondere Nebenwirkung. Nur bei kleinen Kindern unter 3 Jahren ist nach Einführung
von Mentholsalbe in die Nase ganz vereinzelt eine akute Schwellung der Glottis mit Erstickungserscheinungen beobachtet worden.

Corylin ist ein Abkömmling des Menthols (Mentholäthylglykolsäureester), der langsam
Menthol abgibt, infolgedessen eine mildere und länger anhaltende Wirkung besitzt.

Thymol ist ein schwerlöslicher Abkömmling des Phenols. Zuerst aus Thymian
(Thymus vulgaris) dargestellt, wird es heute synthetisch gewonnen. Seine
Desinfektionswirkung ist 25mal stärker als die des Phenols. Es ist besonders
auch gegen Wundbakterien wirksam. Es entfaltet nicht mehr die lokalbetäubende
und ätzende Wirkung der anderen Phenolabkömmlinge; im Gegenteil wird es
auch von den Schleimhäuten gut vertragen (Abschilferung des Epithels
in höheren Konzentrationen). Thymol ist daher ein ausgesprochen
gewebsfreundliches Desinfiziens, dessen blumenähnlicher Geruch gleichzeitig zur *Desodorierung* führt. Es ist daher besonders beliebt in alkoholischen Mundwässern sowie zur Spülung von schlechtriechenden
Wunden, von Hohlräumen und Empyemen in kaltgesättigter wäßriger Lösung (1:1100). Zu dem letzteren Zwecke eignet es sich
auch besonders durch seine verhältnismäßige *Ungiftigkeit*. Bei
chronischer Anwendung dagegen, z. B. in Mundwässern, sind Fälle
von Thyreotoxikose beschrieben worden (EDENS); diese Schilddrüsenwirkung wurde auch im Tierexperiment nachgewiesen.

Thymol wird in hohen Dosen (2—6 g) auch als Wurmmittel gegen Ankylostoma und
Bandwurm benutzt. Diese Dosis wird innerhalb von 4 Std., in 2—4 Portionen verteilt,
verabreicht, um die etwa auftretenden Vergiftungserscheinungen frühzeitig zu erkennen;
häufig tritt Magen-Darm-Reizung auf; daher wird es auch in Kapseln mit Zusatz von $NaHCO_3$
verordnet. Höhere Dosen dagegen führen vielfach — besonders bei schlechter Nachbehandlung (s. S. 406) — zu zentraler Erregung (Ohrensausen, Rauschzustände u. a.), dann zu
narkotischen Zuständen (Kollaps, Koma); es ist ein Nierengift. In Fällen von Anämie und
bei allgemeiner Hinfälligkeit ist besondere Vorsicht geboten. Hier sind die oben angegebenen
Dosen viel zu hoch; nach 6 g wurde bei einer anämischen Person tödlicher Ausgang verzeichnet
(GONZALEZ).

Aus gemeinem Thymian wird in neuerer Zeit ein *Extractum Thymi fluidum*
DAB. hergestellt, das als wirksames Keuchhustenmittel gilt (3mal täglich
10—15 Tropfen). Verantwortlich dafür sind noch unbekannte spasmolytisch
wirkende Stoffe (LENDLE). Andererseits soll sich infolge vermehrter Bronchialsekretion ein trockener Husten leichter lösen. Für den gleichen Zweck dienen
Sirupus Thymi (3mal täglich 1 Teelöffel) und Spezialpräparate wie Thymipin,
in denen nebenher die Wirkung der konzentrierten Zuckerlösung sich äußert.

Oleum Caryophylli (Nelkenöl), mit einem Gehalt von 80—96% Eugenol,
wird unverdünnt behelfsmäßig als örtlich betäubendes und desinfizierendes
Mittel, z. B. bei Caries bis zur technischen Zahnbehandlung, angewendet. Das
reine Eugenol dient dem gleichen Zweck, unverdünnt oder in Mischung mit
Phenol oder Chloroform. Es ist in Zahnwurzelfüllmassen enthalten.

Harndesinfektionsmittel. Der Volksmedizin entstammen einige Desinfektionsmittel der Harnwege, deren Wirkung dadurch erkannt wurde, daß man nach
ihrem Gebrauch fäulniswidrige Eigenschaften des Harns beobachtete. Hierzu
rechnen z. B. *Balsamum copaivae* und *Oleum Santali*; sie wurden durch neue
Arzneistoffe (s. S. 511) fast völlig verdrängt.

Darmdesinfektionsmittel. Neben Anis-, Juniperus- und Cajeputöl, die in der indischen Volksmedizin als Choleramittel verwandt werden, ist die Knoblauchbehandlung infektiöser Darmerkrankungen in tropischen und subtropischen Ländern allgemein verbreitet (s. S. 445).

Knoblauch, die Knolle von Allium sativum, wird in Form des Knoblauchsaftes zur Behandlung von tuberkulösen Ulcerationen u. a. verwendet. Dieser enthält ein schwefelhaltiges ätherisches Öl, das, an Kohle adsorbiert, seinen bekannten Geschmack und Geruch völlig verliert (Allisatin). Im Darmkanal wird dieses Adsorbat wieder aufgespalten, und das ätherische Öl verläßt den Körper teilweise mit der Atemluft. Der dabei in der Mundhöhle auftretende Geruchstoff kann durch verdünnte Chloraminlösung zerstört werden.

Knoblauchpräparate sind gelegentlich bei infektiösen Darmkrankheiten und bei Verdauungsstörungen unbestimmter Natur gut wirksam. Sie dienen auch zum Abtreiben von Ascariden. Damit ergibt sich ein Übergang der Darmdesinfektionsmittel zu den *Wurmmitteln* unter den ätherischen Ölen wie Oleum Chenopodii (s. S. 403) und Oleum Tanaceti aus Rainfarn (Tanacetum vulgare). Hier seien auch *Insektenmittel* wie Nelkenöl bzw. Eugenol, Eucalyptusöl, Pfefferminzöl u. a. erwähnt.

Als weitere, unter den ätherischen Ölen weit verbreitete Eigenschaft ist die **spasmolytische** Wirkung zu betrachten. Sie äußert sich bereits beim *Menthol* (s. o.), ist aber besonders stark bei *Fenchel* (Fructus Foeniculi), *Kümmel* (Fructus carvi), *Anis* (Fructus Anisi) und bei *Kamillenblüten* (Flores Chamomillae) (s. S. 126). Als *Carminativa* führen sie bei Kindern zum Abgehen von Gasen, mögen diese durch Cardiospasmus (Aufstoßen) oder durch Spasmen des Darmes angehäuft sein (Abgang von Flatus!). Sie wirken aber auch antagonistisch bei Spasmen und Koliken, die durch Abführmittel, besonders der Anthrachinonreihe, herbeigeführt werden. *Anis* erhielt von den Alten das schmückende Beiwort „Solamen intestinorum". Beim Erwachsenen ist die carminative und spasmolytische Wirkung von Anis (von besonderen Fällen abgesehen) zu schwach; seine Wirkung als *Expectorans* ist indessen bemerkenswert (BOYD) (s. S. 442).

Fructus Foeniculi, von Foeniculum vulgare, Fenchel, werden allgemein als Tee verabreicht (1 Teelöffel auf eine Tasse in der Kinderpraxis), der gleichzeitig appetitanregend und beruhigend wirkt. *Aqua Foeniculi* eignet sich besonders als Lösungsmittel für andere Arzneistoffe in der Kinderpraxis, z. B. in Form der *Species carminativa.*

Ihrer Konstitution sowie ihrer Lipoidlöslichkeit entsprechend besitzen die ätherischen Öle häufig eine **Gehirnwirkung.** Unter ihnen finden sich ausgesprochene *Analeptica* wie *Campher* — wenn man die Pflanzencampher zu den ätherischen Ölen rechnen will —, *Rauschgifte* wie Cannabinol, aber auch Gehirngifte wie Absinthin aus Herba Absinthii (Wermut), das — besonders in Absinthlikören (in Deutschland durch Reichsgesetz 1923 verboten) — zu schweren Degenerationserscheinungen im Zentralnervensystem führen kann (Muskelzuckungen, epileptische Anfälle), und *andere krampferzeugende Stoffe* wie Oleum Chenopodii, Oleum Terebinthinae u. a. in hohen Dosen.

Demgegenüber gibt es gerade unter den ätherischen Ölen auch viele Stoffe mit *narkotischer Wirkung,* wozu die meisten nichtoxydierten Terpene gehören, aber auch z. B. das im Radix Valerianae enthaltene Borneol (s. S. 185).

Charakteristisch für bestimmte ätherische Öle sind auch die *Schädigung der Niere* und die *Verfettung der Leber*. In dieser Hinsicht sei besonders an die Abortiva erinnert (s. S. 108).

Ein letzter Teil der ätherischen Öle wird allein wegen ihrer **Geruchs- und Geschmackswirkung** therapeutisch angewandt. Als *Geschmackskorrigens* werden sie entweder in *Substanz* zugesetzt wie Oleum Menthae piperitae, Oleum Cinnamomi (Zimtöl), Oleum Citri (Citronenöl), Oleum Rosae (Rosenöl), oder indem man *aromatische Wässer* herstellt wie Aqua Rosae (Rosenwasser), Aqua Foeniculi (Fenchelwasser u. a. „Aquae aromaticae"), oder zuletzt, indem man die ätherischen Öle mit Zucker verreibt. Es entstehen *Elaeosacchara* (Ölzucker) mit einem Gehalt von 2% ätherischem Öl.

Durch ihren *Geruch* beruhigend wirken gelegentlich Lavendel (Flores Lavandulae) und Melisse (Folia Melissae) neben Baldrian (Radix Valerianae, s. S. 185).

Als *Geschmackskorrigens* dienen auch die *tropischen Gewürze* wie Zimtrinde (Cortex Cinnamomi), Gewürznelken (Caryophylli), Ingwer (Rhizoma Zingiberis), spanischer Pfeffer (Fructus Capsici), auch Paprika, Muskatnüsse (Semen Myristicae). Mischungen solcher aromatischer Stoffe finden sich in der Tinctura aromatica DAB. S. Innerlich 20—30 Tropfen mehrmals täglich als Stomachicum und Carminativum. Auch in der Kassenpraxis wird Tinctura aromatica als Corrigens zugelassen neben Tinctura amara DAB. und Sirupus simplex.

g) Farbstoffe

Die in der Therapie verwendeten synthetischen Farbstoffe sind hauptsächlich Abkömmlinge des Anilins. Dieser Stoff, aus Steinkohlenteer gewonnen, eignet sich ganz besonders zur Synthese der mannigfaltigsten Anilinfarben, die zu Färbezwecken frühzeitig Eingang in die Histologie oder Technik gefunden haben. Unter ihnen fand EHRLICH die sog. *Vitalfarbstoffe*, die am lebenden Tier bei geringer Giftwirkung bestimmte Gewebe elektiv färben, andere ungefärbt lassen, und unter diesen wiederum Vitalfarbstoffe mit *desinfizierenden* und *chemotherapeutischen* Eigenschaften.

Farbstoffe der Anilinreihe dienen heute an Stelle des althergebrachten Safrans, auch von Cochenille und Indigo zum Anfärben von Nahrungsmitteln; in den USA ist eine Liste der erlaubten Farben aufgestellt und in Nahrungsmittelgesetzen festgelegt worden; ähnliches ist auch bei uns in Kürze zu erwarten.

Anilin ($C_6H_5 \cdot NH_2$), eine schon bei Zimmertemperatur flüchtige ölartige Base, führt gelegentlich zu gewerblichen Vergiftungen (toxische Dosis 0,1—0,25 g). Die *akuten* Symptome entstehen durch *Methämoglobinbildung* (Blässe, Cyanose, Dyspnoe), verbunden mit zentralnervösen Störungen, manchmal mit einer eigentümlichen Fröhlichkeit und Sorglosigkeit (Anilinpips) und endigend im Kollaps des Kreislaufs und in Bewußtlosigkeit. Als Zeichen der Organschädigung kann Ikterus nachfolgen. Bei *chronischer* Anwendung bestimmter Anilinderivate über längere Zeit kann es, oft erst nach vielen Jahren, zu *Anämie, Geschwürsbildung* in den Harnwegen und in seltenen Fällen zu *Blasencarcinom* kommen (s. S. 134).

NH₂

Anilin

Als Blutgifte wirken auch einige therapeutisch verwendete Anilinabkömmlinge wie *Acetanilid, Anästhesin, Scharlachrot, Sulfonamide*. Gewerbehygienisch wichtig ist das *Nitrobenzol* (Mirbanöl oder wegen seines Geruchs „falsches Bittermandelöl"), von dem schon 2 Tropfen innerlich unter den Erscheinungen der lokalen Ätzung, Methämoglobinbildung und zunehmender zentraler Lähmung beim Kinde, 8—15 Tropfen (GONZALEZ) beim Erwachsenen zur tödlichen Vergiftung geführt haben. Noch in neuester Zeit sind Todesfälle bei Klein-kindern beschrieben worden nach Berührung mit Wäsche, die mit anilinhaltiger Stempelfarbe gekennzeichnet war.

Triphenylmethanfarbstoffe sind *Krystallviolett* bzw. *Pyoktanin coeruleum, Gentianaviolett, Brillantgrün* u. a. Sie wirken im Reagenzglas sehr stark desinfizie-rend, und zwar hauptsächlich gegen grampositive Bakterien und gewisse Pilze. Brillantgrün z. B. ist gegen Staphylococcus aureus 40000mal stärker wirksam als Phenol; es ist z. B. in der „Greifswalder Farbstoffmischung" enthalten und wirkt auch gegen bestimmte Pilzarten. Durch Gegenwart von Serum und allgemein von organischen Stoffen wer-den solche Farbstoffe in ihrer Wirkung indessen erheb-lich abgeschwächt. Auch besitzen sie unter Umständen *lokale Ätzwirkung* und hinterlassen wie Tannin und Pikrin-säure bei nässenden Brandwunden einen oberflächlichen, elastischen *Wundschorf*. Vornehmlich werden sie bei be-stimmten Pilzinfektionen angewandt, z. B. Gentianavio-

Triphenylmethan

lett in 1%iger Lösung zur Pinselung von Haut- und Schleimhäuten, in 0,1-promilliger Lösung (1:10000) zur Spülung. Betr. *vermizide Wirkung* s. S. 401.

Die starke örtliche Reizwirkung ist eine Eigentümlichkeit aller stark basischen Farbstoffe. Gefürchtet waren früher die sog. Tintenstiftverletzungen, auf Methylviolett zurückzuführen, das heute in Tintenstiften weniger verwandt wird. Für die Behandlung der Tintenstift-verletzungen des Auges wurden Umschläge mit 5%iger Tanninlösung empfohlen, die mit allen basischen Farbstoffen unlösliche Verbindungen liefert.

Saure und neutrale Farbstoffe sind demgegenüber, am Auge geprüft, harmlos (ALFRED VOGT).

Besonders wichtige Desinfektionsmittel finden sich unter den Acridin-derivaten: **Trypaflavin** (auch als Panflavin im Handel), **Rivanol** u. a. Das Grund-skelet dieser Verbindungen ist der Acridinring. Als Desinfektionsmittel ist Trypaflavin in wäßriger Lösung 80mal stärker als Phenol. In Gegenwart von Serum indessen — wodurch die meisten anderen Desinfektionsmittel erheblich abgeschwächt werden — wird seine Wirkung bedeutend gesteigert, so daß es darin 800mal stärker wirkt als Phenol. Try-paflavin ist weiter ein ausgesprochener Vital-farbstoff.

Die früher angewandte i.v. Injektion hoher Dosen, wobei eine citronengelbe Hautverfärbung entstand, ist obsolet — auch wegen der schweren Nebenwirkungen (Nierenschädigung, Nekrose des Vorderarms bei intraarterieller Injektion).

Rivanol ist besonders *gewebsfreundlich*; es besitzt auf gesunder Haut und Schleim-haut in 1%iger Lösung, auf kranker Haut (Staphylokokkeninfektion, Pemphigus) in $^1/_2$%iger Lösung, auf Wunden in 0,1/%iger Lösung mit einem Zusatz von 0,9% Koch-salz eine äußerst *geringe lokale Reizwirkung* bei sehr starker Desinfektionswirkung. Bei längerer Anwendung und bei höheren Kon-zentrationen als angegeben stört es die Re-generation der Wunde und führt zur Bildung

Acridin

Trypaflavin

Rivanol

eines Fibrinhäutchens über der Wundgranulation, das aber beim Aussetzen der Behandlung schnell verschwindet. *Rivanol* ist auch bei innerer Anwendung, z. B. bei *Amöbenruhr*, weitgehend ungiftig und fast reizlos. Hierbei wurde auch eine auffällige spasmolytische Wirkung auf den Darm beobachtet.

Trypaflavin und seine Verwandten führen zu einer *Gelbfärbung* des behandelten Gewebes, die z. B. auf der Mundschleimhaut nach Anwendung von Trypaflavetten oder Panflavin-pastillen (1—2 Stück stündlich im Munde zergehen lassen) lange anhält. Man stellt sich vielfach vor, daß dies ein Zeichen einer ebenso lang anhaltenden Desinfektionswirkung wäre. Diese geht indessen sehr viel rascher vorbei, und eine dauernde Desinfektion der Mundschleimhaut ist mit solchen Verfahren nicht zu erreichen. — Die gelben Flecken lassen sich mit Seife und Wasser eventuell unter Zuhilfenahme von Natriumperborat (Persil) entfernen.

Trypaflavin besitzt bei bestimmten Piroplasmoseerkrankungen von Haustieren eine chemotherapeutische Wirkung und bot den Anlaß zu weiteren chemischen Synthesen auf diesem Gebiete, die zur Auffindung des *Acaprins* führten (SCHÖNHÖFER, KIKUTH u. a.).

Azofarbstoffe besitzen das Grundskelet $\langle\!\!-\!\!\rangle\!-\!N\!=\!N\!-\!\langle\!\!-\!\!\rangle\!-\!NH_2$ und sind daher gekennzeichnet durch die in Doppelbindung vereinigten Stickstoffatome. Unter ihnen fand man einige Farbstoffe, die bei Trypanosomeninfektionen der Ratte chemotherapeutisch wirksam waren, wie *Trypanrot* und *Trypanblau*. Daraus wurde dann später das *Germanin* entwickelt (s. S. 558).

Zu den Azofarbstoffen gehört auch das *Scharlachrot* mit der wirksamen reinen Substanz Amidoazotoluol und seinem durch Acetylierung entstandenen und dadurch ungiftigen Abkömmling *Pellidol*. Im Tierexperiment verursachen diese Stoffe eigentümliche *Wucherungen des Plattenepithels*. Beim Menschen entfalten sie günstige Wirkungen bei schlecht heilenden Epitheldefekten wie bei Ulcus cruris, bei schlecht granulierenden Wunden u. a. Da das Scharlachrot bei Anwendung auf ausgedehnten Wundflächen, besonders bei Kindern, anilinartige Vergiftungen verursachen kann (Methämoglobin), so ist man immer mehr zu den Diacetylderivaten übergegangen. Man verordne *Pellidol* in 2%iger Salbe, 3—4 Tage lang aufzulegen. Auf eine häufig sich entwickelnde Überempfindlichkeit der Haut ist zu achten. Betr. carcinogene Wirkung der Azofarbstoffe s. S. 134.

Schrifttum

Desinfektion

BÜRGI, E.: Fluor, Chlor, Brom, Jod. Handbuch der experimentellen Pharmakologie, Bd. 3, 1. Hälfte, S. 276. Berlin 1927. — BÜRGI, E. u. K. LAUBENHEIMER: Desinfektions- und Sterilisationslehre. 2. chem. Teil. Handbuch der pathogenen Mikroorganismen, Bd. 3, S. 978. 1929. — ROST, E.: Konservierungsmittel usw. Handbuch der Lebensmittelchemie, Bd. 1, S. 993. 1933. — Schädliche Stoffe in Lebensmitteln. Handbuch der Lebensmittel-chemie, Bd. 1, S. 1067. 1933. — SAXL, P.: Die oligodynamische Wirkung der Metalle und Metallsalze. Abh. Gesamtgeb. Med. (Wien) 1924.

II. Chemotherapie

a) Geschichtliches und Allgemeines

Wenn man unter *Chemotherapie* die pharmakologische Beeinflussung von lebenden Krankheitserregern im *Tierkörper* selber, und nicht nur — wie bei den Desinfektionsverfahren — an seiner Oberfläche oder in vitro versteht, so gehört diese zum ältesten Menschheitsbesitz. Das Abtreiben von Eingeweidewürmern z. B. wird seit Jahrtausenden geübt, und gerade primitive Völker haben darin eine große Kunst entwickelt. Mit größter Bewunderung aber steht die heutige naturwissenschaftliche Medizin vor drei grandiosen Entdeckungen der früheren Zeiten, nämlich vor der Auffindung der Chinarinde als Heilmittel gegen die Malaria, der Radix Ipecacuanhae gegen Amöbenruhr und des Quecksilbers gegen die Lues. Erst eine lange Entwicklung der Naturwissenschaften hat uns dahin geführt, daß wir — als Krönung einer gemeinsamen Kraftanstrengung von Medizin und Chemie — diesen drei Arzneistoffen heute ähnlich wirksame moderne Chemotherapeutica an die Seite zu setzen haben.

Wie der Name besagt, entspringt die Chemotherapie aus zwei verschiedenen Wurzeln. Sache des Mediziners — nötigenfalls unter Mitarbeit eines Zoologen — ist die Ausarbeitung des adäquaten Tierexperiments. Das gestaltet sich am einfachsten, wenn man den Erreger der menschlichen Krankheit auf die üblichen Laboratoriumstiere übertragen kann, wie das z. B. bei vielen Bakterien und Trypanosomen möglich ist. In anderen Fällen muß man erst mühsam nach den geeigneten Laboratoriumstieren und nach besonderen Infektionsmethoden suchen. So muß z. B. die Spirochaeta pallida in den Kaninchenhoden eingeimpft werden, wenn man ein sicheres Angehen der Infektion erzielen will. In wieder anderen Fällen gelingt es trotz eifrigen Suchens nicht, den Krankheitserreger als solchen im Tierexperiment zu studieren. Man muß einen verwandten Erreger zu Hilfe nehmen, wie z. B. an Stelle der menschlichen Plasmodien das Proteosoma cathemerinum, das im Kanarienvogel vorkommt, oder anstatt menschlicher Hakenwürmer das Ankylostoma caninum von Hund und Katze usw.

Zuletzt hat sich erwiesen, daß die chemotherapeutische Wirksamkeit eines bestimmten Arzneistoffes weit hinausgeht über die spezifische Einzelinfektion. Neosalvarsan z. B. wird gegen 14 verschiedene Infektionen des Menschen angewandt. Das dreiwertige Antimon ist nicht nur gegen Leishmaniosen, also gegen niedere Tiere (Protozoen) wirksam, sondern auch gegen höher organisierte Würmer, wie z. B. die Erreger der Bilharziosis. Daher gelingt es gelegentlich, auch durch das Studium ganz heterogener tierischer Infektionen zu Heilmitteln bei Infektionskrankheiten des Menschen zu gelangen.

Um solche tierische Infektionen im Laboratorium weiterzuführen, bedarf es oft erheblicher technischer Zurüstungen, besonders wenn gleichzeitig Zwischenwirte wie Mücken oder Schnecken im Spiel sind. Auch können solche Versuche durch das Auftreten von *Mutationen* beim Erreger, durch die Entwicklung einer *Arzneifestigkeit* (arsenfeste Stämme) oder durch *Interferenzerscheinungen* wesentlich gestört werden. Die Chemotherapie verlangt heute daher ein besonderes Fachstudium.

Nachdem die notwendige tierexperimentelle Vorarbeit geleistet ist, besteht die gemeinsame Aufgabe von Medizinern und Chemikern darin, nach neuen wirksamen chemischen Stoffen zu suchen. Oft sind solche bereits unerkannt im Handel, und die Hilfe des Chemikers wäre dann unnötig. Häufiger indessen ist die Wirkung bekannter Stoffe nicht zufriedenstellend, und man muß danach trachten, ihre Wirkung zu verstärken. Hierbei hat der Chemiker die Führung, weil nämlich auf Grund pharmakologischer Kenntnisse die verbesserte oder verschlechterte Wirksamkeit der Derivate sich *nur in den seltensten Fällen voraussagen* läßt. So sind z. B. 6000 verschiedene Arsenderivate im chemotherapeutischen Experiment untersucht worden, ohne daß sich feinere Beziehungen zwischen chemischer Konstitution und pharmakologischer Wirkung ergeben hätten.

Einige Chemotherapeutica wirken hauptsächlich *direkt* durch unmittelbare Abtötung der Krankheitserreger (z. B. Arsenikalien) oder durch bactericide bzw. bakteriostatische Wirkung (z. B. Sulfonamide); andere wirken hauptsächlich *indirekt* durch Anregung der Abwehrkräfte (z. B. Antimon); jedoch entfaltet auch die erstere Gruppe nebenher solche indirekten Wirkungen.

b) Metalle und Metalloide

Salvarsan. Die moderne Chemotherapie beginnt 1910 mit der Einführung des Salvarsans durch PAUL EHRLICH.

Die Vorgeschichte ist verknüpft mit dem *Atoxyl*, das bei experimentellen Trypanosomen- und Spirochäteninfektionen eine Heilwirkung entfaltete (UHLEN-HUTH u. a.). Der Wert solcher Arzneistoffe wird bezeichnet durch den *chemotherapeutischen Index*, d. h. durch das Verhältnis der Heildosis (Dosis curativa minima) zur Giftdosis (Dosis letalis minima bzw. Dosis tolerata). Bei der Kaninchenlues wurde für Salvarsan ein Index von 1:20—1:30, für Wismutpräparate von 1:50, für Quecksilber von 1:1—1:2 bestimmt. Aus diesen Zahlen ergibt sich der gewaltige Fortschritt von Salvarsan und Wismut gegenüber dem herkömmlichen, aus der arabischen Medizin stammenden Quecksilber (s. S. 521), das im Experiment erst bei nahezu tödlicher Dosis eine Heilwirkung entfaltete. *Penicillin* besitzt wohl die größte therapeutische Breite und verdrängte rasch alle anderen Spirochäten-Mittel; erst seit seiner allgemeinen Einführung 1949 zeigt sich eine signifikante Abnahme

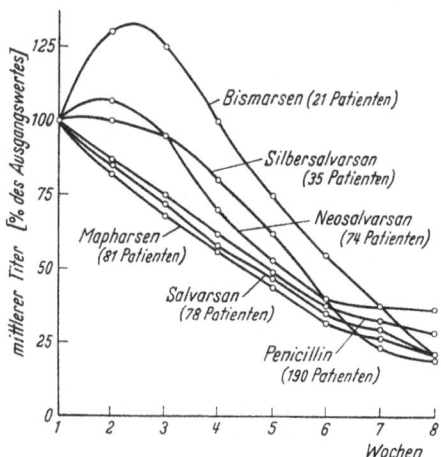

Abb. 124. Vergleich der serologischen Veränderungen bei Frühsyphilis nach Behandlung mit Arsenikalien und Penicillin. (Nach CLARK, MAXWELL und SCOTT 1946)

der Luesfälle (Abb. 124). *Jodkalium* besitzt entgegen diesen Stoffen keine chemotherapeutische Wirkung, ebensowenig andere früher viel gebrauchte Luesmittel wie Guajakholz und Sarsaparillawurzel. Jodkalium wirkt vielmehr resorptionsfördernd auf die luischen Gummen.

α) Chemie der Arsenikalien

1. *Die dreiwertigen Arsenikalien.* Durch Aufklärung der bis dahin falsch gedeuteten Konstitution des Atoxyls gelangte EHRLICH zum **Salvarsan** (Dioxy-diaminoarsenobenzol) und von dort durch Einführung der Methansulfosäure zum **Neosalvarsan**, das in Form seines wasserlöslichen Natriumsalzes technisch einfacher anzuwenden ist, obwohl gelegentlich das Altsalvarsan besser wirksam ist. Die Wirkung erstreckt sich vornehmlich auf Protozoon Infektionen, besonders auf Trypanosomen, Spirochäten, Spirillen. **Myosalvarsan** (intramuskulär besonders bei Kindern anwendbar) und **Silbersalvarsan** sind weitere Entwicklungen dieser Reihe.

Die nähere Analyse hat gezeigt, daß der doppelte Benzolring der Salvarsanreihe im Körper unter Oxydation in zwei gleiche Teile gespalten wird; es entsteht so die eigentlich wirksame Substanz, das *Arsinoxyd* (Oxophenarsin), welches in Form des Hydrochlorids als *Mapharsen* im Handel ist. Verglichen mit Neosalvarsan besitzt es beträchtlich stärkere Wirkung und beträchtlich verminderte Toxicität; es ist das optimale Präparat dieser Reihe. Auch die fünfwertigen Arsenikalien müssen erst in dreiwertiges Arsinoxyd übergehen, bevor sie wirken.

Arsinoxyd reagiert dann in jedem Fall mit den SH-Gruppen von Cystein und Glutathion im Parasiten oder im Gewebe (VOEGTLIN); es wird teilweise zu anorganischem Arsen abgebaut (s. S. 469).

Chemotherapie. Mit dem Salvarsan ist der Traum einer Therapia magna sterilisans, d. h. mit einer einzigen Injektion eine Infektionskrankheit zu heilen, nahezu in Erfüllung gegangen. Eine solche radikale Heilung sieht man gelegentlich beim *Recurrensfieber* des Menschen. Bei der Lues dagegen sind die ersten Erwartungen enttäuscht worden. Auch eine unrationelle Therapie kann zwar gewisse Symptome der Krankheit rasch beseitigen; die Spirochäten z. B. verschwinden dann häufig schon nach 1—2 Tagen aus dem Primäraffekt, so daß die örtliche Heilung sich überraschend schnell vollzieht. Die völlige Sterilisation der Gewebe indessen ist ungleich schwieriger, auch mit Hilfe von *Penicillin* leichter zu erzielen.

Die Gefahr einer ungenügenden Lueskur besteht im häufigen Auftreten von *Rückfällen* und von *Nachkrankheiten.* Auch können sich *arsen- und wismutresistente Fälle* entwickeln, bei denen trotz nachfolgender sachgemäßer Kur die WASSERMANNsche Reaktion überhaupt nicht mehr verschwindet. Oder es kann sich eine *latente Lues* bilden, die infektionsfähig ist.

Die bei der Lueskur gewonnenen Erfahrungen sind sinngemäß auch bei anderen Protozoenerkrankungen anwendbar, die auf Arsenikalien reagieren, wie bei Frambösie; hier wird heute die volle Lueskur empfohlen. Gegen Arsenikalien hochempfindlich ist dagegen die *Recurrensinfektion,* bei der häufig eine einzige Injektion zur Heilung genügt. Bei *Rattenbißkrankheit* (Sodoku) kommt man oft mit 6—10 Injektionen aus. Bei *Angina Plaut-Vincenti* wird Salvarsanpulver örtlich aufgestäubt, und nur bei Allgemeininfektion ist i.v. Therapie am Platze; ähnliches trifft für gewisse Formen von *Balanitis* zu. Gelegentlich ist Salvarsan bei *Lungengangrän, Bronchiektasien* und z. B. bei Kokken- und anderen *bakteriellen Infektionen des Nierenbeckens* sowie bei *Noma, Ulcus tropicum, Herpes zoster* mit Erfolg angewandt worden. Gelegentlich genügt die einmalige Injektion. In den meisten dieser Indikationen, auch bei Anthrax, werden die Arsenikalien von Penicillin übertroffen.

OH — H₂N—⟨⟩—As=O *Arsinoxyd*

OH OH — H₂N—⟨⟩—As=As—⟨⟩—NH₂ *Dioxy-diamino-arsenobenzol* **Salvarsan**

OH OH — H₂N—⟨⟩—As=As—⟨⟩—NH—CH₂—SO₂Na **Neosalvarsan**

Pharmakologie. Salvarsan und *Neosalvarsan,* die klassischen Luespräparate, haben Nachteile, die bei der praktischen Anwendung störend oder gar gefährlich sind. Sie lassen sich nicht in chemisch reiner Form herstellen, bedürfen daher der biologischen Testierung. Sie sind äußerst empfindlich gegen Sauerstoff und Licht, so daß die ursprünglich kanariengelben Pulver des Handels sich in wäßriger Lösung rasch bräunlich verfärben und dann hochtoxisch sind; diese Oxydation geht unter Umständen so schnell vor sich, daß nur der Arzt, nicht der Apotheker Salvarsanlösungen herstellen darf. Gewissenhafte Befolgung der Lösungsvorschriften ist unerläßlich. Sehr häufig werden pyrogene Reaktionen ausgelöst, auch bei Gebrauch von doppelt destilliertem Wasser. Um eine therapeutische Wirkung zu erhalten, ist eine Kur mit 30 Injektionen über 12 Monate erforderlich, immer in Kombination mit anderen Luespräparaten wie Wismut-

und Quecksilberpräparaten; hierbei müssen besondere Zyklen eingehalten werden. Die Toxicität der Salvarsane ist beträchtlich.

Nach Einführung der *Kurzbehandlung* mit Penicillin dienen Arsenikalien und Wismut nur noch zur Unterstützung der Penicillin-Therapie in bestimmten Fällen oder wenn Antibiotica nicht anwendbar. Die metaluischen Erkrankungen (Tabes und Paralyse) bedürfen in jedem Falle der Penicillin-Behandlung.

Arsinoxyd (Mapharsen) ist im Gegensatz zu den Salvarsanen eine kristallisierte, daher reine Substanz. Sie ist auch in sterilisierter Lösung stabil, so daß komplizierte Lösungsvorschriften fortfallen; Pyrogene fehlen in den Handelslösungen. Überzeugende Erfolge sieht man nach einer Gesamtdosis von 300—360 mg, geteilt in intravenöse Einzeldosen von 40—60 mg, die entweder innerhalb von 8 Tagen (Mortalität 1:14000) oder von 28 Tagen (Mortalität 1:130000) zugeführt werden. Abortiv-Kuren mit alleiniger 5 Tage-Dauer-Tropfbehandlung haben bei Frühsyphilis eine Heilungsziffer von 79% erzielt. — Die Toxicität der Substanz ist wesentlich geringer als die der Salvarsane, doch kommen die gleichen Komplikationen vor, insbesonders hämorrhagische Encephalitis.

Die **Nebenwirkungen der Salvarsane** können schon während der Injektion einsetzen *(Angioneurotischer Symptomenkomplex)*. Bei Beachtung der Lösungsvorschriften u. a. und bei sonst gesunden Patienten sind diese Erscheinungen verhältnismäßig harmlos, wenn man sofort bei den ersten Symptomen mit der weiteren Injektion aufhört. Sie reagieren schon auf *Traubenzuckerlösung* (10—25%ig) oder wie *Erbrechen* u. a. auf Verminderung der Dosis oder wie *Urticaria* u. a. auf Antihistaminica.

Später hat man mit den gewöhnlich gutartigen *Neurorezidiven* zu rechnen, die durch Mobilisierung der örtlich angehäuften Spirochäten entstehen; sie können bei spezifischer Neuritis des N. opticus oder acusticus sowie bei Aortenlues gefährlich werden. Auch die luischen Herde in der Haut flammen neu auf (HERXHEIMERsche Reaktion).

Für den Ausgang der Salvarsanbehandlung sind indessen andere gefährliche Zwischenfälle entscheidend, deren *Frühsymptome* gewöhnlich nicht nach der ersten, sondern frühestens nach der zweiten oder dritten Injektion auftreten, und zwar *Hautjucken* und *Hauterytheme* als Vorboten der *Dermatitis exfoliativa generalisata*, oder *Magen-Darm-Störungen* und *Gelbsucht* als Vorboten der akuten gelben Leberatrophie. Der „*Salvarsanikterus*" soll sich unter Umständen erst Monate nach der spezifischen Kur entwickeln und ist dann wohl als *homologer Serumikterus* anzusehen; unter 200 Soldaten, die Salvarsan erhielten, erkrankten 100 an Ikterus wegen nicht entsprechend sterilisierter Spritzen (MEYLER). — Zur chemischen Entgiftung des Salvarsans wird Natriumthiosulfat in 10%iger Lösung (5—10 cm³ intravenös), nur in schwersten Fällen aber das stark wirksame BAL (s. S. 445) verabfolgt.

Auch die im Krieg wieder häufig gewordene *hämorrhagische Encephalitis* mit Symptomen wie Erbrechen, Bewußtlosigkeit, Krämpfen u. a., tritt frühestens nach der 2.—3. Injektion ein. Als Frühsymptom zeigt sich eine hämorrhagische Neigung des Salvarsanexanthems. Sie ist gelegentlich auch verbunden mit anderen hämorrhagischen Erscheinungen und verlangt eine besonders aktive Therapie unter Zuhilfenahme von Aderlaß und Lumbalpunktion. Auch mit einer Schädigung der *Nieren*, mit Auftreten von Harneiweiß, des *Knochenmarks* unter den Symptomen der *Agranulocytose* und mit Polyneuritiden muß in seltenen Fällen gerechnet werden. Während des letzten Krieges sind Purpura cerebri und Agranulocytose als häufigste Todesursache bei Salvarsan-Anwendung in den Vordergrund getreten gegenüber Erythrodermien und Leberschädigung. — Gemäß amerikanischen Statistiken wurde nach Neosalvarsan ein Todesfall bei etwa 28 000 Injektionen, nach Mapharsen bei etwa 167 000 Injektionen beobachtet. Die Penicillin-Nebenwirkungen sind verglichen hiermit harmloser.

2. *Die fünfwertigen Arsenikalien.* Atoxyl und Arsacetin, mit denen die Reihe der Arsenikalien seinerzeit eröffnet wurde, sind heute wegen ihrer toxischen Wirkungen verlassen. Hingegen sind die folgenden Stoffe erwähnenswert:

Spirocid (Stovarsol) hatte früher für die Luesbehandlung des Kindes eine gewisse Bedeutung. Dagegen ist es noch heute ein wichtiges Mittel bei Trichomonas-Vaginitis; für die letztere Indikation sind besondere Vaginaltabletten (Devegan) im Handel.

Spirocid hat die üblichen Nebenwirkungen des Salvarsans. Nach hohen Dosen zeigt sich indessen, wie schon EHRLICH vermutete, eine neurotoxische Wirkung (schlaffe und spastische Lähmung der unteren Extremität, Sehstörungen, cerebrale Erscheinungen). Die örtliche Anwendung ist ungefährlich und heute allein noch vertretbar.

Tryparsamid besitzt eine besonders hohe Fähigkeit, unter Durchbrechen der Blutliquorschranke in das Zentralnervensystem einzudringen. Aus diesem Grunde entfaltet es in einem hohen Prozentsatz der Fälle eine günstige Wirkung bei der *Spätlues* sowie in späteren Stadien der *Schlafkrankheit*. Es ist dabei weitgehend ungiftig, wird auch schnell ausgeschieden. Mit einer vorübergehenden Albuminurie sowie gelegentlicher Opticusschädigung (Kontrolle des Gesichtsfeldes) ist zu rechnen.

Carbarsone (LEAKE) ist ein naher Verwandter von Spirocid, diesem als *Amöbenmittel* weit überlegen, auch wegen seiner geringen Giftigkeit. Die Dosis beträgt 0,25 g peroral, 3mal täglich, 7—10 Tage lang; unter Umständen wird die Kur nach einem Intervall von 7 Tagen wiederholt; in akuten Fällen kann Carbarsone auch rectal gegeben werden (2,0 g in 200 cm³ einer 20%igen NaHCO₃-Lösung). Das Klysma wird über Nacht gehalten und 5—6mal wiederholt.

Phenylglycin-amid-arsin-saures Na
Tryparsamid

Carbarsone

Carbarsone wird langsam durch die Niere ausgeschieden, es darf bei Leber- und Nierenkrankheiten nicht verordnet werden, da bei hohen Dosen diese Organe geschädigt werden. Die Nebenwirkungen der 5-wertigen Arsenikalien sind Salvarsan-ähnlich.

β) Die Antimonialien

Antimon gehört mit Arsen und Wismut zur fünften Gruppe des periodischen Systems der Elemente, die damit die stärksten chemotherapeutisch wirksamen Verbindungen umfaßt.

Antimon wurde ursprünglich durch PARACELSUS in die Therapie eingeführt. Jahrhundertelang wogte der Kampf zwischen den Anhängern des Antimons und seinen Gegnern hin und her. Ohne Zweifel ist infolge Unkenntnis vieler Antimonwirkungen oft Unheil angerichtet worden, und an einzelnen Universitäten enthielt der Doktoreid eine Verpflichtung, niemals Antimon anwenden zu wollen. Es ist bis heute unentschieden, ob den phantastischen Berichten der Antimonanhänger irgendein sachlicher Kern innewohnte. Die *heutige Antimontherapie* leitet sich her aus den Tierversuchen von PLIMMER und THOMSON (1908). Im Gegensatz zur alten Medizin kennt sie nur parenteral, nicht peroral wirksame Verbindungen. Antimon erwies sich als wirksam gegen eine südamerikanische Leishmaniosis (VIANNA 1912), dann auch gegen andere Leishmaniosen. CHRISTOPHERSON wies 1918 die Wirkung gegen Bilharziosis nach.

1. *3-wertige Antimonialien.* Diese gehören zu den *wichtigsten Heilmitteln der Tropenmedizin.* Sie besitzen bei vielen Infektionen eine große therapeutische Breite. Bei anderen muß man hart an die toxische Grenze herangehen, um eine Wirkung zu erzielen. Bei experimentellen Trypanosomeninfektionen und bei tierischen Wurminfektionen, wie Opisthorchiasis, wirken sie prompt bei einmaliger Injektion (Abb. 125). Beim Menschen werden sie in Form einer Kur angewandt, sind unersetzlich bei *Bilharziosis* und bei anderen Formen der *Schistosomiasis* sowie bei *Leishmaniosen.* Sie werden gelegentlich auch bei der *Schlafkrankheit*

des Menschen und bei vielen Trypanosomeninfektionen des Viehs angewandt. Sie besitzen eine gewisse, seit Auffindung der Antibiotica nicht mehr aktuelle Wirkung bei *Granuloma inguinalis* sowie bei *Lymphogranuloma inguinalis.*

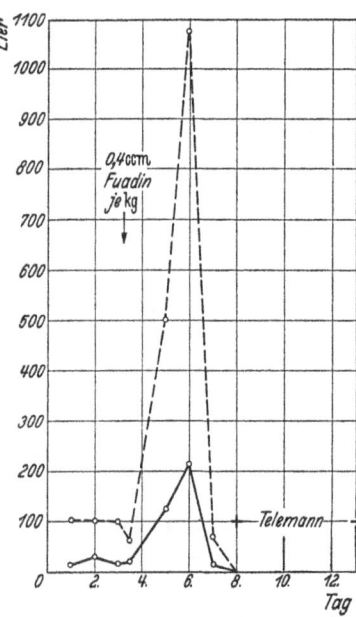

Abb. 125. Wirkung des Fuadins auf die Eiablage des Katzenleberegels (Opisthorchis felineus). Nach der therapeutischen Dosis kommt es in den nächsten Tagen zu einer starken Mehrausschwemmung von Eiern, dann sinkt die Kurve schnell ab. Ab 8. Tag sind keine Eier im Katzenkot quantitativ mehr nachweisbar. Die Sektion ergibt Abtötung sämtlicher Leberegel.
(Nach ERHARDT)

Brechweinstein ist in der früheren Medizin als Brechmittel und Expectorans benutzt worden. Zu chemotherapeutischen Zwecken kann er wegen seiner Ätzwirkung nur intravenös gegeben werden; die mittlere therapeutische Einzeldosis bei Bilharziosis beträgt 30 mg in 1%iger Lösung alle 2 Tage, jedesmal gesteigert um 20 mg bis zur maximalen E.D. von 0,14 g, zusammen 18 Injektionen, daher insgesamt etwa 2 g; die Aleppo-Beule spricht auf insgesamt etwa 0,5 g, Kala-Azar auf etwa 4,0 g an. Der Hauptteil der Einzeldosis wird in etwa 3 Tagen mit dem Harn ausgeschieden.

Fuadin *(Neo-Antimosan).* In diesem Präparat ist Sb^{III} komplex an Brenzcatechindisulfosäure gebunden (Sb-Gehalt 13,5%); die örtliche Ätzwirkung tritt damit in den Hintergrund. Bei subcutaner Injektion an der weißen Maus besitzt es etwa $1/4$ der Giftwirkung von Brechweinstein, jedoch sind die Giftwirkungen beim Menschen im Prinzip — wenn auch milder — doch die gleichen. Die intramusculäre Fuadin-Kur umfaßt gewöhnlich 40 cm³ der 6,3%igen Lösung in etwa 10 Einzeldosen, jeden 2. Tag zu injizieren.

Nebenwirkungen der 3-wertigen Antimonpräparate. Das 3-wertige Antimon ist durch starke *Giftwirkungen* ausgezeichnet, so daß man sich streng an die Vorschriften zu halten hat, die den Spezialpräparaten mitgegeben werden. Auffallend ist die *Ätzwirkung.* Oft zeigt sich auch bei intravenöser Anwendung die *Brechwirkung* der Präparate, besonders stark in etwa 40% der Fälle bei Brechweinstein, weniger häufig bei Antimosan. Fast regelmäßig zeigt sich ein *Metallgeschmack.* Gefährlich ist die *Herzwirkung* der Präparate; sie äußert sich in einer auffallenden *Bradykardie,* doch kann nach höheren Dosen akuter *Herzkollaps,* auch Herzstillstand auftreten. Histologisch zeigt sich in solchen Fällen eine trübe Schwellung der Herzmuskelzellen. Bei körperlicher Anstrengung während der Kuren haben sich Herztodesfälle ereignet. Bei Brechweinstein kann infolge des Kaliumgehalts eine weitere Herzschädigung hinzutreten. Weiterhin werden *Hustenparoxysmen* nicht selten beobachtet (in etwa 10% der Fälle); ihre Ursache ist nicht ganz geklärt (Wirkung auf die Bronchialmuskulatur, Verengung der Lungencapillaren, Embolien durch das im Blut ausgefällte Antimontrioxyd). Antimonialien sind *Capillargifte;* dieses äußert sich in hochgradiger Erweiterung der Zottengefäße des Darms und wäßrigen Durchfällen, weiterhin in Conjunctivitis, Gelenk- und Muskelschmerzen, auch können Hautausschläge auftreten. Sie sind weiter *Drüsengifte,* von denen besonders *Leber* (s. S. 375) und *Niere* (s. S. 495) betroffen werden. Diese Gefahren sind vor allem bei Patienten in Rechnung zu stellen, die schlecht genährt und decrepit sind. Letale Dosis von Brechweinstein per os 1—2 g.

Symptome der *chronischen Vergiftung* zeigen sich auch in Form von Verdauungsstörungen, insbesondere Diarrhoe, von Schwächezuständen mit schwachem Puls, auch in Muskelkrämpfen u. a.

2. *5-wertige Antimonialien*. Diese wurden in chemischer Hinsicht vornehmlich durch H. SCHMIDT bearbeitet. Er zeigte zunächst gemeinsam mit UHLENHUTH, daß salvarsanähnliche Sb^V-Benzolabkömmlinge eine chemotherapeutische Wirkung entfalten (*Stibenyl* und *Stibosan*). Weit übertroffen wurden diese Stoffe durch das *Neostibosan* (H. SCHMIDT, W. ROEHL, F. EICHHOLTZ), das bei erstaunlicher Ungiftigkeit an der Kala-Azar-Infektion des Hamsters einen chemotherapeutischen Index von 1:50 besitzt. Dem Neostibosan an die Seite gestellt wurde dann das *Solustibosan* (H. SCHMIDT, H. WEESE, W. KIKUTH); dieses läßt sich mit technisch einfacheren Mitteln herstellen.

Neostibosan entsteht durch Entacetylierung und Komplexbildung von Stibenyl.

Seine Konstitutionsformel ist bei einem Molekulargewicht von 1983,8 und einem Sb^V-Gehalt von 42% sehr kompliziert; das Kernstück des Moleküls bildet die 5-wertige Antimonsäure. Seine Giftigkeit ist im Vergleich mit Brechweinstein — auf gleichen Antimongehalt bezogen — auf etwa $1/_{100}$ vermindert. Es hat sich besonders bei der tropischen *Kala-Azar* bewährt, einer unbehandelt fast immer tödlichen Krankheit, weiterhin bei der harmloseren *Leishmaniosis* der Mittelmeerländer. Es soll zur Zeit das beste Mittel gegen *Filariainfektion* sein. Neuerdings wird seine Wirkung bei multiplen Myelomen beschrieben (RUBINSTEIN). Es wird in Form einer längeren Kur angewendet; wegen seiner Reizwirkung wird es intramuskulär verabfolgt. Gesamtdosis etwa 3 g.

Die Auswirkungen dieser segensreichen Erfindung werden von KORNATZ anschaulich geschildert. Er beschreibt, wie aus der Umgebung von Tzingkiangpu, einer Stadt von 150000 Einwohnern, die Kranken hineinströmen in das amerikanische Missionskrankenhaus. Es ist so überfüllt, daß von unternehmenden Chinesen in der Nähe Hotels eröffnet wurden zur Aufnahme der Kranken, die jeden Morgen in langen Reihen vor dem Hospital warten. Für diese Menschen aus dem niederen Volk gibt es kein stärker alarmierendes Symptom ihrer Krankheit als Appetitlosigkeit, die mit anderen dort heimischen, auch schweren Infektionskrankheiten nicht verbunden ist und daher den Kala-Azarkranken viel schlimmer dünkt als Fieber, Milzvergrößerung oder das Auftreten der schwarzen Hautflecken. Schon nach wenigen Injektionen pflegt der Appetit wiederzukommen, ein tiefes Erlebnis für diese Kranken, und es wird berichtet, wie sogar kleine Kinder mit fieberglänzenden Augen furchtlos in das Sprechzimmer eintreten, oft schon mit ausgestrecktem Arm, um die heilende Spritze zu erhalten.

Solustibosan (Natriumsalz der Antimon^V-Gluconsäure) besitzt die Ungiftigkeit und chemotherapeutische Wirkung von Neostibosan. Der Antimongehalt beträgt 24%; es ist ausgezeichnet durch fast völlig fehlende örtliche Reizwirkung, auch in hypertonischer Lösung.

Nebenwirkungen der 5-wertigen Antimonverbindungen. Diese gehen im Körper in Sb^{III}-Verbindungen über, so daß die Vergiftungserscheinungen ganz ähnliche sind; sie verlaufen indessen in abgemilderter Form, weil nämlich die Sb^V-Verbindungen sich gleichmäßiger über alle Gewebe verteilen. Es wird angegeben, daß Leberstörungen und anaphylaktische Reaktionen etwas häufiger vorkommen.

35*

Wismut. Die überraschende *chemotherapeutische* Wirkung von Wismut wurde durch LEVADITI 1921 erkannt. Schon das einfache metallische Wismut besitzt bei einer Reihe von experimentellen Tierinfektionen, besonders bei der Kaninchenlues, eine erstaunliche chemotherapeutische Breite, die von den modernsten Arzneischöpfungen kaum erreicht wird. Dagegen ist es bis heute nicht gelungen, seine Heilwirkung wesentlich zu steigern.

Chemie. In saurer Reaktion gehen alle Wismutsalze spielend leicht in Lösung. Bringt man dagegen die so entstehenden Salze wie Wismutnitrat in neutrale Reaktion, so entstehen durch Eintritt von OH-Gruppen schwerlösliche Verbindungen wie Bismutum subnitricum.

$$\text{Bi} \Big\langle \begin{matrix} \text{OH} \\ \text{OH} \\ \text{OH} \end{matrix} \quad \rightarrow \quad \text{Bi} \Big\langle \begin{matrix} \text{NO}_3 \\ \text{NO}_3 \\ \text{NO}_3 \end{matrix} \quad \rightarrow \quad \text{Bi} \Big\langle \begin{matrix} \text{OH} \\ \text{OH} \\ \text{NO}_3 \end{matrix}$$

Wismuthydrat   Wismutnitrat   Wismutsubnitrat

In ähnlicher Weise entstehen andere schwerlösliche Wismutsalze wie Bismutum subcarbonicum, subgallicum (Dermatol), subsalicylicum u. a. Auch für *chemotherapeutische* Zwecke ist Wismut nur in Form schwerlöslicher Verbindungen (Bismut. subsalicyl. = Bismogenol, Wismuthydrat = Casbis u. a.), und zwar in öliger Suspension anwendbar. Aus den *intramuskulären* Wismutdepots wird die wirksame Substanz langsam in Tagen oder Wochen resorbiert, so daß gewöhnlich jede Woche eine Injektion von $0{,}1-0{,}2$ g der schwerlöslichen Salze nötig ist.

Wirkungen und Nebenwirkungen. Verglichen mit Salvarsan und Quecksilber ist Wismut als *weitgehend ungiftig* anzusehen. Auch bei öllöslichen Präparaten treten örtliche Reizung und Schmerz auf. Seine wichtigste gefährliche Nebenwirkung ist wie bei anderen Schwermetallen die *allgemeine Dermatitis.* In der Mundhöhle bildet sich der schwarzblaue Wismutsaum, der beim Fortsetzen der Therapie ohne genügende Mundpflege in *Stomatitis* und *schmutzige Geschwüre* übergehen kann.

Der Wismutsaum muß unterschieden werden vom Bleisaum, der eine ganz ähnliche Farbe hat, vom grünblauen Kupfersaum, von der Stomatitis nach Gold, Zinn, Salvarsan, Arsen, Jod, Chromsäure, Benzol — um nur die wichtigsten zu nennen — sowie von den Enanthemen nach Gold und Quecksilber.

Auch im *Dickdarm,* der als Hauptausscheidungsorgan dient (Schwarzfärbung des Kots durch Wismutsulfid, ähnlich wie durch Eisensulfid), können sich *Ulcerationen* mit profuser Diarrhoe bilden. Das häufig auftretende *Harneiweiß* ist als gutartig zu beurteilen und ist das Zeichen einer gewöhnlich rasch vorübergehenden *Epithelurie.* Wismut wirkt unter Umständen als *Capillargift* (Unwohlsein, Schwindel, Gingivitis, Arthritis u. a.). *Allergische Erscheinungen* (Arthralgien, Fieberreaktionen u. a.) treten gelegentlich auf. Wasserlösliche Verbindungen sind beim Menschen unbrauchbar, da fast regelmäßig schwere Polyneuritiden, besonders im Trigeminusgebiet, entstehen.

Örtliche Wirkungen. Wismutverbindungen dienen seit langer Zeit zur Behandlung von *Haut-* und *Schleimhauterkrankungen* (s. S. 365). Ihre Wirkung beruht zum Teil auf einer rein physikalischen *Adsorption,* ähnlich wie bei anderen unlöslichen und schwerlöslichen Pulvern. Das aufgestreute Pulver bildet einen *Oberflächenschutz* gegen Entzündungsreize und auf Wunden eine Kruste; es ist *reizlos* und ohne Tiefenwirkung; es besitzt weiterhin eine milde *adstringierende* Wirkung durch Bildung unlöslicher Wismuteiweißverbindungen. Die Wismutpulver wirken daher auch *austrocknend* und *antiseptisch.* Zweifellos ist daneben die eigentümliche *Stoffwechselwirkung* beteiligt, die sich bei Infektionen in der chemotherapeutischen Wirkung, an pathologisch veränderten Geweben in einer *umstimmenden Wirkung* äußert.

Zur Behandlung von *Hauterkrankungen,* insbesondere von nässenden Ekzemen und Dermatitiden, eignet sich besonders das Dermatol (Bismutum subgallicum) unverdünnt oder in Mischung mit Talkum. Bei ausgedehnten frischen Wundflächen müssen Wismutpräparate vorsichtig benutzt werden, da resorptive Vergiftungen eintreten können. Dann ist besonders der etwaige Wismutsaum zu beachten. Bei gleichzeitiger Schwefeltherapie entstehen häßliche, schwarze Flecken von Wismutsulfid. Wismutsalze eignen sich auch zur lokalen Behandlung von Hämorrhoiden, z. B. in Form der jodresorcinsulfonsaures Wismut enthaltenden *Anusol*zäpfchen. Die innere Anwendung von Wismut ist S. 365 beschrieben; es hat schwache Wirkung bei Amöbenruhr.

Rp. Bismuti subgallici	**Rp.** Bismuti subgallici
Zinci oxydati aa 0,2	Talci aa 20,0
Ol. Cacao q.s. fiat suppos.	M.D. ad scatulam
D. tal. Dos. Nr. X.	S. Streupuder.
S. Abends ein Zäpfchen einführen.	

Andere Metalle. Von *chemotherapeutisch wirkenden Elementen* haben neben Arsen, Antimon, Wismut und Quecksilber noch *Gold* und *Vanadium* in beschränktem Maße therapeutische Bedeutung.

Gold. Das bekannteste *Goldpräparat* ist das Natriumaurothiosulfat *(Sanocrysin)*, das 1924 von MOELLGAARD auf Grund ausgedehnter Versuche an tuberkulösen Kälbern eingeführt wurde. Die Goldbehandlung der Tuberkulose erfreut sich indessen keiner allgemeinen Zustimmung.

Goldpräparate haben bei Spirochäteninfektionen im Tierexperiment eine erstaunlich große therapeutische Breite. Die bestwirksame Verbindung dieser Reihe ist unter dem Namen Solganal B im Handel (FELDT). Bei den Protozoeninfektionen des Menschen sind jedoch Arsen-, Antimon- und Wismutpräparate weitaus wirksamer; nur bei Infektion mit dem Leberegel (Clonorchis sinensis) tritt das Gold durchaus in eine Reihe mit dem Antimon (OTTO). Da die Goldwirkung sich im Tierexperiment auf die verschiedensten Infektionen erstreckt, so hat man die Goldbehandlung auch versucht, z. B. bei primärem und sekundärem Gelenkrheumatismus, bei schleichenden Infekten sowie bei lokalisiertem Lupus erythematosus; nur die letzte Indikation wird allgemeiner anerkannt.

Einer breiteren Anwendung der Goldverbindungen stehen die heftigen *Nebenwirkungen* im Wege, die eine exakte Dosierung sehr erschweren, weil sie schon bei sehr kleinen Dosen auftreten können. Gold wird nämlich sehr langsam ausgeschieden; noch Monate nach Aussetzen der Therapie können Vergiftungserscheinungen auftreten, besonders die gefürchtete *aplastische Anämie*; Reste von Gold wurden noch nach einem Jahr nachgewiesen. *Allergie* ist häufig. Gold ist ein *Capillargift*, das zu Magen-Darm-Symptomen, zu Schleimhautaffektionen, Gelenkschmerzen u. a. führt. Gefürchtet ist die nach Gold besonders häufig auftretende *allgemeine Dermatitis*, oft beginnend mit Hautrötung, Hautexanthemen, Hautjucken u. a. Auch zeigen sich gelegentlich — neben harmlosen Hautpigmentierungen — *Leber-, Nieren-* und *Knochenmarks*schädigung. In letzter Zeit ist eine Häufung von Lungenabscessen nach Goldbehandlung beschrieben worden. Die gelegentlich bei der Luesinfektion angewendeten *Vanadium*verbindungen haben in der Praxis nicht den Erwartungen entsprochen.

Manganverbindungen sind nach BERTRAND lebensnotwendig und nach WALBUM chemotherapeutisch wirksam. Die klinischen Erfahrungen sind indessen nicht übersehbar. Bei der akuten Vergiftung treten, abgesehen von der örtlichen Ätzwirkung (s. S. 513), Degenerationen in Herz, Leber und Niere ein. Die *gewerbliche chronische Manganvergiftung*, gewöhnlich durch manganhaltigen Gesteinsstaub entstehend, führt zu schweren Zerstörungen im Zentralnervensystem und zu Parkinson-ähnlichen Symptomen; gelegentlich kommt es zu schweren psychischen Störungen, die häufig nicht wieder zurückgehen. Auch liegen Berichte vor über die besondere Häufigkeit und hohe Sterblichkeit der Lungenentzündung bei Manganarbeitern (s. S. 355).

In *toxikologischer* Hinsicht sind neben *Mangan* noch *Thallium* und *Uran* anzuführen.

Thalliumverbindungen werden zur Ratten- und Mäusebekämpfung verwendet (Zeliogiftkörner und -giftpaste mit 2% Thallium). Sie führen beim Menschen nach relativ kleinen

Dosen von 5—8 mg Thalliumacetat je Kilogramm gewöhnlich in der 2.—3. Woche zum charakteristischen *Ausfallen der Haare*. Man hat es bei Kindern als Epilationsmittel verwandt. Dem steht indessen die schwere Toxicität im Wege. Sie äußert sich in Erbrechen und Diarrhöen; etwas später entwickelt sich das Hauptsymptom, die *Polyneuritis* mit starken Schmerzen und Lähmungserscheinungen (Arthralgien, Hör- und Sehstörungen). Auch werden Degeneration der Niere mit Anurie sowie psychische und pluriglanduläre Störungen beobachtet. Bei der Entstehung bestimmter Symptome soll eine spezifische Wirkung auf den Nervus sympathicus beteiligt sein. Thallium unterliegt den strengen Giftvorschriften. Tödliche Menge etwa 0,1—0,2 g.

Uran und *Uran-haltige Gesteinsarten* dienen heute der Gewinnung von Atomenergie; Inhalation Uran-haltigen Staubs hat *Reizwirkung* der Atemwege bis zum toxischen Lungenödem und chronisch *Lungencarcinom* zur Folge. Es ist eines der schwersten *Nierengifte* (s. S. 495) und wird zum Teil in den Knochen abgelagert. Betr. Radioaktivität s. S. 486.

Ähnlich der Quecksilbervergiftung finden sich dabei eine initiale Polyurie und Albuminurie. Die tödliche Uranvergiftung des Kaninchens kann durch bestimmte Ernährung verhindert werden, z. B. durch Karotten, Weißkohl, Kartoffeln u. a., auch durch Alkalisierung des Tieres, z. B. mit Na-citrat; auch intravenöse Injektionen von Magnesiumhydroxyd sind wirksam. Es ist aber durchaus fraglich, ob solche experimentellen Erfahrungen auch zur Vermeidung der menschlichen Nierenkrankheiten anwendbar sind.

c) Organische Stoffe

Chinin. Bei der Eroberung Südamerikas entdeckten die Spanier die China-rinde, die „Rinde der Rinden", in den Händen der Inkas. Dort ist sie auf den Höhen der Kordilleren in verschiedenen Cinchonaarten heimisch. Sie wird heute in großen Pflanzungen besonders in Niederländisch-Indien gewonnen.

Chinin

Die Frau des spanischen Vizekönigs, Anna von Cinchon, der zu Ehren die Cinchonaarten von LINNÉ so benannt wurden, und später die Jesuiten (Jesuitenrinde) haben die Kenntnis der Chinarinde und ihrer therapeutischen Wirkung verbreitet. In dem damals mit Malaria durchseuchten Europa wurde die Rinde mit Gold aufgewogen. Sie wurde bei allen Fiebern als Universalmittel verwandt.

Mit der Chinarinde wurde in Europa ein Arzneimittel bekannt, das bei der Malaria wie ein Wunder wirkte, das indessen mit der herrschenden Krankheitslehre von der Entartung der Säfte (Dyskrasien) durchaus nicht vereinbar war. Nach dieser Lehre sollten nämlich Fieber jeder Art nur durch ausleerende Verfahren geheilt werden, also z. B. durch Brech-, Abführ- und Schwitzmittel. Die Chinarinde besaß solche Eigenschaften keineswegs, weshalb sie von der damals herrschenden Medizin abgelehnt wurde, ein Beweis für die Gefährlichkeit aller dogmatischen Gedankengänge in der Heilkunde. Ihr Sieg war indessen nicht aufzuhalten, und man hat die Umwälzung, die die Chinarinde in der allgemeinen Krankheitslehre herbeiführte, mit der verglichen, die mit der Einführung des Schießpulvers in der Kriegsführung vor sich ging (KOFLER).

Da der Alkaloidgehalt der Rinde stark schwankt, die Dosierung daher unsicher ist, so war der nächste große Schritt vorwärts die Isolierung des Chinins durch PELLETIER und CAVENTOU (1820). Weitere wichtige Erfolge im Kampf gegen die Malaria waren die Entdeckung des Malariaplasmodiums durch LAVERAN (1880) sowie der Nachweis der Mücke als Krankheitsüberträger (RONALD ROSS, 1898).

Der wichtigste Inhaltsstoff der Rinde ist das *l-Chinin* neben weitaus größeren Mengen von anderen Cinchona-Alkaloiden (r-Chinidin, Cinchonin u. a.). Das *Hydrochinin* z. B. soll bei Tertiana besonders wirksam sein. In einzelnen

Ländern ist der Gebrauch der Gesamtalkaloide üblich. Chinin ist ein bitter-schmeckendes Alkaloid, das als Chininum hydrochloricum und sulfuricum wenig wasserlöslich ist.

Schwerlösliche Chininverbindungen wie Chinin. tannicum und Euchinin (Äthyl-kohlensäureester des Chinins) haben den bitteren Geschmack mehr oder weniger eingebüßt; sie müssen indessen zunächst im Darmkanal hydrolysiert werden, so daß Unsicherheiten der Resorption auftreten.

Wasserlösliche Chininverbindungen, sog. Doppelsalze des Chinins wie Chinin-Äthylurethan (25%ige Chininlösung) und Chinin-dichlorhydrat-Harnstoff (Chi-ninum dihydrochloricum carbamidatum in 50%iger Lösung zur *sehr langsamen* intravenösen oder intramuskulären Injektion) spielen heute noch eine gewisse Rolle bei der komatösen Form der Malaria, da sie rascher zur Wirkung kommen als Atebrin-Lösungen. Dieses wird erkauft mit häufigen schweren Nebenwirkun-gen. Subcutane Injektion ist ein Kunstfehler (Abb. 127).

Schicksal im Organismus. Chinin wird bei peroraler Zufuhr ziemlich schnell und vollständig aufgenommen. Im Blut ist nach einmaliger Gabe von $1-2$ g 24 Std. lang ein allmählich abfallender Chinin-Spiegel von $0,5-1,0$ mg-% mit Höhepunkt in $6-7$ Std. nachweisbar. Es kommt rascher zur Wirkung als Atebrin. Nur ein Teil des Chinins, bis zu 40%, geht in den Harn über. Der größere Teil wird langsam erst in Tagen zerstört, so daß Chinin zur *Kumulation* neigt.

Pharmakologie. Chinin ist ein allgemeines *Protoplasmagift* und besitzt eine erhebliche *örtliche Reizwirkung.*

Es wird ähnlich wie hochprozentige Traubenzucker-, Kochsalz-, Sublimat- oder 5%ige Natrium-Morrhuat-Lösung zur *Verödung von Varicen* und von Hämorrhoidalknoten ange-wendet. Chinin ist auch in besonderen Spezialpräparaten wie *Antiproctan* und *Antiphlebin* enthalten, die zu dem gleichen Zweck empfohlen werden. Tödliche Komplikationen sollen bisher nach Anwendung der chininhaltigen Verödungsmittel nicht beobachtet worden sein. Gegen die seltene Chininüberempfindlichkeit schützt man sich dadurch, daß bei der ersten Behandlung nur ein Tropfen injiziert wird. Chininpasten dienen auch zur Verödung von Analfisteln. In allen diesen Fällen macht sich die *örtlich betäubende Wirkung* des Chinins bemerkbar.

Chinin hat schon in kleinsten Dosen bitteren Geschmack. Wie die übrigen *Bittermittel* lähmt es die Hungerbewegungen des Magens und führt zu ver-mehrtem Magensaftfluß. Bei vielen akuten Infektionskrankheiten wird es daher in kleinen Dosen, z. B. als Tinktur, angewandt (Tinctura Chinae mit 0,7% China-alkaloiden bzw. Tinctura Chinae composita, $20-30$ Tropfen vor dem Essen).

In höheren Dosen wirkt Chinin auf die glatte Muskulatur. Betroffen wird auch der *Herzmuskel,* dessen Erregbarkeit gedämpft wird (s. S. 299). Auch durch die starke *gefäßerweiternde Wirkung* solcher Stoffe kann das Herz entlastet werden. Dagegen können bei intravenöser Injektion leicht starker Schwindel, gefährliche Herzschwäche und Kreislaufkollaps auftreten, so daß unbedingt auf *sehr langsame* Injektion geachtet werden muß.

Auf Chinin reagiert auch die *glatte Muskulatur des Uterus,* dessen Erregbarkeit gesteigert wird, so daß Chinin zur Auslösung von Wehen dienen kann (in Einzel-dosen von $0,15-0,2$ g, neuestens auch von 5mal 0,05 g in stündlichem Abstand). Wichtig ist, daß bei Chinin im Gegensatz zu den Hypophysen- und Secale-präparaten keine Neigung zu tetanischen Zuständen auftritt. Daher kann Chinin auch bei nicht eröffnetem Muttermund gegeben werden. Bei der Malaria-

behandlung Schwangerer kann *Abortus* eintreten; im Einzelfall wird jedoch
schwer zu entscheiden sein, ob Chinin oder die Malaria selbst daran schuld war.
Doch ist es besser, bei Gravidität kleine Dosen zu geben oder zu Atebrin zu
greifen. Ärztlich selten begründet ist die Verordnung von Chinin während der
Schwangerschaft aus anderen Gründen. Wegen der damit verbundenen Gefahren
ist Chinin der jedesmaligen Rezeptpflicht unterstellt worden.

Kleine Chinindosen wirken auch erregend auf die *willkürliche Muskulatur*
und erhöhen damit vorübergehend die körperliche Leistungsfähigkeit, eine Eigenschaft, die schon den Eingeborenen Südamerikas bekannt war. Eine günstige
Muskelwirkung kann sich auch bei der *Myotonie* und z. B. bei *Wadenkrämpfen*
äußern; hier kommt die *Curare-artige* Wirkung ins Spiel (Dosis 0,3—0,6 g per os,
2—3mal täglich). Von der Erhöhung der körperlichen Leistungsfähigkeit
(roborierende Wirkung) durch Chinin hat man früher auch in der Rekonvaleszenz
Gebrauch gemacht.

Der früher wahllose Gebrauch des Chinins bei *Infektionskrankheiten* erklärt sich durch
seine *antipyretischen* und *analgetischen Eigenschaften* (Dosis 0,05—0,1 g 3mal täglich). Die
analgetische Wirkung des Chinins, z. B. bei Neuralgien, äußert sich besonders in der Kombination mit Coffein, aber auch in den meisten anderen chininhaltigen Mischpulvern. Im
Gegensatz zu anderen antipyretischen Stoffen wirkt Chinin nicht durch vermehrte Wärmeabgabe, sondern durch *verminderte Wärmebildung*, d. h. durch *Stoffwechselsenkung*. Es
führt zu einer *inneren Sauerstoffersparnis* (s. S. 116). Es ist ein *Fermentgift*, ähnlich wie
Arsen, Antimon u. a. Es wirkt kräftesparend, was um so wichtiger sein kann, als Fieber-
zustände gewöhnlich mit Unterernährung einhergehen. Betroffen wird besonders neben der
Gewebsatmung der *Eiweißstoffwechsel*. Bei gleichförmiger Diät läßt sich daher eine *Verminderung der Harnstoffausscheidung* bis zu 25% nachweisen als Zeichen, daß Zelleiweiß
eingespart wird, sowie eine Verminderung der endogen gebildeten Harnsäure als Folge einer
Hemmung des *Purinstoffwechsels*. Von dieser Stoffwechselsenkung macht man auch Gebrauch
bei Hyperaktivität der Schilddrüse (0,2 g täglich an 4 Tagen der Woche). In seltenen Fällen
tritt die bekannte paradoxe Reaktion auf, bei der statt der antipyretischen Wirkung ein
Fieberanfall erfolgt. Historisch gesehen nimmt die Idee der Homöopathie durch HAHNEMANN
ihren Ausgang von dieser paradoxen Reaktion, die wegen ungenügender Erfahrung als eine
Grundeigenschaft des Chinins angesehen wurde. Auf eine zentrale Wirkung des Chinins
deutet auch der *Chininrausch* hin, der gelegentlich schon bei der üblichen Dosierung beobachtet wird. Neuerdings wurde eine antikonvulsive Wirkung festgestellt (J. SEEMAN).

Toxikologie. *Frühsymptome der Chininvergiftung* wie *Kopfschmerz, Schwindel,
Ohrensausen,* neben Herzklopfen, Erbrechen, Durchfall, müssen oft in Kauf
genommen werden bei einer erfolgreichen Chinintherapie. Sie zeigen die höchst-
erträgliche Dosis an und gehen infolge des Abebbens des Chininspiegels im
Blute ziemlich rasch vorüber. Tödliche Menge 6—15 g, bei Kindern 1—3 g.

Bei *Kumulation* kann es zu *schweren Nervensymptomen* kommen (Ohrensausen, Taubheit,
vorübergehende Sehstörungen und in seltensten Fällen dauernde Blindheit) sowie zu Hautausschlägen; weiterhin können vorkommen *schwere Herz- und Kreislaufstörungen*, die mit
Kollaps endigen können, *Gehirnsymptome* (Chininrausch, Delirien, nach höheren Dosen
zentrale Lähmungen). Der Tod erfolgt gewöhnlich durch Versagen der Niere infolge Bildung
hämolytischer Thromben (s. S. 474). Merkwürdig ist der erhöhte Bedarf an Vitaminen
während der Chininkur. Es können dadurch skorbutähnliche Erscheinungen ausgelöst
werden; auch die gelegentlich auftretende Hemeralopie spricht wohl in dieser Richtung.
Sehr unangenehm kann die seltene Chinin-Idiosynkrasie werden, die gewöhnlich mit allergischen Symptomen einhergeht (Hautjucken und Hautausschläge, heftige Blutungen des
Zahnfleisches und der Nase, Urticaria u. a.). In Chininfabriken tritt bei etwa 2% der Arbeiter
die Chininkrätze auf. Bei solchen Überempfindlichkeiten können schon bei einer Dosis von
0,5—1,0 g schwere funktionelle Störungen auftreten; auch Abortus, sogar seltene Todesfälle
sind beobachtet worden.

Gefürchtet bei der tropischen Malaria ist das *Schwarzwasserfieber* (fulminante Hämolyse) (s. S. 474), das gewöhnlich mit schlecht behandelten früheren Malariaanfällen zusammenhängt und das durch Chinin ausgelöst werden kann. Es ist wohl zum Teil als allergische Chininreaktion zu deuten. Daher ist das sofortige Absetzen des Chinins erforderlich unter gleichzeitiger Zufuhr von reichlichen Flüssigkeitsmengen, von Herz- und Kreislaufmitteln, heißen Packungen auf die Nierengegend sowie Alkalisierung (s. S. 412) wegen der drohenden Anurie, sowie unter sinngemäßer Behandlung der übrigen schweren Symptome. Zur Vermeidung dieser lebensgefährlichen Komplikation sowie für alle Fälle von Chininüberempfindlichkeiten stehen die neuzeitlichen Malariamittel, insbesondere Atebrin zur Verfügung.

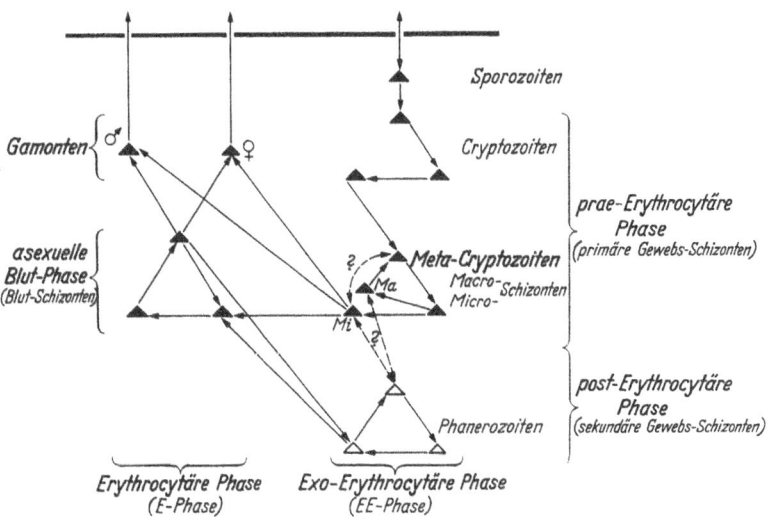

Abb. 126. Entwicklungsstadien der Malariaparasiten. (Nach SCHULEMANN 1954)

Chemotherapie. Zur Zeit wird das früher allgemeine Fiebermittel Chinin nur noch bei *Malaria* angewandt, der zahlenmäßig häufigsten Protozoenkrankheit der Erdkugel. Fast ein Drittel der Menschheit soll an Malaria leiden und 2 Millionen Menschen sollen ihr jährlich zum Opfer fallen. Die *therapeutische Breite* des Chinins ist erstaunlich groß.

Die **Malaria** tritt auf in verschiedenen Formen, deren geographische Verteilung für die Diagnose wichtig ist, und zwar als benigne Tertiana (Plasmodium vivax), Quartana (Plasmodium malariae) und als Malaria tropica (Plasmodium falciparum). Die Übertragung erfolgt durch die weiblichen Anophelesmücken, die den Parasiten in Form des Sichelkeims ins Blut einimpfen. Diese Sporozoiten machen ein prä-erythrocytäres Latenzstadium durch; man bezeichnet sie dann als *Kryptozoiten* und als *Meta-Kryptozoiten*; diese gehen dann ihrerseits in die eigentlichen Gewebsformen, die *Phanerozoiten* nämlich, über; sie finden sich hauptsächlich in den Endothelien der Gefäße und inneren Organe und sind die Ursache der Malaria-Rezidive. — Die Kryptozoiten und Phanerozoiten sind therapeutisch angreifbar durch 8-Amino-Chinolin-Derivate wie Plasmochin und Primaquin.

Meta-Kryptozoiten oder Gewebs-Schizonten, die sich aus Phanerozoiten bilden, befallen dann die roten Blutkörperchen, teilen sich in diesen ungeschlechtlich, schwärmen ins Blut aus (Schizogonie), setzen sich wieder in roten Blutkörperchen fest, wo der Zyklus von vorne beginnt. Durch das jedesmalige Ausschwärmen dieser Schizonten wird der Fieberanfall ausgelöst, dessen Häufigkeit durch den Zyklus der ungeschlechtlichen Vermehrung bestimmt wird. — Die Schizonten sind therapeutisch angreifbar durch Chinin, Atebrin, durch die 4-Amino-Chinoline wie Resochin sowie in geringerem Maße durch 8-Amino-Chinolin-Derivate.

Neben den ungeschlechtlichen Schizonten, deren Zyklus sich im strömenden Blut abspielt, finden sich auch geschlechtliche Formen (männliche und weibliche Gamonten), die

in den inneren Organen, besonders in der Milz, aber auch im peripheren Blut in 8 bis 10 Tagen
ausreifen, und deren spätere Geschlechtsvereinigung und Vermehrung in der Mücke vor sich
geht. Diese Geschlechtsform ist allein verantwortlich für die Übertragbarkeit der Malaria
durch den Mückenstich. — Auch die Gamonten sprechen auf Plasmochin und andere Derivate
von 8-Amino-Chinolin an.

Überall im Körper findet sich der Malariaparasit und kann dort schwere pathologische
Veränderungen herbeiführen. Das Bild der schweren Malaria ist daher außerordentlich
mannigfaltig und kann alle zentralen und peripheren Funktionen in Mitleidenschaft ziehen,
vor allem Gehirn, Leber und Milz; die letztere kann als wichtige Brutstätte sowohl der ge-
schlechtlichen als auch der ungeschlechtlichen Plasmodien betrachtet werden. Durch Auspressen der Milzpulpa mit Hilfe von Adrenalininjektionen, durch Hitzeduschen auf die
Milzgegend, oder durch starke Anstrengungen, durch die die Milz zur Kontraktion gebracht
wird, können bei chronischer Malaria mit dem Depotblut auch die Malariaparasiten in den
Kreislauf gelangen, so daß ein Fieberanfall ausgelöst wird. Bestimmte Malariafälle lassen
sich allein durch Adrenalininjektionen heilen (ASCOLI). Arsenikalien und Methylenblau
sind wertlos.

Eine medikamentöse Beeinflussung der Malaria könnte darin bestehen, daß
der betreffende Arzneistoff auf die *Sporozoiten* oder die *primären Gewebsformen*
einwirkt *(Prophylaktische Wirkung)*; dieses ist bis heute praktisch nicht durchführbar. — Die nächste Möglichkeit, auf die Infektion einzuwirken, zeigt sich
darin, daß das Ausschwärmen der *Schizonten* aus den Cryptozoiten oder aus den
infizierten Erythrocyten verhindert wird *(Suppressive Wirkung)*; diesen Vorgang
hat man früher als Prophylaxe bezeichnet; er läßt sich mit den Schizontenmitteln
Chinin, Atebrin oder mit 4-Amino-Chinolinen durchführen; von diesen wirkt
Chinin am unsichersten.

Die suppressive Wirkung erreicht man mit Resochin (300 mg Base 1mal wöchentlich)
oder mit Atebrin (100 mg täglich an 6—7 Tagen der Woche). Auch kleinere Dosen von 2mal
0,06 g Atebrin an 2 Tagen der Woche haben sich bewährt; Chinin ist in täglichen Dosen
von 300—600 mg gebräuchlich.

Als *therapeutische Wirkung* bezeichnet man die Vernichtung der aus den
extra- oder intra-erythrocytären Formen ausschwärmenden Schizonten; im
Augenblick des Ausschwärmens sollte man eine wirksame Konzentration im Blut
einreguliert haben, z. B. 500 γ-% Chinin, 1—2,5 γ-% Resochin, 2,5—6,5 γ-%
Atebrin. Die Dosierung ist verständlicherweise verschieden, je nachdem leichte
Malariaformen oder schwere Malariaformen (gefährliches Erbrechen, Coma u. a.)
vorliegen.

Bei *leichten Malariaformen* sind gebräuchlich *Resochin* (600 mg Base, 6 Std. später 300 mg,
am 2. und 3. Tage je 300 mg Base) oder *Atebrin* (5mal 200 mg am 1. Tage, 3mal 100 mg am
2.—6. Tage, zusammen 2,8 g) oder *Chinin* (600 mg, 3mal täglich 7 Tage lang). Bei *schweren
Malariaformen* werden empfohlen *Resochin* (am 1. Tage 300 mg Base i.m., anschließend
300 mg als i.v. Tropfinfusion, von da ab oral) oder *Atebrin* (am 1. Tage 300 mg Base in 5%iger
Lösung i.m., dann alle 6 Std. 200 mg i.m. zusammen 0,9 g in 48 Std., von da ab oral).

Eine *curative Wirkung* läßt sich erst dadurch erzielen, daß gleichzeitig die
intra- und extra-erythrocytären Formen der Malaria abgetötet werden; bei
Vivax-Malaria ist das mit Schizontenmitteln allein überhaupt nicht möglich;
hier ist eine Heilung erst zu erreichen durch Kombination von Schizontenmitteln
wie Chinin und Resochin mit 8-Amino-Chinolinen wie Plasmochin oder Primaquin,
welche auch auf die Parasitennester in der Leber, den Milzgefäßen u. a. einwirken.
Bei Plasmodium falciparum dagegen haben alle Schizontenmittel mit Ausnahme
von Chinin eine gute curative Wirkung, sofern man die therapeutische Dosis
noch 2 Wochen nach dem letzten Mücken-Kontakt weiter verabreicht (gemäß
Besprechung mit W. KIKUTH).

Atebrin (I.G.-Farben-Industrie) hat jahrelang als synthetisches Schizonten-mittel an der Spitze der Malariamittel gestanden. Chemisch gesehen ist es ein Acridinderivat. Bei 18° läßt sich eine 2,5%ige, bei 40° eine 10%ige wäßrige Lösung herstellen. Seine gute chemotherapeutische Wirkung bei verschiedenen Protozoen-infektionen wurde von KIKUTH erkannt und in scharfsinniger Weise analysiert. Atebrin ist Chinin-ähnlich; es verlängert im Gegensatz zu Chinin das *Intervall* zwischen den Anfäl-len, ist auch sicherer hinsicht-lich der *Rezidive* und gibt weniger Anlaß zu Unverträg-lichkeitserscheinungen. Betr. *Dosierung* s. oben.

Schicksal im Organismus. Auffällig ist die leichte Re-sorption vom Darm her, aber verbunden mit schneller Spei-cherung vor allem in Lunge, Milz und Leber, so daß unter

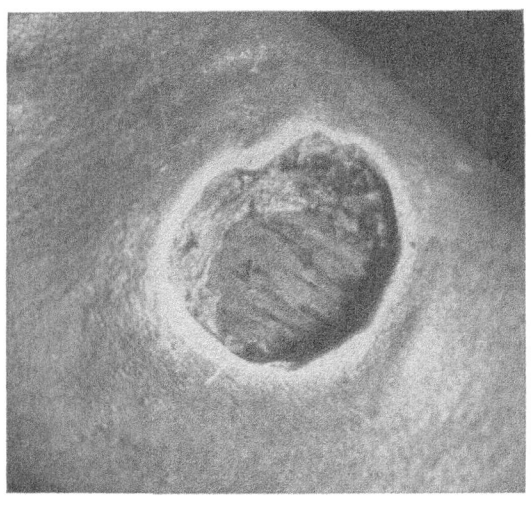

Abb. 127. Chininnekrose nach subcutaner Einspritzung. $^3/_5$ natür-licher Größe. H. RUGE-PIETT phot. (Aus: RUGE-MÜHLENS-ZUR VERTH, Krankheiten und Hygiene der warmen Länder. 4 Aufl.)

Umständen der wirksame Blutspiegel von ungefähr 2,5 bis 6,5 γ-% erst langsam in Wochen erreicht wird (Abb. 128). Die Ausscheidung erfolgt sehr langsam, so daß eine einmalige Gabe sehr lange nachwirkt und z. B. die *Gelbfärbung* der Haut (und eventuell auch der Wäsche) noch 3 Wochen nach der letzten Gabe nachweisbar bleibt. Beträchtliche Mengen unterliegen der Ausscheidung durch Galle und Darm. Durch den Harn werden nur etwa 5% ausgeschieden, der Rest im Körper zerstört.

Intramuskuläre Zufuhr von *Atebrin pro injectione* (Atebrin-di-Methansulfonat), in einer Dosis von 0,3 g in 5 cm³ Wasser gelöst, ist bei der komatösen Malaria sowie bei schweren Diarrhoen angewandt worden. Auch nach höchsten peroralen Dosen, z. B. nach 1 g in den ersten 24 Std., wird nämlich der wirksame Atebrinspiegel erst in 5 Tagen erreicht. Die intravenöse Injektion wird heute wegen Chini-din-artiger Herzwirkung als zu gefährlich abgelehnt; es wäre auch mit Lähmung der Medulla oblongata zu rechnen.

Nebenwirkungen sind im allgemeinen un-bedenklich. Von seiten des Magens und Darms beobachtet man eine gewisse Reizwirkung. So traten bei der Malariaprophylaxe mit 0,2g Atebrin, 2mal wöchentlich, Erbrechen, Durch-fall, auch Fieber nach der 3. und 4. Dosis auf, was nach Verkleinerung der Dosis auf 0,1 g, 2mal wöchentlich, nicht mehr gesehen wurde. Aus dem gleichen Grunde wird Atebrin nach den Mahlzeiten in viel Flüssigkeit verordnet. Erst bei hohen Dosen treten zentralner-vöse Erregungen und akute Psychosen auf, aber auch diese haben keine Dauerschädigung zur Folge gehabt.

Nach jahrelang fortgesetzter Prophylaxe, die im allgemeinen gut vertragen wird, sind seltene Fälle von Dermatitis, aplastischer Anämie und Agranulocytose beschrieben worden. Atebrin kann bei Schwangerschaft ohne Bedenken angewendet werden, da es keine Uteruswirkung besitzt. Schwarzwasserfieber ist im 2. Weltkrieg nicht mehr beobachtet worden, da routinemäßig statt Chinin Atebrin gegeben wurde.

4-Amino-Chinoline haben sich als überaus wirksame Schizontenmittel erwiesen. Das wichtigste unter ihnen ist *Resochin* (Chloroquine). Dieses ist wirksamer als Atebrin; wegen seiner schnellen Resorption im Darmkanal wird der notwendige Blutspiegel schneller erreicht als nach Atebrin; die therapeutische Wirkung zeigt sich gewöhnlich bereits am 2.—3. Tage; parenterale Injektion ist nur selten nötig, jedoch ist ihre Wirkung schon nach Stunden erkennbar. Relapse bei Vivax-Malaria treten seltener und später auf als nach Atebrin oder gar nach Chinin; durch Kombination mit Plasmochin oder besser mit Primaquine werden Relapse verhindert. Es hat verglichen mit Atebrin den großen Vorteil, daß in Kombination mit 8-Amino-Chinolinen keine Giftigkeitssteigerung auftritt. Die notwendigen Dosen sind oben angegeben.

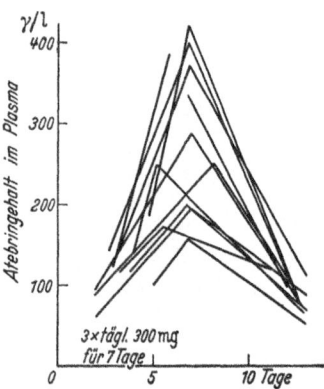

Abb. 128. Verhalten des Atebrin-Blutspiegels bei 12 Versuchspersonen bei einer Dosis von 0,3 g Atebrin, 3 mal täglich, 5—7 Tage lang. Selbst bei dieser hohen Dosis erreicht der Blutspiegel das Maximum erst nach 5—7 Tagen. Man beachte weiter das langsame Abfluten und die großen individuellen Unterschiede. (Nach P. K. SMITH u. a. 1946)

Resochin wirkt gleichzeitig bei *Amöbenruhr* 3 mal 0,3 g täglich 2 Tage lang, dann 0,3 g täglich 12—19 Tage. Es wird nämlich zum 400 bis 1500 fachen Plasmawert in der Leber angereichert und wirkt in dieser Konzentration stärker auf einen etwaigen Leberabszeß als Emetin.

Resochin kann Magenreizung machen; weitere Nebenwirkungen zeigen sich gelegentlich von seiten des Zentralnervensystems (Akkommodationsstörung, Kopfschmerz, Schwindel u. a.); daneben sieht man Weißwerden der Haare und Pruritus. Seine Ausscheidung erfolgt wie bei Atebrin langsam in Wochen.

8-Amino-Chinoline. *Plasmochin* und *Primaquine* sind die wichtigsten Präparate dieser Reihe; sie sind im Gegensatz zu Chinin, Atebrin und Resochin *Gamontenmittel*, die gleichzeitig stark auf die *Gewebsformen* der Malaria einwirken,

während die ungeschlechtlichen Schizonten weniger sicher und auch erst in gefährlicher Dosis abgetötet werden. Mit dem Plasmochin (ROEHL u. SCHULEMANN) beginnt die Reihe der synthetischen Malariamittel. Die Substanzen dieser Reihe sind auch als *Sanierungsmittel* angewandt worden.

Die 8-Amino-Chinoline werden heute gewöhnlich nur noch bei Vivax-Malaria zur Bekämpfung der Relapse angewandt. In Kombination mit Chinin oder Resochin werden sie gut vertragen, weil sie in diesem Fall nur in mäßiger Dosierung angewandt werden. Bei gleichzeitigen Atebringaben ist der Blutspiegel von Plasmochin bei bestimmter Dosierung auf das Vielfache erhöht und hält auch viel länger an, so daß die Kombination von 8-Amino-Chinolinen mit Atebrin gefährlich ist.

Die Dosis von *Plasmochin* in Kombination mit Chinin beträgt 3 mal täglich 0,02 g, 5 Tage lang; die nach Plasmochin auftretenden Herzstörungen werden durch Chinin günstig beeinflußt. — Nachteile des Plasmochins, welches im Tierexperiment (an Kanarienvögeln) eine große therapeutische Wirkung besitzt, sind seine heftigen Nebenwirkungen beim Menschen bei Überschreiten der vorgeschriebenen Dosis oder in Kombination mit Atebrin (Appetitverlust, Magenschmerzen, Darmspasmen, Cyanose durch Methämoglobinbildung und gelegentlich Icterus, selten tödliche akute Hämolyse). Plasmochin wirkt kumulativ und wird im Tierversuch wochenlang nach dem Aussetzen im Harn gefunden.

Primaquine ist ein Gamontenmittel, welches gegen Gewebsformen etwa gleich stark wirkt wie Plasmochin, indessen viel ungiftiger ist. Die tägliche Dosis in Kombination mit Schizontenmitteln beträgt 15 mg; sie wird ohne jedes toxische Zeichen, abgesehen von geringer Leukocytose, vertragen. In refraktären Fällen können 30 mg erforderlich sein; dann können leichte toxische Zeichen wie bei Plasmochin auftreten, vor allem Methämoglobinbildung.

Emetin. Die Pharmakologie von *Radix Ipecacuanhae* bzw. Emetin wurde S. 348 dargestellt. Die *spezifische Wirkung des Emetins bei Amöbenruhr* ist von ROGERS beschrieben worden; es wird heute verdrängt von Resochin.

> **Rp.** Emetini hydrochlorici in Amphiolen zu 0,03
> 10 Stück.
> S. Zu Händen des Arztes. — NB. Die tägliche Dosis beträgt etwa 1 mg je Kilogramm, höchstens 65 mg pro die, 10 Tage lang; die Gesamtdosis soll 10 mg je Kilogramm entsprechend 650 mg nicht übersteigen. Wegen der Herzgiftigkeit ist strenge Bettruhe erforderlich.

Die Wirkung des Emetins beruht auf einer starken Entwicklungshemmung der Ruhramöben, und zwar durch Verhinderung der Teilung der Amöben, die im Reagenzglase bereits bei einer Konzentration 1:5000000 gezeigt werden kann. Gegen experimentelle Tierinfektionen war es bisher unwirksam. Betroffen wird nur die vegetative Form der Ruhramöben, nicht die Amöbencysten (Dauerform). Die Wirkung des Emetins erfolgt auf dem Blutwege und ist daher auch bei beginnendem *Leberabsceß* zu beobachten. Oft geht die Zahl der Durchfälle schon nach 24 Std. erheblich zurück. Gleichzeitig verschwinden die Amöben aus dem Kot. Auch besitzt es eine gewisse Wirkung bei Bilharziosis. Wegen der *Kumulationsgefahr* (s. S. 348) darf die obige Emetinkur erst nach einer Pause von 7—10 Tagen wiederholt werden; die therapeutische Breite ist gering.

Neben den 4-Aminochinolinen und Emetin finden sich Amöbenmittel unter den organischen Jodverbindungen (Yatren, Vioform u. a.) sowie unter den Arsenikalien (Carbarson). Keines dieser Amöbenmittel ist gegen alle Stadien der Infektion wirksam; eine rationelle Therapie verlangt daher Kombination oder Wechsel solcher Mittel. Resochin und Emetin wirken auf tiefgelegene Amöbenherde z. B. in der Leber, weniger auf die vegetativen Formen der Darmamöben. Jodpräparate und Arsenikalien wirken nur auf Darmamöben. Die eingekapselten Parasiten, die eigentlichen Überträger der Krankheit, reagieren auf diese Präparate überhaupt nicht, werden aber zerstört durch Hitze, Trocknung, Chlorbehandlung oder synthetische Waschmittel wie Zephirol; aus dem Trinkwasser lassen sie sich durch Filtration entfernen.

Ruhramöben leben häufig in Symbiose mit Darmbakterien, genauer gesagt, sollen diese Begleitbakterien ein geeignetes Redox-Potential zur Entwicklung der Amöben schaffen. Mit dem Untergang dieser Bakterien können auch die

Amöben absterben; dieses ist der Grund für die Wirksamkeit der Sulfonamide und besonders der Tetracycline (s. S. 580). Zuletzt kann auch der Leberabsceß häufig als Mischinfektion betrachtet werden, reagiert dann unter Umständen auf Antibiotika und verlangt gewöhnlich nach einem chirurgischen Eingriff.

Vioform ist ein schwerlösliches, geruchloses, gewebsfreundliches und wie Yatren ziemlich ungiftiges Pulver, das sich auch wie Jodoform zur Wundbehandlung eignet. Auf Darmamöben wirkt es etwas intensiver als Yatren, wohl zusammenhängend mit seiner besseren Resorption im Darmkanal. Die übliche Dosis ist 0,25 g, 2—4mal täglich, 10—15 Tage lang. Die Substanz besitzt eine gewisse bakteriostatische und fungistatische Wirkung. Wasserlösliche Vioform-Salze besitzen Reizwirkung, gelegentlich treten Darmkoliken und Diarrhoen auf. Todesfälle sind unbekannt. — *Isoform* besitzt die Eigenschaft von Vioform als Wundpulver, ist aber ohne Amöbenwirkung.

Chaulmoogra-Öl und das nahe verwandte Hydnocarpusöl sind alte indische Volksmittel zur Behandlung der Lepra. Der wirksame Stoff ist wahrscheinlich die *Chaulmoograsäure*, eine eigentümliche organische Säure der folgenden Konstitution.

Ähnlich gebaut ist die Hydnocarpussäure. Wie andere organische Säuren bildet sie wasserlösliche Natriumsalze und Säureester wie den Äthylester *(Antileprol)*. Die letzteren besitzen nicht mehr die starke Reizwirkung des Chaulmoograöls (1—5 g Antileprol in steigender Dosis in Gelatinekapseln nach dem Essen). Einzelne Forscher berichten stärkere Erfolge nach intravenöser und intramuskulärer Injektion oder kombinieren die Therapie mit hohen Jodkaliumdosen. Infolge der auffälligen natürlichen Schwankungen der Krankheitssymptome ist eine Beurteilung der Therapie sehr erschwert. Die meisten Kenner dieses Gebietes sind indessen der Ansicht, daß eine gewissenhaft durchgeführte Behandlung mit Chaulmoograöl, unterstützt durch örtliche Behandlung, bei einem erheblichen Prozentsatz Leprakranker zur klinischen Heilung führt.

Stärker als Chaulmoogra-Öl wirken einzelne Sulfone (Promin, *D. D. S.* [Diaminodiphenylsulfon] u. a.), die indessen ebenfalls über mehrere Jahre verordnet werden müssen. Die oft vorkommenden leprösen Nervenstörungen verlangen hohe Gaben von Vitamin B_1 oder von Calciumgluconat.

Germanin. Durch planmäßige Abänderung der Struktur von Azofarbstoffen (s. S. 540), die bei der Trypanosomeninfektion der Ratte wirksam waren, gelangte man zu einer aromatischen Harnstoffsulfosäure, die einen chemo-

Germanin

therapeutischen Index von 1:80 besitzt und die unter dem Namen *Germanin* oder Bayer 205 bei der Schlafkrankheit des Menschen eine lebensrettende Wirkung entfaltet (0,5—2 g einmal in der Woche i.v. bzw. jeden 2. Tag 1,0 g, 5 bis 6 Injektionen. Gesamtmenge 5—10 g).

Germanin hat in wäßriger Lösung eine *leimähnliche* Konsistenz. Es verändert dadurch die kolloiden Eigenschaften des Blutes, besonders des Fibrinogens. Von der *gerinnungshemmenden* Wirkung wird bei Thrombosegefahr gelegentlich Gebrauch gemacht. ROEHL stellt sich vor, daß auch die leicht beweglichen Trypanosomen infolge dieser physikalischen Eigenschaft des Germanins bewegungsunfähig werden; sie werden gefangen wie die Vögel auf der Leimrute und gehen dadurch zugrunde. Andererseits dringt das Germanin auch in die Trypanosomen ein und kann darin chemisch nachgewiesen werden (RODENWALDT). Wie das bei so vielen chemotherapeutischen Stoffen der Fall ist, führt Germanin gleichzeitig zu einer Steigerung der Abwehrfunktionen (erhöhte Bactericidie, opsoninartige Wirkung). In das Zentralnervensystem dringt die Substanz nicht ein. Zu beachten ist die *toxische Nierenwirkung* des Germanins, das gelegentliche Auftreten von Atrophie der NNRinde sowie allergischer Reaktionen.

Die Schlafkrankheit des Menschen wird bekanntlich hervorgerufen durch Trypanosoma gambiense, eine Flagellatenart, die durch den Stich bestimmter Fliegen übertragen wird. Unbehandelt verläuft die Infektion tödlich. Es ist sehr fraglich, ob es überhaupt Menschen gibt, bei denen die Krankheit von selber ausheilt. Bei Frühinfektionen ist die Therapie mit Germanin so verläßlich, daß heute ohne besondere Bedenken Selbstinfektionen zu Versuchszwecken vorgenommen werden (LINDHURST-DUKE und DENECKE). Die chemotherapeutische Nachwirkung der einzelnen Injektionen dauert etwa 3—6 Monate. Während dieser Zeit ist der Betreffende gegen Neuinfektionen geschützt.

d) Chemotherapie bakterieller Infektionen

α) Sulfonamide

Der erste Einbruch in das Gebiet der bakteriellen Infektionen mit Hilfe von Stoffen, die nicht örtlich als Desinfektionsmittel, sondern allgemein durch Vermittlung des Blutes wirken, war die mit bewußter chemotherapeutischer Zielsetzung erfolgte Darstellung des Prontosils durch KLARER und MIETZSCH und die Auffindung seiner Wirkung an der streptokokkeninfizierten Maus durch DOMAGK (1932). Nachdem das Prontosil sich auch in der klinischen Anwendung bei Streptokokkenerkrankungen (Puerperalfieber u. a.) bewährt hatte, setzte eine stürmische Weiterentwicklung ein, durch die zahlreiche chemotherapeutische Stoffe neu entstanden, so daß nahezu alljährlich mit neuen Mitteln eine *intensivere* und *breitere* therapeutische Wirkung erzielt wurde. Diese Synthesen gingen von der Erkenntnis aus, daß die Wirkung des Prontosils an das Vorhandensein der p-Aminobenzolsulfonamid-(Sulfanilamid-)gruppe im Molekül geknüpft ist, die auch als solche bereits wirksam ist (TRÉFOUEL, 1935). Eine wesentliche Verbreiterung des chemotherapeutischen Streuungskegels wurde durch die Substitution der Sulfonamidgruppe mit Hilfe aromatischer (Uliron) und besonders mit Hilfe heterozyklischer Reste (Sulfapyridin, Sulfathiazol, Sulfapyrimidin usw.) erzielt (Abb. 128). Alle wirksamen Stoffe enthalten neben der paraständigen Aminogruppe den Sulfonamidrest, wonach man die Verbindungsreihen unter dem Namen *Sulfonamide* zusammenfaßt.

Schicksal der Sulfonamide im Körper. Nach einer Einzeldosis von 2 g Sulfanilamid peroral wird in 3—4 Std. ein Blutspiegel von 2 mg-% gemessen, während der therapeutische Blutspiegel etwa 5—10 mg, bei Kindern bei schwerer Infektion 10—15 mg betragen soll. Vom Blut her treten die Sulfonamide rasch in die Gewebe und in sonstige Körperflüssigkeiten (Verdauungssäfte, Galle,

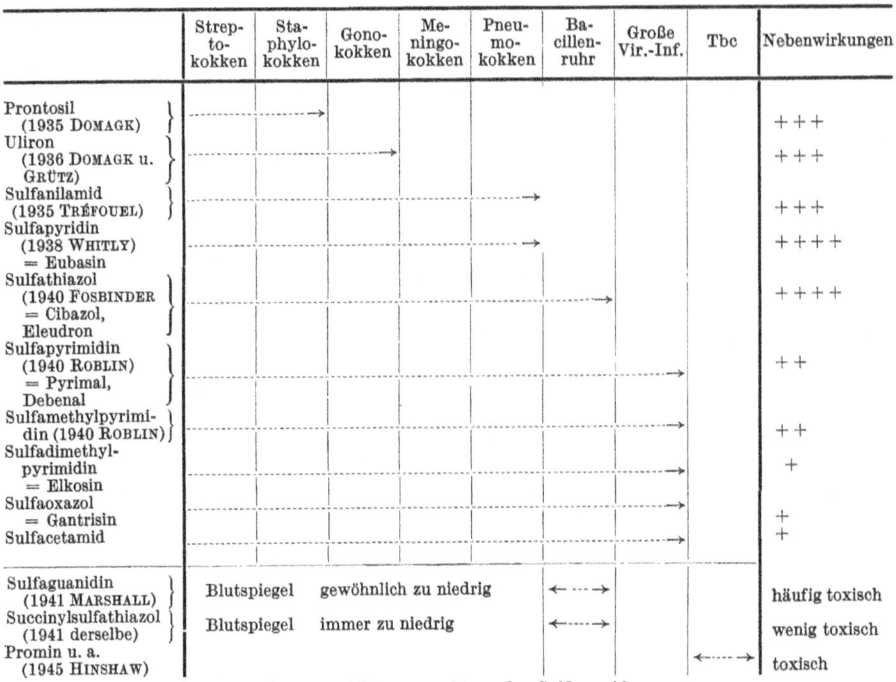

	Strepto-kokken	Staphylo-kokken	Gono-kokken	Meningo-kokken	Pneumo-kokken	Ba-cillen-ruhr	Große Vir.-Inf.	Tbc	Nebenwirkungen
Prontosil (1935 DOMAGK)									+++
Uliron (1936 DOMAGK u. GRÜTZ)									+++
Sulfanilamid (1935 TRÉFOUEL)									+++
Sulfapyridin (1938 WHITLY) = Eubasin									++++
Sulfathiazol (1940 FOSBINDER) = Cibazol, Eleudron									++++
Sulfapyrimidin (1940 ROBLIN) = Pyrimal, Debenal									++
Sulfamethylpyrimidin (1940 ROBLIN)									++
Sulfadimethylpyrimidin = Elkosin									+
Sulfaoxazol = Gantrisin									+
Sulfacetamid									+
Sulfaguanidin (1941 MARSHALL)	Blutspiegel	gewöhnlich zu niedrig							häufig toxisch
Succinylsulfathiazol (1941 derselbe)	Blutspiegel	immer zu niedrig							wenig toxisch
Promin u. a. (1945 HINSHAW)									toxisch

Abb. 129. Wirkungsspektren der Sulfonamide

Prostataflüssigkeit, Harn, Milch) über. Auch im Liquor cerebrospinalis sowie im Kammerwasser treten — vor allem nach Sulfapyrimidin und Sulfacetamid, nicht hingegen z. B. nach Sulfothiazol — Konzentrationen auf, die für die Therapie der Meningitis oder für bestimmte Augeninfektionen ausreichend sind. Durch schlechte Resorbierbarkeit im Darm ausgezeichnet sind Sulfaguanidin, Succinylsulfathiazol, Formocil u. a.; diese sind daher zur Behandlung infektiöser Darmerkrankungen geeignet. Im Körper erfahren die Sulfonamide eine chemische Veränderung: Teilweise werden sie an Serumproteine gebunden; ein anderer Teil wird acetyliert; nur die freie Form wirkt bakteriostatisch; die acetylierte Form ist chemotherapeutisch unwirksam, aber giftig.

Bei der chemischen Bestimmung der Sulfonamide im Blut nach BRATTON-MARSHALL geben auch Novocain und seine Verwandten sowie Phenacetin eine ähnliche Reaktion und müßten daher vermieden werden.

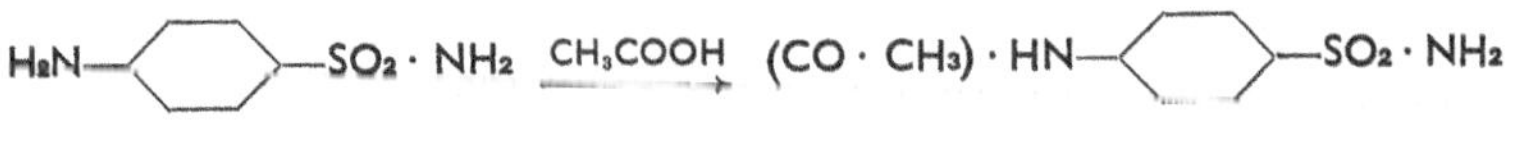

$$H_2N-\!\!\!\big\langle\ \big\rangle\!\!\!-SO_2 \cdot NH_2 \xrightarrow{CH_3COOH} (CO \cdot CH_3) \cdot HN-\!\!\!\big\langle\ \big\rangle\!\!\!-SO_2 \cdot NH_2$$

Die Acetylderivate neigen dazu, sich in einzelnen Organen (Leber, Niere u. a.) vorübergehend anzureichern; die Toxicität der Sulfonamide beruht teilweise auf dieser Bildung schwer löslicher Acetylierungsprodukte, die sich in besonders hohem Maße aus Sulfapyridin (65%), Sulfathiazol (20%), Sulfapyrimidin (15%) und Sulfamethylpyrimidin (etwa 15%), bilden. In der *Niere*, besonders in den Nierenkanälchen, können bei saurem und auch bei neutralem Harn durch *Auskristallisieren der Sulfonamide* oder ihrer Acetylderivate schwere Schäden entstehen, auch mit Hämaturie, Azotämie bis zur tödlichen Anurie. Im Harn lassen sich innerhalb der nächsten 2—3 Tage 90—100% der Sulfonamide wiederfinden, davon bis zur Hälfte in acetylierter Form. Wegen der 10—20fachen Anreicherung der Sulfonamide im Harn sprechen Harninfektionen bereits auf sehr kleine Dosen an (s. S. 567). Vom Succinylsulfathiazol werden nur 5% durch den Harn, das übrige durch den Darm ausgeschieden. Das Auskristallisieren von Sulfathiazol und Sulfapyrimidin u. a. im Harn wird *verhindert durch genügende Diurese* (mindestens 1500 cm³ täglich), besser durch *Alkalisieren des Harns* (s. S. 412); üblicherweise werden auf je 1 g Sulfonamid 2 g NaHCO₃ verabfolgt; bei doppelter Urinmenge werden nur doppelte Mengen von Sulfonamiden in Lösung gebracht, bei Alkalisieren des Harns ist es im Falle von Sulfapyrimidin die 25fache Menge (BECKMAN). Das Auskristallisieren kann auch dadurch vermieden werden, daß

$$R_1\text{—HN—}\langle\text{C}_6\text{H}_4\rangle\text{—SO}_2\text{—}R_2$$

	R_1	R_2
Sulfanilamid = Prontalbin	H	—NH₂
Sulfacetamid	H	—NH—COCH₃
Sulfapyridin = Eubasin	H	—NH—(pyridyl)
Sulfathiazol = Cibazol	H	—NH—(thiazolyl)
Sulfaoxazol = Gantrisin	H	—NH—(dimethyl-isoxazolyl)
Sulfapyrimidin = Debenal	H	—NH—(pyrimidyl)
Sulfamethylpyrimidin	H	—NH—(methyl-pyrimidyl)—CH₃
Sulfadimethylpyrimidin	H	—NH—(dimethyl-pyrimidyl)—CH₃
Succinyl-Sulfathiazol	OH—CO—CH₂—CH₂—CO—O—	—NH—(thiazolyl)
Sulfaguanidin	H	—NH—C(=NH)—NH₂

man *Gemische von Sulfonamiden* gibt (z. B. Sulfathiazol und Sulfapyrimidin); dadurch läßt sich die Dosis des einzelnen Sulfonamids halbieren; die Löslichkeit des einzelnen Sulfonamids und dessen Acetylierungsproduktes im Harn wird nämlich durch die Gegenwart eines zweiten Sulfonamids nicht beeinflußt. Solche Bedenken aber erübrigen sich bei den neueren Mitteln wie Elkosin, Gantrisin, Sulfacetamid, die sowohl als solche, wie in Form der Acetylderivate im sauren wie im alkalischen Harn völlig löslich sind. Daneben gibt es eine Unverträglichkeit mit Hexamethylentetramin (s. S. 527) und eine toxische Schädigung der Tubuli (s. S. 490).

Wirkungsweise. Die Wirkungsweise der Sulfonamide ist — wie bei vielen anderen chemotherapeutischen Mitteln — *zweiphasisch.* Sie wirken nämlich

hauptsächlich — was sich auch in vitro nachweisen läßt — *bakteriostatisch*, d. h.
sie hemmen das Bakterienwachstum, erzeugen Degenerationsformen, töten die
Keime aber nur in Ausnahmefällen völlig, sie sind also keine eigentlichen Desinfektionsmittel (Abb. 130). Im Gegensatz zu diesen ist aber ihre Wirkung auch
vom kreisenden Blut her voll erhalten bei weitgehender Unschädlichkeit für
die Gewebe, was dazu führt, daß die primär geschädigten Bakterien sekundär
den *biologischen Abwehrvorgängen*, insbesondere der *Phagocytose*, anheimfallen.

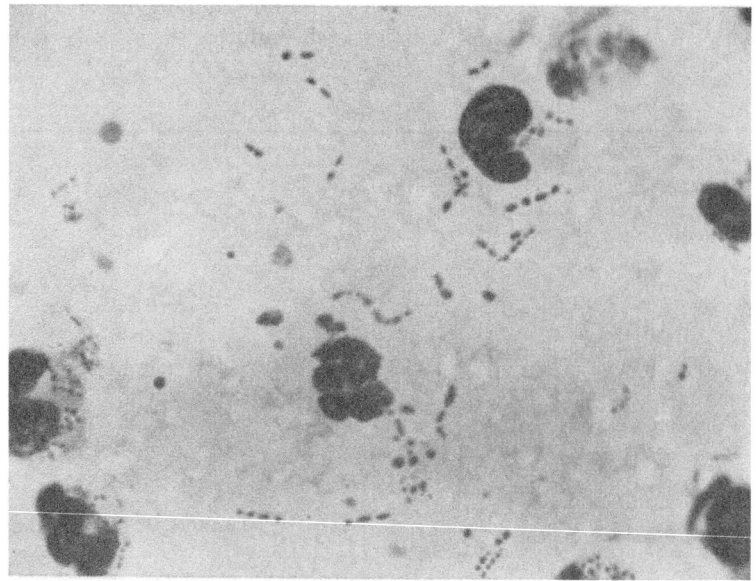

Abb. 130. Degenerationsformen verschiedenster Art an Stelle der regelmäßigen Ketten von Streptokokken
im Bauchexsudat einer Maus, die mit Prontosil behandelt wurde. (Nach DOMAGK)

Der feinere Mechanismus der Wirkung ist S. 22 dargestellt; dementsprechend
werden unter Umständen Sulfonamide durch p-Aminobenzoesäure und durch
Novocain unwirksam gemacht.

Man sollte meinen, daß die chemisch so verschiedenen Stoffe dieser Reihe unterschiedlich
auf die verschiedenen Bakterienarten einwirken würden. Solche *Spezifitäten* sind aber bis-
lang nicht sehr auffallend. Die folgende Beobachtung spricht vielmehr sehr eindrucksvoll
dafür, daß die Sulfonamidreihe einheitlich betrachtet werden muß: Bakterienstämme können
unter Umständen gegen ein bestimmtes Sulfonamid arzneifest werden; nach den bisherigen
Erfahrungen aber erwerben sie damit gleichzeitig eine Festigkeit gegen alle Stoffe dieser
Reihe.

Die *Testierung* des Prontosils an der Streptokokkeninfektion der weißen Maus hat
ergeben, daß die bei einmaliger Injektion heilende Dosis nur 1:20—1:50 der tödlichen Dosis
beträgt; bei wiederholter Injektion entsprechend kleinerer Dosen wird sogar eine therapeutische Breite von 1:100—1:500 beobachtet.

Nahezu sämtliche bekannten Bakterien und ihre Unterarten (Typen) gelten als sulfon-
amidempfindlich; indessen sind nur bei bestimmten bakteriellen Infektionen praktische
Erfolge zu erzielen (s. unten). Auch Toxinbildner wie Diphtherie- und Tetanusbacillen sind
nicht gänzlich resistent, doch muß die Therapie hier in erster Linie antitoxisch gerichtet
bleiben (s. S. 152). Ähnliches gilt für die *Tuberkelbacillen*; am infizierten Tier lassen sich
— mit Hilfe von Diaminodiphenylsulfon (Promin u. a.) — sichere Effekte erzielen. Neuere
Sulfonamide sind auch gegen bestimmte *Protozoenerkrankungen*, darunter gegen *Malaria*, im

Tierexperiment wirksam; sie können bisher indessen nicht mit den bekannten Malaria-
mitteln in Konkurrenz treten. Neben den bakteriellen Erkrankungen erstreckt sich die
Wirkung der neueren Sulfonamide auch auf gewisse *Virusinfektionen* des Tieres und des
Menschen (s. Tab. 9).

Nebenwirkungen der Sulfonamide. Die überragenden therapeutischen Wirkungen der Sulfonamide werden mit nicht unbeträchtlichen, zum Teil gefährlichen Nebenwirkungen erkauft. Bei der üblichen kurzen und kräftigen 2- bis
3-Tagekur sind solche Nebenwirkungen naturgemäß seltener als bei *prolongierten*
Kuren. Auch sind die Nebenwirkungen abhängig von der *Tagesdosis*; so wird
für Sulfapyrimidin bei einer Tagesdosis von 6 g der Prozentsatz der Fälle mit
Nebenwirkungen mit 9,2%, von 3 g täglich mit 0,87% angegeben. Bei *parenteraler Zufuhr* nehmen die Nebenwirkungen zu, das *Alter* der Patienten ist
hingegen ohne besonderen Einfluß. Die Frage der *Sensibilisierung durch vorhergehende Sulfonamidbehandlung* ist bejahend zu beantworten; die schweren toxischen Erscheinungen häufen sich, wenn früher bereits Sulfonamide gegeben
wurden. Toxische Nebenwirkungen, die bei einer früheren Kur auftraten,
wiederholen sich bei späteren Kuren oder treten gar verstärkt auf. Die Überempfindlichkeit erstreckt sich gewöhnlich auf die ganze Reihe der Sulfonamide,
jedoch sind Ausnahmen nicht selten. Sensibilisierung erfolgt genau so gut *bei
örtlicher Anwendung* in Form von Salben, Zahnpasten, Rasiercreme, bei Anwendung auf Wunden oder bei Übergang in die Muttermilch. Die meisten der auftretenden toxischen Erscheinungen mit Ausnahme der örtlichen Reizwirkungen
und der Kristallurie sind wahrscheinlich *allergischer Natur*; sie treten besonders
auf nach langdauernder Anwendung und nach hoher Dosierung.

Zu den *leichten toxischen Erscheinungen* werden gerechnet Schwindel, Nausea, Erbrechen,
Darmkolik, selten Diarrhoe und Acidosis. Auch von den neueren Sulfonamiden wird angegeben, daß sie in 5% der Fälle Nausea und Erbrechen sowie andere zentrale Effekte auslösen;
alkoholartige Rauschzustände und sehr seltene Psychosen sind beschrieben worden. Bei
solchen, z. B. bei Eisenbahnern nicht leicht zu nehmenden Symptomen wird die Therapie
meistens nicht unterbrochen; wenn nötig, wird das Medikament nach der Mahlzeit in Schleim
oder Brei verordnet, auch kommen gleichzeitige Gaben von Natriumbicarbonat und diätetische
Maßnahmen in Frage; zudem können besser verträgliche Sulfonamide verordnet werden.

Zu den *mäßig toxischen Erscheinungen* gehören *Fieberreaktionen* ("drug fever"), die
gewöhnlich am 5.—9. Tag der Behandlung — nach amerikanischen Mitteilungen etwa in
10% der Fälle — auftreten und die von den fieberhaften Grundleiden unterschieden werden
müssen. Hierzu zählt weiter eine, z. B. nach Sulfanilamid, nicht dagegen nach Sulfapyrimidin und seinen Derivaten, auftretende *Cyanose*; sie ist gewöhnlich auf *Methämoglobin*
zurückzuführen und übersteigt selten 25% des Gesamthämoglobins (s. S. 472). Des weiteren
treten allergische Hauterscheinungen gewöhnlich nach 10—15 Tagen auf; man sieht masern-
oder scharlachartige oder urticarielle Exantheme und Erytheme bis zur seltenen Dermatitis
exfoliativa; sie sollen in etwa 1,9% der Fälle auftreten. Auch leichte Formen von *Leukopenie*
gehören in diese Gruppe; bei Kindern sind nach darmdesinfizierenden Sulfonamiden (z. B.
Sulfapyrimidin) Leukopenien durch Ausschaltung der physiologischen Darmflora beobachtet
worden, die auf Folinsäure ansprachen; daneben werden *Ikterus* und *Sehstörungen* beobachtet. Nur selten besteht Veranlassung, bei solchen Symptomen mit der Sulfonamidtherapie aufzuhören.

Gefährliche toxische Erscheinungen entwickeln sich gewöhnlich in den ersten 3 Wochen,
sehr selten später. Sie treten besonders häufig auf, wenn die Sulfonamidtherapie länger
als 10—11 Tage durchgeführt wird. Hierher gehört die *Agranulocytose*, die in etwa 0,1%
der Fälle vorkommen soll. Häufiger ist die akute hämolytische Anämie mit HEINZ-Körper-
chen in den Erythrocyten; hier wird die Zahl von 1,8% genannt und ist besonders häufig
bei starkem „Arzneifieber", sie kann auch unter dem Bilde einer Purpura auftreten. Die
Gefahr einer toxischen *Schädigung der Nierentubuli* ist besonders hoch bei intravenöser

Injektion sowie in Fällen von Exsiccosis und Acidosis. *Glomerulonephritis, Leberschädigung* nnd Hypoglykämie sind beschrieben worden. *Myokarditis* ist nicht selten, sogar nekrotisierende *Arteriitis* sowie schwere *Neuritiden* treten gelegentlich auf. In diesen Fällen ist unter allen Umständen *sofortiges Absetzen der Mittel* erforderlich. Gleichzeitig ist für *beschleunigte Ausscheidung* der Sulfonamide mit Hilfe von Wasserdiurese und unter Alkalisierung des Harnes (siehe S. 412) Sorge zu tragen.

Die *Mortalitätsstatistik* ergibt, daß z. B. in New York im Jahre 1943 unter etwa 74000 Todesfällen 28 auf Sulfonamide zurückzuführen waren; andere Zahlen sprechen dafür, daß bei einer bestimmten Zahl von Behandlungsfällen sich mehr Todesfälle ereignen als infolge Äthernarkose (BECKMAN). Es ist daher geraten, eine Sulfonamidbehandlung nicht ohne gewissenhafte ärztliche Aufsicht durchzuführen; die letzte Entwicklung in anderen Ländern hat dazu geführt, daß man den Gebrauch von Sulfanilamid, Sulfapyridin und Sulfathiazol wegen ihrer toxischen Nebenwirkungen aufgegeben hat. Das Maximum an toxischer Indifferenz wird heute den Sulfonamiden Gantrisin, Elkosin und Sulfacetamid zugeschrieben.

Therapie. Aus dem Vorstehenden ergibt sich die folgende wichtige praktische Folgerung: Die Sulfonamidtherapie ist sofort nach der Diagnose einzuleiten; für genügend hohen und anhaltenden Blutspiegel ist Sorge zu tragen; die Verordnung soll durchgeführt werden bis zum Einsetzen der therapeutischen Wirkung oder wie bei Pneumonie noch 2 Tage lang nach Abfall des Fiebers; eine Kontrolle der weißen und roten Blutkörperchen ist durchzuführen; Sklera und Haut sind zu beobachten; bei leichten toxischen Reaktionen ist die Therapie fortzusetzen. Die Sulfonamidtherapie verträgt sich, soweit bekannt, mit allen anderen Medikamenten, mit Ausnahme von Hexamethylentetramin.

Entsprechend den Tierexperimenten und dem wahrscheinlichen Wirkungsmechanismus müssen die Sulfonamide einige Tage lang über Tag und Nacht in einer wirksamen, dauernd möglichst gleichmäßigen Konzentration im Blute kreisen; ein Blutspiegel von etwa 10 bis 12 mg-% ist erwünscht. Dieser Grundforderung muß der Verabreichungsmodus gewissenhaft angepaßt werden. Es wäre sinnlos und als Kunstfehler zu bezeichnen, wenn man mit kleinen oder unregelmäßigen Dosen über längere Zeit eine spezifische Therapie treiben wollte; dieses Vorgehen würde zudem die Gefahr der Arzneifestigung der betreffenden Bakterien mit sich bringen. Wird andererseits der angegebene Blutspiegel wesentlich überschritten oder ist der Harnfluß gering (mindestens 1,5 l täglich), so sind vermehrt toxische Schäden zu erwarten.

Die perorale „*Stoßbehandlung*" besteht darin, daß man 2—3—8 Tage lang große Dosen (s. unten) in 4stündigem Abstand Tag und Nacht verabreicht. Führt ein solcher Behandlungsstoß nicht zum Erfolg, so darf die Medikation nicht fortgesetzt werden, vielmehr wird nach 1—2wöchiger Pause ein zweiter Stoß durchgeführt. Ein Abweichen von dieser Vorschrift ist nur bei besonderen Indikationen zu verantworten, z. B. bei Sepsis und Actinomycosis, die mit höchsten Dosen auch monatelang behandelt worden sind. Unter Einhaltung der obigen Regeln kommt man in der Mehrzahl der Fälle mit oraler Behandlung aus. *Parenterale Behandlung* — vorzugsweise mit Sulfapyrimidin, Globucid oder Irgafen — hat nur Sinn zur Erzielung eines sofortigen hohen Blutspiegels, oder wenn der orale Weg nicht gangbar ist (z. B. bei Bewußtlosen, bei schwerer Nausea und Erbrechen oder bei Magen-Darm-Operierten). *Rectaler Verabreichung* ist infolge mangelhafter Resorption zu widerraten mit Ausnahme von Irgafen (s. unten). Die *örtliche Anwendung* auf Wunden und Schleimhäuten hat gelegentlich gute Wirkung; sie ist z. B. bei Blennorrhoe und Ulcus corneae fast ebenso erfolgreich wie die Allgemeinbehandlung, bei völligem Zurücktreten toxischer Erscheinungen; jedoch ist mit Allergie zu rechnen.

Handelspräparate

Prontosil zur oralen Behandlung und *Prontosil solubile* zur Injektion waren die ersten Produkte dieser Reihe und haben sich in der Therapie der Streptokokkeninfektionen bewährt. Es sind rote Farbstoffe; bisweilen kommt es zu gelblicher Verfärbung der Haut. Im Stoffwechsel werden sie durch Reduktion der Azogruppe teilweise gespalten. Die Produkte haben heute mehr historisches Interesse.

Sulfanilamid (p-Aminobenzolsulfonamid) ist unter anderem als *Prontalbin* im Handel. Es stellt den Grundkörper der Sulfonamidgruppe dar. Wegen seiner vorzüglichen Wasserlöslichkeit ist es vielen modernen Produkten vorzuziehen. Seine Toxicität ist beträchtlich.

Uliron (1937) und *Neo-Uliron* zeigten als erste klinische Wirksamkeit bei Gonokokkeninfektionen (GRÜTZ). Durch das Auftreten hartnäckiger Neuritiden im Peronaeusgebiet sind sie in Verruf gekommen und wurden durch besser wirksame Sulfonamide abgelöst.

Sulfapyridin (1938), auch als *Eubasinum* im Handel, hat besondere Beachtung gefunden, weil hier zuerst die Wirksamkeit bei Pneumonie gesehen wurde. Die *örtliche Reizwirkung* (Nausea, Erbrechen, Durchfall) ist stärker als die anderer Sulfonamide. Bemerkenswert ist die starke *antipyretische Wirkung*; bei Pneumonien z. B. beobachtet man einen raschen Fieberabfall, der Besserung des klinischen Befundes vorauseilend. Bemerkenswert ist die starke Unlöslichkeit des acetylierten Produktes; die dadurch entstehende Kristallisation in den Harnkanälchen führt besonders häufig zu schwerer *Nierenschädigung*; aus diesem Grunde wäre es zu verlassen.

Sulfathiazol (1940), im Handel als *Cibazol* oder *Eleudron*, bedeutete gegenüber dem Vorhergehenden einen Fortschritt, da es eine weniger starke örtliche Reizwirkung besitzt. Die mögliche Nierenschädigung ist zu berücksichtigen. Es geht nicht in die Cerebrospinalflüssigkeit oder in das Kammerwasser über. Den modernen Präparaten ist es unterlegen.

Sulfaäthylthiodiazol, als *Globucid* im Handel, ist ein Stoff von ebenfalls beachtlicher Wirksamkeit (VONKENNEL). Es bildet ein bei neutraler Reaktion leicht lösliches Natriumsalz, bietet somit bei der — allerdings sehr selten notwendigen — parenteralen Verabreichung Vorteile.

Dimethylbenzoylsulfanilamid, als *Irgafen* im Handel, in seiner chemotherapeutischen Wirkung dem Vorerwähnten ähnlich, zeichnet sich durch besonders gute perorale Resorption und durch langanhaltenden Blutspiegel aus; es kann in 8stündigem Abstand verordnet werden, verlangt daher auch nur die Hälfte der sonst üblichen Sulfonamid-Tagesdosis. Auch rectal wird es gut resorbiert. Cyanose wird beobachtet. Das Natriumsalz besitzt in der Handelslösung einen p_H-Wert von etwa 8,6, kann daher nur intravenös und intramuskulär gegeben werden.

Sulfapyrimidin (1942), amerikanisch Sulfadiazine (im Handel als *Debenal*, *Pyrimal*), ermöglicht — bei optimaler Wirkung gegenüber den bis dahin bekannten sulfonamidempfindlichen Infektionen — die Erschließung weiterer Gebiete der bakteriellen Erkrankungen. Die wichtigste Eigenschaft des Sulfapyrimidins ist neben der geringen Reizwirkung die bessere Löslichkeit des im Körper entstehenden Acetylderivates, daher die Seltenheit von Nierenstörungen und eine stark verminderte Toxicität. Seine Resorption und Ausscheidung erfolgt langsamer als bei anderen Sulfonamiden. Hier zeigte sich zum ersten Male eine sichere Wirkung bei *großen Virusinfektionen* (Lymphogranulomatosis, Bronchopneumonien, follikuläre Conjunctivitis, Trachom). Über die Behandlung der *Bacillenruhr* liegen sichere Statistiken vor; 2 g Sulfapyrimidin genügen, um bei Meningokokkenträgern im Falle von Epidemiegefahr den Nasen-Rachen-Raum für mehrere Wochen meningokokkenfrei zu machen; es ist hier das Sulfonamid der Wahl.

Sulfamonomethylpyrimidin, als Elkonal im Handel und im Supronal neben Marbadal enthalten, wird rascher und vollständiger resorbiert, dagegen weniger rasch ausgeschieden als das vorige; es ist daher in geringerer Dosierung (3—4 g täglich) und bei weniger, häufiger Zufuhr (alle 6—8 Std.) wirksam.

Sulfadimethylpyrimidin, als Elkosin und Aristamid im Handel, zeichnet sich aus durch besonders hohe Wasserlöslichkeit, daher Fehlen der Nierenwirkung.

Sulfaoxazol, im Handel als *Gantrisin*, ist im Harn spielend löslich, verursacht keine Kristallbildung. Es besitzt ein sehr breites Wirkungsspektrum, wirkt z. B. besser als andere gegen Proteus- und Aerobacter-Infektionen der Harnwege.

Sulfacetamid ist von höchster Wasserlöslichkeit und breitem Spektrum. Ein Maximum an toxischer Indifferenz ist heute den Sulfonamiden Sulfacetamid, Elkosin und Sulfaoxazol zuzubilligen.

Sulfaguanidin (*Ruocid, Resulfon*). Trotz guter Wasserlöslichkeit ist dieses Präparat im allgemeinen schlecht resorbierbar, eignet sich infolgedessen zur Behandlung infektiöser Darmerkrankungen. Es ist gut verträglich. Aus nicht übersehbaren Gründen kann Sulfaguanidin gelegentlich besser zur Resorption kommen und dann zu toxischen Erscheinungen führen. Aus diesem Grunde geht man in anderen Ländern mehr zu *Succinylsulfathiazol* (Sulfasuxidin) über, bei dem in therapeutischer Dosis ausnahmslos nur niedrige Blutwerte auftreten, da es zu einem Drittel ohne Resorption durch den Darm wieder ausgeschieden wird. Prophylaktisch werden diese Stoffe auch vor Operationen am Magen-Darm-Kanal angewendet. Im Tierexperiment führen sie bei chronischer Zufuhr zur Ausschaltung der physiologischen Darmflora, damit zu bestimmten Avitaminosen. — Ein weiteres Produkt dieser Reihe ist *Formo-Cibazol*, das schwerlösliche Formaldehyd-Kondensationsprodukt eines Sulfonamids; diesem wird auch eine Wirkung bei Paratyphus nachgesagt. — Indessen wird der Vorteil der wasserunlöslichen Präparate bei Bacillenruhr, z. B. gegenüber Sulfapyrimidin, von anderen Autoren bestritten, weil die Krankheit als Allgemein-Infektion anzusehen und zu behandeln wäre und auch sehr viel kleinere Dosen nötig wären.

Diaminodiphenylsulfon (FOURNEAU) schließt sich den Sulfonamiden im engeren Sinne an; es zeigt im Tierversuch eine gute Wirkung, die übrigens auch durch p-Aminobenzoesäure antagonistisch beeinflußt wird. Es wird gegen *Lepra* empfohlen. Bei einem therapeutischen Blutspiegel von etwa 0,2—1,0 mg-% soll es nicht toxisch sein; dem entspricht eine Dosierung von 400 mg 2mal wöchentlich; über 1,0 mg-%, sieht man Hämolyse, Leberschädigung, Psychosen u. a. Es wirkt kumulativ. Bis zu $^1/_7$ der Patienten konnte aus den Lepraheimen entlassen werden. Bekannte Derivate von DDS sind *Promin, Diasone* u. a.

Marfanil (p-Aminomethylbenzolsulfonamid) ist ein von der ganzen übrigen Reihe durchaus verschiedenes Sulfonamid; es trägt nämlich an Stelle der aromatischen eine vom Benzolkern abgerückte aliphatische Aminogruppe. Obwohl Marfanil quantitativ ähnlich wirksam ist wie die sonstigen Sulfonamide, besteht qualitativ insofern ein Unterschied, als es keinen Antagonismus zur p-Aminobenzoesäure hat. Nach den experimentellen Ergebnissen DOMAGKs besitzt das Marfanil eine intensive Wirkung gegenüber verschiedenen anaeroben Wundkeimen (Gasbrand). Es ist wesentlich schwächer als Penicillin u. a. Ähnlich gebaut ist *Marbadal*.

Dosierung für die orale Anwendung. Die maximale Tagesdosis für die ersten 2—3 Behandlungstage, verteilt auf 3—4 tägliche Einzelgaben (auch nachts), wird für Prontalbin, Prontosil, Sulfapyridin, Sulfathiazol, Sulfapyrimidin, Marfanil, denen sich wohl Albucid, Globucid u. a. anzuschließen haben, angegeben mit:

Säuglinge:	0,20 g/kg	(=1,6 g für 8 kg)
Kinder von 1—2 Jahren:	0,12—0,15 g/kg	(= 1,5—1,8 g für 12 kg)
Kinder von 3—6 Jahren:	0,12 g/kg	(=2,4 g für 20 kg)
Ältere Kinder:	0,1 —0,12 g/kg	(=4,5 g für 40 kg)
Erwachsene:	0,08 g/kg	(=6 g für 70 kg)

Diese Dosen gelten für schwere Fälle, und zwar für alle sulfonamidempfindlichen Infektionen; es sind Optimaldosen, durch welche in etwa 3 Tagen der gewünschte Blutspiegel von etwa 10 mg-% aufgebaut wird; um schneller zu wirken, gibt man auch eine anfängliche „Sättigungsdosis" z. B. 4 g Sulfapyrimidin und fährt nach Aufbau des nötigen Blutspiegels mit den obigen Optimaldosen fort; die obigen Dosen sind bei mittelschweren und leichten Fällen, aber auch bei schwächlichen Kranken von vornherein zu vermindern; in allen Fällen hat nach dem 3. Behandlungstage eine Herabsetzung um etwa 25% zu erfolgen, sofern überhaupt unter Berücksichtigung der allgemeinen Verträglichkeit eine Weiterbehandlung für ratsam erachtet wird; Sulfonamide werden in der Regel nach Abfall des Fiebers noch 3 Tage weitergegeben.

Indikationen. Die Einführung der Sulfonamide hat in der Therapie vieler Infektionskrankheiten revolutionierend gewirkt. Fraglos steht der Rückgang der Sterblichkeit an streptokokkenbedingtem Puerperalfieber damit in Zusammenhang. *Statistisch gesicherte Erfolge*, durch die jeder Zweifel entwaffnet wird, lassen sich aufweisen für die Behandlung von *Erysipel, Pneumonie, Meningo-kokken-Meningitis*, auch für *Otitis media*. Die Mortalität an Erysipel beim Erwachsenen fiel von 9,2% auf 1,5%, die von Kindern von 37,5% auf 12,9% (NELSON, 1939). Ein Fortschreiten des Erysipels später als 36 Std. nach Einleitung der Therapie fand in 165 Fällen nicht mehr statt (SHANK, 1941). In der amerikanischen Armee betrug die Mortalität an Pneumonie im ersten Weltkrieg 28%, im zweiten Weltkrieg 0,7%; in den gleichen Zeiträumen fiel die Mortalität an Meningokokken-Meningitis von 39% auf 4%; auch Meningitiden anderer Ätiologie sprechen gewöhnlich auf Sulfapyrimidin an. Bei der intensiven Frühbehandlung von *Otitis media* beobachtete man unter anderem eine wesentliche Verkürzung der Dauer der Eiterung sowie das weniger häufige Auftreten von Mastoiditis. Sichere Erfolge sieht man häufig bei *Infektionen der Harnwege* durch Colibakterien, Kokken und seltenere Erreger; hier haben die Sulfonamide die meisten anderen Urindesinfektionsmittel verdrängt, auch wegen der starken Anreicherung im Harn wie bei Sulfacetamid, Gantrisin und N-Sulfanilylcarbamid (Euvernil oder das verwandte Badional). Die Wirkung der neueren Sulfonamide bei *infektiösen Darmerkrankungen*, besonders bei *Bacillenruhr*, ist überragend; viele der früheren Methoden der Dysenteriebehandlung (s. S. 396) dienen heute ausschließlich zur Bekämpfung bestimmter Symptome. Weiterhin reagieren *Ulcus molle* und die *Anthraxinfektion*.

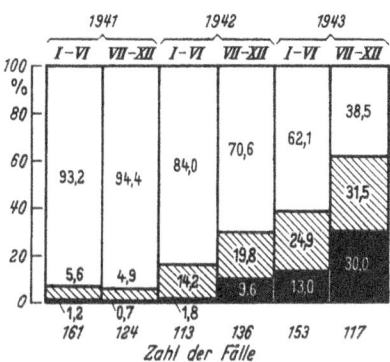

Schnellheilungen nach $(5 \times 2)^3$
rel. Versager nach $(7 \times 2)^3$ + 2 Pyriferstöße
totale Versager. (Nach MIESCHER)

Abb. 131. Cibazolbehandlung der Gonorrhoe. Die zunehmende Resistenz der Bakterien betrifft alle Sulfonamide

Bei der *Gonorrhoe* wurden zunächst erstaunliche Erfolge erzielt insofern, als an die Stelle monatelanger, unsicherer Lokalbehandlung eine 2—3 tägige Stoßbehandlung mit oft mehr als 90% iger Erfolgsaussicht gesetzt wurde; bei der Blennorrhoe der Neugeborenen hat das forcierte Spülen der Augen aufgehört. Infolge des schnellen Auftretens sulfonamidfester Bakterienstämme wurde die Gonorrhoe indessen mit jedem Jahre dieser Therapie unzugänglicher, so daß heute nur noch eine Erfolgsaussicht von 25%, nach anderen Autoren sogar nur von 10% vorhanden ist (Abb. 131). Dieses Feld ist heute von Penicillin erobert worden. Ähnliches hat sich für Streptokokken ergeben; bei Meningokokken ist hingegen bisher eine Sulfonamidresistenz nicht beschrieben worden.

Die Sulfonamide sind vielfach *zu prophylaktischen Zwecken* verwandt worden, insbesondere bei drohender Meningokokkeninfektion; hier genügte 1 g Sulfathiazol 2 Tage lang, um die Zahl der Bacillenträger in einer geschlossenen Gemeinschaft von 30% auf 0% herabzudrücken; die Zahl der Erkrankungsfälle fiel von 17 in der Kontrollgruppe auf 2 Fälle (KUHNS, 1943). Auch die Prophylaxe von Rückfällen nach akutem Gelenkrheumatismus (1—2 g Sulfapyrimidin täglich über ein Jahr), von epidemischer Verbreitung einer Bacillen-Dysenterie (1—2 g 5 Tage lang), von Infektionsgefahr bei chirurgischen Eingriffen an den Harnwegen (2 g täglich), auch die Scharlachprophylaxe werden debattiert.

Neben den bakteriellen Infektionen erstreckt sich die Wirkung der neueren Sulfonamide auch auf gewisse *Virusinfektionen* des Menschen. Praktische Bedeutung hat diese Therapie in hoher und lang anhaltender Dosierung bisher nur beim *Lymphogranuloma inguinale* und beim *Trachom* erreicht. Bei den *Erkältungskrankheiten* (Grippe, Tonsillitis u. a.), die bekanntlich durch sulfonamidresistente Viren hervorgerufen werden, sind gelegentlich Erfolge gesehen worden, sofern Mischinfektionen vorlagen. Bei anderen Viruserkrankungen wie bei *Poliomyelitis* fehlte bisher die Wirkung völlig; entsprechend neueren Nachrichten sind nunmehr auch hier Wirkungen erzielt worden.

Trotz aller Erfolge der modernen Antibiotica stehen Sulfonamide weiter in vorderster Linie bei der Behandlung von Meningokokken-Infektionen, Harnweginfektionen (besonders bei B. coli) sowie bei Bacillenruhr.

Diesen Erfolgen gegenüber lassen sich die *Versager der Sulfonamidtherapie* etwa folgendermaßen darstellen. Als wenig empfindlich haben sich die *Staphylokokkeninfektionen* (z. B. Furunkel, Osteomyelitis) erwiesen. Auch für die echte *Sepsis* und für die *Endocarditis lenta* wird noch viel Skepsis geäußert. Bei Cholera scheinen sie zu versagen. Bei den meisten *Kinderkrankheiten* (Masern, Scharlach, Röteln, Keuchhusten, epidemische Parotitis), weiterhin bei Diphtherie, Tetanus, Typhus, Tuberkulose, bei Rickettsieninfektionen, bei BANG-scher Krankheit, beim Erysipeloid sind die Sulfonamide bis heute ohne praktische Bedeutung, sofern *Mischinfektionen* fehlen. Betr. Wundbehandlung s. S. 139.

Strenge *Kontraindikationen* gegen die Sulfonamidanwendung sind bisher nicht bekannt geworden; auch in der Schwangerschaft bestehen keine Bedenken gegen die Therapie. Zu beachten ist, daß bei Nierenfunktionsstörungen ihre Ausscheidung verzögert sein kann, wodurch es bei gewöhnlicher Dosierung zu einem stärkeren Anstieg der Blutkonzentration auf eventuell toxische Werte kommt.

β) Tuberkulosemittel

Aus der Fülle der Antibiotica, die erwiesenermaßen in vitro eine tuberkulostatische Wirkung besitzen, hat sich Streptomycin als besonders wirksam

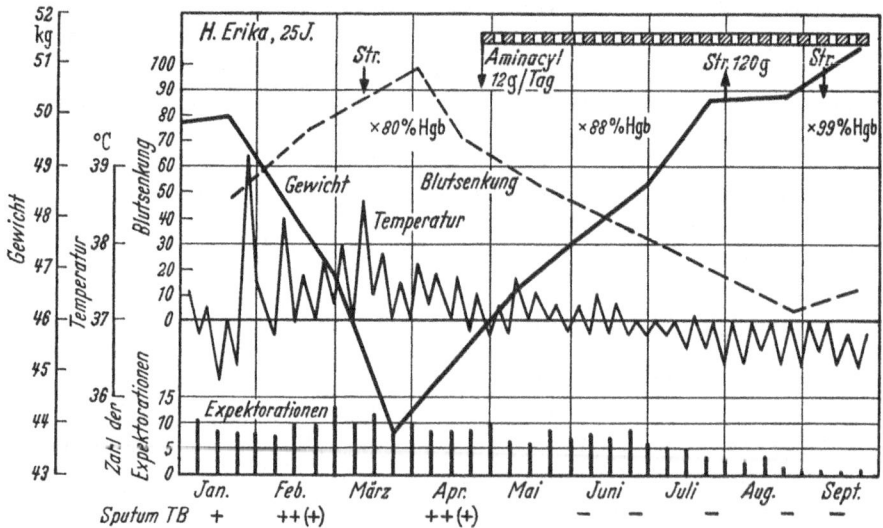

Abb. 132. Doppelseitige, kavernöse Lungentuberkulose. Trotz Pneumothorax und Thorakokaustik fortschreitende Verschlechterung des Allgemeinzustandes, 8 kg Gewichtsabnahme, zunehmende Dyspnoe, viel Auswurf mit positivem Sputum. Von Ende März 1948 an 1 g Streptomycin pro die, von Ende April 1948 an 15, später 12 g Aminacyl (PAS) pro die, in etwa 6 Monaten insgesamt 1,2 kg PAS und 150 g Streptomycin. Allgemeinzustand wesentlich gebessert, 7 kg Gewichtszunahme, kein Fieber, keine Dyspnoe, Sputum negativ, deutliche Rückbildung der Verschattung, Kavernen beiderseits kleiner.
(Nach H. STEINLEIN und E. WILHELMI 1948)

erwiesen. Weitere wichtige Tuberkulosemittel sind p-Amino-salicylsäure (PAS) und Isonicotinylhydrazid (Internat.: Isoniacid); Nachteil ist das Auftreten resistenter Stämme; bei Streptomycin-Resistenz indessen bleibt die Empfind-

Tabelle 9. *Therapie der Infektionskrankheiten*
Vergleich zwischen Sulfonamiden und antibiotischen Stoffen

Krankheiten	S.A.	P.	Str.	Chl.	Au.[1]
Amöbenruhr	—	—	—	++	+++
Spirochäteninfektion:					
Lues	—	+++	—	++	++
WEILsche Krankheit	—	++	—	?	++
Angina Vincenti	—	+++	—	?	++
Actinomycosis	+	+++	+	+	++
Kokkeninfektionen:					
Staphylokokken	+	+++	+	+	++
Streptokokken	++	+++	++ [2]	+	+++
(Erysipel)	++	+++	—	—	+++
(Endocarditis lenta)	+	+++	(+++)[3]	(+++)[3]	+++
Pneumokokken	++	+++	—	++	+++
(Meningitis)	+++	++	—	—	—
Gonokokken	+	+++	—	++	+++
Meningokokken	+++	++ i. l.	+	++	++
Grampositive Stäbchen:					
Toxinbildner:					
Gasbrand	+	++	—	—	+
Tetanus	—	+	—	—	—
Diphtherie	—	++	—	+	—
Sonstige:					
Milzbrand	+	+++	+	—	+++
Pyocyaneusinfektion	+	—	++	++	++
Gramnegative Stäbchen:					
Pest	++	—	++	+	++
Tularämie	+	—	+++	++	++
Brucellosen	+	—	+	+++	++
(BANGsche Krankheit)	+	—	++	++	+++
Haemophilus-Influenza	+	—	++	+++	++
Keuchhusten	+	+	+	+	++
Ulcus molle	+	—	+	—	++
Coli-Infektion	+++	—	++	+++	+++ [4]
Proteus-Infektion	+	—	++	++	++ [4]
FRIEDLÄNDER-Infektion	+	—	+++	++	+++
Aerobacter-Infektion	+	+	+	+++	+++
Bacillenruhr	+++	—	+	+	+++
Typhus abdominalis	+	—	+	+++	++
Paratyphus	—	—	++	++	+
Cholera	+	—	+	+	+++
Bac. Ducrey	+++	—	++	+++	+++
Granuloma venereum	+	—	++	+++	+++
Säurefeste Stäbchen:					
Tuberkulose[5]	—	—	++	—	—
Lepra[6]	—	—	+	—	—

[1] S.A. = Sulfonamide; P. = Penicillin; Str. = Streptomycin (Merck & Co.); Chl. = Chloromycetin (Parke, Davis & Co.); Au. = Aureomycin (Lederle Laboratories).
[2] Bei Streptobacillus moniliformis +++.
[3] Bei gramnegativen Bakterien.
[4] Nur bei empfindlichen Stämmen.
[5] Isoniazid und p-Aminosalicylsäure werden mit Streptomycin kombiniert.
[6] Das best-wirksame Mittel ist zur Zeit 4,4'-Diamino-diphenyl-Sulfon (DDS).

Tabelle 9. (Fortsetzung)

Krankheiten	S.A.	P.	Str.	Chl.	Au.[1]
Rickettsiosen:					
Flecktyphus, Q-Fieber u. a.	—	—	—	+ +	+ + +
Virusinfektionen: [2]					
Psittacosis (250—275) [3]	+	+	—	+ +	+ + +
Mononucleosis (?)	—	—	—	—	—
Lymphogranuloma ing. (125—175) . . . . } Mollusc. contag. (?) . . . . . }	+ +	—	—	+ +	+ + +
Viruspneumonie (125—150)	—	—	—	+ + +	+ + +
Influenza-Meningitis (?)	—	—	—	?	+ +
Trachom (?) Follikuläre . . . } Conjunctivitis (?) . . . . . . }	+ +	+	—	+	+
Scharlach (?)	+	+ +	—	—	+ +

[1] Vgl. Anm. 1, S. 569.

[2] Viele mittelgroße Viruskrankheiten [Herpes zoster (200—240), Herpes simplex (100—150), Varicellen (210—243), infektiöse Influenza (85—125), Variola (125—175), Mumps* (100), Phlebotomus (40—60)] sind bis heute chemotherapeutisch nicht beeinflußbar; das gleiche gilt für alle kleinen Viruskrankheiten [Gelbfieber] (17—25), Poliomyelitis (8—30), Maul- und Klauenseuche (8—12) und für viele Virusinfektionen unbekannter Größe wie Masern, Röteln, Erkältungen. Sekundäre Infektionen mit Eitererregern sprechen auf die üblichen Antibiotica an.

[3] Die eingeklammerten Zahlen der Viruskeime bedeuten den Durchmesser in $^1/_{1000}\mu$ unter Annahme von Kugelgestalt.

lichkeit gegenüber p-Aminosalicylsäure und Isonicotinylhydracid erhalten; Kombinationen sind zweckmäßig, ja obligatorisch; einige neuere Sulfonamide sowie Terramycin befinden sich noch im Versuchsstadium. Eine gewisse Wirkung besitzt auch Vitamin D (s. S. 59).

Alle heute bekannten Tuberkulose-Mittel wirken nur statisch; eine restlose Abtötung der Bakterien in einer Kultur oder im Tier ist bisher nicht möglich. Bei infizierten Meerschweinchen wird der letale Ausgang auch durch Streptomycin nur hinausgeschoben, z. B. von 20 Tagen auf 200 Tage (CORPER).

Es ist üblich, auf der Suche nach Tuberkulosemitteln zunächst die tuberkulostatische Konzentration der Substanz zu bestimmen; diese beträgt bei Streptomycin etwa 1:1000000, bei PAS 1:2000000. Ein weiterer wichtiger Gesichtspunkt läßt sich aus der Bestimmung der letalen bzw. toxischen Dosis entnehmen. Entscheidend jedoch ist die Prüfung der chemotherapeutischen Wirkung an Tier (Geflügel-, Meerschweinchen-, Kaninchentuberkulose) und Mensch sowie das etwaige Auftreten toxischer Nebenwirkungen.

Alle Formen aktiver Tuberkulose verlangen heute nach Isoniacid oder Streptomycin, immer in Kombination mit PAS. Besonders leicht sprechen an die sog. *hämatogenen Streuungen* (Miliartuberkulose, Meningitis tuberculosa). Angreifbar sind weiter die *Schleimhauttuberkulosen* (Zungen-, Larynx-, Darm-, Blasen-, weniger die Nierentuberkulose) und die *Hauttuberkulosen* sowie die frischen exsudativen Formen der Lungentuberkulose, zuletzt bestimmte Fälle von Knochen- und Gelenktuberkulose. Alle chronischen Formen sind bis heute der Therapie weniger zugänglich. Zusammengefaßt sind alle heutigen Tuberkulosemittel nur als Adjuvantien zu betrachten, die die bisherigen Methoden der Bekämpfung keineswegs ersetzen können.

* Cortison wirkt gegen Mumps-Orchitis.

p-Aminosalicylsäure wurde von J. LEHMANN in ihrer bakteriostatischen Wirkung auf den KOCHschen Bacillus erkannt; sie wurde untersucht, nachdem sich erwiesen hatte, daß Benzoesäure und Salicylsäure die O_2-Aufnahme virulenter Stämme erhöhen; bei einer Grenzkonzentration von 0,15 mg-% tritt eine 50 bis 75%ige Hemmung des Bacillenwachstums ein. In dieser Hinsicht ist die Säure dem Streptomycin an die Seite zu stellen bei wesentlich verminderter Toxicität; auch Streptomycin-resistente Stämme sprechen an. Sie ist auch bei tuberkulös infizierten Tieren wirksam; auf andere Bakterien wirkt sie nicht oder wenig. Die Hauptbedeutung von PAS liegt darin, daß es in Kombination mit Streptomycin und Isoniacid das Auftreten resistenter Stämme verhindert. In einem solchen Versuch an 49 Patienten, die mit Streptomycin allein behandelt wurden, traten bei 33 resistente Stämme auf; bei 48 Patienten, die gleichzeitig PAS erhielten, waren es 5.

COOH
OH
NH₂

p-Aminosalicylsäure stellt ein weißes, kristallinisches Pulver vom Schmelzpunkt 150° dar. Als solche ist sie wenig wasserlöslich (etwa 0,15%), während das Natriumsalz ohne weiteres die Herstellung 5—10%iger, wasserklarer Lösungen erlaubt. Unreine Präparate können m-Aminophenol, einen bekannten Methämoglobinbildner, enthalten.

Die Säure wird bei peroraler Gabe in Tagesdosen von 12—20 g (4 g mit jeder Mahlzeit) in Tabletten zu 0,5 g von Tier und Mensch rasch und vollständig resorbiert und findet sich größtenteils im Urin der ersten 10 Std. wieder, und zwar zum Teil als solche, zum Teil in Bindung an Benzoesäure, zum Teil in acetylierter Form; Kristallurie wird vermieden, wenn man Natriumsalz verwendet. Dieses führt über den Tag verteilt auch weniger leicht zu Magenreizung und verhindert die Acidosis (s. S. 411). Allergie ist selten.

Die Blutkonzentration beim Menschen nach der peroralen Dosis von 16,5 g täglich (als Na-Salz) beträgt 2—7 mg-%, nach anderen Autoren 10 mg-%; im Harn werden dabei Konzentrationen bis 500 mg-% gefunden. Tuberkulöse Patienten reagieren rasch mit Gewichtszunahme, Vermehrung von Erythrocyten u. a.; die Erscheinungen des tuberkulösen Prozesses werden in einem hohen Prozentsatz der Fälle günstig und nachhaltend beeinflußt, insbesondere alle exsudativen Vorgänge. Auch *örtliche* Anwendung von 5—10%iger Lösung, z. B. bei tuberkulösem Empyem, ist möglich.

Die Toxicität der Säure ist sehr gering. Bei Appetitlosigkeit, Nausea oder Diarrhoe kann man das Calciumsalz versuchen. Para-Aminosalicylsäure wird auch in hohen Dosen über Monate im allgemeinen gut vertragen, besonders bei gleichzeitiger Gabe von Magnesia usta oder von Milch. Nach langen Kuren können Leberschaden (z. B. Prothrombin-Mangel) und Kalium-Mangel im Blutplasma, auch *Thyreostase* auftreten; interstitielle Ödeme sind beschrieben worden; schwere toxische Reaktionen sind selten; nach 3—4 Monaten wird häufig Resistenzbildung der Bakterien beobachtet. Kombination mit Streptomycin oder Isonicotinylhydrazid ist daher obligatorisch.

Conteben (Tb I 698), von DOMAGK und Mitarbeitern eingeführt, stellt chemisch ein Derivat des Thiosemicarbazons dar.

CH₃ · CO · NH⟨ ⟩ · CH=N—NH · CS · NH₂

Seine therapeutische Wirkung ist nicht allein durch Tuberkulostase zu erklären; in dieser Hinsicht ist das Präparat wenig wirksam; es spielen möglicherweise außer einer *capillarabdichtenden* und *antiphlogistischen* Wirkung noch unbekannte Faktoren hinein. Auffällig ist ein Effekt auf die *Sedimentation der Erythrocyten* (HEILMEYER). Seine Wirkung bei exsudativen Formen der Tuberkulose ist unbestritten; bei Miliartuberkulose ist es unwirksam;

zudem treten häufig Nebenwirkungen auf. In dieser Hinsicht erinnert das Präparat an die Sulfonamide; an Warnzeichen sind Übelkeit, Mattigkeit, Erbrechen zu beachten. Besonders häufig sieht man Knochenmarks- und Leberwirkungen, selten auch Diabetes. An einzelnen Stellen wird Conteben heute routinemäßig unter Leberschutz mit Lävulose verordnet. Auch Neuritis kommt vor. — Resistenzbildung entsteht häufig schon nach 4 Wochen und nach längerer Anwendung in allen Fällen, ist auch durch Kombination mit Streptomycin nicht aufzuhalten.

Isonicotinylhydrazid, als Neoteben, Rimifon u. a. im Handel, ist eines der stärksten Tuberkulosemittel, das in vitro noch in einer Verdünnung von 1:60 Mill.

Isonicotinylhydrazid   Isopropyl-
                              Isonicotinylhydrazid

bakteriostatisch gegen Mycobacterium tuberculosis wirkt. Es ist hochwirksam bei infizierten Meerschweinchen und Mäusen, und zwar auch gegen intracelluläre Bakterien. Es ist unwirksam bei anderen Infektionen. Intern. propon. Name: Isoniacid.

Bei Patienten mit progressiver, käsig pneumonischer oder kavernöser Lungentuberkulose sieht man eine Senkung des Fiebers innerhalb von 10 Tagen, oft nach 1—2 Tagen. Eindrucksvoll ist weiter die rasche Besserung des Allgemeinbefindens mit Heißhunger, Anstieg des Körpergewichts u. a. In einem Teil der Fälle verschwinden die Bakterien aus dem Sputum. Es ist auch bei extrapulmonalen Formen gut wirksam. Die Tagesdosis beträgt 30—100 mg oral je 10 kg Körpergewicht in geteilter Dosis; es wird vorwiegend mit dem Harn ausgeschieden. *Pharmakologisch* besitzt es wie die vorerwähnten Tuberkulosemittel einen Einfluß auf Capillarbrüchigkeit und Capillarpermeabilität.

Toxikologisch sieht man eine Wirkung auf das *vegetative Nervensystem* (Trockenheit im Munde, Obstipation, Miktionsstörungen), *vasomotorische Erscheinungen* (Schwindel, Blutdrucksenkung u. a.) sowie *zentrale Störungen* (Zuckungen, Hyperreflexie, Schlaflosigkeit, Benommenheit), weiterhin Polyneuritis, Parästhesien und Anämie, selten Albuminurie. Durch rasches Zugrundegehen von Tuberkelbacillen sollen Organveränderungen in Leber u. a. auftreten können. Bestimmte Stämme von humaner Tuberkulose sind von vornherein resistent; andere werden resistent im Laufe von 1—2 Monaten; es sollte daher immer in Kombination mit PAS oder weniger zweckmäßig mit Streptomycin gegeben werden. — Das Hydrazid liegt auch in Form des Isopropyl-Derivates vor; Vorteile dieser Verbindung sind unbekannt.

γ) Antibiotica

Ein Antibioticum ist eine chemische, von Mikroorganismen erzeugte Substanz, welche die Fähigkeit hat, das Wachstum von Bakterien und anderen Mikroorganismen zu verhindern oder diese zu zerstören. Die Wirkung ist eine selektive insofern, als einige Kleinlebewesen beeinflußt werden, andere dagegen nicht oder nur in geringem Maße; jedes Antibioticum ist so durch ein spezifisches antimikrobielles Spektrum ausgezeichnet (WAKSMAN). In vielen Fällen kann es geraten sein, synergistisch wirkende Antibiotica untereinander oder mit Sulfonamiden zu kombinieren, wie etwa Penicillin und Streptomycin bei Appendicitis oder Peritonitis oder wie Streptomycin und Sulfapyrimidin bei Brucellosen und

Influenza-Meningitis. In anderen Fällen sind Kombinationen unzuverlässig, weil die betreffenden Antibiotica antagonistische Wirkung haben; grundsätzlich sind z. B. die Tetracycline mit Chloromycetin, nicht hingegen mit Penicillin und Streptomycin verträglich; so wirkt z. B. bei Pneumokokken- und Meningokokken-Meningitis die Kombination Aureomycin-Penicillin deutlich schlechter als Penicillin allein. Kombinationen sollte man besonders in Betracht ziehen, wenn die betreffenden Bakterien leicht resistent werden oder wenn sich unter der Behandlung gefährliche Zweitinfektionen entwickeln wie Soor- oder FRIEDLÄNDER-Pneumonien bei alleiniger Behandlung mit Penicillin oder schwere Staphylokokken-, Proteus- und Pseudomonas(Pyocyaneus)-Infektionen nach Streptomycin, Aureomycin u. a. Oft müssen nebenher Antitoxine oder die üblichen chirurgischen Methoden u. a. angewandt werden.

Der *Vorteil* der Antibiotica gegenüber den Sulfonamiden besteht darin, daß der Blutspiegel nicht mit der gleichen Präzision eingestellt werden muß, weil nämlich die Antibiotica eine stärkere Nachwirkung auf die Bakterien haben. Sie wirken nicht nur bakteriostatisch wie die Sulfonamide, sondern haben oft zusätzlich eine baktericide Wirkung. Durch Gegenwart von Eiter, Gewebsresten u. a. werden Antibiotica nicht abgeschwächt. Ihr *Nachteil* besteht darin, daß sie — mit Ausnahme von Aureomycin — weniger gut in die Körperhöhlen und Körperflüssigkeiten übergehen.

Penicillin, ein bakteriostatisch wirkender Stoff aus bestimmten Stämmen von Penicillium notatum, neuerdings aus Kulturen von Penicillium chrysogenum gewonnen, wurde entdeckt auf Grund der Beobachtung, daß in der Umgebung von Penicilliumkolonien sich bestimmte Bakterienarten, auch solche pathogener Natur, nicht entwickeln können (FLEMING). Die Testierung erfolgt durch Bestimmung der bakteriostatisch wirkenden Dosis im sog. FLOREY-Test nach Oxfordeinheiten (OE). Die verschiedenen Penicilliumrassen liefern Penicillinpräparate verschiedener Wirksamkeit, die mit Penicillin I—IV (englisch) oder Penicillin F, G, X, K (amerikanisch) bezeichnet werden. Chemisch handelt es sich um komplizierte und wenig haltbare organische Verbindungen des gleichen Grundskelets mit kleinen Unterschieden in den Seitenketten und beträchtlichen Unterschieden in der Wirkung; das trifft besonders für das schwach wirksame Penicillin K zu. Gewöhnlich verwendet man Penicillin G, weil dieses z. B. im Experiment bei Lues 8—10mal stärker wirkt als Gesamtpenicillin; gewöhnlich wird das leicht wasserlösliche Natriumsalz verwendet.

```
(CH3)2—C—CH · COOH
       |   |
       S   N            R = Pentenyl (I, F)
        \ / \             = Benzyl (II, G)
        CH  CO            = p-Hydroxybenzyl (III, X)
         \ /              = n-Heptyl (IV, K)
         CH
          |
         NH—CO—R
```

1 OE entspricht 0,6 γ Penicillin. Bei der Anwendung auf Schleimhäuten ist das Natriumsalz etwas schmerzhaft; für diesen Zweck ist das reizlosere Calciumsalz im Handel; Penicillin wird auch in wäßriger Lösung (250—50000 OE je Kubikzentimeter) oder in Form von Öl-Wasser-Emulsionen (mit 500—1000 OE je Gramm) zur örtlichen Wundbehandlung und z. B. bei Blennorrhoe empfohlen. Die weniger stark gereinigten Präparate von Penicillin zersetzen sich rasch sogar bei Zimmertemperatur und müssen bei niedriger Temperatur (Einfrieren

vermeiden!) aufbewahrt werden. Die modernen kristallisierten Produkte vertragen einige Tage lang eine Erwärmung auf 100°; in Gegenwart von Feuchtigkeit, Säure, Wärme wird auch das kristallisierte Produkt autokatalytisch rasch unwirksam.

Penicillin wird auch durch die Magensalzsäure zersetzt; auch nach Neutralisation des Magensaftes (vorzugsweise durch kolloides Al (OH)$_3$ oder neuerdings üblicher durch Natriumcitrat) ist eine 4—5fache Dosierung erforderlich; je preiswerter die Substanz, um so mehr wird die orale Gabe in nicht so schweren Fällen angewendet. Nach intravenöser Injektion verläßt Penicillin innerhalb von 2 Std. das Blut, kann daher nur als Dauerinfusion gegeben werden. Subcutane Injektionen sind äußerst schmerzhaft und sind zu vermeiden. Nach *intramuskulärer Injektion* der üblichen Dosis von 300 000 E — der Methode der Wahl — ist der Blutspiegel nach 30 min auf seinem Gipfel und sinkt in etwa 3—4 Std., auch schneller, auf therapeutisch unwirksame Konzentrationen ab, so daß in diesem Abstand die Reinjektionen zu erfolgen haben (Abb. 133).

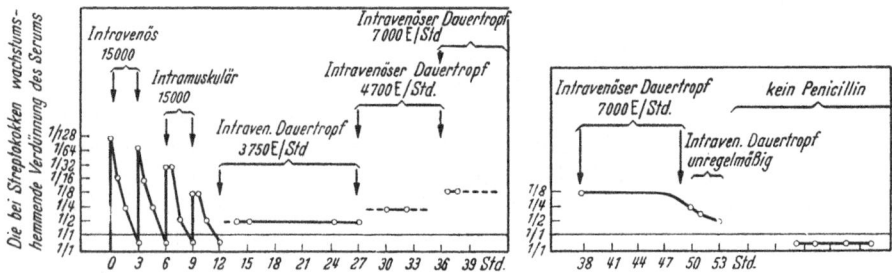

Abb. 133. Die bei Streptokokken wachstumshemmende Verdünnung des Serums. Bakteriostatisches Vermögen von Krankenserum nach intravenöser und intramuskulärer Injektion und bei intravenöser Dauertropfinfusion von Penicillin mit verschiedenen Infusionsgeschwindigkeiten. (Aus einer Diskussionsbemerkung von FLEMING).
(Nach HERRELL 1944)

Man hat die verschiedensten Maßnahmen ergriffen, um *Depotpenicilline* herzustellen. Dazu gehört die Incorporierung von *Penicillin in Öl und Bienenwachs* (ROMANSKY); man erhält so eine Dauerwirkung über 12—24 Std. (Abb. 134); ein Nachteil dieser Arzneiform besteht in örtlichen Reizerscheinungen, die hauptsächlich auf den Gehalt an Bienenwachs zurückzuführen sind. In ähnlicher Weise sind Depotpenicilline auch in wäßriger Phase, nämlich *unter Zusatz von Pektin, Dextran, Periston* u. a. hergestellt worden; sie besitzen eine bessere Verträglichkeit. — Ein zweiter ebenso wichtiger Weg war die Herstellung höher-molekularer Präparate. Da Penicillin eine starke Säure darstellt, verbindet sie sich mit basischen Produkten, z. B. als *Novocain-Penicillin*; ein solches Produkt kann entweder in öliger Suspension oder — wie man es heute vorzieht — in wäßriger Suspension unter Zusatz von Gelierungsmitteln hergestellt werden. Mit solchen Präparaten läßt sich unschwer ein wirksamer Penicillinspiegel über 24 Std. und mehr erzielen; gewöhnlich werden bestimmte Mengen von leicht löslichem Penicillin zugesetzt, um eine Sofortwirkung zu erzielen. — Man hat zuletzt daran gedacht, die *Ausscheidung durch die Nieren* zu verzögern; es eignen sich dazu alle Stoffe, die wie Penicillin einer tubulären Ausscheidung unterliegen (z. B. Caronamid). Penicillin kann auch als *Aerosol* zur Anwendung gebracht werden, z. B. bei Pneumonie.

Nach intramuskulärer Injektion verteilt sich das Penicillin rasch im Körper; besonders hohe Konzentrationen finden sich in *Niere*, Lunge, Galle, Harn, Dünndarm- und Magenschleimhaut; es geht auch in Pleura-, Peritoneal-, Gelenkflüssigkeit, auch in den Fetalkreislauf über. Es dringt indessen erst in höchster Dosierung in wirksamer Konzentration in Cerebrospinalflüssigkeit, Gehirn und Kammerwasser ein; es wirkt bei Meningokokken-Sepsis sehr viel schlechter als

Sulfapyrimidin. Nach einmaliger Injektion erscheint Penicillin über 6—8 Std. im Harn, etwa 50—60% der injizierten Dosis werden so ausgeschieden, und zwar durch tubuläre Exkretion. Bei Nierenkranken kann die Penicillinausscheidung verzögert sein; das Penicillin ist dann stärker wirksam. Ähnliches zeigt sich, wenn andere tubulär ausgeschiedene Stoffe (Perabrodil, p-Aminohippursäure) gleichzeitig gegeben werden.

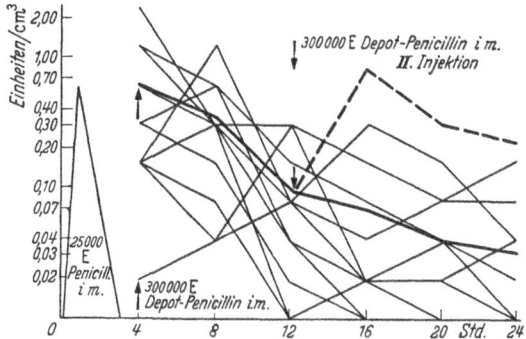

Durch die Galle werden nur kleine Mengen ausgeschieden. Im Gegensatz zu den Sulfonamiden ist ein gleichmäßiger Penicillinspiegel im Blut über längere Zeit nicht unbedingt erforderlich, da nämlich eine hohe Blutkonzentration über 12—14 Std. nachwirkt.

Penicillin wirkt auf die meisten pathogenen Bakterien, die auch auf Sulfonamide ansprechen; noch in einer Verdünnung von 1:50000000 hemmt es völlig das Wachstum penicillinempfindlicher Keime, wie z. B. von Gonokokken. *Grampositive Bacillen* und *gramnegative Kokken* sind im

Abb. 134. Vergleich von Penicillin in wäßriger Lösung mit Depotpenicillin (Lösung in Öl und Wachs) nach Maßgabe der Serumpenicillinwerte. —— 25000 E Penicillin wassergelöst intramuskulär; —— 300000 E Depotpenicillin intramuskulär; es sind die mittleren Werte von 10 Individuen wiedergegeben (Einzelwerte in feinen Strichen); ---- Mittlere Werte nach einer zweiten Injektion von 300000 E Depotpenicillin intramuskulär. Man beobachte das rasche Abfallen der Serumpenicillinwerte nach wäßriger Penicillinlösung. Nach Depotpenicillin ist gegen die 12. Std. ein deutliches Absinken der Werte zu sehen und in 2 Fällen sind in dieser Zeit die Werte bereits auf Null abgesunken. Man beobachte den gleichmäßigen Penicillinspiegel bei Wiederholung der Injektion nach 12 Std. (Kombinierte Kurven nach Werten von H. S. NEWCOMER 1948)

allgemeinen empfindlich, gramnegative Bacillen unempfindlich, aber die einzelnen Stämme können sich ebenso unterscheiden wie die einzelnen Species. Über die Sulfonamide hinaus entfaltet es eine *spirochätocide* Wirkung bei Lues, Recurrensfieber, Sodoku, WEILscher Krankheit (Abb. 135).

Im einzelnen wird der wirksame Penicillinspiegel im Blut (in OE je Kubikzentimeter) angegeben für Gonokokken mit 0,004, für hämolytische Streptokokken mit 0,008, für Pneumokokken mit 0,016, für Meningokokken, Streptococcus viridans und Staphylococcus aureus mit 0,032, für Spirochaeta pallida mit 0,078 (HUSSELS); bei Infektionen in vivo ist ein Plasmaspiegel von 0,1 γ/cm³ optimal. Penicillin ist unwirksam gegen die gramnegativen Stäbchen von Typhus, Paratyphus, Dysenterie, Tuberkulose, auch gegen Infektionen mit Colibakterien und Pyocyaneusinfektionen u. a.; es ist schlecht wirksam bei Harnweg-Erkrankungen; es ist weiterhin unwirksam gegen Pilz- und Virusinfektionen, daher auch bei den meisten Kinderkrankheiten; jedoch können die bakteriellen Mischinfektionen bei Masern, Pocken, Erkältungskrankheiten u. a., also vor allem Pneumonie, Otitis media, Mastoiditis sowohl auf Sulfonamide wie auf Penicillin reagieren. Sein Angriffspunkt in der

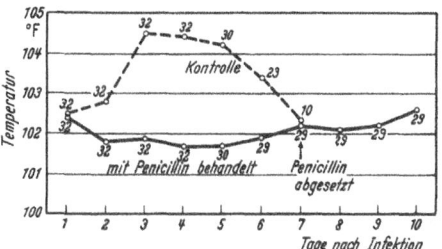

Abb. 135. Wirkung von Penicillin auf die experimentelle Leptospirosis icterohaemorrhagica (WEILsche Krankheit); mittlere Temperaturen der Kontrolltiere und der mit Penicillin behandelten Tiere. Die Zahlen geben die an dem entsprechenden Versuchstag überlebenden Tiere an. (Nach HERRELL 1949)

Bakterienzelle scheint zu liegen in Sulfhydrilgruppen, aber auch im Nucleinsäurestoffwechsel; in niedriger Konzentration wirkt Penicillin *bakteriostatisch*, in hoher Konzentration *bactericid*.

Therapie. *Beim Menschen* wirkt Penicillin bei vielen Infektionskrankheiten, die auch auf Sulfonamide ansprechen, die es im allgemeinen an Sicherheit übertrifft, so bei allen Wundinfektionen, Gonorrhoe, Pneumonie, Gasgangrän, Anthrax — denen es indessen auch unterlegen sein kann wie bei Erysipel und Meningitis epidemica. Bei Gonokokken-, Pneumokokken-, Staphylokokken-Infektionen kommt man gewöhnlich mit peroraler Gabe aus; es wird aber allgemein geraten, Penicillin nach Abfall des Fiebers noch 2 Tage weiter zu geben.

Bei *Gonorrhoe* war früher die Injektionsbehandlung gebräuchlich (300000 E Depot-Penicillin täglich i.m.); hierbei ergaben sich Erfolgsziffern bis zu 98%; bereits 2—3 Std. nach Beginn der Therapie sieht man eine Veränderung der Exsudationen, die nach 5 bis 6 Std. gänzlich aufhören.

Erstaunliche, zum Teil dramatische Wirkungen von Penicillin sind bei *Streptokokken-* und *Staphylokokkensepsis, Gasgangrän, Pneumokokkenmeningitis, Osteomyelitis* nicht selten. Die Tagesdosen für puerperale Mastitis werden mit 600000 bis 1,2 Mill. E, die für *Agranulocytose* mit 1 Mill. E angegeben; die Dosen werden wiederholt bis zur Normalisierung der Temperatur, dann allmählich vermindert; bei dieser Dosierung treten Abscedierungen nicht mehr auf. Für die *Endocarditis lenta* werden Tagesdosen von 2500000 E bei einer Kurdauer von 3—4 Wochen angegeben; die Behandlung ist ziemlich sicher bei etwa 60% der Kranken. Gelegentlich hat man die Tagesdosen bei resistenten Stämmen auf 15000000 E täglich über 3—4 Wochen erhöhen müssen, weil die Stämme resistent waren oder weil Penicillin — bei normaler Empfindlichkeit der Bakterien im Testversuch — nur schwer in das infizierte granulomatöse Gewebe eindringt. Ähnliche hohe Dosen hat man auch bei WEILscher Krankheit geben müssen.

Bei *primärer* und *sekundärer Lues* ist eine Gesamtdosis von 2400000 E Depotpenicillin als Mindestdosis gebräuchlich, verteilt auf 4, 8 oder 15 Tage ohne Unterschied im therapeutischen Effekt; die Spirochäten aus den Geschwüren verschwinden in 24 Std.; bei einmaliger Injektion von Penicillin G-Lösung war sogar eine Dosis von 25000000 E unwirksam; es gibt aber neuere, langanhaltende Depot-Penicilline, mit deren Hilfe eine einzige Injektion von 1200000 E die Frühlues heilen soll. — Die *Spätlues* erfordert 3 Kuren mit Depotpenicillin in täglicher 10-Tage-Dosis von 600000 E, *luische Nachkrankheiten* die doppelte Dosis, so daß die Gesamtkur 12000000 E verbraucht. — Bei der *kongenitalen Lues der Kinder* kann es wegen seiner Ungiftigkeit sehr hoch dosiert werden (130000 E/kg); hier wird ihm eine zauberhafte Wirkung zugeschrieben.

Versagt die Penicillin-Behandlung, so wird sie in derselben Weise wiederholt unter Zusatz von 2mal wöchentlich 60 mg Arsinoxydhydrochlorid (s. S. 544), insgesamt 20 i.v. Injektionen sowie 2mal wöchentlich 200 mg Bismutum subsalicylicum, insgesamt 10 i.m. Injektionen. Die Serumveränderungen gehen nicht sofort nach der Behandlung zurück; die meisten Fälle werden erst zwischen dem 2. und 4. Monat negativ (Abb. 124). Es wird aber neuerdings bestritten, daß eine Kombination von Penicillin mit Arsenikalien, Wismut oder Fiebertherapie deutlich mehr leistet als Penicillin allein.

Bei älteren Luesfällen tritt nicht selten eine HERXHEIMERsche Reaktion auf, die gewöhnlich in 24—36 Std. vorübergeht, indessen bei *Affektionen des Zentral-Nervensystems*, bei *Coronar-Veränderungen* und *Aorten-Aneurysma* sowie *gummöser Laryngitis* gefährlich sein kann; diese Gefahren sind aber früher übertrieben dargestellt worden, und eine Vorbehandlung etwa mit 0,2 g Bismutum subsalicylicum 1mal wöchentlich über mehrere Wochen ist nur selten indiziert.

Prophylaktisch ist Penicillin angewandt worden bei epidemisch auftretender Streptokokken-Infektion der Mundhöhle (100000 E per os, 2—3mal täglich, 5 Tage lang), um Rückfälle von Gelenkrheumatismus zu verhindern (die gleiche Dosis ein Jahr lang), bei Zahnextraktion vor allem bei Herzkranken, um eine Endocarditis lenta zu vermeiden.

Pharmakologisch und toxikologisch sind Penicillinpräparate — abgesehen von ihrer örtlichen Reizwirkung (Schmerz, selten Thrombophlebitis) — nahezu völlig indifferent.

Die toxische Blutkonzentration ist vielhundertfach größer als die bakteriostatisch wirksame. Noch 3 800 000 OE/kg Maus werden ohne sichtbaren Effekt vertragen; Meerschweinchen sind 100mal empfindlicher. Es ist auch weitgehend indifferent für Gewebszellen und ohne Wirkung auf die Leukocyten. Nach hohen Dosen, die in den Liquor eingeführt wurden, sind zentrale Krämpfe aufgetreten; 10 000 E werden heute nicht mehr überschritten; intralumbal eingeführt hat Penicillin wegen seiner Reizwirkung zu Querschnittslähmung geführt. Sehr selten zeigen sich allgemeine Muskelkrämpfe bei der üblichen Anwendung hoher Dosen. Penicillin ist ein *Ureasegift* und kann zu einem harmlosen Anstieg des Reststickstoffs im Blut führen, jedoch ohne Störung der Nierenfunktion. — Nausea, Erbrechen und Diarrhoe, die bei den Sulfonamiden und mehr noch bei den Breitspektren-Antibiotica zu beachten sind, fehlen dem Penicillin ebenso wie jede Leber-, Nieren-, und Knochenmarksgiftigkeit.

Drei Erscheinungen aber von größter praktischer Bedeutung sind bei jeder Penicillin-Therapie zu berücksichtigen.

Allergie. In Hinblick auf prompte Sensibilisierung steht Penicillin zusammen mit den Sulfonamiden an der Spitze der Antigene, so daß statistisch gesehen bei einer zweiten Penicillin-Kur etwa 25% der Patienten allergisch reagieren. In 8% aller Fälle sollen Nebenwirkungen auftreten. Während harmlosere allergische Reaktionen (Urticaria, Ekzeme, Toxicodermien u. a.) bei weitem überwiegen, werden auch ernste Nebenwirkungen (Serumkrankheit s. S. 147, Periarteriitis nodosa, anaphylaktischer Schock) mit dem ansteigenden Penicillin-Verbrauch immer häufiger. Allergisierung erfolgt besonders häufig bei örtlicher Anwendung. Eine kurze Penicillinkur auf Haut und Schleimhäuten kann rasch zu allgemeiner Sensibilisierung führen, z. B. auch kenntlich bei Injektion in große Körperhöhlen oder Gelenkhöhlen (Entzündung, Ödem, Hämorrhagien). Gemäß besonderer Statistik soll örtliche Anwendung in 10% der Fälle, Aerosol in 3%, i.m.-Injektion in 1% zu Allergisierung führen, perorale Gaben sogar noch seltener. Penicillin-Allergie tritt gewöhnlich nicht mehr auf, wenn man die Kur einige Tage oder Wochen unterbricht, jedoch kann sie auch über Jahre anhalten. In leichten Fällen sind Antihistaminkörper üblich. Bei gefährlicher Reaktion kann Adrenalin (s. S. 148) unentbehrlich sein.

Es wird ein Patient beschrieben, der nacheinander drei gänzlich unauffällige Penicillin-kuren durchgemacht hat; ein Penicillin-Bonbon führte dann zu einem sonderbaren Gefühl in der Brust und zu kurzer Ohnmacht; 3 Monate später starb der Patient innerhalb von Sekunden nach i.m. Injektion von Penicillin. — Auf frühere ungewöhnliche Reaktionen nach Penicillin muß daher gewissenhaft geachtet werden. Desensibilisierung ist nicht einfach; die Methode der allmählichen Steigerung der Dosis kann versucht werden.

Penicillin-Resistenz der Bakterien läßt sich in Kulturen mit der Sicherheit des Experiments demonstrieren, und zwar ohne Veränderung der pathogenen Eigenschaften solcher resistenten Bakterien. In anderen Ländern sind ganze Epidemien z. B. von Staphylokokken-Infektionen beobachtet worden, bei denen Penicillin versagte; aus Krankenhäusern wurde berichtet, daß dort die Hälfte, ja 85% der Staphylokokken-Stämme resistent geworden waren. Es kommt hinzu, daß Penicillin-resistente Staphylokokken-Stämme die andern überwuchern können; Penicillin-resistente Spirochäten sind bisher nicht beschrieben worden.

Allergien und Penicillin-Resistenz sind häufig zurückzuführen auf ungenügende Dosierung oder auf hemmungslose Anwendung in Bagatellfällen. Auch bei uns gibt es Ärzte, die mit derselben Leichtigkeit, wie man den Hut abnimmt, das Penicillin in Form von Salben, Lösungen, Dentalstäbchen, Gurgelwasser — wobei die gewöhnlichen Desinfektionsmittel oft ebenso gut oder besser wirken — oder als Aerosol anwenden; es besteht die Gefahr, daß diese hochwirksame Waffe auch in unserem Lande dem Arzt aus den Händen geschlagen wird.

Veränderungen der Flora von Mundhöhle und Darmkanal kommen auch beim Penicillin vor. Siehe Breitspektren-Antibiotica. — *Unterdrückung der Immunreaktionen* bei frühzeitiger Anwendung aller Antibiotica, z. B. auch bei Scharlach, ist erwähnenswert.

Streptomycin ist ein von WAKSMAN 1943 aus Streptomyces griseus, einem Bodenbacterium, dargestelltes Antibioticum, das im Gegensatz und *in Ergänzung zu Penicillin* auch gegen gramnegative und säurefeste Bakterien wirkt, auch gegen penicillin-resistente Stämme von hämolytischen Streptokokken, Streptococcus viridans, Staphylococcus albus und aureus, wenn auch nicht regelmäßig. Streptomycin wirkt auch weniger gegen Spirochäten und Anaerobier. Der Angriffspunkt wird in den SH-Gruppen vermutet; Entwicklung Streptomycin-fester Stämme ist häufig; am Meerschweinchen mit resistenter Tuberkulose kann der wirksame therapeutische Plasmaspiegel von etwa $10\,\gamma/cm^3$ auf das 100fache, ja 1000fache erhöht sein; eine eigentliche Heilung der Tuberkulose im Tierversuch ist niemals beobachtet worden, wohl aber eine Verzögerung des letalen Ausgangs, z. B. von 20 Tagen auf 200 Tage.

Peroral ist Streptomycin unwirksam, weil schlecht resorbiert, außer bei Infektionen des Magens und des Darms sowie der Harnwege (Tagesdosis 2—3 g). *Intramuskuläre Injektion* unter Zusatz von Novocain ist üblich; für kurz dauernde Kuren (Peritonitis, Friedländer- und Hämophilus-Pneumonie, Cholangitis u. a.) über 7—14 Tage beträgt die Tagesdosis 2—3 g in 15%iger Lösung in 2—4 Fraktionen, bei leicht ansprechenden Infektionen (Tularämie, Granuloma inguinalis) auch 1 g, bei schwer beeinflußbaren Infektionen (z. B. Pest oder Endocarditis) auch 4 g. Bei langdauernden Kuren über Monate und Jahre, wie sie bei Tuberkulose üblich sind, wird heute nur noch 1 g an zwei Tagen der Woche gegeben. Je chronischer die tuberkulöse Läsion, um so weniger ist Streptomycin wirksam. Meningitis tuberculosa der Kinder bedarf 2 g täglich über 4 Monate; die intrathekale Injektion ist verlassen.

Nach intramuskulärer Injektion ist der höchste Spiegel in etwa 3 Std. erreicht; die Ausscheidung durch den Harn erfolgt sehr langsam und in sehr hoher Konzentration. Bei Harnweg-Erkrankungen ist alkalische Harnreaktion erwünscht, da sonst Albuminurie häufig (0,5 g $NaHCO_3$ + 0,5 Nacitrat alle 3 Std.).

Die beim Penicillin beschriebenen *Nebenwirkungen* (*Allergie* bis Agranulocytosis, *Resistenz*, besonders bei Tuberkulosekuren, Veränderungen in Mundhöhle und Darm) finden sich auch nach Streptomycin. Zusätzlich treten Nausea und Erbrechen auf (mit Antihistaminkörpern zu bekämpfen) sowie unter Umständen nach einer Kurdauer von mindestens 2—3 Wochen, nicht dagegen nach 5-10 Tagen, gefährliche Schädigung des *Nervus vestibularis* (Schwindel und Ataxie), daneben solche auch im Gebiete des *Nervus acusticus* (Ohrensausen, Ohrgeräusche, Hörstörungen). Diese Nebenwirkungen treten nach täglich 2 g doppelt so häufig auf wie nach täglich 1 g und 10mal so häufig wie bei täglich 0,5 g. Für kurze Kuren soll man nach Möglichkeit 1 g pro Tag nicht übersteigen. Bei langanhaltenden Kuren über Monate, wie bei Tuberkulose, ist es üblich, daß 1 g an 2 Tagen der Woche gegeben wird. Bei der letzteren Dosierung treten Hörstörungen nur noch selten auf; an Häufigkeit treten dann Albuminurie und Eosinophilie in den Vordergrund. Bei peroralen Gaben sind auch die Effekte auf die Darmflora zu berücksichtigen. Bei sehr hoher Dosierung ist mit der Gefahr irreparabler

Taubheit und anderer neurologischer Symptome (Hyperreflexie, Psychosen, **Kon**-vulsionen) zu rechnen, besonders bei hoher Gesamtdosis von über 30—40 g.

Dihydro-Streptomycin ist gleich wirksam, aber haltbarer als Streptomycin; der toxische Angriffspunkt ist verschieden und betrifft hier vorzugsweise den Nervus acusticus, weniger den Nervus vestibularis. Die bei der Tuberkulose-behandlung übliche Halbwochen-Dosis von 1 g wird heute zur Hälfte als Strepto-mycin, zur anderen Hälfte als Dihydro-Streptomycin gegeben, weil dann weder Taubheit noch Schwindel beobachtet wird; es darf nicht intravenös injiziert werden.

Breitspektren-Antibiotica. Zu diesen zählen hauptsächlich Chloromycetin, Aureomycin und Terramycin. Sie wirken häufig noch, wenn Penicillin und Strep-tomycin versagen (s. Tab. 9). Sie werden aus Pilzen der Gattung Actinomyces hergestellt. Sie haben die gemeinsame Eigenschaft, daß sie zu einer starken Veränderung der Flora von Mundhöhle und Darm führen können mit Unter-drückung der Vitamin B-Synthese durch die Darmflora, so daß sprue-ähnliche Symptome, Rhagaden, Glossitis u. a. auftreten können. Gefürchtet, wenn auch nicht häufig, sind Superinfektionen mit Soor, Proteus, Pseudomonas oder mit resistenten Staphylokokken, vor allem, wenn Enteritis und Durchfälle auftreten, die beim Kinde auch durch Invasion anderer resistenter Erreger erklärt werden; indessen kann auch Staphylokokken-Pneumonie und Furunkulose vorkommen. Mit der Veränderung der Darmflora lassen sich auch andere merkwürdige Effekte dieser Stoffe erklären wie gesteigerter Appetit, erhöhter Eiweißansatz, der in der Tierzucht ausgenutzt wird, verbesserte Darmtätigkeit sowie eine gelegentlich eindrucksvolle Wirkung bei Lebererkrankungen. — Die Gefahr der *Allergie (Vulvovaginitis* und *Pruritus)* sowie der Resistenzbildung ist weniger stark als bei Penicillin und Streptomycin; indessen genügen z. B. auch bei Aureomycin einige wenige örtliche Schleimhautanwendungen, um unter Umstän-den allgemeine Allergie herbeizuführen, und eine etwaige Resistenzbildung, vor allem bei Staphylokokken, erstreckt sich auf die ganze Reihe der Tetracycline und auch auf Chloromycetin.

Chloromycetin (Parke, Davis & Co.), aus einem Actinomycespilz (Strepto-myces venezuelae) dargestellt, wird heute sowohl biologisch wie durch Synthese gewonnen. Chemisch ist es ein Nitrobenzolabkömmling mit chlorhaltiger Seiten-kette, eine große Überraschung für den physiologischen Chemiker, da derartige merkwürdige Stoffe in der lebenden Natur bisher nicht aufgefunden wurden. Von weittragendster Bedeutung ist seine Wirkung bei bisher nicht beeinflußbaren Darminfektionen, insbesonders bei Typhus abdominalis (Fieberfreiheit nach 3—5 Tagen). Bemerkenswert ist die rasche Resorption bei der üblichen per-oralen Zufuhr; bereits nach 2 Std. hat der Blutspiegel seinen Höhepunkt erreicht; die antibiotisch wirksame Blutkonzentration wird mit mindestens $10\,\gamma/\mathrm{cm}^3$ angegeben; es wird rasch mit der Galle und vor allem mit dem Harn unter starker Konzentrierung bis zum 50fachen ausgeschieden.

Die übliche therapeutische Dosis beträgt 3—4 g täglich in Kapseln zu 0,25 g (50 mg/kg für Erwachsene, 100 mg/kg für Kinder) über den Tag verteilt bis zu einer Gesamtdosis von etwa 26 g, indessen nicht länger als 10 Tage, bei Kindern nicht mehr als 7 Tage; zwischen den Einzeldosen dürfen nicht mehr als 8 Std. vergehen. Die Gesamtdosis wird für akute Fälle mit 10—15 g angegeben, für chronische Fälle auch mit mehr.

Abgesehen von den oben dargestellten *Nebenwirkungen* findet sich eine *Reizwirkung* auf Magen und Darm, aber auch schwere *hämolytische Reaktionen* und *Knochenmarksschädigung*; im Jahre 1952 sind 177 tödlich verlaufende Fälle von *aplastischer Anämie* gesammelt worden. Thrombopenie, Neuritis optica u. a. sind gesehen worden. Nicht selten wird auch *Kreislaufkollaps* beobachtet; eine rasche Abtötung von Typhusbacillen — besonders in hoch-toxischen Krankheitsfällen sowie bei hoher Anfangsdosis — kann nämlich zum *Freiwerden von Endotoxinen* und damit zu gefährlichen Vergiftungserscheinungen, auch psychischer Störung führen. Relapse sind häufig, Darmrisse und Gallenblasenkomplikationen nicht selten. Bei Kindern ist der bittere Geschmack unerwünscht und muß durch Honig, Gelatine u. a. verdeckt werden; auch hat man die Kapseln angestochen und rectal gegeben. Parenterale Zufuhr ist nicht vorgesehen. International: *Chloramphenicol*.

NO₂

H—C—OH

NH—C—H

CO   CH₂OH

CHCl₂

Chloromycetin

Hohe medizinische Körperschaften treten dafür ein, daß die Anwendung von *Chloramphenicol beschränkt wird auf Typhus abdominalis und auf andere lebensgefährliche Infektionen, die auf andere Antibiotica nicht ansprechen.*

Aureomycin (Lederle) wird als *Chlortetracyclin* bezeichnet; es ist ein goldfarbiges Antibioticum aus Streptomyces aureofaciens, durch breites Wirkungsspektrum ausgezeichnet, insbesondere auch im Gebiet der Virus- und Rickettsienerkrankungen; es ist die erste Substanz, die auch gegen alle 5 Geschlechtskrankheiten wirksam ist (CHEN). Bei peroraler Zufuhr von 1 g täglich in 4 Dosen wird der wirksame Blutspiegel ($1\,\gamma/cm^3$) in wenigen Stunden erreicht; ebenso rasch setzt die Ausscheidung im Harn unter Konzentrierung bis zum 100fachen des Plasmaspiegels ein, hält indessen bis zu 50 Std. und mehr an. Es wird peroral schlechter resorbiert als Chloromycetin, und ein großer Teil geht mit dem Kot verloren. In ernstesten Fällen kann auch intravenös infundiert werden (z. B. 100 cm³ der 5 %igen Lösung 2mal täglich) bis perorale Gabe möglich ist. Kinder erhalten weniger, als dem Gewicht entspricht (z. B. Kind von 20kg 1 Kapsel zu 50 mg 4—5mal täglich); bei schwerer Infektion oder beim Ausbleiben eines klinischen Erfolges innerhalb von 24 Std. ist die Dosis bis zu 5 g täglich zu steigern. Für die Conjunctiva ist die 0,5 %ige Lösung von Aureomycin Borat, alle 3—4 Std. eingeträufelt, reizlos. — Mit den Tetracyclinen haben die früher so gefährlichen Rickettsiosen ihre Mortalität eingebüßt.

Früher hat man Tagesgaben bis zu 12 g verabreicht und in einem extremen Fall betrug die Gesamtdosis in 3¹/₂ Jahren 5 kg ohne besondere Nebenwirkungen; bei höherer Dosis tritt indessen ein starker Verlust durch die Faeces ein, und die oben beschriebenen *Nebenwirkungen* auf die Darmflora u. a. werden immer intensiver. Daneben zeigen sich häufig örtliche Reizwirkungen wie Nausea, Erbrechen, Durchfälle (auf den vollen Magen mit viel Flüssigkeit, auch in Milch zu verordnen). In seltenen Fällen wurden Leber- und Nierenstörungen beobachtet. — Resistenzbildung wird beobachtet.

H₃C   CH₃

Cl CH₃   OH   N

—OH

—CO—NH₂

OH

OH   O   OH   O

Chlortetracyclin

Terramycin aus Terramyces rimosus ist chlorfreies Aureomycin, welches zusätzlich eine OH-Gruppe trägt *(Oxytetracyclin)*. Es besitzt wie Aureomycin einen hohen Wert bei Infektionen, die gegen andere Antibiotica resistent sind, z. B. auch als 3%ige Terramycin-Salbe. Seine Nebenwirkungen sind die von Aureomycin, doch zeigt sich zusätzlich Dilatation der Gefäße, so daß Kollaps gelegentlich beobachtet wird. Rectale Zufuhr ist nicht erlaubt.

Tetracyclin, heute auch synthetisch als Achromycin hergestellt, ist das dritte Antibioticum dieser Reihe; ihm fehlt das Cl-Atom des Chlortetracyclins. Unter den Tetracyclinen besitzt es die geringste Reizwirkung auf den Darmkanal und soll keine Soor-Infektion hinterlassen; bei Injektion wurden Schäden angerichtet.

Auch aus vielen anderen Kleinlebewesen sind bakteriostatisch wirkende Stoffwechselprodukte gewonnen worden, z. B. aus Penicillium notatum selbst noch das *Notatin* und *Penatin*, aus Bacterium pyocyaneum die *Pyocyanase. Erythromycin* und *Carbomycin* sind zu berücksichtigen beim Versagen anderer Antibiotica oder falls Allergien aufgetreten sind; schnelle Resistenzbildung, vor allem gegen Staphylokokken wird beobachtet; Erythromycin ist andererseits wichtig, wenn durch Tetracycline Staphylokokken-Erkrankungen des Darmes provoziert werden. Besonders viele Antibiotica wurden bei Untersuchung der Bodenbakterien aufgefunden: *Tyrothricin, Gramicidin S, Bacitracin, Subtilin,* Polymyxin, Neomycin u. a. Diese sind aber nahezu ausnahmslos stärker toxisch als die oben erwähnten. Auch aus höheren Pilzen wie Clitocybe candida und gigantea sowie aus Tomatenblättern wurden Antibiotica hergestellt.

Eine neue Forschungsrichtung beschäftigt sich mit der Suche nach *fungiciden* antibiotischen Stoffen; hier werden z. B. *Fungicidin* aus Streptomyces Noursei und *Candicin* aus Streptococcus griseus genannt. Das Gebiet der Antibiotica scheint weiterhin unerschöpflich.

Schrifttum

Chemotherapie

DOMAGK, G., u. C. HEGLER: Chemotherapie bakterieller Infektionen, 3. Aufl. Leipzig 1944. — FISCHL, V., u. H. SCHLOSSBERGER: Handbuch der Chemotherapie, Teil 1: Metallfreie organische Verbindungen, Teil 2: Metallderivate. Leipzig 1934. — FLEMING, A.: Penicillin and its practical application. Philadelphia 1946. — FORST, A. W.: Wismut. Handbuch der experimentellen Pharmakologie, Bd. 3, S. 2249. Berlin 1935. — GRÜNINGER, W.: Penicillin. Bern 1946. — HERRELI, W. E.: übersetzt von E. SCHULZE: Penicillin und andere Antibiotica. Stuttgart 1949. — HEUBNER, W.: Allgemeines zur Pharmakologie der Metalle. Handbuch der experimentellen Pharmakologie, Bd. 3, Teil 2, S. 621. Berlin 1934. — KEESER, ED.: Arsen und seine Verbindungen. Handbuch der experimentellen Pharmakologie, Erg.-Bd. 3, S. 162. Berlin 1937. — LABES, R.: Über den Wirkungsmechanismus des Arsens und verwandter Elemente. Habil.-Schr. Bonn 1928. — MEIER, R. u. Mitarb.: Sulfonamide. Schweiz. med. Wschr. **74,** 1091 (1944) — MUSSGNUG, G.: Über cytostatische Stoffe. Pharmazie **4,** 207 (1949). — OELKERS, H. A.: Antimon und seine Verbindungen. Handbuch der experimentellen Pharmakologie, Erg.-Bd. 3, S. 198, Berlin 1937. — SCHLOSSBERGER, H.: Chaulmoograöl und Verwandtes. Handbuch der experimentellen Pharmakologie. Erg.-Bd. 5. 1937. — SCHMIDT, H., u. F. M. PETER: Ergebnisse und Fortschritte der Antimontherapie. Leipzig 1937.

In Deutschland gelten für die Anwendung von Arzneimitteln und sonstigen Heilverfahren die „Richtlinien" des ehemaligen Reichs-Gesundheitsrates „für neuartige Heilbehandlung und für die Vornahme wissenschaftlicher Versuche am Menschen" (Rundschreiben des Reichsministers des Innern vom 28. Februar 1931, abgedruckt im Reichs-Gesundheitsblatt 1931, S. 174). Für die Vornahme wissenschaftlich gebotener Versuche an lebenden Tieren ist maßgebend das Tierschutzgesetz vom 24. 11. 1933 (Reichs-Gesundheitsblatt S. 930 nebst Begründung S. 932).

Sachverzeichnis[1]

Zur besonderen Beachtung: Die fett gesetzten Worte geben ein Indikationsverzeichnis

Die *kursiv* gesetzten *Seitenzahlen* verweisen dagegen auf die Hauptstellen

---

[1] NB. Unter Berücksichtigung der Pharmacopoea Internationalis

The manufacturer's authorised representative in the EU is Springer
Nature Customer Service Centre GmbH, Europaplatz 3, 69115 Heidelberg,
Germany. If you have any concerns regarding our products, please
contact ProductSafety@springernature.com

Printed and bound by CPI Group (UK) Ltd, Croydon, CR0 4YY
28/04/2026
02098508-0006